国医大家刘弼臣学术经验集成

主　编　于作洋　王素梅

中国中医药出版社
·北　京·

图书在版编目（CIP）数据

国医大家刘弼臣学术经验集成/于作洋，王素梅主编．—北京：中国中医药出版社，2013.1（2024.10重印）

ISBN 978－7－5132－1183－3

Ⅰ.①国…　Ⅱ.①于…②王…　Ⅲ.①刘弼臣－生平事迹②中医学－临床医学－经验－中国－现代　Ⅳ.①K826.2②R249.7

中国版本图书馆CIP数据核字（2012）第244501号

中 国 中 医 药 出 版 社 出 版
北京经济技术开发区科创十三街31号院二区8号楼
邮政编码　100176
传真　010 64405721
北京盛通印刷股份有限公司印刷
各地新华书店经销
*
开本 787×1092　1/16　印张 59.25　字数 1330 千字
2013年1月第1版　2024年10月第2次印刷
书　号　ISBN 978－7－5132－1183－3
*
定价　178.00元
网址　www.cptcm.com

服务热线　010 64405510
购书热线　010 64065415　010 64065413
书店网址　csln.net/qksd/
官方微博　http://e.weibo.com/cptcm

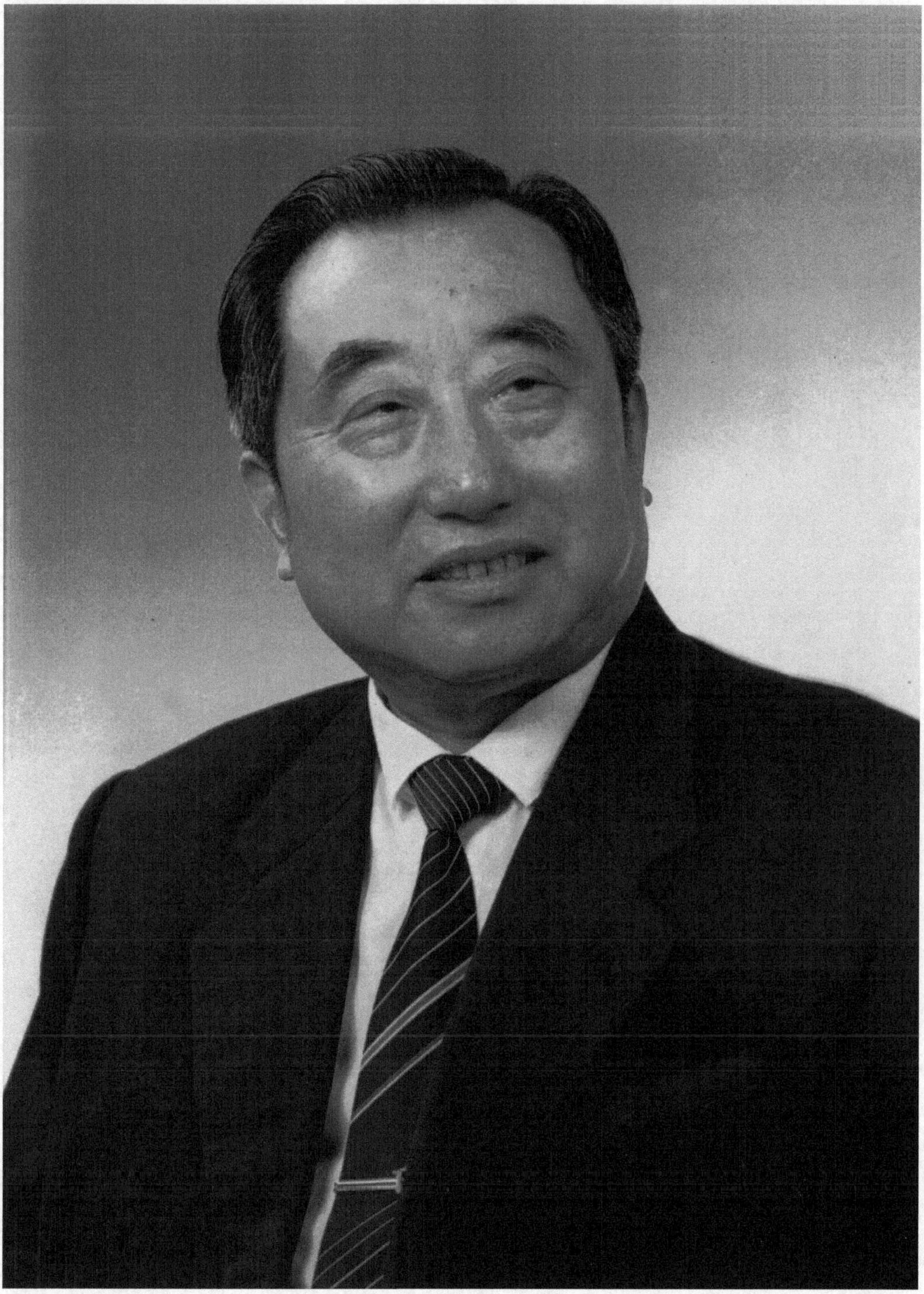

国医大家刘弼臣先生（1925—2008）

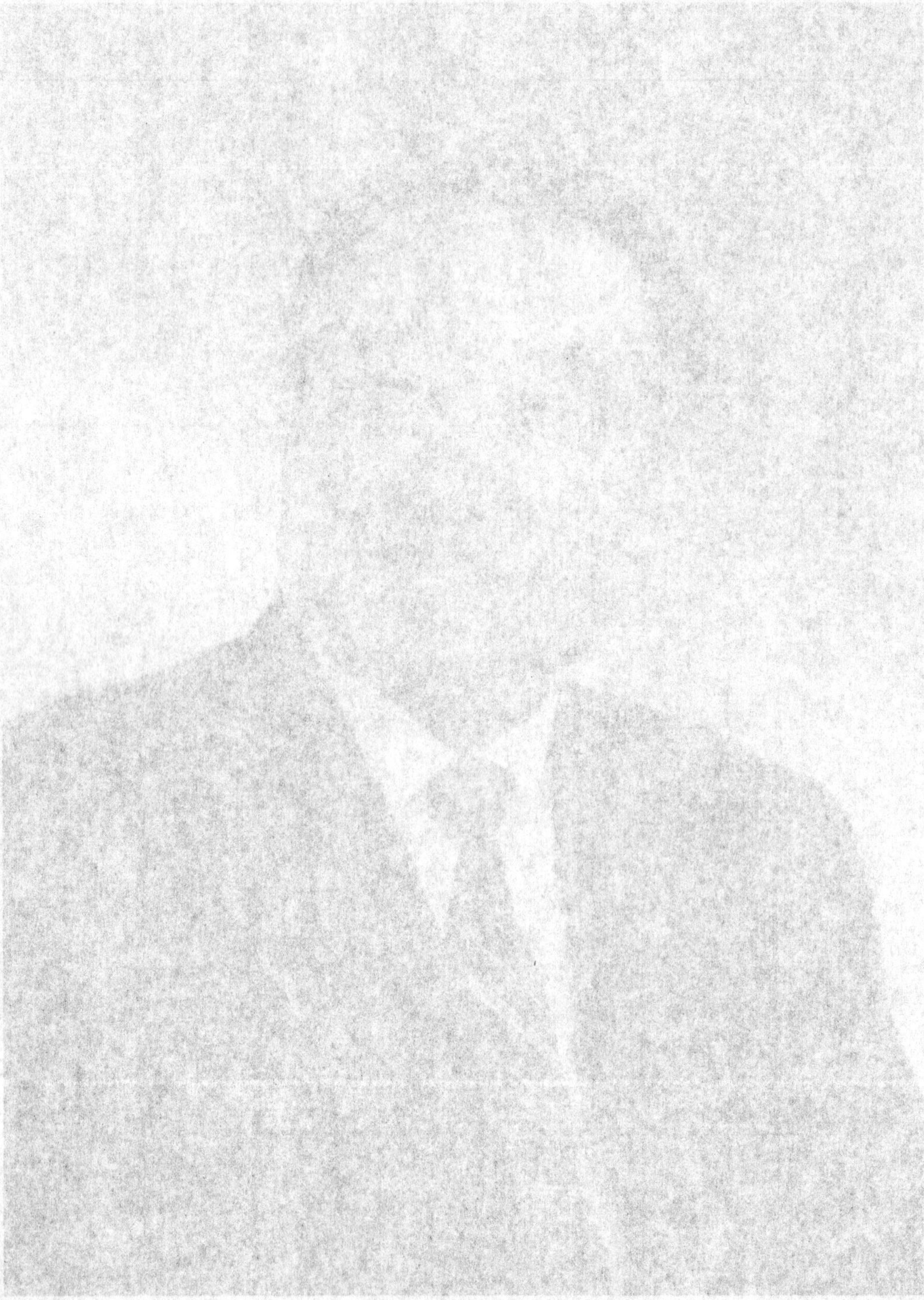

《国医大家刘弼臣学术经验集成》

编　委　会

主　编　于作洋　王素梅

副主编　刘昌艺　吴力群　刘昌明　陈继寅

编　委　（以姓氏笔画为序）

于作洋　卫　利　王俊宏　王素梅　田建东

石效平　刘　奕　刘初生　刘昌艺　刘昌明

刘昌燕　朱丽霞　李　瑛　吴力群　张　虹

陈自佳　陈继寅　季伟华　郝宏文　崔　霞

薛小娜

编写说明

刘弼臣教授是我国著名的中医儿科专家，曾任第八届全国政协委员，第七、八、九届北京市人大代表，中国中医药学会儿科委员会副会长、名誉会长，中国中医药高等教育学会儿科分会理事长，中医儿科科研成果评审会主任。1990 年被人事部、卫生部及国家中医药管理局确定为首批全国老中医药专家学术经验继承工作指导老师，是国家第一批享受政府特殊津贴的专家，是国家教委确定的全国首批终身教授之一。他把毕生心血倾注在儿科临床、教学和科研工作中，以自己的精湛医术和高尚品德享誉海内外，被誉为“京城小儿王”，诚可谓中医儿科的一代宗师。

刘弼臣教授博览群书，博采众长，崇尚实践，医术精湛，经验丰富。对于一些疑难杂症，善于科研攻关，如抽动－秽语综合征、病毒性心肌炎、重症肌无力等，经过多年的临床研究，形成了独到的治疗方法。他不循常规，独辟蹊径，匠心独运，在继承江南名医孙谨臣先生学术经验的基础上，阐发“少阳为枢”的理论，开创了从肺论治多种疾病之先河，救治许多疑难重症患者，深受患者及家属的爱戴。

先生教书育人，可谓“桃李满天下”。我们有幸成为先生的弟子，故而常常告诫自己要加倍珍惜这难得的机会，在随师学习时，常思刻苦努力，以不辜负先生的期望和厚爱。作为弟子我们从先生身上不仅学到了许多宝贵的临床经验，更重要的是从先生身上学到了高尚的医德和对中医儿科事业不断创新求索的精神，这将使我们受益终身。

北京中医药大学东方医院是北京中医药薪火传承“3 +3”工程刘弼臣名老中医工作室建设单位，工作室负责人王素梅教授带领工作室全体人员长期跟师学习，结合出诊、抄方，深刻领会先生的学术思想、用药及制方经验。为了更好地继承先生宝贵的临床经验，造福于广大患者，我们会同先生的子女、学生将刘弼臣教授的学术思想、遣方用药之脉络法度、诊治儿科常见病和疑难病的临床经验及证治规律进行全面、系统的发掘整理，汇集成册。这是我们的心愿，也是对先生最好的报答。

本书承蒙中国中医药出版社的鼎力相助，特别是得到了肖培新主任的指教，才得以顺利完成，在此一并表达深深的谢意。

先生学验俱丰，我等虽广集先生病志验案，尽寻先生口传笔录，数易其稿，尚唯恐有所疏漏。由于作者水平有限，难免挂一漏万，书中亦难免有不足之处，敬请广大读者批评指正，以便今后进一步完善。

于作洋　王素梅

2012 年 5 月 8 日

目　录

刘弼臣传略

学术思想大要

临证心法

医　　案

医论医话

用药心得

用方心得

刘粥臣传略

刘弼臣传略

刘弼臣教授是北京中医药大学终身教授、学术顾问，是国家教委确定的全国9位中医终身教授之一。1990年由人事部、卫生部和国家中医药管理局确定为全国第一批老中医药专家学术经验继承工作指导老师之一，并成为首批享受政府特殊津贴的专家。曾任中华中医儿科学会名誉会长，全国中医药高等教育学会儿科分会终身名誉理事长，北京科技会堂专家委员会委员，第八届全国政协科教文卫体委员会委员，第八、第九、第十、第十一届北京市人大代表。

刘弼臣教授是中医儿科界具有很大影响力的名家，从事中医事业68年，具有非常丰富的临床经验，在儿科临床实践中形成了自己独特的学术思想，是我国现代中医儿科事业奠基人之一，被京城百姓赞誉为“京城小儿王”。

刘弼臣教授中医理论造诣颇深，在中医儿科基础理论方面，兼收并蓄历代前贤医学之长，潜心钻研，刻意进取，提出了“体禀少阳”和“调肺论治”两大观点，成为近代中医儿科领域中四大学派之一“调肺派”的创始人。其“从肺论治”学术思想得到全国中医儿科界广泛认可，在儿科临床广泛应用，收到很好疗效。

刘弼臣教授主持的国家“七五”重点攻关课题“小儿眼肌型重症肌无力的临床研究”，获得国家级科技进步三等奖，并获得北京市级奖一项。曾多次主持学院级科研课题，如小儿病毒性心肌炎、抽动－秽语综合征等。2007年10月由北京市中医药管理局批准，在北京中医药大学东方医院儿科成立了“刘弼臣名老中医工作室”，全面总结传承刘弼臣教授的学术思想和临证经验。

一、立志从医

刘弼臣（1925年5月1日—2008年9月29日），江苏扬州人，原名刘世仁，医名“弼臣”。他自幼体弱多病，每次患病皆得益于其姑父的治疗而速愈，为后来的健康打下了良好的基础。其姑父孙谨臣，是当地著名中医儿科医生，是太平天国时期“江南小儿神医”朱冠臣创立的“臣字门”第四代传人。鉴于自身的感受，其姑父神奇的医术在他幼小的心灵中打下了深刻的烙印，故而崇尚中医。

刘弼臣幼年时聪明过人，学习成绩优异，但他的青少年时代是在战争和动乱中度过的。正当他扬州中学毕业，学业有成之际，由于日寇入侵，学校迁移，家境贫寒而辍学。他从古人范仲淹“不为良相，当为良医”的古训中受到启发，决心学医济世活人，以增强民族素质，遂于14岁中学辍学后拜其姑父孙谨臣先生为师，取医名“弼臣”，寓意“治世以文，弼亮之臣攸赖”，成为“臣字门”的第五代传人，从此走上了从事中医的事业之路。

二、刻苦学医

刘弼臣教授拜师之后，学习十分刻苦。白天侍诊于桌前，抄方诊病，倾听老师教诲。夜晚则勤于书斋，整理笔记，攻读医书，苦心钻研。遵师训“医者意也，治病者法也，主治者意也。择法而不精，徒法也；语意而不明，徒意也。”他刻意在“意”字上下工夫，认真思索。每于临证之时，都仔细分析，认真思辨，以获得证治概念，突出体现意治，从而避免了“审证昧因，知常而不达变，循变而反舍常”的错误。他在老师的指导下，从一药一方一病学起，学习师门医技，逐渐步入中医明堂。蒙师孙谨臣毫无保留地将师门经验及特色传授给他，使其学有所成，为将来的业医之路打下了良好的基础。

孙谨臣虽为当地名医，却从不故步自封，尤其反对把弟子禁锢在自己的门派内，他常教导弟子要不拘一门，要广学博采。因此，当他三年满徒出师后，适逢名医时逸人创办上海复兴中医专科学校，当即将其推荐前去学习。

刘弼臣教授师从孙谨臣学医时为传统的师徒教授法，而在上海复兴中医专科学校学习则是多学科的系统学习法。当时有许多上海的名中医给学生上课，如外科张赞臣、中药陈存仁、内科程门雪、儿科钱今阳等。授课的教师中有的是相互对立的学术派别，在讲课时各抒己见，旁征博引以论其真。例如：同为儿科的奚晓岚和徐小圃，一为寒凉派，一为温热派，势不两立。但他仔细观察发现一种有趣的现象，即常常奚晓岚看不好的病，徐小圃看好了，而徐小圃看不好的病，反在奚晓岚处见神效。他悟出一个道理：过于寒凉则应温补，过于温补则需寒凉，因人而异，不应拘于一门之见。他精读各家医籍，善于观察总结，潜心揣摩，为他日后发展“少阳学说”奠定了基础。

三、初露锋芒

刘弼臣教授从上海复兴中医专科学校学习毕业，满怀抱负回到故里，跃跃欲试，一展所学。在其父亲的支持下，将自家的两间街面房作为诊所，自此悬壶，踏上了行医的漫漫旅程。

他初次行医，心里一直牢记蒙师孙谨臣的谆谆教诲——“医者，仁术也”。他把治病救人当作己任，治病不分贫贱，不分富贵，只收低廉的诊费，无钱则义务诊治，因此受到乡亲们的欢迎，前来就诊者日益增多。由于他服务热情，审因详细，认真辨证，合理遣方，果敢用药，则常获良效。开业不久，恰逢一少妇怀抱阵阵抽搐、嘴唇乌紫的孩子前来求治，当即急施针术缓其抽，复仔细审证处方，孩子服药一天便见奇效。少妇千恩万谢，消息不胫而走，被乡亲们竞相传颂，于是前来求医者络绎不绝。他把全部心血都投入到为乡亲们的防病治病中，深受乡亲们的爱戴，而小有名气，被乡亲们亲切地称为“信得过的小刘大夫”，同时也被家乡同仁所器重。新中国成立后组建了联合诊所，他被推选为中医联合诊所所长。成立卫生工作者协会，他又被推选为卫生工作者协会主任。

随着名声的日渐增大，前来求医者也逐渐增加，日夜不得闲。繁忙的诊务，加上事务性的工作，忙得他无暇读书，而遇到的疑难杂症越来越多，强烈的责任感和事业心使他深深地感到深造学习的重要，渴望得到重新学习的机会。

四、再次深造

1954年他到泰州参加扬州地区中医进修班。1955年南京中医药大学的前身——江苏省中医学校成立，集中全省中医精华，荟萃各地名医。为了发展中医事业，使中医教育步入正常发展的轨道，急需大量中医教育的师资力量，为此，学校举办了首批师资培训班，刘弼臣便被选拔到师资班中培训。

在师资班里，他接触了来自全省各地的名医，聆听他们的授课，不但学习到了各家名医的专长，而且受到了系统的中医基础理论培训，课余时间一头钻到书海里，如饥似渴地学习。在此期间，他阅读了大量中医经典著作，其中很多书是他以前无法看到的。通过学习，大开了眼界，学习到了许多新的知识，广采众家之长，所学的知识不断升华，达到前所未有的高度。同时学习和掌握了中医教学的基本方法，从如何备课，如何写讲稿，如何写教案，如何上好一堂课等很多方面得到了系统的培训。可以说，南京师资班的学习对他从事中医教育事业影响极大，也是他从医历程中的一个重要转折点，为他以后步入北京中医药大学任教，乃至成为闻名世界的中医知名专家、中医儿科教育家，奠定了坚实的理论基础。

五、名震京城

他从江苏省中医学校毕业后，适逢北京中医药大学初创时期，急需师资人才，因此奉调进京，先执教于方剂教研室，使他对方剂有了更深入的认识和了解，为将来的临床工作提供了便利。刘弼臣教授组方合理，君臣佐使条理分明，不能不说与他在方剂教研室执教有密切的关系。后附属东直门医院成立，即转到东直门医院儿科，从事中医儿科临床医疗、教学和科研工作。

1959年，北京地区小儿腺病毒性肺炎流行，当时病死率高达5%～15%，西药疗效欠佳，刘弼臣教授参与协作，充分发挥中医优势进行治疗。他与空军466医院协作攻关，治疗35例肺炎患儿，无一例死亡。特别是其中一例危重患儿，由于热久耗伤气阴，邪陷血分，迫血妄行，大量呕血、便血，进而汗出肢凉，神志昏迷，前后八天八夜，曾三次呼吸暂停。在此千钧一发之际，他发挥中医特色，积极配合抢救，在人工呼吸、输血、吸氧的同时，用大剂量别直参煎汤鼻饲，以益气固脱，从而使病情得到控制，脱固血止。但患儿马上又出现肢体抽搐震颤不已，二目失明不能视物。他临危而不乱，遇变而不惊，经仔细查体，分析辨证，认为久病绸缪，脾损阴消，气血俱伤，肝风亢动，遂以缓肝理脾汤加减治之，迭进28剂而愈，无任何后遗疾患。事后他每忆及此，都感慨万分地说："如当时辨证犹豫，恐早变易反掌，莫知他乡了。"

刘弼臣教授对重症肌无力、病毒性心肌炎、哮喘、脑积水、肾炎肾病等许多疑难杂症都有较深的研究，每起沉疴而获奇效，活人无数，于是名声大振，慕名前来求治者，应接不暇。他的事迹深受患儿家长的赞誉，被广大人民群众誉为"小儿王"。

六、教书育人

刘弼臣教授自从来北京中医药大学后，一直奋斗在教学第一线。本科生一届一届地迎来送去，西学中班、留学生班一次又一次地举办，每次讲台上都少不了他的身影。在上百个班次的教学中，每次都认真地备课，认真地查阅古今资料。“认真”二字是他讲课的法宝，他认为“不认真是讲不好课的，不认真就是浪费别人的时间”。他反对照本宣科的灌注式教学，提倡启发性教学。每次授课，都引古喻今，旁引佐证，深入浅出，循循善诱，说理透彻，重点突出，逻辑性强，善于引导同学进行思考，因此，深受同学欢迎。

1978 年恢复研究生制度以来，他被确定为硕士研究生导师。他亲自拟定研究生培养方案，制定培养计划，并亲自命题复试，指导研究生进行选题、开题以及进行临床能力的训练，亲自带教。对研究生毕业论文撰写除进行指导外，还亲自动手修改，使其所带教的研究生顺利毕业。十余年来，培养中医儿科硕士研究生 10 名，为研究生教育作出了贡献。

1990 年刘弼臣教授又承担起国家中医药管理局、卫生部、劳动人事部确定的老中医带徒的任务。他为了搞好继承工作，严格按照二部一局的文件精神，兢兢业业，一丝不苟，对自己多年积累的宝贵经验和心得体会毫无保留地传教，为继承人多次反复地讲解。他谆谆告诫学生：“继承是为了发展，光学是不行的，必须有发展，形成自己独特的东西。中医之所以有生命力，名家辈出，这一点非常重要。”同时，他还强调：“学习不能只学一家，不能闭关自大，要广泛吸取别人的好经验，要引进先进的科学技术，中医才能发展。”他对中医的继承工作倾注了全部的心血，圆满地完成了继承带教工作。他从事中医儿科教育工作近 60 年，聆听过他的教诲、经受他带教的学生，遍及祖国四面八方，世界各地，可谓“桃李满天下”。

七、著书立说

刘弼臣教授不但诊务繁忙，而且还承担繁重的教学和科研任务。他白天授课、出诊、查房、搞科研，晚上回到家也不得消闲，患者盈门，常要忙到很晚。但他仍不忘总结，他常说：“没有总结，就没有提高”。自 20 世纪 50 年代始，他在各级杂志上发表大量文章。60 年代初期，与孙华士合作出版了《医宗金鉴·幼科心法要诀白话解》。至 90 年代，仍笔耕不辍，著书立说。2002 年由中国医药科技出版社出版了刘弼臣教授编著的《中医儿科经典选释》、《刘弼臣临床经验辑要》，2004 年出版《幼科金鉴刘氏临证发挥》，2004 年由人民卫生出版社出版了《医宗金鉴·幼科心法要诀白话解》第三版（增订版）等。数十年来，刘弼臣教授在全国各类杂志发表及在国内和国际会议上宣读的论文达百余篇，出版著作十数种。这些论文和著作，都浸透了他毕生的心血，是他业医治病的经验结晶。

在编写中医儿科通用教材的过程中，从第一版到第五版都面临着编委相互之间对“纯阳”和“稚阴稚阳”两种学说指导思想之论争。小儿在生理方面既具有生机蓬勃、发育迅速积极的一面，也具有脏腑娇嫩、形气未充的一面；在病理方面既具有寒热虚实易变、病情易转恶化的一面，也具有脏气清灵、反应敏捷、活力充沛、容易康复的一面。历代儿科医家，根据这些特点持有两种不同的见解，创立了“纯阳”和“稚阴稚阳”两种主要论点，对后世影响很大。持“纯阳”立论者，认为小儿体禀纯阳，患病则易于化热，在治疗上宜用凉药，力避温药，恐温药助热化火。近代上海名医奚晓岚就特别支持这论点。“稚阴稚阳”之论点则为吴鞠通所倡导，“稚阳未充，稚阴未长”，认为幼儿赖阳以生，依阴以长，然而阴既不足，阳尚未盛，所以在治疗上还在善于护阳。近代上海名医徐小圃就特别支持这论点，认为：“阳气在生理状态下是全身动力，在病理状态下又是抗病主力，在治疗方面则处处以维护阳气为首要任务。”

刘弼臣教授认为，阴是指体内精血津液等具有物质性的东西而言，阳是指体内各种功能的活动而言。纯阳是指小儿各种功能活动旺盛，稚阳稚阴是指小儿无论在物质基础和功能活动方面均未臻完善，这种关系是对立统一的辩证关系。必须从整个机体的统一性来认识，不能单纯强调某个侧面。他从万密斋“小儿初生……其气方盛，亦少阳之气方长而未已”得到启发，探索运用“少阳学说”以作为儿科基础理论的指导思想，为他编写六版《中医儿科学》协编教材和《中医儿科大成》奠定了坚实的理论基础。

八、探索研究

刘弼臣教授从来不满足于已取得的成绩，“追求、奋斗、理想”是他的座右铭，他不断攀登新的高峰。他牵头的国家“七五”攻关课题“复力冲剂”治疗小儿眼肌型重症肌无力的研究，经过五个寒暑的艰苦努力而获得成功，治愈率85%，总有效率95%，1991年获国家中医药管理局科技进步奖三等奖。

1992年又作为学校级课题负责人，进行“调肺养心冲剂”对小儿病毒性心肌炎的临床与实验研究的科研工作，历经两年，圆满地完成了科研任务。1994年又对小儿抽动-秽语综合征进行临床研究。近年来曾连续获得国际学术交流金杯奖、科研成就金牌奖、学术创新理论奖。他研制的“小儿咳喘冲剂”、“调肺养心冲剂”、“息风制动冲剂”、“小儿健美增智口服液”、“鱼腥草汤”、“辛开苦降汤”等纯中药制剂疗效均十分显著。

近年来，刘弼臣教授多次提出“中医现代化”课题。他说，如今的中西医结合之核心就是中医现代化，要善于利用西医的长处，将其补充到中医当中去，更好地为中医服务。为此，他常劝告中医院校的学生一定要深入学习中医、西医，知己知彼才能更好地结合。他不仅仅为兴建中医儿科医疗研究中心奔走呼吁，还拿出多年积蓄吸资成立“刘弼臣医学发展基金”，促进中医事业的发展，他以精湛的医术和崇高的医德受到社会各界的好评。他认为，孩子健康的笑脸，是对他最大的回报。

刘弼臣教授不但为中医的医疗、教学作出了贡献，而且自1985年被选为北京市人大代表、1992年被选为第八届全国政协委员以来，直接参政议政，对国家大事发表意见和提案。作为中医界代表，在市人大和全国政协会议上多次提出议案，大声疾呼，力主早日建立中医儿科医疗研究中心，以便更好地提高全国儿童的健康水平。同时他还多次提案，对医疗卫生制度的改革、公费医疗制度改革等发表意见。

近半个世纪来，刘弼臣教授把全部心血和精力投入到治病救人、教书育人的中医事业中，成为中医儿科的一代宗师。

学术思想大要

学术思想大要

刘弼臣教授倾心于中医事业68个春秋，师承新安学派，秉承儿科鼻祖钱乙五脏证治的学术观点，兼容历代儿科医家之长，师古而不泥古，创新而不离经，发挥而不叛道，在儿科临床实践中探索，逐步形成了自己独特的“精于五脏论治，突出从肺论治”的中医儿科学术思想体系。在基础理论上强调“小儿体禀少阳”，在辨证上强调“以五脏为核心，突出从肺论治”。

一、从肺论治

1. 五脏分证与从肺论治

五脏分证最早见于《内经》的“风论”、“痹证”、“咳论”等篇，在《难经》、《金匮要略》、《中藏经》、《千金要方》中逐渐有所发展。宋代儿科鼻祖钱乙观察到小儿脏腑柔弱，易虚易实，易寒易热，发病后所出现的证情至为繁杂，依据《内经》五脏五行的理论，结合自己的经验，创立了“五脏为纲”的儿科辨证体系。《小儿药证直诀·五脏所主》指出：“心主惊。实则叫哭发热，饮水而搐；虚则卧而悸动不安。肝主风。实则目直，大叫，呵欠，项急，顿闷；虚则咬牙，多欠气。热则外生气，温则内生气。脾主困。实则困睡，身热，饮水；虚则吐泻，生风。肺主喘。实则闷乱喘促，有饮水者，有不饮水者；虚则哽气，长出气。肾主虚，无实也。唯疮疹，肾实则变黑陷。”钱乙认为五脏性能不同，病变有异，症状变化自然有别。例如肺属金主气，肺气有余，气机郁闭，则喘满闭乱；肺有热，口渴欲饮；肺热不甚，或有停饮，则不欲饮水；肺气不足则气息不利，甚或出气多于入气。刘老认为，钱乙五脏辨证的理论，虽然渊源于《内经》、《难经》、《金匮要略》等，但选列的主证亦超前辈，既适用于六淫外感，又可用于内伤杂病，正是钱乙结合小儿特点，发展了前人理论之处。然而钱乙毕竟受到历史条件以及个人经验的局限，在理论上尚有进一步阐发的必要。例如肺居胸中，与大肠互为表里，外合皮毛，上连咽喉，司呼吸，主宣发肃降，输布津液，通调水道，下输膀胱。因此，外发疮疹，内结肠燥，上则喘咳，下则癃溺，均与肺脏有关系，尤其肺开窍于鼻，鼻与喉相通而连于肺，鼻和喉是呼吸的门户，故有“鼻为肺之窍”、“喉为肺之门户”的说法。肺气和，呼吸利，则嗅觉灵敏，声音能彰。外邪袭肺多从鼻咽而入，肺的病变也多见鼻咽的证候，如鼻塞、流涕、喷嚏、喉痒、音哑和失音等。反之鼻咽的病变也多影响到肺，导致肺气不利，变生诸证。因此，刘老在临证中非常重视诊察小儿苗窍的变化，并以此作为“从肺论治”的依据。“从肺论治”发展了钱乙五脏为纲、五脏分治的内容和理论。

2. 五脏相互联系，尤重视于肺

人体是一个有机的整体，脏与脏之间、腑与腑之间、脏与腑之间在生理上是相互协调，相互促进，在病理上也是相互影响的。钱乙强调五脏分治，同时也重视五脏之间的相互影响。例如《小儿药证直诀》在论及肝病发于秋令肺金当旺之时，乃是肝强胜肺，肺怯不能胜肝，当补脾肺治肝。益脾者，母令子实故也。肺病发于春令木旺之时，乃是肺胜肝，当补肝肾治肺脏。刘老认为，钱乙的五脏分证论治将五脏看做是既有区别，又相互联系的整体，同时还注重四时五行对人体的影响，既不孤立看病，又不孤立看人的学术思想，使人深受启发。肺主气，属卫，具有宣发卫气，输精于皮毛的生理功能。肺的生理功能正常，则皮肤致密，毛发光泽，抵御外邪侵袭的功能就强。反之，肺气虚，宣发卫气和输精于皮毛的生理功能减弱，则卫气不固，抵御外邪侵袭的功能就低下。因此临床诸多疾病的发生发展以及病情反复加重，均与肺系为病密切相关，往往形成卫虚－感邪－再卫虚－再感邪的恶性循环，以及易感难调的特点。所以主张“从肺论治”，调肺为先，其他脏腑的疾病既可祛邪治标，清除病灶，切断病邪内侵的传变途径，达到邪去正安的目的，又可护卫固本，益气扶正，增强抗病能力，防止外邪内侵，收到扶正祛邪的效果。

肺为娇脏，其位最高，为清虚之体。外邪侵袭，首先犯肺，肺卫受伤，宣降失司，既可因本脏受邪而为病，又可传变他脏而引起诸多病变，如小儿病毒性心肌炎、肾病综合征、抽动－秽语综合征、小儿风湿热等病证。《素问·阴阳应象大论》云：“清阳出上窍，浊阴走下窍。”清窍靠肺气宣发之精气灌注而通利聪灵，浊窍赖肺清肃下降之性而传导排秽。若肺气膹郁，宣肃失职，非但清窍失聪，浊窍亦因之不利。清窍不利，形成慢性病灶，且常成为其他疾病发生发展的诱因，病灶不除，隐患时时有之，尤其疾病也就迟迟不得恢复，时轻时重，迄无已时。刘老认为，如能及时“从肺论治”，采用调肺利窍、益气护卫诸法，祛邪逐寇，以安内宅，不仅可把疾病消灭在萌芽阶段，且可收到清除病灶、避免滋生变证的效果。

3. 精于五脏证治，突出从肺论治

刘弼臣教授师承新安学派，为“臣字门”的传人，但他没有被师门学派所束缚，在继承师门学术思想的基础上，抛弃门户之见，兼收并蓄，刻意进取，汲取前贤之精华，为我所用。他对《内经》、《伤寒论》、《金匮要略》、《温病条辨》等经典著作都进行了仔细的研究，细心玩味，体会颇深。他对孙思邈、钱乙、万密斋、龚廷贤、吴谦、叶天士等诸家著作和学术成就有深入的研究。他对钱乙“五脏证治”的学术观点十分崇尚，不但全面继承了钱乙“五脏虚实补泻”的学术思想，而且进一步发展了“五脏论治”。他尤其重视脏腑之间的相互影响、相互制约的关系，并根据小儿脏腑娇嫩、形气未充、肺常不足、易受外邪侵袭的生理特点以及肺脏受邪后又极易传变，易出现传心、犯脾、侵肝、伤肾的病理特点，提出了“从肺论治”的学术观点。从肺论治的学术观点并不是单独调肺，而是重视肺与其他脏腑之间的关系，从治肺入手，达到治疗其他脏腑疾病的目的。完整地讲，重视五脏论治，突出从肺论治，抓住要害，出奇制胜，才是刘弼臣教授学术思想的精华和主体。

小儿由于肌肤嫩弱，卫外功能差，且寒暖不知自调，因此易受外邪侵袭而患呼吸道疾病，其发病率远高于成人。刘弼臣教授“从肺论治小儿疾病”的学术观点正是根据小儿临床特点而提出来的。从肺论治强调以调肺利窍、祛邪逐寇外出为主，不仅可将疾病消灭在萌芽阶段，而且可起到清除病灶，避免滋生变证，强肺固卫，增强抵抗外邪能力的作用。从肺论治不但可以治疗肺脏本身的疾患，而且又能治疗肺外其他脏腑疾患。

治疗小儿病毒性心肌炎，刘弼臣教授率先提出“从肺论治”的观点，他将肃肺清邪、清热利咽、疏风通窍、宣肺通腑、护卫止汗五种方法灵活运用，临床疗效显著。

刘弼臣教授突出“从肺论治”，但不否定从其他脏腑入手治疗小儿疾病，例如肺虚之病，常从调脾入手，培土生金。其他许多慢性疾患，也常从调理脾胃入手，往往收到良好的疗效。对于某些疑难杂症，不能用五脏证治解释和说明的，则往往不循常规而独具巧思，化生新意，另辟蹊径，从常人意想不到之处入手，每多巧发而奇中，收到意想不到的效果。

刘弼臣教授博采众家之长，强调从肺论治，小儿病毒性心肌炎、眼肌型重症肌无力、小儿肾炎及肾病等许多难治之症都取得了很好的疗效。他独特的“精于五脏证治，突出从肺论治”的学术思想体系，经多年临床验证疗效确实，对中医儿科临床起着重要的指导作用。

二、少阳学说

中医儿科领域，历来就有“纯阳”与“稚阴稚阳”的学派之争，治疗也有“偏凉”和“偏温”之别。持“纯阳”之论者，认为小儿“体禀少阳”，罹病最易化热，治宜寒凉，力避温药，恐其助热化火。持“稚阴稚阳”之论者，则认为小儿赖阳以生，依阴以长，小儿阳尚未盛，阴亦不足，在治疗上还要善于护阳，避免遏伤阳气。刘弼臣教授认为，小儿在生长发育过程中，往往表现出易寒易热、易虚易实的两面性，因此，“纯阳”和“稚阴稚阳”两种不同观点，是对立统一的辩证关系，必须从实际出发，从整个机体的统一性来认识，不能强调某个侧面，持割裂之议。

刘弼臣教授主张运用明代万密斋《育婴家秘·五脏证治总论》“春乃少阳之气，万物之所资以发生者也。儿之初生，曰芽儿者，谓如草木之芽，受气初生，其气方盛，亦少阳之气方长而未已”的理论，来探讨小儿生理病理特点。清代张锡纯在《医学衷中参西录·医方·治小儿风证方》中更明确提出“盖小儿虽为少阳之体，而少阳实为稚阳”，可见“少阳学说”对小儿时期的生理方面既可突出生机蓬勃、发育迅速的一面，也可显示脏腑娇柔、形气未充的一面，在病理方面既可突出脏气清灵、易趋康复的一面，也可显示发病容易、变化迅速的一面，把“纯阳”和“稚阳”的对立统一于“少阳学说”之中。

1. 少阳学说对小儿生理病理特点的阐发

少阳学说源于《内经》阴阳学说，少阳在天象征着东方，在季节象征着春季，在脏象征着肝，在腑象征着胆，在人体象征着少火。少火即少阳之火，是生命之源，维系着小儿生长发育的生生之气。小儿初生，其生机蓬勃，发育迅速，犹如旭日东升，草木方萌，在人的一生中如自然界的春天，生机盎然，洋溢着一派欣欣向荣、郁郁葱葱的景象，所以万密斋说小儿是禀少阳之气以生，为发之始，以渐而壮。由于阳气渐旺，十分有利于生长发育，如筋骨逐渐坚强，智慧方面逐渐活泼，饮食方面逐渐增多，脏腑功能方面逐渐完善成熟，阳气的生发速度越快，小儿的生长发育速度也越快，处处显示出阳气占主导地位的作用。所以脏气清灵，生机蓬勃，活力充沛，反应敏捷。既无色欲伤害，又无悲观失望情绪的影响。神气安静，不动五志之火，轻病每可向愈迅速，纵然重症危症或一时难治之症，只要处理及时，用药得当，亦容易恢复健康。

小儿生长发育的关键在于肾，而小儿发育的功能转输则在肝胆。肝属木旺于春，春乃少阳之气，可使万物生发和成长，诚如万密斋所说："乃少阳之气，万物之所资以发生者也……有余者乃阳气自然有余也。"任何事物的兴盛、衰败、强壮、虚弱、有余、不足，都是相对的。《素问·阴阳类论》云："一阳者，少阳也。"王冰注曰："阳气未大，故曰少阳。"张锡纯在《医学衷中参西录·医方·治小儿风证方》中云："小儿虽为少阳之体，而少阳实为稚阳。"充分说明小儿纵然"体禀少阳"，而阳气仍然处于稚嫩脆弱状态，所以小儿在生理上的特点，除有"生机蓬勃，发育迅速"外，尚有"脏腑娇嫩，形气未充"的一面。由于小儿机体和功能均较脆弱，对疾病的抵抗力低，因而在病理方面也具有"发病容易，传变迅速"的特点，如幼儿寒热不能自调，乳食不知自节，外易为六淫所侵，内易为乳食所伤。在外感病中，有寒热之不同，内伤饮食也有乳滞、食滞之不同。尚有属先天性的解颅，有限于某一时期的脐风，有属于成长不足的五迟、五软，有属于小儿特有的病证如顿咳、疳证、惊风。对于一切时行传染疾患如麻疹、水痘、痄腮、猩红热等特别易于感染。临床上又以呼吸道疾患、脾胃疾患以及壮热抽搐、神昏等病最为多见，而且年龄越小，发病率越高，传变也越快。诚如吴鞠通所言："小儿肤薄神怯，经络脏腑嫩小，不耐三气发泄，邪气之来也，势如奔马，其传变也，急如掣电。"说明小儿患病最易多变，易寒易热，易虚易实，轻病容易变重，重病容易转危，甚或急剧死亡。

刘弼臣教授认为，运用少阳学说阐发小儿生理病理特点，完全可以概括"纯阳"和"稚阴稚阳"学说，合二为一，是小儿生理、病理特点的全面体现。

2. 少阳学说在儿科临床上的应用

小儿在病变发生发展过程中，易寒易热，易虚易实，往往险象丛生，而屡见不鲜。究其原因，刘弼臣教授认为，主要是因为小儿"体禀少阳"，发病后轻则太阳，重则阳明，少阳居于三阳之中，特别是"少阳为枢"，"太阳为开，阳明为阖"，起到了直接主导作用。枢是机枢、枢纽、输转之意，具有阴阳表里寒热虚实转归变化的机能。如小儿有的发育很快，白皙肥胖，聪颖伶俐；有的则肌瘦骨削，甚至一年体重不增，身高不长，发育不良。只要调理得宜，一旦少阳机枢作用得到发挥，即能自行调节阴阳消长的变化，保持阴平阳秘的稳定状态，维持正常生长发育。

刘老认为，肾主藏精生髓，髓充骨而通于脑，脑为髓之海，故肾精足，则令人智慧聪明，骨髓充则筋骨坚强。如先天精气虚衰，后天脾气失调，则小儿必出现五迟五软等禀赋不足之病。小儿肝常有余，脾常不足，肾常虚，而小儿赖阳以生，依阴以长，阴既不足，阳尚未盛，故治疗先天之病，不仅应补肾阳，亦应滋肾阴。且先天之本有赖后天之本的充养，补肾同时不忘健脾和平肝。如刘老在治疗癫痫、脑发育不良等先天疾患方面，注重补肾滋阴，益精填髓，选六味地黄丸补肾、八珍汤益气养血、四逆散平肝调理阴阳。

刘老在治疗小儿外感热病方面，常以少阳学说为指导，根据小儿“体禀少阳”的特点和小儿疾病的传变规律，审时度势，重视疾病的邪正消长，虚实转化。刘老认为，小儿热病变化多端，临床上应以“病有千变，药亦千变”的原则来审因论治。

“少阳学说”是刘弼臣教授对小儿生理、病理特点的精辟概括和总结。这一学说不仅从理论上将小儿的“纯阳”和“稚阴稚阳”学说进行了全面解析，而且为小儿各种疾病的诊断和治疗提供了科学的辨证论治依据，对儿科临床实践具有重要的指导价值。

临证心法

小儿诸热

一、热型分类

小儿诸热是指小儿疾病中的各种发热而言，小儿很多疾病在临床表现中都有发热，如：发歇有时的称为潮热；癫叫恍惚的属于惊热；夕发旦止的称为夜热；邪气未尽的属于余热；肚腹先发的属于食热；骨蒸盗汗的属于疳热；一向不止的属于壮热；心烦不安的称为烦热；颊黄口疮的属于积热；汗出身热的属于风热；困倦无力的属于虚热；来去不定的称为客热；发如疟状的称为寒热；辰巳发热的属于血热；耳鼻尖冷的属于疮疹热。故《证治准绳·幼科》云："小儿之病，唯热居多。"

小儿发热，既有潮热、惊热、夜热、余热、食热、疳热、壮热、烦热、积热、风热、虚热、痰热、客热、寒热、血热、疮疹热等的区别，也有心热、肝热、肺热、脾热、肾热等五脏热之不同，在性质上既有气实温壮、风湿痰食的不一，更有表里血气、阴阳浮陷的差异，十分复杂，临诊时必须详辨。《证治准绳·幼科》云："身热而汗出者风也；发热身疼而身重面黄者湿也；憎寒发热，恶风自汗，脉浮胸痞者痰也；发热头痛，脉数者食也……若四肢发热，口苦咽干，是火热乘土位；湿热相合，故烦躁闷乱也；若身热沉重，走注疼痛，乃湿热相搏，风热郁而不得伸也。"这是风、湿、痰、食辨证的大法。《证治准绳·幼科》又云："阴虚则内热，阳盛则外热。以手轻扪之则热，重按之不热，此皮毛血脉之热，热在表也；重按之筋骨之分则热，轻按则不热，此筋骨之热，热在里也；不轻不重，按之则热，此肌肉之热，热在表里之间也。……壮热，恶风寒，为元气不充，表之虚热也；壮热，不恶风寒，为外邪所客，表之实热也。壮热饮汤，为津液短少，里之虚热也；壮热饮水，为内火销铄，里之实热也。……脉洪大，或缓而润，或数而鼓鼓，此热盛拒阴，虽形证似寒，实非寒也；热而脉数，按之不鼓，此寒盛格阳，虽形证似热，实非热也。"这是阴阳、表里、虚实、寒热辨证之大法。《证治准绳·幼科》又云："昼则安静，夜则发热烦躁，是阳气下陷入阴中也；昼则发热烦躁，夜则安静，是重阳无阴也。"这是阴阳浮陷辨证之大法。

小儿诸热的治法，宜审证求因，灵活施治，不可概用汗法。如《证治准绳·幼科》云："诸证得之，各有所归。……宜随其轻重而处治之。……虽病发热，误发其汗，则表必虚也。"

1. 五脏热

五脏热表现分别是：肝热则目中青，左颊先赤，多怒多惊，手寻衣领，及乱捻物，便难转筋，寅卯时益甚，治宜泻肝清热，可用泻青丸加减；心热则目中赤，额上先赤，心烦胸热，口中气温，喜合面卧，或仰睡，上窜咬牙，或壮热饮水，掌中热而哕，巳午时益甚，治宜泻心清热，用导赤散、朱砂安神丸加减；脾热则目中黄，鼻上先赤，身热饮水，遇夜益甚，怠惰嗜卧，肚腹胀大，四肢不收，或身发黄疸，治宜泻脾清热，可用泻黄散或茵陈五苓散加减；肺热则目中混白，右颊先赤，壮热饮水，咳嗽唇红，手掐眉目鼻面，日晡热甚，治宜泻肺清热，轻证用泻白散加减，重证用凉膈散加减；肾热则目无睛光，白睛多而羞明，颏下先赤，两足热甚，不喜衣覆，骨酥酥如虫蚀，夜间益甚，治宜滋肾表热，可用滋肾丸加减。

2. 壮热

壮热表现为一向不止。血气壅实，五脏生热，蕴蒸于内，则睡卧不安，精神恍惚；蒸发于外，则表里俱热，烦躁喘甚，甚则发惊痫也。小儿壮热，现代医学称为小儿高热。其发病机制，如《诸病源候论·壮热候》云："小儿壮热者，是小儿气血盛，五脏生热，熏发于外，故令身体壮热。"临床有"壮热不歇，则变为惊"的说法，因此小儿壮热必须抓紧治疗，以免热盛生风，产生变证。小儿壮热的辨证，《证治准绳·幼科》云："壮热，恶风寒，为元气不充，表之虚热也；壮热，不恶风寒，为外邪所客，表之实热也。壮热饮汤，为津液短少，里之虚热也；壮热饮水，为内火销铄，里之实热也。"小儿壮热，必须辨清阴阳表里，才能给予恰当的治疗。按照在表在里的不同，壮热可分为以下三种：

（1）表证壮热：一般外感病初期，均有畏寒的现象，随之便是高热，畏寒越重，发热越重。外感病无论伤寒还是温病，无论热期长短、寒热轻重，有一分恶寒，便有一分表证。表证壮热，邪在体表，脉象多浮。兼有恶寒无汗者为伤寒，邪在太阳表分，治宜辛温解表，可用麻黄汤加味，或荆防败毒散加减。兼有发热而渴者为温病，邪在卫分，治宜辛凉解表，可用银翘散加减；热甚心烦者，可用栀子豉汤加减；咳喘身热者，可用麻杏石甘汤加味。小儿表证壮热，伤寒比较少见，以温病为多，临床应注意不可贸然大汗，以免过汗伤阴，病情恶化。

（2）里证壮热：外感病初期高热，大多伴有恶风、恶寒现象。倘若汗出后不恶风寒，而发热稽留或逐渐增高，便是表邪化热传里，病在气分。如火热严重，可热逼入营，甚至形成火毒，由营入血，造成异常危重证候。根据其病程发展及临床表现不同，里证壮热又可见于阳明气热、阳明腑实和火毒燔灼三种证型中。①阳明气热：表现为壮热，恶热不恶寒，有汗，口渴欲喜凉饮，烦躁不安，小便黄赤，舌苔白或黄腻，脉象洪大而数，指纹色紫，为邪在气分，病属阳明经证，治宜甘寒微辛，可用白虎汤加减。②阳明腑实：表现为壮热，汗出蒸蒸，大便秘结，腹内胀满拒按，苔黄厚腻或黑而有刺，脉象滑数，此为阳明腑证，属胃家实，严重的可出现神昏谵语。治宜攻下荡涤，可用大承气汤加减。如津伤明显，口干，舌红绛而少津，可以苦寒泄热之三黄，加用南沙参、鲜石斛、鲜生地以养阴生津。③火毒燔灼：表现为壮热不退，烦躁不已，或狂妄谵语，小便黄赤，口气秽臭，舌质红绛而干，苔呈黄糙或干灰，此热邪入营，严重者可伴发斑疹出血，形成血热妄行，治宜清营凉血，可用犀角地黄汤加减以清热止血。

（3）半表半里证壮热：往往病程较长，而临床变化不大，病情相对稳定，传变较慢，正如叶天士所云："伤寒多有变证，温热虽久，在一经不移。"这里所谓的"温热”，实即“湿热”，故病热缠绵而发展较慢。半表半里证壮热可见于邪传三焦证和湿阻膜原证中。①邪传三焦：表现为热多寒少，口苦心烦，苔微黄腻，脉滑略数，此为邪在半表半里。吴又可云：“此证不在经，汗之徒伤表气，热亦不减。又不可下，此证不在里，下之徒伤胃气，其渴愈甚。”故汗下均为所忌。治宜和解表里，芳香化湿，可用蒿芩清胆汤加减。如壮热不退者，可加生石膏；小便黄赤者，可加泽泻、赤苓、猪苓；恶心泛吐者，可加橘皮、半夏、姜汁炒竹茹；往来寒热，颈腋等处出现痰核累累者，可加穿山甲、山慈菇、瓜蒌、海浮石等以软坚散结。②湿阻膜原：亦名湿阻募原，表现为壮热憎寒，面色㿠白，胸痞喜呕，脉象弦滑，舌苔白腻，此为湿遏热伏，治宜开达膜原，分消上下，可用达原饮加减。如果壮热不退者，可加生石膏；腹胀痞满者，加大腹皮；颈腋等处出现痰核累累伴肿胀疼痛者，可加海藻、昆布、土贝母等以豁痰软坚消肿，不可伍用甘草。

总之，小儿半表半里证的壮热，不一定火毒很重，主要由于湿遏热伏。治疗关键在于化湿，切忌过用寒凉。发热时间长，不一定是里证，只是证候不变，邪仍在表里之交，治法即当和解，禁用清里攻下。病程久的原因，由于湿邪缠绵，不可误为虚证，纯用补法，以犯“误补益疾”之戒。

3. 温壮

温壮与壮热相类，而有小异。《诸病源候论》云：“小儿壮热者，是热气盛，熏发于外，故令身体壮热，其发无渐，大体与温壮相似，少有异者，热加甚也……夫温壮者，由小儿脏腑不调，内有伏热，或夹宿滞，皆搏于胃气，故令不和，气行壅塞，故蕴积体热，名曰温壮。”可见，壮热是一向热而不止，温壮是温温然不甚盛。若大便黄而臭者，此为内有伏热，治宜清泄里热，可用龙胆汤加减；若心神不安，大便秘结，治宜通泄里热，可用二黄犀角散加减；若大便白而臭酸者，则为内夹寒滞不消，治宜温运消导，可服紫霜丸（巴豆、赤石脂、甘草）以微利之，并宜节制乳食。

4. 潮热

热有作止，每日应时而发，如潮信之不失其期，谓之潮热。此由感触邪气，以致血脉凝滞，不即流通所致。如有时间发热，过时即退，来日依时复发，其状如疟者，此为肺热，治宜清泻肺热，用地骨皮散加减；如早晚发热，每日两度，如潮水应时，此为胃热，治宜清泻胃热，用三黄丸下之；如日中发潮热者，此为心虚作热，肝为心之母，治宜先补其肝，可用六味地黄丸加减，俟肝实而后泻心，可用泻心汤加味。心得母气则内平，而潮热自愈，因此不可一见潮热，即行清下。《奇效良方》云：“医见潮热，妄谓其实，乃以大黄、朴硝辈诸冷药利之，利既多矣，不能禁约，而津液内竭，纵取一时之瘥，鲜有不成疳病而身瘦也。”临诊时应该重视前贤的见解。小儿潮热，尚宜辨其是否夹以伏热，或带宿寒。夹伏热者，大便黄而臭；带宿寒者，大便白而酸臭，此乃脏腑冷热之气俱盛，肠胃蕴积之故。夹伏热者，治宜清泄，可用金莲饮加减；带宿寒者，治宜温导，可用克效汤加减。

5. 烦热

心躁不安，五脏烦热，四肢温壮，小便赤涩，治宜清热除烦，可用导赤散加麦门冬、山栀仁治之，再以凉泻丸撤其余邪。如小儿手足多热，心烦躁哭，口唇深红，饮水不止者，治宜清热生津，可用竹叶石膏汤合甘露散加减。

6. 骨蒸热

骨蒸热一般表现为身体虚羸，至晚而发，有热无寒，醒后渴汗方止。此为疳病之余毒，传作骨蒸，或腹内有癖块，有时微痛。治宜攻补兼施，虚实并调，可用参苓白术散加生姜、大枣、三棱，或千金消癖丸加减，疗其脾虚宿滞，然后用柴胡饮加减，作善后调理。

7. 癖热

癖热因乳食不消，伏结于内，致成癖块，以生热于外，治宜化癖散结，用千金消癖丸或集圣丸加减。

此外，古人认为，小儿在生长发育过程中，尚有变蒸发热，表现为温温微热，气粗惊少，呞乳泻黄，上唇尖有小泡，如水珠，耳冷等，不需用药攻治。如《幼科全书》云：“变蒸发热，此小儿正病，不须服药，当于类下求之，不可错误”。他如疟热、疳热、惊热、积热等，可参见小儿外感发热和小儿内伤发热。

二、小儿外感发热

小儿外感发热，其特点是发病较急，病程不长，发热时伴有恶寒，且其寒虽得衣被不减，外邪不除，则身热不退。其他尚有头痛，身痛，无汗，或汗出恶风，口中不渴，苔白，脉浮等症状。《秘藏保婴集》云：“小儿身热饮水者，热在内，身热不饮水者，热在外，又当以此辨之。”可见，小儿发热有内外之分。热在外者，多因外感时邪而得，所谓外感时邪，包括一年四时之气，既有伤风发热、伤寒发热、伤暑发热之分，也有疮疹发热、萎黄发热、疟疾发热之别，甚或出现惊风发热，邪气未尽的可致外感余热。

1. 伤风发热

伤风发热多由冒受风邪，卫外不固所致。临床多见汗出恶风，鼻塞流涕，喷嚏，面赤气粗，呵欠，苔白，脉浮等。治宜疏风解肌以退热，可用葱豉汤、柴葛解肌汤等发散风邪，使邪从汗解。体气虚弱者应注意不可过汗。《幼科全书》云：“如伤风发热，又吐又泻者，不可发散，此脾家虚怯也，以五苓散合理中汤最效。”因此，伤风发热，临床宜审证详参，不可一味表散，否则过汗正虚，可引起其他变证。

2. 伤寒发热

伤寒发热多因解脱受寒，腠理闭塞所致。临床多见身热无汗，恶寒，面惨凌振，十指稍冷，烦闷，项急，身痛，体怠，呵欠频作，呼吸气粗，苔色薄白，脉象浮紧，指纹色红。治宜发散寒邪以退热，可用麻黄汤加减，或荆防败毒散以辛温表散，使腠理通达，则身热自解。

3. 伤暑发热

伤暑发热多得于夏季，天气炎热，取凉太过所致。临床多见身热自汗，心烦作渴，身倦思睡，手足微冷，小便短赤，舌苔薄白，脉象虚数等。治宜清暑益气以退热，可用清暑益气汤加减。汗多者，可益气固表，加生黄芪。《幼科全书》云：“如夏月汗出当风，以致身热自汗不止者，此名暑风，先用四君子汤加麻黄根、黄芪以祛其风，次用益元散以清其虚。”

4. 疮疹发热

疮疹发热多由外感时行疫邪，内蕴伏热之毒，交相传染而成。临床多见发热恶寒，鼻涕，喷嚏，状如感冒，面燥肥赤，眼睑浮肿，目赤羞明，咳嗽头痛，或吐或泻，呵欠顿闷，手足梢凉，耳尻俱冷，惊悸多睡等。治宜解肌透达，用宣毒发表汤加减，则疮疹自透而热退。但不可妄自发汗，汗多血虚，恐生变证。

5. 萎黄发热

萎黄发热是因夏季气候炎热，湿土当令，湿热相合，薄于经络，入于骨髓，使脏气不平所致。临床多见身体蒸热，胸膈烦闷，皮肤如溃橘之黄，眼中白眼亦黄，筋骨痿弱不能行立。治宜清利湿热，可用泻黄散合茵陈蒿汤加减。

6. 疟疾发热

疟疾发热多由外邪伏于少阳，经气不舒，内夹痰食所致。临床多见寒热往来，有头痛汗出者，有呕吐不食者，有憎寒壮热而作渴者，有遍身疼痛者，有腹痛者，有吐泻者，证情表现多端，较为复杂。如头痛汗出，遍身疼痛者，治宜和解少阳，佐以燥湿，可用小柴胡汤加羌活、苍术；腹痛者，治宜和解消积，可用脾积丸加减；作渴者，治宜和解，佐以益胃生津，可用白术散加减；吐泻者，治宜温中，可用理中汤加味；疟发已止，治宜养胃平疟，可用异功散加柴胡、青皮、草果调理，防止复发。

7. 惊风发热

惊风发热多因外感时邪，内蕴痰热，痰盛生惊，热盛生风所致。临床多见遍身发热，面青自汗，心悸搐弱，于足掣缩，脉数烦躁，癫叫恍惚等。不论因惊而生热者还是因热而生惊者，均治宜清热化痰镇惊，可用凉惊丸加减。

8. 营卫不和发热

营卫不和发热多由小儿体弱或病后失养，外邪入侵后失治，以致营卫不和，腠理不固而发热。临床症状多为乍寒乍热，或恶风汗出，乏力，舌苔薄白，舌质淡，脉细无力等。治宜调和营卫，可用桂枝汤加味。如兼尿黄，可加黄芩。

9. 外感余热

《证治准绳·幼科》云：“余热者，谓寒邪未尽，传经之遗热也。”可见外感余热就是发热经治疗后，余邪留恋不解，或其热既退而复热者，其病理变化为表里俱虚，阳浮于外，阴伏于内，故遗热不退，正如《仁斋直指方》所云：“伤寒汗下后，而热又来，乃表里俱虚，气不归原，阳浮于外。”治疗宜和胃气，使阳气收敛归内，则身热可以自解，不可再用凉药或再解表攻里，因解表攻里，徒伤正气，施以凉剂，则热去而寒起，或热现愈甚而不解，当用温平之药以和其里，可用钱氏白术散去木香加扁豆，或六一散加黄芪，或安神散加减，自可平复。若余热日久，汗多烦渴，喜热饮，纳食减少，脉象微缓者，寒胜阳虚，有内陷三阴之势，治宜温阳益气，可用真武汤加减，莫因小儿体禀纯阳，有所顾忌，诚如《证治准绳·幼科》云：“虽附子性温，取其收敛阳气，内有芍药性寒，一寒一温，停分得宜，用之无不验矣。”至于汗后血虚，而热益甚者，用六神散加粳米；汗后气虚而恶寒发热者，用补中益气汤；汗后阴虚，阳无所附而发热者，用四物汤加参、芪；汗后阳虚，阴无所附而发热者，用四君子汤加川芎、当归。

三、小儿内伤发热

小儿内伤发热与小儿外感发热有所不同，其临床特点是发病缓慢，病程较长，发热而不恶寒，纵有怯冷，但其冷得衣被则减，其热时作时止或发有定时，且多手心热甚于手背，胸腹热甚于头背。小儿内伤发热，虽有属于实证者，但大多均属于虚证，故常有肢体倦怠，神怯气弱，自汗盗汗，脉细无力等症状，运用一般发汗解表、苦寒泄热的药物，往往难以奏效。

关于内伤发热，早在《内经》中就有记载，如《素问·调经论》提出“阴虚生内热”，并说其内热是由“有所劳倦，形气衰少，谷气不盛，上焦不行，下脘不通，胃气热，热气熏胸中”的结果。继《素问》后，历代医家对本病均有所阐发。如张仲景创小建中汤治“手足烦热”；李东垣立补中益气汤，创甘温除热法以治内伤劳倦发热；朱丹溪根据“阳常有余，阴常不足”的理论，创滋阴降火法以治阴虚内伤发热。可见，内伤发热的病因病理涉及的面很广。

小儿内伤发热的形成，一般可有三方面的因素。一与病邪的属性和部位有关。如寒湿、痰饮、湿热、瘀血等，其有收引、凝滞、黏腻、阻遏的特性，属性偏阴，故热象不旺，病热缠绵。若邪在阴经、营分、膜原等深僻幽隐之地，其热每多低而徘徊，时作时止。二与整体虚损有关。阴阳气血是维持人体生理活动的物质基础，若邪气入侵，病久失治，积劳内伤，尤其平素体质虚弱的小儿，常可导致脏腑虚损，气血阴阳生化障碍，进而引起气、血、阴、阳虚损而发生虚热。三与机体功能失调有关。如肝脾不调、水火不济或气郁化火等，皆能导致发热。故小儿内伤发热可分为以下几种。

1. 伤食发热

伤食发热多由小儿过食甘、肥、生、冷、油腻等难以消化之物，致脾胃运化失职，升降功能失调，乳食停滞，蕴生湿热而成。临床见发热以掌心、腹部为甚，脘满嗳饱，胸痞腹胀，面黄恶食，大便臭秽，烦不安寐，苔黄而腻，脉象弦滑，指纹紫滞。治宜清热导滞，可用保和丸加减。体气壮实者，可加大黄以攻下；如痰多泛恶者，可用半夏泻心汤加减；如因过食生冷，表现腹痛、便溏者，可用理中汤加神曲、麦芽、山楂炭、莱菔子、煨木香、川楝子等。食滞已去，可用运脾和胃之剂调理，不可过用苦寒之药，否则不仅伤脾败胃，且有化燥伤阴之虞。

2. 疳积发热

疳积发热多由饮食不节，积滞伤脾，郁结日久，久而生热所致。临床见发热形瘦，口干多渴，食不长肉，或兼面黄，吃炭土，鼻下赤烂等。《幼科全书》云：“疳热者形色黄瘦，食不长肉，骨蒸盗汗，泄泻无常……此多得于大病之后，失于将息，又或伤饥失饱所致。”治宜消疳理脾，可用集圣丸或肥儿丸加减。体虚者可加人人参、白术；有虫者可加白芜荑、川楝子。

3. 阴虚发热

小儿热病，最易伤阴，导致阴虚生热。临床多见为午后低热，手足心热，火升颧红，烦躁易怒，心悸盗汗，口干引饮，大便燥结，舌苔剥红，脉象细数。治宜滋阴清热，可用青蒿鳖甲汤或清骨散加减。阴虚火旺者，可用大补阴丸加减，以滋阴降火；

水涸火飞，阴不敛阳者，可用三甲复脉汤加减，以滋阴养液，镇降潜敛。

4. 血虚发热

血虚发热多由小儿平素气血虚弱、经常失血，或大量出血后不能生养荣血，以致血虚心神失养，心火炽盛而出现血虚发热。临床多见为面色不华，稍劳则热，自觉火升，头昏体怠，心悸怔忡，指甲干黄，舌苔薄白质淡，脉象细数无力。治宜补血益气，气旺则能生血，血旺则心火自潜而热退，以达阳生阴长的目的，可用人参养荣汤加减。血虚发热如发生在大量失血以后者，可用当归补血汤加生牡蛎或四物汤加炮姜，以补血潜阳，引阳归阴。此外，《幼科全书》认为小儿夜热，亦为血虚之证，以人参芎归散治之，兼服抱龙丸以防作搐。

5. 气虚发热

气虚发热是因脾胃气虚而导致的发热，因脾胃为人体清浊升降的枢纽，饮食劳倦，损伤脾胃，谷气不得升浮，中焦之阳因而下陷，阳陷于下，中焦遂较虚空，使虚阳外越，而呈现热象。临床多见面色不华，倦怠乏力，形寒自汗，气少懒言，纳少便溏，饮后腹胀，容易感冒，舌淡苔白，脉象濡细无力。治宜甘温除热，补其中气，中气足则脾自健运，升降复则阴阳自调，而脾虚及寒热者诸证即可自愈。可用补中益气汤或黄芪建中汤加减。如兼湿困脾胃，胸闷纳少者，去当归、白术，加苍术、木香。明显自汗、盗汗者，加浮小麦、煅龙骨、煅牡蛎。夹有湿热者，用升阳益胃汤加减治之。

6. 阳虚发热

阳虚发热多由气虚发热进一步发展而来，或因寒湿伤阳所致。临床多见形寒肢冷，头昏发热，气少懒言，纳减便溏，或完谷不化，浮肿多尿，或有腹胀，饭后尤甚，腰酸脚软，舌淡白胖嫩，脉沉细无力者，均为阳气不足之征，治宜温阳益气，可用拯阳理劳汤或真武汤加减。

7. 气郁发热

气郁发热多由小儿脾经内蕴湿热，肝气失其疏泄，郁而化热所致。临床见午后发热，或时寒时热，心烦易怒，口苦口干，体怠无力，舌淡红，苔薄白，脉弦滑。治宜疏肝理气，以清郁热，可用丹栀逍遥散加减。若湿热内阻，夹有痰浊，出现胸闷作呕，舌苔黄腻者，可加黄芩、半夏、苡仁、滑石；出现黄疸者，可加茵陈、黄柏；若气郁伤阴，口干欲饮，舌红或剥红者，可加生地、石斛；若肝气犯胃，胃失和降，嗳气呕吐者，可加旋覆花、代赭石；若兼肝阳上亢，头胀头痛者，可加钩藤、菊花；郁久化火者，可用龙胆泻肝汤加减，以清泄肝胆之火。

8. 瘀血发热

瘀血发热多由气滞日久，气病及血，血瘀化热，熏蒸肌肤所致。临床多见面色萎黄或黯黑，时有潮热，乏力消瘦，口干食少，脉弦涩，舌质紫斑或暗红。如瘀血阻于肝脾，可见两胁刺痛或肝脾肿大等症。治宜活血化瘀，以清郁热，可用血府逐瘀汤、失笑散加减。兼见腹胀、便秘者，可加桃仁、大黄；兼气滞者，可加郁金、枳壳；兼血虚者，可加当归、熟地、白芍。

小儿感冒

感冒是儿童时期的常见病，乳幼儿期发病更高。一年四季都可发生。

一、小儿感冒的特点

1. 容易化燥化热

小儿感冒病从表面上来看，是一种极为平凡而轻浅的疾患，病家既多疏忽，有病不看，医生在临床上也不甚重视，且多不屑研究。殊不知感冒伤风，实质上此所谓风，并不限于单纯风邪，往往包括着四时时气，稍一疏忽，传变极易，由于小儿纯阳之体，稚阴未充，往往出现高烧、喘促，化燥化热。因此伤风感冒是一切急性热病的先导。

2. 常伴有夹食夹惊证候，且极易传变惊风

小儿体质柔弱，脏腑未坚，消化力弱，感冒极易停食不化，形成感冒夹食之证，同时小儿神气怯弱，易受惊恐，往往感冒夹惊。甚至有的小儿感冒后寒热稍重，动辄产生抽搐。风为百病之长，是领军的先锋，其性善行而数变，小儿患病又是无惊不变，无惊不走，每每极难挽救，成人感冒，则绝少此等现象。

二、辨证施治

小儿感冒，在临床症状上必须具备鼻涕喷嚏、鼻塞声重、恶风发热、咳嗽等特点，才能作为诊断的依据，分为轻重两种。

（一）轻型

临床表现为发热、微恶风寒、鼻塞、流清鼻涕、舌苔薄白，有些表现精神不爽或者活泼如常。治疗上，轻型者只要注意避风，减少乳食，护理妥当，不经服药也能自愈。如需服药，发汗是中医治疗伤风感冒的总则，亦为应付一切外因病的先着，但只宜微汗，不可过汗，可用葱豉汤，葱白通阳发汗，豆豉升散发汗，药味虽轻功效最著，对小儿感冒初起最为适合。

（二）重型

重型除了具有轻型的症状以外，发热比较重，无汗或汗出不透，头痛，咳嗽，面唇发红，咽喉红肿，胸闷气粗，舌苔薄白或薄黄，脉浮数。除必须服药外，护理颇占重要地位，应嘱咐病家，加强护理，以防病变，只要护理得当，还可缩短病程。治疗主要是清热解表，药用荆芥 5g，薄荷 3g，连翘 10g，银花 10g，牛蒡子 6g，板蓝根 15g 等。

治疗重型时主要在于治疗兼证和变证。小儿感冒容易化热化燥，也就是热化或燥化，此外还有阳厥，伴以夹食夹惊，其治法分述如下。

1. 燥化

小儿感冒投表剂后往往反而无汗，肌肤干燥，且增壮热、心烦、口渴引饮等症，这是由于小儿素有伏热，缺乏汗源，表后反使阳气发越，阴津受劫，故现燥化，治宜清解气热，竹叶石膏汤即人参白虎汤（益气生津）去知母（苦寒伤胃）加竹叶（性寒，善清烦热，助以石膏则撤热除烦功著）、麦冬（养胃生津）、半夏（止呕降逆），实是清补兼施，使阴液充而托汗外解。

2. 热化

小儿感冒投表剂后汗出而热不退，苔色由白转黄，舌质转赤，出现唇红而干、烦渴气粗、夜卧不安等症，这是由于素体阴虚，病中出汗伤阴，因汗为阴津，以致热反不退，而有化热现象。治疗时切忌再投表散，须用滋阴存津，兼佐解表法，以保持其阴液之充沛。用药如生地、石膏（黑膏汤以滋阴清热）、玉竹、白薇（加减葳蕤汤以滋阴解表）。

3. 阳厥

小儿感冒后身热不退，出现手足发凉，发热越高，手足越凉，这是由于小儿病后阳邪内郁不能外达，故现热厥之象，治宜和解敛阴，使阳邪外达，方用四逆散（柴胡、枳实、芍药、甘草）。

4. 感冒夹食

顾名思义，即一方面感受了外邪，一方面又停食不运。根据临床上的体验，二者是互为因果的，即外感者容易停食，停食者容易外感，以致造成了此病广泛和普遍发生于一年四季。因为幼儿胃肠消化能力薄弱，当过食或吃了不易消化的食物，很易停食不运。这时人体必然动员全部力量来解决停食问题，因而全身其他各组织的功能必然暂时松弛，所以停食患者有全身酸懒疲困的感觉，同时对外邪抵抗力也必然降低，遇有气候变动，极易感冒成病。相反，若已患感冒，也必然会影响到消化功能不能正常，也就是有了表证，消化就不能循常规，因此，不论感染任何疾患，若不适当节制饮食，病情必将恶化，也就是说如其已感不适，仍复强进油腻则病之传变必凶，若当壮热之时，误食油腻伤其内部，则病必日深，往往不救。所以中医对一般疾患，都主张节食，小儿更须注意。

其临床表现为伴有食欲不振，腹胀，呕吐或腹泻，口臭，舌苔黄腻，或口干唇焦，口角四周青气浮浮，夜卧不安（胃不和）。治疗上，解表清热，消导和中，药用薄荷、连翘、黄芩、山栀、豆豉、焦三仙、枳壳、莱菔子。呕吐者加橘皮、竹茹；便溏者加白术、木香。热盛便秘者宜表里双解，方用凉膈散。

5. 感冒夹惊

此病由于患儿体质素怯，感冒邪气未解，复为惊异所触，或不慎跌仆，引起心惊胆怯，出现肉瞤指蠕、睡眠不安、面色青赤等症，往往为发惊先兆。治疗上，不宜太早过用辛香走窜之品，如牛黄丸、至宝丹等，否则反致引邪入里，以生他变。治疗首应掌握以下三点：

宜先疏散以撤外邪：如葱豉桔梗汤（葱白、豆豉、桔梗、栀子、连翘、薄荷、甘草、竹叶）适当加入菊花、僵蚕、钩藤平肝息风之剂。

次宜清镇使热解惊平：如小儿回春丹具化痰清热镇惊作用，因小儿受惊生病后必生痰热，故先以解表，以撤外邪，次宜清镇，以平痰热。

表解后尚有夜卧不安、惊惕不宁现象，此为痰热未清，表里不和之证，宜用柴胡温胆汤（以清痰热）或用牛黄抱龙丸（镇惊息风）。

小儿喘咳

一、小儿喘咳的形成机制

喘咳是指小儿身热，呼吸困难，气急痰壅，咳嗽鼻扇，甚则张口抬肩，摇身撷肚的一种病证。多继发于上呼吸道感染或急慢性传染病之后，相当于现代医学中的肺炎。

根据中医理论，肺为娇脏，其位最高，是五脏之华盖。肺又主气，而为血之统帅，为水之上源。肺的正常生理功能，司皮毛开合，主一身之气化，通调水道，下输膀胱，故其性能以下降为顺，上升则逆。今邪气痹阻于肺，肺络失宣，肃降之令不行，故临床表现则为发热，咳嗽气急。肺气郁闭则水液输化无权，留滞肺络，凝而为痰；或温邪化热，热甚则灼津成痰，痰随气逆，所以喘咳多痰，甚则痰鸣辘辘。凡喘有声便是痰，痰壅气盛便是喘，痰和喘在病理上有密切关系，气喘既可导致痰之上壅，而痰盛则能引起气息喘急。气为血之帅，气行则血行，气滞则血滞，肺气闭塞，则血流不畅，严重病例常有颜面苍白、口唇指甲发绀等现象。且肺开窍于鼻，为清净之府，今上焦之气痹阻，清气不升，则清窍不通，故哭无泪。肺为邪热蒸郁，化源欲绝，故鼻翼扇动。可见临床所见之发热、喘咳、涕泪闭塞、鼻扇发绀等血脉瘀阻证，皆属肺气闭塞所形成。主要由于外邪侵犯于肺，使肺气郁阻，日久生热，肺热熏蒸，将津液变为痰浊，痰热闭阻肺络，壅塞气道，使肺气闭塞不能宣通，因而上逆所致。痰为百病之源，诸喘皆为恶证，所以在疾病的过程中，由于温邪的侵袭，容易出现伤阴的证候，若正气不足，而致邪毒内陷，便出现各种危重的证候。尤其小儿体质柔弱，更易变生莫测。

二、辨证施治

（一）邪在肺卫

这是喘咳病的初起阶段，证情较轻。

1. 风寒闭肺

临床表现为发热恶寒，无汗，咳嗽气急，无明显呼吸困难，不渴，苔白脉浮，这是风寒郁闭，肺气不宣，里热不重，邪尚在表。治当辛温开肺，定喘化痰，方用三拗汤（麻黄、杏仁、甘草）以散寒、润肺、定喘、和中。本方表散风寒力雄，取其辛温开发，使闭者得以宣通，邪从外解。痰多者可加橘红、苏子、半夏、紫菀，表寒重者可加防风。

现在我们临床上多用华盖散（三拗汤加苏子、橘红、桑白皮、赤苓）治之，比三拗汤全面，功效大。如见高烧，可加生石膏，痰多者可加半夏。

2. 风温袭肺

临床表现为发热较重，无汗或微汗，咳嗽有痰，口渴，面红，烦躁不安，甚则气喘，苔白或黄，脉浮数或滑数。这是风温之邪犯肺，邪热郁结，炼液为痰。治当辛凉清解，宣肺涤痰，桑菊饮、银翘散、葱豉桔梗汤三方可选择应用，因为此类方剂，辛以疏郁宣闭，凉以透邪泄热。

（1）表里热轻者，以桑菊饮清肺止咳。方中桑、菊宣肺散风；薄荷疏风解表；连翘、芦根清气热解渴；杏仁、桔梗、甘草开提肺气止咳。

（2）表热较重者，以银翘散清热解毒。方中银、翘泄热解毒；荆芥、薄荷、豆豉发汗透表；芦根、竹叶生津解渴；甘草、桔梗开提肺气；牛蒡子除风痰、止咳嗽。

(3) 里热较重者，以葱豉桔梗汤清热除烦。方中葱白、豆豉发汗解表；薄荷清散风热；连翘、竹叶、栀子清心利水除烦；甘草、桔梗清肺利咽。

(4) 如温邪较盛，壅遏肺经，汗出而喘，大热而渴者，宜麻杏石甘汤。

临床上痰多加瓜蒌皮、川贝、桑白皮、天竺黄、猴枣散，热重加栀子、黄芩、沙参。苦寒清肺之黄芩及甘寒养阴之沙参，必须热重者用之，否则温邪不解，化火最速，内陷逆传，易生变证。

（二）痰热内羁

这时喘咳病发展到高峰阶段。临床表现为发热较高，呼吸困难，咳嗽而喘，气急鼻扇，口唇发绀，缺氧症状比较明显，口渴面赤，喉中痰鸣，舌黄质红，脉象滑数，由于热毒壅盛痰闭肺窍，肺胃同病。治当清热宣肺，化痰定喘，麻杏石甘汤加味（麻黄、杏仁、生石膏、甘草、黄芩、连翘、莱菔子、葶苈子、大贝母）。这是从上治的方法。

如果咳逆喘急，喉间痰声如拽锯，胸闷胀满，泛吐痰涎，舌苔白腻，脉象弦滑，又宜从中治疗，苦辛开降，豁痰宣闭，方用苏葶丸、莱菔子散（莱菔子、麻黄、皂角刺、炙甘草、灯心草）。现在临床上可用黄连、黄芩之苦降，干姜、半夏之辛开，加郁金、枳壳磨汁冲服，或加生萝卜汁加少许姜汁冲服，开中焦之痰实，以通宣肺气之闭，常获良效。

此外尚有虚痰上泛者，表现为面色青紫，喘逆气急鼻扇，喉间痰声辘辘，泛吐痰沫，治疗又宜温振胃阳，方用苓桂术甘汤。这也是从中的治法。

如果病势急暴凶险，出现胸高气急，撷肚抬肩，痰涌如潮，面唇指甲青紫，闷乱烦躁，便秘溲赤，苔黄厚腻或呈焦黑，脉象滑数，常常出现惊厥现象。此即马脾风重证，由于热邪炼液，痰闭肺窍，治疗宜泻热降火，涤痰通下，如牛黄夺命散（二丑、大黄、槟榔）、五虎汤。此时不宜单用开肺之法，因痰热壅肺，肺气胀满，气机将绝，开之则愈促其肺气闭绝之险，此时不在扬汤止沸，而在釜底抽薪，上病下取，实则泻之，盖肺与大肠相表里，通利大肠，适足减轻肺之壅塞，临床证候，因亦改善。但不宜久用，杀其势即可。

（三）邪盛正衰

这是喘咳病的危急证候，有两种表现，一是内陷，二是虚脱。

1. 内陷

由于温热之邪郁而化火，内陷心肝二经。如邪热内陷心经，则出现烦躁，神志不清或昏迷，谵语，甚则吐血衄血，斑疹隐隐，则所谓逆传心包之证。如邪扰肝经，则出现惊风抽搐，两目上窜，颈项强直，甚则角弓反张，即所谓肝风内动之证。逆传心包与肝风内动，可同时出现，一般多见于邪正相争、邪盛正衰之际。如毒邪炽盛，陷入手厥阴，则窜营入血。痰火旺盛，窜入足厥阴，则扰动肝风，同为重笃之候，但邪陷心包，及时投以大剂凉解预后良好。伴有肝风内动，预后往往较差。

2. 虚脱

邪与正矛盾的双方在发病过程中是互相排斥、互相斗争的。正气旺盛，邪入人体，多表现为实证、热证。若正不胜邪，尤其是营养不良，素体虚弱的患儿，在这种情况下，矛盾的双方互相转化就发生了质的变化，到了正气衰败之时，便出现一派虚寒证候，临床表现为突然面色苍白，呼吸困难加重，喘促烦躁不安，冷汗出，四肢厥冷，脉细而弱，成为虚脱之象，即所谓上盛下虚之证，这时治疗，必先扶阳救逆，方用附子龙骨牡蛎救逆汤（附子、龙骨、牡蛎、人参、白芍、甘草）。

另外，临床上还有气阴两竭之证，表现为虚烦嗜寐，面色妆红，倦怠少神，四肢厥冷，汗溲不温，舌质少津，脉象沉细，治宜生脉散加味。若舌质红绛，小溲浑赤，汗出不温，脉细数，烦躁口渴，是为阴伤，与本型不同。

（四）正虚邪留

这是后期，或见于虚弱的患儿，可表现为肺气不足和肺阴耗伤。

1. 肺气不足，余邪未解

面色苍黄，容易出汗，常有不规则发热，精神不好，食欲差，痰多而咳嗽，宜六君子汤。

2. 肺阴耗伤，余热不尽

面唇红，干咳无痰，潮热盗汗，舌苔光剥，方用沙参麦冬饮。

百 日 咳

一、对百日咳的认识

百日咳是以咳嗽为主的疾病，其特点是阵发性痉挛性咳嗽，病程较长，中医称为顿咳、痉咳，是由感受温疫之气客肺，邪伏不去，或风袭肺络，随气升降，未得透达而成。感之则发作无时，面赤腮红，涕泪交流，每顿咳至有声，必须出痰乃住，或所食乳食尽皆吐出乃止，咳之至久，面目浮肿，或目如拳伤，或鼻衄，或咯血。此病最难愈。

二、辨证施治

1. 初期

百日咳初起咳嗽和感冒咳嗽相似，日轻夜重，邪在肺卫，治宜宣肺止咳，以肃降肺气，疏达时邪，可按感冒咳嗽治疗的方法进行治疗，如止嗽散加减。

2. 中期

（1）出现痉挛性咳嗽，眼睑浮肿，甚至咳久上逆之气触犯及胃，使胃气上逆，兼见咳剧泛呕，治宜清肺化痰，降气镇咳，可用《千金》苇茎汤（芦根：可清气热、止呕吐；生苡仁：清肺热止咳；桃仁：泄血分热结；瓜瓣或冬瓜仁：泻热除烦）加苏子、葶苈子以降气镇咳，钩藤、全蝎以镇痉，炙杷叶、车前子大量应用，有镇咳退肿作用。

（2）咳嗽阵作，面唇俱红，衄血，咳血，此为邪毒久留，郁而化热，热伤肺络之象。内热伤津则见口干舌绛，此时又宜清金降火，加入止血之品。本病到了此时，根据临床体验，大抵已接近痊愈阶段。可用二地、二冬加栀子炭、侧柏炭、干藕节、白茅根、黛蛤散、阿胶，疗效很好。

此外，这期治疗可加用鹭鸶咳丸，早晚各1粒。

张家口医学院第一附属医院用鸡胆汁加入白糖调成糊状内服，1岁以内1/4个，每日2次；2~3岁1/2个，每日2次；3~5岁1个，每日2次；5~7岁2个，每日2次；7~12岁3~4个，每日2次。

中国红十字会通讯组报道，以50%大蒜浸出液治疗，1岁40ml，2~5岁50~60ml，加糖，分4次服，10~12天为一疗程。

3. 末期

阵咳次数逐渐减少，咳声无力，颧红，脉细数。治宜润肺止咳，药用沙参、麦冬、五味子、川贝、地骨皮等。

此外，可用雪羹汤（海蜇宣气化瘀，消痰行食；荸荠除热生津），能止咳血、衄血，并达到清润养阴的目的。还有可用胡桃、甜杏仁，以冰糖炖服。

麻　疹

一、麻疹的形成

麻疹是小儿常见的传染病，由于感染麻疹病毒所引起。中医认为，麻疹的发病，由于脾肺素蕴伏热，感触天行不正之气而引发。因肺主皮毛，脾主肌肉，邪毒由里外达，故疹点从肌表透发，形成麻疹，它是在内因和外因的相互影响下而产生的。

二、麻疹的辨治规律

麻疹的辨治规律可归纳为透达、解毒、养阴。

（一）顺逆轻重的辨别

1. 顺证

（1）透发过程：发热二三日即见疹点，且逐渐透齐者为顺，透齐之后再经二日疹点方慢慢回退者属顺。

（2）透发次序：应先从头面而胸背，后及四肢者顺，犹如树之先从当顶开花。

（3）透发部位：发于阳部如头面、项背等处匀净而多者为顺，因疹属阳邪，热毒发则先动阳分，而后归于阴经，故一身之中，阳部宜多宜透，阴部宜少，不透也无虑。

（4）疹点形色颗粒：疹点形如芥子，色若桃红，颗粒尖耸，细密成簇者为顺。

2. 逆证

（1）过程：壮热五六日不见疹点有欲出不出之势，或者随出随没，或者持久不收者为逆，此为阳毒太重所致。疹点回没，应该不徐不疾，如果旋出旋没，或坚持不收均非所宜，而变证亦将接踵而至，所谓“随出随没，喘急须防”。

（2）次序：若先从足而头面，或先透四肢，然后及于胸背者为逆，树之开花哪有从下向上之理。

（3）部位：发于阴部如胸胁、腰胯等处为逆。若面部没有疹点形成白面者俗称白面痧，由于气虚血郁不能上达，最属危候。

（4）疹点形色颗粒：疹点颗粒不分融合成片，或粒粗颜色深紫，或黑色者为逆。所谓“如煤而黑兮百无一生”，这是热毒内盛之象。

3. 轻证

①身热轻而和缓，神清气爽而安宁，身常微汗，饮食、二便调和者为轻。所谓身有微汗，滋滋润润，气不甚粗，身不烦热，疹出必轻。②指纹浮红润活者轻。

4. 重证

①壮热重无汗，神昏烦躁，气息不平，口渴便闭，小便涩少，一齐涌出者重，所

谓“身热和缓，达于外者必轻，闷乱烦躁，彰于内者必重”。②咽喉肿痛不食者重，咳嗽喉痛兮痰气滞于心胸。③移热大肠变痢者重。④指纹青黑，推之不移者危。

（二）治疗

1. 发热期

自发热期到开始出疹的阶段，一般3～4天，主要表现发热，咳嗽，流涕喷嚏，眼睛羞明畏光，泄泻，精神差，发热后第2～3日，在口颊内黏膜出现小白点可作早期诊断的依据。

发热：疹为阳毒，非热不出，非热不散，但发热不宜过甚，热甚者毒必甚，而疹出必重，热微者毒亦微，而疹出必轻。咳嗽：是火炎于肺之象，咳则毛窍开而疹易出，未出之先，最喜咳嗽，俗有“见疹宜咳进咳出”之说。喷嚏：是内火与风邪激搏所致，初出有嚏者其证必轻，回后有嚏者邪热尽解，可无余患。泄泻：为疹之常候，热邪得以开泄，毒从大肠而出，最为善事。

因为症状和感冒相仿，故其治法亦无甚差别，凡在疹与感冒类似之间，当不出辛凉解肌宣透法，也就是宣肺透表，用药如荆芥、连翘、牛蒡子、桔梗、薄荷、淡豆豉、竹叶、蝉衣、前胡、葛根、杏仁等药。泻甚可加升麻、葛根以升提，成方如葛根解肌汤（葛根解肌透疹，荆芥、连翘清外凉内，蝉衣、牛蒡子透疹解毒，清利咽喉，前胡疏风散结，甘草和中解毒，木通、赤芍清营热、利小便），加用五粒回春丹以透疹，切忌杂药乱投（湿、燥、大苦、大寒之品），妄加汗下，因而导致伤津亡液的变证。

2. 出疹期

皮疹开始出现至透发完毕这阶段，一般2～5天，这个时期的治疗不论疹点隐约不扬，或透而不畅，仍宜解肌透达为主，务使皮肤通畅，腠理开豁，微汗常出，则疹容易外达。既透之后，如热势不清，则以清肃肺胃为主，轻则黄芩、连翘，重则石膏、知母，并酌加活血化痰之品，不宜重用表药，致使表虚阴伤，造成变证。

然而麻疹险证、变证多在此期，故用药处方，最宜谨慎，如果麻疹已有透露之机，此时用药，一般说来，虽寒勿用桂枝，虽虚勿用参、术，虽呕而有痰勿用半夏、胆南星，因疹乃阳邪热毒，桂枝辛温，参、术补虚，半夏、南星辛燥，这些辛燥温补之品，均非所宜。过用温热，则热毒鸱张，病势必将加剧，但也不可过用寒凉，过用寒凉则热毒遏伏，阻抑麻疹的外透。因此有四忌：一忌初起即用寒凉，二忌妄用辛温，三忌误用补涩，四忌荤腥生冷。但此四忌亦须灵活对待，不可拘泥，述之如下：①若正气虚弱，不能透毒，面色㿠白，身热不扬，精神疲倦，疹色淡白，不能尽起，脉微细无力，就可运用人参败毒散或麻黄附子细辛汤，加活血药以益气温阳透疹。②若热毒重而壅滞，壮热烦渴，眼红唇赤，谵语，惊狂不安，二便闭结，而疹不能透出者，又宜三黄石膏汤，以解毒透疹。③若疹点出异常密集，红紫如斑，为热毒炽甚，壅于肌表，内陷营分之象，又宜用石膏、知母、黄芩、黄连、元参、麦冬、生地、紫草根、蝉衣、芍药、淡竹叶以清营透疹。

麻疹在见疹期间，透而早没，疹毒内陷，往往并发他证，推波助澜，咳嗽、发热因而增剧，或高热反不咳嗽，病情恶化，多属险恶之证，治法如下：①如因冒风早没，或误食酸收之物，使疹毒外达之机阻遏，致有内陷之象，身热转壮，烦躁不安，而疹点尚未全部隐没者，可用大剂透达，如葛根解肌汤加樱桃核、西河柳、浮萍、芫荽，亦可配合芫荽酒外擦，使疹点重透。②如因大便泄泻过度，有早没现象者，可用升麻、葛根以升提，白术、茯苓、扁豆以健脾利水，舌苔薄白可加砂仁以疏理脾胃。若脾阳虚者可用附子以返本回元，而理虚寒。若湿热内蕴有肠炎之象可加用芩、连，但酸涩之药忌用。③如冒风骤没，面色苍白，气急喘促，鼻翼扇张，形成肺炎者，亟宜投以麻杏甘石汤以治之，可详喘咳治疗。④麻疹在透发过程中，如果痰热陷入心包，引起神昏谵语，循衣摸床，手足抽搐者，可随证投以安宫牛黄散、紫雪之类。⑤如果热毒上攻咽喉，引起咽喉干痛，嘶哑失音，咳声粗重，形成喉炎者，又宜宣肺利咽，用元参、升麻、大青叶、山豆根、胖大海、青果核、锦灯笼、儿茶、六神丸等。

3. 恢复期

麻疹透至收没完毕阶段。麻疹出齐后，逐渐收没，从头面部起依发出的次序渐渐消退，体温同时下降，精神、食欲也见好转，其他症状也逐渐消失。只要谨慎风寒，调节饮食，不用服药亦可恢复。但有不少病例，仍有咳热不清，表示有阴虚之证，因前高热致伤阴液，又当清余热，滋阴分，以善其后，故用药多以养阴生津为主，如沙参、地骨皮、麦冬、生地、石斛、天花粉、川贝、玉竹等。也有部分病例由于疹毒攻眼，两眼干涩，睑缘红肿，甚至眼生红翳，可以加用夜明砂、密蒙花、望月砂、黄连羊肝丸等治之。

风　疹

一、临床特征

风疹是一种比较轻浅的出疹性传染病，多发生在冬春季节，5 岁以下患者最多，中医称为风痧，或称奶麻，其临床特征为：

1. 发病类似麻疹，但症状较轻，布疹较快，发热二日内疹点即遍布全身，二三日间即行隐退，一般手足心疹点少见，口腔无小白点，这是和麻疹不同之处。

2. 发疹之前，有耳后、枕后淋巴结肿大，稍有压痛的表现。

二、治疗

中医对于出疹性的疾患，不论其轻重深浅，首先采取的治疗步骤就是透达，所谓“透达为第一要义”。因为身发疹点，这是营热外达之机，在治疗上必须因势利导。透发出来，就避免了邪毒内陷之危。对于风疹也不例外，采用清透，常收一剂知、二剂已之效。用药如银花、连翘、薄荷、研牛蒡子、蝉衣、赤芍、芦根、细木通、灯心草，加用五粒回春丹。

水 痘

一、临床特征

水痘是小儿特有的一种发疹性传染病，10岁以上的小儿很少感染，成人则尤为罕见。水痘的发病，一年四季均可发生，尤以冬春二季为多。其临床特征是出疹程序先后不一，状如水珠，连续相生，新旧相接，出者自出，回者自回，此起彼落，参差不齐，故临床诊察时每见丘疹、疱疹与痂盖同时并见。这主要由于其病因是伏热内蕴，并兼时行之气外袭，交相郁蒸，热不能解，蕴积于肺胃，而肺主皮毛，胃主肌肉，毒气蒸发肌表，发为水痘，故第一日为丘疹，第二日为水疱，第三日则结靥，倘伏热未清则第二批疹点又布，故临床上新旧杂呈，连续不断地布痘，是与伏热内蕴有关，伏热愈深，则布痘批次愈多。最多的病例，能连续出现五六潮，延长病程。

二、治疗

本病由于邪气伤及卫气者多，窜人营血者少，预后大都良好。

1. 轻证

只要注意护理，调节饮食，多能自愈。

2. 重证

（1）由于热毒旺盛，水痘稠密、发热较高者，治宜辛凉透邪，清解内热，用药如腊梅花、银花、连翘、大青叶、蝉衣、研牛蒡子、赤芍、灯心草、白茅根，成方如腊梅解毒汤，加用五粒回春丹，效果良好。

（2）如见发热，烦渴，呕吐，大便酸臭，这是兼有伤食之证，又宜清解消导，方用宽中透毒饮（荆芥、连翘清外凉内，蝉衣解肌透疹，前胡、桔梗行气化痰，青皮理气消食，枳壳、生楂、麦芽宽中化滞）。

（3）如热甚不解，二便秘涩，烦闷不宁者，又宜清解化毒，方用三黄丸（大黄、黄连、黄芩）苦寒泄降，直折三焦之火，以清伏热。

总之，在治疗过程中，要从清解伏热着手，故用药不可过温，因为温之则痂难落而成烂疮。又不宜苦温燥湿，因为苦温燥湿影响结痂。尤其忌食发物，因发物性能是守而不走，引起浆足溃破瘙痒，而成疮疡。

猩 红 热

一、对猩红热的认识

猩红热是一种比较常见的急性传染病，中医称为癣痧、烂喉痧或疫痧，是由口鼻感受疫毒之邪与肺胃蕴伏之热，混合盘踞，遇少阳相火沸腾，或与外风相搏，则蕴热疫毒齐相升，上冲咽喉，故暴痛暴腐；肺主皮毛，胃主肌肉，三焦火炎，熏蒸营血，邪热外达肌表则发为痧疹。中医认为，猩红热之发病是以三焦相火为发源，肺胃二经为战场，吸受疫疠之气为贼渠。

二、轻重顺逆的辨别

1. 轻证

主症：发热不高，咳嗽喷嚏，汗出溱溱。口渴、胸闷都很轻微，仅觉咽痛并不腐烂，饮食如常，精神清爽者轻。

分析：喷嚏是肺气发越之象，虽多嚏亦不为凶。有汗则生，无汗者危。咳嗽是发病必有之象，痧前咳嗽邪热易透，若痧后仍咳则邪热逗留。喉部烂浅者为疫邪轻，深者则疫毒重，气轻者毒轻，气秽者毒重。

2. 重证

主症：高烧无汗，气促烦渴，面色青滞，鼻衄时流，咽烂不能咽饮，腹痛谵语，舌光无津者重。

分析：丹痧最忌气促，虽烂喉程度不深，亦属重险；痧毒火化则烦渴，渴而烂喉灼热，则毒火已盛；面色红亮为火盛，青紫为邪伏；鼻衄是火盛上越之象，虽有越毒之意，但不宜过甚；腹痛是痧毒内侵或兼食滞之象，如便秘腹痛，是热积俱盛之候；谵语是心神不能自持之象，热毒内闭多见之，证危。

3. 顺证

疹点自头而至足者顺，先胸背而后及四肢者顺，痧点稀疏、颜色淡红而润活者顺，咽喉红肿而不腐烂，出痧而不兼丹者顺。

4. 逆证

发痧自足而至头面者逆，先四肢而后胸背者逆，形色紫滞干枯者逆。此外，喉烂臭黑，皮肤赤肿如疙瘩，神昏痉厥，气喘声哑，甚至舌卷囊缩，俗名闷痧，是极危之象。

三、治疗

疫痧之治疗一般说来，分内治和外治二种，尤其在内治方面，应按温病疗法而引申运用，其治疗原则，初宜辛凉透解，继用清热解毒，终用甘寒救液，若有其他兼证，可以随证施治。

1. 发热期

内服宜用疏达，佐以外治，疏是疏宣肺气，达是开达皮腠，因为喉属肺，肺主气，亦主皮毛，肺气开则皮毛亦开，肺气化则血毒亦化，可使痧毒速透，伏邪由外而泄，喉症亦因之减轻。用药如葛根、荆芥、连翘、银花、蝉衣、牛蒡子、甘草、桔梗、赤芍，使微汗出。高烧可加生石膏、大青叶。丁甘仁用麻杏甘石汤。

此期只宜清透，切忌辛温升散，更不可猛进大剂寒凉，用之能使病毒冰伏于内，不能外达，变为音哑喉腐、气促发厥之恶候，所谓“寒凉强遏多致不救”。

外治：喉部宜吹锡类散。

2. 发疹期

（1）清散法：适用于疏达后丹痧已透，喉部感觉宽畅，但红肿未退，仍然口渴心烦，舌质红赤，舌尖有刺如杨梅，此属痧毒已泄而伏火内炽之证，当以清散为正治，清其血中之伏火，散其气分之结热，用药如桑叶、连翘、沙参、生甘草、桔梗、鲜生地、钗石斛、生石膏、大青叶。

（2）清化法：当疏达之后，每有黏痰毒涎壅塞喉间，阻遏肺气，以致气粗胸闷，喉腐肿痛，口秽喷人，神昏谵语，此时亟宜清化，清其毒涎瘀血，化其黏痰气滞，可用川贝母、瓜蒌、天竺黄、竹沥、青果核、胖大海、锦灯笼、儿茶、生地、丹皮等。

（3）下夺法：是上病下取，引而夺之，在治疗过程中不得已而用之的一种办法。由于毒势深重，火焰沸腾，若不扫尽狂氛，则难存阴液。然而必须在有汗痧密，神昏谵语，起坐如狂，喉烂脉实，大便秘结的情况下方可使用，用药如犀角、生地、黄连、枳实、大黄、生甘草或真金汁。

3. 恢复期

丹痧经清散、清化或下夺之后，重证虽经治愈，然而阴已大伤，故呈现周身脱皮如膜，此为阴津受损征象，宜予生津增液以为善后，所谓“寒伤阳气，热涸阴精，扶元救阴，两大门庭，疫由火发，火盛灼津，透化攻夺，善保真阴”，宜五汁饮（梨汁、荸荠汁、芦根汁、麦冬汁、藕汁），以甘寒养阴。

流行性腮腺炎

一、临床特点

流行性腮腺炎俗称痄腮，为儿童时期常见的传染病。其发病原因多由湿热蕴于阳明胃经，或感受温毒之邪，由口鼻侵入，壅阻少阳经络，郁结不散，上攻腮颊，所以本病以腮腺部位肿胀为主要症状。其特点是虽然病时身热，两腮肿胀疼痛，然罕见化脓，过候自能消散，因此，一般预后良好，若化脓则成腮痈，往往续发于麻疹等传染病后，遗毒蕴结所致。

二、辨证施治

腮腺炎治疗总的原则以清热解毒、消肿散结为主，临床治疗时，应分风热和湿热二型。

1. 风热型

临床表现为壮热恶风，腮部焮肿，色红而热，苔白质赤，脉浮数，治宜清热散结，普济消毒饮加减，佐以外敷，自然肿消热退。

临床用药如银花、连翘、薄荷、研牛蒡子、板蓝根、马勃、生石膏、赤芍、蒲公英。柴胡、升麻一般不用，因升散太过，有增加肿胀之虞。芩、连初起不用，因过于寒凉，恐凝滞毒热，既防上攻咽喉，又防内溃，发生危险。若舌质红绛，可加养阴清热之品，如生地、石斛；如邪入心包，出现谵语、惊厥者，按清营平肝治之。外敷用如意金黄散，或赤小豆末水调外敷。据文献记载，宋仁宗曾患痄腮，道士赞宁用赤小豆七粒敷之，立愈。

2. 湿热型

临床表现为口渴溲黄，大便秘结，腮部平肿，色淡不鲜，此为湿热壅盛，治宜清利湿热，四顺清凉饮（羌活、防风、栀子、大黄、连翘、当归、赤芍、甘草）加减，佐以外敷。临床用药如山栀、连翘、黄连、黄芩、当归、赤芍、大黄、板蓝根、灯心草。外敷用紫金锭。

此外少阳与厥阴相表里，若邪热由少阳陷入厥阴之脉，厥阴之脉络阴器，引起睾丸肿痛，可加用橘核、荔枝核、海藻、元胡、西黄丸（犀角、麝香、乳香、没药）。

消 化 不 良

一、中医认识

消化不良是一种以腹泻为主的综合征，常伴有呕吐及水、电解质紊乱等症状，是小儿的常见病之一，特别在夏秋季非常多见。如治疗不及时，迁延日久，可引起营养不良和各种维生素缺乏症；重症患者如治疗不当，可引起脱水、酸中毒等系列严重症状，甚至危及生命。

中医根据消化不良的发病特征，认为脾胃功能薄弱是发病的内在因素。小儿质薄体弱，消化力差，所谓“小儿脾常不足”，加以小儿生长发育迅速，如旭日东升，如草木之方萌，需要量较成人相对增多，更能影响消化功能。因此，小儿本身消化力差，加以需要量增多，加重脾胃负担的内部矛盾，形成了消化不良发病的内在因素。

气候变化、饮食失调是发病的重要条件。腹泻的发生和气候有较密切的关系。为什么大多发生在夏季？因为暑热湿重，脾喜燥恶湿，湿困脾阳，运化不健，不能升清降浊，对水谷的消化吸收发生障碍，因而导致腹泻。这与现代医学认为夏季气候炎热，消化液分泌减少，胃肠功能减低，致食物消化不全，受凉后肠蠕动增强，容易引起腹泻是一致的。饮食失调，如人工喂养，过量过食，喂养方法不当，或突然改变饮食，超过脾胃耐受能力，使其功能紊乱，不能消化食物，不能正常运行水谷，化生精微，造成食滞内停而生病。

胃主受纳水谷，脾主运化精微，脾胃功能失调是构成本病的基本因素，加上气候变化、饮食失调等各种不利条件，而促使脾胃功能失调，导致消化不良，形成腹泻。一旦发病又能直接伤害脾胃，影响受纳运化，甚至造成严重后果。如：①小儿腹泻极易耗伤津液，导致营养不良，发育障碍，临床上极易出现心烦气粗，口渴引饮，容颜瘦削，舌质红绛，光滑无苔等证象。②久泻易成慢疳。腹泻是脾胃之病，过热则伤胃损脾，过寒则伤脾损胃，过伤脾胃之阴则酿成疳证，过伤脾胃之阳则转变慢惊。因此，临床治疗时必须掌握寒热，无过不及，以和为贵。

二、辨证施治

1. 暑热泄泻

原因：感受夏令暑热所致，夏秋间最为常见。

症状：大便暴迫下注（急剧不容时间的大量泻出黄水），或溏腻垢秽，色黄兼赤，或夹泡沫，如筒吊水，泻过即止，肛门灼热。伴以身热口渴，心烦少寐，面唇红赤，口气蒸热，腹痛阵作，啼哭叫扰，小便短赤，脉象弦数，舌苔黄腻质赤。严重的患儿可能因高热而发生神识昏迷，囟陷眶陷，露睛肢冷，哭啼无泪，惊厥等危象，甚至死亡。

治疗：

（1）清热利湿：葛根芩连汤合四苓汤。药用葛根6g，黄芩6g，川连3g，清热燥湿，鼓舞胃气；茯苓10g，猪苓6g，甘淡，通水道而泄水热，所谓“治泻不利小便非其治也”；白术10g，健脾燥湿，益土所以制水；泽泻6g，走水府而泻热邪。

腹胀加木香、枳壳，呕吐加藿香。

（2）烦渴引饮，齿龈干枯，宜清热生津，如人参白虎汤合玉露散（寒水石、石膏、甘草）加花粉、乌梅、石斛。

（3）神识昏迷，惊厥动风，宜清热镇惊（详见惊风）。

（4）温阳固脱：附子理中汤。

2. 伤食泄泻

原因：乳食过饱，损伤脾胃，或脾胃素弱，后为生冷果食所伤，故大便不聚而泻，或由乳母过食生冷肥腻之物，自乳而过亦能作泻。

症状：大便泄泻，形如坏蛋，有酸臭气，身形黄瘦，其特征是腹满胀痛，痛则思泻，泻则痛止，胸闷嗳饱，嗳臭厌食，口渴，恶食，小便赤涩，脉象弦滑，苔色黄腻。

治疗：消积和脾，先用山楂、神曲、鸡内金、谷麦芽以消导积滞；枳壳、砂仁、新会皮、姜夏以利气去胀；槟榔、大黄涤荡大肠；黄连、黄芩以苦燥湿热。再以和脾散（茯苓、薏苡仁、山药）以健脾燥湿，胡黄连以燥湿清热，炙桑皮以治腹胀气粗，麦曲以消导，泽泻以利水渗湿。治疗过程中注意禁食。

3. 脾肾虚泻

原因：小儿体质素虚，加以乳食不节，或患急慢性病，日久伤脾，脾土虚弱，失去健运之能，或因过服寒凉攻伐之品，以致耗损真元，发生脾肾虚寒性腹泻。

症状：①脾虚型特征为食后作泻，泻物不化，神疲肢倦，面黄懒食，肌肉消瘦，腹满虚膨，苔白滑，脉沉缓。腹泻日久，脾虚过甚，可能引起睡卧露睛，时时警惕，酿成慢惊之候。②肾虚型特征为泄泻澄澈清冷，完谷不化，粪色清白，小便清长，四肢逆冷，形神衰退，脉沉而细，严重的可见闭目垂头，面暗唇青，额冷汗出，声音低微等险象，此属真阳不足，命火式微，不能蒸化食物之象。

治疗：

（1）健脾益胃：参苓白术散加减。方中人参、白术益气补中；茯苓、山药、薏苡仁理脾渗湿；扁豆、莲肉补脾；陈皮、砂仁调气行滞；桔梗载药上行，使气得以升降。

（2）补中升阳：若泻久不止，中气下陷，脾气不升者宜补中升阳，方用补中益气汤。方中黄芪补肺固表；人参、甘草补脾益气和中；白术燥湿强脾；陈皮理气；当归养阴和血；升麻、柴胡升阳明、少阳清气；姜、枣和营卫，调腠理。

（3）固脱涩肠：泄泻日久不止，滑脱不禁者，宜固脱涩肠，方用诃子散、真人养脏汤。方中米壳固涩止泻，诃子收脱止泻，炮姜逐冷补阳，陈皮升阳调气。

（4）温肾扶阳：肾阳虚必须温肾扶阳，助长命门之火，如四神丸。方中二神丸、破故纸温中暖下，可以补火生土；肉豆蔻温脾固涩，可以涩滑。加用五味子散，方中五味子温肾敛气，吴茱萸逐寒燥湿。

附：治疗十法

（1）淡渗：药用茯苓、泽泻、猪苓、姜皮、赤苓、通草等，使湿从小便而出，所谓“下者引而竭之”。

（2）甘缓：药用怀山药、扁豆、莲子、薏苡仁、白术、党参、炙草，甘能缓中，所谓“急者缓之”。

（3）升提：药用柴胡、升麻、葛根，鼓舞胃气上腾，则注下自止，所谓“下者举之”。

（4）固涩：药用石榴皮、诃子、禹余粮、赤石脂、肉豆蔻、破故纸，所谓“滑者涩之”。

（5）酸收：药用乌梅、大白芍、五味子，所谓“散者收之”。

（6）消导：药用焦三仙、枳壳、鸡内金、莱菔子，所谓“客者除之”。

（7）温燥：药用藿香、佩兰、炒苍术、川朴、肉桂、附子，所谓“寒者温之”。

（8）寒凉：药用黄芩、黄连、寒水石、天花粉、麦冬、石斛，所谓“热者清之”。

（9）通下：药用大黄、巴豆霜、二丑末、槟榔，所谓“实者下之”。

（10）利气：药用广木香、砂仁末、橘皮、炒半夏，所谓“结者散之”。

肠道寄生虫病

肠道寄生虫病是常见病、多发病，农村中的小儿发病率很高，多由饮食不洁所致。

一、蛔虫病

（一）中医对蛔虫病的认识

1. 脾胃虚弱是生虫致病的主要因素

脾胃脏腑互为表里，是完成消化水谷的主要脏器。小儿胃肠消化能力薄弱，若口腹不节，最易停积，产生湿热，给虫居留肠间创造了有利的生活条件，所谓“脾虚多食，留而为积，积化为虫”。这是小儿多见蛔虫病的基本原因。

2. 多食生冷甘肥不洁之物是感染虫疾的重要条件

小儿往往在玩弄泥土脏物之后，未经洗手即抓食物进食，或食物洗而不净，或一面食物，一面玩耍，故每易感染虫疾。但是感染后是否致病，还是由人的脏腑是否强实而决定。如果脏腑强实，则不能为害，脏腑虚弱，则易致病，所以“脏强气坚者，未闻有其虫，所以随食随化，虫自难存，而虫能为患者，终是脏气之弱，行化之迟，所以停聚而渐致生虫”。且虫居留肠间，影响营养吸收，又多伤害脾胃，形成恶性循环，造成反复感染，而无已时。

（二）辨证与治疗

中医认为，腹痛及痛时口吐涎沫是蛔虫病的主要症状，所谓“病时口涎而沫自出”。这是因为虫动则胃缓，胃缓则廉泉开故涎下。其次表现为面黄肌瘦，或生白斑（面部色素减退），眼眶下色暗，白睛有蓝黑点，鼻孔时时发痒，下唇内有小颗粒，舌面有槟榔纹，舌尖生刺，纳呆懒食，或易饥贪食，睡时龂齿，延久则有腹膨。尤其在虫病发作时，观察到发则面色青白，动则腹痛聚块，痛有来去，乍作乍止，因此在诊断蛔虫腹痛时有三候：

（1）腹有凝结如筋而硬者，以指久按，其硬移他处，又就所移者按之，其硬又移他处，而移动无固定的部位，或在大腹，或在脐旁，或在小腹，此一候也。

（2）用手轻轻按腹，为时稍久潜心候之，有物如蚯蚓蠢动，隐然应手，甚至腹底微鸣，是二候也。

（3）按之高低凹凸，起伏聚散，上下往来，浮沉出没，此三候也。

小儿蛔虫病的治疗原则，分治标和治本两种。治标之法，则以杀虫驱虫为主，根据病情又可分为急攻与缓化。治本之法，则以调理脾胃为主，以杜生虫之源。“逐治之法，旋逐旋生，终非善策，欲杜其源，必须温养脾胃，脾胃气强则虫自不生”。

蛔虫有喜温而恶寒、闻酸则止、得辛则伏、见苦则下的特点，故治疗蛔虫病原则，常酸辛苦温的药味并伍，使蛔虫安定而达到止痛的目的。

临床运用时，必须根据证情缓急及患儿体质强弱来决定。

1. 驱蛔虫止痛（即急攻法）

这是蛔虫病的基本治法。凡体格健强，确诊有虫，而腹痛频作者，可以直接杀虫以止痛。

轻者如使君子散：使君子肉10g（单味炒服，效达72%），石榴皮10g，槟榔10g，贯众10g。此方具杀虫通便作用。重者如化虫丸：鹤虱甘辛寒，专掌杀虫，苦楝根皮杀虫，槟榔、使君子、枯矾、元明粉、黄连均可杀虫，此方专为杀虫之剂，力较上方为大。此外亦可应用驱蛔汤：槟榔3g，使君子25g，苦楝根皮25g，雷丸10g，大黄10g，枳壳12g，水煎服。

虫去之后，必须调理脾胃，以杜虫之复生。而且驱虫时也必须照顾脾胃，因脾胃为后天本，脾胃强则强，脾胃弱则弱，因此驱虫时滥用攻逐，有损脾胃，是值得注意的。

2. 安蛔缓痛（即缓化法）

（1）蛔虫有钻孔和蠕动习性，往往形成剧烈腹痛，不能忍受，在发生这种情况时若用猛烈驱虫之药，反而造成虫体骚动，使病情转危，此时最宜安蛔缓痛，以缓化制伏。俟其疼痛缓解以后，再行攻逐。①简易安蛔：可用醋适量，加开水一倍，饮服，因蛔虫得酸则伏。②椒梅汤：以缓化而收制伏止痛之效。川椒杀虫，乌梅安蛔，木香、砂仁理气，干姜、肉桂温中补阳，川朴、枳实疏通积滞，槟榔杀虫。这是一张杀虫健胃，温中去积，标本同治的方剂。

（2）若腹痛剧烈，兼见四肢清冷，面白唇红，自汗频仍，属于蛔厥，由于脏寒胃虚，扰动上膈。必先温脏安蛔止痛，可用乌梅丸。方中乌梅酸平，安蛔扰，理烦热，因虫得酸则伏；川椒辛热，细辛辛温，两者配伍，杀虫止呕，因虫得辛则静；干姜、附子辛热，桂枝辛温，温中补阳，蛔因寒而动，故必须温中脏；黄连、黄柏苦寒，虫以湿热而生，必苦以下之，寒以祛之，可以杀虫安蛔，因虫得苦则下；人参甘温，当归甘辛温，二者配伍，以甘能补中，调气养血。

本方是酸苦辛温寒热并用，故能愈阴阳夹杂、寒热混淆之证，必须脏寒腑热者方可用之，有安蛔止痛作用。如果这时硬性驱虫，则虫受药性刺激，则更为扰动，虫患未去，而元气先伤，势必形成脱证。

（3）阵发性剧痛消失，而以钝痛，或以持续性闷胀为主，出现食欲不振，或食后作痛，苔腻脉弦者，又宜理气宽胸，佐以驱虫，则闷胀自愈，食欲转旺。方如胆道蛔虫汤：槟榔3g，木香10g，枳壳12g，苦楝根皮12g，使君子肉15g。

（4）蛔虫上扰动膈，合并感染，出现恶寒发热，上腹部阵发性腹痛，胆囊肿大，右上腹肌紧张，有压痛，巩膜黄染，苔黄脉数者，此为肝脾蕴热郁结，治当清热疏肝，佐以利胆，可服胆道驱蛔汤：柴胡、青皮、木香、槟榔、银花、苦楝根皮、黄连。便秘者加大黄、元明粉；黄疸者加茵陈、山栀；贫血者加当归、枯矾。

（5）若腹痛剧烈，兼见心烦面黄，口干脉数，身热溲赤，可于安蛔缓痛剂中加入清热之品，如连梅安蛔汤：川连、黄芩、胡连苦寒清热，雷丸、乌梅、槟榔杀虫安蛔。便秘者可用硝、黄以通下。

3. 调理脾胃

这是治疗蛔虫的根本治法，适用于驱虫之后，或有虫而体弱不能攻逐者，可用黄芪建中汤或六君子汤治之。

二、蛲虫病

中医认为，蛲虫是九虫（伏虫、蛔虫、白虫、肉虫、肺虫、胃虫、弱虫、赤虫、蛲虫）中的一种，为白色细小如线的小虫，所谓“蛲虫至细微，形如菜虫状”。小儿患此病者甚多，其症状主要以夜间肛门奇痒为特点，每每波及会阴与臀部，剧痒者甚至影响睡眠，其他症状则轻重表现不一，轻者可无任何不适，重者则有面黄肌瘦、腹痛纳呆、便秘等症。其原因中医认为是“食物不洁，蛔蛲以生”，“湿热之虫，脏腑虚则侵蚀”。因此，产生蛲虫的原因，主要由于饮食不慎，食物不洁，加以湿热内蕴，腐化生虫所致。

其治疗原则以杀虫止痒为主。

1. 内服

可用追虫丸：黑丑、槟榔、雷丸、木香、茵陈、皂角、苦楝根皮，研末，水泛为丸。可参以苦参、黄芩、龙胆草、百部、蛇床子等利湿泄热之品。

2. 灌肠

百部、蛇床子煎汤灌肠，每晚 1 次，连续三晚；或用花椒水（花椒 50g，加水 1000ml，煮沸后过滤，稍晾，行保留灌肠），每晚 1 次，连续 4 次，每次 100ml。

3. 外涂

（1）煤油：取脱脂棉蘸煤油少许，夜间涂肛门。

（2）雄黄软膏：雄黄粉 20g，冰片 2g，凡士林 100g，调涂肛门。

三、钩虫病

钩虫在南方的养蚕植桑地带感染机会特多，令人萎黄虚弱，肢倦乏力，能吃而不能做，懒于动作，所以又叫“桑叶黄”、“懒黄病”、“黄胖病”。尤其妇女和儿童，患了钩虫后能够影响妊娠和发育，所谓“黄胖妇人，每难胚妊，儿童虚浮，发育易停”。

治疗钩虫病，不外驱虫和滋补，初期则宜先驱钩虫，然后滋补，后期则宜益气养血，后再驱虫。如贫血不重，虚弱不太严重的病人，可以直接驱虫，以减轻对机体的损害；如贫血严重，机体损害特甚，应先滋补纠正贫血，增强体质，然后驱虫。

1. 攻逐驱虫

（1）贯众苦楝汤：贯众 10g，苦楝根皮、山紫苏、土荆芥各 15g，水煎，早晨空腹服，小儿减半，孕妇忌服。

（2）榧子丸：榧子、槟榔、红藤、百部、苦楝根皮各20g，雄黄3g，共研细末，大蒜100g，取汁为丸。本方榧子专杀钩虫，配以雄黄，药专力峻。

2. 益气补血

当钩虫病引起的贫血、消化吸收功能障碍、营养不良性水肿、贫血性心脏病得到纠正和改善以后，即应驱虫，驱虫后可予益气补血，以作善后处理，可用人参养荣丸，早晚各1丸，或苍术、皂矾（补血）等量，用枣泥为丸，早晚各3g。

至于营养不良性贫血或水肿，可用归脾汤治之。消化功能障碍，腹部疼痛，恶心呕吐，大便潜血者，属于中虚寒凝，气不摄血，治宜黄芪建中汤。大便潜血者加白及粉，吞酸加吴茱萸、瓦楞子、乌贼骨。

四、绦虫病

绦虫病中医称之为“寸白虫”，是指绦虫脱落节片而言。致病原因早在两千年前即认为由食生肉所致，所谓“食生肉……变生白虫”。中医不仅认为牛和猪是绦虫病的中间宿主，而鱼也是宿主之一，所谓“食生鱼后，即饮乳酪，亦令生之”。

现在临床上多采用槟榔、南瓜子合剂以治疗，对绦虫有麻痹作用，是目前治疗绦虫病较好的方法，治愈率可达90%以上。槟榔100～200g，生南瓜子100～200g，先将生南瓜子捣碎，早晨一次空腹服下，隔1小时后即服槟榔煎剂，约2小时后即腹泻排虫，如无腹泻，可用泻药助泻。

驱虫时应注意将头部驱出，否则，不能达到治疗目的。因此在服驱虫药后，当虫体排出时，应坐在温水盆中，使虫体自然排出，也不能用手牵拉以免折断。要仔细检查虫体，发现头节，才算治疗有效，否则，两周后再重复治疗。驱虫后必须健脾养胃，以助恢复。

五、囊虫病

对于囊虫病的治疗可采用以下方法：

皮下出现囊虫结节者，可以破血化结，可用干漆丸：干漆15g，黄连、瓜蒌仁、羌活各10g，槟榔、大黄各3g，水蛭、雷丸、牛膝各10g，僵蚕、白芥子、茯苓各12g，化橘红6g，共研细末，五灵脂醋（五灵脂50g，用1500g醋煎沸10分钟，取醋用）为丸，每丸10g，每日3次，每次1丸，连服半年，直至囊虫结节消失为准。

脑囊虫病，若血压增高，精神异常，时发癫痫者，治以镇静化虫，如大戟汤：槟榔6g，大戟3g，木瓜18g，钩藤12g，雷丸18g，头晕加菊花12g，全虫3g，水煎服。

可加服蛇蜕粉，早晚各3g，有制止癫痫，消除头晕、呕吐等症的作用。

小儿鹅口疮

一、临床特征

小儿鹅口疮，又名雪口疮、雪口。因其临床表现是以满口及舌上铺布白屑为特征，有似鹅之口，故以命名。又因其色白类似雪片，故又称雪口，多见于哺乳小儿。

小儿鹅口疮的发生原因，主要由于心脾郁热，或体质虚弱，护理不当，口腔不洁，复感邪毒所致。因口为脾之窍，舌为心之苗，脾脉又络于舌，若心脾郁热，则邪经循经上行，复感邪毒，内外合邪，熏蒸口舌，故口腔白屑堆积。若患儿素体阴虚，或患某些热性疾病，如麻疹、肺炎等，热邪灼伤津液，导致胃肾阴虚，水不制火，虚火上浮，外邪乘虚侵入口腔，亦可形成满口白屑堆积，而周围焮红。由于形成的因素不同，故临床上有热毒鹅口、虚火鹅口之分。如治不及时，白屑可蔓延至喉，形成鹅口攻喉危重症状。

二、辨证论治

1. 热毒鹅口

其主要症状为口内发生白色之苔，大都见于舌上及颊部，且可延至腭、唇及咽部，甚至可波及鼻部及气管。初起时多先在舌上或两颊内侧出现白屑，逐渐蔓延至牙龈、口唇、软腭等处，白屑周围绕有红晕，互相融合，渐渐增大，状如凝乳，附着于口内，不若乳块之易于拭去，拭后不久又生，重拭可见出血，严重的白屑可蔓延至整个口腔，上延鼻道，下及咽喉、气管，如雪花叠叠，上下壅塞，引起呼吸不利，吞咽困难。

鹅口疮的症状表现，或轻或重，因儿之体格不同而不一致。轻者仅现食欲减少，重者常有内热证象，如溲赤，便燥，身热烦躁，口内灼热疼痛，喂食及吞咽困难，哭闹不安，流出口涎，甚至面色青紫，喉中痰鸣。故《幼科易知录》云："初生口内白屑满口，拭去复生，重则满口白斑，时时白沫，咽间迭迭肿起，难乳夜啼。"又如骆潜庵云："上腭有白点，状如粟米，名曰乳鹅。或口内白沫……状如鹅口，开而不合，语声不出，乳食多艰，皆由热毒上攻也。"因此，临床上如见口腔白屑堆积较多，周围焮红较重，面赤唇红，烦躁不宁，吮乳啼哭，大便秘结，小便短赤，舌质红，苔白腻，指纹紫滞，脉滑而数者，则为心脾郁热，热毒上干。治宜清热解毒泻火，可用清热泻脾散加减，大便秘结，可加大黄、玄明粉以荡涤热邪。治疗小儿鹅口，除内服药外，并宜配合外治，可取清洁纱布或棉花，蘸冷开水，先拭净口内白点，然后吹以冰硼散、锡类散。

2. 虚火鹅口

其主要症状为口腔白屑散在，周围焮红不重，患儿形体怯弱，面颧色红，伴见五心烦热，口干不渴，或低热盗汗，舌红少苔，脉象细数无力。为阴虚火旺，虚火上浮，熏灼于口所致。与热毒鹅口有所区别，不可概用寒凉，治宜滋阴降火，可用知柏地黄汤加减。外用生蒲黄粉、野蔷薇花露，涂搽患处。

3. 鹅口攻喉

严重的病例，满口白屑，如雪花叠叠，延久咽喉，上下壅塞，引起呼吸不利，水入即呛，不能吞咽者，则为鹅口攻喉，证情危急，往往预后不良。

小儿口疮

一、临床特征

小儿口疮，是口腔内出现淡黄色或灰白色小溃疡的一种疾患。其发生原因主要由于饮食、养育不当，以致心脾素蕴积热，郁久化火，循经上行，熏蒸口舌。或口腔不洁、颊内损伤，邪毒乘机入侵，内蕴之积热，与侵入之邪毒，熏灼口腔，腐蚀肌膜，因而形成口内生疮，溃疡作痛。《证治准绳·幼科》云："诸疳口疮，因乳哺失节，或母食膏粱厚味，内有积热，或乳母七情郁火所致。其症口舌齿龈，为生疮状。"《幼幼集成》也云："胎禀本厚，养育过温，心脾积热，熏蒸于上。"说明小儿口疮多由心脾积热所形成。但也有部分病例，由于小儿素体阴虚，或患其他疾患，如感冒、肺炎或其他传染病等造成体质虚弱，阴亏液耗，水不制火，虚火上炎，加之邪毒乘虚侵入口腔，损伤颊内，而成口疮。诚如《景岳全书》云："凡口疮六脉虚弱，或久用寒凉不效者，必系无根之火。"可见引起小儿口疮的原因，有虚、实的不同。但小儿因虚而生的口疮，比较少见。小儿口疮，多发于颊内、唇舌或牙龈，有时可波及舌和软腭，初则红肿，继即溃破生疮，患儿常因局部疼痛而妨碍进食，啼哭不安，间或发热。宜辨清虚实，灵活施治。

二、辨证论治

1. 实火口疮

其证在唇舌或颊内等处，有黄白色豆样大小的溃烂斑点，一般为七八个或十余个，呈圆形或椭圆形，周围有微突起的鲜红色边缘，甚则满口斑烂，腮舌俱肿，有疼痛感，兼有发烧，烦躁，口臭流涎，口渴，小便短赤，大便干结，苔黄舌赤，脉数纹紫等症。治宜清热解毒，通便泻火，可用凉膈散加减，以清除膈上实热。并可配合外治，青黛散（青黛、黄柏、石膏、滑石）、养阴生肌散（青黛、生石膏、雄黄、龙胆草、蒲黄炭、黄柏、甘草、薄荷、冰片）、口腔溃疡散（冰片、青黛、明矾）或绿袍散任选一种，每用少许外敷疮面。如口疮溃烂不重，症状较轻，大便不闭结者，治宜清心利水，可用导赤散加黄连、淡竹叶、车前子、六一散等清心火、利小便。

2. 虚火口疮

其证溃烂斑点相对较少，反复发作，表面黄白色，周围颜色淡红，兼见神疲，颧赤，口干不渴，舌红少苔，脉象细数，甚则满口白斑微点，隐露龟纹，脉虚不数，治当滋阴降火，引火归原。滋阴降火，可用知柏地黄丸，加肉桂以引火归原。《幼幼集成》云："口疮服凉药不效，乃肝脾之气不足，虚火泛上而无制，宜理中汤，收其浮游之火，外以上桂末吹之。若吐泻后口中生疮，亦是虚火，理中汤。"因此，虚火口疮，如无阴虚火旺证象者，宜用理中汤加减，外用肉桂末吹敷疮面，则上泛虚火自敛而归原。

重龈重腭

重龈和重腭，均属内蕴热毒，外发于口腔的疾患。患儿牙龈肿起，色白如有物附着于上的，称为重龈，口颊里及上腭胀起，如有物附着于上者，是名重腭。常使患儿吮乳困难，啼哭叫扰不宁。

重龈和重腭，发病部位虽然不同，但其发病原因皆由热毒蕴蓄阳明之经化火，壅滞不通，外发于牙龈或颊腭所致。因上下齿龈和颊腭皆属阳明脉络所生，火毒壅阻，循经上炎，熏蒸牙龈，则发为重龈，滞留颊腭，则发为重腭。治疗均宜清热解毒，可用清胃散或清胃败毒散加减，啼哭不安者，加钩藤、朱砂等镇静安神。局部可用消毒三棱针刺破放出恶血，盐汤拭净，外敷一字散。

滞颐

一、临床特征

滞颐，又名"涎液不收"，即小儿口中经常流涎，浸渍两颐及胸前，不仅衣服常被涎水浸湿，而且口腔周围有如粟红疹及糜烂。滞颐患儿，大多饮食和神气均佳，故家长往往忽视。患有口疮和口疳的小儿，亦常见有不断流涎的现象，需与滞颐鉴别。大抵患口疮和口疳的小儿，在牙根和舌腭等部位，必有腐破之处，且使小儿吮乳不便，而滞颐则无此现象，故《幼科金针》云："错将疳证持疑惑，试看口中穿不穿。"可资鉴别。

滞颐的病因，一是脾胃虚寒，不能收摄其津液，以致不断流涎。如《诸病源候论》云："小儿滞颐者，流涎出而渍于颐间也，此由脾冷涎多故也。脾之液为涎，脾胃虚冷，不能收制其津液，故流出渍于颐也。"一为胃热，廉泉不能约制，而涎自流也，所谓"胃热则廉泉开，故涎下"。如《内经》云："舌纵涎下，皆属于热。"当辨清虚实寒热，给予适当治疗。

二、辨证论治

1. 脾虚滞颐

其临床表现多为小儿面色苍白，流涎清稀而不止，啼声低弱，口中不渴，小便清长，大便溏薄，此即脾虚不能收摄津液，故涎从口出，形成脾虚流涎。治宜温运燥湿，可用温脾丹加减。如脾气虚弱，语声低微者，可加党参、黄芪；食物不化者，可加神曲、焦三楂、炒谷麦芽，帮助消化。

2. 胃热滞颐

其症多为小儿面色潮红，流涎黏稠而不止，啼声响亮，口渴引饮，小便短赤，大便臭秽，此为胃热津液上泛之象，形成胃热流涎。治宜清利湿热，可用清解散加减。如大便干秘者，可加大黄、玄明粉下之。

3. 多吻滞颐

由于大人多吻，或经常手捏儿颊，以致廉泉松弛而引起流涎不已者，不属于病态，只要注意避免接吻或手捏儿颊，自会逐渐减少流涎而日趋正常。

4. 滞颐糜腐

是指因流涎日久，而致口腔周围糜腐之证，宜用消毒或清洁柔软的纱布拭干，撒布炉连粉（炉甘石、黄连、灯心草、冰片），每日数次。

小儿疟疾

一、中医认识

疟疾是一种寒热往来、发作有一定时间的病证。其临床特征为定期寒战，发热，汗出。发作时先有毛孔粟起，呵欠频作，体怠乏力，继而寒战鼓颔，肢体酸楚，虽覆以重被，亦不能温，寒去则内外皆热，体若燔炭，头痛如裂，面赤唇红，烦渴引饮，气息喘急，口苦呕恶，终则遍身汗出，热退身凉，如此反复发作，舌苔薄白或黄腻，脉象在寒战时多见弦紧，发热时多见弦数。诚如《幼幼集成》所云："始而呵欠，继则足冷，面色青黄，身体拘急战栗，头项腰脊俱痛，寒去未已，内外皆热，头痛而渴，但欲饮水，呕吐烦满，而不嗜食。”多流行于夏秋季节，具有传染性。岭南烟瘴之地，山岚疫区，由于蚊子传播，造成疫气的蔓延，往往发则一方，长幼相似，成为“疫疟”。尤其小儿作疟，常因寒热不退，痰食交阻，动辄变生抽搐痉厥，危及生命。

疟疾的病因，有伤于暑热，感受秽浊不正之气，致阴气独微，阳气独发而成；有感受风邪未及时发泄，或暑月贪凉沐浴，感受寒邪伏于少阳，不能外出，因而成疟。如《婴童百问》云：“小儿未能触冒于暑，而亦病疟者，乃乳母持抱解脱，不避风寒者也。”因夏日气候炎热，人在暑湿交争之中，邪气侵入人体，伏于半表半里，出入营卫之间，入与阴争则寒，出与阳争则热，邪正交争，阴阳相搏，造成疟疾。如邪正相离，邪气伏藏，不与营卫相搏，则寒热休止。一般来说，多由外邪伏于少阳，经气不舒，转输失职所致。故喻嘉言云：“半表半里，少阳也，所以寒热往来，亦少阳所主，谓少阳而兼他证则有之，谓他经而不涉及少阳，则不成其他疟矣。”此外，《幼科要略》认为“小儿以食疟居多”，前人尚有“无痰不成疟”之说。由于小儿饮食无节，积滞内停，感受风暑之气，表里邪争，因而作疟。或素有痰饮，兼感外邪，凝结脾胃所致。因为饮食所伤，脾胃受损，健运功能失常，则停湿成痰，化生精微不足，以致气血虚弱，或元气消耗，营卫空虚，则疟邪可以乘虚而入。如张景岳云：“疟疾本由外感……唯禀赋怯弱……尤易感邪。”由于感邪的不同，素质的差异，以致阴阳有所偏胜，其寒热发作，有一日一发者为一日疟，有间日一发者为间日疟，也有三日一发者为三日疟。邪浅者病在三阳，随卫气而出入，病一日一发；邪深者病在三阴，与卫气并出，故间日或三日一发。发病提早者，邪达于阳，为病转轻；发病推迟者，则邪陷于阴，为病增剧，若久疟不愈，耗伤气血体虚邪恋，遇劳即发者，则为“劳疟”。

二、辨证论治

疟疾治疗，无论一日疟、间日疟还是三日疟，初起时均宜和解为主，用小柴胡汤或清脾饮加减。三五天后，可用截疟之法，用青蒿素、止疟丹、常山饮或截疟七宝饮之类。如疟久不愈，脾胃已虚，可用六君子汤加柴胡补之，或用沈氏截疟饮加减，以补截兼施。若病久中气下陷，邪不能达，宜用补中益气汤加减，以升举达邪。

亦可配合针灸疗法，其方法如下：

（1）取大椎、陶道、间使、后溪、足三里为主穴，一般在发作前 2 ~3 小时进针，留针 30 分钟，可在留针时捻转 3 次，每次半分钟，停止发作后，继续针 3 ~5 次以巩固疗效。

（2）取疟门穴（在手背部，第三、四指间赤白肉际处），于发作前 2 小时针刺 1 寸深，用强刺激，留针 15 ~25 分钟。

疟疾的辨证分型治疗如下：

1. 风疟

多因感风而得，发于春夏。证多先热后寒，热多寒少，有汗畏风，头痛，骨节烦疼，鼻塞耳鸣，舌质薄白，脉象浮弦而大。治宜疏风解表，可用柴胡桂枝汤。若热甚烦躁，自汗不解，可用桂枝黄芩汤加减。若热多寒少，或但热不寒，汗不畅泄，骨节烦疼，少气烦冤，口渴引饮，而无恶风之状者，则为温疟，又宜清热疏表，可用白虎加桂枝汤治之。

2. 寒疟

多因感寒而成，发于秋冬。证多先寒后热，寒多热少，发时面唇青白，四肢厥冷，寒战而栗，头痛身疼，舌苔薄白，脉象浮紧。治宜辛温散寒，可用柴胡桂姜汤加减。如但寒不热，倦怠时作，胸闷面白，自汗肢冷，舌淡苔白，脉象弦迟者，则为牝疟，又宜温阳散寒，可用蜀漆散加减，以扶阳止疟。

3. 暑疟

多因感受暑邪而为寒热，但热势甚高，面色红赤，自汗出，渴喜冷饮，心烦不宁，睡眠不宁，小便短赤，唇燥舌绛，苔白脉虚。治宜清暑解热，可用蒿芩清胆汤加减，或柴胡白虎汤加藿香、佩兰、赤茯苓、黄芩、青蒿治之。如暑热化燥，可加生地、麦冬、竹叶、牡丹皮、天花粉、生梨汁、甘蔗浆等药以甘寒生津。

4. 湿疟

多因感受湿邪而成。证多面浮身痛，胸闷不饥，恶心作呕，喜热饮，大便或秘或溏，舌苔白腻，脉象濡缓。为湿气结痹，治宜化湿散疟，可用柴平煎加白蔻、草果、苡仁、滑石、通草等。若湿热偏重，腹胀溲黄，可加黄连、黄芩以清热化湿。如脾虚而湿从内生，汗出精神困倦者，可用四兽饮加减，以健脾截疟。

5. 痰疟

多因痰饮内蕴，兼感疟邪所致。证多形寒发热，面色淡白，目胞浮肿，胸闷气逆，呕吐泛恶稠涎黏痰，脉象弦滑，苔色白腻。治宜化痰止疟，可用清脾饮或平安散加瓜蒌、枳实、竹茹、陈皮等，化痰理气。

6. 食疟

多因小儿恣啖肥甘生冷食物，兼感疟邪所致。证多形寒发热，面色淡黄，胸闷痞塞，腹膨胀满，不思饮食，大便不通，或频转矢气，夜卧不安，舌苔白腻或黄腻，脉象弦滑，指纹紫滞。治宜消导化滞，可用槟陈汤加减；食滞较重，大便秘结，腹部胀满者，可用小承气汤下之。

7. 瘴疟

多为岭南气候炎热，感受山岚瘴毒而成；或因染受时疫，寒热成疟，夏秋之间，沿门阖境皆是。证多乍寒乍热，迷闷发狂。治宜祛瘴涤痰。若寒甚热微，多汗不渴，苔白厚腻，甚则神昏不语者，为冷瘴，治宜芳香化浊，辟秽理气，可用达原饮，或不换金正气散加减。心窍被蒙者，加服苏合香丸，以芳香开窍。若壮热不寒，面目尽赤，烦渴喜饮，胸闷呕吐，舌质红绛，苔垢而黑，脉象弦数，甚则神昏谵语者，则为热瘴，治宜辟秽解毒，清热保津，可用清瘴汤（柴胡、常山、生石膏、枳实、黄芩、青蒿、竹茹、半夏、陈皮、茯苓、知母、六一散、黄连）或甘露消毒丹加减。呕吐剧烈者，可急服玉枢丹，以辟秽解毒。若高热谵语者，可用至宝丹，以清心开窍。伴见抽搐者，可用紫雪丹，以清热镇惊。

8. 疟母

多因久疟不愈，气血大虚，痰瘀凝聚，脉络阻滞，结于胁下所致。证见胁下结块，扪之有形，或痛或胀，疟仍时作，兼有脘腹不舒，面色萎黄，形体消瘦，舌质淡紫无华，脉象弦细。治宜化痰破瘀，软坚散结，佐以益气养营，可用鳖甲煎丸煎汤服，或小柴胡汤加鳖甲、莪术、桃仁等，虚实兼顾。

小儿眩晕

一、小儿眩晕形成因素

小儿眩晕是一种自身感到左右摇摆、旋转不定的证候，常见于能够诉说病情的较大儿童。所谓“眩晕”，眩者言其黑，是眼前发黑，金花缭乱；晕者言其转，是头重脚轻，如坐舟船。眩、晕可单独出现，也可并见。轻者闭目即止，重者常伴呕吐，恶心，心悸，失眠，甚至出现昏迷仆倒、大小便失禁等症状。

小儿眩晕，有因外感六淫之邪上扰清窍而作；有因饮食失节，损伤脾胃，化热生痰，痰阻中焦，以致清阳不升，浊阴不降，如丹溪云：“无痰不作眩”；有因肝阳上亢，化火生风，上扰清空，如《素问·至真要大论》云：“诸风掉眩，皆属于肝”；有因吐血衄血，气虚血衰，无以上荣而成；有因先天禀赋不足，肾精亏损，髓海空虚而眩冒；尚有不慎跌仆，外伤碰击头部，瘀血闭窍致晕。总之，小儿眩晕，有本虚致病，有标邪为祟，有外感内伤之分，有风、火、痰、瘀之别。因此，在治疗方面既有从标从本的不同，也有治虚治实的差异。证急者多实，用清火、化痰、平肝、潜阳、息风等法，证缓者多虚，用补气、养血、益肾、养肝、健脾等法。

二、辨证论治

1. 风阳眩晕

风为阳邪，夹热上扰清窍，则头目眩晕，头痛面赤，甚则身热恶风，便干溲黄，舌苔薄黄，脉象浮数。治宜清泄风热，风散热清则眩晕自解，用川芎茶调散加减。晕甚者加菊花、钩藤；热甚者加石膏、知母，或用黄连上清丸以清热泻火。

2. 风湿眩晕

风湿之邪，上犯颠顶，清窍被蒙，则头眩晕如裹，肢体酸楚，纳呆胸闷，渴不欲饮，舌苔黏腻，脉象濡细。治宜祛风胜湿，风去湿化则眩晕自止，用羌活胜湿汤加减。湿甚者加苍术、厚朴、陈皮；夏季湿邪内盛夹暑者加藿香、佩兰、荷叶等以祛暑化湿。

3. 痰浊眩晕

痰浊内蕴，蒙蔽清阳，则眩晕头重，摇摇欲倒，不能坐起，不能视物，动则恶心呕吐，胸闷不适，纳呆喜寐，心悸痰多，舌苔白腻，脉象濡滑而沉缓。治宜燥湿祛痰，痰浊一除，则眩晕可愈，用半夏天麻白术汤加减。眩晕较重、呕吐频作者加代赭石以镇逆止呕；胸闷不食者加白蔻仁、砂仁以化浊开胃。如心悸痰稀，小便清长，舌淡苔白，脉象沉细，属寒饮上泛，宜温化痰饮，用苓桂术甘汤。如心烦失眠，口苦而干，舌苔黄腻，脉象弦滑，属痰郁化火，宜涤痰清热，用温胆汤加减。

4. 肝阳眩晕

肝阳化风，上旋颠顶，则眩晕脑涨，面红耳赤，口苦咽干，心烦易怒，喜静恶躁，胸胁苦满，少寐多梦，舌红苔黄，脉象弦数。治宜平肝潜阳，肝阳平息，风火内藏，自无上动扰，用天麻钩藤饮加减。眩晕急剧者加龙骨、牡蛎；头痛如劈者加龙胆草、夏枯草、丹皮；手足抽搐者加羚羊角。

5. 肾虚眩晕

小儿先天不足，肾虚髓空，虚风旋扰，则头眩耳鸣，神志呆滞，智力不聪，腰酸膝软，颅囟不闭，鸡胸龟背，舌质干绛，脉象细弦。治宜滋填真阴，息风潜阳，“欲荣其上，必灌其根”，精填髓益则眩晕自已，用杞菊地黄汤加减。眩晕甚者加龙骨、牡蛎、磁石；肾精空虚较甚者加鹿角胶、龟板胶、紫河车以填精补肾；形寒怕冷者加附子、肉桂以益火。小儿温热病后期，久热伤阴，真阴销铄，水不涵木，症见头晕目眩，午后潮热，心烦失眠，盗汗，甚则手足震颤，筋惕肉瞤，舌质红绛，脉象细数者，又宜滋肾柔肝，育阴潜阳，宗治肾即治肝、治肝即息风，用三甲复脉汤加减。

6. 血虚眩晕

血虚不能养肝，肝阳躁动，虚风内旋，则头晕眼花，动则加剧，面色苍白，唇甲无华，毛发不泽，心悸少寐，舌淡少苔，脉象细弱。治宜养血息风，养血则气血上荣，眩晕自止，用归脾汤加减。失血不止者加侧柏炭、阿胶；气虚血脱，汗出肢冷者，急当回阳救脱，用参附龙牡汤加味。

7. 血瘀眩晕

久病入络，血瘀停着，或外伤跌仆，瘀血闭窍，则头晕头痛，定着不移，入夜更剧，舌质紫暗，且有瘀斑，脉象弦涩。治宜逐瘀通络，调气养血，瘀血去则新血生，经络通畅，则眩晕自已，用通窍活血汤加减。眩晕甚者加钩藤、菊花、冰片以加强通窍止晕之力；如夹痰涎者加白术、半夏以运中化痰。

流行性乙型脑炎

一、中医认识

流行性乙型脑炎（简称乙脑）是由病毒引起、借蚊子传播的一种急性传染病，以发热、头痛、意识障碍、惊厥及脑膜刺激征为临床特征，主要病变在大脑。本病有严格的季节性，因为蚊子的孳生和活动与本病的流行有关，故流行季节多在夏秋两季。任何年龄都可发病，因为人体对乙脑病毒有普遍的感受性，但又以10岁以下的儿童居多。

中医根据乙脑的流行季节和临床表现的特征，认为夏末秋初，正值暑湿交蒸，天热多雨，人体腠理疏通，毛孔开泄，汗出很多，卫外功能降低，在抵抗力虚弱的情况下，感受暑湿秽浊不正之气，即可引起本病的发生，属于暑温病和湿温病的范畴。若从儿科观点来看，又与惊风病证有关。

二、临床表现

1. 病程分期

初期约3天。乙脑一般没有前驱期症状，起病急骤，所有病人都有高热，同时伴有头痛（钻顶头裂感）、呕吐、嗜睡、面颊潮红，多数患者有脑膜刺激征，如颈项强直，深浅反射减弱或增强，克氏征、巴氏征阳性，小儿囟门突起等。极期约3天。高热或超高热，并由嗜睡状态进入昏睡状态，或出现兴奋，狂躁，谵妄，惊厥（特别是小儿），深浅反射可消失，尿潴留或失禁，吞咽困难。恢复期体温下降，在2~5天内可降至正常，严重症状消失，神志清醒，语言恢复，反射恢复。严重病人，可持续高烧，昏迷不醒，并可出现反复惊厥和呼吸、循环衰竭，如口唇青紫，四肢冰冷，大汗，脉细而弱，呼吸不规则，潮式呼吸等，往往因此而死亡。也有部分病人在治疗后可出现后遗症，如失语、肢体瘫痪、智力减退、运动障碍等。

2. 主症特点

高热、惊厥和呼吸衰竭是威胁乙脑患者生命的三个主症。高热是每例患者都具有的，这是邪正交争的结果，尤其小儿体禀纯阳，质薄娇柔，感受外邪之后，化热极速。但是小儿既不堪时邪之稽留，又难耐高热之燔灼，往往一时热甚风生，或则风火相扇，灼津炼液成痰，痰热壅闭，窍道不通，陡然出现惊搐不已，抽掣神昏的证象。所以重型病例的高烧，常伴有昏迷，又可引起抽风，可见高热不仅是乙脑的一个症状，同时又是促使病情恶化的原因。

惊厥是重型病例常见的症状，引起的原因固然与高热有关，高热、超高热都可引起惊厥，但也由于人体（尤其小儿）素蕴伏热，脾胃停滞成痰，运化转输不利，阴阳平衡失调，一时血气并走于上，从而猝然出现神志昏乱、惊掣抽搐的证象，也有热盛伤明，真阴销铄，肝阳亢动，水不涵木，筋失濡养，而致拘急牵引，热反不退。可见高热与惊厥是互为因果、相互影响的两个主症。但是，高热狂躁，抽搐痉挛，痰涎壅塞，昏迷窍闭又往往形成厥逆衰脱，肺气垂绝的危急证象，导致呼吸衰竭。因此，必须从复杂的临床变化中找出当时的主要矛盾，必须对具体的事物作具体的分析，密切观察病情的变化，积极地加以治疗，才能收到理想的效果。

三、抢救措施

1. 降温

高热是邪正相争的结果，每能因高热燔炽，引动肝风，导致发痉抽搐，或热深厥深，或高热伤津，以至病情加剧，发生其他变证，因此在临床上治疗方面有“治风必先治惊，治惊必先豁痰，治痰必先清热”的规律。因为小儿热盛生痰，痰盛生惊，惊盛发搐，搐甚则牙关紧急，可见清解热邪，采取必要的降温措施，就能防止因其热高而引起的危害。

通常在临床上的处理，除了内服中药以外，可以配合使用温水（20℃～25℃）或50%酒精擦浴，以头、面、胸、腹为主，四肢不擦，以免发生厥逆。擦澡时间不宜过长，也不求一次急退，使其暂时温度略降而已。或再配以针刺退热，可取合谷、间使、大椎、风池等穴，用泻法，浅刺，留针15～20分钟，或刺少商、中冲出血，以助泄邪降热。但是决不能为了急切追求退热，进行孤立地、单纯地甚至不加选择地处理，如戴冰帽、冰水擦澡，或将患儿放置冷水中浸泡，因为过度寒冷刺激，可使腠理闭塞，邪气内逼，非独不能减轻高热，反而扰乱病情的真相，增加辨证施治上的困难。以上这些方法确对高热起着一定的降低作用，但毕竟是临时急救的方法，临床时尚须依据具体证情，灵活施治，主要在于消除导致发热的因素。

2. 镇惊开窍

惊厥和呼吸衰竭对病人危害最大，反复惊厥往往可以引起呼吸衰竭，呼吸衰竭又常常导致持续的抽风。临床上如果出现，充分标志着病证已经发生严重而广泛的变化，濒于垂危阶段。然而并不是所有患者都将毫无例外地以死亡为结局。只要抓紧时机，乘其生机尚未全绝，采取紧急措施，大力抢救，常可获得良好的效果。这时临床上最主要的在于如何使患儿神志清醒，意识明朗，牙关不紧，抽搐暂停，呼吸平稳，为口服必要的急救药品，提供便利条件，因此，镇惊开窍，就成为当务之急、唯一的紧急措施了。通常在临床上应用方面，最简便、最快速的方法是掐法、针刺、丸散，多管齐下，同时并进，或交替使用。

（1）掐法：就是用重掐手法，掐人中、合谷、印堂、涌泉等处，到惊停得哭、神志苏醒为止，如果尚未达到开窍醒神的目的，可以重施再掐。

（2）针刺：取中冲、少商二穴，以圆利针或三棱针，用迅速而强烈的刺激手法，使之出血，并可参用十宣穴。此外民间疗法“开四关”也是惊风发作时被普遍采用的简捷有效的急救方法。所谓开四关，就是取手阳明的合谷和足厥阴的太冲，左右共四穴，先以毫针采取强刺激手法，针刺后再用艾灸，常收促使血液循环、通络宣闭、暂时制止抽搐之效。

（3）丸散：嚏惊散（半夏、猪牙皂）吹鼻取嚏，开关散（蜈蚣、僵蚕、南星、麝香、皂角）调以姜汁，或用生乌梅一个频频擦牙开关，因为这类辛香走窜之品，外用常可通窍启闭，促使神志清醒，随后以苏合丸（温开）或至宝丹（凉开）灌服，以助芳香开窍之功。神昏窍闭略有开通清醒之后，亦必随时按照治病必求其本的原则，来追查所以形成的原因，进行辨证施治，消除导致惊厥的因素。

3. 涤痰宣闭

大量痰涎停留气道，可以引起喉间痰鸣，其声辘辘，面容苍白，呼吸短促不匀，形成肺气闭绝，导致呼吸衰竭，或浊痰蒙蔽心窍，出现神昏加深，四肢厥逆，牙关噤急，手足抽搐的现象，甚至痰涎壅盛，阻塞喉间，常有立时窒息毙命的危险。所以临床上治惊又多治其痰，然后泻火清神，若痰壅胸膈不去，则泻火清神之药，无以施其功。通常在临床上的处理方法，用鲜石菖蒲捣汁及鲜竹沥加姜汁灌服。在条件可能的情况下，可再加入少许麝香、猴枣散，或以牛黄抱龙丸同时化服。如果大便干秘，可用牛黄丸以泻下排痰，纵即便利亦可使用，因为利不因寒，泻下在所不禁，不过亦须慎用，以免荡涤太骤，损伤胃气，而遗后患。

四、辨证论治

乙脑一病上面已经讲述，根据它的流行季节和临床表现的特征，中医认为本病是属于暑温、湿温的范畴。根据“温邪上受，首先犯肺，逆传心包”的理论，凡是受温邪之后，有的顺传，由卫到气到营再到血，也可逆传，不经卫气而径入营，再由营传气，不按卫气营血的方式顺序传变，因此临床必须根据病情的演变而施治。

1. 前期

临床表现为高烧，头痛，烦躁，嗜睡，口渴，舌苔白或黄，舌质红，有轻度脑膜刺激征。按温病辨证，这是属于初入营分证候，由于暑热蒙蔽心窍，形成高烧，烦躁，嗜睡，神昏，在程度上尚未进入深重阶段。治疗时宜用辛凉透邪，佐以清营开窍，用清瘟败毒饮加减。方中以生石膏清泄邪热，犀角、黄连泻心肺火热，栀子、丹皮、芍药清肝泄热，元参、连翘清热解毒，生地、栀子清热滋阴，桔梗、竹叶引药上行，甘草解毒和中，是一首大寒解毒重剂，具有清热凉血、泻火救阴作用。

临床也可用生石膏 30g（先下），知母 10g，生地 15g，栀子 6g，黄芩 10g，赤芍 10g，大青叶 15g，菖蒲 10g，鲜芦根 30g，连翘 10g。小儿加用安宫牛黄散 1 瓶，分两次服。

2. 极期

根据病邪的由浅入深，病情的变化很大，多在营分血分。

（1）暑热伤营：高烧，神昏烦躁，睡眠不安，时有谵语，舌绛，脉沉细。治宜清营透热开窍，清营汤加减，以清营中之热，以免伤津劫液，变生不测。方中犀角、连翘、竹心清心热，治神昏；元参、麦冬、生地凉血滋阴；元参、犀角解温毒之功尤著，丹参和营，银、翘清热透斑。本方解毒祛邪，并能滋阴。

临床上可用元参 10g，生地 15g，麦冬 10g，银花 10g，连翘 10g，大青叶 15g，生石膏 30g（先下），川连 3g，犀角（水牛角代）15g，菖蒲 10g。加用牛黄清心丸、安宫牛黄丸、至宝丹。

（2）热动肝风：身热，抽风，或角弓反张，神志昏迷，舌红苔黄，脉弦数。治宜平肝，息风开窍，以羚羊钩藤汤加减，清肝息风，增液舒筋。原方羚羊角、钩藤、桑叶、菊花息风定痉；芍药、甘草、生地滋血缓肝；茯神木平肝风，善舒诸经牵缩；川贝、竹茹清热化痰。

临床可用羚羊粉 0.5g（冲服），钩藤 10g，白芍 15g，生地 30g，茯神木 10g，川贝 10g，姜竹茹 10g，天竺黄 10g，全虫 3g，生甘草 6g。此方是治温热劫灼阴液，木燥生风的主方，如果阳明实热，大便秘结，直逼厥、少，肝风内动，又当以通结泻热以定痉，投以犀连承气汤。

此外，若有阴虚动风，又宜育阴潜阳，药如牡蛎、鳖甲、龟板、生地黄、白芍、生石决明、清阿胶、鸡子黄、钩藤以滋阴柔肝，息风潜阳，通络舒络。

（3）暑热伤气：高热，汗多口渴，呕吐，心烦，苔黄，脉数。治宜清热解毒，方用白虎汤。如湿偏重者加黄芩、苡仁、滑石汤或用苍术白虎汤。

3. 恢复期

这时病人热度下降，神志渐清，已经脱离危险，逐渐转入痊愈。由于高热久羁，重伤津液，所以治疗必须甘寒养阴生津为主，以扶其正，略加清热之品，以肃余邪。可用竹叶石膏汤加减，人参白虎汤加竹叶、麦冬、半夏以撤热除烦，养胃降逆，去知母苦寒，变为清补兼施。

4. 后遗症的治疗

（1）失语、痴呆：针刺哑门、合谷、增音（在甲状软骨两侧凹陷处）、百会、印堂、神门、四神聪。或用三甲复脉汤加豁痰开窍药，如菖蒲、郁金、远志、天竺黄、南星、桔梗等。

（2）瘫痪：针刺肩髃、曲池、合谷、足三里、阳陵泉、三阴交。或方中配以补气活血通络药，如桑枝、桂枝、黄芪、木瓜、络石藤、鸡血藤等。

疳　证

一、对疳证的认识

小儿慢性营养不良，中医统称为“疳证”，亦称疳积。其发病原因如下：

1. 饮食不节，脾胃损伤

疳和积的关系为积是疳之母，有积不治可以成疳，可见疳证之生，大多由积而来，疳和积有其不可分割的子母关系。不过积不治可以成疳，而疳并非全由积而来，积易治而疳难医，故疳、积虽为一类，二者可合而实应分。

2. 喂养不当，营养失调

疳和虫的关系是由于小儿积滞不化，郁而生热，往往感染生虫内聚，所谓“有积便有虫”，积既为疳之母，疳之成多起于积，显然疳和虫的关系是非常密切的。

3. 其他疾病转化成疳

疳和痨的关系是由于疳证并非全由积而来，所以有人认为小儿之疳证，犹成人之痨瘵，所谓“十五岁以上为痨，十五岁以下为疳”，这样就形成了疳即是痨、痨即是疳的模糊概念。疳和痨虽同为常见慢性疾患，皆属气血虚惫，尽管有些证候，如消瘦，潮热，缠绵不愈，颇为相似，但疳和痨究有不同之处。因大人痨证，多肾脏虚损，精髓枯衰，小儿疳证，多脾脏虚损，津液消亡，痨证则先伤肺肾，疳证则先犯脾胃。

总之，疳证是脾胃病，由于肥甘乳食无节，或各种急慢性疾病之后，治疗护理不当，过伤脾胃之阴，积热耗损气血所致，其病理是“亡津液、生内热”，它包括儿科很多衰弱性疾患，也是多种病证变化转归的结果。

二、辨证治疗

（一）临床表现

疳证的临床表现极为复杂，如身发微热，或午后潮热，尿如米泔，大便溏泄，日久不治，则面色青黄，肌肉消瘦，肚大坚硬，青筋暴露，肚脐凸出，皮毛憔悴，眼睛干涩怕光，甚至白膜遮睛，严重的病例出现发育停滞。总括起来，不外脾胃受伤、气血虚惫、肠胃虫积三个方面。

1. 脾胃受伤

食欲不振，或消谷善饥，口干燥渴，午后潮热，肠鸣泄泻，或津枯便结，腹部膨大如鼓，青筋暴露，尿如米泔，舌苔薄白或厚腻。

2. 气血虚惫

面色萎黄，皮肤苍白，肌瘦骨露，四肢羸弱，毛发干焦稀少，口唇淡白，潮热时则焦红，脉细弱或细数。

3. 肠胃虫积

经常腹痛下虫，肚大痞结，咬牙龂齿，嗜食异食等。

临床上必须出现面黄肌瘦、腹部胀大、青筋暴露、肚脐突出等症，才能诊断为疳证。

（二）治疗

由于疳证系乳食肥甘无节，脾胃失调而致，唯一的治疗方法就是调饮食，理脾胃，消积杀虫，清热除蒸，因为去其积滞，除其热结，能使津液渐复，脾胃得其健运，就可收到预期的效果。治疗方法上不出攻补两途，临床上应根据患儿体质的强弱，结合具体病情，适当运用先攻后补，先补后攻，或寓消于补，寓补于消等法。大抵初起之时，病有积滞，多属实证，体壮者宜先去其积，积去之后，再调补脾胃；衰弱者先扶胃气，而后消积。中医传统的治法，初起多以集圣丸为主方随证化裁，久病则以肥儿丸以补为消。

集圣丸为治疳的通用方剂，可以疏滞活血行气，清热杀虫化积。使君子、芦荟、胡连清热杀虫；莪术、青广皮、木香、砂仁行气化积；夜明砂、川芎、当归、五灵脂活血化滞；炙蟾皮消疳积；前胡开结消痰。肥儿丸以四君子汤健脾益胃；黄连、胡黄连、芦荟、使君子清热杀虫；焦山楂、麦芽、神曲消导化积。

1. 初期

多采用消积补脾法，以消为主。方如：胡黄连6g，黄连6g，芦荟6g，以清除疳热；芜荑3g，雷丸3g，鹤虱3g，以杀虫；莪术3g，青广皮各10g，焦三仙各10g，以消积；炙鸡金6g，炙蟾皮3g，为治疳主药。肥儿丸早晚各1粒。

2. 中晚期

多采用健脾益气佐以消疳清热法。基础方：党参10g，黄芪10g，炒白术、白芍各

10g，当归6g，橘皮3g，炙鸡内金6g，炙蟾皮3g。

加减：如眼干而羞涩，目生翳者，加山栀6g，龙胆草10g，木贼草10g，黄连3g；如口舌生疮，惊惕不安者，加木通6g，生地10g，黄连3g，淡竹叶3g；如潮热盗汗，咳嗽者，加柴胡10g，桑白皮10g，蛤蚧粉、炒阿胶各10g，马兜铃10g；如发育停滞，五迟五软，鸡胸龟背者，加熟地10g，山萸肉6g，菟丝子10g，六味地黄丸10g。

惊　风

宋代以前，惊痉混同，惊即是痉。

痉即筋病，筋脉无阳温煦则寒，寒主收引，筋脉失去阴血濡润，则筋亦拘急而痉。气主煦之，血主濡之。《素问·生气通天论》云：“阳气者，精则养神，柔则养筋。”吴鞠通云：“六淫之邪皆能致痉”，《灵枢· 刺节真邪》：“贼邪之中人也……搏于筋则为痉挛。”《素问·缪刺论》：“邪客于足太阳之络，令人拘挛背急。”《金匮要略方论本义》：“脉者人之正气，正血所行之道路也，杂错乎邪风邪湿邪寒，则脉行之道路必阻塞壅滞，而拘急卷挛之证见矣。”

宋·钱仲阳本着“心主惊，肝主风”而立论，始创“惊风”之说。

一、中医认识

惊风是个证候，凡是临床上出现颈项强直，四肢抽搐，甚则角弓反张或意识障碍者即为惊风。实质上它是多种病变在发病过程中所产生的一种以抽风痉挛为主要证象的总称。

惊风的形成，是非常复杂的，现分述如下。

(1) 有的本是伤风病证，由于风为阳邪，化热极速，小儿体属纯阳，质薄娇柔，既不堪时邪之稽留，又难耐高烧之燔灼，以致一时热盛风起；或风火相扇，炼液成痰，痰热壅闭，窍道不通，陡然出现惊搐不已、抽掣神昏之象。

(2) 有的本是积滞病证，由于心肝素蕴伏热，脾胃停滞成痰，运化转输不利，阴阳平衡失调，猝然出现神志昏乱、惊掣抽搐之象。

(3) 有的本是吐泻病证，由于过服寒凉攻伐之品，以致脾损阴消，土虚木亢，因而形成惊厥昏沉之证。

(4) 有的病本先天不足，营养不良，由于饮食调摄失调，以致脾胃困惫，气血大虚，内风陡起，也能出现震颤惊搐之象。

(5) 有的久病真阴销铄，肝风亢动，水不涵木，筋失濡养，而致拘急牵引。

(6) 也有由于精神脆弱，偶触异物，偶闻异声，而神散气乱，猝然出现惊厥之象。

由此可见，惊风证包括儿科很多的抽搐性疾患，有极其丰富和非常广泛的内容，而且也是多种病证变化转归的结果。

由于发病有急有缓，证候表现有虚有实、有寒有热，根据“阳动急速，阴静迟缓”的原理，将起病迅速，形证有余，属阳、属热、属实的，统称为急惊风；病久中虚，形证不足，属阴、属寒、属虚的，统称为慢惊风。急惊风的宜清热化痰，息风镇惊；慢惊风的宜扶元固本，补土抑木。这样为我们在辨证方面，提示了总的原则，在治疗方面，同样地也指导了一条捷径。

二、辨证治疗

（一）急惊风

急惊风以外感时邪、内蕴痰热为主要发病因素。小儿纯阳，感邪之后，易从热化，热极则生痰生风。食滞痰郁亦可火化，火盛生痰，痰盛发惊，惊盛生风。其病变主要在心、肝二经。《幼科发挥》云：“肝主风，木也，飘骤急疾，莫甚于风；心主惊，火也，暴烈飞扬，莫甚于火。木火阳也，故病在心肝者，谓之急而属阳。”可见肝风心火二脏相争，肝气太过，可以生火，心火太旺，又可动风，故急惊与心肝关系密切。

1. 主症

起病急，突然出现抽搐，昏迷，牙关紧闭，两眼直视，颈项强直，四肢抽搐，严重的可出现角弓反张。同时伴有高热惊叫，喉内有痰，患儿面色通红或青紫，往往涕泪俱无，唇舌干燥，小便黄而少，脉象弦数。

惊风是根据症状而定名的，临床上虽有急慢类型之分，深浅轻重之别，但是当其发作之时，却都具有共同性，即八候，中医以搐、搦、颤、掣、反、引、窜、视八个字来代表八种脑和神经症状，从而表示惊风已在发作。搐：肘臂伸缩。搦：十指开合。颤：手足头身动摇。掣：肩头相搏。反：颈项强直，角弓反张。引：手如挽弓形状。窜：目睛上视，直视似怒。视：目珠斜视，或偏左或偏右，睛露不活。当然，惊风发作之时不一定八候全都出现。为了便于审证，根据急惊风的具体表现，又归纳为痰、热、惊、风四证。痰：牙关噤急，手足抽搐，咳嗽气粗痰壅，或满口痰涎，辘辘如水鸡声。热：手足瘛疭，惊狂谵妄，高烧眼红，唇颊殷红，口中气热，渴喜冷饮，便秘溲黄，脉数舌绛。惊：神识不清，昏迷不醒，谵语惊厥，或惊惕不安。风：牙关紧闭，口噤不开，或口角牵引，手足搐搦，颈项强直，角弓反张，身体颤动，眼目窜视。此皆因小儿热盛生痰，痰盛生惊，惊盛发搐，搐甚则牙关紧急。

2. 紧急措施

（1）通关开窍：在抽搐剧烈时，几乎全部患者意识丧失，神志昏迷，牙关紧闭，口噤不开，这正充分标志着病情发展至濒于垂危阶段，然而并不是所有患者都将毫无例外地以死亡为结局，只要抓住时机乘其生机尚未全绝，采取紧急措施，大力抢救，常可获得良好的效果。这时临床上的关键在于如何使得患儿神志苏醒，意识明朗，牙关不紧，抽搐暂停，为灌服必要的急救药品提供便利条件，因此，通关开窍就成为当务之急的紧急措施了。通常我们在临床的运用方面，最简便、最快速的方法是掐法、针刺和丸散之剂，多管齐下，常收捷效。

掐法醒神：就是用重掐手法，掐人中、合谷、印堂、涌泉等处，至惊停得哭，神志苏醒为止，如果尚未达到开窍醒神的目的，可以重复再掐。

针刺方法：针刺人中、合谷、印堂、涌泉、内关，牙关紧闭加承浆、下关或取中冲、少商二穴，以圆利针或三棱针，用迅速而强烈的刺激手法，使之出血，并可参用十宣穴。此外民间“开四关”也是惊风发作时被普遍采用的一种简捷有效的急救方法，所谓“开四关”就是取手阳明经的合谷和足厥阴的太冲（左右共四穴），先以毫针采取强刺激手法针刺后，再用艾灸三四壮，常收促进血液循环、通络宣闭、暂时制止抽搐之效。

丸散：用嚏惊散（生半夏、皂角）15g，分3次吹入鼻内取嚏，并用通关散（蜈蚣、僵蚕、南星、麝香、皂角）调姜汁或用生乌梅一个频频擦牙开关，因为这类辛香走窜之品外用常可通窍启闭，促使神志清醒，随后以苏合香丸（温开）或至宝丹（凉开）灌服半粒，以助芳香开窍之功，常收立竿见影之效。

（2）降温：急惊除了抽搐痉挛为主要特征以外，往往高烧也是常见的凶险症状之一，虽然这是邪正相争的结果，每每因高烧燔炽，反而引动肝风，导致发痉抽搐。或热深厥深，或高热伤津，以致病情加剧，发生其他变证。因此清解热邪，就能防止因其热高而引起的危害。通常在临床上的处理，除了内服中药以外，还配合使用温水（20℃～25℃）或50%酒精擦澡，以头面胸腹为主，四肢不擦，以免发生厥逆。擦澡时间不宜过长，也不求一次急退，使其暂时热度略降而已。或再配以针刺退烧，可取合谷、间使、大椎、风池等穴，用泻法，浅刺，留针15～20分钟，或刺少商、中冲出血，以助泄邪降热。但是我们决不能为了急切追求退热的目的，进行孤立地、单纯地甚至不加选择地滥行处理，因为过度寒冷刺激，可使腠理闭塞，邪气内遏，非独不能减轻高烧，反而扰乱病情的真相，增加辨证施治上的困难。

以上这些紧急措施，确对高烧、昏迷、惊厥的患儿起着一定的作用，但当神昏窍闭略有开通清醒之后，亦必随时按照治病必求其本的原则，来追查所以成惊的原因，进行辨证施治，以消除导致惊风的因素。如因风寒郁闭不得宣通而有表证的宜解表达邪，食滞内停的宜消导通滞，热极生风的又宜清热，痰盛生惊的急先豁痰，风盛的应该祛风镇痉，如系痘疹疟痢等证致惊的，又宜审治本证，千万不能忽略根本的治疗。

3. 辨证论治

急惊风在辨证方面有痰、热、惊、风四证，因此在治疗方面又有清解风热、开窍豁痰、镇惊息风三法，可以根据病情，相互配合使用。

（1）清解风热：适用于惊风发热较高之证，根据“治风必先治惊，治惊必先豁痰，治痰必先解热”的规律，凡现高烧抽搐患者，都可运用此法治之。如表热重者宜解肌透邪，疏表清热，用药如薄荷、防风、连翘、桑叶、生石膏、芦根、竹叶之类，方如银翘散，甚则白虎汤，以达辛凉透邪的目的。大凡调治外感，微表风寒，导利热邪，则气自定，热自退，而惊厥之状自除，不必即用金石脑麝重镇开窍之药，以免开门揖盗、引邪深入之弊。切忌发散太过，因为汗出血虚，热仍不退，反而导致筋脉拘急。可见治疗惊风高热，既有不可汗之大戒，复有得汗始解之治法，而且辛凉开肺，亦是汗剂，用之得当确可收到热解病愈之效。如里热重者，又宜清热解毒，苦寒泻火。因为风邪停留表分，为时甚暂，多数就会化热传里，出现高烧，神昏抽搐，苔黄脉数，这时如再妄投汗剂，不仅夺液伤津，反化燥火，形成内闭外脱，且可危亡立见，所以必须苦寒泻火，用药如黄连、黄芩、山栀、石膏、寒水石、生地之类，方如三黄石膏汤加减。

（2）开窍祛痰：适用于惊风痰多的患者。痰涎壅盛，也是惊风在整个发病过程中的一种险恶证候，因为大量痰涎停留气道，可以引起喉间痰鸣，其声辘辘，面色苍白，呼吸短促不匀，形成肺气闭绝，或浊痰蒙蔽心窍，出现神昏加深，四肢厥逆，牙关噤急，手足抽搐的现象，甚至痰涎壅盛，阻塞喉间，常有立时窒息毙命的危险，所以惊风又多先治其痰，然后泻火清神，若痰壅胸膈不去，则泻火清神之药无所施其功。通常临床上采用以下方法：

1）涤痰开窍：惊风发作表现为牙关噤急、手足抽搐、咳嗽气促、痰壅等痰厥昏迷之象时，急宜涤痰开窍，可用鲜菖蒲捣汁或鲜竹沥、姜汁灌入，如再加以少许麝香或牛黄抱龙丸则疗效更好。

2）清化痰热：如果痰热冲心，出现神烦不寐、痰涎壅盛、面赤口臭、苔黄脉数者，又当清化痰热，用药如天竺黄、川贝母、竹茹、竹沥、远志、莱菔汁、菖蒲、瓜蒌仁等，方如清热化痰汤，即可收到清化痰热的作用。

3）涤痰通腑：若伤食痰壅，不思饮食，大便秘结，苔垢脉数，伴有高烧抽搐，目直上视者，又宜涤痰通腑，可以选用巴豆霜、青礞石、二丑、轻粉等泻下排痰之药，方如牛黄丸，以攻下荡涤，如能用之得当，往往收效甚速，纵即便利亦可使用，因为利不因寒，泻下在所不禁。不过使用利下痰热亦须慎重，痰去即应停服，不可荡涤太骤，以损胃气，而贻后患。尤其吐泻不已，脾虚不食，津液化痰，痰声辘辘者，这是一种虚而夹实之证，又宜补正祛痰，不宜妄加攻下了。

（3）镇惊息风：适用于抽搐不止，角弓反张之证，这时邪毒鸱张已经深潜营血，扰及厥阴，到达生死存亡的严重阶段，如不及时制止抽搐，使其神志清醒，否则一厥不振，预后殊难设想，用药方面可以根据病情分别选用朱砂、玳瑁、琥珀、磁石以镇惊，或用天麻、钩藤、防风、菊花以祛风，或用羚羊角、石决明平肝，或用蜈蚣、全虫、僵蚕、白花蛇等以截风，方如羚羊钩藤汤。

此外，急惊证大多属实属热，然而亦有少数患儿正元虚弱，气阳不足，邪气内陷以后往往出现昏迷不醒，四肢厥冷，面色苍白，气息微弱，脉细额汗，便泻肢搐的变证，这种变证，就是厥脱，惊风至此，往往真气不续，衰竭而死，这时唯一的方法就是生胃回阳，益气救脱，可用参附汤或附子理中汤以温补脾胃，回阳救逆，用药可选用干姜、肉桂、附子。干姜可以祛寒回阳，功与附子齐驱，肉桂温补命火，治下焦沉寒痼冷。同时加用针灸关元、气海、神阙、足三里、命门、百会等穴，以挽救垂危于俄顷。

（二）慢惊风

1. 主症

起病缓慢，时抽时止，有时仅表现摇头，或面部肌肉抽动，或某肢体抽搐，患儿面色苍白或萎黄，精神疲倦，嗜睡或昏迷，体温不高，甚则四肢发冷，脉象沉细无力。

慢惊风是相对急惊风而言，急属骤然发作，慢乃渐次转成，因此，慢惊风大多出现于大病或久病之后，然亦有因幼儿体弱，或脾胃素虚，一病即成慢惊者，颇不乏其例。至其成因归纳有三：①由于素禀不足，脾胃虚弱，暴吐暴泻，或久病久泻，而致土虚木盛，形成慢惊。②由于急惊治疗不当，过用峻利之药，以及他病误汗误下，脾损阴消，正气过伤，变为慢惊。③由于伤寒、久疟久痢、疹后等病，热邪久羁，销铄真阴，而成慢惊。其病变主要在脾、肾、肝三脏。如《景岳全书》云："小儿慢惊之证，乃属脾肾虚寒之证。"《温病条辨》云："病久而痉者，非伤脾阳，肝木来乘，即伤胃阴，肝风鸱张，虚寒虚热为难治也。"又云："热邪久羁，吸烁真阴，或因误表，或因妄攻，神倦瘛疭，脉气虚弱，舌绛苔少，时欲脱。"故慢惊与肝、脾、肾有关。

临床上凡症见面色苍白，嗜卧无神，抽搐无力，时作时止，或于昏睡中时发痉挛状态，两手颤动，颈项强直者，即可诊为慢惊。

2. 治疗

治疗慢惊必须速培元气，温补脾胃，补土即所以敌木，治本即所以治标，因此，慢惊重在治本。

（1）补脾平肝：慢惊脾虚肝旺者，见症为手足掣动，颈项强直，口鼻气息不温，或伴有喷乳及泻利青色粪便，此由小儿阳气不足，脾气不振，以致土虚不能制木，形成木旺生风，属于脾虚肝旺内风鼓动之候，在治疗方法上虽然需要平肝息风以治标，但又需补脾益胃以固本，因此最宜选用植物类定风药，如天麻、白芍、钩藤、菊花等以缓解痉挛，参、芪、苓、术、山药、扁豆等调补脾胃，方如钩藤异功散最为合适。动物虫蛇类截风平肝药不宜使用，因为祛风太过，可以耗伤正气，引起其他严重的后果。

（2）温中回阳：适用于慢惊脾肾阳虚者，抽风缓慢，手足搐动，面色白或青灰，昏睡露睛，精神极度萎靡，四肢厥冷，出冷汗，大便稀，苔白质淡，脉沉细无力，纯属一派虚寒败象，往往真气不续，虚脱而死。这种纯阴无阳之证，疗惊则无惊可疗，祛风则无风可祛，除痰则无痰可除，解热则无热可解，唯宜大补脾土，生胃回阳，可用附子理中汤以温补脾胃，回阳救逆。用药则附子必不可少，因为附子温中回阳，为治慢惊圣药，如元气未脱用之无有不效，气脱甚者，急宜炮用之，因此，使用附子，但见阳虚阴盛纯阴无阳者，均可亟投，切不可认为小儿体禀纯阳，附子辛热，有所顾忌。

（3）滋阴息风：用于热久伤阴而致慢惊者。由于长期发热，伤阴过甚，故症见神倦迷睡，抽搐微发，舌绛少苔，脉细数无力，属于阴虚阳越无制，水亏木旺，正虚邪少之象，这是内风慢惊之证，每能酿成后遗疾患。《幼幼新书》、《幼科发挥》中列举了很多后遗症，如"惊退而哑"、"惊退而筋脉不舒"、"急惊风变成痫者"、"急惊风成瘫者"、"惊风后喑不能言"。这时必须滋阴息风，补正平肝，用药如西洋参、石斛、麦冬、大白芍、怀山药、茯神、阿胶、鸡子黄，方如大小定风珠、阿胶鸡子黄汤等均非常有效，皆能润筋，皆能守神，皆能增液故也。

此外，慢惊证大多属虚、属寒，然而亦有少数患儿虚中夹以痰热，如伴有低烧，舌苔黄腻，脉数无力，口渴，胸闷气粗，心烦少寐，泛吐痰涎。慢惊本无热可言，此属脾虚之热内生，亦即慢惊中的“半阴半阳”证是也。治疗方面，在扶正的基础上应加黄连、竹茹、菖蒲、胆星等以清热化痰。

肾炎、肾病综合征

一、对肾炎和肾病综合征的认识

中医根据肾炎和肾病综合征的临床特征，认为属于水肿病的范畴。体内水湿潴留，组织间隙水分积存过量，引起头面、眼睑、四肢浮肿，甚至引起胸水、腹水，在中医统称为“水肿病”或“水气病”。

关于水湿正常运化的过程，中医认为是通过许多脏器完成的，喻嘉言在《医门法律》中说：“足太阴脾足以转输水精于上，手太阴肺足以通调水道于下，海不扬波矣。唯脾肺二脏之气，结而不行，后乃胃中之水日蓄，浸灌表里……肾司开合，肾气从阳则开，从阴则合，阴太盛则关门常合，水不通而为肿。”充分阐述了水肿的形成与肺、脾、肾三脏的功能障碍有密切关系。在正常的情况下，肺气的宣化肃降，可以通调水道，下输膀胱；脾气的升清降浊，可以津液上行濡养心肺；肾阳温化蒸动，既可扶助脾阳运化水湿，又可气化膀胱，小便通利。其中尤以脾气转输和肾气开合更为重要。如果肺气宣化、脾气运化、肾气温化的功能失调，或其中的某个环节功能发生障碍，都能导致三焦水道的阻塞，造成水湿的泛滥，而发生水肿。

水肿形成的原因如下：

（1）外邪引发：①风邪外袭，肺气不宣，皮腠失去散发水湿功能。因肺主一身之气，外合皮毛，风邪外袭，肺气不宣，则不能通调水道，下输膀胱，以至风遏水阻，风水相搏，流溢于肌肤，发为水肿，兼见尿少、蛋白尿。同时风为阳邪，阳邪亢逆，上扰清空，可以出现头晕，血压增高。②寒湿、湿热困脾，脾不健运，水湿泛溢肌肤。因气候、环境潮湿，水湿之气内侵，或素体湿盛，阻遏中阳，脾失健运，不能升清降浊，以至水湿不能下行，泛于肌肤，而成水肿。同时湿聚生痰，痰气交阻，化火上蒙，也可引起眩晕，血压升高。或疮毒内侵，湿热壅盛，或水湿之邪郁而化热，壅于肌肤之间，形成全身浮肿。或湿热之邪下注膀胱，则小便短赤，损及血络，则见血尿。

（2）内虚导致：①脾阳虚衰，健运无力，水湿内停，产生全身浮肿。因脾虚湿盛，凝闭渗道，道不得通，故邪水随气流注经络之中，则身浮肿，皮薄而光，手按成窟，举手即满。由于健运失司，清阳不升，浊阴不降，可致眩晕，血压升高。②肾阳虚，膀胱气化不利，水湿停积而成水肿。肾主一身之水，司开合，主气化，是运化人体水液的一个重要脏器。肾阳虚亏时，不仅影响了脾脏运化水湿的功能，而且由于本身不能温化水湿，失去了分清泌浊的能力，湿浊潴留，溢于肌肤而为水肿。同时肾虚则精亏，精亏则髓海（脑为髓之海）不足，上下俱虚，最易导致眩晕，血压升高。

我们认为，肺、脾、肾三脏气化功能失调是发病的内在因素，外感风邪、冒雨涉水、居住潮湿是引起人体气化失常、水道不畅的发病条件。而在肺、脾、肾三脏气化功能方面，在急性肾炎的急性水肿阶段多为阳水，主要病位在肺脾，以肺气不宣为主。至于肾病综合征，则多为阴水，病位多在脾肾，肾为主要环节，尤其到疾病后期，温补肾阳较之健脾益气更为重要。因此中医学关于水肿的病理有“其本在肾，其标在肺，其制在脾”的说法。

二、辨证治疗

（一）浮肿为主的肾炎和肾病综合征

中医的传统治法将浮肿分为阳水和阴水两种。急性肾炎多按阳水治，慢性肾炎和肾病综合征多从阴水治。

1. 阳水

（1）风水泛滥：风邪外束，肺失宣降，风遏水阻，溢于肌肤，故为浮肿，先见面部，继而四肢，全身皆肿，兼有表证，脉浮。治以宣肺利水，方用越婢汤、麻黄五皮饮。

（2）水湿浸渍：脾主四肢，水湿困脾，故水肿以四肢为主，小便不利，苔黄白而腻，脉缓，治以通阳利水，方用五皮饮合五苓散。

（3）湿热壅盛：水湿之邪化热，熏于肌肤经络之间，故遍身浮肿，润泽光亮，口渴，烦热尿黄，便干，苔黄腻，脉沉数。治以清利湿热，疏凿饮子（商陆、泽泻、赤小豆、椒目、木通、茯苓皮、大腹皮、槟榔、羌活、秦艽、生姜）或己椒苈黄丸。

2. 阴水

（1）脾阳不运：脾阳虚衰，运化无能，故水湿潴留，全身高度水肿，甚则腹水，食少便溏，面色萎黄，舌质淡。治以温阳利水，实脾饮（附子、生姜、白术、草果、厚朴、木香、草果、槟榔、茯苓、木瓜、姜、枣）合防己黄芪汤加减。

（2）肾阳衰弱：肾阳衰弱，阴盛于下，故浮肿以腰以下为重，凹陷不易起，尿少，神倦，形寒肢冷，舌淡体胖，脉沉迟。治以温肾利水，方用真武汤、济生肾气丸加减。

（3）肝肾阴虚，虚阳亢盛：浮肿反复发作，头晕，耳鸣，烦躁，舌质红，脉弦细数。治以滋阴潜阳，方用六味地黄丸加龟板、鳖甲、石决明、牡蛎等。

肾炎和肾病综合征在临床主要表现为水肿、尿的改变、高血压，但有不少病例，有发热、头痛、纳呆、恶心呕吐等症，这与感染、高血压及氮质潴留有关，所以我们改用了鱼腥草、半枝莲、白茅根、益母草、车前草、灯心草，暂名鱼腥草汤，同时在此方剂的基础上，分别运用利尿、发汗、健脾、温化、燥湿、逐水、理气、清解等法，以适应肾炎和肾病综合征不同阶段的表现。在治疗具体病人时，抓住其矛盾本身的特殊性，采取不同的方法，灵活运用，可收到预期的效果。具体用药如下：

（1）利水：如猪苓、茯苓、泽泻、生姜皮、椒目、防己、木通、葫芦瓢、大腹皮等，以退水肿，洁净府。

（2）发汗：如麻黄、浮萍、荆芥、羌活、防风、秦艽等。因风能胜湿，可以起到宣通肺气、通调水道的作用，开鬼门。

（3）健脾：如党参、黄芪、白术、山药、扁豆，补气健脾，以助运化。

（4）温化：如附子、肉桂、干姜等，温肾壮阳，以助气化。

（5）燥湿：如苍术、川朴、藿香、佩兰、木香、砂仁等，燥湿则脾健。

（6）逐水：如芫花、大戟、甘遂、商陆、葶苈子、二丑、大黄等，逐水可以消肿。

（7）理气：如陈皮、枳壳、青皮等，气行则水行，气降则水降，畅通三焦之气，有助于利水。

（8）清解：如生石膏、黄连、黄芩、黄柏、连翘、山栀、鱼腥草、半枝莲、蚤休等，热去则阳邪亢逆可解。

（二）血尿为主的肾炎和肾病综合征

中医认为这是湿热蓄结膀胱，气化不利，热伤血络之象。治疗方法大多采用清解湿热、凉血止血法。①肉眼可见尿血者，宜用小蓟饮子（小蓟、旱莲草、茅根、丹皮、栀子、生地、木通、甘草、黄柏、蒲黄、滑石）或八正散。②如血尿轻，仅在镜检时才能发现红细胞者，临床多采用鱼腥草汤合猪苓汤，加女贞子、旱莲草、大小蓟、血余炭。③血尿日久，呈虚象者，宜牛膝四物汤。

（三）蛋白尿为主的肾炎和肾病综合征

临床上蛋白尿的病人，多有浮肿，我们治疗时应按水肿治之。但也有不少病例，浮肿轻或浮肿全退，但呈现严重蛋白尿，伴见面色苍白，咳嗽，脉沉，乏力少食者，宜益气补脾，如黄芪、党参、山药、茯苓、陈皮、姜、枣，另可加用柴胡、五味子。

（四）高血压为主的肾炎和肾病综合征

1. 久病阴虚阳亢者，即肝肾阴虚，阴不敛阳，虚阳上扰，而症见头晕耳鸣，腰酸腿软，烦躁，宜滋补肝肾，潜阳降逆，六味地黄丸加珍珠母、菊花、女贞子、旱莲草、生龙牡、茺蔚子。

2. 早期血压突然上升，头胀而痛，眩晕呕吐，眼花复视，严重者可突然出现惊厥昏迷，此为风阳鸱张，所谓高血压脑病、肾性惊厥，宜平肝息风以潜阳，天麻钩藤饮加减（天麻、钩藤、石决明、川牛膝、黄芩、栀子、龙胆草、丹皮、生龙牡、夏枯草）。

（五）并发症

常见的并发症及其治疗方法如下：

1. 高血压脑病

治法见上。

2. 急性左心功能不全

是小儿时期急性肾炎较多见的并发症，也是死亡的主要原因。本病多突然发生于发病第一周内，开始有呼吸急促，心率加快，尿少，水肿加重，如病情进一步发展则有严重呼吸困难，不能平卧，咳吐粉红色泡沫痰，肺底出现水泡音，心音低弱，舒张期奔马律，心脏扩大等，如不及时抢救，可因循环衰竭而死亡。治疗可用温壮肾阳法，真武汤加用北五加皮有强心作用，另加万年青、夹竹桃叶。若兼肝大、唇紫、颈静脉怒张等瘀血现象者，可加丹参、红花、土鳖虫；如果心悸，喘咳不能平卧，面白唇青，尿少者，可合苏子降气汤；若咳喘剧烈，唇甲发紫，手足发凉者，这是心阳欲脱，血随气逆的危证，应予回阳固脱，镇纳浮阳，参附汤送服黑锡丹。

3. 急性肾功能不全

常与高血压脑病和心力衰竭同时存在，患者小便减少（少于100ml/d），头痛头晕，呕吐明显，逐渐进入昏迷，发生惊厥。

治疗方法：尿毒症前期，病人轻度疲乏，头昏头痛，食欲差，恶心，非蛋白氮增高，这是浊气上冲，可用和胃降逆法，旋覆代赭汤为主。

如果尿毒症出现，属于阳虚浊气冲逆的，根据上海中医学院的经验，可用附子与大黄，必要时用量可达15g，常获较好效果。

如果阴竭肝风内动者，宜育阴潜阳，平肝息风，方用三甲复脉汤。

总之，水毒内闭，邪犯心肝，水气上凌心肺，为三大变证。脾肾阳虚，不能运化水湿和化气行水，水湿泛滥，全身浮肿，尿少尿闭。肾为胃之关，与膀胱相表里，浊邪阻滞，邪无出路，腑气不通，上逆于胃，故恶心呕吐。秽浊之邪蒙蔽清窍，则头晕目眩，精神萎靡，甚则嗜睡，神昏。水湿内停，腑气不通，清阳不升，浊气不降为关键所在，故急当通腑降浊，以救垂危。叶天士云："上下交损，当治其中。"化湿浊、理升降为转机的枢纽。

活血化瘀药可扩张血管，改善微循环，使增生的病变软化吸收，提高机体免疫功能，抗变态反应性炎症，增加肾血流量，促使肾小管的修复。

三、治疗肾炎十法

1. 宣肺利水法

适用于急性肾炎水肿或慢性肾炎、肾病综合征之水肿兼有表证者，取上窍而利下窍，即病在下取之上。

辛温宣肺利水：麻黄、桂枝、杏仁、茅根、陈皮、茯苓皮、生姜皮、冬瓜皮、芦根、甘草。

辛凉宣肺利水：银花、连翘、板蓝根、薄荷、生石膏、滑石、桑白皮、陈皮、茅根、芦根。

2. 清热利湿法

适用于急性肾炎、紫癜性肾炎、肾病综合征肾炎型水肿。一般用五皮饮、五苓散。若浮肿，皮肤润泽发亮，伴以血尿、脉滑数、苔黄腻，用麻黄连翘赤小豆汤加减。水肿严重，体质壮实者，可用疏凿饮子，攻逐水湿时用舟车丸、十枣汤。

3. 健脾利水法

适用于肾病综合征、慢性肾炎水肿明显者，腰以下肿甚，按之凹陷，不易恢复，纳呆，便溏，面色萎黄，疲倦乏力，舌淡苔白，脉无力，用苓桂术甘汤合五皮饮、五苓散。

4. 温阳利水法

常用于肾病综合征、慢性肾炎水肿严重者，腰以下肿甚，按之凹陷不起，腰酸痛，四肢厥冷，怯寒神倦，面色灰暗，舌胖质淡，脉沉细，用实脾饮，或真武汤合五苓散加减，药用干姜、茯苓、白术、芍药、附子、泽泻、桂枝、苍术、木瓜、砂仁、党参、白蔻、厚朴、阿胶、炮姜、枳壳。

5. 活血解毒法

适用于各型肾炎水肿同时有瘀血表现者，如舌质红有瘀点，用桂枝茯苓丸，《四川中医》(1984 年第 4 期) 用丹参注射液，或用川芎注射液。热结膀胱，灼伤血络而尿血，宜活血凉血止血，方用小蓟饮子加减。紫癜性肾炎发斑、尿血，宜清热凉血，化斑解毒，方用消斑青黛饮、犀角地黄汤。

6. 调肝法

调肝法包括以下三种方法。

(1) 清肝利湿：用于急性肾炎以血压高为主者，脉弦滑，苔黄腻，龙胆泻肝汤为主。

(2) 平肝潜阳：用于肾病综合征或慢性肾炎之血压高者，表现为阴虚阳亢，用代赭石、芍药、地龙、珍珠母、紫石英、何首乌、夏枯草、龙骨、牡蛎、黄芩、甘草。

(3) 清肝解毒：适用于乙肝相关肾炎，苔黄舌红，脉弦滑有力，HAA (+)，尿蛋白 (+)，药用生地榆、地骨皮、旱莲草、珍珠母、茵陈、白花蛇舌草、木瓜、蚤休、蚕砂、黄柏、槟榔、半枝莲、龙葵、土茯苓、山楂、麦芽。

7. 滋阴补肾法

适用于急性肾炎、紫癜性肾炎恢复期，尿红细胞较多，舌红，苔黄，脉细尺弱，用六味地黄汤加旱莲草、茅根、连翘、贯众灰、棕榈炭。

8. 健脾益气法

用于各型肾炎恢复期，方如参苓白术散、香砂六君子汤。补中煎气汤加女贞子、旱莲草、金樱子、芡实补肾固涩，对消失蛋白尿有较好疗效。

9. 健脾补肾法

用于肾病综合征、慢性肾炎后期，体质虚弱，脾肾两虚者，金匮肾气丸加党参、黄芪、黄精、白术、枸杞子、菟丝子、金樱子、抽葫芦、陈皮、麦稻芽，对肾病综合征减少激素治疗量特有帮助，补肾阳药有代替激素作用。

10. 健脾滋补肝肾法

适用丁与小儿乙肝相关肾炎。舌淡体胖，有齿痕，脉细无力，尿中有蛋白、红细胞者，药用党参、黄芪、山药、白术、当归、丹参、郁金、枸杞子、何首乌、五味子、茜草等。

遗 尿

一、遗尿的形成机制

遗尿病是根据症状而命名的，其主要表现为小便自遗。说起遗尿病形成机制，必先谈一下尿液的生成。中医认为，“饮入于胃，游溢精气，上输于脾，脾气散精，上归于肺，通调水道，下输膀胱”。说明饮食经胃消化后，其中养分被吸收，由脾输送至全身各脏器，其余的便由水道下输至膀胱，然后排出体外，其中直接主管小便的是膀胱。但肾与膀胱相表里，肾是水脏，管理全身水液，肾又上连于肺，肺和肾是子母关系，且肺又主一身之气，全身水液随气化而运行，所以水分的排泄与肺、肾、膀胱三脏有密切的关系。三者之中，任何脏器发生病变，都能影响小便的排泄。如肺虚气弱，可以影响到肾和膀胱的生理功能，肾与膀胱俱虚，则不能制约其水出而不禁，形成遗尿。

二、辨证治疗

（1）肾与膀胱俱虚：遗尿，面色苍白，四肢冷，腿足酸软，大便溏薄，脉细沉无力，治当温肾壮阳固涩，用药如桑螵蛸15g，破故纸10g，怀山药12g，益智仁6g，天台乌药10g，五味子15g，白果10g，黄芪10g，生牡蛎15g，炙鸡内金10g，金樱子10g，桑椹10g，大枣5枚。

可用鸡肠散改制为丸，以作善后之治。

（2）肺气虚弱：遗尿，面色㿠白，自汗，咳嗽，小便清长而频数。治当补气为主，方如补中益气汤。药用党参10g，黄芪10g，炒白术10g，白芍10g，当归10g，炙甘草3g，陈皮6g，柴胡10g，升麻2.5g，煨姜2片，大枣5枚。

（3）惊恐遗尿：因惊则气下，宜桂枝加龙骨牡蛎汤以镇惊摄尿。

小儿痈证

一、临床特征和病因病机

痈证是感受毒邪，气血壅塞不通而致的局部脓肿性疾病。痈有外痈和内痈，内痈发于脏腑，外痈多发于肌肉之间，随处可生，发病迅速，易脓，易溃，易敛。小儿以外痈为多。

小儿外痈，多因外感六淫及局部损伤，致营卫不和，邪气壅聚，气血凝结，经络壅遏不通而成。

痈证初起局部先软无头，很快结块，表皮焮红肿胀、疼痛，逐渐扩大，高肿而硬，触之灼热，但初起也有仅肿胀、灼热、疼痛而皮色不红，到酿脓时才转红色者。轻者无全身症状，治后局部渐软而消散。重者则恶寒发热，头痛泛恶，苔色黄腻，脉多洪数。至7天左右，局部肿势扩大高突，按之中软，则已化脓，若按之应指，是脓已成。日久不作切开，能在皮肤最薄处自行破溃，流出稠厚黄白色脓液，有的夹杂着瘀结的赤紫色血块。如溃后排脓通畅，则局部肿消痛止，全身症状亦随之消失，约经10天左右收口而愈。

二、辨证治疗

痈属气血壅滞，故治疗方法宜以去其壅滞、流通气血为原则。

1. 内治法

初起尚未化脓，治宜清热散风，行气活血，可用仙方活命饮加减；若成脓迟缓，治宜托里透脓，可用透脓散加减；若溃后脓泄过多，气血受耗，治宜补益气血，可用当归补血汤加味。

2. 外治法

局部外治，初起可用如意金黄散、玉露散，以金银花露、蜂蜜或油剂调匀搽涂。脓成应切开排脓，以二宝丹药线引流，提毒去腐。收口期可掺生肌散，并以太乙膏或红油膏（九一丹、升丹以凡士林调成糊状）敷盖，以生肌收口。若溃后脓出，肿退不尽，四周坚硬，脓水稀薄，疮面新肉不生，应考虑为疮口过小，流脓不畅，以致妨碍新肉生长，宜扩创引流。

小儿疽证

一、临床特征和病因病机

疽是气血为毒邪阻滞而致的局部脓肿性疾病。其特征是初起如粟，局部不热，胀痛，易向周围扩大，溃烂后状如蜂窝，发于肌骨之间，凡皮肤厚而坚韧的地方都可发生，但多发于项后、背部、四肢。发于项背证情较重，不易透脓，内陷变证多见。发于四肢证情较轻，容易透脓，内陷变证少见。唯病证轻重、陷与不陷，尚与毒邪轻重、气血盛衰、患儿年龄等情况有关。

疽和痈不同，应予区别。痈为阳证，来势凶猛急暴，生于皮肉之间，患部红肿热痈，根脚高大，常常寒热交作，脓出稠黏；疽为阴证，来势缓慢，生于肌骨之间，患部木硬漫肿，根盘散大，初起有发热恶寒，脓出稀薄。痈易消，易溃，易敛。疽难消，难溃，难敛。痈较易治，预后良好；疽较难治，预后较差。

疽的病因，多由火毒湿热内盛，复感风热之邪，致营卫不和，气血瘀凝，经络阻隔，发为疽毒。《诸病源候论》云："疽为五脏不和所生。五脏主里，寒热不散，积聚成疽。久则热胜于寒，热气蕴结伤肉，血肉腐坏，化而为脓。"

疽证初起可有发热、恶寒等全身症状，局部由一硬结逐渐向周围扩大，形成肿块，上有疮头。继而不热，或身有微热，疮内化脓，疮头开始腐烂，形如蜂窝。如脓液畅泄，腐肉逐渐脱落，脓腐脱尽，新肉生长，则逐渐生肌收口而愈。

二、辨证治疗

1. 内治法

初起宜散风疏表，佐以行瘀活血，可用仙方活命饮，或荆防败毒散加减。如已成脓，则宜补托排脓，托毒外出，可用托里透脓汤加减。如气血虚弱，毒邪散漫，不能突起，不易穿破者，则宜大剂补气养血，托毒外出，可用当归补血汤加味。

若溃后脓少，或脓液清稀，或溃后脓出反痛，坚硬不软，或虽已成脓而根脚红肿散漫，或聚肿不红，毒气不出，或溃后收口迟缓，或疮口不敛，均属正虚邪实，营卫不和，气血不足现象。治宜托外解毒，以和气血，使毒外出，可用四妙汤加穿山甲、皂角刺、白芷等。

若见疮形平塌，根盘散漫，疮色紫滞而不红活，壮热不退，唇燥便秘，小便短赤，饮食少思，过候不脓，腐肉难化，溃出脓液清稀而带血水，舌苔黄腻质红，脉象细数，为火毒炽盛，不得外泄，阴液受伤现象，预后较差。治宜滋阴生津，清热托毒，可用竹叶黄芪汤加银花、皂角刺。如脉象微细，气短体乏，疮口不敛，纳食不甘，则为肺脾俱虚，气血两亏，正不胜邪，宜用大剂健脾益肺之药，以助生化之源，如香砂六君子汤。若兼见神昏痉厥，为疽毒邪陷于内，称疽毒内陷，属逆证，预后不良。如能处理得当，或有一线希望，可用托里透脓汤合竹叶黄芪汤加减，配服醒消丸（麝香、雄黄、乳香、没药）。

此外，尚有阴疽一证，大多疽色惨白漫肿，坚硬不痒不痛，或疮形漫肿平塌，疮色灰暗不泽，不痛或微痛，恶寒少热，自汗神疲，胃口不佳，大便溏薄，小便频数，化脓迟缓，腐肉难脱，其脓内攻，而呈空壳，虽溃而脓水臭败，舌苔薄白或微腻，为阴寒阻络，营血枯衰所致。治宜温通经络，用阳和汤加减。

2. 外治法

初起时可用冲和膏敷患处；溃脓后用桂麝散，化毒提脓；毒甚者可用九一丹；收口宜生肌玉红膏掺生肌散。

小儿疖肿

一、临床特征

小儿疖肿，简称疖。小儿最易生疖，好发于皮肤浅表，随处可生，一般多发于头面、颈项及臂臀等处。初起局部皮肤色红，继则灼热疼痛，突起无根，肿势局限，有黄白色脓头，随之疼痛增剧，自溃，流出脓水后肿痛逐渐减轻，约两三天即能收口而愈。

疖和痈不同，痈不发于头面，数目单发，局部顶高色红，表皮紧张有光，初起无脓头白点，漫肿范围较大。疖则暑天易发，多发于小儿头面，数目较多，局部灼热色赤，肿势局限，易溃易敛。

二、辨证与治疗

1. 暑疖

夏秋季节，气候炎热，或在酷热阳光下暴晒，湿热血热内郁，不得外泄，复受风热外邪，连于肌肤之间而生。体质衰弱小儿，更易发生，往往蔓延不已。其症初起局部色红，灼热，继则肿痛，呈圆形或椭圆形，少则几个，多则数十个，可遍体发生或簇生，肿势局限，2～3 天成脓，溃后脓出黄稠，经 2～3 天即能愈合。轻者仅局部肿胀疼痛，无全身症状。重者有全身不适，恶寒发烧，头晕头痛，口苦舌干，心烦背热，肢体倦怠。若患于头顶皮肉较薄之处，脓不早泄，或引流不畅，脓水积蓄，均能导致头皮窜空，并可转成蝼蛄疖。

暑疖的治疗，因风邪暑热而成者，治宜清暑解毒，可用清暑汤加鲜藿香、鲜佩兰。因湿热血热而成者，治宜苦寒清热，凉血解毒，可用黄连解毒汤加减。内服六神丸，亦有清热解毒消肿之效。金银花露味甘而带清香，是夏日治疗小儿暑疖病的一种好饮料，可代茶饮服，有散热、解毒、凉血之功，可使疖肿迅速消退，且可预防疖肿发生。

暑疖外治，初起未溃时，以千槌膏贴之，或敷以围药，如金黄散、玉露散等。溃脓后以九一丹掺太乙膏上贴之。倘疮口周围作痒，抓破津水相延成片，以青黛散麻油调涂。凡遇皮厚无头之疖，按之中软回复者，此脓腐已成，则需切开排脓。

2. 蝼蛄疖

蝼蛄疖，又名蟮拱头。多生于小儿头皮上，未破如曲蟮拱头，破后形似蝼蛄窜穴，故名。多由暑热成毒，发生暑疖，失于治疗，或因跌伤，致头皮窜穴而成。其疮大如梅李，相连三五枚，溃破脓出，其口不收，日久头皮窜空；或其疮肿势虽小但根脚坚硬，溃破出脓水而坚硬不退，疮口愈合后又复发，往往一处未愈，他处又生。此两种症状中，局部皮薄成空壳的较轻，皮厚且硬的则较重。若治疗不当，往往迁延日久，甚至有骨脱出，才能收口。治宜清热解毒，用五味消毒饮加减，大便干秘者可加大黄（后下）、玄明粉（化服）。并宜采用外治，收效较快。可先将所窜空处剪通，使无藏脓之处，用菊花水日洗一次，揩干后用九一丹置太乙膏上贴之，或用千槌膏贴之。若局部皮厚且硬，应用扩创手术，遇剪伤出血，可采用缚扎法压迫止血。

3. 发际疮

发际疮多生于项后发际肉厚而多褶纹处。因内郁湿热火毒，外受风邪，客于经络，蕴蒸肌肤，气血凝滞而成。初起其形如黍，顶白肉赤坚硬，痛如锥刺，痒如火燎，破流脓水，亦有浸淫于发内，其发反刺疮内，日久不愈，在原发疖肿处及其附近，屡次复发，缠绵不已。治宜疏散风湿，清解火毒，可用防风通圣散加减，或常吞服三黄丸，以通泄清热。

小儿疔疮

一、临床特征和病因病机

小儿疔疮，简称疔，因其疮形坚硬而根脚如钉子之状而得名。发病迅速而病情较重。疔疮发无定所，随处可生，一般以头面及四肢多见，如生于人中处名人中疔；生于口角，口不能开者，名锁口疔；生于手指各处统称指疔；生于足趾，名趾疔。疔名虽异，但病因、证治基本相同。

疔疮的病因，有因过食膏粱厚味所致者，如《素问·生气通天论》云：“膏粱之变，足生大疔。”有因中受疫毒所致者，如《医宗金鉴》云：“中蛇蛊之毒，或中疫毒、牛马猪羊之毒，或受四时不正疫气，致生是证。”此外，昆虫咬伤，竹木、鱼刺等伤，亦可诱发。

疔疮初起有粟米样小疱，形如钉状，其根较深，或痒或麻，或焮赤疼痛，后肿势逐渐增大，四周浸润明显，疼痛增剧，经5~7日，溃出脓栓，肿消痛止，即可告愈。由于疔疮发病迅速，若不及时治疗，或治疗不当，可使毒气内攻，疔疮倒陷，最易引起走黄，谓之黄走。发于手足部的，可损筋伤骨，影响活动功能，造成残废。发于颜面的，易毒气攻心，甚至危及生命。正如《外科正宗》云：“夫疔疮者，乃外科迅速之病也。”又如《外科启玄》云：“疔也，若不及早图之，恐其毒气归心，千金莫救。”

疔疮和疖肿虽是同一种类型的病证，但有区别（见表1）。

表1　疔与疖的鉴别

病名	疔	疖
病因	恣食厚味，致脏腑蕴热，火毒结聚，或外邪客于经络，蕴蒸肌肤气血凝滞	暑热之毒侵犯皮肤
发病季节	四季均可发生	夏秋季节
毒性	重	轻
部位	头部、四肢、阴毛发际	随处可生
皮色	皮色不变，周围焮赤	红赤有光
形状	如粟米有刺或水泡	有头或无头高突
硬度	坚硬根深，周围肿胀	初起硬，溃后软
症状	木痒或刺痛	热痛，脓泄即减
预后	病重毒深，易走黄，预后差	病轻毒浅，预后良好

疔和疽也有所不同。疽证初起，虽然亦有粟粒，小疱脓头，但逐渐形成多头，其范围在3～4寸以上，多发于颈项背部肌肉之间，起病也较慢。

疔疮种类繁多，轻重顺逆不一。首先应以色泽辨其轻重。色红活的为轻，暗黑的为重。次以部位推其善恶。发于头面者为凶，发于口角周围者更加危险，发于肢末者则善。再以肿势的大小定其邪毒的聚散。如顶高肿突起，毒聚易愈；漫肿无头，毒散难痊。至于疔的顺逆，一般初起如疥，形如粉刺、小疱或疙瘩，肿不散者为顺。疮肿肉不肿，周围色白，多痛少痒，作脓者为顺。已溃出脓，疮仍高肿，肉色鲜红，渐平者均为顺证。反之，初起似疔非疔，较漫色灰，四周疮根平塌，漫肿者凶。未发前先作寒热，恶心不食，出疮后如蚊迹虱斑，或青紫色，软陷无根，腐烂孔深，气粗足冷者为逆。疮形似鱼脐，顶凹灰白，软漫相兼，脉细身凉者为逆。疔疮已成，肉肿疮不肿，根脚走散，疮顶空腐，血水臭秽者为逆。如顶陷黑无脓，肿势扩散，以至头面耳项俱肿，身热增高，饮食减少，夜不安寐，大便燥结，恶心呕吐，烦躁气急，神昏谵语者，是为走黄逆证。如疔毒走窜入络，出现恶寒发热，浑身肌肉疼痛，则有并发症流注的可能，都为逆象。若疮已走散，头面耳项俱肿，烦躁脉细，痰动气喘，或日久原疮无迹，走散之处，仍复作脓，脉数唇焦，均为难治之候。

二、辨证治疗

疔疮治疗，可分三期：

1. 疔疮初期

生于头部者，初起时有粟米大黄色小疱，继如赤豆，顶凹坚硬，按其疔头，麻痒疼痛，伴以发热、恶寒、头痛、口渴、小便色赤等全身症状。生于手足者，初起形如豆粒，色紫，半含半露，硬似铁钉；或初起形似小疱，色紫，疼痛坚硬，或皮色不变，无头；或初起形似青核，紫疱，疼痛，伴以头痛、目昏、心烦、便闭等全身症状。生于阴处的，初起时形如粟米，周围肿胀，疼痛剧烈，或坚硬无头肿胀，寒热拘急，焮热肿痛，如有黑斑、紫疱，则为毒窜皮肤，渐及肌肉，往往顽硬如钉，痛彻骨髓，出现头痛、发冷、饮食不佳等全身症状。治宜清热解毒，可用五味消毒饮加减，加蟾酥丸，以助透发，忌服一切辛热发散之品，因火益其势，则逼毒内攻，也不宜过用寒凉，以防冰伏。

疔疮初起，为防止毒气内陷致疔疮走黄，宜服梅花点舌丹，并可用针将头刺破，以立马回疔丹或蟾酥条插入孔内，以桐油膏盖贴。周围用鲜野菊花捣烂敷之，以解毒消肿。如无头，可用雄麝散加金黄膏外敷，促使早期化脓。溃后换以熏丹（水银、牙硝、明矾、石膏）或九一丹，以生肌愈合。

2. 疔疮中期

为疔疮亢盛期。如果病人出现烦躁，舌强，干恶，口渴，呕吐，夜卧不安，发热，鼻扇，气急，神昏，疮形焮赤，疼痛甚剧，苔色黄腻，舌尖红赤，脉数，治宜清热解毒，急服疔毒复生汤加减，以防走黄内陷。如烦渴不止，治宜清心止渴，可服护心散加味。如疔势肿大，或肉肿疮不肿，或兼有表里两证，此时已有走黄之势，应服神授卫生汤加减，使疔势稳定，易于溃破。如见烦躁谵语，乃火毒内攻，治宜凉血解毒，可用解毒大青叶汤加减。如见手足清冷，六脉暴绝，便是毒气内闭，元气不足现象，病势危急，宜服蟾酥丸透发邪毒，继服木香流气饮加减，以行其气，使疔毒外达。

3. 疔疮晚期

多有头眩，饮食不佳，口渴，精神疲倦，或五心烦热，局部溃破，血水频流，或窜烂筋骨。如溃后余毒未尽，五心烦热，治宜清解余毒，可服人参清神汤加减。如脓淡，气虚惊悸者，治宜补托镇惊，可用内托安神散加减。如因攻伐太过，以致发渴，六脉虚大者，治宜补益中气，可用补中益气汤加减。如脾胃受损，运化不健，纳呆便溏者，治宜健脾助运，可用参苓白术散加减。如见气血两虚，新肉难生，治宜补气养血，用八珍汤加味。

4. 疔疮走黄

凡疮顶干陷无脓，肿势向四周扩散，伴有高热头痛，心烦呕恶，肢体拘急者，即为走黄先兆。若出现神昏、烦躁、谵妄、痉厥者，即为走黄，身发瘀斑乃毒入血分，多为邪实正实之证，治宜凉血解毒为主，可用犀角地黄汤合五味消毒饮。若疔陷肉肿无脓，局部皮肤硬若牛皮，刀割无血，可速用野菊花膏（野菊花浓煎去渣收膏）内服外敷，挽救危候。如肿势蔓延，头面耳项俱发肿，甚至形肿色恶，眼目中见火花，便是病势危险，治疗稍忽，往往不救。

小儿红丝疔

一、临床特征

红丝疔，因其有红丝一条向心走窜而得名。是疔疮中的重证。随处可生，但多发于四肢，头面少见。其发病原因，多由火毒而生。小儿恣食厚味，体内郁伏火热，继因感受疫毒，内外合邪，遂致手足生疔，毒流经脉，向上走窜而发。或被昆虫咬伤，皮肤破损，感受毒气，走窜而成。如疔毒走散，可累及其他脏腑，攻于心则昏迷，入于肝则痉厥，累于肺则喘嗽，窜于脾则腹胀，进于肾则目暗、手足冷。红丝疔的临床表现，先是手指或足趾生疮，继则于前臂或小腿内侧皮肤出现红丝一条或数条，并迅速向躯干方向走窜，上肢可达肘或腋部，下肢可达腘窝或胯间，或更向上蔓延，按之有硬索条状感，有压痛及烧灼感。轻者红丝较细，无全身症状，重者红丝较粗，伴有发热、恶寒、头痛、食欲不振、周身无力、苔黄脉数等全身症状。

二、辨证治疗

1. 内治法

红丝疔乃火毒之证，治宜清热解毒为主，用五味消毒饮合蟾酥丸加半枝莲、草河车。如壮热口渴者，火毒较重，可加用黄连解毒汤加淡竹叶、生石膏、生山栀、连翘；毒盛肿痛甚者，加银花、甘草、丹皮、赤芍；大便秘结者，可加用大黄、玄明粉等以攻里透毒；不易出脓者，可加用皂角刺、穿山甲；如出现走黄而见神昏谵语者，用安宫牛黄丸或紫雪丹，以清热开窍，解毒镇惊；咳吐痰血者，加川贝母、天花粉、藕节炭、鲜芦根，以清热止血，豁痰止咳；喘咳者用鲜竹沥加生姜汁一二滴炖服；大便溏泄者，可加银花炭、黄芩炭、地榆炭以清热收敛而止泻；呕吐者加竹茹以清热止呕；阴液损伤，舌干无津者，可加鲜生地、鲜石斛、黑元参、麦冬以养阴生津而清热；风动惊厥者，可用羚羊角、钩藤、生龙齿以凉肝镇痉。

2. 外治法

可配合外治，局部以刀针沿红丝走行路线，寸寸挑断，用拇食二指微捏针孔周围皮肤，微令出血，以玉露膏（玉露散以凡士林调匀成膏）或金黄膏（金黄散以凡士林调匀成膏）上渗八将丹外敷。溃脓后以二宝丹或九一丹，掺于疮面，提脓拔毒。脓尽新生，掺生肌散以太乙膏或红油膏（九一丹、升丹以凡士林调匀成膏）盖贴，生肌收口。

小儿丹毒

一、临床特征和病因病机

小儿丹毒，又名天火、赤游丹毒、赤游风、丹毒游风。以其皮肤红赤，状如涂丹，形如云片，边界清楚而定名。《幼幼集成》云：“小儿赤游丹毒……或起于手足，或发于头面胸背，游移上下，其热如火，痛不可言，赤如丹砂，故名丹毒。”由于丹毒所发部位的不同其定名亦异。如生于头面者名抱头火丹，生于腰胁者名缠腰火丹，生于腿膝者名腿游风，发于身而游走不定者名赤游丹或赤游风。

小儿丹毒的病因，有由于内蕴热毒之邪，搏于血分，蒸发于肌者。如《幼幼集成》云："小儿赤游丹者，皆由心火内壅，热与血搏。"有因内有积热，外受风热毒邪，乘隙侵入经脉，随气血游走，外发于肌表者。如《小儿卫生总微论方》云："小儿赤游肿痛者，内有积热熏发于外，外被风毒所干，内外相乘，搏于气血。"有由于护理不善，皮肤损伤而引起者。初起见肌肤肿硬，红赤如丹。风性喜动，善行而数变，故游走无常，遍及全身。如热毒过盛，邪热入营，毒传心包，内扰神明，可引起高热、神昏、抽搐等肝风内动证候。《外科正宗》云："赤游风……先发身热，啼叫，惊搐。次生红肿光亮，发热，瞬息游走，发无定处……起于胸腹流入四肢者轻，起于四肢流入胸腹者重。"丹毒能由里出表，也可由表攻里。毒轻者丹发则轻，毒重者丹发亦剧，变化急骤，如治不及时，或有并发症者，也可产生严重后果。

二、辨证治疗

1. 丹毒轻证

一般发热不高，丹块皮红，移行不显著，饮食、二便如常。治宜疏风活血，清热解毒，可用荆翘败毒饮（荆芥、连翘、羌活、独活、前胡、柴胡、桔梗、川芎、枳壳、茯苓、甘草、生姜、大枣）加减以清外凉内。外治可用金黄散适量，大青叶煎水调敷患处，以清热解毒，消肿止痛。

2. 丹毒重证

高热烦躁，丹色红赤，形如出血，游行迅速，隐没无常，灼热疼痛。治宜清火解毒，凉血活血，可用犀角解毒散（犀角、牛蒡子、荆芥、防风、连翘、赤芍、甘草、黄连、生地、金银花、灯心草）加减。若二便不通，腹部胀满者，治宜通闭解毒，可用王氏蓝叶散（大青叶、黄芩、犀角、大黄、柴胡、山栀、升麻、石膏、甘草）加减，以通腑消胀，使热毒之邪从内而泄。

3. 丹毒攻心

高热不退，皮肤焮红疼痛，唇焦口干，烦躁不安，神昏抽搐，治宜凉血解毒，开窍息风，可用清瘟败毒饮或神犀丹加减。

小儿流注

一、临床特征和病因病机

流注是发无固定部位，除头面部、前后二阴及腕踝远侧端以外，任何地方都可发生的病证。古代医家多数认为："流者，行也，注者，住也。行者由其自然，住者由于瘀塞。”可见流注是一种邪气阻滞，流走无定的疾患。因无穴位可以定名，故称流注。

流注的临床特点，是局部皮色如常，漫肿疼痛，发无定处，一般多发于肌肉深处，往往此处未愈，而他处又起。流注为邪气阻滞，流走多发，脓成易于外溃，和阴疽有所不同。阴疽为气血凝滞，寒多热少，迁延日久，损伤筋骨。但流注日久体虚，如过服寒凉，毒邪凝结，亦能变为阴疽。

小儿流注的发生，主要是由于风寒客热，或暑湿交蒸，或跌仆损伤，瘀血阻滞，内不得入于脏腑，外不得越于皮毛，行于营卫之间，阻于肌肉之内，发于周身数处而成。尚有先患疔疮，毒气走散，流于经络而发者，谓余毒流注。

二、辨证治疗

（一）内治法

1. 暑湿流注

初起多有恶寒发热，周身关节疼痛，继则四肢或躯干发现一处或数处按之疼痛，或稍呈漫肿者，即为本证。如邪盛热重，则易于流窜，往往此处未愈，他处又起，多至数十处，但亦有始终仅发一处者。如表邪不著，而身热不已，热势多重于夜间，伴见头胀胸闷，苔白口腻，渴不多饮，脉象濡数者，此即暑湿交蒸之证候。如治疗后寒热渐退，患处肿势疼痛渐轻，有消散可能。否则，两周左右蒸腐变脓，溃破邪从脓泄后热退，元气自复，约两周左右脓尽收口。倘溃久不敛，脓水淋漓，身体消瘦，面目无华，身热绵绵，脉象虚数者，为正虚邪恋，病情比较严重，但处理得当，预后仍良好。

暑湿流注的治则是祛其壅滞，使之流行通畅。初期着重于内消，具有寒热表证者，治宜发汗消散，用万灵丹加减。若表证已解，出现暑湿证候，治宜清暑化湿，和营通络，可用大豆卷、鲜藿香、佩兰叶、六一散、生苡仁、炒牛蒡子、荆芥、连翘、陈皮、赤芍、赤苓、紫花地丁、野桑枝、炒山栀等，加醒消丸（雄黄、麝香、乳香、没药）。如湿重胸闷，泛恶，遍体骨节疼痛者，治宜芳香化浊，可用藿香正气散加桑枝、秦艽、防己等。经治疗后如不消散而成脓者，则需开刀排脓，以泄其毒。

如成脓后，体质虚弱者，治宜透脓托毒，用托里大补汤（人参、黄芪、甘草、当归、川芎、白芷、防风、厚朴、桔梗、桂心）加皂角刺、炮山甲，并服小金丹，以杜绝流走。

一般溃后不宜概用补托，以防邪留不去，走窜不定。确系气血两虚者，可双补气血，用八珍汤加减。如溃久不敛，流脓稀薄，无生肌收口之力，治宜大补气血，可用十全大补汤加减。如疮口干涸，精神疲倦，为气阴两虚，治宜益气调血，可用人参养荣汤加天花粉、麦冬益气养血以生津。

2. 瘀血流注

瘀血流注由于跌仆损伤，瘀血停留，流注经脉而成。初起时一般无全身症状，少数有寒热，痛处肿而成块，皮色微红，或呈青紫，按之稍觉微热。瘀血流注消散者少，成脓者多。治宜化瘀通络，消肿止痛，可用活血散瘀汤或复元活血汤加减。

3. 余毒流注

余毒流注又名疔毒流注。大多于疔疮将愈或未愈之时，在四肢或躯干出现肿痛，伴身热、口渴、脉数等症，为余毒流注。若热甚毒盛者，亦可出现神昏谵语等邪入心营之象，为病情严重之证。疔毒入络所成流注，治宜清热解毒，选用紫花地丁、连翘、银花、川连、黄芩、丹皮、山栀、赤芍、赤苓、鲜生地、丝瓜络、野桑枝之类。如欲透脓者，可加炮甲片、皂角刺；若见烦躁、壮热、神昏者，宜加安宫牛黄丸或紫雪丹以解毒清心。

（二）外治法

初起肿而无块者，可敷玉露散、金黄散；肿而有块者用太乙膏加红灵丹（雄黄、乳香、煅月石、青礞石、没药、冰片、火硝、朱砂、麝香）盖贴。溃脓后用九一丹或二宝丹药线引流，太乙膏盖贴。收口用生肌散，太乙膏或红油膏（九一丹、升丹以凡士林调匀成膏）盖贴。

小儿瘰疬

一、临床特征和病因病机

小儿瘰疬，又称疬核、痰核，是颈腋部出现肿块大如核的一种病证，多为两侧性。一旦瘰疬发生，不易消散，如化脓破溃又较难收口，常形成窦道，名为鼠瘘。《灵枢》云：“鼠瘘之本，皆在于脏，其末上出于颈腋之间。”每久而难愈。

瘰疬发生原因，《幼幼集成》云：“小儿瘰疬，由肝胆二经风热血燥而成。盖二经常多气少血，倘怒则肝火动而血热，肾阴虚则不生津而血燥，燥则筋病，累累然结若贯珠。”故瘰疬的生成，一是由于肝经愤郁，郁而化火，火热灼津，炼液成痰，痰有热则肿，气遇痰则凝，痰凝气结，经久不散，颈腋为肝胆经所过之处，故结肿不消，大如果核。二是由于素体虚弱，聚湿为痰，或肾阴亏损，阴虚火动，炼液成痰，痰凝于筋，则结成肿核。可见瘰疬的病位在筋，病理变化和气结痰凝有关。病久痰热熏蒸，可以化脓溃烂，脓水淋漓，最易伤阴，气血耗损，病久可出现虚羸证象。

本病发展缓慢。好发于颈部两侧，肿大如核，少则一个，多则成串，成串的瘰疬称连珠串疬。初起可活动，质硬，无压痛或有轻微胀痛，皮肤不红不热，一般无全身症状。如病情进一步发展，则局部红热而痛，肿结推之不移，可出现低烧等症而转为痨病。如《疡科心得集》云：“其候多生于耳前后，连及颈项，下至缺盆及胸胁之间。其证初起如豆粒，渐如梅李核，或一粒，或三五粒，按之则动而微痛，不甚热，久之……颈项强痛，或午后微热，或夜间口干，饮食少思，四肢倦怠，或坚而不溃，或溃而不合，皆由气血不足，故往往变为痨瘵。”

二、辨证治疗

（一）内治法

早期仅局部肿核坚实，皮肤不红不热者，为痰凝气结，筋脉瘀滞，治宜疏肝散结，豁痰软坚，可用散肿溃坚汤（黄芩、知母、黄柏、龙胆草、花粉、桔梗、昆布、柴胡、升麻、连翘、甘草、三棱、莪术、葛根、归尾、芍药、黄连）加减；肝火偏旺，舌苔黄而质红，脉象弦数者，治宜清肝解郁，化痰散结，可用柴胡清肝汤加减；如阴虚火旺，出现低烧，颧红，手足心热，不论已溃未溃，已脓未脓者，均宜滋阴降火，可用知柏地黄丸或清骨散加减；偏阴血虚者，症见夜寐盗汗，口干，腰膝酸软等，治宜养血益阴，化痰软坚，可用四物汤加牡蛎、大贝母等。

如日久气血耗损，症见形体消瘦，少气懒言，语低自汗，面色苍白，心悸气短，脉象细弱者，治宜气血双补，可用十全大补汤或香贝养荣汤加减。

瘰疬一病，不宜长期使用攻消之法，以免耗损正气，尤其病久体虚，更应益气养荣，调而治之，其疮自消。如《疡科心得集》云：“若不评脉证虚实之异，而概用追蚀攻下及行气散血之药……以致气血日损，必为败证矣。”

（二）外治法

未溃之时，可用阳和解凝膏、消核膏敷患处。已溃者，可用五五丹（熟石膏、升丹）、雄黄膏、红升丹去腐排脓，外敷藤黄膏（藤黄末、五味子末以凡士林调匀成膏）。腐肉已净，可用生肌散收功。治疗瘰疬，尚有截根疗法、拔核疗法及火针疗法，可根据具体病情适当选用。

1. 截根疗法

适应于瘰疬早期未化脓者。即在背部第八、九、十胸椎两侧旁开1寸或2寸的位置上，或在膈俞、胆俞、肝俞的位置上，消毒局麻后，用刀切开皮肤0.5cm，深达皮下脂肪，再用针尖挑断组织纤维，不加缝合，待其自愈。每周做1次切根，轮流切断，轻者6～8次，重者10次。

2. 拔核疗法

又称腐蚀疗法。适用于个别孤立难消的肿核。如肿核多而成串，互相粘连者则不宜使用。其法在局部用具有强烈腐蚀作用的中药，使瘰疬坏死，拔出腐肉，然后用生肌散收口。此法疗程短，疗效好，但局部疼痛剧烈，愈合后留下较大疤痕。

3. 火针疗法

适应于早期可活动的肿核，粘连及化脓者则无效。其法在局部消毒后，将肿核捏起，用烧红的毫针，从肿核的一侧穿刺至另一侧，随即拔出，再用敷料覆盖。

小 儿 湿 疹

一、临床特征和病因病机

小儿湿疹，又名婴儿湿疹。其主要特征是皮肤表面出现细粒红疹，奇痒流水，反复发作，蔓延迅速，任何部位都可发生。发于面部的湿疹，称为胎疹疮、奶癣、胎癣；发于鼻孔口部的湿疹，称为鼻䘌疮；发于耳部的湿疹，称为旋耳风；发于阴囊部的湿疹，称为肾囊风；发于四肢弯曲处的湿疹，称为四弯风。小儿湿疹以面部为多。

本病发生的原因，多由禀受胎毒及外感风湿所致。《证治准绳》云："胎毒疮疥，因禀胎热，或娠母饮食之毒、七情之火。"说明孕妇怀孕期间，多食辛辣、炙煿、醇酒等刺激物，或七情之火，均可遗热于胎儿而发生湿疹。《诸病源候论》云："癣病由风邪侵入皮间，变成瘾疹，并予儿饮乳，乳汁渍污儿面而生。"说明风邪侵袭腠理，气血壅滞与湿相搏，湿热浸淫肌肤，亦成湿疹。此外，病久耗血，血虚生燥生风，肌肤失养也可形成。小儿湿疹，发病多在出生后1～3月，大都为肥胖婴儿。临床分湿性湿疹和燥热湿疹两类。

二、辨证治疗

1. 湿性湿疹

多有水液及脓性渗出，皮肤起粟，瘙痒难忍，黄水浸淫。重者可融合成片，延及全身，有腥气，皮肤火热色红，有的红晕成片，游走状如火丹，睡卧不安。治宜清热解毒化湿，可用五福化毒丹加减。上部偏多，加桑叶、菊花；中部偏多，加龙胆草、山栀；下部偏多，加车前子、萆薢；大便秘结，加生大黄。待脂水逐渐减少，肤红转淡，便可日趋痊愈。

外治：可用20%黄连软膏外涂。如皮肤破烂，流汁水者，可先用黄柏末干敷患处，痒甚者加枯矾末，待汁水已少，再以上膏涂之。初生儿皮肤娇嫩，不宜用刺激性大的药品，可用煮熟鸡蛋黄熬油外擦，每日3～4次，最为适宜。面部湿疹，颜色殷红，不流汁水，可用10%黄连水外搽，解毒止痒。

2. 燥热湿疹

皮肤干燥，甲错，肉色娇红，神情烦躁，大便干秘，治宜养血疏风，清热利湿，可用四物汤加减。如病久风湿蕴郁成毒，剧烈瘙痒者，则应佐以祛毒止痒，加蝉蜕、地肤子、白蒺藜、钩藤等药。

小儿冻疮

一、临床特征和病因病机

小儿因皮肤受冻而生疮，故名冻疮。寒冬季节，肌肤受严寒侵袭而发生冻疮，一般多发于手足及耳轮和耳垂，以儿童较多见。冻疮与冻伤不同。冻伤是由于长时间寒冷刺激所致，多发生于野外或旅途中遇严寒天气，或冬天落水受强烈寒冷的袭击，开始有寒战、全身无力、头目眩晕、呼吸困难等症状，进而肌肉运动失灵，神志昏迷晕倒，如不急救，就会死亡。因此，冻疮较轻，冻伤则重。

冻疮的发生，除因皮肤、肌肉受严寒影响外，病后或平素气血衰弱之儿，或暴冻着热，或暴热着冻，或少活动之儿，气血凝滞，均易发生冻疮。冻疮初起自觉患处或痒或痛，后起肿胀，皮肤呈暗红色，继则渐转紫色，如出现紫血疱则将腐烂，溃后流脓，疼痛增剧，收口缓慢，往往经数月待气候转温才能痊愈。若皮肤结块，色红而肿，得温反觉痒热微痛，此系冻疮初起，其证尚轻，大多可消退。若皮肤僵硬开裂，或皮肤呈青紫色，此系受冻时久，每致溃烂。若皮肤青黑呈坏死现象，肢体知觉全失，此系严重冻疮证候，易损筋骨。若暴冻即着热，或进温暖之室，或用火烘汤烫，亦易溃烂。

二、辨证治疗

小儿冻疮轻证，仅局部皮肤发痒，得温后微痛者，一般不需服药。若气血衰弱之儿，治宜益气活血，可用人参养荣汤加醇酒服之。冻疮重证，局部肿胀结块，皮肤紫暗，疼痛剧烈，甚则腐烂者，治宜活血消肿，散结止痛，可用当归四逆汤加减。冻疮外治法，初起用软布垫患处，时常揉搓，或用生姜片外擦，使气血流通，不致停留结块腐溃。或用棉花及绒布包好以保暖，或用温水频洗，亦可用冻疮外洗方（当归、赤芍、桂枝、细辛、生姜）频洗，使手足觉热，僵木处灵活则已。洗后可用冻疮膏药（荆芥、防已、川白蜡、黄蜜蜡、白芷、白及、麻油）外贴。未溃之前，可用红灵酒（当归、红花、花椒、肉桂、细辛、樟脑、干姜、酒精）或姜汁、辣椒汁涂搽，使气血流行通畅。溃烂后可用冻疮溃烂方（川白蜡、麻油、新鲜萝卜）涂搽。

三、预防

预防冻疮发生的方法，主要是随时注意保暖，务使气血流通。预防复发的方法，可在大暑时，用独胜膏敷擦，或用生姜轻轻摩擦患处，擦后局部生一水疱，用针挑破，流出水液后，患处肌肉即转柔和，以后可能不再发生冻疮。

小儿水火烫伤

一、病因病机

水火烫伤，又名烫伤，是由沸水所烫或烈火所灼而致的一种常见外伤病证。病情可轻可重，轻者可迅速告愈，重者则火毒攻里，危及生命。小儿年幼无知，调护稍忽，每易发生。

水火烫伤的病理变化，主要是热胜则肉腐。沸水和烈火热度很高，致皮肉腐烂成疮。临床应辨别轻重，一般水烫较轻，火灼较重；伤皮肤者轻，伤肌肉筋骨重者；伤四肢者轻，伤头身者重；面积小的为轻，面积大的为重；无全身症状者轻，有全身病状者重；体强者轻，体弱者重；儿童者轻，婴幼儿则重。

二、辨证治疗

1. 烫伤轻证

伤区较小，浅在皮表，仅皮肤潮红疼痛，或逐渐起发水疱，若脱去表皮，露出红肉，渐干而愈，无全身症状出现，不经治疗，即可自愈。

2. 烫伤重证

伤区较广，深在肌肉或筋骨，伤后立刻起发水疱，若脱去表皮，露出灰白或暗红肉色，表示肌肉已经受伤。更甚者，水烫则皮塌肉烂，火灼则皮焦肉卷，继而流汁溢脓，臭腐难脱，疼痛剧烈。治宜清火解毒养阴为主，可用黄连解毒汤、银花甘草汤（金银花、甘草）或犀角地黄汤加减。配合外治法，用2%黄连水、2%黄柏水或银花甘草汤稍温淋洗，使疮面清洁。水疱大者用消毒三棱针从根部刺破，去其毒水，小者不必刺破。创面初期采用暴露疗法，后期可以包扎。初期用清凉膏外搽，或用地榆末，或地榆、大黄末各等分，研匀，麻油调敷，或用鸡蛋清加冰片少许以4%～5%蜂蜜调搽。中期用生肌玉红膏、黄连膏或红油膏（九一丹、升丹以凡士林调膏）上撒九一丹敷治。后期用上述药膏或生肌白玉膏（尿浸石膏、制炉甘石、麻黄以凡士林调膏）上撒生肌散、三石散（炉甘石、熟石膏、赤石脂研末）等敷之。尚可用黄连油涂敷创面，或用外敷方（鸡蛋清、黄柏末、黄连末、冰片调匀）亦可。灼伤后遗症的疤痕疙瘩，可用黑布膏药烘热后敷贴患处。

3. 严重烫伤

火毒之气炽盛，由肌肤表面影响内脏，使体内阴阳失去平衡而产生全身症状，甚至危及生命。可分为以下几型进行辨证治疗

（1）火毒传肺：除局部表现严重烫伤外，兼见气粗喘息，咳吐痰血，痰黏不畅，

或喉中痰鸣，鼻翼扇动，或小便闭塞不通等症。治宜清火解毒养阴，佐以清肺降气，可用黄连解毒汤加生石膏、知母、桑白皮。痰多加川贝母、天竺黄、竹沥；咳吐痰血鼻扇者，加鲜沙参、白茅根、芦根等。

（2）火毒传肝：除局部表现严重烫伤外，兼见痉挛动风，头摇，目窜直视，或黄疸等症。治宜清火解毒养阴，佐以平肝息风，可用犀角地黄汤加羚羊角粉、钩藤、生龙齿、生石决明。出现黄疸者，加茵陈、黄柏、制大黄、山栀。

（3）火毒传脾：除局部表现严重烫伤外，兼见腹胀便结，或便溏臭黏，次数频多，恶心呕吐，不思饮食，舌苔厚腻，或舌光如镜，口舌生糜，嗳腐气逆，便血呕血等症。治宜清火解毒养阴，佐以清泄脾胃，可用银花甘草汤加大黄、黄芩。嗳腐气逆者，加枳实、竹茹、陈皮；便血者加地榆炭、槐花炭；呕血者加侧柏炭、白茅根。

（4）火毒传心：除局部表现严重烫伤外，兼见口舌生疮，烦躁不宁，或憎寒壮热，舌尖红绛有刺，小便刺痛不爽，甚则神昏谵语，舌短缩而卷等症。治宜清火解毒养阴，佐以涤痰开窍，可用黄连解毒汤加细木通、生地、石斛、淡竹叶、野蔷薇、车前子。神昏谵语者，用犀角地黄汤、牛黄清心丸或至宝丹以清心开窍。

（5）火毒传肾：除局部表现严重烫伤外，兼见尿闭，尿血，浮肿，喘息等症。治宜清火解毒养阴，佐以利水滋肾，用银花甘草汤加淡竹叶、赤猪苓、蝼蛄、琥珀末、黄柏、知母。尿血者加大小蓟炭、黄柏炭、生龟板、蒲黄炭以止血；出现气喘而急者，可加磁石、天冬、麦冬、五味子等以纳气滋肾。

（6）火毒伤阴：火毒既盛，最易伤阴，出现壮热，烦躁，口干，大便闭结，小便短少，舌质红绛而干，舌苔黄糙而腻，或焦干而裂，或舌光无苔，脉洪大弦数，或细弦而数。治宜清火解毒，养阴生津，用犀角地黄汤加鲜石斛、麦冬、西洋参。神志清醒者，可去犀角。

（7）烫伤虚脱：严重烫伤，可阴损及阳，除见伤阴症状外，兼见神萎气怯，气息低促，身热反而不高，嗜卧，或指尖发凉，四肢及舌体震颤，舌质转淡，脉虚大无力，重按无根或微细，甚至自汗，肢厥，面色苍白，发生虚脱。治当温阳固脱，用参附汤加减以急救。

以上各种症状，可单独出现，也可并见，或依次传变。治疗水火烫伤，务使二便通利，则热毒易解。因严重水火烫伤，虚脱固能致死，尿闭亦可命亡。临床治疗实证者用竹叶、滑石、赤苓；虚证者用沙参、芦根；大便秘结者用生大黄，以保持二便通畅。水火烫伤禁用冷水、黄泥涂敷伤处，恐其热伏于内，寒凝于外，皮肉臭烂，引起神昏便闭，抬肩气喘，则危亡立见。故《外科正宗》云：“凡水火之气，当分其势而利导之，一切不可用冷水洗淋，凉药涂敷，因热毒遇冷，会深入骨髓，设令寒凉一逼，火毒归心，杀人更速。”

水火烫伤后期，火毒渐退，伤处腐肉尽脱，新肉生长缓慢，皮不易长，神疲，不思纳食，脉细虚数，苔白质淡者，则属气血两虚，可用八珍汤加减，以作善后调理。

小儿抽搐

一、临床特征和病因病机

小儿抽搐，又名发痉、发搐，俗称小儿抽风。凡因风而引起的四肢抽搐，颈项强直，甚至角弓反张，或意识障碍，统谓之抽搐，亦称抽风，为儿科常见危急证候之一。以1~4岁的小儿最为多见，7岁以上则逐渐减少，年龄愈小，发病率越高，往往凶吉反掌，变生瞬息，迅即夺去小儿宝贵的生命。有些患儿，纵即侥幸获生，每后遗癫痫、瘫痪、失语、痴呆等症。

小儿抽搐的发生，乃由于风。风有外风和内风的区别。外风由外感六淫之邪引起。小儿纯阳，六气多从火化。如当春夏之交，寒暖不调，风邪侵于肌表后，郁而化热。盖风为阳邪，化热最速，小儿质薄娇柔，既不堪时邪之稽留，又难耐高热之燔灼，以致一时热甚风生而抽搐。又如盛夏酷暑，感受暑热之邪，归心化火，心火炽盛，热极生风，也能形成抽搐。内风有因饮食积滞而致者，由于饮食不节，以致脾失健运，饮食郁结胃肠，生痰化热，痰热壅闭，窍道不通，因而陡然惊搐、抽掣；有因暴受惊恐而致者，由于婴儿元气未充，精神怯弱，偶见异物，或偶闻异声，突受各种外来强烈刺激，因过度惊恐，而致神散气乱，精神失守，猝然惊厥抽搐；有因久病伤阴而致者，由于温邪留恋，正气渐伤，热灼津液，血不荣筋，以致真阴销铄，水不涵木，肝阳亢动，虚风内作，筋脉拘急，手足抽掣；有因气血虚弱而致者，由于小儿先天不足，加以饮食调摄失当，以致营养不良，脾胃困惫，气血大虚，内风陡起，也能出现震颤抽搐。故前人有云："小儿纯阳之体，真阴未充，柔不济刚，故肝邪易动，化生风火，风热相搏，则为痉，为掉眩、反张、搐搦、强直之候。"

小儿抽搐，由于形成因素不同，临床表现也不一致。有些病例表现为壮热不已，眼睛直视，唇口嘬动，牙关紧闭，痰鸣气促，颈项强直，角弓反张，瞳孔散大或缩小，四肢搐搦颤动，阵阵发作或持续不已。另有一些病例，则又表现为面色苍白，嗜卧无神，睡则露睛，抽搐无力，时作时止，或昏睡瘛疭，头目动摇，或微热肢冷，或无热痉厥。临床要注意发病的季节，病期长短，抽搐部位和动作，是否强直或震颤，拘挛或瘛疭，躁动或蠕动，以辨别外风和内风。

二、辨证治疗

1. 外风发搐

多见于外感热病的初期。临床多见发热无汗，呕吐乳食，较大儿童有头痛，恶寒，颈项强直，拘挛，神情烦躁，舌苔薄白，脉多浮紧或浮数。多系冬春感受风邪，或夏月受暑风所致。上呼吸道感染、脑脊髓膜炎、脑膜炎以及中毒性肺炎等病所致的惊厥抽搐，多属此证范畴。外风发搐，来势较急，病在肌表，治宜疏风镇静，可用大青膏、五粒回春丹。如发热恶寒，有汗，脉象浮缓者，可去荆芥，加白芍；伴有烦闷而呕吐频发作者，可加玉枢丹；如舌质红，咽红，或两目红赤者，属外风化火，可加龙胆草、生石决明、银花、连翘、菊花以平肝清热；夏令因受暑热动风者，可去葛根、防风，加用藿香、佩兰、鲜荷叶、菖蒲、川郁金以芳香化浊；疟疾发搐者，称为脾风，可加青蒿以截疟清热。

2. 内风发搐

病情较为复杂，有外风化火入里者，有邪热直窜肝经者，或因其他疾病转变而来。一般外风指邪在表，内风指邪在里。由于风性善行而数变，故外风为时短暂，易于化火，由表入里。但也有病邪来时过猛，内陷厥阴，可即时出现肝风者。也有由于病久，正气日虚，转变为虚风者。或因邪恋经络，迁延不愈而成内风发搐。

（1）热极生风：常见于病的中期，多伴有高热，热高则搐甚，神志不清，舌绛而干，脉象弦滑。此系邪窜肝经，治宜清热息风，清心开窍，可用羚角钩藤汤或紫雪散加减。如大便秘结，肠中有燥屎者，可加大黄、玄明粉，以通腑泄热；如壮热口渴，脉洪大，烦躁明显者，可用白虎汤加山栀、黄连、钩藤、菊花等，以清热除烦，息风镇惊。

（2）阴虚生风：常见于病的后期，临床表现多为抽搐无力，手足震颤，伴以低热，精神委顿。如因热久伤津，病涉少阴，水不涵木，筋脉失养者，则多舌红少津甚至舌光如镜，脉象细数，治宜滋阴息风，可用大定风珠加减，或三甲复脉汤化裁。如舌干津少，阴伤明显者，可加元参、石斛以甘寒生津；如面色萎黄，舌淡而胖，血虚明显得，可加当归、紫丹参，以养血补血。

（3）脾虚生风：吐泻过久，脾虚肝亢，则多见面色青黄，囟门和目眶低陷，肌肤松弛，便稀尿少，口鼻气冷，唇舌薄红而干，脉沉细缓无力。治宜补土抑木，可用异功散加钩藤、炒白芍、菊花。如面色苍白，精神委顿，气虚明显者，可加黄芪、黄精；如面色苍白，睡中露睛，四肢厥冷，小便清长，苔白舌淡，脉沉细如丝，按之乏力，阳虚明显者，可加熟附子、炮姜，以温阳救逆。

（4）久病发搐：多见于久病迁延，余邪未除；或证重药轻，邪热羁留，络道痹阻；或患者正气不足，抗邪力量薄弱，虽经治疗而邪仍羁留于经络；或邪恋血分而难净，或者正气虽强而病邪严重，以致脏腑经络受损，不易恢复，故而虚风内动，出现久病发搐。治疗方法，除伤阴风动者宜用三甲复脉汤加减外，均宜从气血两补着手。故当病期较长，身热起伏，面色妆红，形瘦肉脱，舌质淡红，呈现营养不良的抽搐、昏迷者，治宜两补气血，可用可保立苏汤加减。抽搐者加钩藤以息风，其他一切搜风剔邪之品，均须忌用。

小儿昏迷

一、临床特征和病因病机

小儿昏迷，亦称“闭证”，是指小儿意识丧失，神志不清而言，为临床四大危急证候—抽、闭、厥、脱之一。

小儿昏迷在很多疾病中均能出现，如小儿急惊风在惊搐抽掣，牙关紧闭，颈项强直，角弓反张时，常伴昏迷症状；小儿湿温病，由于湿热熏蒸胸中，在透发白痦期间，亦常出现昏迷；小儿瘴疟在发作时，也极易出现昏迷；小儿中恶，往往猝然闷倒，昏不知人；小儿痫病，亦常发生昏倒，伴以口流涎沫。可见小儿外感和内伤疾患，均常出现昏迷。外感病出现昏迷，一般多从传变而来；内伤杂病，出现昏迷，多为突然发作。

小儿昏迷的原因，多由邪阻清窍，神明被蒙所致，特别是与热、痰、湿之邪闭阻心包有关。心包为心之外卫，神明出入之所，热邪内陷则窍机闭堵，痰火鼓动则上扰神明，湿浊内蒙则清窍闭塞，均能出现昏迷。因此，临床如见烦躁不安，谵语目闭，常为昏迷之先兆，是病情危重的标志，必须高度重视，及时采取措施。

二、辨证治疗

1. 热闭昏迷

感受温热病邪，内传心包，或吸受夏令暑邪，“暑喜归心”，最易内闭，出现神昏谵语，甚或昏沉不语，不知人事，伴见高热面赤，气粗不平，舌质红绛，脉象细数。治宜清热解毒，芳香开窍，可用清营汤加至宝丹。如窍闭不开者，可加菖蒲、远志、郁金。如高热，神烦不安者，用清宫汤、安宫牛黄丸。针灸可取少商、中冲、间使、大椎、涌泉、解溪，针刺20分钟。

2. 痰闭昏迷

痰火上扰清窍，神明无主，致神昏狂乱，窍闭不开，意识丧失。既可在温热病中出现，在内伤杂病和癫、狂、痫中亦属常见。其症神昏烦躁，时有谵语，高热不退，日晡更剧，痰多，脉滑，舌苔黄糙或黑，甚则腹胀便秘。治宜清火豁痰，通闭开窍，可用温胆汤合清宫汤加菖蒲。如腹胀便秘者，可用礞石滚痰丸加丹参、远志、菖蒲、郁金以清火涤痰，通窍开闭。针灸可取合谷、内关、尺泽、丰隆、肺俞，用强刺激手法针刺15分钟。

3. 湿闭昏迷

湿浊内蒙，阳邪被抑，清窍闭塞，多呈神昏不语，有时昏睡，一般昏迷程度较浅，为似清似昧，或时清时昧，发热大多不高，烦躁不甚，面带垢滞，呼吸有鼾声，舌苔白腻或灰厚而润，为湿浊蒙蔽心窍，治宜芳香开窍，先用苏合香丸以通窍启闭，然后用菖蒲郁金汤加藿香、佩兰以芳香辟秽。如伴恶心呕吐者，可用辟瘟丹或玉枢丹加竹茹、枳壳、橘皮、郁金、半夏以豁痰开窍，行气止呕。针灸可取人中、印堂、合谷、足三里、间使、神门等穴，针刺20分钟后加灸。

4. 昏迷外脱

昏迷为心包功能失灵，神气失守，实邪内闭之证。一旦正不胜邪，则邪盛正衰，即可在实邪内闭的同时，伴见虚脱现象，为昏迷外脱，亦称内闭外脱。症见神昏窍闭，面色灰白，呼吸气浅，肢冷汗出，脉细而数，治宜开闭固脱并进。开闭可参照热闭昏迷、痰闭昏迷、湿闭昏迷三证的治法。固脱则应根据病情，区分阴脱和阳脱。阴脱者脉多细数，口干舌红，治宜气阴两补，可用生脉散加味。若阴损及阳，出现阳脱，脉细汗出，肢厥者，宜用参附龙牡救逆汤加减。

亦可配合针灸疗法，在选用治疗闭证穴位的同时，加取关元、气海、足三里等，针后加灸。若邪热已去，脱证已固，元气仍虚，神衰舌淡者，可用可保立苏汤加减以调治之，而善其后。

小儿厥逆

一、临床特征和病因病机

凡是突然昏倒，不省人事，面色苍白，四肢厥冷的，均称为厥逆。为儿科常见的一种危急证候。厥的含义有二，一指昏晕厥逆，一指四肢逆冷。所谓逆，就是逆而不温的意思。一般手足冷称为冷，踝冷称为厥，冷过膝、肘称为逆。所以，轻者为厥冷，重者称厥逆。

厥逆在儿科多种病变中均可出现，有的病情严重，一厥不复，因而导致死亡。不论是四肢厥冷，或昏晕厥逆，均为阴阳失调，气血不能正常运行所致。如《伤寒论》云："凡厥者，阴阳气不相顺接者为厥。"由于阳气起于十指之端，阴脉集于足下而聚于足心，故前代很多儿科医家均认为："四肢者诸阳之本，常宜和暖，如指头微寒者，阳气衰也，足心冷者，阴气盛也。"厥逆的形成极为复杂，且病情较为危重，必须及时处理，扭转病机，以希移时渐趋苏醒，手足转温。如小儿胃痛、腹痛，当痛势剧烈之时，往往手足发凉，如能及时镇静止痛，痛缓则手足自温，而厥逆自解。倘若厥逆伴唇白，鼻孔发黑，口面俱青，人中吊起，则预后大多不良。形成厥逆的病因很多，有因阳气不足所致，如素体阳虚，复感外邪，误汗误下，或吐泻过度，以致阳气不足，则阴寒内盛，阳气不达于四末而四肢厥逆。有因阴气不足所致，如感受温热之邪，里热过盛，伤津灼液，则阴气不足，或热邪阻遏，气血不得宣通，不能通达四末而四肢厥逆。有因肝亢气机逆乱所致，因为气盛有余，则逆乱而不顺行，上壅心胸，痞塞气道，蒙蔽窍隧，则昏倒无知，发为气厥。亦有因元气素弱，气虚下陷而不上承，清阳不得舒展，因而突然发生昏厥。有因血随气逆所致，气血上壅，清窍为之阻塞而昏倒无知。若失血过多，使气随血脱，也能发生晕厥。有因痰阻中焦所致，如素多痰浊，脾失运化，一时上壅气闭，蒙蔽清窍，忽然眩仆而厥。有因积滞内停所致，如食填中脘，失于转运，上下痞隔，因而气机受阻，窒闷致厥。有因胃寒蛔虫上扰所致，因脏气寒冷，蛔不安宁，上扰入膈，以致闷烦不安，得食而呕，手足厥冷。总之，厥逆是气机失调的一种疾患。举凡外感六淫，内伤七情，以及痰、食、蛔虫等等，影响到机体的阴阳偏胜，都可以导致本病的发生。

二、辨证治疗

由于小儿厥逆的成因不同，临床表现亦多种多样。如有寒厥（阴厥）、热厥（阳厥）、气厥、血厥、食厥、蛔厥等，尤以寒厥和热厥为多见。故进行急救时首先应分别虚实。实证则气壅息粗，四肢僵直而冷，牙关紧闭，脉多沉伏，一般先用搐鼻散吹嚏，随后灌服苏合香丸或紫金锭之类以开窍。虚证则气息微弱，口张自汗，肤凉肢冷，脉沉微细，急用参附汤灌救，以回阳固脱。如见汗出而热，舌红肢厥，脉象细数者，宜用生脉散，以益气救阴。并可配合针灸或其他疗法，以促其清醒。

体针：实证宜针，可取人中、内关、素髎、少冲、中冲、涌泉等穴，用强刺激手法；虚证宜灸，可取百会、涌泉、关元、气海、足三里、合谷等穴。

耳针：取皮质下、肾上腺、内分泌、交感、心、肺等穴。

俟其清醒后，再行详辨寒、热、气、血、痰、食、蛔诸厥，进行灵活施治。

1. 寒厥（阴厥）

寒厥或称阴厥。临床主要表现为四肢逆冷，伴见形寒面青，安静困倦嗜卧，唇白，口不渴，小便清长，大便泄泻，苔白而润，舌质色淡，脉象沉弱或微迟。此为内脏虚寒，阳气不能布达四肢，严重的可发展成为脱证。也有突然发病，昏迷不醒，面青身冷，腹痛吐泻，则为“中寒”之象。如伤寒、腹泻以及一切虚弱证候，在严重阶段出现时，均为阳气虚弱和垂绝现象。治宜温经散寒，补阳回厥，可用理中汤或四逆汤加减。气虚者，可加人参、炙黄芪以益气；肢冷甚者，可加桂枝以温经散寒；泄泻甚者，可加煨木香、砂仁、肉豆蔻等以宽中止泻；腹痛者，可加元胡、台乌药、川楝子、大白芍等以止痛；腹胀者，可加炒苍术、炒厚朴以燥湿去胀。

2. 热厥（阳厥）

热厥或称阳厥。临床主要表现为手足厥冷，但一般肢冷不过肘膝，伴见身热面赤，畏热喜冷，口渴喜冷饮，烦躁不眠，气粗喘闷，大便秘结，或泻利下重，小便短赤，呕吐酸臭，或有谵妄，舌苔黄糙，脉象滑数。为内热郁结，阳气郁而不伸，不能外达四末。此证初得病时，常有身热头痛，继则壮热烦渴，渐至四肢逆冷，但手足虽冷，而有胸腹灼热，手足心热等症，不可误作阴寒。若二者混淆，寒厥误用寒药，热厥误用热药，则治疗结果适得其反。热厥的治疗方法，根据“热微者厥亦微，热深者厥亦深”的规律，轻者宜用四逆散加味，药用柴胡、白芍、甘草、枳壳、川郁金、姜皮等，以宣通郁阳，使阳气外达于四末，则手足自温而热退。如肢冷转温，温后又冷，反复发作，且腹胀，便秘，脉实者，则为“热深厥深”，治宜通下泄热，可用大承气汤或凉膈散加减，以急下存阴；如腑气不实者，治宜辛凉泄热，可用白虎汤加减，药用生石膏、知母、黄芩、连翘等以清之，则肢厥自解。

小儿四肢厥冷，有很多病例属于热厥范畴，早期常有恶寒，发热，肢厥，表证未解，里热炽盛之象，可用火郁汤加减，以发散之。如果腹胀、腹痛明显，便秘不解，必须速战速决，以防止病情继续发展，治宜急用硝、黄以通下，推陈致新，损阳和阴。纵即泄泻，宗“利不因寒，泻下在所不禁”的原则，也可通腑存阴，不能犹豫。

热厥以邪实为主，治疗可散、可攻、可清、可开，重在凉通，有“火郁则发之”之意。寒厥须用温经散寒、回阳救逆之法，重在扶正，有“益火之源，以消阴翳”之意。热厥、寒厥截然不同，应予鉴别（见表2）。

表2　　热厥与寒厥临床鉴别表

类别		热厥	寒厥
病机		阳热内郁，不能外达	阴寒内盛，阳气不足
主症	手足	厥逆不过肘膝	厥逆能过肘膝
	胸腹	灼热	清冷
	身热	壮热，烦躁不安	身不热，安静倦卧
	面色	红赤	苍白
	喜恶	恶热喜冷	怕冷形寒
	口渴	口渴饮水	口不渴
	小便	短赤	清长
	大便	干秘，或泻痢下重	溏泄清稀
	舌象	舌质红，苔黄糙	舌质淡，苔白润
	脉象	脉实有力	脉沉细无力
法则		宣通郁阳：四逆散 通腑攻下：大承气汤 清热生津：白虎汤	温经散寒：理中汤 补阳回厥：四逆汤

3. 气厥

气厥有虚实之分，儿科以实证为多见。

（1）实证：常在大哭烦吵之后发生，突然昏倒，不省人事，四肢厥冷，口唇发绀，胸膈喘满，苔色薄白，脉象沉弦。此为气逆而厥，上壅心胸，蒙蔽神识，阳气被郁，不能外达所致，治当顺气调肝。初宜行气开郁，可用五磨饮子加减。如紫绀明显者，可加当归、赤白芍、丹参、红花、郁金，以行气活血。善后则宜疏肝理气，调和脾胃，可用逍遥散加减。

（2）虚证：表现为突然眩晕昏仆，面色苍白，汗出肢厥，气息微弱，脉象沉细，此为元气素虚，突受惊恐，一时气机逆乱，中气下陷，清阳不振，卫外不固所致，严重者往往形成厥逆。治宜补气回阳，可用六君子汤加减。如汗多肢厥甚者，可加附子、黄芪温阳固表。如心悸不宁，可加熟地、丹参、远志、酸枣仁等，以养血宁神。

4. 血厥

有虚实之分，儿科以虚证为多见。

（1）实证：多由肝气上逆，血随气升，蒙蔽神识，清窍闭阻所致，临床主要表现为突然昏厥，不省人事，牙关紧闭，面赤唇紫，舌红苔薄，脉多沉弦。此为气逆血郁，治宜活血顺气，可用通瘀煎加减。

（2）虚证：多由失血过多，血虚不能上荣所致，临床见突然晕厥，面色苍白，四肢震颤而冷，舌淡苔白，脉细无力。此为营气内衰，气血不能达于四末。严重者则因正气不固而汗出口张，为危殆之证。治宜气血并补，因气有生血之功，血无益气之理，故血脱必须益气，可用人参养营汤加减，益气补血则晕厥自解。

5. 痰厥

突然气闷痰鸣，不省人事，或呕吐涎沫，四肢厥冷，舌苔薄白或厚腻，脉多弦滑。轻者渐醒为痰厥，重者眩仆不醒，则为痰中。此为痰浊内壅，上闭清窍而致。治宜行气豁痰，可用导痰汤加减，化其痰则厥逆自解。痰壅气盛者，可加苏子、莱菔子、白芥子、葶苈子等以化痰降气。

6. 食厥

由饮食过饱，食填胸中，胃气不行，上闭清窍所致，表现为骤然昏厥不醒，胸脘窒满，舌苔厚腻，脉象弦滑而实。此为食滞不消，浊气不降，气与食并，厥气上逆而致。治宜先用烧盐方（炒盐煮水）探吐，吐后再以理气和中、消导食积法治之。食厥初时气机窒塞，浊气上壅，治宜理气和中，可用神术散（苍术、藁本、白芷、细辛、羌活、川芎、炙甘草、生姜、葱白）加减。如腹胀闷、嗳气者，治宜消滞和中，可用保和丸加减。如便秘不通，腹部胀痛者，治宜荡涤去积，可用小承气汤加减。如神昏窍闭者，可酌加通窍启闭之品，如九节菖蒲、远志、广郁金，或苏合香丸化服。

7. 蛔厥

多由脏寒，蛔虫攻胃所致。其症胸腹痛不可忍，或吐涎沫，或吐蛔虫，发有休止，发时手足厥逆。治宜温胃安蛔，可用乌梅丸加减。如心腹痛甚，可加川楝子、元胡等以理气止痛。

小儿虚脱

一、临床特征和病因病机

虚脱又名脱证，是指病情突变，阴阳离决，而致生命垂危的一种证候。人身阴阳二气，相守而不相离，相互制约，两协其平，一旦阴阳乖违，乱其常度，则精神上下离决而出现虚脱。清·徐灵胎云："脱之名，唯阳气骤越，阴阳相离，汗出如油，六脉垂绝，一时急迫之证，方名为脱。"

虚脱证候，有上脱、下脱、阳脱、阴脱、气脱、血脱、精脱等证之分，也有暴脱、外脱之别。临床上一般把大汗、大吐、大泻、大失血或中风等精气急骤耗损，导致阴阳离决者，称为"暴脱"。把精神萎靡，表情淡漠，面色灰白，四肢厥冷，突然大汗，汗出不温者，或汗出如珠，脉象细微欲绝，严重的可以出现口开目合，手撒遗尿等精气外泄等特征的，则称为"外脱"。可见虚脱证候，有的来势凶猛，能使精气急骤耗损，迅即导致阴阳离决。故《灵枢·通天》云："阴阳皆脱者，暴死不知人也。"因此，临床对病儿必须细致观察精神、面色、舌苔、舌质、脉象等变化，以防止病情突然变化而成虚脱。如脉象细微无力，呼吸不匀，血压下降，是虚脱的危象，尚须观察出汗情况，汗量多少，是否昏迷等，以测知病情的进退。

小儿虚脱，可见于大吐、大泻、大出血之后。大吐、大泻则气衰津伤，大失血后，则精血消亡，均可导致阴阳耗竭，出现暴脱。也可发生于时行疾病的重症，或热性病的极期，往往因邪盛正虚，正不胜邪，正气内溃，导致周身气血衰弱，因而发生虚脱。此外，也有由寒厥或气厥发展而来，或由闭证进一步转变形成者。

闭、厥、脱三者的关系至为密切。三者在临床上均属危重之症，都有神志改变，出现昏迷、四肢发凉现象。从虚实的观点来看，闭证属实，脱证属虚，厥证则有虚有实。一般说来，"邪气盛则实，精气夺则虚"，所以，脏腑虚实的传变是由邪正消长的条件来决定的。闭、厥、脱三者之间的转变，也是依据正气溃败的程度为转移的。寒厥与热厥相比，寒厥属虚，如在正气不支的情况下，即可发展成为脱证。热厥属于实证，在邪毒炽盛，正气未衰的情况下，则可发展成为闭证，出现昏迷窍闭。如正气衰竭，则可由实转虚，成为厥脱。闭证的病机，属于邪毒嚣张，蒙蔽清窍，如果一旦正气耗尽，阴阳气血衰竭，即可由闭转脱，加速危亡。

小儿虚脱在临床上大多具有四肢发冷、突然大汗、二便自遗、脉微欲绝等特征。但是"大实有羸状，至虚有盛候"，所以，临床上应仔细审察，不得将脱证误为闭证，闭证也不能误为脱证，两者虚实不同，性质各异，前人早有"误补益疾，反泻含冤"之戒。脱证与闭证的鉴别如下（见表3）：

表3　闭证与脱证的鉴别

鉴别要点	闭证	脱证
意识	不省人事	神志淡漠
精神	烦躁闷乱	萎靡不振
面色	潮红或青紫	一般或发灰
口齿	牙关紧闭	一般多见张口
舌苔	苔黄质绛	苔白质淡
体温	升高	降低

续表

鉴别要点	闭证	脱证
脉象	滑数有力或伏	微细欲绝
呼吸	气粗急促	气息微弱，似断似续
四肢	握拳或痉厥	撒开或蠕动
汗液	少或无汗	汗多黏冷
指纹	紫或青紫	淡或不显

二、辨证治疗

在临床辨证方面，必须首先分清虚实，判别阴阳。闭证和脱证，一实一虚，固宜辨别清楚。而且在出现四肢厥逆，脉微欲绝，或呼吸气息微弱，人体正气衰败所导致的脱证中，尚有亡阳、亡阴之别，也宜辨别清楚。这样在治疗时，才能把握病机，有的放矢。

1. 阳气暴脱

又名“阳脱”、“亡阳”，系虚寒之极，或气脱之甚者。由于患者体质素虚，元气不足，又感外邪，邪毒既盛，正气易虚，虚极则阳脱。或由阴脱，或寒厥转变而来。“阴损及阳”，故阴脱之甚，损及阳气，即可形成阳脱。寒厥与阳脱相比，寒厥症状较轻，不如阳脱来势急暴，在脉微欲绝、亡阳的程度上，也不如阳脱危重，故寒厥进一步发展可以转变为阳脱，常成为阳脱之先兆。阳气暴脱的临床表现，多为畏寒，身热不扬，面色苍白，唇色淡白，口鼻气冷，呼吸气微，囟门、目眶凹陷，睡则露睛，手足四肢厥冷，或有冷汗如珠，汗出如油，肌肤松弛，口不渴，喜热饮，大便稀，小便少，有的二便失禁，舌质色淡，舌苔白润，脉象沉细无力，甚至昏迷不醒。多见于婴儿严重吐泻，营养不良，合并脱水、酸中毒者。此阴阳衰败，阳气欲脱。治疗宜用大剂回阳益气、救逆固脱之品，可用参附龙牡汤加减。因吐泻引起者，可加乌梅、炮姜炭；汗多者，加黄芪、炒白术；四肢厥冷甚者，可加紫油肉桂。

2. 阴虚液脱

又名“阴脱”、“亡阴”。由于大吐、大泻、高烧、大汗及大出血后，津液大伤，真阴虚竭于下，无根之火，飞腾外越。或由阳厥进一步发展而成，故阳厥常为亡阴之先兆。阴虚液脱的临床表现，多为发热，烦躁，两颧稍红，气促，口渴喜冷饮，手足稍冷，而手足心热，出汗，舌质红赤，苔黄，或舌质深红，少苔，脉细数无力。多见于温热病热入营血的后期。严重病例，可以引起气涌痰奔，上蒙清窍，出现痰多气促，神志不清，或昏迷不醒，突发惊厥，也有的严重病例，进一步发展成为阳脱病证。阴脱是因津伤之极，治疗方法，宜滋阴养液，益气固脱，可用生脉散加白芍、牡蛎、石斛等，以养阴增液，益气固脱。

3. 阴阳两脱

阴脱与阳脱二者均为脱证，皆有四肢厥冷，气息微弱，脉微欲绝证象。但两者一寒一热，病因、主症与治法均不同，兹列表比较如下（见表4）：

表4　阴脱与阳脱的比较

	阴脱	阳脱
病因	津伤之极（亡阴）	气脱之极（亡阳）
主症	发热烦躁，汗出，颧稍红，气促，口渴，喜冷饮，手足冷而手心热，舌质红，苔黄而少，脉细数无力	无热萎靡，汗出如油，面色苍白，气息微弱，口不渴，喜热饮，四肢厥冷，手足厥逆，舌质淡，苔白而润，脉细微欲绝
治则	滋阴增液，益气固脱	回阳益气，救逆固脱
方剂	生脉散	参附龙牡汤

阴阳两脱，为阴脱和阳脱的混合，多见于热病传变，或病久虚羸者，其临床表现多为神志似昏似昧，或高热起伏，或虽有高热，但颜面苍白，汗出淋漓，四肢欠温，舌红而干，脉象而数。此为正不敌邪，阴阳告竭之象。治宜回阳护阴，可用参附汤合生脉散加白芍、炙甘草。病久虚弱，汗多者加黄芪、山萸肉。气虚阳脱甚者，可去人参，改用红参，另煎对服，则挽救阳脱之力较强。

4. 虚脱变证

在小儿疾病过程中，可因邪气亢盛，正气已衰，而同时出现闭证和脱证，或者部分闭证中同时出现昏迷、肢厥、汗出等虚脱证象。也有脱证经及时回阳救逆后，阳回脱固，正气渐复，邪正相争又剧，在外脱的基础上，又出现了内闭证象，这种虚实转化，同时并现，临床非常多见，称为内闭外脱。其临床表现，多有昏迷，四肢厥逆，面色苍白，脉细数无力，自汗出，伴以惊厥、呼吸急促等。治宜开闭固脱并用。清心开窍，可选用安宫牛黄丸、至宝丹、紫雪丹等；豁痰开窍，可用菖蒲郁金汤加丹参、远志。回阳固脱，用四逆汤加减；益气固脱，用参附龙骨牡蛎汤加减；气阴两补，用生脉散加味。如伴有抽风，治宜凉肝息风，或滋阴息风。凉肝息风，可用羚角钩藤汤加减；滋阴息风，可用大定风珠加减。

重症肌无力

一、临床特征和病因病机

重病肌无力是一种神经－肌肉间传导系统阻滞，引起某些横纹肌易于疲劳、无力甚至瘫痪的自身免疫性疾患。

在人体正常情况下，当神经冲动抵达运动神经末梢时，后者释放乙酰胆碱至运动终板部位，引起动作电位，使肌纤维发生收缩。如果乙酰胆碱的生成不足，释放减少，运动终板对乙酰胆碱的反应减弱，或存在对抗乙酰胆碱的物质，均可引起神经－肌肉间的传导功能障碍，故临床特征为：①受累的横纹肌稍行收缩即易疲劳，患病肌肉在重复活动不长时间后迅速无力。②经过休息，肌力有程度不等的恢复。

神经－肌肉传导功能障碍的发生与感染、情绪刺激、过度疲劳、创伤、分娩以及某些药物有关，如箭毒、琥珀酰胆碱、奎宁、奎尼丁、氯仿、吗啡、巴比妥类药物、肾上腺皮质类固醇、氯丙嗪、链霉素、新霉素、卡那霉素、黏菌素、多黏菌素、四环素等均可能诱发本病或促使加剧。有些病人有胸腺的异常改变，8%～18%的患儿在病程中尚有甲状腺功能的紊乱。目前的研究表明，在相当一部分病人的血清中存在着抗横纹肌、抗终板蛋白、抗胸腺等组织的自体抗体，有些病人伴有其他的自体免疫病患，因此，目前趋向认为本病属于自体免疫性疾病。

本病自幼儿至青春期皆可发病，女性多于男性，小儿约占患者的1/5左右。起病大多缓慢，晨起情况较好，入暮趋重，眼外肌、延髓支配肌、颈肌和肩胛带肌群最常受累，有时可累及全身肌肉及呼吸肌，上肢较下肢为早，近端较远端为早，受累肌肉的分布可因人而异，即在同一病人也可因时而异。多数患者在病程中有缓解和复发或时轻时重，部分病人可局限于一部分肌肉，少数病人也可呈暴发型，病情迅速恶化，在几天或几周内死亡。进入晚期常变化较小，很少进展。

二、临床分型

临床上一般分为四型——眼肌型、全身型、延髓型和肌无力危象。

1. 眼肌型

眼肌型最为多见，常为首发症状，表现为暂时性眼睑下垂、斜视、复视、闭合无力等，有时病情经过呈“跷跷板”样，即原先受累的一侧眼肌下垂恢复后，转为另一侧的暂时性眼睑下垂，疲劳后加重，休息后有恢复倾向，神经系统检查无异常发现者，当可诊断。尚可做疲劳试验，即使受累肌肉快速而重复地收缩，如反复睁眼闭眼后出现暂时瘫痪。对有怀疑的病人，可做诊断性的试验：①新斯的明肌肉注射（婴儿0.25mg，儿童0.5～1.0mg），10～30分钟后肌力显著恢复可以确诊本病。②应用感应电持续刺激受累肌肉后短时间不发生收缩反应，也为诊断的一个依据。

2. 全身型

一部分病儿由眼肌下垂逐渐进展而累及全身广泛的肌肉，少数并有肌萎缩现象，可称为肌无力性肌病。

3. 延髓型

当延髓肌等受累时，说话时间较长则声调逐渐低弱，而带鼻音，咀嚼肌、吞咽肌、面部表情肌等易于疲劳，重者下颌下垂而无力闭合，颈项不能抬起，饮水自鼻孔流出，呼吸道分泌物无力咳出，可致窒息。

4. 肌无力危象

肌无力危象是一种十分严重的情况，为延髓支配肌和呼吸肌进行性无力达到不能维持正常换气功能的程度所形成，大多有一定的诱发因素，如因感染病情加重后出现呼吸困难、发绀、昏迷等，这是肌无力危象的表现。

当前对于本病的治疗，尚无特效疗法。新斯的明类药物属于抗胆碱酯酶药物，只是起到暂时维持作用，激素副作用大，换血疗法不安全，胸腺切除疗效不确切，很少采用，因此，发挥中医中药治疗的优势，有很宽广的前景。

三、中医对重症肌无力的认识

重症肌无力是现代医学的病名，根据临床“病在肌肉，症在无力”的特点，与中医的“痿证”很类似。中医认为痿证的主要成因，是由于五脏的病变，而有“五脏使人痿”之说，并从肺主皮毛、心主血脉、肝主筋膜、脾主肌肉、肾主骨髓等关系，将痿证分为痿躄、脉痿、筋痿、肉痿、骨痿五种，而重症肌无力明显与肉痿有关，病机主要责之于脾虚。因脾主肌肉，主运化水谷精微，而产生中气，肌肉赖水谷精微所化之气血的滋养，才能丰满，强健有力，运动自如。若脾虚气弱，中气不足，水谷不化精微，气血无以上荣，则可导致经脉失调，肌肉宽纵不收，痿废不用。脾虚气弱，则水湿内蕴，湿为阴邪，易伤阳气，脾阳受损，则升降失常，清阳不能上升，浊阴必将凝聚，影响筋脉失和，常致弛缓不用，亦即《素问·痿论》所载：“有渐于湿，以水用事，若有所留，居处潮湿，肌肉濡渍，痹而不仁，发为肉痿。”全身型重症肌无力用此理论大致可以概括。

眼肌型重症肌无力临床表现为眼睑下垂，晨起稍轻，午后加重，不耐疲劳，伴以倾仰视或抬起眼皮而视，或伴斜视、复视、眼球固定而不灵活等，与《目经大战》描述的“睑废”一证大致相符。根据中医学理论，眼与脏腑相关，将眼由外向内划分为肉轮、血轮、气轮、风轮、水轮，分属于脾、心、肺、肝、肾，此即“五轮学说”。所谓“轮”是比喻眼珠转动似车轮之意。眼之有轮，各应于脏，脏有所病，每现于轮，这是轮脏标本关系。肉轮部位在眼胞、眼睑，内属于脾，脾主肌肉，故名“肉轮”。脾在五行属土，其色黄，主运化，故肉轮以色黄润泽，开合自如为顺。若目胞络脉失和，常可导致眼睑肿麻不仁，重垂无力，开合失常，可见与脾虚也是密切相关。

脾为中脏，虚久不复，常可波及四旁，往往导致五脏之间的关系失其平衡，因而产生相应症状，直接关系到本病的发展、转归和预后。如果累及肝肾，影响风、水二轮，则可出现复视、斜视，眼球转动不灵，甚至遗尿，腰脊酸软，头昏目眩，全身无力等症，因肝藏血主筋，为罢极之本，肾藏精主骨，为作强之官，精血充盛则筋骨坚强，活动正常，如病久精血亏损，精亏则不能灌溉，血虚则不能营养，往往阴虚内热，灼液伤津，筋脉因而失去濡养，最终败伤元气，形成坏证，正如张景岳所云：“元气败伤，则精虚不能灌溉，血虚不能营养者，亦不少矣。”

脾为肺之母，若脾肺气虚，卫外不固，则外邪易侵，客于睑肤，而使目胞重垂废闭。筋脉纵缓，失于约束，甚至出现吞咽困难，呼吸无力，语声低微，肺气垂绝，因而窒息。故临床上常因感冒诱发致使病情反复或加重，甚至及危生命。

总之，其变化、发展、转归与肺、肝、肾、胃有极其密切的关系，正如邹滋九所云：“肝主筋，肝伤则四肢不为人用而筋骨拘挛。肾藏精，精血相生，精伤不能灌溉四末，血虚不能营养筋骨。肺主气，为高清之藏，肺虚则高原化绝，化绝则水涸，水涸则不能濡润筋骨。阳明为宗筋之长，阳明虚则宗筋纵，宗筋纵则不能束筋骨以流利关节。此不能步履，痿弱筋缩之证作矣。”

四、辨证治疗

（一）辨治原则

脾为后天之本，气血生化之源，脾旺则诸脏得养，功能自强，肌肉有力，宽纵自收。因此，治疗重症肌无力，必须恢复脾胃纳运功能，以充后天气血生化之本，肌肉才能丰满，强健有力，运动自如。早在《素问》即指出“治痿独取阳明”。历代医家多以此作为辨治的指导，所谓独取阳明，系指一般采用补益后天为治疗原则，因为肺之津液，来源于脾胃，肝肾之精血，亦有赖脾胃之不断补充，故李念莪说：“足阳明胃主纳水谷，变化气血以充一身，故为五脏六腑之海而下润宗筋，宗筋主束骨而利机关也。”因此，益气升提、养血通络是治疗小儿重症肌无力的有效方法。我们根据多年积累的经验，通过大量病例的反复验证，认真仔细地推敲，精选出部分药物，创立“复力冲剂”进行制剂研究，所谓复即恢复、复元之意，力是指力量、体力、肌力而言，临床使用表明，疗效较好，不仅眼肌升提有力，而且起到调节全身功能的作用，可以适用于重症肌无力的各个类型，便于小儿服用。6 个月为一疗程。3 岁以下早晚各 1 袋；学龄前每日 3 次，每次 1 袋；学龄后每日 2 次，每次 2 袋；成人每日 3 次，每次 2 袋。有效率 98%，治愈率 53.3%，而且随着疗程的延长有效率和治愈率也提高。该冲剂根据新药制剂要求，严格工艺流程，已经急慢毒性试验，科学证明既有理论依据，又无毒副作用，而且疗效稳定，是当前治疗本病较为理想的一种新型中药。

（二）辨证治疗

我们根据本病“病在肌肉，症在无力”的特点，以脾虚理论为指导，现代分型作参考，将本病分为以下数证进行辨治。

1. 中气下陷证

症状：一侧或双侧眼睑下垂，晨起稍轻，午后加重，眼肌不耐疲劳，常需仰视或抬起眼皮而视，伴有面色萎黄，食欲不振，倦怠无力，舌淡苔白，脉缓而弱。易患感冒，常因此而诱发或加重。

治法：补气升提，佐以祛风通络。

方药：升陷汤加减。党参、黄芪、茯苓、炒白术、当归、葛根、柴胡各 10g，升麻 5g，制马钱子 0.2～0.6g（冲服）。

党参、黄芪补中益气；茯苓、炒白术健脾和中；当归养血；葛根鼓舞胃气上行；柴胡、升麻升举清阳，与参、芪同伍，则升阳举陷之功更著；根据患儿年龄的大小而增减马钱子用量，祛风通络。诸药合用，可使阳升陷举，脉和络通，而提肌有力。

方中值得注意的就是马钱子问题，马前子又名番木鳖，属剧毒药物。《本草纲目》言其味性寒，可用于伤寒热病，咽喉痹痛，消痞块。近世则认为马钱子长于通络，如

《医学衷中参西录》称其“开通经络、透达关节之力，远胜于他药”，故多用于治疗风湿痹痛、筋脉拘挛或肢体麻木瘫痪等证。此外，近年也有应用单味马钱子治疗重症肌无力的报道。我们运用马前子，意在疏通经络，据我们临床观察，马钱子除有通络止痛生肌的功能以外，尚有疏邪清热之功，也未发现一例有不良反应，并可起到避免重症肌无力发生危象的作用。但是本品副作用大，小儿难于耐受，必须炮制后方可入药，而且要严格掌握用量，根据药典规定，小儿不能超过0.6g，成人不能超过1g。同时我们应用马钱子与大剂补益之品同伍，益气健脾，疏通经络，可以相得益彰，因为单用补益药，收效远不如加入马钱子快捷，而单用马钱子的效果，亦不如同伍为优。现在药理研究证明，党参、黄芪类药物，能增强人体的抵抗力，调节多脏器功能，从而提高了机体的免疫力，而马钱子所含的生物碱，主要为士的宁，具有兴奋脊髓与中枢的功效，二者协同作用，达到提高疗效的目的。

2. 脾虚湿困证

症状：除眼睑下垂晨轻暮重、感冒后加重等表现外，常兼头晕困倦，全身无力，口淡或口黏不爽，纳食不馨，或便下稀溏，苔白或腻，脉濡。

治法：运脾化湿，益气通络。

方药：六君子汤加减。党参、茯苓、炒白术各10g，陈皮、半夏、煨木香、炙甘草各3g，桔梗、升麻各5g，制马钱子0.2～0.6g（冲服）。

加减：湿盛者以苍术代白术；食欲不振者加焦三仙；呵欠频作者加煨草果仁；恶心苔腻者加藿香、佩兰。

党参、茯苓、炒白术、炙甘草健脾扶中；陈皮、半夏理气燥湿，与四君同伍，补而不滞，具有运脾化湿之功；桔梗、升麻升举清阳，因脾以升为健；煨木香利气宽中；制马钱子通络生肌。全方和中化湿，升清降浊，则脾自健运，气血相荣，肌力可望强劲，痿弱将可缓解。

3. 波及肝肾证

症状：除脾虚气弱、形瘦神疲见证外，尚有复视、斜视、目珠固定或转动而不灵活，甚则心烦易怒，或懒言少语，腰脊酸软，头昏头眩等损伤元气之证，苔白淡嫩，或少苔舌干瘦红赤，脉象沉细无力或细数。

治法：平肝补肾，益气通络。

方药：轻证可用杞菊地黄丸合牵正散加减。枸杞、菊花、熟地、山萸肉、覆盆子、菟丝子、白附子、钩藤、黄精各10g，山药15g，全虫3g，制马钱子0.2～0.6g（冲）。虚寒明显者加肉桂、附子；阴虚火旺者加虎潜丸以滋阴清热。

病久阴损及阳，元气败伤，症见神倦怯寒，舌淡红，脉沉细，宜用龟鹿二仙丸。其中鹿角、菟丝子温肾，熟地、龟板滋阴，可酌加黄芪、肉桂以温养阳气。

4. 无力危象证

症状：多因客热郁肺，宣提无力，以致咳呛喉干，心烦口渴，呼吸困难，口唇紫绀，甚至昏迷。此即“肺热叶焦，发为痿躄”之证。

治法：清热润燥，养肺益胃。

方药：清燥救肺汤加减。桑叶10g，生石膏25g（先煎），杏仁10g，甘草3g，麦冬

10g，阿胶、黑芝麻、枇杷叶、人参各10g。

尚可加入沙参、玉竹、苡仁、山药以益胃阴生津，从阳明论治，因胃为燥土，土为金母，益胃即所以养肺。昏迷者可加紫丹参15g，菖蒲、郁金各10g，以豁痰通窍。

（三）典型病例

1. 眼肌型重症肌无力

例1 徐某，女，1.5岁，湖北云梦人，病历号：302296。

患儿半年来因感冒后出现右眼皮下垂，纳食不甘，二便正常，曾在武汉数家医院诊断治疗，新斯的明试验阳性，诊为重症肌无力，服用新斯的明、维生素$B_6$3个月，右眼睑下垂能够上提，但左眼睑下垂表现朝轻暮重，特来门诊治疗。

现症：眼睑下垂，先右后左，呈跷跷板式表现，早起好转，入暮增重，心烦，口渴不已，大便干秘，苔白，中心剥脱，舌红。

辨证：脾虚阴津耗伤，无以上荣，形成睑废。

治法：健脾益气，佐以养阴通络。

处方：西洋参6g，生黄芪10g，石斛10g，茯苓10g，生白术10g，柴胡10g，葛根10g，玉竹10g，制马钱子0.2g（冲），当归10g。10剂，每日1剂，水煎60ml，分4次服。

二诊：药后左眼已能提1/2，入暮较早晨略重，口干作渴已解，大便如常，食欲增加，苔剥好转，再拟原方加减，经过1个多月的治疗，基本告愈，改散剂巩固治疗。

例2 王某，女，4岁，河北邯郸人，病历号：301184。

右眼睑下垂伴以斜视已1年，曾去石家庄、天津、上海、武汉、广州等医院治疗，并经新斯的明试验阳性，确诊为眼肌型重症肌无力，服用西药溴吡斯的明及中药补中益气丸未能奏效。因见《健康报》报道，特来门诊求治。

现症：右眼睑下垂无力，朝轻暮重，眼球内斜固定不移，视物必须仰面，伴以面黄体倦，懒于行动，苔白纳可。

辨证：脾虚气弱，中气下陷，肝血不足，致成睑废斜视。

治法：益气升提，佐以牵正通络。

处方：党参10g，黄芪10g，茯苓10g，炒白术10g，炙甘草3g，白附子10g，钩藤10g，制马钱子0.2g（冲），柴胡10g，升麻5g，葛根10g，宣木瓜10g。20剂，每日1剂，水煎分服。

二诊：服药11剂时，右眼已能睁开上提，眼球已能转动，不太斜视，白昼视物走路和常人一样，唯黑夜仍觉疲劳无力，仍从原意接治，先后共服60剂药而愈。

2. 全身型重症肌无力

周某，男，4.5岁，住航天部。

症经1年，始则眼肌下垂，继而眼球内斜，曾在河北沧州地区治疗，毫无效果，反呈进行性加重，出现全身疲劳无力，尤以下肢为重，懒于行走，遂来北京检查，经儿童医院、友谊医院、北京医学院做新斯的明试验阳性，诊为全身型重症肌无力，经用新斯的明和溴吡斯的明、激素、维生素B类药物治疗，仍未见好转，特来门诊求治。

现症：眼睑下垂，伴以斜视，全身无力，倦怠，尤以下午为重，苔白脉细。

辨证：脾虚气弱，波及肝肾。

治法：补脾益气，佐以壮肾。

处方：生晒参10g，黄芪15g，茯苓10g，黄精15g，柴胡10g，升麻5g，葛根10g，杜仲10g，川断10g，制马钱子0.4g（冲），生姜2片，大枣5枚。20剂，每日1剂，水煎，分3~4次服。

二诊：药后病情稳定，眼睑能够上提，斜视症状消失，全身渐趋有力，纳食增加。先后共进60剂而愈。

3. 延髓型重症肌无力

张某，男，14岁，江苏连云港人。

1973年发水痘后右眼睑下垂，经山东某医院检查，新斯的明试验阳性，确诊为重症肌无力。嗣后双眼睑下垂，时左时右，时轻时重。1975年因感冒误用链霉素，致使病情发展加重，出现吞咽困难，项肌无力，四肢无力，声音微弱而哑，眼球内收外展受限，经用转移因子、胸腺素、新斯的明等药，症状减轻，持续5~6年而不愈，改用地塞米松、氯化钾、环磷酰胺、硫糖铝等药，症情仍日趋严重。刻下吞咽困难，项肌无力，声音微弱而哑，眼球固定，闭目不全，鼻音重，双眼睑下垂。

辨证：脾肾两虚。

治法：补脾益肾。

处方：党参10g，黄芪15g，茯苓10g，覆盆子15g，菟丝子10g，桔梗5g，柴胡10g，葛根10g，枳壳10g，制马钱子0.8g（冲），研牛蒡子10g。20剂，每日1剂，水煎服。

药后吞咽困难、声音微弱而哑好转，仍有眼睑下垂，眼球固定不灵活等症，继续治疗以奏全功。

4. 重症肌无力危象

杨某，女，2岁，湖南常德人。

症经半年，开始双眼睑下垂，不能睁开。2个月后出现四肢无力，不能站立和行走，歪脖抬头无力，哭声变小，精神不振，脸面假胖，晨轻暮重，手足不温，憎寒怕冷，时有遗尿。经湖南某医院检查，用新斯的明试验，15分钟后眼能睁大，能行走，诊为全身型重症肌无力。用安贝氯铵和溴吡斯的明只能维持短暂时间，不能控制。现病情又在发展，痰多稠黏难吐，泄泻汗多，吞咽、发音、呼吸困难，有时突然窒息，迭经抢救而幸存。

辨证：脾肾阳衰，精气欲绝。

治法：温阳益气，固脱救逆。

处方：肉桂10g，附子10g，人参10g，茯苓10g，炙甘草3g，桔梗3g，五味子10g，炒白术、白芍各10g，川牛膝10g，车前子10g（包），五加皮10g。5剂，每日1剂，水煎频服。

二诊：药后病情好转，危象已解，眼睛能睁大1/3，手足有力，唯神志略有呆滞，胸部两肋弓明显突出，舌苔、脉象如常。拟以健脾益气，佐以通络。

处方：党参10g，黄芪10g，茯苓10g，炒白术、白芍各10g，当归10g，柴胡10g，升麻5g，葛根5g，杜仲10g，制马钱子0.2g（冲），生姜2片，大枣5枚。

迭进60剂中药基本告愈。

小儿病毒性心肌炎

小儿病毒性心肌炎是由各种病毒引起的心肌的急性或慢性炎症，是小儿时期常见的心脏疾病之一，各年龄均可发病，尤以3岁以上的小儿多见，一年四季均可发病。病毒性心肌炎的发病机制尚未完全清楚，现多认为与病毒侵犯心肌、过敏或自身免疫反应有关，可继发于呼吸道、消化道病毒感染之后，如流行性感冒、水痘、麻疹、流行性腮腺炎、肝炎、腹泻等。本病症状轻重各异，病程长短不一，多数预后良好，部分病例因失治、误治而使病程迁延，遗留不同程度的后遗症。

一、病因病机

本病发生的外因是感受风热或湿热邪毒，前者多发于冬春，后者多发于夏秋。内因则为正气不足，尤以心肺气阴两虚为主，情志变化、疲劳、外感等因素又为发病的诱因。

风热邪毒侵犯人体，由鼻或皮毛而入，邪气闭阻于肺，肺失宣肃，邪滞不解，着而不去，继则侵犯心脏，影响血液运行或扰动心神而出现惊悸、怔忡。热邪由表入里，热灼肺津，炼液成痰，痰热互结，上扰心神，亦致惊悸。正如《证治汇补》所言：“人之所主者心也，心之所养者血也，心血一虚，神气失守，神去则舍空，舍空则郁而停痰，痰居心位，此惊悸之所以肇端也。”

湿热邪毒由口而入，损伤脾胃，运化失职，蕴湿郁热，湿热熏蒸，扰动心神，则心神不宁。如病邪深陷，正气不支，心气衰弱，心阳不足，进一步发展则出现心阳虚脱，正气衰败，阴阳离决而危象丛生。

心主血脉，外邪入侵客于心，壅滞经脉，引起瘀血内阻，脉行不畅；肺主气，心主血，气行则血行，气滞则血瘀，瘀血内停，心脉失养。

病程日久，耗气伤阴，心脉失于濡养；久病气虚，卫外不固，易反复感邪；气虚多汗，耗损心血，不仅伤津耗气，也能耗散心气，形成气阴两伤；心主血脉，脾为主气血生化之源，脾气虚弱，气血不足则心脉失养，由阴血之伤而致阳气虚脱则难御邪，乃致反复感冒，病情日趋严重，经久难愈；心脉失于调畅，气血不足，亦可引起肺气虚弱，卫外功能降低，藩篱不固，易感外邪，如此循环往复，则病情加重，迁延不愈。

二、临床表现

1. 宏观表现

病毒性心肌炎的症状可出现在病毒感染的急性期或恢复期，其一般症状包括：

（1）病毒性感染症状：发热、流涕、咽痛、咳嗽、腹泻、皮疹等。

（2）心肌受累的症状：病毒感染的同时或1～3周内，面色苍白，疲乏无力，心悸，胸闷或痛，头晕，多汗等。脉象可出现迟、数、结、代、促等。

2. 微观指征

（1）心电图检查：出现各种严重的心律失常，如：异位节律，Ⅱ度以上房室、窦房传导阻滞，完全左束支、双束支和三束支传导阻滞，ST－T段改变等。

（2）心肌酶异常：病程早期CPK（血清肌酸磷酸激酶）、GOT（谷草转氨酶）、LDH（乳酸脱氢酶）增高，抗心肌抗体（AHA）增高。

（3）X线检查：可见心影呈轻度或重度普遍扩大。

三、诊断要点

（一）病原学诊断依据

（1）自患儿粪便、咽拭子分离出病毒，且在恢复期血清中同型病毒抗体滴度较第一份血清升高或下降4倍以上；或用分离到的病毒接种动物能产生心肌炎。

（2）自患儿心包穿刺液或血液分离出病毒。

（3）患儿死后自其心包、心肌或内膜分离出病毒，或特异性荧光抗体检查阳性。

（二）临床诊断依据

1. 主要指征

（1）急、慢性心功能不全，或心脑综合征。

（2）有奔马律或心包摩擦音。

（3）心脏扩大。

（4）心电图示严重心律失常，或明显的S－T改变，或运动试验阳性。

（5）频发室性期前收缩（早搏）。

（6）近期病毒感染史。

2. 次要指征

（1）发病同时或1～3周前有上呼吸道感染、腹泻等病毒感染史。

（2）有明显乏力、苍白、多汗、心悸、气短、胸闷、心前区痛、手足肌痛等症状，至少两种。婴儿可有拒食、发绀、四肢凉、双眼凝视。

（3）心尖区第一心音明显低钝或安静时心动过速。

（4）心电图有轻度异常。

（5）病程早期可有CPK、GOT、LDH增高，病程中多有抗心肌抗体（AHA）增高。

3. 确诊条件

(1) 具有主要指标 2 项或主要指标 1 项及次要指标 2 项者（都要求有心电图指标），可临床诊断为心肌炎。

(2) 同时具备病原学三项之一者，诊断为病毒性心肌炎。

四、辨证要点

1. 辨证型

本病一般临床症状是心悸、胸闷或疼痛、乏力、多汗，伴有心电图异常。

本病初期要辨别热毒侵袭、痰热内蕴、湿热上扰几种证型：①热毒侵袭证见恶寒发热，咳嗽头痛，心悸胸闷，舌质红，苔薄黄，脉浮数；②痰热内蕴证见咳嗽有痰，痰黄而稠，胸闷烦躁，心悸气短，舌红，苔黄腻，脉滑数；③湿热扰心证见恶心呕吐，腹泻纳呆，心悸怔忡，胸闷不适，头晕困难，舌红苔腻，脉濡。

本病后期要辨别气虚、阴虚、气滞血瘀几种证型：①气虚证见心悸气短，动则加重，倦怠乏力，面色少华，舌淡胖，脉弱无力；②阴虚证见心悸胸闷，手足心热，口干盗汗，舌红少苔，脉细数或促；③气滞血瘀证见心悸气短，胸痛如针刺，烦躁易怒，舌上瘀斑或瘀点，脉弦。

2. 辨病情

轻证表现为心悸，胸闷或痛，乏力，苍白；重证表现为面色苍白，汗出肢冷，脉微欲绝。

3. 辨脉象

热毒淫盛或气、血、瘀、食之郁可见促脉；气结血瘀可见结脉；肝气衰微，气血亏损可见代脉。

五、治疗原则

初期以祛邪为原则，以清热解毒为大法，使邪去则正安；慢性期以扶正为主，祛邪为辅，活血理气当贯穿病程始终；对心阳虚衰，阳气将脱之危重证候，采用中西医结合的方法，急救回阳，挽救垂危之生命。

六、分型论治

病毒性心肌炎是现代医学的病名，属于心血管系统的常见疾病，中医多按“心悸”、“怔忡”、“心痹”、“胸痹”、“虚劳”等病进行辨证论治，若系急性感染起病者，又从“温热”或“湿热”着眼，运用卫气营血辨证，突出清心凉营解毒的治疗方法。

（一）急性期

大多由于呼吸道病变而引发，但病情轻重不同，轻者属于痰热内羁，重者可导致心阳虚脱，因此，临床辨证迥异。

1. 痰热内羁型

痰热内羁，则宣降失司，故多咳嗽，气粗而胸闷。痰热内蒸，扰动心神，往往心悸而神烦，溲黄便干，舌苔厚腻，心神不能自持，所以脉多结代。治疗方法，宜用清化痰热，宁心安神，痰热一清，则心自安宁。

案例

陈某，女，13岁，1977年11月30日初诊。

两周前高热，流鼻涕，咳嗽，按感冒治疗后高热虽降，但低热不退，持续在37.5℃～38℃之间，自汗出，心悸不宁，体怠无力，食欲不佳，时有咳嗽气粗，咳痰不爽，小便短黄，口干欲饮，大便正常。咽红，肺部听诊未闻及啰音，心率120次/分，心律不齐，肝在肋下1.5cm，脾未扪及。血沉1小时末20mm，白细胞计数8.2×10^9/L。X线胸部透视肺无异常，心影不扩大。肝功能正常。抗链“O”1∶400。心电图检查：窦性心律，心率120次/分，P-R间期0.28～0.30秒，QRS时限0.06秒，为Ⅱ度房室传导阻滞，呈文氏现象。印象为病毒性心肌炎。即用青霉素肌肉注射，口服维生素C、阿司匹林等治疗1周，因收效不显而停用，要求中医诊治。诊查所见：体温37.4℃，伴有咳嗽，口干，咳痰不爽，胸闷，不思饮食，活动后汗出心悸，烦躁不安，小便黄，大便干。苔微腻，舌红，脉数而结代。咽红，心率110次/分，节律不整，X线胸部透视肺无异常，白细胞计数7.3×10^9/L。证属痰热内羁，肺胃转输不利，内扰心窍，以致心悸神烦，治以清宣肺胃，涤痰宁心，宗栀子豉汤合半夏泻心汤加减。处方：山栀3g，淡豆豉、黄芩各10g，半夏、马尾连各6g，淡干姜1.2g，莱菔子6g，远志10g，生石膏30g（先煎），蚤休15g，炙杷叶10g。3剂。珠黄散6瓶，早晚各1瓶，口服。

二诊（1977年12月5日）：低热趋降，略觉爽，心悸心烦减轻，大便已解，小便尚黄，略有胸闷。心电图复查：窦性心律，心率74次/分，P-R期间0.20～0.24秒，QRS时限0.08秒，QT间期0.36秒，P波倒置，为Ⅰ度房室传导阻滞，证属肺胃传输趋利，痰热扰心向平，再拟原方加减，以希一鼓荡平，庶无遗患，处方：山栀3g，黄芩10g，半夏6g，马尾连3g，淡干姜1g，莱菔子6g，枳壳6g，川郁金10g，蚤休15g，柏子仁、淡豆豉各10g。3剂。

三诊（1977年12月15日）：迭进清化痰热之品，身热已降，咳痰亦蠲，心悸胸闷未作，舌红脉缓，心电图复查为窦性心律，拟以沙参麦冬饮加减，养阴清热，以善其后。

按：此例由于痰热内蕴，肺气失宣，胃失和降，肺胃转输不利，神不守舍，舍空而痰热乘之，以致出现心悸神烦、溲黄便干、胸闷苔腻、脉象结代等症。病邪已经传里，故用山栀、豆豉宣泄除烦，以治心中懊侬；黄芩、黄连性味苦寒，以清上冲之势；半夏、干姜辛温，以开中焦痰实；石膏、远志、蚤休清热解毒，涤痰宁心；莱菔子、炙杷叶降气化痰，宣肺止咳。配以珠黄散涤痰通腑，镇静安神，则清宣肺胃、涤痰宁心之功更著，痰热既清，病势顿挫，因而达到“祛邪则正安”的目的。

2. 心阳虚脱型

病邪深陷，正气不支，心阳不振，则面色苍白，心悸不安。鼓动无力，脉沉细而弱。阳气不达于四末，不充于肌表，则四肢冷而形寒。阳气外越故汗出。这些虚寒败象，如救治不及时，常能危及生命。此时治疗的关键，主要在于挽救元气，阳回则生，阳亡则死。宜用参附龙牡救逆汤加减。

案例

李某，男，5岁，1978年3月21日初诊。

证经8日，初则发热形寒，咳嗽有痰，呼吸气粗，心烦泛恶，睡眠不安，经用青、链霉素肌注，口服阿司匹林、维生素B族、维生素C，身热有所下降（38℃），但咳痰不爽，胸闷憋气加重，精神困惫，面色欠华，小便微黄，大便溏薄，活动后心慌汗出。咽红，双肺呼吸音粗糙，心律不齐，心率140次/分，偶有漏跳，肝在肋下1.5cm，脾未扪及，白细胞计数10.5×10^9/L，中性粒细胞60%，淋巴细胞40%，GPT180U。X线检查：双肺纹理粗，心影正常。心电图检查：窦性心律不齐，T波低平，QT间期延长。诊为上呼吸道感染、病毒性心肌炎。继用青、链霉素肌注，口服复方新诺明、维生素B族、维生素C、异丙嗪，并予给氧、输液等支持疗法。诊查所见：体温37℃，面色苍白，咳嗽痰多，气逆作喘，汗出唇绀，肢端发凉，手足微肿，苔色白腻，脉象沉细而快，心率150次/分，节律不整，肺部有湿啰音，肝在肋下3cm。X线胸部透视：两肺小片阴影，心影扩大。病情显示病毒性心肌炎伴发急性心力衰竭。曾用毒毛花苷每次0.008mg/kg，共2次，半天后改用中药治疗。证属邪盛正衰，心阳欲脱，亟当温振心阳，益气定悸，宗参附龙牡救逆汤加减。处方：附子10g，生龙牡各15g（先煎），五味子10g，大白芍12g，炙甘草6g，万年青10g，煨姜2片，大枣5枚，五加皮10g。另用别直参15g浓煎对服。

二诊（1978年3月23日）：药后汗出、肢肿消失，手足转温，面色略华，唯尚咳逆痰多，心悸胸闷，苔白，脉细弦。心率120次/分，节律不整，肺部仍有湿啰音，肝在肋下2cm，白细胞8.8×10^9/L，血沉1小时末20mm。证势略平，再拟温阳定悸，化痰和中，宗桂枝甘草龙骨牡蛎汤加味，慎防反复。处方：桂枝10g，炙甘草6g，生龙牡各15g（先煎），附子、五味子、茯苓各10g，橘皮3g，干姜1g，五加皮、万年青各10g。3剂。

三诊（1978年3月28日）：迭进温阳定悸之品，面色转华，精神转振，咳痰已平，活动时尚有心悸，效不更方，再拟原方接服3剂。

四诊（1978年4月5日）：临床症状基本消失，心率84次/分，节律整齐，肝在肋下1cm，肺部未发现异常。X线复查肺部片状阴影已吸收，心脏未见异常。心电图复查：窦性心律。证情稳定，拟改六君子汤加味，以善其后。

按：此例病邪深陷，正气内溃，出现面色苍白、汗出肢厥、脉象沉细等一派虚寒败象。此时治疗重心，不在邪之多少，关键在于挽救欲脱之元阳。故用参、附回阳，龙、牡镇摄，五味子、白芍酸收固脱，炙甘草益气和中，姜、枣调和卫营，五加皮、万年青强心利水，后者有利于改善心肌营养代谢。终于收到温振心阳、益气定悸之效，达到正固邪去的目的。

（二）慢性期

心主血脉，位于胸中，为人体血液运行的动力所在。一旦有病，既能引起血脉空虚，出现气阴两伤，也能使心络壅滞不通，出现瘀血内阻，且能影响到其他脏腑的功能，出现脾肾两亏。临床时尤当详辨，给予恰当的治疗。

1. 气阴两虚型

血属于阴，久病血虚，不能养心则心悸，不能上荣于面则面白少华。心气虚弱，鼓动无力，气血不能正常运行，则脉细而弱，气短神倦。气属阳，阳虚则自汗，血为阴，阴虚则盗汗，咽干口渴舌红，治宜气阴两补，宗生脉散合炙甘草汤加减。

案例

吕某，女，11岁，1978年5月20日初诊。

1年多前患感冒后自觉心悸汗多，气短神疲，咳嗽少痰，睡后易惊，惊则汗出心慌，曾作心电图检查，为窦性心律不齐，偶见过早搏动，诊为病毒性心肌炎。口服心得安、维生素 B_6、维生素C、安定等。1年多来，服药后心悸好转，停药后心悸又作，甚则汗出，面色白，不能活动，来门诊求医。诊查所见：心悸面白，自汗出，气短神倦，口渴咽干，舌红脉细，心率100次/分，偶有停跳，白细胞 9.8×10^9/L，血红蛋白110g/L，血沉1小时末18mm，X线检查心肺正常，心电图示窦性心律不齐。

证属病久气虚，汗多阴伤，气阴两亏，则血少虚羸。治当气阴两补，宗生脉散加味，缓图为佳，不求速效。

处方：党参、麦冬、五味子各10g，炙甘草6g，桂枝、黄芪、白芍各10g，阿胶10g（烊化），生姜2片，大枣5枚。10剂。

二诊（1978年6月8日）：药后精神转振，心悸气短好转，汗出已少。证情稳定，再从原方治之。先后共进六十余剂，临床症状消失，心电图大致正常，基本告愈。

按：此例由于病久，心悸汗多，耗损心血，血为阴类，阴虚盗汗，汗多不仅耗伤津液，而且也能耗散心气，形成气阴两伤，延久未复，以致机体功能严重失调，久而不愈。故用生脉散两补气阴，炙甘草汤加减以治“心动悸，脉结代”，调治两个多月，气虚血少虚羸好转，基本恢复。

2. 瘀血内阻型

瘀血停着，多属久病之证。血瘀气滞，流行不畅，则心神不安而悸动胸痛，面色晦暗，神情呆滞。瘀结停滞，积久不散，则舌有瘀斑，脉象涩滞而不流利。治宜祛瘀通络，调气养血，常用血府逐瘀汤加减。

案例

陈某，男，9岁，1977年9月3日初诊。

1年前初患急性传染性肝炎，治疗有所好转，继则苦于服药，病情有所反复，消瘦，胸痛，性情急躁，经常鼻衄，肝区时痛，活动后心跳加快，因而住院检查。心率110次/分，偶有停跳，肝脏在肋下2cm，脾未扪及。白细胞计数 10×10^9/L，血沉1小时末30mm，TTT9U，TFT（++），GPT 300U。心电图检查：窦性心律不齐，T波倒置。诊为迁延性肝炎并发病毒性心肌炎。经用心得安、保肝药和中药五十余剂后，心悸减轻，唯胸胁疼痛不已。GPT158U，血沉1小时末12mm，心电图复查，窦性心律不齐，T波低平，特请会诊治疗。诊查所见：心悸胸痛，胁痛纳差，面色晦暗，神情呆滞，舌有瘀斑，脉涩不利，偶有结代，心率70次/分，节律不整。证属血瘀气滞，心络挛急。治宜活血化瘀，佐以调中，宗血府逐瘀汤加减。处方：当归、赤芍、桃仁、红花各10g，炙甘草3g，柴胡10g，川芎6g，枳壳5g，川楝子10g，桔梗5g，生山楂15g，5剂。

二诊（1977年9月12日）：药后胸胁痛减，心悸仍作，舌旁仍有瘀斑，脉涩不利，再拟原方加减。处方：当归、赤芍各10g，川芎5g，桃仁、红花、柴胡、枳壳、川楝子、蒲黄、五灵脂各10g，炙鳖甲15g（先煎），生山楂15g。10剂。

三诊（1977年9月25日）：胸胁痛已，心悸未作，舌质紫暗大减，食思转振，面转红润。肝肋下1cm，GPT正常，心电图复查，窦性心律。再拟活血理气和中，以善其后。

按：此例由于肝炎失治，影响疏泄功能，以致气血不能调畅。气之与血，如影随形，气行则血行，气滞则血滞，气不行血，则血流不畅，故胸胁疼痛，性急气逆，血随气涌，经常鼻衄。病久气滞，血流瘀结，投以血府逐瘀汤、失笑散以活血化瘀，使心络畅通，而悸痛自止。

3. 脾肾两亏型

久病饮食衰少，不能化生精微，阴液来源渐竭，往往脾胃之阴不足，而见口干便燥，食思呆滞。阴虚不能养心则心悸怔忡。若阴损及阳，脾肾两亏，行走时则腰腿酸软无力，脉象沉细濡缓。治宜养阴和胃，补肾益精，如叶氏养胃方合大补元煎加减。

案例

郑某，男，5岁，1978年5月25日初诊。

1977年2月初患感冒，继现心悸自汗，心律不齐，经几个医院确诊为病毒性心肌炎。现仍心悸烦躁，盗汗，时轻时重，心律不齐，活动后加重，特来门诊求治。诊查所见：咽红神清，呼吸气粗，苔白质红，自汗盗汗，脉象细数，偶有结代。心率100次/分，偶有停跳，心尖区有轻度吹风样收缩期杂音，心界不大，肝在肋下1.5cm。心电图检查：电轴右偏（+115°），窦性心律不齐，左室高电压，窦房结内游走节律点。证属邪热内瘀，心血久虚，心主血脉，血脉空虚则脉细偶停，热迫液泄，故汗出。血汗同源，汗多则耗伤心血，故心悸心慌。治当养血益阴，佐以清解，宗当归六黄汤加味。处方：当归、黄芪各10g，生熟地各10g，马尾连3g，黄芩、黄柏各10g，生牡蛎15g（先煎），蚤休30g，生姜2片，大枣5枚。15剂。

二诊（1978年7月6日）：进当归六黄汤加味后，心悸盗汗已解，睡眠亦安，唯感行走时腰腿酸软无力，呼吸粗快，饮食不甘，苔色微黄，舌质淡红，心率80次/分，律齐。心电图复查：窦性心律。

证属血虚气弱，运化不健，肝肾受损，以致食纳不甘，腰腿酸软，治拟清养胃阴，兼顾肝肾，以复健运，而善其后。处方：沙参、麦冬、生地各10g，马尾连3g，石斛10g，怀山药12g，茯苓、炒白术、炒白芍、川牛膝、川断、炒谷麦芽各10g。5剂。

按：此例由于邪热久羁，耗损阴血，阴不恋阳，阳不摄阴，因而盗汗不已，故用当归六黄汤治之。病情虽有好转，但病程过久，阴损及阳，心气既弱，脾肾更亏，故觉行走时腿酸软无力，纳食不馨，显示心为致病之标，脾肾为受病之本。治上者必求其下，滋苗者必灌其根，故舍其治心，当专补脾肾。故用沙参、麦冬、生地、石斛、黄连以养胃阴，茯苓、白术、白芍、谷麦芽调脾助运，牛膝、川断强筋骨而补肾，机体功能迅即恢复。

七、从肺论治

小儿病毒性心肌炎多由感受外邪引起，先有发热、咽痛、咳嗽，而后出现心悸、胸闷或隐痛等症，临床上许多患儿经常出现咽喉不利，鼻塞流涕，反复不愈，甚至自汗盗汗，大便失调，心悸气短，胸闷，病位虽在心，实应责之于肺卫，从肺卫着手进行灵活辨治，常能迅速获得康复，兹将常用的五种治法简介如下：

1. 肃肺祛邪

小儿病毒性心肌炎初起阶段常见发热或微恶风寒，咽痛，咳嗽，胸闷，心率加快，舌苔薄白，舌尖红赤，脉象浮数，这是外邪袭表，肺卫失宣之象。如果心悸憋气不已，神烦乏力，证属热伤心肌，内扰心神所致。因此临床上当患儿出现呼吸道症状兼见心悸、胸闷、乏力等，即应注意防止病邪内传，加重病情，急当肃肺祛邪，切断病邪的内侵及传变途径，常以银翘散加丹参、蚤休、万年青、竹叶、豆豉等。方中银花、连翘、荆芥、薄荷清热解毒除烦；丹参养心通利血脉。若身热不退，心烦不已，加生石膏（先下）、山栀清热宁神以除烦；苔腻胸闷加枳壳、郁金开胸宽中，疏畅气机；脉象结代，加苦参调整心律。斯为正治，切忌寒凉强遏，内陷生变。

2. 清热利咽

少阴经脉循喉咙，咽喉为肺之通道，呼吸之门户，外邪留恋，热郁心肺，每从咽喉部位反映出来。病毒性心肌炎患儿在病程的发生、发展、演变过程中，常出现急慢性咽炎、扁桃体炎而加重心肌的损害，使病情辗转难愈。因此临床上患儿常感咽痛或咽喉不利，有痰而咯吐不爽，或咳音哑，或仅咽红或暗红，为避免病邪流连，宜以清热利咽治法为主，常用玄参升麻汤加减。玄参、升麻清热解毒；生甘草、桔梗清利咽喉；牛蒡子、山豆根、锦灯笼解毒利咽；紫丹参、苦参、蚤休、万年青养心调律。切忌酸涩补敛，强遏留邪，否则病毒愈陷愈深，肺卫之邪难泄，则作困斗。

3. 疏风通窍

鼻为肺窍，肺气畅利则呼吸通爽，嗅觉灵敏。外邪流连，肺气不宣，往往出现鼻塞不通，时流浊涕，嗅觉减弱，形成急慢性鼻炎、鼻窦炎。病毒性心肌炎患儿亦常有此现象，缠绵不愈，因此临床时如遇长期鼻塞不通，流涕增多，发音共鸣障碍，说话重浊不清，口式呼吸，睡眠易醒，是为肺卫郁滞，邪浊扰窍所致，应以疏风通窍为主，可用苍耳子散加减。苍耳子、辛夷上通九窍，疏散风热；薄荷、细辛散风破结，清利头目；葱根升阳通气；茶叶能清火降浊；丹参、苦参、蚤休调心通络。庶几风热得散，清升浊降而流连之邪自去。

4. 宣肺通腑

肺与大肠相表里，肺气清肃下行，大肠才能顺利通降。病毒性心肌炎病变之初，往往因肺气不利而发热，咳嗽，痰盛，呼吸急促，腹部胀满，大便秘结，心悸不已，神烦不宁，脉来间歇，舌苔黄腻。由于热邪炼液，痰闭肺窍，扰动心神，急当宣肺清热，涤痰通腑，可用宣白承气汤加丹参、苦参、蚤休、万年青、黄芩、山栀等。方中杏仁、石膏、黄芩清热宣肺；山栀、丹参宁心除烦；苦参、蚤休、万年青调节心律；瓜蒌、大黄涤痰通下。此时不宜单用开肺之法，因痰热壅盛，肺气胀满，气机将绝，开之则愈促其肺气闭绝，与其扬汤止沸，加重心阴耗损，不如釜底抽薪，急下存阴，通利大肠，减轻肺之壅塞，临床证候因亦改善，但不宜久用，杀其势即可。

5. 护卫止汗

汗为心液，血汗同源，汗多则卫虚，不仅易感外邪，而且耗损营阴，甚至心阳不振，形成心源性休克的危亡局面。病毒性心肌炎患儿常因患病日久，抵抗力降低，肺气虚弱，皮毛不固，则出现自汗、盗汗、心悸不宁等症，如果迁延不愈，又易进一步损伤气阴，治当敛汗防脱，而免发生意外。卫虚自汗者，可用玉屏风散合牡蛎散或生脉饮以益气固表，护卫止汗。心肺阴虚或湿热逼蒸盗汗者，宜用当归六黄汤以清补兼施，固护卫表。营卫不和而汗多者，以桂枝汤调和营卫，畅脉固腠。

以上五法可以根据患儿的具体症情而灵活运用，希其肺气通利，心神得养，则病自愈。

心为五脏之主宰，属性为火，证有心阳（气）虚、心阴（血）虚之异，火有亢盛、内炽、上炎、下移之别，因此心病不限于本经，常能影响上下左右，涉及其他脏器，可以传肺、及肾、灼肝、损脾。当心气有余时，其邪气首先传变至肺，从而使肺气失宣，发为心悸，心慌，脉象结代，合并呼吸道症状，尤其小儿“心常有余”、“肺常不足”，更易心肺相传，所以临床上许多病毒性心肌炎患儿起病多由呼吸道受病毒感染引发，邪毒从鼻咽或卫表而入，袭肺侵心。患病日久，则抵抗力降低，又极易反复外感，引起一系列肺卫症状，加重心脏负担，形成恶性循环，所以在治疗中必须注意切断邪毒的入侵途径，益气固表，扶助正气与外邪抗争。从肺卫入手，在小儿病毒性心肌炎病程的各个阶段予以相应治疗，每获良效，从而印证了“治心不专治心，调理他脏以治心”的原则，为小儿病毒性心肌炎的中医药治疗开辟了新途径。据此研制的“调肺养心冲剂”广泛应用于临床，收效很好，深受群众欢迎。

病毒性心肌炎在演变过程中既可气阴两伤，甚至阴阳俱虚，也可心火过亢，燔灼肝经，下汲肾阴，甚至乘于脾胃之位，故病情极其复杂，临证时尚宜详察，据情论治，以免差之毫厘、谬之千里，而遗胶柱鼓瑟之讥。

抽动－秽语综合征

一、临床特征

抽动－秽语综合征是一种以运动和言语抽搐为特点的综合征，起病于儿童或少年期，5～8岁男女发病比例为4∶1，病程持续时间很长。其临床症状第一表现是抽动，可见头面部或躯干部或腹部以及上下肢多处出现不同程度的抽动，因而又称为“多发性抽动症”或“儿童多动综合征”。第二表现是秽语，可以听到喉部发出奇特的怪叫声，说话时个别字的音节或句子讲不清楚，或说出骂人的脏话——秽语，实即由于言语时抽搐所致。

本病的症状多种多样，并不只限于抽动和秽语，尚有以下表现：

（1）运动障碍：病儿活动过多，不停地奔跑跳跃，攀爬登高，翻箱倒柜，小动作过多，手脚不肯停息，咬指甲，吮手指，咬衣角，涂课本；说话过多，表现为插嘴；做事不能持久，连看电视也不能老实一会儿；共济失调，做精细动作不协调，快速交替动作比较困难。

（2）行为障碍：病儿冲动任性，容易激怒，发脾气，在具体生活中不遵守约束，不守纪律，缺乏自我控制的能力，甚至不顾危险爬墙登高，追逐车辆，打架斗殴，自伤或伤人。

（3）学习障碍：病儿注意力不集中，上课时东张西望，交头接耳，出怪声，扮鬼脸，戏弄老师，撩逗同学，学习成绩时好时坏，写字、计数比较粗心，常常出错。

（4）人格障碍：詈骂不避亲疏，污言秽语，甚至有异常性行为。

上述症状每个患儿并不一定全部出现，但都具有轻重不等的行为障碍，甚至脑电图异常，所以本病又称“脑功能轻微障碍症”，给患儿学习和身心健康造成严重的影响，也对家长产生很大的精神压力。

二、中医对抽动－秽语综合征的认识

抽动－秽语综合征是现代医学病名。中医学虽无此名称，对其症状描述却有类似记载。以抽动而言，早在《内经》中即有“诸痉项强，皆属于湿”，《金匮要略·痉湿暍篇》叙述了太阳病致痉。痉病就是以项背强急、四肢抽搐甚至角弓反张为主症的病变，其发病原因，一由风寒湿邪壅阻经络，气血运行不利，筋脉受病拘急而成痉，称为“刚痉”，一为津血虚少，不能营养筋脉，以致抽挛僵仆，称为“柔痉”。因此本病应属于“痉病”的范畴。但在《内经》中又谈到“诸暴强直，皆属于风”、“风胜则动”以及“诸风掉眩，皆属于肝”，故凡一切抽动、搐搦、痉挛、震颤都为风邪偏盛之象，因此本病应属于“肝风”。至于秽语叶天士《临证指南医案》曾云：“三阳并而上升，故火炽则痰涌，心窍为之闭塞。”乃痰火上扰，心窍被蒙，神志逆乱而发。因此抽动－秽语综合征应归属中医的“痉病”和“肝风”范畴，其病因病理可以概括为“风痰作祟”。

风的特点是容易激荡，变化很快，所谓风为阳邪，其性善行而数变。痰是病理性产物，由津液变化而成。风和痰的关系至关密切，往往因风而生痰，亦可因痰而生风。风痰窜动可发搐搦瘛疭；痰阻气道，则喉间痰鸣怪叫；痰浊迷窍常致神昏谵语，詈骂不避亲疏，狂言乱语不休。既可因病而生痰，亦可因痰而致病，其机理亦颇复杂，往往风、痰、火、气四者互为因果，所谓风动则火生，火盛则风动，风火相扇则熏灼津液为痰而上壅，痰壅则气逆而窍闭，且可痰盛生惊，惊甚则搐。

中风所说的风有外风和内风的区别。外风是指外界的虚风贼邪侵袭人体所引起的疾患而言。内风是指风从内生，实际上是内在脏器的某些病变。外风可以引起内风。内风范围所包者广，如心火暴盛、肝亢冲逆、肾水不足、脾虚木亢均可导致阴陷于下，阳亢于上，风动化火，痰壅闭窍，血随气逆，横窜经隧，形成上盛下虚、阴阳不相维系的病理变化，与心、肝、脾、肾四经阴阳失衡有内在的联系。抽动－秽语综合征应属于内风范围，因此，治疗时必须审证求因，追本求源，然后进行因证制宜的论治，方能收到一定的疗效，决非单纯的见风定风、见痰治痰所能解决一切问题的。古代医家早有“见风休治风，见痰休治痰”之告诫。

三、中医治疗

（一）辨证论治

1. 肝亢风动证

多由五志火化或六淫引发，以致风阳鸱张，出现摇头耸肩、挤眉眨眼、撅嘴喊叫、抬臂踢腿等不自主动作，频繁有力，伴以烦躁易怒，头痛头晕，咽喉不利，红赤作痒，或胁下胀满，面红目赤，大便干结，小便短赤，舌红苔白或黄，脉多弦实或洪大有力。治当清肝泻火，息风镇惊，宗泻青丸加减。如咽喉不利者佐以清热利咽之品，冀其肝风一平，则诸状自可减轻。

案例

赵某，男，6岁。初诊日期：1990年6月11日。

频发点头耸肩、四肢抽动已半年，曾经某医院检查，确诊为抽动－秽语综合征，间断服用西药治疗效果不佳。刻下仍频频点头眨眼，耸肩张口，四肢抽动有力，烦躁不安，性情固执，不愿与医者合作，便干溲黄，舌质红，苔白厚，脉弦数。证属肝亢化火，厥阴风动，治当泻肝清火，息风镇静。

处方：龙胆草10g，山栀5g，制军10g，羌活5g，防风5g，蜈蚣1条，当归10g，川芎5g，钩藤10g，菊花10g，大白芍10g，全虫3g。14剂，每日1剂，水煎服。

二诊：药后大便通畅，身出微汗，烦躁、抽动明显减轻，唯劳累或激动后尚有发作，自觉咽中不适，时作吭声，检查咽部红赤，轻度充血，舌红苔白，脉数而微弦。治当清热利咽，佐以平肝息风。

处方：元参10g，板蓝根10g，山豆根5g，生甘草3g，桔梗5g，蝉衣3g，研牛蒡子10g，龙胆草10g，山栀3g，黄芩10g，钩藤10g，僵蚕10g。14剂，每日1剂，水煎分服。

按：抽动－秽语综合征是现代医学病名，中医学虽无此名称，对其症状描述却有类似记载，如《素问·阴阳应象大论》云：“风胜则动”。《素问·至真要大论》云：“诸风掉眩，皆属于肝。”故凡一切抽动、搐搦、震颤、痉挛都为风邪偏盛之象，属于肝风内动之征。由于风为阳邪，其性善行而数变，往往因风而生痰，亦可因痰而生风，风痰窜动，上扰神窍，以致抽动、秽语不休，临床时必须审证求因，因证制宜，恰当治疗，庶不致误。本例患儿性情固执，木失条达，郁结不展，化火生风，形成肝亢风动之证，频频摇头耸肩，肢体抽动有力，长期不已。故用羌活、防风引火上行，散风于外。当归、川芎、白芍养血润燥，疏之于内。钩藤、菊花、蜈蚣、全虫通络解痉，以制风动。由于肝亢化火，非苦寒泻火之品不能平，故用龙胆草大苦大寒直泻肝火，山栀、大黄通利二便，导热从下而出。用药两周后，抽动即明显减轻。嗣因咽部不适，转拟清热利咽，兼佐平肝息风。前后治疗六周诸症消失，为巩固疗效，复调治三月，一年后追访，精神、饮食如常，并未反复，而彻底告愈。

2. 痰火扰神证

起病急骤，先有性情急躁，肝火暴张，鼓动阳明痰热，上扰清窍，症现头面、四肢、躯干等不同部位的肌肉抽动，气力逾常，甚或骂人，神乱无知，喉中痰音怪鸣，烦躁口渴，睡眠不安，舌质红，苔黄或腻，脉弦大滑数。治当清火涤痰，平肝安神，礞石滚痰丸加味，痰火一清，则神自安宁，而抽动、秽语即平。

案例

刘某，女，9岁。初诊日期：1991年1月25日。

证经年余，起病时突然摇头、挤眉、眨眼，手足抽动，性急心烦，痰鸣怪异，曾经某医院检查脑电图正常，诊为抽动－秽语综合征，1年来服药后收效不甚明显。刻下仍挤眉眨眼，手指抽动，自诉头颈后部沉重，必欲一动为快，性急不安，口唇干红，喉中痰声辘辘怪鸣，小便黄赤，大便干秘，舌红苔白腻，脉弦滑略数。证属痰火壅盛，阳邪亢逆，治当豁痰清火，镇静安神。

青礞石15g，黄芩10g，制军10g，沉香末1g，菖蒲10g，郁金10g，陈皮5g，半夏5g，钩藤10g，天竺黄10g，全虫3g，竹沥水1/4瓶（对服）。14剂，每日1剂，水煎服。

二诊：药后诸症明显好转，抽动次数减少，痰已基本消失，唯头仍感沉重，易困倦，舌脉如上。痰火上扰之势已遏，改拟温胆宁神以为善后。

柴胡10g，黄芩10g，半夏5g，茯苓10g，炙甘草3g，枳壳5g，钩藤10g，竹茹5g，陈皮5g，菊花10g，生姜2片，大枣5枚。

14剂后诸症悉平，再以上方加减调治，一月而安，迄未复发。

按：本例患儿素体较胖，喜吃甜味及肉类食品，而且性情急暴，气逆化火，津液被灼，结而成痰，痰火上扰，阳气独胜，火属阳，阳主动，故发病来势急骤，头面、肢体动摇不休，烦躁口渴。痰蒙清窍，故神乱无知，骂詈不避亲疏。纯属一派痰火扰神之象，治疗重点清火涤痰。故用大黄、黄芩苦寒降火泄热；礞石斶逐顽痰；沉香降气，气化则痰化；加用菖蒲、郁金、天竺黄以清热豁痰开窍；橘皮、半夏、竹沥以增强化痰作用，寓有竹沥达痰丸之意；钩藤、全虫平肝息风以制动。故服药两周后痰消动减，病势基本遏止，改用温胆汤加减调治，终收热清痰化神宁之功。

3. 脾虚肝亢型

病久体弱，脾虚木旺生风，症见抽动无力，时发时止，时轻时重，精神倦怠，面色萎黄，食欲不振，睡卧露睛，形瘦性急，喉中有时吭吭作响，发出怪鸣之声，大便溏薄，小便清长，舌质淡，苔薄白，脉细弱无力。治当扶土抑木，以平肝亢，钩藤异功散加减，以希脾胃渐强则木亢生风自已。

案例

王某，女，8岁。初诊日期：1991年5月27日。

患儿4年来挤眉、弄眼、晃头，肢体抽动，时发时止，伴以喉中吭吭作声，声低力弱，曾在某医院治疗，诊为抽动-秽语综合征，服用西药两年，收效不甚明显，因副作用较大而自行停服，遂来门诊求治。

刻下抽动时轻时重，轻则挤眉弄眼，口角歪斜，重则全身自动弹起，精力不能集中，学习成绩下降，时而心烦，时而神呆，喉中痰声作响，纳食欠馨，面色黄而欠华，舌淡苔白，脉细无力。证属脾虚肝亢，虚风心动，治以扶土抑木，宗钩藤异功散加味。

党参、黄芪、茯苓、炒白术芍各10g，炙甘草3g，炙鸡内金、钩藤10g，陈皮5g，半夏5g，焦三仙各10g，全虫3g，香稻芽10g。7剂，每日1剂，水煎2次，分3~4次服。

二诊：隔两周未视，刻下抽动减轻，稍能自控，咳中痰鸣消失，食思略振，面色有转华趋势，脉苔如上。症情既已好转，毋庸改弦易辙，再从原意加减，以希接效为佳。

党参、黄芪、茯苓、炒白术芍各10g，炙甘草3g，鸡内金10g，钩藤10g，陈皮3g，半夏5g，焦三仙各10g，生姜2片，大枣5枚。7剂，每日1剂，煎服法同上。

三诊：迭进缓肝理脾、扶土抑木之品，诸症基本消失，抽动停作，痰鸣亦已，纳食增强，精神状态好，行为能自控，唯血色欠华，四肢无力，苔白薄白，脉象细缓。此乃病久正伤，气血未复，拟以益气和血，扶正调中，巩固疗效，慎防反复。

党参、黄芪、茯苓、炒白术芍各10g，当归10g，大枣5枚，川芎5g，陈皮5g，半夏5g，黄精15g，焦三仙各10g，生姜2片。7剂，每日1剂，煎服法同上。

前后坚持治疗3个月，随访未再反复，体丰面华而愈。

按：本例患儿病经4年，抽动时轻时重，喉中痰声作响，表现仍为一派风痰为患证象，若详察脉证，面色白而不华，纳食欠馨，精神呆滞，苔白脉细，显属脾虚土弱，不能制木，肝亢生风而内动。脾主运化，运化失健，不能化水谷为精微，反为痰浊而上泛，所以这种风痰的形成，根本原因在于脾胃虚弱。故用党参、黄芪、茯苓、炒白术、炙甘草以健脾益气；陈皮、半夏理气化痰；焦三仙、鸡内金、香稻芽消导和中；少佐钩藤、全虫通络息风。前后以此方加减治疗3个月，诸症悉平，脾胃健强而愈。

4. 阴虚风动型

抽动日久，火盛伤阴，阴血内耗，既可水不涵木，出现阴虚风动，筋脉躁急，也可水不制火，虚火上炎，虚烦低热，故常形体憔悴，精神萎靡，手足心热，挤眉弄眼，耸肩摇头，头晕眼花，肢体震颤，汗出便干，口渴唇红，时有喉中吭吭作响，舌体光红少津，脉细数微弦。治当滋水涵木，佐以降火息风，以三甲复脉汤加减，冀其育阴潜阳以平风动。

案例

王某，男，5岁。初诊日期：1991年5月24日。

患儿自3岁半开始出现不自主的摇头、眨眼、抬肩，喉中吭吭作响，曾经多家医院检查，确诊为抽动-秽语综合征，一直服用西药，症状控制不理想，且药后口角流涎不已，家长因其疗效不佳，且有毒副作用，特来门诊求治。症见患儿时发不同部位的肌肉抽动，形体瘦弱，精神欠佳，手足心热，夜寐盗汗，口干不欲饮，舌尖红少苔，脉象细数。证属阴虚风动，治当滋阴息风以潜阳亢。

炙鳖甲 15g（先下），败龟板 15g（先下），生牡蛎 15g（先下），大白芍 10g，炙甘草 3g，茯神木 10g，钩藤 10g，全虫 3g，清阿胶 10g（烊化），鸡子黄 1 枚（冲）。20 剂，每日 1 剂，水煎分服。

二诊：迭进 20 余剂，诸症明显好转，盗汗已解，抽动甚微，唯尚体弱纳少，舌苔光红，脉仍细数，改拟一贯煎加减，以养肝胃之阴。

北沙参 10g，枸杞 10g，五味子 10g，川楝子 10g，石斛 10g，蜈蚣 1 条，炙鳖甲 15g（先下），麦冬 10g，生地 10g，生谷麦芽各 10g，钩藤 10g。20 剂，每日 1 剂，水煎分服。

三诊：上方服用 3 周，抽动未作，体稍丰满，纳食渐进，舌苔薄布，脉象缓滑，仍以原方加减。

继服一月，随访至今，未再复发。

按：人体的正常活动依赖于阴阳的相互平衡、相互制约和相互维系，所谓“阴平阳秘，精神乃治”。一旦阴阳乖张失去平衡，便将产生百病。如阴虚液亏，则阴不制阳，阳气亢动，最易化火生风，出现抽动时发，眩晕眼花，烦扰不宁，潮热盗汗等症。本例证经年余，抽动不已，手足心热，夜寐盗汗，舌红少苔，脉来细数，显属阳亢阴虚，水不涵木，筋脉失养所致。故用鳖甲、龟板、牡蛎、白芍潜阳摄阴，镇肝息风，茯神木、钩藤、全虫通络舒筋以制抽动，炙甘草和中缓急，阿胶、鸡子黄为血肉有情之品，具填精潜镇作用，药证合拍，因而迅即收到滋阴息风之效。由于龟鳖、牡蛎、阿胶、鸡子黄等均为滋腻之品，服后常可碍胃，故转用一贯煎加生谷麦芽养阴醒胃，以助消化，终于达到诸症悉平、纳增体丰的目的，可见临床时必须灵活施治，不可刻舟求剑，而遗胶柱鼓瑟之讥。

5. 气阴两虚，痰热内扰型

抽动日久，耗气伤阴，滋生内热，热甚风动，往往抽搐不已，时时惊惕。如果不忌口腹，恣食油腻之物，往往痰热羁留，出现气阴两虚、痰热内扰的虚实夹杂证候。邪气盛则实，精气夺则虚。痰热内扰者，应以清化痰热为主，佐以益气养阴；气阴两虚者，则应以益气养阴为主，佐以清化痰热治之，免蹈虚虚实实之戒。

案例

史某，男，6 岁。

患儿近半年来经常挤眉弄眼，时发耸肩摇头，喉中发出怪声，言语不清，经几家医院治疗，诊为抽动－秽语综合征，服西药氟哌啶醇后症状非独未见好转，反增口角流涎不已，特来门诊求治。

症见挤眉弄眼，口角抽动流涎不已，喉中痰鸣，语言字句音节不清，心烦性急，坐立不安，手足心热，睡中多汗，时作惊惕，纳食呆滞，二便正常，舌花剥质红，脉细弦微数。证属素体气阴两虚，痰热内扰，肝经风动之象，亟当豁痰通窍，佐以柔肝息风法治之，宗菖蒲郁金汤、礞石滚痰丸加减，以希痰化风平。

九节菖蒲、郁金各 10g，紫丹参 15g，青礞石 15g（先下），黄芩 10g，半夏 5g，制大黄 3g，石斛、钩藤各 10g，全虫 3g，焦三仙各 10g。7 剂，每日 1 剂，水煎 2 次，分

3～4次服。

二诊：进豁痰通窍、柔肝息风之品两周，诸症均有减轻，心烦性急好转，尤以喉中痰鸣怪叫之声消失为著，出言吐语较前清晰，睡眠较安，纳食尚差，挤眉弄眼仍作，时而动颈，不能自控，舌苔花剥如旧，形似地图，脉细数无力。豁痰通窍见功，肝胃气阴不足，虚风内动之象显著，治以柔肝息风，清养胃阴，宗一贯煎加减，仍希接效为佳。

北沙参、石斛、五味子、枸杞、川楝子各10g，大白芍15g，炙甘草3g，钩藤、菖蒲各10g，全虫3g，生谷麦芽各10g。7剂，每日1剂，水煎2次，分3～4次服。

三诊：迭进柔肝息风、清养胃阴之品后，纳食转增，动颈抬肩已能自控，挤眉弄眼未已，舌仍红，苔剥，脉细数。拟滋水涵木、养肝息风法，宗三甲复脉汤加减。

炙鳖甲15g（先煎），炙龟板15g（先煎），生牡蛎15g（先煎），炙甘草5g，大白芍15g，桔梗5g，络石藤、茯神木、钩藤10g，清阿胶10g（烊化），紫丹参15g，鸡子黄1枚（药汁冲）。7剂，每日1剂，水煎2次，分3～4次服。

四诊：迭进三甲复脉汤加减30余剂，刻下挤眉弄眼消失，纳食大增，二便调和，精神正常，语言流畅，唯过度疲劳后手指尚有小的抽动，别无不适，舌苔花剥消失，舌转淡红，脉象缓滑，抽动基本告愈，转拟益气养阴，佐以潜镇以善其后。

紫丹参15g，麦冬10g，黄精15g，生地10g，桂枝5g，大白芍10g，炙甘草3g，生牡蛎15g（先煎），茯苓10g，生姜2片，大枣5枚，五味子10g。7剂，每日1剂，煎服法同上，并嘱其劳逸适度，巩固治疗1个月，至今无任何症状。

按：小儿抽动－秽语综合征，表现为儿体不同部位抽动，伴以喉间怪鸣，语言障碍，根据小儿抽动－秽语综合征临床特征，加以综合分析，认为是由“风痰”作祟所致。因为风的特性是流动迅速，容易激荡，变化很快，故《素问·阴阳应象大论》云：“风胜则动”，故小儿一切抽动、抽搐、震颤、动摇、挛急皆属于风，是风气偏胜之象。本例患儿素体气阴不足，本质已虚，阳易亢动，化火生风，故近半年来经常性急心烦，重则挤眉弄眼，甚则摇头动肩。由于风乘火势，火助风威，风火相扇，灼液成痰，横窜经络，则抽动愈甚。蒙蔽清窍，则出言无序。气滞痰结，则喉间怪鸣。因而产生种种标实之象，此时非速用镇潜降火、豁痰开窍、宜壅理气等法去其标实，则难以平息风痰的猖獗，如果狂氛不能尽扫，则阴阳互不维系，势必加重病情，出现其他变局。故用菖蒲、郁金、紫丹参清心豁痰开窍，青礞石、半夏蠲逐顽痰，黄芩、制军苦寒降火泄热，石斛、钩藤、全虫养阴息风，以平亢逆。服药两周后痰蒙阻窍见功，虚风内动未已，审由肝胃阴虚，水不涵木，改用沙参、枸杞、石斛、五味子养阴生津，川楝子疏肝利气，白芍、甘草柔肝舒筋，钩藤、全虫、菖蒲息风通窍。服用上药后虽然诸症明显减轻，但苔仍剥夺，抽动仍作，显与肾虚水乏不能涵木，以致肝风内动横逆不已有关，故用三甲复脉汤合定风珠加减，30余剂后诸症均平，终于收到理想的效果。

（二）教育和辅导

1. 家长和老师要耐心地诱导和鼓励病儿，及时纠正某些不良习惯，培养某些能够锻炼注意力的兴趣，如画画、弹琴等。

2. 生活要有规律，不要太紧张或过度疲劳，饮食要有节制，加强身体锻炼，对减少本病发生以及减少患病儿的复发，都是有益的。

支气管哮喘

支气管哮喘是一种表现反复发作性咳嗽、喘鸣和呼吸困难，并伴有气道高反应性的可逆性、梗阻性呼吸道疾病。本病与变态反应有关，可在任何年龄发病，但多数始发于5岁以前。本病属于中医“哮喘”、“痰喘”、“痰饮”的范畴。追溯至《内经》，即有对本病类似的描述，如《素问·阴阳别论》云：“阴争于内，阳扰于外，魄汗未藏，四逆而起，起则熏肺，使人喘鸣。”《幼幼新书·咳嗽作呀呷声》不仅论述了本病的病因和发作时的临床症状，而且提出了“小儿呀呷嗽”等病名，并将地龙用于本病的治疗。《金匮要略·肺痿肺痈咳嗽上气病》云：“咳而上气，喉中有水鸡声，射干麻黄汤主之。”即指出本病发作时的证治。朱丹溪首创哮喘之病名，阐明病机专主于痰，提出“未发以扶正气为主，既发以攻邪气为急”的治疗原则，为后世所推崇。

本病反复发作，缠绵难愈，对患儿的生长发育危害甚大，所以对于小儿哮喘的防治，除早期积极治疗和加强体育锻炼外，尚可采用“冬病夏治”、“夏病冬治”的方法，常能收到较好的疗效。

一、治哮常法

哮喘病发之根，在于体内素有痰饮内伏，一旦为外邪所触发，则痰随气升，壅阻气道，痰气相搏，肺气上逆，于是喘促痰鸣，发为哮喘。《景岳全书》曰：“喘有夙根，遇寒即发，或遇劳即发者，亦名哮喘”。中医所谓“夙根”相当于现代医学认为的过敏体质，而这种“夙根”的实质就是肺、脾、肾禀赋不足，导致卫外不固，或生内风，或化热蕴湿生痰。在这种体质的基础上，容易感受外邪，也容易产生内风，更易引动内生伏痰，导致哮喘发作。肺、脾、肾功能失调在哮喘的发病中起着重要作用。肺主气，司呼吸，肺气虚衰，治节无权，失于输布，液凝为痰；脾主运化，失于健运，则水谷精微不能敷布全身，反而聚湿成痰；肾虚不能主水，气化失司，水泛为痰。所生之痰内伏于膈，酿成病根。且肾不纳气，气不归根，可使病情反复、迁延和加重。而肺卫不固，易为外邪所犯，又可成为哮喘时时触发之因。久病不愈，其虚益甚，无论因虚而病，或因病而虚，总不离正气虚弱。因此，正气不足，宿痰内伏为病之根本，外邪为诱发之因，气逆痰鸣为病之标。故本病的治疗，常以“急则治标，缓则治本”为大法。由于本病与肺、脾、肾关系密切，故治疗亦应从此入手。病发之时，有因寒、因热、因虚之不同，可分别主以宣肺、通腑、健脾、补肾之法。

1. 宣肺解表

哮喘之实证有寒热之分，常因感受外邪而发，证发之时，肺首当其冲，其病位在肺。外邪束肺，肺失宣降，其气郁闭而咳逆。哮喘因外感而发者，其病位在表者，不必定喘，只需发散，发散则表邪尽去，而哮喘自平。治法以宣肺解表为主，常用温宣法和清宣法两种。温宣法适用于外感风寒之哮喘，常用小青龙汤加减；清宣法适用于外感风热之哮喘，轻者用桑菊饮，重者用麻杏石甘汤加减。临证之时考虑小儿脏气清灵，随拨随应，选方用药要轻清灵活，注意“温清有度，宣发毋过”，常常能收到“轻可去实”的效果。

由于小儿“易虚易实，易寒易热”，在急性发作期有痰热内伏，外感风寒者，亦有素体虚寒，复感风热之邪者，还往往形成寒热错杂、虚实并见之复杂证候。此时切不可纯温以助热，亦不可纯清以增寒。寒性收引，寒胜则肺气收引，气化凝滞最易诱发或加重哮喘发作。故久喘者，最忌寒凝之品，若夹热者，亦不可纯用寒凉，必须寒热并用，方为善法。

2. 通腑降气

肺主肃降，通调水道，与大肠相表里。六腑之通降，皆赖肺气降之，肺之肃降功能正常，又有赖于六腑之气的通顺。故对于小儿哮喘因于肺失肃降，痰阻气道，腑气不通而大便秘结者，常常采用通腑法，轻则蒌贝涤痰汤，重则宣白承气汤加减，以肃肺气，肺气得降则痰浊亦可下行，肺气得宣畅，喘逆自平，即通腑以泻肺，临证用之，效果显著。

3. 健脾补肾

治疗小儿哮喘多宗“急则治肺，缓则治脾肾”。脾为“后天之本”、“生痰之源”，程钟龄曰：“外感之喘，多出于肺，内伤之喘，未有不由于肾者。……参、术补脾土，以生肺金，金旺则能生肾水，乃隔二隔三之治也。”脾胃对全身营养物质的受纳、运输以及精、气、血、津液的生成、传化、敷布等功能的发挥具有重要作用。本证久延，故可本“执中州以运四旁之法，健脾以充养后天生化之源”，增强体质，对于肺肾亦大有裨益。治疗小儿哮喘缓解期常用六君子汤或补中益气汤，健脾益胃，对于减少发作实有必要。

肾主纳气，为先天之本，六气之根，小儿哮喘多发于肾气未充之小儿，亦可自愈或缓解于肾气充盛之青春期，可见本病与肾密切相关。本病缓解期，采用补肾的方法，如六味地黄丸以巩固疗效，减少反复发作，改善预后。即使在发作期，只要有肾虚之象，亦可投补肾纳气之品，攻补兼施，虚实并调，常能取得良好的疗效。小儿肾虚之象，与成人有不同之处，临床上易被忽视，因为小儿语言表达能力差，且虚象易被标证掩盖，应当予以足够的重视。临证当据小儿之特点，审其先天禀赋之强弱，发病之久暂，观其神色形态之变化，参合指纹脉象以施治。凡早产羸弱，久病不愈，神疲乏力，发稀齿迟，目眶黯黑，鸡胸龟背，立迟行迟，肢冷遗尿，自汗盗汗，指纹淡而不显，脉沉无力等，均为肾虚之象，辨证准确，投药中的，自然就会获得疗效。

二、治哮巧用银花乌梅紫菀汤

刘老认为，哮喘形成因素很多，病情复杂，往往寒热错杂，虚实并见，若以固定证型，按图索骥，则有胶柱鼓瑟之嫌，临床必须知常达变，才能切中病机，灵活施治以收卓效，尤其对于某些难治痼证，又要另辟蹊径，采用异军突起，一鼓成擒。

1. 宣肺通窍，宣畅气机，截断病邪下传

肺开窍于鼻，鼻与喉相通而连于肺，鼻与咽喉是呼吸的门户，所谓“鼻为肺窍”、“喉为肺之门户”。凡外邪袭人，或从皮毛而入，或从口鼻上受，肺皆首当其冲，而肺之窍和肺之门户，往往最先表现出来，临床上哮喘的患儿常常有鼻腔和咽喉的症状，如鼻塞、流涕、咽痒、咽痛等。因此在治疗过程中，将鼻咽炎的治疗作为突破口，尽早截断病势，防止病邪下传十分必要。如鼻塞、流涕，常选用辛夷、苍耳子、细辛、木通、白芷、薄荷等药物，宣肺通窍；咽部红肿疼痛者，常选用元参、板蓝根、山豆根、升麻、锦灯笼、青果等，以清热解毒利咽喉，从而达到宣畅肺气的作用，有利于控制哮喘的发作，或减轻哮喘的发作，在临床上常能取得满意的效果。

2. 宣敛并行，固卫祛邪，防止病情反复

调肺大法，既有宣通升降之异，又有散敛补泻之殊。哮喘每因感触外邪而起，故疏散外邪、宣肺为常用之法，而喘发既久则可使肺气为之耗散，故不可不顾及。临证时在宣肺方中配合酸收之品，如乌梅、五味子等防止肺气耗散，以期散邪而不损肺气，敛肺又不碍散邪，如银花乌梅紫菀汤，寓散中有敛，宣敛并行，标本可得兼顾，使用得当，每获良效。

银花乌梅紫菀汤，是刘老自拟的治疗小儿哮喘的经验方。组成：银花10g，乌梅10g，紫菀10g，五味子10g，紫石英15g，钩藤10g，地龙10g。

方中银花性味辛甘寒，清热解毒，散肺中邪热。现代药理实验证明，银花对多种细菌有抑制作用。乌梅，酸涩平，敛肺止咳。现代药理实验证明，乌梅对多种细菌及真菌均有抑制作用，对豚鼠的蛋白致敏及组胺休克有对抗作用。紫菀，性味辛苦温，辛散苦降，温而不燥，为疏利肺气、消痰止咳之要药。五味子，味酸性温，温而能润，“敛肺滋肾”，上能敛肺气而止咳喘，下能滋肾水以固下焦。现代药理实验表明，五味子对呼吸道有兴奋作用，并有明显止咳、祛痰作用。紫石英，甘温下气，有降逆之功。现代药理研究表明，紫石英主要成分为氯化钙，有抗过敏的作用。钩藤，性味甘寒，有明显的镇静止咳作用，既可祛外风，又可祛内风。地龙，甘寒，清热定惊，平喘通络。现代药理实验表明，地龙有显著的舒张支气管的作用，并能拮抗组胺及毛果芸香碱对支气管的收缩作用。诸药相伍，寒热并用，宣敛并行。既有银花、紫菀的疏散肺中邪热，又有乌梅、五味子的酸收，以敛肺气，可防肺气耗散，使邪散而不损肺气。银花、地龙性寒凉，紫菀、五味子、紫石英性温，可谓寒热并用。久病入络，故用钩藤、地龙以通络平喘。药仅七味，配伍严谨，选药精当，共奏清肺化痰、降逆平喘之功。

应用银花乌梅紫菀汤须在辨证论治的基础上，根据患儿不同的证情，分别配合以宣肺解表、通腑降气、健脾补肾、通窍利咽等法，灵活运用。

在哮喘发作期，热喘者，可与麻杏石甘汤、泻白散合用，痰多色黄加苏子、莱菔子、葶苈子、黄芩等；寒喘者，可与小青龙汤合用，痰多色白质稀者，加陈皮、半夏、茯苓等药。哮喘因于肺失肃降，大便秘结者，加大黄、芒硝、莱菔子等药。哮喘缓解期，如肺脾两虚者，见面色萎黄，神疲乏力，舌淡苔白，可加太子参、黄芪、白术、茯苓、炙甘草等药；痰多色白者，加陈皮、半夏、枳壳；纳差者，加焦三仙、鸡内金、香稻芽。舌体瘦质红，苔剥脱，脉细，气阴不足者，可加沙参、麦冬、玉竹等药；纳差者可加生谷麦芽、生山楂。阴虚内热，逼汗外出者，可与当归六黄汤合用；肾虚动则喘甚，可与麦味地黄丸合用，有补中寓散、散中寓补之意。

3. 补肾纳气，温阳定喘，可以消除夙根

《景岳全书》云："喘有夙根，遇寒即发，或遇劳即发者亦名哮喘。未发时以扶正气为主，既发以攻邪气为主。扶正气者须辨阴阳，阴虚者补其阴，阳虚者补其阳。攻邪气者须分微甚，或散其风，或温其寒，或清其痰火。然发久者，气无不虚，故于消散中宜酌加温补，或于温补中宜略加消散。此等证候，当眷眷以元气为念，必使元气渐充，庶可望其渐愈，若攻之太过，未有不致日甚而危者。"说明久病肺虚及肾，气失摄纳，故临床可见呼多吸少，气不得续，或见遗尿。肾阳既衰，卫外之阳不固，故汗出，手足不温。此时易现虚实夹杂之证，但要权衡标本缓急，而夙根的驱除尚有待于补肾纳气，温阳定喘，临证之时不可不晓。

案例 1

张某，男，4 岁半，住院号：62400。

因咳喘反复发作 3 年，加重 4 天，于 1992 年 4 月 6 日入院。患儿自 3 年前起每逢感冒均咳嗽喘息，必须服用定喘药物才得以缓解。1 年前在北京儿童医院诊断为"支气管哮喘"。本次发病因 4 天前"受凉"所致，症见面色白，无发热，咳嗽喘，严重时不能平卧，咳声重浊，喉中痰鸣，鼻扇，三凹征（+），双肺满布哮鸣音，舌质淡体胖，苔薄黄，脉滑数。中医诊断：哮喘。证属肺脾两虚，复感外邪，本虚标实。法当"急则治其标，缓则治其本"，先治以疏风清热，降逆平喘，方用银花乌梅紫菀汤加减。

银花 10g，乌梅 10g，紫菀 10g，紫石英 15g，五味子 10g，钩藤 10g，地龙 10g，苏子 10g，葶苈子 5g，焦三仙各 10g。

服 7 剂后，患儿咳喘、痰多诸症减轻，病情好转。继用 7 剂病情缓解，原方去银花、苏子、葶苈子，加茯苓 10g，太子参 10g，以巩固疗效。出院后门诊治疗，以健脾补肾为法，先后用银花乌梅紫菀汤合六君子汤、麦味地黄丸等，随症加减，患儿体质好转，脸色渐红润，感冒次数减少，哮喘未再发作，服药 6 个月终获痊愈。

案例 2

刘某，男，11 岁。

自幼有湿疹和喘息性支气管炎病史，4 岁后咳喘反复发作，多在夜间发作，先出现喷嚏，流清涕，而后喘息发作，不能平卧，痰多。慕名前来专家门诊求治。

初诊：1992 年 9 月 20 日。症见咳嗽喘，喉中痰鸣，脸色青黄，双肺满布哮鸣音，舌淡苔薄白，脉细滑。中医诊为寒性哮喘。治拟温肺散寒，豁痰平喘，方用小青龙汤合银花乌梅紫菀汤加减。

麻黄 3g，桂枝 5g，白芍 10g，炙甘草 3g，细辛 1.5g，干姜 1g，五味子 10g，紫菀 10g，钩藤 10g，地龙 10g，紫石英 15g，杏仁 10g。

3剂，水煎服，每日1剂。

二诊：1992年9月27日。服药后患儿喘息明显减轻，可平卧入睡，仍有轻咳，痰多，面色萎黄，纳差，乏力。证属脾虚失运，痰湿犯肺，治以健脾化痰，止咳平喘，方用六君子汤合银花乌梅紫菀汤加减。

太子参10g，茯苓10g，炒白术10g，炙甘草3g，陈皮5g，制半夏5g，乌梅10g，紫菀10g，紫石英15g，钩藤10g，地龙10g，焦三仙各10g。

14剂，水煎服，每日1剂。

三诊：1992年10月10日。患儿病情稳定，咳喘未作，脸色转红润，精神佳，食欲增，唯鼻塞，流浊涕，时有头痛，头晕，咽痛不适，舌淡红，苔薄黄，脉细滑。因复感外邪，肺窍不利所致，治宜宣窍利肺。

辛夷10g，苍耳子10g，元参10g，板蓝根10g，山豆根10g，乌梅10g，紫菀10g，钩藤10g，地龙10g，焦三仙各10g，生姜2片，大枣5枚。

14剂，水煎服，每日1剂。

服上药后，诸症消失，随访半年，哮喘未再复发，病告痊愈。

案例3

患儿李某，男，10岁。病例号45843。初诊日期1964年9月21日。

哮喘5年，夙根未愈，兼患遗尿，不仅每晚必作，甚至白天也不能自控，尿遗于裤。迭服桑螵蛸、破故纸、缩泉丸等药后遗尿已瘥，但哮喘时犯，迄无已时。

今春2月以来，哮喘感冒交替而作，体质虚弱已极。虽启窗露隙，微风渐来，亦可迅即出现鼻塞流涕。每次感冒后，哮喘发作加重。目前，哮喘每晚必发，殆无虚夕，发时咳逆倚息，汗出如淋，面色黄白，痰涎上壅如潮，声传户外，纳食不甘，手足时温时厥，唇娇苔白，脉象细弱。

证属病久体虚，卫外无权，藩篱失固，因而易感外邪。肾失固摄，肺脾俱虚，以致气化失常，纳气无权，虚痰上泛。治疗以温肾纳气，肃肺止咳为法。

制附片20g（先煎90分钟），茯苓10g，旋覆花10g（包），法半夏12g，麻黄根10g，淫羊藿18g，杜仲18g，薤白10g，杭巴戟18g，苏子6g，苏梗10g，陈皮6g，杏仁10g，细辛1.8g，泽泻10g，炙甘草3g，枳壳6g。

2剂，每剂浓煎3次，两日服完。

二诊：服药后，哮喘发作减轻，汗出减少，手足转温，纳食略甘，苔薄白，脉缓滑。效不更方，再拟原方继服5剂，以希接效，而免反复生变。

按：哮喘是一种极其顽固的病证，往往经年累月不愈，甚至成为终身痼疾。此例哮喘5年，这次发作，连续不断，前后长达9个月的时间，运用了各种方法治疗，也不能取效。尤其感到棘手的，就是不断外感，每次外感后，喘势则加重一次，喘势还未平息，接连感冒又作，补虚没有机会，散邪又伤正气，治疗始终处于被动，疲于奔命，以致患儿弱不禁风，虚羸达极点，随时可能危及生命。在万不得已的情况下，应用大剂量的附子、巴戟天、淫羊藿、杜仲以温补命火；细辛、甘草温经散寒；复以麻黄根敛汗收汗；茯苓、泽泻利湿渗饮；枳壳、薤白、旋覆花宽胸宣痹；苏子、苏梗、杏仁、陈皮、半夏降气化痰止咳。组成一张补中寓消、降中有宣、敛中兼散、消补宣降敛散结合的大方。尤其为了减少附子的毒性，先煎90分钟，充分发挥了附子的温阳强壮作用，结果疗效十分满意。据患儿家长反映，患儿自9月21日开始服药后，至第6剂时，喘势大定，每夜喉中没有喘鸣。但是遇有天气骤冷，喘势仍作，较前减轻。共服50剂，已完全哮平喘定。

三、倡外风引动内伏风痰论

小儿哮喘，一般认为是外因诱发，触动伏痰，痰阻气道所致。而刘老认为，小儿哮喘，内因风痰内伏，外因感受风邪，外风引动内伏之风痰所致。刘老认为，诱发小儿哮喘的因素较多，但主要是感受风邪。这主要是由于小儿"肺常不足"，寒温不能自调，易感外邪，而"风为百病之长"，故外因主要是感受风邪为主，感受风邪后引动内伏风痰作祟。

痰的生成是因肺、脾、肾三脏功能失调所致，但更与脾失健运密切相关。"脾为生痰之源，肺为贮痰之器"，说明痰内伏于肺。小儿"肝常有余"，感受外邪后，易动肝风；再加上小儿"脾常不足"，易为饮食所伤，致脾胃虚弱，脾虚则肝易亢，内风易起。正如清·尤在泾所云："土虚木必摇"。由此可见，风痰内伏是小儿哮喘发病的主要内因。

哮喘的发作，每遇外感风邪，一触即发，外风从皮毛而入，或由口鼻上受，引动内伏之风痰，痰阻气道，气机升降不利，则气息喘促；肺若悬钟，痰随风动，木摇痰撞，故肺金哮鸣有声。正如程钟龄《医学心悟》所云："肺体属金，譬若钟然，钟非叩不鸣，风寒暑湿燥火六淫之邪，自外击之则鸣。"

四、创立调肺平肝法，研制哮喘基本方

刘老勤求古训，博采众长，针对痰涎伏于肺、内风伏于肝、外风始受于肺的病机，积多年临床经验，匠心独运，创立了"调肺平肝法"，研制了治疗小儿哮喘的基本方。组成：辛夷10g，苍耳子10g，玄参10g，板蓝根10g，山豆根5g，钩藤10g，地龙10g，紫石英15g，秦皮10g。

本方具有调肺平肝、温肾降气、化痰平喘的功效。方中辛夷、苍耳子、玄参、板蓝根、山豆根五味药，最能体现刘老从肺论治的学术思想，具有宣肺通窍畅气机、祛邪护肺安内宅的作用。发作期用之宣散外邪，调畅气机；缓解期则能切断病邪入侵的途径，防止外风引动内伏之风痰。钩藤，《本草汇言》言其能祛风化痰；地龙，具有清热息风、止痉平喘之功，为治疗哮喘的要药；秦皮，归肝、胆、大肠经，《本草纲目》言其气寒、味苦、性涩，苦寒可清利大肠，性涩又可防止宣散太过，有清热燥湿、平喘止咳之效；紫石英，降逆平喘，温养肾阳，《药性论》言其主养肺气。刘老认为，小儿"肺常不足"、"肾常虚"，痰虽源脾贮肺，与肾阳虚不暖脾土息息相关，故用紫石英温养肾阳，以蒸运脾土，"土旺则金生，无区区于保肺"，虽不治脾肺，而脾肺得荫也，有治哮求本之意。钩藤、秦皮、紫石英三药是刘老推崇的治哮良药。全方配伍巧妙，标本兼顾，因此小儿哮喘发作期和缓解期均可用此基本方加减。

五、既发增三子收效，未发添二陈图功

小儿为“纯阳”之体，所感外邪和内生之痰易从阳化热，故热性哮喘尤为多见。基于此，发作期刘老常用基本方加葶苈子5g，苏子10g，莱菔子10g，以泻肺平喘，降气消痰。三子，具有三子养亲汤降气消痰之功，而避其温热燥烈之性，选用葶苈子代替白芥子，更适合小儿的特点，哮喘发作时，急予数剂，屡屡收效。

哮喘发作期经治疗缓解后，针对风痰内伏的内因，关键在于脾失健运，治疗强调脾以健运为补，并不采用黄芪、党参之类补脾药，主张长期服用基本方加二陈汤（陈皮5g，半夏5g，茯苓10g，甘草3克），以健脾化痰，缓以图功，远期疗效显著。

综上所述，刘老治疗小儿哮喘，主要以外风引动内伏风痰立论，根据发作期、缓解期不同，以哮喘基本方加减治疗，并根据临床千变万化的不同证，或一法独施取速效，或数法并用巧收功，这正是中医的精髓所在。

特发性肺含铁血黄素沉着症

特发性肺含铁血黄素沉着症是一种肺泡毛细血管反复出血，被破坏红细胞变为含铁血黄素沉积在肺泡间隔所引起病理反应的疾病。主要在小儿时期发病，以1~2岁婴幼儿多见，儿童期也可发病，无性别差异。病因尚不清楚，目前认为可能是自身免疫反应引起肺泡局部出血的后果。本病急性出血期起病较急，年长儿可有咯血，量或多或少。婴幼儿不会咳嗽，较少有咯血症状，但有咳喘、乏力、短时期内出现面色苍白。肺部特征不尽相同，有时无阳性发现或仅有呼吸音减低，有时可闻喘鸣音、中小水泡音及干性啰音等。病情严重者，可出现急性心力衰竭甚至猝死。慢性发作期可有反复或阵发性咳喘、胸痛、低热和少量咳血，呼吸频率加快，生长发育落后。实验室检查：痰液中可检得含铁血黄素巨噬细胞（小婴儿可取胃液检查），低色素小细胞性贫血阳性率可达95%左右。胸部X线检查：急性期可见肺野中有边缘不清、密度浓淡不一的云雾状阴影，病灶可自颗粒大小至大片融合，透亮度减低，双侧病变多于单侧，右侧多于左侧。慢性期可见广泛的间质纤维化、肺不张、肺气肿、支气管扩张以及肺心病等征象。现代医学多采用肾上腺皮质激素和免疫抑制剂及对症疗法，但易于复发，迁延难愈。

刘老认为本病是本虚标实，虚实夹杂。本虚是指肺气虚，标实是血瘀于肺。因此本病的主要病机是肺气虚，气不摄血，血不循经，溢于脉外，瘀积于肺。治疗以益气补肺，清热化痰，活血化瘀为法，常选用补肺阿胶汤加减，既可补气摄血，使血循常道而不溢瘀于肺，以治本虚，又可清除肺中瘀血痰浊，以治标实，临床疗效显著。临证之时，还应根据疾病发展的不同阶段，配合不同的治疗方法。如在急性期以咯血或痰中带血为主要见症，则配以凉血止血之药；在缓解期以咽干、痰黏难出为主要见症，

则重用清咽利喉、润肺祛痰之药；恢复期肺脾气虚症状明显，则重用健脾益肺、化痰止咳之药。临床应用，每获良效。

案例

韩某，男，9岁，山西省太原市人。住院号：60460。

患儿4年来咳嗽不断，痰中带血，或有血块，或有血丝，或均为血液，痰为褐色或灰褐色，病情时轻时重，曾在太原市多家医院诊治，经正规服用激素及中药治疗，效果不理想。近1周咳嗽加重，痰中带有血块或血丝，痰呈褐色。为求系统诊治，慕名来京求治，于1991年9月21日收入儿科病房。刻下症见咳嗽，痰中带血，纳差，二便尚调。入院查体：满月脸，面白无华，唇舌色淡，舌苔薄白，咽红，脉弦滑。扁桃体不大，心（-），双肺呼吸音粗糙，可闻及少许痰鸣音。痰液检查：镜下痰中可见少量红细胞及大量含铁血黄素吞噬细胞。血常规检查：白细胞$14.1 \times 10^9/L$，中性0.48，淋巴0.50，单核细胞0.02。胸透：双肺纹理增粗。

辨证属肺气虚弱，痰瘀阻络。治宜补肺益气，祛痰止咳，佐以凉血止血，活血化瘀。方选补肺阿胶汤合桃红四物汤加减。

阿胶珠10g，马兜铃10g，杏仁10g，牛蒡子10g，当归10g，赤芍10g，川芎5g，桃仁10g，红花3g，川贝5g，炙甘草5g，白茅根30g，粳米15g。

二诊：1991年10月15日。服上方后咳嗽明显减轻，痰中带血消失，痰仍为灰褐色，近日咽干音哑。查体：咽红，舌红苔薄黄，脉细数。双肺仍可闻及少许痰鸣音。此时溢血已止，瘀血已去，但痰热未清，阴液已伤，痰火上犯咽喉，则咽干音哑。治宜清咽利喉，润肺止咳。

阿胶珠10g，马兜铃10g，牛蒡子10g，杏仁10g，生甘草3g，元参10g，板蓝根10g，山豆根5g，蝉衣3g，麦冬10g，大贝母5g。

三诊：1991年11月12日。药后咳嗽基本已除，咽干音哑消失，痰量明显减少，唯感觉手足心热，舌淡红，苔薄白，脉弦细。此为阴液未复，痰浊留恋。治宜益气养阴，健脾化痰，方选补肺阿胶汤合人参五味子汤加减。

阿胶珠10g，马兜铃10g，牛蒡子10g，炙甘草3g，杏仁10g，太子参10g，五味子10g，麦冬10g，茯苓10g，炒白术10g。

四诊：1991年12月14日。服药后手足心热明显减轻，效不更方，再以上方化裁。

服用月余，诸症悉除，于1992年1月18日痊愈出院，随访1年未复发。

百 日 咳

百日咳是一种由百日咳杆菌引起的急性呼吸道传染病，传染性很强，自从广泛施行百日咳菌疫接种后，本病发生已大为减少。百日咳的临床特征为咳嗽逐渐加重，呈典型的阵发性痉挛性咳嗽，在阵咳终末出现深长的鸡鸣样吸气性吼声，病程长达2~3个月。本病古代亦称“鹭鸶咳”、“时行顿呛”、“天哮呛”、“疫咳”等。人群普遍易感，预防接种和患病后的免疫力并非都是完全和持久的，近年来发现6岁前免疫接种的成年人和医务工作人员，由于抗体逐渐消失，可成为轻病或带菌者。本病属中医“顿咳”的范畴。

本病多由于内蕴伏痰，外感时行疫疠之气，侵入肺系，导致肺失肃降。小儿“肺常不足”，易感外邪，与伏痰搏结，阻遏气道，肺失清肃，而致肺气上逆为患。由于本病感邪有轻重，且患儿体质亦不同，故临床症状差异较大。本病初起，邪伤肺卫，表现为肺卫表证，与伤风感冒咳嗽相似；继则痉挛性咳嗽阵作，甚则连咳数十声，必待痰涎吐出后，气道才得通畅，咳嗽暂时缓解。咳嗽虽在肺，亦可殃及他脏，若犯胃则胃气上逆，而见呕吐乳食；犯肝则肝气横逆，而见两胁作痛；气逆伤及血络，而见咳血、目睛出血；肾与膀胱为表里关系，且肺为水之上源，肺失宣肃，则大肠、膀胱失约，故痉咳时可见二便失禁。

婴幼儿体禀不足，脏腑娇嫩，易生变证。痰热壅肺，肺气郁闭，则肺炎喘嗽；若痰热蒙蔽心包、引动肝风，则见昏迷、抽搐。

本病的辨治，一般根据初咳、痉咳、恢复期的临床表现，施以宣肺化痰、泻肺涤痰、润肺养阴之法。初咳期当分风寒、风热，治宜疏风宣肺。风寒轻证者，宜用杏苏散加减；风寒重证者，宜用华盖散加减。风热轻证者，宜用桑菊饮加减；风热重证者，宜用麻杏石甘汤加减。痉咳期治宜泻肺镇咳，宜用桑白皮汤加减。恢复期治宜润肺健脾。偏于肺阴耗损者，宜用沙参麦冬汤；偏于脾胃气虚者，宜用人参五味子汤加减。

多年来通过大量临床观察分析，刘老认为百日咳之所以出现与一般咳嗽不同的临床症状，其发病机理，多因感受风寒或温疫之气，侵犯肺卫，深蕴气道未得透达而成，加以伏痰内蕴，再与外邪搏结，势必郁而化热，煎熬津液，酿为痰浊，阻遏气道，壅塞不宣，以致肺气上逆，故咳声连续阵作不已。久而不愈，胶固不化，形成顽痰，必须待其尽量吐出，气机通畅而痉咳始得暂时缓解。有时痰郁化火，迫血妄行，则吐血、衄血、咯血、白睛出血。甚至痰涎壅盛，闭塞喉间，常有立时窒息毙命的危险。尤其2岁以下的婴幼儿，由于脏腑娇嫩，形气未充，更易发生危险。故临床治疗必须抓住时机，给予肃肺涤痰、降逆镇痉，常可缩短病程，迅速达到制止痉咳的目的。

案例

王某，男，2岁。

证经二十余日，始则咳嗽不爽，鼻流清涕，继则咳嗽暮重，连续不断，咳时面红握拳，涕泪交作，曾经注射青霉素，口服止咳糖浆、蛇胆川贝散等药，而咳嗽愈趋愈剧。刻下：呛咳顿作，夜晚尤甚，咳时面红耳赤，吐痰黄稠而黏，入暮低热，口干欲饮，时有鼻衄，眼胞浮肿，小便黄赤，大便秘结，舌质红苔薄，脉象滑数。检查：咽红，扁桃体Ⅰ°肿大，心率120次/分，两肺闻及湿啰音。血象：白细胞18×10^9/L，中性0.50，淋巴0.50。证属外邪郁而生痰，痰热交蒸上扰，治宜清热泻肺，豁痰降逆。宗《千金》苇茎汤加味，处方如下：

芦根30g，桃仁10g，生苡仁10g，冬瓜仁10g，苏子10g，葶苈子3g，车前子15g

（包），钩藤10g，全蝎2g，炙杷叶10g，白茅根30g，制军10g。

3剂，每日1剂，水煎，分4~5次服。

加用鹭鸶咳丸，早晚各1丸。

服药后呛咳大减，吐痰较爽，鼻衄未作，大便亦通，唯入暮尚有低烧，眼胞微肿。证属痰热逗留，尚未尽解，再拟原方增损，处方如下：

芦根30g，桃杏仁各10g，生苡仁10g，冬瓜仁10g，车前子15g，知母10g，川贝母5g，黄芩10g，炙杷叶10g，钩藤10g，全蝎2g。

3剂，每日1剂。

鹭鸶咳丸，早晚各1丸。

药后顿咳基本解除，转投润肺养阴以善其后。

按：实践证明，小儿百日咳虽然病程较长，顽固难治，当其进入痉咳期，及时投以《千金》苇茎汤加味，常能缓解痉咳，缩短疗程，并可制止并发症的发生。方中苇茎，即芦苇的茎，现在多以芦根代之，其性寒，大量使用，能泄气分之热，有清肺泄热之功。桃仁善化血分热结，生苡仁清肺利湿化痰。冬瓜子上清心肺蕴热，下导大肠积滞。用苏子、葶苈子降逆化痰，利气消肿。钩藤、全蝎镇痉止咳，炙杷叶化痰止呕，白茅根凉血止血，制军泻热解毒，尤其车前子大量使用可镇咳利水消肿。再辅以鹭鸶咳丸，则收效更趋显著。

川崎病

川崎病于1967年由日本川崎首次报告以来，病例逐年增多，世界范围均有发病。我国1976年首次报告，近年病例亦逐年增多，以长江流域发病率最高。为一种病因不明的急性发热出疹性小儿疾病，其主要特点是持续发热，皮肤多形性斑丘疹，眼结膜充血，口腔及咽部黏膜充血，口唇潮红皲裂，手足硬肿，颈淋巴结肿大，故又称皮肤黏膜淋巴结综合征。心电图检查可示低电压、P－R或QT间期延长、ST－T改变及各种心律失常等；伴冠状动脉病变者，可呈心肌梗死图像。冠状动脉造影或二维超声心动图可发现30%～50%病例伴冠状动脉扩张，其中15%～20%发展为冠状动脉瘤，多侵犯左冠状动脉。周围血白细胞增高，中性粒细胞增多，核左移。轻度贫血，血小板常增多；血栓素A_2或其代谢产物血栓素B_2活性升高，而前列腺素I_2或其代谢产物6－酮前列腺素$F_{1\alpha}$明显降低。血沉增快，急性时相蛋白增高。5岁以内的婴幼儿发病为主，男孩多见，男女之比为2∶1～3∶1，一年四季均可发病。本病可严重损害冠状动脉，为小儿时期冠状动脉心脏病最常见的病因。本病系自限性疾病，多数预后良好，约3%的病例可有一次或多次复发。有冠状动脉病变者，多数于1年内超声心动图恢复正常，但1%～2%可死于心肌梗死或动脉瘤破裂，个别病例在临床症状消失数年后猝死。

有关本病的症状描述，最早见于《诸病源候论·患斑毒病候》：“斑毒之病，是热气入胃，而胃主肌肉，其热夹毒蕴积于胃，毒气熏发于肌肉，状如蚊蚤所啮，赤斑起，周匝遍体。此病或是伤寒，或时气，或温病，皆由热不时歇，故热入胃，变成毒，及发斑也。凡发斑者，十生一死，黑者，十死一生。”本病若机体正气不支，或治疗失宜，邪陷心脏者，对小儿危害较大，目前尚无特效疗法。

川崎病以发热，颈部淋巴结肿大，皮肤呈多形性红色斑丘疹，眼结膜、口腔黏膜充血，唇红而皲裂，舌质红赤，血小板升高为证候特征。刘老认为，本病属于“疫疹”的范畴。其病因多由于感受温毒疫疠之邪，从口鼻而入。邪束于外，毒郁于内，蕴于肌腠与气血相搏，蒸腾肺胃两经，则高热神烦；发于肌肤黏膜，则见痧疹潮红肿胀；毒入血分，则痧疹可融合成片状紫瘀斑；毒热灼津成痰，凝阻经络，可结成颈部痰核；温毒之邪多从火化，最易伤阴，故舌生芒刺，状如杨梅，唇红皲裂，指趾端呈膜状脱皮或潮红脱屑；如毒热伤及心气，则可出现心悸变证；留注经络关节，则引起骨节肿痛；严重者毒热炽盛，可内陷心肝，出现昏痉。

关于川崎病的中医治疗，刘弼臣教授认为，清热解毒是治疗本病的总则。根据病程的久暂、邪毒的深浅、病情的轻重，当灵活辨治。一般来说，病之初起，邪尚在表，治当辛凉宣透，最宜宣中寓清，以引邪外出，热去毒解。方选葛根解肌汤加减，药用葛根10g，前胡5g，蝉衣3g，荆芥10g，解肌透表；银花10g，连翘10g，清上焦之热；淡竹叶10g，芦根30g，清心胃之热；赤芍、赤苓各10g，导热从小便而出。热甚可加生石膏25g（先下），大青叶10g；腹泻加黄连1.5g。

本方可使邪从汗泄，毒从疹出，切忌辛温升散，以免化燥伤阴，内陷逆传。更不可猛进大剂寒凉，否则疫疹之毒冰伏于内，不能外达，正气亦遭克伐，且苦寒容易化燥，阴液益伤，使内热更炽，必将变证蜂起。

如果毒热内盛，痰涎壅塞，阻遏肺气而见气粗胸闷，壮热不解，颈部淋巴结肿大，此时宜清化，清其疫毒郁火，化其黏痰气滞。方选元参牡蛎汤合蒌贝涤痰汤化裁。药用元参10g，薄荷3g（后下），生石膏25g（先下），生地10g，清热解毒；瓜蒌10g，贝母5g，涤痰化浊；穿山甲10g，紫花地丁10g，赤芍10g，活血解毒。

如果毒热已经化火，邪在气营，症见皮疹充血潮红，高热不退，口唇皲裂，舌生芒刺，状如杨梅，脉数神烦，治当清营解毒，冀其透营转气，邪从外达。方选凉营清气汤加减。药用生石膏25g（先下），黄连15g，连翘、竹叶各10g，清火泄热解毒；生地、石斛、元参各10g，芦根30g，养阴生津清热；犀角1.5g（磨汁冲服，用代用品），凉营清热解毒。

大便秘结，神烦不安，舌苔垢腻，脉象滑数者，又当通腑泄热存阴，这是在治疗过程中，不得已而采取的一个法则。毒势深重，火焰沸腾，若不扫尽狂氛，则津液难存，方选犀连承气汤。药用犀角1.5g（磨汁冲服，用代用品），生地10g，黄连2g，生甘草3g，凉血清热解毒；枳实5g，生大黄5g（后下），荡热去积，急下存阴。正如吴鞠通所云：“留得一分津液，便有一分生机。”疫由火发，火盛灼津，因而维护阴液应当贯穿于治疗之始终。

刘弼臣教授根据患儿的临床特点，抓住主要矛盾，运用温毒时邪发疹理论，进行辨证施治，收到了较好的疗效。

案例 1

温毒发疹，气营两燔证

席某，男，6 个月。主因发热 4 天、皮疹 1 天，于 1988 年 7 月 2 日由急诊收入院。

患儿 4 天前开始发热，体温波动在 38.5℃ ~ 42℃，曾服用红霉素等抗生素，效果不显著。入院当天发现左颌下肿胀，皮肤出现皮疹，体温高达 42℃。入院查体：体温 39℃，呼吸 32 次/分，心率 164 次/分，急性热病容，烦躁不安，前囟稍凸，张力较高，全身皮肤散在充血性皮疹，形态大小不一，以背部较多，部分融合成片，双足背及外侧跖面有红斑，手掌面皮肤潮红，手背有不规则红斑及轻度硬肿，肛门周围及阴茎、阴囊皮肤潮红，原接种卡介苗部位明显充血，中心紫暗，眼结膜充血，口唇鲜红皲裂，杨梅舌，口腔黏膜及咽部充血，舌苔黄腻，指纹浮紫达风关。扁桃体Ⅱ°，无渗出。左颌下淋巴结约 2.5cm × 2cm，触痛。心律齐，心音有力，双肺（-），肝右肋下 1.5cm。血象：血红蛋白 59g/L，白细胞 18×10^9/L，中性 0.80，淋巴 0.19，单核 0.01，血小板 458×10^9/L，血沉 56mm/h，抗链“O” 1∶200，乳酸脱氢酶 200IU/L。心电图：窦性心动过速。超声心动图：四腔心，左室大于右室，主动脉内径比值大于左房。西医诊断：川崎病。中医辨证：温毒发疹，气营两燔。治疗宜以清热生津、解毒透疹为法，方选白虎地黄汤加味。处方如下：

生石膏 25g（先下），知母 5g，生地 10g，生甘草 3g，天竺黄 1g，元参 10g，蝉衣 3g，赤芍 10g，黄连 1g，山栀 2g。

3 剂，水煎服，每日 1 剂。

服药后，体温降至 37.2℃，第二、三诊均以上方出入，服药 9 剂后体温正常，皮疹及掌跖肿胀消退，指趾开始呈膜样脱皮，眼结膜充血消退，各项检查均恢复正常，继以养阴清热法善其后。

按：本例因感受温毒时邪，蒸腾肺胃，气营两燔甚为显著，亟当清热生津，解毒透疹，以期由营转气，邪从外达。故用生石膏、知母大清气分之热，元参、生地、赤芍清解营分之热毒，黄连、山栀清心泻火，蝉衣宣肺透邪，天竺黄清热豁痰，生甘草解毒和中。诸药合用，共收“清热未犯寒凉，养阴而不滋腻，透疹未伤津液”之功。

案例 2

疹毒内郁，湿热氤氲证

柳某，男，8 岁。主因发热 10 天，于 1988 年 12 月 5 日入院。

患儿于 10 天前出现高热（体温 39℃），面红，头晕，恶心，纳呆，翌日全身出现淡红色皮疹，高出皮肤，旋即皮疹消退，而高热未解，近一周来体温在 37.5℃ ~ 38.8℃之间，胸胁胀痛，口苦泛酸。查体：体温 37.8℃，呼吸 24 次/分，心率 118 次/分，眼结膜轻度充血，口唇潮红皲裂，咽红，扁桃体Ⅱ°，无渗出液，颈部两侧各可触及一肿大之淋巴结，右 1.5cm × 1.5cm，左 1cm × 1cm，双侧腹股沟有数个黄豆大小之淋巴结，触痛，活动好。双手指成膜样脱皮。心肺（-），肝右肋下 1cm，边缘钝，有触痛及叩击痛。舌尖边红，舌苔白腻，脉滑数。血象：血红蛋白 126g/L，白细胞 19.8×10^9/L，中性 0.82，淋巴 0.18，血小板 180×10^9/L。超声心动图及心电图正常。西医诊断：川崎病。中医辨证为疹毒内郁，湿热氤氲。治疗宜以清热化痰、宣中利湿为法，方选蒿芩清胆汤加减，处方如下：

青蒿10g，黄芩10g，柴胡10g，枳壳10g，陈皮5g，六一散10g，赤茯苓10g，郁金10g，半夏10g，生石膏25g（先下）。

3剂后，体温恢复正常，自觉症状，口唇微红，眼结膜（－），咽微红，颈淋巴结明显缩小，肝肋下未及，无叩痛，继服上方3剂后痊愈出院。

按：本例初起，邪在上焦，出现高热恶心，身发皮疹。因疹未透发而湿热内蕴，肝胆失于疏泄，气机不畅，郁而生痰，用青蒿、石膏、柴胡、黄芩清泻胆热，引邪外出；枳壳、郁金、陈皮、半夏消痞化痰，和胃宣中；六一散、赤茯苓利小便，清湿热，取得满意效果。

案例3

疹出不畅，阳热内郁证

龚某，男，4个月，主因发热4天，于1988年5月30日入院。

患儿4天前发热，体温39℃以上，服退热药后汗出热稍减，可降至38℃，很快出现四肢冰凉，继则高热，烦躁不安，咳嗽有痰，口渴喜饮，大便不调，入院当日颈部出现皮疹。查体：体温40.1℃，呼吸46次/分，心率200次/分，神志清，烦躁哭闹，面赤，颈部散在粟粒样红色皮疹，口唇红干皲裂，舌质红，呈杨梅状，口腔黏膜充血，咽充血，扁桃体Ⅱ°，无渗出液，右颈部可触及一2cm×2cm大小的淋巴结，质硬，活动度差，眼结膜充血。指纹淡紫在风关。心肺（－）。血白细胞1.68×10^9/L，中性0.84，淋巴0.16，血小板400×10^9/L，血沉14mm/h，肌酸磷酸激酶、乳酸脱氢酶、谷草转氨酶均明显增高。微电脑心动图示：左室电压偏高，心肌炎。心电图示：窦性心动过速。超声心动图示：左室与右室比值偏大。西医诊断：川崎病。中医辨证为疹出不畅，阳热内郁。治疗宜以清热解郁，达邪透疹为法，方选四逆散加减。处方如下：

柴胡6g，枳实6g，赤芍10g，炙甘草3g，生石膏30g，野菊花15g，升麻6g，黄芩10g，蝉衣3g，灯心草1g。

3剂，水煎服，每日1剂。

服药后体温降至38℃，颈淋巴结明显缩小，但全身皮疹遍布，背部、阴囊部皮疹融合成片，压之退色，大便每日5～6次，稀水便。上方去枳实、野菊花、黄芩，加葛根、煨木香、黄连。服3剂后身热解，皮疹消退，指趾膜样脱屑，肿胀消退，食欲可，舌脉正常，半月后复查各项指标均正常。

按：本例初期，寒凉解热，强行遏邪，以致阳气内郁，高热肢厥，疹出不畅，心烦渴饮，大便不调，与阴寒内盛的阴厥截然不同。故用柴胡解郁升清，调燮寒热；枳实利气消滞，泻热降浊；赤芍和血敛阴，甘草和中益气；生石膏、黄芩轻宣肺胃；蝉衣、升麻透疹，野菊花解毒。诸药合用，共奏解郁泻热，达阳于表之功。二诊时身热趋降，皮疹遍布，毒从下泄，故大便泻利，加用葛根升提，香、连宽中厚肠，以使清升浊降，阴阳调畅而愈。

案例4

时邪瘾疹，协热下利证

陈某，男，3岁，主因发热伴腹泻13天，于1988年7月15日来院就诊。

13天前开始发热，体温38.5℃~40℃，伴腹泻，每天4~5次，9天前发现右颈部肿胀，皮肤出现风团样皮疹，体温40.5℃，外院治疗无效而来院就诊。查体：体温39℃，呼吸32次/分，心率132次/分，急性热病容，烦躁易哭，眼结膜充血，口唇红干，舌质红，苔黄腻，脉滑数。咽充血，扁桃体Ⅱ°，无渗出。全身散在皮疹，右胸一片密集粟粒样皮疹，压之退色，肛门周围潮红，双手掌稍肿胀，指趾呈膜样脱皮，右颈部有一蚕豆大小淋巴结，活动度好。外周血白细胞16.4×10^9/L，中性0.80，淋巴0.20，血小板360×10^9/L。超声心动图示：冠状动脉扩张。大便常规：稀便，白细胞2~3个。西医诊断：川崎病。中医辨证：时邪瘾疹，协热下利。治疗宜以清热透邪，佐以升提，方选葛根芩连汤加减。处方如下：

葛根10g，黄连1.5g，黄芩10g，生石膏25g（先下），寒水石10g，薄荷3g（后下），升麻5g，蝉衣3g，鲜芦根30g，神曲10g。3剂，水煎服。

药后大便减少至每日2~3次，低热趋降，皮疹时隐时现，其他症状明显好转，再拟原方加减，处方如下：

葛根10g，升麻5g，黄连1.5g，黄芩10g，蝉衣3g，赤芍10g，细木通5g，生山楂10g，灯心草1g。

服3剂后，诸症均解，体征消失，实验室检查正常。

按：本例初期症见高热、发疹伴泄泻，及时辛凉宣透，本可迅速获愈，由于过用退热药强行退热，热势虽有所下降，但邪毒已陷阳明之里，致使泄泻加重，疹反隐约不透，迁延不愈。故用葛根、升麻解肌升提，鼓舞卫气；配以黄芩、黄连、石膏、寒水石清泻阳明里热；薄荷、蝉衣、芦根宣邪达疹；神曲导滞和中。共收解肌清肠，表里双解之功。

案例5

疹毒郁结，痰凝阻络证

程某，男，6岁，主因发热、颈部肿胀10天，于1989年11月12日来院就诊。

10天前开始发热，伴颈部肿胀、疼痛，第二天出现皮疹，抗生素治疗无效。查体：体温37.5℃，呼吸24次/分，心率108次/分，右颈淋巴结2.5cm×2cm，质硬，有压痛，活动度差，眼结膜轻度充血，口唇红，舌质红，苔黄，指趾端呈膜状脱皮，脉滑数，心肺（-），腹（-）。白细胞16.7×10^9/L，中性0.80，淋巴0.16，单核0.03，血小板210×10^9/L。心电图正常。西医诊断：川崎病。中医辨证：疹毒郁结，痰凝阻络。治疗宜以清热豁痰，软坚散结为法，方选元参牡蛎汤加减。处方如下：

元参10g，生牡蛎15g（先下），生石膏25g（先下），海藻10g，昆布10g，薄荷3g（后下），天花粉10g，穿山甲10g，山慈菇3g，黄连1g，灯心草1g。

3剂，水煎服，同时，予梅花点舌丹2瓶，早晚各服1粒。

服药后体温正常，淋巴结明显缩小，继服上方3剂后，症状体征均消失。

按：本例由于疹毒透发不畅，余毒郁结化火，火热灼津，炼液成痰，痰凝气结，经久不散，故结肿不消，大如果核。故用元参、石膏、薄荷、黄连清热解毒，生牡蛎、海藻、昆布豁痰软坚，穿山甲、山慈菇、天花粉消肿散结，灯草引毒下行，加用梅花点舌丹，增强解毒泻火、活血消肿之力。

泄泻

泄泻以大便稀薄、大便次数增多为主要临床表现。“泄”与“泻”含义不同，孙文胤《丹台玉案》云：“泄者，如水之泄也，势犹舒缓，泻者，势似直下，微有不同，而其病则一，故统称为泄泻。”说明泄者病缓，泻者病急。《幼科发挥》云：“泄泻二字，亦当辨之。泄者，谓水谷之物泄出也；泻者，谓肠胃之气下陷也。”可见泄与泻具体性质、轻重缓急有所不同。但由于病因病机基本一致，故临床上仍习惯泄泻并称。

对于小儿泄泻的辨治，除遵循八纲、脏腑等辨证方法外，刘老非常注重局部与整体结合的辨证方法，形成了一套重视肛、便诊察，以决寒、热、虚、实的辨证新方法。

小儿泄泻，主要表现在大便的变化。观察审视大便的性状、气味、色泽等，是辨证的主要依据之一。如大便“暴迫注下”、“溏黏垢秽”、如“筒吊水，泻过即止”，或“夹泡沫”等，多属热象；如泻物“形如败卵”、“腹痛腹泻，泻则痛止”等，多属实象；若“粪便清稀如水”、“澄澈清冷”、“肠鸣泄泻”、水谷不分等，多属寒象；若“食后思泻，泻物不化”、“下利清谷”等，多属虚；而“气味不显”多虚寒；“气味酸馊”多伤食。这些经验，验之临床确实有效，但是非常不全面。刘老集多年的经验，提出了应重视观察小儿肛门情况，以作为小儿泄泻辨证的主要依据之一。凡伴有肛门肿胀、灼热、潮红、皱襞变粗者，多属热；而肛门色淡，皱襞潮黏者，多属寒；肛门肿胀而痛，周围淡红者，多伤食；肛门不肿不红者，多属虚泻。

以上所述均为局部症状，还须结合整体情况进行辨证。凡起病急，病程短，兼有身热、口渴、心烦者，多偏实、偏热；凡起病较缓，病程较长，反复不愈，兼有神疲、面黄肌瘦者，多属虚、寒；若局部与整体症状不尽相符合者，多为虚实夹杂。

小儿脏腑柔弱，阳既未盛，阴又未充，泄泻不仅可以损伤气津，导致脾虚胃弱，严重者也会出现伤阴、伤阳，甚至可转成慢瘠，从而影响其预后。小儿泄泻常见的不良征兆有以下几种情况。

腹胀：几乎为所有的泄泻患儿都伴有的症状，大多数经治疗后，随着泄泻的治愈而解除，但亦有不易解除者，并成为小儿泄泻病程中的突出问题。其症虽属腹胀，但叩之中空如鼓，泻后胀满不减，与伤食泄泻的腹胀拒按截然不同，是由脾阳不振，气机不运造成的，若不及时纠正，常可导致不良后果。

伤阴伤阳：由于大量水液外泄，极易造成阴津涸竭，出现皮肤干枯，口渴心烦，唇红舌绛，小便短少或无。亟宜酸甘敛阴，救其阴液。若泄泻急暴，或日久气随液脱，或寒湿困脾，皆能重伤其阳，出现精神萎靡，四肢不温，面色青灰，呼吸浅促，脉微欲绝之危候。亟宜回阳救逆，以挽救生命。小儿泄泻，常表现为病情急骤，虚实互变，阴阳两伤，临床应予兼顾。

久泻可成慢疳，若重伤脾胃之阳，可以导致土虚木亢，肝旺生风，从儿形成慢惊风，往往危及生命；若重伤脾胃之阴，又可造成输化无源，影响生长发育，形成“五迟”、“五软”等虚羸证候。

案例1

王某，男，2岁5个月。北京市东城区人。初诊时间：1995年8月7日。

患儿近2日来腹泻，泻势急迫，日行七八次，为稀水样便，色黄而臭，无脓血，纳食差，腹胀腹痛，小便短少。查体：面色黄，前囟及眼窝轻度凹陷，唇红而干，心肺（-），腹部平软，无包块，无明显压痛，肝脾肋下未及，皮肤弹性可，肛门红赤，舌质红，苔白腻，指纹紫滞至风关。中医诊断：泄泻。证属湿热下注，治疗宜以辛开苦降、清利湿热为法，方选大苦辛汤合香连化滞丸加减。处方如下：

黄芩10g，厚朴3g，木香3g，黄连1.5g，陈皮5g，茯苓10g，泽泻10g，生姜皮1g，白术10g，白芍10g，神曲10g，鸡内金10g。

5剂，水煎服，每日1剂。

二诊：1995年8月12日。服上方5剂后，腹泻明显减轻，大便溏，日行二三次，腹胀症状已除，唯纳食仍较差，舌质红，苔白略腻。乃湿热余邪未净，脾运未健，上方去厚朴，加焦三仙各10g，5剂。

服药后诸症悉除，病告痊愈。

按：湿热之邪蕴结于肠胃，湿热下迫肠腑，清浊不分，则腹泻，泻势急迫，色黄而臭；湿热阻遏气机，碍脾滞胃，故纳呆腹胀；水随粪便走泻于肠，故而小便短少。肛门红肿，舌质红，苔白腻，指纹紫滞至风关，均为湿热之象。治疗宜以辛开苦降、清利湿热为法。方中黄芩、黄连、泽泻清热利湿；厚朴、木香行气消胀；陈皮、茯苓、白术健脾助运；白芍缓急止痛；神曲、鸡内金消食导滞；生姜皮利湿健胃，且有反佐之意。诸药合用，收效显著。

案例2

李某，女，5岁。初诊日期：1996年7月18日。

患儿腹泻半月余，曾服用“妈咪爱”、“思密达”等药治疗，效果不显，后又服用数剂清利湿热之芩、连之剂，大便次数非但没有减少，反而明显增加，日行五六次，故来请刘老诊治。刻下症见大便为稀水样便，无臭秽，不思饮食。查体：面色萎黄，肛门无红肿，舌质淡红，苔白，脉沉细。中医诊断：泄泻。证属脾胃虚弱，治宜健脾止泻，方选七味白术散加减。处方如下：

太子参10g，白术10g，白芍10g，炙甘草3g，木香3g，藿香10g，葛根10g，茯苓10g，焦三仙各10g。

7剂，水煎服，每日1剂。

二诊：服药后，大便次数明显减少，日行三四次，纳食略增，舌质淡红，苔白，脉细。效不更方，上方加鸡内金10g，7剂。药后诸症痊愈。

按：此例患儿先天禀赋不足，脾胃虚弱，故泄泻日久不愈，复因服用芩、连苦寒清热之剂，更伤脾胃阳气，脾虚失健，不能运化水湿，故而出现泄泻，大便无臭秽，面色萎黄，肛门无红肿，舌质淡红，苔白，脉沉细等，一派脾胃虚弱之象。治疗采用钱乙七味白术散加减。方中四君健脾助运，木香、藿香、葛根三味药，芳香醒脾，升发脾胃清阳之气，配伍精当，临证辨证准确，每每收功。

厌　　食

厌食是小儿常见的消化系病证，各个时期的小儿均可发病，尤以1～6岁的小儿发病率较高，一年四季都可发病，在家庭条件优越的独生子女中，发病率较高。临床以食欲下降，食量减少为特征。相当于现代医学的“神经性厌食症”。

中医学有关厌食早有记载。《灵枢·脉度》云：“肺气通于鼻，肺和则鼻能知香臭矣。心气通于舌，心和则能知五味矣……脾气通于口，脾和则口能知五谷矣。”《素问·宝命全形论》云：“土得木而达。”《血证论》云：“木之性主于疏泄，食气入胃，全赖肝木之气以疏泄之，而水谷乃化。”钱乙《小儿药证直诀·虚羸》云：“脾胃不和，不能乳食。”由此不难看出，鼻辨香臭，舌知五味，口知五谷，是保持小儿食欲的最基本的条件之一，而脾胃正常功能与肝主疏泄的功能密切相关。所以，刘老认为，小儿厌食与心、肝、脾、胃、肺等脏腑关系密切，临证之时当明审其因，分施以不同的治疗方法。兹列举典型病例分述如下：

1. 消食导滞法

张某，男，5岁，北京市东城区人。初诊时间：1990年5月6日。

患儿平素挑食，喜食肉食及油炸食品，3天前中午，进食油炸食品，暴饮暴食后，当日晚曾呕吐一次，从此不思饮食，嗳腐吞酸，肚腹胀满，大便臭秽，遂来就诊。查体：舌质偏红，苔厚腻，脉滑数。证属乳食积滞，治疗宜以消食导滞为法。方选保和丸加减，处方如下：

神曲19g，麦芽10g，山楂10g，法半夏5g，陈皮5g，茯苓10g，莱菔子10g，连翘10g，鸡内金10g，香稻芽10g。

5剂，水煎服，每日1剂。

二诊：药后饮食大增，二便调，舌质淡红，苔白略腻，脉细略滑，乃乳食积滞尚未完全消导，遂予保和丸嘱其经常服之，1个月后，家人欣喜告之：孩子再也不挑食了，饮食如常。

按：小儿脏腑娇嫩，形气未充，生长发育较快，所需营养相对较多，但是，由于小儿脾常不足，消化水谷的功能相对较弱，且因神识未发，乳食不能自节，若喂养失当，乳食无度，或过食生冷，皆可损伤脾胃。此例患儿由于暴饮暴食不易消化的食物，乳食积滞，胃失和降，则呕吐酸腐，肚腹胀满，大便臭秽，舌质红，苔白厚腻，脉滑数。治宜消食导滞，用保和丸加鸡内金、香稻芽使食滞化，脾胃健运，食欲自然恢复正常，由于辨证准确，所以方能收效显著。

2. 扶土抑木法

李某，女，4岁，北京市人。初诊日期：1989年11月6日。

患儿近3个月来厌食拒食，若强与之则呕吐。平素性情执拗，急躁易怒，夜眠不安，嗜饮酸奶、可乐等，时腹痛阵作，痛则大便溏泄。曾在某医院做木糖试验及尿淀粉酶、发锌、小肠吸收功能测定等，均低于正常儿童。诊断为小儿厌食症。经多方治疗，效果不佳。患儿面色萎黄，舌质淡红，苔薄白，脉弦细。证属脾虚肝亢，治疗宜以扶土抑木，平肝调胃法。处方如下：

代赭石10g（先煎），白芍10g，焦山楂10g，炒白术10g，枳壳6g，防风5g，白芷5g，青陈皮各3g。

5剂，水煎服，每日1剂。

服上药后，食欲增加，未再呕吐，夜眠安和，但仍有烦躁，继进上方去白芍，加钩藤10g，香稻芽10g，调理2周而告痊愈。

按：小儿厌食症，多由脾胃失调所致，通常采用运脾、健脾、养胃、消积等法治疗。此例性情执拗，家长溺爱，稍不遂心则哭闹不已，显然与肝气亢逆有关。小儿肝常有余，脾常不足，患儿所欲不遂，肝失疏泄与条达，则横逆乘脾犯胃，使脾之运化功能失健，使胃之受纳功能失常，纳运失司，则食欲下降，食量减少，而致厌食。治疗过程抓住了扶土抑木、平肝调胃这一关键，故而收效显著。虽然儿科病因中六淫与饮食不当者居多，而情志内伤者少，但在厌食症的治疗中却不容忽视，尤其对那些家庭条件好的独生子女，则更应引起注意，临证之时，用扶土抑木、平肝调胃法，往往收效显著。此法为治疗厌食症开辟了一条新的途径。

3. 调肺健脾法

王某，男，3岁，北京市人。初诊日期：1996年12月15日。

患儿2个月前感冒，以后经常鼻塞，时流浊涕，咽部不适，每于晨起时轻咳，有痰，不思饮食，大便干，经用消食导滞等中药治疗，均未奏效，今来院就诊。查体：面色偏黄，咽红，双扁桃体不大，心肺（-），舌质红苔白，脉细滑。证属肺气失和，脾失健运，乃肺脾同病。治疗宜以调肺健脾为法，处方如下：

辛夷10g，苍耳子10g，玄参10g，板蓝根15g，山豆根5g，枳壳10g，郁金10g，青陈皮各5g，半夏5g，焦三仙各10g，鸡内金10g，香稻芽10g，制军10g。

7剂，水煎服，每日1剂。

二诊：服药后鼻塞流涕、咳嗽症状已除，纳食较前明显增加，大便正常，舌质淡红，苔薄白，脉细。乃肺气已宣，唯脾运尚未健，治疗宜以健脾助运为法，处方如下：

太子参10g，茯苓10g，白术10g，白芍10g，枳壳10g，桔梗10g，木香3g，砂仁1g，青陈皮各5g，半夏5g，焦三仙各10g，香稻芽10g。

7剂，水煎服，每日1剂。

服药后纳食基本正常，面色已转红润，二便正常，嘱其注意饮食调理，随访饮食一直正常。

按：小儿脾常不足，此例患儿素体脾胃较弱。小儿肺常不足，复因脾虚不运，气血生化无源，正气不足，更易为外邪所伤，常致肺脾合病，出现反复感冒或咽炎等。

故易反复感受外邪，肺气失和，从而影响食欲。正如《灵枢·脉度》云："肺气通于鼻，肺和则鼻能知香臭矣。心气通于舌，心和则能知五味矣……脾气通于口，脾和则口能知五谷矣。"肺脾合病互相影响，故治疗宜调肺健脾。临证时刘老习用辛夷、苍耳子宣肺通窍畅气机，玄参、板蓝根、山豆根清热解毒利咽喉，祛邪护肺安内宅，免伤他脏。枳壳、郁金开提肺气以助脾运；青陈皮、半夏运脾增食；焦三仙、鸡内金、香稻芽消食健胃；制军通腑清郁热，使肺气得畅。不难看出，调肺有利于健脾，健脾有利于护肺。二诊之时，肺气已宣，故以健脾助运之香砂六君子加减而收功。

4. 健脾助运法

梁某，女，9岁，北京市人。初诊日期：1994年8月24日。

患儿1个月前患"肠炎"治愈后食欲下降，纳食量较前明显减少，自服"化积口服液"治疗2周效果不明显，遂来院就诊。刻下症见不思饮食，饮食稍有不慎则大便溏泻，面色萎黄，舌质淡，苔白，脉细弱无力。证属脾胃虚弱，治宜健脾助运，方选七味白术散加减，处方如下：

太子参10g，白术10g，白芍10g，茯苓10g，炙甘草3g，木香3g，藿香10g，葛根10g，焦三仙各10g，鸡内金10g，香稻芽10g。

7剂，水煎服，每日1剂。

二诊：服药后食欲见增，大便基本成形，舌脉同前。效不更方，上方7剂继服。

三诊：服药后饮食基本正常，面色已转红润，二便调，予健脾之启脾丸以善其后，以巩固疗效。

按：此例患儿因泄泻日久伤脾，脾胃虚弱则运化失司，故不思饮食，饮食稍有不慎则大便溏泻；面色萎黄，舌质淡，苔白，脉细弱无力，均为脾胃虚弱之象。故以参、苓、术、草以健脾；木香、藿香、葛根行气醒脾；焦三仙、鸡内金、香稻芽消食健胃，以增进食欲。后以健脾之启脾丸巩固疗效，故收效显著。

5. 养阴益胃法

张某，男，6岁，北京市西城区人。初诊日期：1992年10月14日。

患儿不思乳食6个月，经多方治疗，效果不显，今来院就诊。刻下症见食欲下降，挑食，时胃脘隐痛，不愿意食蔬菜、水果，喜食膨化小食品，面色萎黄，欠光泽，大便干燥，舌质红少苔，有剥脱，脉细数。证属胃阴不足，治疗宜以滋阴养胃为法，方选益胃汤加减，处方如下：

生地10g，麦冬10g，石斛10g，沙参10g，玉竹10g，扁豆10g，炒白术10g，白芍10g，生谷麦芽各10g，生山楂10g。

7剂，水煎服，每日1剂。

二诊：服上药后，胃口渐开，纳食略增，大便基本正常，仍胃脘时时隐痛，面色及舌脉基本同前，效不更方，上方加元胡5g，川楝子10g。7剂。

三诊：药后纳食明显改善，胃脘疼痛已除，面色已渐转红润，二便调，舌质红，苔薄白，脉细。上方去元胡、川楝子，加茯苓10g。7剂。药后病告痊愈。

按：此例患儿因嗜食香燥食品，日久伤及胃阴，致使胃阴不足，则胃失受纳，故不思饮食，胃脘隐痛；气血乏源，则不华于面，故面色萎黄，欠光泽；胃阴不足，肠腑失润，故大便干燥；舌质红少苔，有剥脱，脉细数，均为胃阴不足之象。治疗宜以滋阴养胃为法，但要注意避免过于滋腻，以免碍脾滞胃，宜采用清补。正如《类证治裁·脾胃论治》所云："治胃阴虚不饥不纳，用清补，如麦冬、沙参、玉竹、杏仁、白芍、石斛、茯神、粳米、麻仁、扁豆子。"此时尽量不用消食导滞之品，香燥之品慎用，宜选用生谷麦芽、生山楂之类。另外，尚应注意守方缓以图功，临证之时，不可不晓。

急性肾小球肾炎

急性肾小球肾炎（简称急性肾炎），为急性起病，以两侧肾脏弥漫性肾小球非化脓性炎症为主要病理特征的疾病，常常为感染后免疫反应所引起。临床以浮肿、少尿或无尿、血尿、蛋白尿、高血压为主要表现。本病预后较好，但若处理不当，可在急性期死于高血压脑病、肺水肿或急性肾功能不全。多种感染可引起本病，如链球菌、葡萄球菌、肺炎双球菌等细菌感染，腮腺炎病毒、乙肝病毒等病毒感染等。其中以β溶血性链球菌感染后引起者在小儿时期最为常见。中医将本病归于"水肿"、"水气"等范畴。临床应用常规辨证施治方法治疗，有些病例效如桴鼓。

然而，刘老在临床上观察到，也有相当一部分病例，应用常规辨治方法治疗，迁延不愈。因此，他在传统辨证施治的基础上，进行了新的探索。经过大量的临床研究总结后认为，小儿急性肾炎除水肿外，尚有高血压、蛋白尿、血尿等临床表现；部分病例出现高热、头痛、恶心等等；部分病例水肿不明显；或虽水肿消失而肾炎并未痊愈，仍有镜下血尿。故小儿急性肾炎，与中医所说的"水肿"，虽相近似，却也不尽相同。现代医学认为，本病病因与感染有关，其病理变化过程中，有免疫复合物沉积、血管通透性改变而造成血尿、蛋白尿等变化，故在治法上应配合清热解毒，活血化瘀。

为了提高对小儿急性肾炎的疗效，他曾对民间大量土、单、验方进行研究，最后筛选出治疗肾炎基本方：鱼腥草15g，倒扣草30g，半枝莲15g，益母草15g，车前草15g，白茅根30g，灯草1g，命名为"鱼腥草汤"。每日1剂，水煎分服。同时，根据临床不同的证情，分别配以传统的发汗、利尿、逐水、燥湿、理气、清解、健脾、温化等法，灵活配伍，辨证论治。方中鱼腥草、半枝莲性味辛寒，功能清热解毒，活血渗湿；倒扣草、灯草清心解热，利水消肿；益母草可活血通络，祛瘀生新；车前草甘寒滑利，可清热渗湿，利水消肿；白茅根清热凉血止血。诸药配伍，有很强的清热利水、活血解毒的作用。约90%的急性肾炎患儿，服用7天左右，浮肿明显消失，血压下降，两周左右肉眼血尿消失。临床上如血尿严重，可加女贞子10g，旱莲草15g，则止血效果更佳。

根据临床体会，鱼腥草汤不仅对小儿急性肾炎疗效卓著，而且对泌尿系感染及肾病综合征，亦常收到较好地疗效。

案例

陈某，女，13岁。初诊时间：1990年5月12日。

患儿近1个月出现血尿，眼睑浮肿，咽痛。查体：血压120/90mmHg，双眼睑浮肿，咽部充血，扁桃体Ⅲ°，心肺（－），肾区有叩痛，舌质红，苔白水滑。实验室检查：血象：白细胞21.0×10^9/L，中性白细胞0.84，淋巴细0.16。血沉70mm/h。尿常规：蛋白（＋＋），红细胞10～15/HP，颗粒管型4～5/HP。西医诊断：急性肾小球肾炎。中医诊断：水肿（风水），证属邪毒下传，热灼膀胱，肾失气化。

治宜清咽宣肺，利湿消肿，方选自拟鱼腥草汤加减，处方如下：

玄参10g，板蓝根15g，山豆根5g，鱼腥草15g，倒扣草30g，益母草15g，白茅根15g，车前草15g，半枝莲15g，灯心草1g。

14剂，水煎服，每日1剂。

服药后诸症明显减轻，效不更方，继以上方化裁。治疗3个月痊愈，随访1年无复发。

按：足少阴之脉，贯脊属肾，络膀胱，其支者，从肾上贯肝膈，入肺中，循喉咙。盘踞于咽喉之间的邪毒，循经逆传而下，热灼膀胱，则出现血尿；内侵于肾，肾失气化，致使水液输布失常，故出现水肿。用玄参、板蓝根、山豆根清咽利喉，使肺的宣发功能恢复，有利于邪毒外解；鱼腥草、倒扣草、车前草淡渗利湿消肿；益母草、白茅根、半枝莲、白茅根、灯心草清热凉血解毒，则血尿自止。此方是刘老积多年临床经验，在总结发掘民间验方的基础上拟定的，名为鱼腥草汤，对于湿毒、风邪阻遏导致的水肿、血尿效果显著。根据临床观察，一般1周左右水肿消失，2周左右肉眼血尿消失，镜下血尿经过3个月左右的治疗，均可消失而痊愈。

肾病综合征

肾病综合征是以大量蛋白尿（24小时尿蛋白＞0.1g/kg）、低蛋白血症（血清白蛋白儿童＜30g/L，婴儿＜25g/L）、高胆固醇血症（血清胆固醇＞5.71mmol/L，婴儿＞5.1mmol/L）以及明显的浮肿为共同特征的临床综合征。按病因可分为原发性肾病综合征和继发性肾病综合征。刘弼臣教授对小儿肾病综合征的认识和中医辨证施治有独到之处，兹总结如下。

刘老认为，小儿先天禀赋不足，脾肾素虚，或后天调养失宜，疾病损伤，致使肺、脾、肾三脏虚损，是本病发病的主要内在因素。正如《诸病源候论·水肿诸候》所说："水病者，由肾脾俱虚故也。"张景岳云："水为至阴，故其本在肾；水化于气，故其标在肺；水唯畏土，故其制在脾。"而外感风邪、劳倦太过、情志郁结为本病的诱发因素，《素问·水热穴论》认为："勇而劳甚则肾汗出，肾汗出逢于风，内不得入于脏腑，外不得越于皮肤，客于玄府，行于皮里，传为跗肿。"指出该病致病机理。《直指方》云："七情郁结，气道壅塞，上不得降，下不得升，身体肿大。"

一、小儿肾病综合征慎用温补法

小儿肾病综合征多为"阳水"，属于"阴水"者甚少，这是不同于成人之处，治疗以清为主，慎用温补法。北京中医药大学第一临床医学院李素卿教授总结刘弼臣教授治疗肾病综合征57例住院患儿，其中属于阳水者43例，占75.8%，主要表现为风水泛滥、水湿浸渍、湿热壅盛；属于阴水者14例，占24.2%，主要表现为脾阳不运和肾阳衰微。

二、灵活运用"一方九法"

刘老经过多年大量的临床研究，总结出了"一方九法"治疗小儿肾病综合征，疗效显著。一方是指鱼腥草汤：鱼腥草15g，益母草15g，车前草15g，倒扣草30g，白茅根30g，半枝莲15g，灯心草1g。具有清热利尿、活血解毒的作用。九法是指根据肾病综合征不同阶段的不同表现，以及每个患儿的特殊变化，在鱼腥草汤的基础上，灵活运用利尿、发汗、健脾、温化、燥湿、逐水、理气、清解、活血九法。

1. 以浮肿为主的治疗

（1）阳水

风水泛滥

临床常见浮肿从眼睑开始，继则四肢及全身皆肿，来势迅猛，肢节酸痛，小便短少，恶寒怕风，或咳嗽喘，或咽喉肿痛，舌质淡红苔白，或舌质红，苔薄黄，脉浮紧或浮数。治宜宣肺利水。风重于水者，方选鱼腥草汤合麻黄连翘赤小豆汤加减；水重于风者，鱼腥草汤合麻黄五皮饮加减；风水并重者，鱼腥草汤合越婢加术汤加减。

水湿浸渍

临床常见起病比较缓慢，病程较长，全身浮肿，按之没指，小便短少，体倦乏力，胸闷纳呆，舌质淡红，苔白腻，脉沉缓。治宜通阳利水为主。轻者，方选鱼腥草汤合五皮饮加减；重者，方选鱼腥草汤合五苓散加减。

湿热壅盛

临床常见遍身浮肿，皮色润泽光亮，胸腹胀满，烦热口渴，小便短赤，或大便干结，或于脓疮之后，面目突然出现浮肿，舌质红，苔黄腻，脉沉而数。治宜清热利湿，方选鱼腥草汤合疏凿饮子或己椒苈黄丸加减。大便不通者，合舟车丸加减。有疖肿者，合五味消毒饮加减。

（2）阴水

脾阳不振

临床常见面色萎黄，神倦肢冷，少气懒言，身肿腰以下为甚，按之凹陷不易恢复，胸闷腹胀，纳减便溏，小便短少，舌质淡，苔白滑，脉沉缓。治疗宜以温阳利水为法，方选实脾饮加减。

肾阳虚衰

临床常见面目浮肿，腰以下为甚，按之凹陷不起，尿少，可伴有胸水、腹水，或阴囊肿大，面色㿠白，神倦肢冷，四肢乏力，咳喘气短，不能平卧，舌质淡胖，或有齿痕，苔白，脉沉细无力。治宜温补肾阳，化气行水，方选真武汤加减。

2. 以血尿为主的治疗

对于临床表现为血尿为主者，刘老认为，肾病综合征之血尿，是因为湿热蕴结膀胱，热伤血络所致，故治疗宜以清热解毒、凉血止血为法。临床上常常根据血尿的情况不同，选用的方药略有差异。表现为肉眼血尿者，方选鱼腥草汤合小蓟饮子加减；表现为镜下血尿者，方选鱼腥草汤合猪苓汤加女贞子、旱莲草、大小蓟、血余炭；血尿日久呈现虚象者，方选鱼腥草汤合牛膝四物汤加减。

案例

宋某，女，9岁，1996年3月1日初诊。

患儿于半年前感冒后出现血尿，经肾穿刺诊断为IgA肾病，每遇感冒或劳累则血尿发作。慕名前来求治。刻下症：咳嗽，低热，鼻塞流涕，无喘憋，易汗出，纳可，小便色赤如浓茶，大便尚调。查体：T 37.2℃，P 94次/分，R 22次/分，BP 14/10kPa，无浮肿，咽部充血，扁桃体Ⅱ度肿大，舌红苔薄白，脉滑数。血常规：血色素135g/L，白细胞 6.8×10^9/L，中性0.62，淋巴0.38。血IgA3.8g/L。尿常规：蛋白1.5g/L，镜下红细胞满视野；尿爱迪计数：红细胞 1.23×10^6/12h，白细胞 3.55×10^6/12h。中医诊断：尿血（湿热迫血妄行，夹外感风热邪毒）。治疗宜以清热利湿、凉血止血为主，佐以宣肺通窍，解毒利咽。方选鱼腥草汤加减，处方如下：

辛夷10g，苍耳子10g，玄参10g，板蓝根10g，山豆根5g，鱼腥草15g，益母草15g，车前草15g，倒扣草30g，白茅根30g，半枝莲15g，灯心草1g，三七粉3g（分冲）。

15剂，水煎服，每日1剂。

二诊：药后表证已解，肺窍已通，小便色黄略赤，舌质红，苔黄略腻，脉滑数。治疗宜以清热利湿、凉血止血为法。方选鱼腥草汤加减，处方如下：

鱼腥草15g，益母草15g，车前草15g，倒扣草30g，白茅根30g，半枝莲15g，灯心草1g，三七粉3g（分冲），大小蓟各10g，玄参10g，板蓝根10g。

15剂，水煎服，每日1剂。

三诊：服药15剂后，小便外观已近正常，上方继服15剂。

四诊：唯近日感腰痛，乃因肺、脾、肾三脏关系密切，外感风热邪毒，初侵袭肺，日久必损脾肾，脾肾虚损又易招致外感，病情反复。治疗宜以健脾益肾为法，方选六味地黄汤化裁。

15剂后，腰痛明显减轻，复查尿常规已正常，后以知柏地黄丸善后，巩固疗效，随访半年未复发。

3. 以蛋白尿为主的治疗

临床表现以蛋白尿为主者，治疗早期宜以清利湿热为主，重点药是倒扣草；晚期表现为脾肾虚时，宜以温补脾肾法，重点药是黄芪。刘老经常告诫我们："小儿肾病综合征慎用补法。”验之临床，确是经验之谈。

4. 以高血压为主的治疗

久病阴虚阳亢者，多为肝肾阴虚，阴不敛阳，虚阳上扰。治宜滋补肝肾，潜阳降逆。方选六味地黄丸加珍珠母、菊花、女贞子、旱莲草、生龙牡、茺蔚子。

5. 高血压脑病的治疗

即中医所说的风阳鸱张证，属危急之症，应积极采用中西医结合的方法处理，中药治疗宜以平肝息风为法，方选天麻钩藤饮加减。

6. 急性心功能不全的治疗

本证属危急之症，治疗应采用中西医结合的方法及时抢救。临床症见心悸喘咳，不能平卧，面白唇青，尿少者，合苏子降气汤加减；咳喘剧烈，唇甲青紫，冷汗淋漓，四肢冰冷，为心阳欲脱之危症者，治宜回阳固脱，摄纳浮阳，方选参附汤送服黑锡丹。

7. 急性肾功能不全的治疗

尿毒症早期，治宜和胃降逆，方选旋覆代赭汤加减。尿毒症晚期，阳虚浊气冲逆，治疗宜以温肾利水降浊为法，方选大黄附子细辛汤加减；阴虚风动者，治疗宜以育阴潜阳为法，方选三甲复脉汤加减。

总之，对于肾病综合征的治疗，刘老认为小儿肾病多为阳水，慎用温补，主张用清利。根据不同的情况，采用“一方九法”治疗，灵活运用，随症加减，收到了较好的疗效。

过敏性紫癜

过敏性紫癜是以小血管炎为主要病变的变态反应性疾病，临床表现为血小板不减少性紫癜，常伴有关节和胃肠道症状，肾脏常常受累及。好发于学龄前及学龄期儿童。本病属中医“紫癜”、“葡萄疫”等范畴，刘老临证运用五法治疗，疗效显著，兹介绍如下。

1. 疏风清热法

本法适用于风热伤络型。乃血有伏热，复因外感风热，症见皮肤风团，瘙痒，伴有鼻塞流涕，或发热，舌质红，苔薄黄，脉浮数。方选银翘散加减，药用金银花、连翘、荆芥、薄荷、牛蒡子、蝉衣、竹叶、芦根、白茅根等。因病邪在表，故宜以疏风清热为主，稍佐宁络止痒之品。临证时不宜过于寒凉，否则，一方面不利于外邪的表散，另一方面可引邪入里，从而影响疗效。

2. 清热凉血法

本法适用于血热妄行型。乃热毒较盛，热入营血，迫血妄行，症见皮肤紫癜色红，略高出皮肤，压之不退色，或尿血，心烦，大便秘结，舌质红少苔，脉细数有力。方选犀角地黄汤加减，药用水牛角、生地、赤白芍、丹皮、紫草、白茅根、麦冬、玄参、连翘、竹叶、丹参等。因邪热在血分，宗“入血就恐耗血动血，直须凉血散血”之旨，以清热凉血为主，佐滋阴养血之品以散血中之瘀。临证时注意血热妄行所致之瘀，一方面是热伤阴血所致血黏滞之瘀，另一方面是离经之血所致之瘀，故不宜选用偏于辛燥的活血化瘀药，以免加重耗血动血。

3. 清利湿热法

本法适用于湿热迫血妄行型。乃湿热内蕴，迫血妄行，症见皮肤紫癜色红，压之不退色，腹痛或关节肿痛，镜下血尿，脘闷纳呆，舌质红，苔黄腻，脉滑数。方选三黄四物汤加减，药用黄芩、黄连、黄柏、生地、当归、赤白芍、川芎、白茅根、紫草、车前草、益母草等。本病因于湿热者最为常见，具有湿热致病的特点，即湿性黏腻，易阻遏气机，湿性易于趋下，故皮疹和关节肿痛多见于下肢，镜下血尿多见，且缠绵难愈。临证时以清利湿热为主，伍以四物汤，清除血分之湿热，收效显著。

4. 通窍利咽法

外感风热邪毒，上攻咽喉或致鼻窍不利，即上呼吸感染，往往是紫癜加重或反复的主要因素。临证时常常配合以上三法，药物常选辛夷、苍耳子、玄参、板蓝根、山豆根，具有“宣肺通窍畅气机，祛邪护肺安内宅”的作用，可有效防治上呼吸道感染，是防止病情反复和提高疗效的关键。

5. 活血化瘀法

本法亦是一种非常重要的提高疗效的治法，可贯穿于过敏性紫癜整个治疗过程中。因为紫癜的每一个不同时期，均可产生血瘀，只是导致血瘀的机制不同。临证常选用丹参、川芎、益母草、赤芍等药物，亦可采用复方丹参注射液、川芎嗪静脉点滴。临证注意不宜过于温燥，以免耗血动血。对于顽固性紫癜，亦可适当选用破血祛瘀药，如用水蛭粉装胶囊服用，每收良效。

总之，治疗过敏性紫癜，当辨证准确，抓住邪毒、湿、热、瘀四个关键环节，灵活运用五法，或一法独施，或数法并用。

遗　　尿

遗尿是指3岁以上的小儿经常睡眠中小便自遗，醒后方觉的一种病证，多见于3～12岁的小儿。《内经》将本病称之为“遗溺”，如《素问·宣明五气》云：“膀胱不利为癃，不约为遗溺。”《诸病源候论·小便病诸候》开始将睡中不觉尿出的病证另立为“尿床”，并指出其成因为阴盛阳虚，肾与膀胱俱冷，不能制水。历代方书收载小儿遗尿的治法很多，但从唐代以后，用药大多偏重于补肾固涩之法。

刘老认为，本病的病因病机不外乎先天禀赋不足，或后天调养失宜，或暴受惊恐，致肾气不足、下元虚寒，温化闭藏功能失职，而夜主阴，夜卧则阳气内收，下元虚甚，故而睡中小便自遗；或肺脾气虚，上虚不能制下，因“肺为水之上源”，“脾为制水之脏”，且肺脾气虚日久亦可导致肾气虚，故而引起遗尿；或湿热蕴于肝经，湿热下注，膀胱失约，亦可发为遗尿。临床上尤以肾气不足，下元虚寒最为常见，且较难治。

案例

王某，男，8岁，山东菏泽人。初诊日期：1995年10月6日。

患儿主因遗尿4年来院就诊。4年前曾因惊吓后出现遗尿，夜间经常尿床，伴多梦，易惊，曾多次到几家医院检查均未发现器质性病变，经多方治疗效果不明显，慕名来京求治。查体：面色青暗，舌质淡红，苔薄白，脉细而无力。证属肾虚不固。治宜温补肾气，镇摄止遗，方选桑螵蛸散加减，处方如下：

补骨脂10g，桑螵蛸10g，台乌药10g，益智仁10g，菖蒲10g，熟地10g，山药10g，山茱萸10g，茯苓10g，泽泻10g，丹皮10g，生龙牡各15g（先下）。

15剂，水煎服，每日1剂。

二诊：患儿面色略转红润，遗尿次数较前明显减少，唯纳食较前略差，仍多梦，易惊，舌脉同前，上方加炒枣仁10g，焦三仙各10g。15剂，水煎服。

三诊：患儿面色已转红润，纳食可，夜间多梦、易惊等均明显好转，仅偶尔出现遗尿现象，以上方出入配成丸药二料，服用2个月以巩固疗效。

半年后，家长来函告知患儿已痊愈，未再复发。

按：小儿遗尿多为功能性疾患，由于小儿肾常不足，或先天禀赋不足，复因惊恐，恐伤肾，肾气不足，则摄纳不固，则出现遗尿。治疗则宜温补肾气，镇摄止遗。方中用六味地黄以滋补肾阴，乃“阴中求阳”之意；桑螵蛸、补骨脂、台乌药、益智仁补肾止遗；因“肺为水之上源”，故以菖蒲开提肺气，开窍醒神；生龙牡镇摄止遗。后期施以丸药，取“丸者缓也”，缓以图功。另外，刘老主张，治疗小儿遗尿，应十分重视消除小儿的心理负担，鼓励小儿白天尽量多憋尿，即当有尿意时，不要马上去小便，鼓励患儿再等几分钟解小便，以改善膀胱的神经功能，并让家长训练患儿养成良好的排尿习惯，从而有利于遗尿患儿的早日康复。

脑积水

小儿脑积水的基本特征是过量的脑积液产生高压，如果在颅缝融合以前发病，则头颅增大比较显著。临床以颅缝异常扩大，头颅增大，落日状眼，眼球震颤，烦躁不安，或嗜睡，发育迟缓等为特征。属于中医“解颅”的范畴。早在隋唐时代对本症已有所认识。如《诸病源候论·小儿杂病诸候》云：“解颅者，其状小儿年大，囟应合而不合，头颅开解故也。”宋代钱乙《小儿药证直诀·解颅》中指出：“年大而囟不合，肾气不成也。长必少笑，更有目白睛多，白色瘦者，多愁少喜也。”说明本病的病因为

“肾气不成”。

本病的预后较差，属难治病证。正如明·王肯堂《证治准绳·幼科》所言：“解颅，此由肾气不成故也。凡得此者，不过千日，其间亦有数岁者，乃废人也。人之无脑髓，如木无根，古人虽有良方，吾所以不录者，劳而无功也。亦不可束手等毙，宜于钱氏补肾，万一有可生之理。”

刘弼臣教授知难而进，为了解除众多患者的疾苦，经过多年大量的临床研究，抓住本病主要是由水液积于头部的要害。他认为，水性重浊，多趋下，本应由高处向低处流动，只能下流，不能上流。而头在人体之中，其位最高，水邪不能独犯于上，必有风夹而方可达到。风为阳邪，善行而数变，可以到达人体的任何部位。头颅为至高之巅，唯风可到。因此，他认为本病为风邪夹水湿之邪上犯于头，使水积于上而发病，根据此理论，创立了“息风通络”之法，运用升降散加减治疗小儿脑积水，收到了较好的疗效。

案例

唐某，男，10个月，辽宁省人。住院号：520380。初诊时间：1989年5月6日。

患儿头颅明显增大，颅缝日渐增大两月余。曾先后就诊于辽河油田总医院和北京市儿童医院，均诊断为脑积水，建议其手术治疗，但家长不同意，闻刘老擅医本病，故慕名前来求治，收入院治疗。刻下症：头颅增大，颅缝增宽，烦躁易哭，纳食尚可，二便调。查体：头皮光急，青筋显露，头围52cm，前囟3cm×3cm，矢状缝及冠状缝均已开裂，落日眼，舌质红，苔薄白，脉滑。证属风水上犯。治疗宜以息风通络、利水消肿为法，方选升降散加减。处方如下：

羚羊角粉0.3g（分冲），天麻10g，钩藤10g，僵蚕10g，升麻5g，牛膝10g，制军10g，车前子10g（包）。

二诊：1989年5月23日。服上方后，烦躁消失，头颅略缩小，颅缝变窄，纳食可，二便调，舌脉同前。效不更方，上方加猪苓10g，茯苓10g，以增利水消积之效。

三诊：1989年5月30日。服上方后，头颅见缩小，头围为50.5cm，前囟为2cm×2cm，矢状缝及冠状缝已闭合，落日眼现象亦有所改善，小便量较多，恐利尿太过伤阴，上方去猪苓、车前子，继续服药治疗。

四诊：1989年6月30日。患儿连续服上方治疗1个月，症状明显好转，头围缩至50cm，前囟缩至1.5cm×1.5cm，落日眼症状亦明显好转，无明显不适，好转出院。

脑性瘫痪

脑性瘫痪（Cerebral Palsy）是指发生在产前或围产期由多种原因引起的非进行性的、中枢性的运动功能障碍，为小儿常见致残疾病之一。严重病例常伴癫痫、智能低下或感觉、语言、性格、行为异常。本病属中医“五迟、五软”的范畴。刘弼臣教授经过多年的临床研究，采用健脑散治疗小儿脑性瘫痪，效果显著，兹介绍如下。

1. 健脑散药物组成

菖蒲、郁金、熟地、山药、山萸肉、茯苓、丹皮、泽泻、丹参、黄芪、牛膝、当归、赤芍、兔脑等。

2. 药物的制备及服法

取新鲜兔脑用烘干箱烘干成黄色，研细粉；其他药物经干燥、粉碎、过筛成细粉，与兔脑粉混匀装瓶密封备用。每次3g，开水冲服，每日2次，周岁以内的小儿药量减半。一年为一个疗程。

案例

王某，男，3岁，河北省石家庄人。初诊日期：1990年4月29日。

患儿主因智力低下，口不能言，行走呈剪刀步，反应迟钝，经多家医院诊为“脑性瘫痪”，曾多方治疗，效果不显，慕名前来求治。刻下症：发育迟缓，面色白，舌质淡红，苔薄白，脉沉细。证属肝肾不足，治宜滋补肝肾，健脑益智。处方如下：

熟地10g，山药10g，山萸肉10g，茯苓10g，丹皮10g，泽泻10g，丹参10g，菖蒲10g，郁金10g，当归10g，白术芍各10g。

30剂，水煎服，每日1剂。嘱其配合功能锻炼，加强语言训练，并让其准备兔脑30个，焙干备用。

二诊：患儿反应迟钝较前稍有好转，能发简单的单字音，配健脑散每次3g，开水冲服，每日2次，缓以图功。

按：小儿脑性瘫痪多系邪热久羁，损及肝肾所致。肝藏血，主筋，肝血不足，筋脉失养，则肢体痿软，筋脉拘挛；肾藏精，主骨生髓，通于脑，肾精不足，脑髓空虚，则骨骼软弱无力，智力低下，反应迟钝，口不能言。刘弼臣教授认为，治疗本病的根本在于补肾填精，健脑益智，养血柔肝以舒筋。据此原则，研制了健脑散。方中兔脑以野兔脑为佳，野兔有“狡兔”之谓，天性聪颖好动，兔脑乃血肉有情之品，可补肾填精，健脑益智，为主药；配以熟地、山药、山萸肉、茯苓、丹皮、泽泻滋补肝肾；菖蒲、郁金开窍醒脑；丹参、赤芍活血化瘀；当归、黄芪益气养血。诸药合用，共奏滋补肝肾、填精益髓、健脑增智之功。经过大量临床验证，具有疗效好、使用简便、经济实用的特点。需要特别指出的是，本病宜早发现，早治疗，在服药的同时，必须长期不懈地坚持语言和功能训练，这是治疗小儿脑性瘫痪的关键。

情感交叉摩擦症

情感交叉摩擦症，又称为习惯性擦腿动作，是一种小儿行为障碍性疾病，临床以发作性地摩擦会阴部的动作为特征。多见于婴幼儿，以女孩为多。开始时可能与局部刺激有关，如湿疹、包茎、蛲虫病等引起局部痒感，由于偶然机会两腿交叉摩擦产生快感而形成习惯。本病的病因多因外感湿热之邪，或湿热内蕴，下注前阴，致使瘙痒不适，从而形成不良习惯。治疗以清化湿热为大法。另外，要因势利导，逐渐使患儿逐渐淡化，从而改掉不良习惯，避免训斥孩子，以免造成心理负担，不利于小儿的康复。

案例1

顾某，女，7岁。初诊日期：1993年6月30日。

主诉：双腿紧夹摩擦，肌肉僵硬，面红赤，身大汗出，尿意频作5年余。曾经多方求治，诊为情感交叉摩擦症，收效甚微，病势日趋加重，遂请刘老会诊。症见时有两腿摩擦，日发数次，每次持续时间30~60分钟，伴有尿意频作，点滴不爽，乱跑尖叫，急躁不安，遍体抓痕，血迹斑斑。舌苔黄厚腻，脉濡缓。血、尿常规检查各项指标均正常。证属肾虚于下，肝亢于上，湿阻中焦，气机不得宣散。治疗先化湿宣气，佐以益肾平肝，宗藿朴夏苓汤加减。处方如下：

藿香10g，炒川朴5g，半夏5g，茯苓10g，桑螵蛸15g，补骨脂10g，怀山药15g，黄芩10g，菖蒲10g，五味子10g，生龙牡各15g（先下）。

7剂，每日1剂，水煎，分3次服。

二诊：药后双腿摩擦等诸症大减，唯尿频仍作，拟温补下元、固涩缩尿法，方选缩泉丸加味。处方如下：

益智仁10g，台乌药10g，桑螵蛸15g，补骨脂10g，黄芪15g，党参10g，怀山药15g，五味子10g，鸡内金10g，菖蒲10g，白果10g，生龙牡各15g（先下）。

7剂，水煎服，每日1剂。

三诊：情感交叉摩擦已解，谨守病机，以期巩固疗效，处方如下：

熟地10g，山萸肉10g，茯苓10g，怀山药15g，丹皮10g，泽泻10g，半夏5g，伸筋草15g，钩藤10g，全蝎3g，鸡内金10g。

以上方加减化裁，服用20剂后，尿频未作，临床诸症消失，随访半年来见复发。

按：情感交叉摩擦症是一种比较复杂的神经性综合症状群。根据中医理论，摩擦为肝经风动所致。本例患儿前医多从肝肾不足论治，而投以六味地黄汤加减，或用牡蛎散、玉屏风散加减，以固表止汗，或以桑螵蛸散加菟丝子、金樱子、覆盆子之属固涩收尿，由于未能切合病机，效总罔然。刘老认为，本案肾虚肝亢为本，湿阻气机为标。时值暑月，湿热昭然，故先以藿朴夏苓汤化湿宣气治其标，而后活用六味地黄汤化裁治其本，继用缩泉丸加参、芪，益气补肾，钩藤配全蝎、生龙牡平肝潜阳，息风止痉，更入菖蒲赖以祛痰秽之浊，借以宣心思之结而通神明。

案例2

李某，女，4岁，北京市怀柔县人。初诊日期：1986年12月12日。

患儿自10个月时起，每于睡前及睡醒之时出现面红，眼神凝视，两腿交叉摩擦，家长呼之、推之皆不能自止，数分钟后随汗出而停。曾去市儿童医院就诊，诊为情感交叉摩擦症，予“安坦”等药治疗后有所减轻。近2个月发作明显加重，遂来院就诊。查体：发育良好，咽（-），心肺（-），舌质红，苔黄腻，脉弦数。证属湿热下注，治疗宜以清利肝胆湿热为法，方选龙胆泻肝汤加减。处方如下：

龙胆草10g，黄芩10g，柴胡10g，泽泻10g，栀子3g，木通3g，黄柏10g，钩藤10g，天麻3g，神曲10g，炒莱菔子10g。

二诊：1986年12月15日。药后发作明显减轻，纳食转佳，舌质红，苔薄白，脉弦略数，乃湿热渐化，再拟前法出入。处方如下：

龙胆草10g，黄芩10g，柴胡10g，泽泻10g，栀子3g，木通3g，车前子10g（包），蝉衣3g，白芷10g，当归10g，生地10g，钩藤10g。

三诊：1986年12月23日。服上药后诸症悉除，再予上方7剂，巩固疗效。随访未再复发。

按：本例情感交叉摩擦症为肝胆湿热下注前阴所致，属湿热证。刘老认为，此证治疗当清利肝胆湿热，方药选用龙胆泻肝汤加减。除了注重药物治疗外，还应当告诫家长要适当地教育诱导，转移孩子的注意力，避免打骂训斥孩子。同时，还应注意患儿阴部的卫生，这是本病治疗取得较好疗效的关键。

医　　案

儿科疾病

感冒类

风寒感冒案

何某，女，11岁，病历号：39603，初诊日期：1963年9月29日。

鼻流清涕，微恶风寒，伴有咳嗽，声重不扬，面黄纳呆，苔白脉浮。

此由外感风寒，邪郁表分，治当疏散风寒，辛温解表。

荆芥5g，防风5g，薄荷5g（后下），淡豆豉10g，青广皮各10g，法半夏5g，枳壳5g，焦三仙各12g，川郁金5g，葱头3个，生姜2片。

风热感冒案

阮某，男，6岁，病历号：32377，初诊日期：1964年2月8日。

身热不扬，腋下体温37.2℃，鼻塞流涕，咳嗽不爽，咯吐黄痰，咽痛微红，口渴欲饮，苔白质赤，脉来浮数。证属外感风邪，郁而化热，宣发失司，清肃不行。小儿纯阳之体，化热最速，治当辛凉解表，以散风热。

银花6g，连翘6g，荆芥5g，淡豆豉10g，薄荷3g（后下），研牛蒡子5g，活水芦根30g，淡竹叶5g，生粉草1.5g，桔梗3g，炙杷叶6g。

另：羚翘解毒丸4粒，早晚各服1粒。

按：小儿感冒，其原因主要为外感时邪所致，由于小儿冷暖不知调护，加以肌肤嫩薄，腠理空疏，卫外功能不固，特别容易罹患。受病以后，因脏腑嫩弱，故传变迅速。且神气怯弱，脾肺不足，故最易兼夹痰鸣、食滞、惊吓等因素，因而证候变化，往往与成人有所不同。临床治疗时，首先必须辨清寒热。如感冒时邪，风寒外束，肺卫受邪，邪郁太阳经脉，证多表现发热、恶寒、头痛、流涕，舌苔薄白，脉象浮数，指纹浮红，治疗方法以辛温解表为主；如感冒外邪，风热犯肺，邪在卫表，或中太阳经脉，证多表现寒轻热重，头痛鼻塞，喷嚏咳嗽，咽部干红，苔白质赤，脉象浮数，指纹浮露红活，治疗方法则以辛凉解表为主。由于小儿体属纯阳，稚阴未充，受邪以后，容易化燥化热，诚如叶天士在《幼科要略》中特别强调“小儿感冒，热病居多”这一特征，所以，小儿感冒属于风热类型者，尤为多见。

外感表实案

张某，女，5岁，病历号：28444，初诊日期：1963年12月2日。

时值隆冬，天气严寒，因夜间炉火熄灭，踢被冒寒，邪从皮毛而入，日来憎寒壮热，周身无汗，头痛体怠，面色红赤，苔色白薄，脉浮数紧。

此属寒邪伤营，邪气郁而不达，形成表实之证，经云："体若燔炭，汗出而散"，治当疏散发汗，以解表实。

水炙麻黄3g，桂枝3g，防风5g，苏叶5g，羌活3g，焦三仙各12g，橘皮3g，法半夏5g，黄芩3g，葱头3个，生姜2片。

按：小儿感冒，在辨清风寒、风热的基础上，还要进一步明辨虚实，如发热、恶寒、无汗则为表实，发热、恶风、有汗则为表虚。本案属于风寒表实之证，故用麻、桂、羌、防等药，辛温发汗，以解表邪。又用黄芩苦寒清热，此缘小儿肌肤薄弱，又为纯阳之体，外感六淫之邪，容易化热化火，故佐以黄芩，监制麻、桂之辛温，实与《医宗金鉴》、《幼科心法》治疗小儿伤寒不用麻黄汤单纯辛温来发表，而用九味羌活汤（内有黄芩、生地）等来治疗，是具有同样意义的。

外感表虚案

杜某，男，12岁，病历号：48562，初诊日期：1960年1月18日。

患儿自幼体虚，肺胃气弱，近两日来由于外感客邪，出现发热不高，洒淅恶寒，自汗出，纳谷不甘，口中不渴，面色白，二便如常，苔色薄白，脉象浮缓。

证属正虚营弱，卫不外护，治当发汗解肌，以调营卫，宗桂枝汤加味。

桂枝5g，大白芍6g，炙甘草3g，制香附6g，苏叶3g，生牡蛎10g（先煎），枳壳5g，郁金5g，焦三仙各12g，生姜2片，大枣3枚。

二诊：进桂枝汤加味法后，身得微汗，恶寒已解，身热亦已，胃纳较馨，苔仍薄白，脉象缓滑。前方既效，再从原意增易，以巩其效。

桂枝5g，大白芍6g，炒白术10g，茯苓10g，生牡蛎10g（先下），陈皮5g，炒半夏5g，砂仁米2g（打），焦三仙各12g，煨姜2片，小红枣3枚。

按：运用桂枝汤必须辨清风寒外感表虚之证，方可投用。吴鞠通虽有桂枝汤治疗风温之例，究应慎用，尤其小儿如果用之不当，在上者往往轻则失音，重则咳血，在下者往往轻则泄泻，重则痉厥，每致不救。

体虚外感案

鲍某，男，6岁，病历号：13967。

本患肝炎，已基本告愈，但体气未复，形质瘦弱，经常外感，时愈时发。一周来，发热，腋下体温37.5℃，伴有鼻涕喷嚏，大便溏薄，时有腹痛，苔白脉浮。

久病之躯，卫外功能不固，脾胃运化薄弱，外受表邪则身热鼻涕，消化不良则便溏腹痛，治当益气解表，宗人参败毒散意。

党参3g，柴胡2.5g，前胡3g，防风5g，川芎3g，枳壳3g，煨木香3g，砂仁米2g

(打)，葱头3个，淡豆豉10g，桔梗3g。

按：人参败毒散为扶正祛邪剂，对于素体虚弱感受外邪者，甚为相宜。若身体比较强实者，人参亦可不用，但体虚之人，在大队表药中，再用少量人参补正，使正气一足，邪随汗出，病可自愈。假如不用人参，单用表散之药，则正气不能鼓邪外出，可能汗出而不解，正气反伤，转成棘手难治之坏病。

阳虚外感案

张某，女，11岁，病历号：83360，初诊日期：1964年4月14日。

肾炎愈后1年多来，体力一直欠佳，经常汗出频频，面色白，形寒畏冷，日来外感表邪，身热暮重，微有鼻塞，苔白，脉缓弱，大便不实，胃纳呆滞。

体虚卫气不固，贼邪乘虚入克，证属表里俱虚，阳气式微，势防厥逆之变，治当实卫敛汗，温阳解表。

黄芪6g，炒白术6g，防风5g，桂枝3g，川附片6g（先下），生粉草3g，橘皮3g，郁金5g，神曲10g，葱头3个，淡豆豉10g。

二诊：进实卫敛汗、温阳解表之品后，身热已解，憎寒亦已，自汗稍瘥，唯面色依然白，纳谷不馨，大便仍然欠实，苔白，脉弱无力。此表邪趋解，脾阳不振之证，治当温中散寒，理中汤加味。

党参10g，川附片6g（先下），炮姜炭2.5g，炒白术10g，炙甘草3g，小红枣3枚，青广皮各5g，生牡蛎10g（先煎），麻黄根6g，神曲10g，煨姜2片。

按：阳虚之体，感受风寒，绝不宜单行发汗，因为阳虚气弱，没有鼓邪外出的能力，徒事发表，使正气愈伤，阳气愈虚，轻则病势转增，重则大汗亡阳，危亡可以立见。尤其小儿，除纯阳易于化热的一面，也有稚阳未充，容易衰竭的一面，更须注意。

阴虚外感案

武某，女，9岁，病历号：118844，初诊日期：1964年2月7日。

鼻衄已流一月，时作时止，举发不定，面黄不华，头晕纳减，日来又增鼻涕咳嗽，下午腋下体温37.3℃，面呈娇红，口唇干赤，二便秘结，苔薄质赤，咽红口干，脉濡而数。

本流鼻衄未已，血分已虚，复又外感风邪，表郁不解化热，血为阴类，显系阴虚外感之证，理宜滋阴解表治之，最忌辛燥动血，宗加减葳蕤汤化裁。

肥玉竹6g，嫩白薇5g，桑叶6g，侧柏叶10g，薄荷3g（后下），连翘10g，黑山栀3g，黄芩3g，桔梗3g，生甘草3g，鲜芦茅根各15g，葱头3个，淡豆豉10g。

另：二母宁嗽丸4粒，早晚各1粒。

二诊：药后身热已解，鼻衄未作，头晕亦已，唯仍咽红口干，唇红脉数，小溲黄浑，苔白质赤。表邪向解，阴虚未复，再拟原方增损治之。

肥玉竹6g，嫩白薇5g，生地黄10g，大白芍6g，生粉草3g，麦冬5g，黑山栀3g，生谷芽10g，鲜茅根15g。

按：加减葳蕤汤系俞根初所创制，为治滋阴发汗的代表方剂，对于阴分亏虚，内有伏热壅遏，外受风寒束缚，致成本案之证者，用之最为适宜。照理滋阴之品，在表证未解时，本不相宜，但是，津液内亏，表邪未解的，单用发汗，则热不为汗解，反有涸竭阴液之虞，单用滋阴，则邪不能外达，反有留邪之弊，这时两全之法，唯有滋阴与发汗同用，方可达到发汗而不伤阴、滋阴而不留邪的目的。

咽结膜热案

高某，男，6岁，北京市人，初诊日期：1995年8月24日。

患儿自昨日起发热，体温最高达39.2℃，伴鼻塞流黄涕，家长予服“小儿感冒冲剂”等药效不明显，患儿出现两眼疼痛，流泪，遂来院就诊。刻下症见：发热，鼻塞流黄涕，两目红赤疼痛，舌质红，苔薄黄，脉浮数。证属风热上攻，治宜疏风清热，散火明目，处方如下：

桑叶10g，菊花10g，羌活10g，防风10g，黄连1.5g，蝉衣5g，白蒺藜10g，木贼草10g，谷精草10g，车前草10g，赤芍10g，木通3g，灯心草1g。

7剂，水煎服，每日1剂。

服完上药后，热退，眼结膜充血已愈，诸症消失，病告痊愈。

按：咽结膜热是由腺病毒感染引起的一种上呼吸道感染，以婴幼儿为多见，多发于夏秋季节，常出现高热、咽及眼结膜发生炎症，属温病的范畴。证属风热上攻，治疗本病，刘老常以疏风清热、散火明目为法。临证之时，习用桑叶、菊花、蝉衣、白蒺藜、木贼草、谷精草以疏风清热，清肝明目；羌活、防风祛风散火；黄连、车前草、赤芍、木通、灯心草清热泻火。诸药同用，使风热去，病自痊愈。

外感热化案

例1

刘某，女，5岁，病历号：28444，初诊日期：1963年5月4日。

昨日下午始觉恶寒发热，汗出不畅，头晕鼻塞，喷嚏咳嗽，音哑不扬，咽部微红，面色黄滞，形体瘦弱，舌苔薄白，根部略腻，脉浮微数。

审属外感时邪，寒凉束表，营卫为病，但体质素虚，治以参苏饮加减。

太子参6g，苏叶5g，荆芥5g，连翘6g，淡豆豉10g，焦三仙各15g，陈皮5g，桔梗3g，杏仁10g，葱头3个，生姜2片。

二诊：药后身热转壮，腋下体温38.9℃，肌肤干燥无汗，心烦不安，夜卧不宁，口渴欲饮，咳嗽不爽，小便黄少，大便未行，苔转淡黄而腻，脉来数而不靖。证势趋重，良由表邪郁而化燥，里滞壅结不宣，病仍羁留气分，治当清气解热，佐以导滞，应效乃佳，以防风动致痉。

淡竹叶6g，生石膏25g（先煎），薄荷3g（后下），知贝母各3g，黄芩5g，川连1.5g，黑山栀3g，焦三仙各12g，枳实5g。

另：至圣保元丹4粒，早晚各1粒。

三诊：进清解气热法后，身热得汗已平，心烦亦已。证势已趋平定，谅无他变，再从原意治之。

淡竹叶6g，生石膏25g（先煎），薄荷3g（后下），知贝母各3g，川连1.5g，川郁金5g，黑山栀3g，六一散10g（包），橘皮3g，炙杷叶6g，枳壳5g，焦三仙各12g。

另：至圣保元丹4粒，早晚各1粒。

例2

李某，女，1岁，病历号：50490，初诊日期：1961年6月4日。

患儿甫及周岁，生后人工喂养，后天不足之体，以致经常罹疾。五日前开始发热，咳嗽不爽，鼻流清涕，曾在公社医院自购感冒药治疗，出汗以后，而身热不解（腋下体温39.5℃），入暮尤重，心烦不安，精神躁急，小溲浑黄，息粗便秘，脉来细数，苔腻唇红。

此由素体不足，阴虚津少，感受时邪，表郁不解，汗出伤阴，热灼津液所致，势属匪轻，颇虑风动致搐，治先黑膏汤法，以益阴透邪。

生地黄12g，淡豆豉10g，生石膏25g（先煎），薄荷3g（后下），连翘6g，桔梗3g，橘皮3g，枳壳3g，黑山栀3g，童便1酒杯（对服）。

二诊：药后汗出溱溱，大便已解，身热退而不彻，腋下体温37.3℃，心烦较已，夜卧尚感不安，小溲仍浑，口干欲饮，苔仍腻，脉来细数。此表郁向解，津液尚未正常，兼之里滞停积，中州欠和之象，再拟原法，佐以导滞和中，务希慎调，以免反复。

生地黄12g，淡豆豉10g，生石膏25g（先煎），麦芽10g，川郁金3g，神曲3g，黑山栀3g，青陈皮各3g，枳壳3g。

按：临床上治疗感冒，往往投发汗解表剂后，反而无汗，肌肤干燥，且增壮热心烦、口渴引饮等症，这就是外感燥化之证，其原因在于小儿体属纯阳，素有伏热，缺乏汗源，表后反使阳气发越，阴津受劫，因而呈现燥化，这时宜清解热气，可用竹叶石膏汤加减以治疗。还有投发汗解表剂后，汗虽出而热不退，苔色由白变黄，舌质转赤，唇红而干，烦渴气粗，夜卧不安，这也是外感热化之证，由于素体阴亏，病中出汗伤阴，致热反而不解，因而呈现热化。治疗方面，切忌再投表散，须用滋阴存津，佐以解表法，以保持阴液之充沛。

感冒夹痰案

张某，男，1岁，病历号：16784，初诊日期：1961年9月25日。

证经两候，初则身热咳嗽，咽红且痛，继则身热不解，咳嗽痰鸣，曾经铁道医院治疗，证虽好转，但仍咳热痰多，测腋下体温38℃，入暮还将增剧，两颧发红，气粗痰涌，鼻涕咳嗽，便秘溲浑，苔白纹暗，脉浮滑而数。

此为表邪未撤，痰热内恋，肺气失宣，转输不利，是以发热咳嗽，痰鸣气粗，证势重危，既防痰壅喘逆之变，复虑热盛风动之虞，治当宣肺散邪，清化痰热，应效乃佳。

桑叶5g，生石膏25g（先煎），杏苡仁各10g，蛤粉10g，海浮石10g，橘红3g，黄芩5g，炙杷叶5g，焦三仙各12g，旋覆花5g（包）。

另：至圣保元丹4粒，早晚各1粒。

二诊：药后身热已解，痰鸣气促大已，唯仍咳嗽颧赤，脉数不靖，溲黄唇红，苔白纹暗。外邪已撤，伏热未清，尚虑心火炽盛，痰涎燔扰清窍，再拟疏风解热，宣肺化痰治之。

桑叶5g，生石膏25g（先煎），杏苡仁各10g，净蛤粉10g，黑山栀3g，黄芩5g，天竺黄6g，炙杷叶5g，六一散10g（包）。

另：至圣保元丹4粒，早晚各1粒。

感冒夹滞案

例1

王某，男，5岁，病历号：2208，初诊日期：1963年10月23日。

昨起始觉身热恶寒，夜间曾来门诊急诊，今早虽然汗出不彻，热降未平，但精神良好，哭吵闹吃，食后腹部即胀作痛，脘痞，恶心欲吐，二便秘涩，呼吸微显喘促，口唇焦红，苔色微黄，舌质发赤，脉数不靖。

此属外感秋凉，加以饮食失节，中运无权，表里互阻，在表则发热恶寒，在里则脘胀胸痞，治当解肌泄邪，佐以和中导滞，以希表解里撤，内外趋和。

银花6g，连翘10g，薄荷3g，黑山栀3g，淡豆豉10g，橘皮3g，枳壳3g，川郁金3g，焦三仙各12g，川连2g。

另：太极丸4粒，早晚各1粒。

二诊：身热已和，腹胀亦轻，大便溏泄两次，小溲仍浑，食思不佳，面黄唇红，苔仍微黄，脉来微数。此外邪趋解，里滞宿食未尽，肺胃转输失利，拟和中化滞法。

薄荷3g，黑山栀3g，淡豆豉10g，六一散10g（包），葛根5g，川连1.5g，枳壳3g，神曲6g，焦山楂10g，炒谷麦芽各10g。

另：太极丸4粒，早晚各1粒。

例2

陆某，男，2岁，病历号：105999，初诊日期：1963年7月2日。

月来纳谷不香，口渴喜饮，大便一日2次，夹不消化物，腹部板硬，日来午后干烧无汗，心小烦急，周身疲倦，咳嗽不爽，鼻流清涕，舌苔薄白，脉来浮数而滑。

儿本运化不健，脾胃失调，积滞内停，郁热于胃，则口渴喜饮；阳明旺于酉时，则午后干烧；卫外功能薄弱，则邪气必然乘虚而入，致现咳嗽流涕。证系停食着凉，治当疏表导滞，但素本脾虚，佐以益胃，尤为必要。

薄荷3g，连翘6g，银花6g，川连1.5g，茯苓6g，青陈皮各3g，莱菔子3g，焦三仙各12g，枳壳3g，炒白术6g。

另：至宝锭4粒，早晚各1粒。

二诊：药后得汗，午后身热已减，腹部柔软不膨，睡眠尚安，唯仍咳嗽流涕，便稀，一日二行，其味酸秽，小便深黄，苔白脉滑。此表证未尽，里滞未彻之证，再拟原方化裁治之。

薄荷3g，银花炭6g，茯苓6g，炒白术6g，青陈皮各3g，黄芩5g，川连1.5g，焦三仙各12g，六一散10g（包），炒半夏5g。

另：至宝锭4粒，早晚各1粒。

按：感冒夹滞，又名外感夹食，俗称停食着凉，是一种比较多见的疾患。顾名思义，不难测知本病的造成，由于一面有了食滞，一面又感受了风寒所致，诚如《医宗金鉴·幼科心法要诀》所云："小儿平日饮食无节，内伤停滞，外复为风寒所袭，故成是证也。"其发病机制，往往是停食者容易外感，如例2就属此类，外感者容易停食，如例1就属此类，因而造成了本病广泛流行。此缘幼儿胃肠消化能力有限，当过食或吃了不易消化食物以后，很易停食失运。这时人的机体，势必动员全部力量，来解决停食问题，因而全身其他各个组织的功能，将必暂时松懈，所以停食患者，多有全身酸懒、疲困无力的感觉。同时对外抵抗力也必然降低，遇有气温变动，极易感冒成病。相反，有了感冒，也势必会影响到消化功能的正常，造成停滞不运。因此，不论感染任何疾患，若不节制饮食，而任意乱吃，就能使病情增剧。所以，中医对一般疾患，都主张节食，特别对小儿更须注意。

感冒夹惊案

宋某，女，1岁，病历号：119215，初诊日期：1964年2月28日。

昨夜曾因高热来门诊急诊，刻下身热未解，时有惊惕，心烦懊侬，夜卧不安，口干弄舌，脘满泛恶，胸膨作胀，大便解出黏而成条，小溲黄浑不利，鼻流浊涕，苔白纹暗。

证属外感时邪，肺气失宣，痰热夹滞，中阻阳明，是以热扰神明，心烦易怒，经云："阳明实则善妄"，治当清化导滞，佐以镇惊，务希避风，而免致搐生变。

薄荷3g，连翘6g，生石膏25g（先煎），黑山栀2g，淡豆豉10g，橘皮3g，枳壳3g，姜竹茹2g，莱菔子3g，焦三仙各12g。

另：牛黄镇惊丸2粒，早晚各半粒。

二诊：药后身热已解，心烦较宁，但睡眠依然不实，每易惊惕而醒，大便利下黏腻，其味腥秽，苔浊纹暗，咳而有痰，良由肺受外邪，宣豁失司，内蕴痰热，郁蒸不解，木火上亢，惊惕由生，治再清泄化邪，佐以平肝镇惊，以希速解。

桑叶6g，连翘6g，生石膏25g（先煎），炙杷叶5g，天竺黄5g，钩藤6g，枳壳3g，大贝母5g，黄芩5g，川郁金5g。

另：牛黄镇惊丸2粒，早晚各半粒。

感冒夹湿案

例1

杨某，女，11岁，病历号：117340，初诊日期：1964年8月4日。

面黄头晕，本已多日，今晨因赴某公园呼吸新鲜空气，感受时凉，回家后即身热憎寒，头胀且痛，遍体酸楚不适如被杖，腰亦觉痛，胸脘痞闷，有恶心欲吐之状，小溲黄少，大便未行，苔白脉浮。

时值盛夏，感受暑凉，表郁不达，则为身热，恶寒，头痛身疼。暑必夹湿，湿浊中阻，是以脘闷恶心，面黄体怠。治当疏散表邪，佐以芳香化浊。

西茵陈10g，晚蚕砂10g，秦艽5g，大独活5g，薄荷3g（后下），橘皮3g，法半夏

5g，通草2g，六一散3g（包）。

二诊：昨进疏散表邪、芳香化浊之品，汗泄热解，恶寒亦罢，恶心已除，胸闷较宽，唯周身仍感酸懒，苔色薄白，脉来浮缓。湿浊余邪未彻，再拟原方增损治之。

西茵陈10g，晚蚕砂10g，秦艽5g，生苍术3g，防风3g，橘皮3g，川郁金5g，薄荷3g（后下），六一散10g（包），车前子10g（包）。

例2

陈某，男，11岁，病历号：19393，初诊日期：1963年8月4日。

平素喜爱游泳，水湿最易遏阻肌肤，面部发黄，巩膜浑浊，今早发热，下午增高至腋下体温38.5℃，食欲不馨，小溲发浑，苔白，脉浮，周身疲倦，鼻涕喷嚏。

此属湿热蕴遏，时邪外感，治以疏利，宗茵陈麻黄汤加味治之。

西茵陈10g，水炙麻黄3g，防风5g，黄柏6g，猪茯苓各10g，泽泻6g，焦三仙各12g，陈皮5g，六一散10g（包），姜皮1g。

二诊：药后身热波动，时高时低，面色黄染较著，鼻涕喷嚏未瘳，食欲又感不振，溲黄已淡趋利。根据证情，显属外邪未彻，湿热内蕴，势正盛候，未可轻视，治仍疏利，佐以导滞和中。

西茵陈10g，荆芥6g，秦艽6g，青陈皮各5g，炒苍术3g，六一散10g（包），猪茯苓各10g，泽泻10g，焦三仙各12g。

三诊：药后面色黄染已退，巩膜浑浊亦明，身热得汗既退，鼻涕喷嚏亦瘥，唯食纳尚感不香，二便如常，苔白脉缓。此表邪向解，里滞欠和之证，治当健胃调中，以善其后。

茯苓10g，炒白术10g，藿佩梗各5g，炒苡仁米10g，炒半夏5g，老木香3g，神曲10g，炒稻麦芽各10g，青陈皮各5g。

按：上面两例，均为外感夹湿证。例1外感夹湿浊互阻甚为明显，辨之不难。例2初诊时曾疑为传染性肝炎，因有巩膜浑浊、面色黄染的征象，检查肝右肋下可触及0.5cm，化验小便“三胆”有2项强阳性，白细胞计数亦有偏高之象，故用清利湿热的方法来治疗。复诊时由于收效不卓，肝功能测定正常，因而排除了传染性肝炎，遂致力于外感夹湿方面的治疗，投以疏表利湿、和中导滞之药后，迅即收到了显著的效果。

寒湿遏表案

陈某，女，9岁，病历号：16988，初诊日期：1964年5月27日。

日来气候转凉，因身着短裙，复又冷水洗浴而感邪，以致突觉恶寒头晕，身热不退，腋下体温38℃，关节酸楚，周身乏汗，苔白脉浮。

显由寒湿之邪，从皮毛入侵，遏于表分，故洒淅恶寒，关节痛体怠，治当辛温解表，以祛寒湿之邪，宗以麻黄加术汤。

水炙麻黄3g，桂枝3g，炒白术10g，炙甘草3g，杏仁10g，生姜2片，大枣3枚。

按：麻黄加术汤，是为湿之属表而无汗者设，方中麻黄得术，虽发汗而不多，术得麻黄，行里湿而兼行表湿，只此一味加入，所谓“方外之神方，法中之良法”，宜其一药而愈。

暑日感冒案

钟某，男，5岁，病历号：27588，初诊日期：1963年8月12日。

时值盛夏，溽暑熏蒸，感冒外邪，夹以痰滞互遏，以致身热四日不解。刻下仍腋下体温37.9℃，咳嗽汗出，鼻流清涕，咽干微红，苔色薄白，脉象浮大而数。证属暑日感冒，治当疏表和中，佐以清利暑湿，宗四物香薷饮加味。

香薷3g，白扁豆10g，炒川朴2g，薄荷3g，连翘6g，防风3g，淡豆豉10g，六一散10g（包），焦三仙各12g，灯心草3尺，川连1.5g。

按：香薷辛温发散，乃暑月解表之药，前人喻为夏令的麻黄，但只可适用于暑邪夹寒的证候，如系暑邪无兼感寒邪者应当禁用。

风寒外感案

李某，男，8岁。

恶寒壮热，体温39.1℃（腋下），汗出头痛，鼻塞流涕，苔薄白，脉浮数，饮食、二便尚可。

肺主皮毛，开窍于鼻。风寒外袭，营卫失调，故恶寒发热；肺气失宣，降令不行，故鼻塞流涕。证属感冒，治当辛温解表，荆防败毒散加减。

荆芥5g，防风5g，川芎3g，香白芷5g，前胡5g，葱头3个，桔梗5g，陈皮5g，法夏5g，大独活5g，黄芩5g，生姜2片。

按：此案风寒表证甚为明显，但壮热汗出，脉象浮数，似非辛温解表所宜。由于证起一二日间，恶寒头痛，鼻塞流涕，风寒表证仍在，故用辛温解表，佐以黄芩清热，服后得汗而解，可见临床辨证宜抓着主流，掌握主要矛盾，勿泥一症一状，举棋不定，而遗胶柱鼓瑟之讥。

发　热　类

阳郁发热案

齐某，男，3.5岁，病历号：90415，初诊日期：1964年5月30日。

证经四日，身热或高或低，肢足时厥时温，热型起伏不定，无规律可循，最高达腋下体温39.6℃，汗出热势稍衰，亦呈腋下体温38℃左右，每当热盛时，而肢厥尤为明显，胸腹膨热，微咳不畅，小溲黄少，大便每日一行，口渴欲饮，苔色薄白，脉象弦数。证属外邪入侵，卫气失达，内夹食滞，壅遏不宣，阴阳共济失调，热闭于内，阳气怫郁，不得外泄所致，治当泄热和阴，通阳达邪，宗四逆散加味。

柴胡3g，枳实5g，赤芍6g，生粉草3g，薄荷3g，葱头3个，黑山栀3g，黄芩3g，橘皮3g，飞滑石10g（包），焦三仙各12g，生姜2片。

另：至圣保元丹4粒，早晚各1粒。

二诊：药后身热已解，诸状大减，精神活泼，肢足转温，唯入夜肚腹仍感膨满，便次较多，脉无数象，舌苔白腻。此为肺胃蕴热未清，中焦磨谷无权，拟以健脾和胃，兼清肺热，以作善后调理。

太子参5g，茯苓6g，炒白术6g，炙甘草3g，陈皮3g，炒半夏5g，广木香3g，砂仁末2g，黄芩5g，神曲10g，炒谷麦芽各10g。

按：治疗小儿发热，首先辨清表里虚实，加以施治，但对阴阳方面，也不可忽视，根据临床所见，阴虚发热和阳郁发热的病例颇多，阴虚发热辨治并不困难，唯于阳郁发热往往忽略，因此，必须掌握阳郁发热的辨证关键，一为证经多日，身虽发热，病机不全在表，二为身热肢厥，其厥逆程度不比热深厥深那般严重，三为身热虽高不比里热那样亢炽，所以，治疗上因阳邪内郁，解表不甚合适，清里又不甚相宜，唯有和解一法，较为恰当，故选用四逆散加味，往往效如桴鼓，一剂知，二剂已，但是，临床运用四逆散时，必须掌握在“外无可散之寒，里无可下之热”的情况下，才为合拍。

阳浮发热案

张某，女，10岁，病历号：113623，初诊日期：1964年1月6日。

病历四月，低烧不解，每于中午时作，发时四肢发凉，而面颧发赤，胃纳不振，浑身困乏，睡时则多梦纷纭，苔色淡黄，脉数无力，前医迭投清热之剂不应，再投甘温之药不效，病家及患儿均感忧郁。

根据证情，既无外感之状，亦无里虚之征，中午为阳，阳气旺则热，但又肢厥梦多，显属阴不敛阳，阳浮发热之象，治当潜阳泄热，以敛浮越，宗桂枝龙骨牡蛎汤加减。

川桂枝3g，大白芍10g，生龙牡各10g（先煎），炙甘草3g，橘皮5g，炒半夏5g，茯苓10g，生姜2片，大枣5枚。

按：阳浮发热一证，在儿科方面极为少见，本案在诊断上是根据中午发热，面颊发赤，脉数无力，显属一派阳浮不能潜藏之象，故采用《金匮》桂枝加龙骨牡蛎汤加味治之，因为桂枝汤既能解肌祛邪，又能调和阴阳，加龙骨、牡蛎有潜阳涩精、收敛浮越之效，茯苓、橘皮、半夏有化痰健胃和中之功。

阳虚发热案

许某，女，7岁，病历号：121276，初诊日期：1964年3月14日。

头晕低烧，肌肤灼热，业已两年有余，多方治疗无效。刻下仍低烧，腋下体温37.5℃左右，夜晚加剧，睡眠尚佳，平素饮食不香，喜挑食，二便尚正常，形体瘦弱，苔色薄白，腹按膨满，推之有水声。

此为中虚清阳不振，布护失司，阳虚生热之象，治当甘温除热，宗补中益气汤法。

党参10g，黄芪10g，炒白术10g，茯苓10g，升麻3g，小红枣5枚，柴胡3g，当归6g，陈皮5g，炙甘草3g，淡干姜2g，煨姜2片。

二诊：进甘温除热法，头晕未作，身热亦和，精神转佳，夜寐颇适，二便如常，苔色薄白，质润不赤，脉细缓无力。前方有效，再拟原意增损。

党参10g，黄芪10g，炒白术10g，茯苓10g，升麻2g，小红枣5枚，柴胡3g，当归6g，陈皮5g，炙甘草3g，焦三仙各12g，煨姜2片。

阴虚发热案

崔某，男，10岁，病历号：112241，初诊日期：1963年2月10日。

午后低烧，腋下体温37.2℃，多日未解，干咳咽红，呼吸正常，时有恶心，心烦且悸，入暮口渴欲饮，曾在儿童医院疑诊为肺炎，迭用抗生素无效，自服桑菊片而症状依然如故，苔色水黄，脉来细数。

本由外邪束肺，肺气不宣，上逆为咳，由于邪郁日久化热，热灼阴虚，虚而生热，是以低烧不解，治当养阴清热，佐以止咳。

青蒿10g，炙鳖甲12g（先煎），银柴胡5g，南沙参6g，黄芩5g，白前5g，白薇5g，杏苡仁各10g，炙杷叶5g，生地黄10g。

另：二母宁嗽丸4粒，早晚各1粒。

二诊：药后低烧已不明显，咳嗽较爽，心烦口渴均解，苔白脉微数，再拟原方增减，以竟全功。

青蒿6g，炙鳖甲10g（先煎），生地黄10g，炙杷叶6g，杏苡仁各10g，桔梗3g，川贝母5g，胖大海6g，炒谷芽10g。

另：二母宁嗽丸4粒，早晚各1粒。

午后潮热案

乌某，女，5岁，病历号：47309，初诊日期：1962年12月6日。

儿本阴虚之质，三日来每于下午5时开始发热，至晚11时许身热即退，发热之前多觉四肢发凉，热退之后必有汗液频泄，稍有咳嗽腹痛，脉象弦数，重按则濡，苔色薄白边红。血液检查未找见疟原虫。

此属阳邪乘虚克阴，营卫交争，是以潮热日晡而作，夜半即止，热前肢凉，汗出热解，治当和营泄热，宗小柴胡汤加减。

柴胡3g，黄芩5g，太子参6g，法半夏5g，青蒿梗6g，薄荷梗3g，大白芍10g，炙甘草3g，煨姜2片，大枣3枚。

按：发热之作止有时，如潮水之来而不爽期者，谓之潮热。潮热一证，多属阴虚，在小儿方面，亦有呈现实象的，如身热日晡而作，喜冷畏热，大便坚涩，睡眠不安，常因积滞内停，投以大黄、川连、枳实、焦山楂、神曲、炒谷麦芽、槟榔等药而愈。

太阳表实案

陈某，男，12岁，病历号：13872，初诊日期：1963年12月8日。

证经两日，恶寒发热，周身无汗，头痛体怠，骨节烦痛，二便如常，食思尚振，苔白质淡，脉象浮紧。

外寒束于表分，营卫循序失常，治拟辛温散寒，以解表邪，宗麻黄汤加减。

水炙麻黄2g，桂枝3g，防风5g，橘皮3g，法半夏5g，淡豆豉10g，茯苓10g，生姜2片，葱头3个。

少阳经热案

刘某，女，12岁，病历号：152613，初诊日期：1965年3月5日。

素有头痛、恶心、呕吐之疾，经常发作，昨天下午始觉恶寒，旋作高热，伴有头痛恶心，微有咳嗽，口干作渴，欲喜凉饮，心中烦躁，家长认为感冒，自购羚翘解毒丸及APC服后身得大汗，而寒热不解，刻下仍腋下体温39℃，心烦泛恶，面黄不华，大便日二行微稀，小便正常，舌苔薄白而干，脉弦滑数，血常规检查，白细胞25.4×10^9/L，中性粒细胞93%，淋巴细胞7%。

肝亢土虚之体，因感表邪，内传少阳，故午后寒热交作，表散之后，内热未撤，是以恶寒虽罢，热烦不已。根据证情分析，既已发汗，表散非宜，外证未瘥，清里尚在禁忌，先拟和解治之，以撤半表半里之邪，宗小柴胡加石膏汤。

柴胡5g，黄芩5g，清半夏5g，炙甘草3g，生姜3g，生石膏25g（先煎），大枣3枚，党参5g。

二诊：昨进小柴胡加石膏汤后，下午4时服药后感觉心中烦躁不适，1小时后入睡，溃溃汗出，至7时身凉烦解，10时继服两煎，一夜熟睡甚安，今热降烦除（腋下体温37.5℃），呕恶、恶寒均止，唯心中尚感懊侬，渴欲饮凉，饮食、二便如常，舌苔薄白而干，尖边微赤，脉仍弦滑。此为上焦宣通，胃气和畅，病已向愈之佳兆，但中焦内蕴之热，尚未尽除，故懊侬欲饮。今日血常规检查：白细胞15.8×10^9/L，中性粒细胞89%，淋巴细胞9%，嗜酸粒细胞1%，单核细胞1%，较昨天已趋下降，可见前方甚合病机，效不更方，再从原意加栀、豉以解懊侬。

黄芩5g，柴胡3g，清半夏5g，野台参3g，生石膏25g（先煎），焦山栀3g，炙甘草3g，生姜2片，大枣3枚，淡豆豉10g。

三诊：隔日未视，身热已解，腋下体温36.6℃，眠纳均佳，血常规检查：白细胞9.1×10^9/L，中性粒细胞77%，淋巴细胞19%，嗜酸粒细胞4%。唯舌红少苔，脉来细数，汗多口渴，尚欲凉饮。此热病之余，气阴两伤之证，治再清热益阴，生津止渴，拟以竹叶石膏汤加减。

淡竹叶5g，生石膏25g（先煎），南沙参5g，麦冬6g，生甘草3g，淡竹茹3g，生麦芽10g，鲜芦根30g，香稻芽10g。

按：小柴胡汤加石膏，治疗小儿发热，有药到病退之功，解热之速，尤其出人意料。去年治疗孔某肺炎患者，多次运用麻杏石甘汤加味，喘咳已轻，唯有身热不退，后经我院胡希恕老大夫运用小柴胡汤加生膏100g，据孔母刘某观察，其奏效之速，竟在服药后20分钟，毫无副作用。现经临床观察，疗效确凿，但是，使用时必须掌握其要领，正如案中辨证项下所云："既已发汗，表散非宜，外证未瘥，清里尚在禁忌"的情况下，方为合柏。因为小柴胡汤是和解的主要方剂，只有邪在半表半里之时方才适用，加石膏的目的，主要是协助黄芩清半里之热，用量的多少，对退热起到很大的作用。

阳明积热案

史某，女，6岁，病历号：129378，初诊日期：1964年6月27日。

身热举发不定，每因急躁而甚，前医认为暑热伤气，气阴不足，投以益脾养阴之品，证情未减，反而形成日晡潮热，依期而作，纳则脘痛泛恶，精神委顿，倦怠欲困，面色黄困，口唇焦红，夜卧不实，苔腻脉滑。

钱氏云："脾主困也。"脾困则神倦欲寐，显系饮食失节，中枢失运，湿热蕴生，以致食则逆而作哕，胃失和降之职，治当清导和中，以希速解。

枳壳5g，槟榔3g，茯苓6g，炒白术6g，川连2g，黄芩5g，制军5g，柴胡3g，神曲10g，泽泻6g。

二诊：药后身热已解，精神略振，唯大便秘结未减，食思不香，时有咳呕，苔白脉数。此属湿热积滞尚未尽解，脾胃升降失司，上激娇脏，清肃不行之证，治当清利和中，佐以宣解。

茯苓6g，炒白术6g，黑山栀3g，川连2g，枳壳5g，川郁金5g，风化硝6g（化），焦三仙各12g，生川军5g，六一散10g（包）。

另：妙灵丹4粒，早晚各1粒。

惊热案

吴某，男，5岁，病历号：27846，初诊日期：1963年9月14日。

昨因误握铁筷，灼伤手掌，旋乃发热欲呕，时时惊惕，精神呆滞，微有咳嗽，苔白脉弦。

证属烫伤火逆，感受惊吓，热郁于内，未趋发越，是以热势绵绵，防成惊厥，治当和解，调和阴阳。

柴胡6g，黄芩5g，枳实5g，赤芍5g，生龙牡各10g（先下），川军6g（后下），天竺黄6g，炒半夏5g，钩藤6g，薄荷2g，九节石菖蒲3g。

另：牛黄镇惊丸4粒，早晚各1粒。

疮疡发热案

沈某，男，6岁，病历号：112895，初诊日期：1964年1月30日。

左颊生有小疮，始觉形寒，当夜即发高热，今仍未退，腋下体温37.8℃，无鼻涕、咳嗽现象，颧红唇赤，二便如常，口干引饮，精神尚佳，苔白脉数。

此为风热怫郁营卫，经络阻塞，疮毒外发所致，治当清散，宗经旨"汗之则疮已"。

金银花6g，连翘6g，荆芥穗5g，薄荷2g，川芎3g，香白芷5g，粉丹皮5g，赤芍5g，菊花5g，炮甲片5片，细木通5g，灯心草3尺。

另：紫金锭3粒，醋磨调敷患处。

二诊：药后得汗，身热已解，左颊小疮向消，无疼痛感，二便如常，精神、饮食良好，苔色薄白，脉象微数。此疮毒渐消，营卫通调之象，治再原意增损。

金银花6g，连翘6g，生甘草3g，当归5g，川芎3g，粉丹皮5g，赤芍5g，菊花5g，细木通5g，灯心草3尺。

痘蒸发热案

王某，男，1.5岁，病历号：112277，初诊日期：1964年5月2日。

儿于上周接种牛痘疫苗，局部刻下已发红焮肿灌浆，晚上发热较重，腋下体温38.8℃，哭闹汗出，精神不安，咳嗽气粗，二便如常，并无呕吐，苔白根腻，脉滑而数。

证属牛痘后蒸发作热，加以乳滞不运所致，治当清解，佐以托毒，务希浆足毒泄，身热方可告痊。

银花6g，连翘6g，薄荷3g，钩藤5g，生芪皮10g，炮山甲6g，皂刺5g，粉丹皮3g，赤芍5g，焦山楂10g，朱灯心3尺。

另：化毒丹4粒，早晚各1粒。

二诊：身热仍作，刻下已五日未解，腹膨气粗，浆灌已足，苔白脉数，二便秘结，此为牛痘正值蒸发之际，内热尚未尽解，治当清热解毒，自可告愈。

银花6g，连翘6g，川连3g，黄芩5g，生芪皮10g，生石膏25g（先煎），炮山甲6g，六一散5g（包），粉丹皮3g，赤芍5g，焦山楂10g，朱灯心3尺。

另：化毒丹4粒，早晚各1粒。

变应性亚败血症案

高某，男，8岁，北京市顺义县人。住院病案号：65045。初诊日期：1993年1月19日。

患儿反复发热3年，曾多次在顺义县医院、北京儿童医院住院治疗，均诊断为变应性亚败血症，经服用阿司匹林、激素等药治疗，症状有所缓解，但未根治，3年来反复发作。近日来患儿复又发热，体温最高达40℃，伴恶心呕吐，胸腹胀满，肌肉酸痛，骨节疼痛。为求系统诊治，遂来院就诊，收入院治疗。入院查体：面色潮红，形体肥胖，咽红，扁桃体Ⅱ°，未见分泌物，舌质红，苔黄腻，心肺（-），腹部膨隆，无压痛，肝肋下可及，无触痛，四肢活动正常，关节未见异常，皮肤（-）。证属湿热内蕴。湿热犯胃，胃失和降，则恶心呕吐。湿热流注关节，浸淫肌肉，则关节疼痛，肌肉酸痛。湿热内盛，则高热不退。治宜辛开苦降，清热利湿，方以大、小苦辛汤合用加减。

黄连1.5g，黄芩10g，干姜1.5g，半夏3g，厚朴3g，藿香10g，枳壳5g，秦艽10g，木瓜10g，寻骨风10g，透骨草10g。

二诊：1993年2月6日。服上方半月后体温降到正常，未再呕吐，肌肉酸痛、关节疼痛、腹胀等症均除，唯汗出较多。查体：面色潮红，舌红苔薄，脉滑数。此为湿热势减，但未根除，湿热蒸腾，逼汗外出。治宜清热利湿以止其汗，方用当归六黄汤加味。

当归10g，生地10g，熟地10g，黄连1.5g，黄芩10g，黄柏10g，黄芪10g，焦三仙各10g，鸡内金10g，香稻芽10g，生姜2片，大枣5枚。

三诊：1993年2月9日。患儿服上方后汗出明显减少，体温一直在正常范围内，无其他不适。舌质红，苔薄白，脉滑。为防湿热深伏，一遇机会则死灰复燃，继用上方加减治之，以巩固疗效。

按：变应性亚败血症是一种以长期间歇性持续发热、皮疹、关节痛、血培养细菌阴性为主要特征的变态反应性疾患，现代医学归属于幼年型类风湿病的全身型，多采用水杨酸制剂和肾上腺皮质激素治疗，但副作用较大，而且易于复发。中医辨证，属于湿热病或温热病的范畴，认为本病为湿热所致。湿性黏腻重浊，常固定于一经而不移，因此，病程较长；湿热深伏，难于根除，则病易复发；湿热入血，外发肌表则出皮疹；湿热流注关节，则关节肿痛。由于该病在临床上常易出现胸腹胀满、二便不爽等临床表现，因此，刘老常用辛开苦降法，方选大、小苦辛汤加减。

方中黄芩、黄连燥湿清热降火；厚朴除湿散满；以姜、夏之辛开，除满止呕。若兼有恶心呕吐者，加藿香、竹茹；兼有皮疹者，加用蝉衣；兼有关节肿痛者，加秦艽、木瓜、寻骨风、透骨草。诸药合用，收效显著。

温　病　类

风温袭肺案

例1

周某，女，3岁，病历号：100340，初诊日期：1963年3月26日。

证经三日，初则憎寒壮热，咳嗽痰鸣，鼻塞流涕，继则咳嗽不畅，气粗不平，曾经公社医院治疗，迭用抗生素后，身热稍已，入暮稍高，腋下体温38.2℃，汗出不彻，仍然咳嗽气粗，口干便秘，腹膨且胀，喉间痰鸣，苔薄质赤，脉数不靖。

此为风温之邪外袭，加以痰滞肺胃，肃降失司，痰热内恋，气机为阻，以致气逆痰升，痰为凝浊之邪，热为无形之气，浊邪凝阻，是以热遏不扬，入暮为重。病在气分，亟当清肺涤痰治之，肺清则右降自复，痰化则邪滞可除，尚希避风节食，方可速解。

水炙麻黄2g，杏仁10g，生石膏25g（先煎），生甘草2g，莱菔子3g，焦三仙各12g，旋覆花5g（包），研牛蒡子5g，海浮石10g，净蛤粉10g，炙杷叶5g。

另：五粒回春丹2瓶，早晚各半瓶。

二诊：药后身热渐退，昨晚睡眠较好，小便深黄，大便较稀，唯热退之后，咳嗽反见增多，此风温余邪，得以外泄之象，盖肺主皮毛，咳亦邪达之征，至于脉数苔腻，此又为肺胃余邪痰滞未彻之象，再拟清化，以靖余氛。

水炙麻黄2g，杏仁10g，桑叶6g，连翘6g，大贝母5g，黑山栀3g，黄芩5g，炙枇杷叶5g，莱菔子3g，焦三仙12g。

另：五粒回春丹2瓶，早晚各半瓶。

按：风温犯肺，肺胀喘促，小儿尤多，病亦危险，治之不当，极易化风成痉。初起之时，最宜辛凉解表，如银翘散、桑菊饮，如果喘促夹痰，应用麻杏石甘汤，往往效如桴鼓。银翘散、桑菊饮、麻杏石甘汤三方同为辛凉解表的轻剂，其主治亦大略相同，但银翘散清热解毒之功较胜，桑菊饮则清肺止咳之功较著，麻杏石甘汤则清热定喘之效为优，临床时可以辨证施治，倘若外寒束内热，仿《金匮》小青龙加石膏汤，虽可使用，但用之宜慎。

例2

平某，男，1.5岁，病历号：103160，初诊日期：1963年5月20日。

发热持续不退，高烧腋下体温40℃，精神萎靡不振，咳嗽不爽，大便溏泄，一日二三次，小便黄而不利，曾在某医院诊为传染性单核细胞增多症，但用抗生素后不效，化验血常规：白细胞7.4×10^9/L，中性粒细胞48%，淋巴细胞30%，单核细胞22%。咽喉红赤，舌苔白腻，舌质红赤，脉数不靖。

证系风温上受，肺胃失宣，治以清气解热，宗白虎汤加味。

生石膏25g（先煎），肥知母5g，生粉草2g，粳米6g（包），桑叶6g，连翘6g，黄芩5g，薄荷3g（后下），淡竹叶3g，鲜芦根30g。

另：至圣保元丹4粒，早晚各1粒。

二诊：服清气解热之品2剂后，身热已平，汗出津津，大便仍然溏泄，小便较利，精神略振，微有咳嗽，苔白脉微数，化验血常规单核细胞已降至正常，再拟原方增损治之。

生石膏25g（先煎），知母5g，六一散10g（包），南沙参5g，橘红3g，橘络1.5g，杏苡仁各10g，炙杷叶5g，焦三仙各12g，灯心草3尺。

另：至圣保元丹4粒，早晚各1粒。

按：温之为病，其因有二，一为新感，即叶天士所谓“温邪上受，首先犯肺”是也，一为伏气，即张璐玉所谓“凡病伤寒而成温，发于夏至以后者为热病”是也，初起之时，均可用肃肺养胃以奏效，尤其肺胃燥热上蒸，运用白虎汤清燥解热，其功尤著，但石膏宜生用，且量亦宜重，因石膏在凉药中性极纯良，具辛散作用，与粳米煎汤乘热饮之，能使其寒凉之性，随热汤发散之力，化为汗液，尽达于外。和田东郭云：“石膏非大剂则无效，故白虎汤，竹叶石膏汤，其他石膏诸方，其量过于平剂，世医不知此意，为小剂用之，譬如一杯水救一车薪火，宜乎无效也。”再考历代名医，善用石膏者，除张仲景外，明有缪氏仲淳，清有顾氏松园、余氏师愚、王氏孟英，皆以善治温热名，凡治阳明实热之证，无不重用石膏以收功。证之临床，周岁小儿，应用石膏25～30g，看似骇然，但服至二三剂后，往往热势霍然，诸症亦解。

春温夹食案

赵某，女，7岁。

证经二日，初起微恶风寒，继即高烧呕吐，体温39.5℃（腋下），头晕而痛，腹痛纳呆，曾经西医诊为流行性脑膜炎合并胃炎，服药收效不显，刻下仍高热，有汗不降，面色红赤，神志清醒，项强不显，腹胀溲黄，大便二日未行，苔色白而厚腻，脉象浮数洪实有力。

证属外感风热时毒，内夹食滞不化，治以退热消导，表里双解。

荆芥6g，连翘6g，桑叶6g，杭菊花6g，山栀6g，薄荷3g（后下），牛蒡子6g，陈皮6g，半夏5g，川朴5g，白蔻仁2g（后下）。

二诊：药后汗出不畅，热势继续增高，体温40.1℃（腋下），头痛更形剧烈，项强呕吐，腹满而痛，苔色白腻，脉象浮数。此为温毒由气入营，积滞未消，变化急速，势有热甚惊厥之虞，法当清营解毒，以救当前之急。

银花15g，连翘10g，菊花10g，炒牛蒡子10g，薄荷3g（后下），焦山栀6g，元参10g，僵蚕5g，竹茹10g，大青叶15g，酒黄芩6g，板蓝根15g。

三诊：药后热势稍退，头痛项强较轻，唯舌焦苔黄，口干唇燥，绕脐痛甚，上筑而吐，此为外邪将解，积滞腑实，已成当前主要矛盾，治当急下存阴，以降浊滞。

生大黄10g（后下），厚朴5g，枳实5g，大生地15g，元参10g，麦冬6g，酒芩5g，当归10g，生甘草3g。

按：此案春温夹食，证情变化甚大，初因外感时邪与卫气相搏，故高热有汗，大便不行，腹胀且痛，苔白厚腻，积滞内停可知，当时由于表邪尚在，若投清热解毒攻下，深恐阳邪内陷，变生他端；单用疏邪解表，又感积热内蒸产生惊厥之变，故用退热消导，以希表里双解。但是，药后证情加剧，身热反而增高，出现头痛项强，温邪鸱张已极，势有惊厥之虞，不得不清营解毒，以解燃眉之急。虽然药后身热趋降，而阴分已伤，腑实又成，唯有转投增液承气，以收急下存阴之功，所幸积秽下行甚多，身凉脉靖，未再反复，遂予调中和胃而愈。

湿温恋气案

白某，男，11岁。

半月来身热不解，早轻暮剧，汗出热微，无汗则热炽，有时畏冷形寒，体怠乏力，周身酸痛，咳嗽无痰，口干不欲饮，大便干，小便黄，苔色灰白而腻，脉象数而不靖。

太阴之湿不化，阳明之温当炽，蕴蒸气分，漫布三焦，枢机不利，以致身热久羁不解，颇虑正不敌邪，变生不测，治当清气化湿，宗黄芩苡仁汤加减。

黄芩6g，生苡仁10g，杏仁10g，通草10g，茵陈10g，黑山栀10g，桔梗5g，六一散10g（包），淡豆豉10g，青陈皮各5g。

按：湿温一证，证势最为缠绵，因湿为黏腻之邪，最难骤化。此案温与湿合，热处湿中，蕴蒸气分，留恋不解，故临床治疗，必须清温化湿，盖温邪不解，则热不退，湿邪不去，则温不清，投以黄芩苡仁汤，6剂以后方始热退纳增而愈。

暑温案

铁某，女，5岁，病历号：39123，初诊日期：1963年9月5日。

发热四日，自汗出，头痛不立，脘满泛恶，口渴引饮，大便燥结，小便黄赤量少，面容晦滞，神志清明，无谵语，咽关红赤，苔色白厚，舌尖红，脉数有力。

此为暑热之邪，盛于阳明，郁蒸于外，肠胃燥结，治当祛暑清热，佐以化浊和中，以防热盛伤津。

藿佩叶各5g，生石膏25g（先煎），连翘6g，青蒿5g，黄芩5g，川连2g，姜竹茹3g，冬瓜皮12g，鲜芦根30g，六一散10g（包），通草2g。

二诊：药后身热已解，头痛亦瘥，唯仍脘痞作恶，咽痛且红，苔白，脉象微数。此为暑热未清，中焦湿蕴，治仍清解化湿，宗黄芩滑石汤加减。

黄芩5g，六一散10g（包），猪茯苓各6g，泽泻6g，白蔻仁2g（后下），大腹皮10g，通草2g，桔梗3g，生苡仁10g。

暑温入营案

刘某，男，5岁，病历号：111544，初诊日期：1963年10月27日。

儿于昨日四时许，由托儿所归家，突然发作间断性头痛，身发高热，呕吐频作，以致食物入胃即逆而溢吐，头痛剧烈时，且有神迷谵语之象，旋去儿童医院急诊，疑为大脑炎，因家长不愿抽脑脊液，故特来诊治。身热，腋下体温38℃，头痛呕吐尚作，头项略强，口渴欲饮，谵语神昏，苔色白腻，脉象弦数。

时温外侵，温从火化，火性炎上，是以冲气上逆，则头痛呕吐。温邪入营，则神迷谵语。证非轻浅，势防厥阴风动，而生惊搐之变，治当清营泄热，透气为佳。

冬桑叶6g，菊花10g，连翘10g，生地黄10g，龙胆草5g，粉丹皮6g，赤芍5g，炙僵蚕6g，细木通5g，川连2g，生川军6g。

另：安宫牛黄散1瓶，分2次服之。

二诊：服上药后头痛减轻，痛时亦不若上诊时叫闹不安，体温正常，腋下体温35.9℃，唯尚呕吐偶作，大便未行，小溲两次，色黄味臊，精神欠佳，面黄气滞，苔淡黄而边白腻，脉数未靖。此为温邪由营转气，尚未清彻，证情基本稳定，再拟清解止呕治之。

冬桑叶6g，菊花10g，生石膏30g（先煎），生地黄10g，橘皮3g，姜竹茹3g，鲜芦根30g，炙僵蚕6g，川连1.5g，生川军6g。

另：安宫牛黄散1瓶，分2次服之。

按：小儿暑温，以夏秋间7~9月发病最多，病多温热时邪，毒从外袭，一旦暑温疫疠邪气流行，小儿脏腑娇嫩，形气未充，最易传染，正如吴鞠通在《温病条辨》中指出："小儿肤薄神怯，经络脏腑嫩小，不耐三气发泄，邪之来也，势如奔马，其传变也，急如掣电。"故本病往往猝然发作，邪势鸱张，易成燎原之势，迅即邪传气分，甚或逆传心包，而转入营血，热盛则伤阴耗液，肝风内动，邪传心包，则神无所主，热盛化火，则炼液成痰，风火痰热，交相鼓动，壅滞经络，蒙蔽清阳，因而壮热、神迷、惊搐、痉厥等症亦随之发生。其发病过程及传变机理，基本是按温病学的一般规律，治疗原则，可按病程的不同阶段，分别以清热、解毒、养阴为主，出现闭证的，着重通窍开闭，出现脱证的，着重扶元救脱。

伏暑伤阴案

吴某，男，6岁，病历号：27846，初诊日期：1962年9月13日。

昨日下午5时半后，方始发热，今日上午9时半曾因高热神烦而至某医院急诊，经注射青霉素及口服退烧药，身热曾一度下降，旋又上升，腋下体温39℃，且感恶寒，伴有咳嗽，口渴思饮，两目红丝显露，大便两日未行，唇红欠润，苔色白腻，舌质红赤，脉数无力。

证属暑湿内伏，外感时邪，邪留卫分，表郁不宣，以致憎寒而壮热不撤，但内有伏热，势防传变，暂从辛凉泄热治之，以观动静，宗吴氏新加香薷饮化裁。

西香薷3g，银花6g，连翘6g，扁豆10g，川朴花2g，薄荷3g（后下），六一散10g（包），枳实5g，炙杷叶5g，川连2g。

二诊：药后入暮身热减轻，今日上午热清神爽，但至下午复又热蒸，两目隐涩难睁，上午11时曾大便一次，不太稀，小便色黄，脉象洪数，重按细弱，苔腻已化，舌前光红，两侧咽关红赤，自感喉痛，咳嗽较前增频，有痰咯之不出。身热六日，势如波浪起伏，反复无常，热壮神呆，邪热炽甚，燔灼肺胃，势防入营生变，拟以清气泄热为治。

黑玄参6g，生石膏25g（先煎），川贝母5g，杏苡仁各10g，川连2g，黄芩5g，板蓝根10g，益元散10g（包），桔梗3g，焦山栀3g。

另：芒硝60g，用纱布包敷腹部。

三诊：高热渐平，证势趋于稳定，唯口渴喜凉饮，大便干，入夜心烦不寐，诊脉细数，舌苔光红，舌尖有刺。此系伏热太深，阴津被灼，肺胃之阴劫伤，津液不能敷布，治拟滋阴生津，醒胃和中。

北沙参6g，钗石斛6g（先煎），天花粉6g，麦冬5g，黑玄参6g，生地黄10g，火麻仁5g，生粉草3g，大白芍10g，生稻芽10g，乌梅3g。

按：伏暑为病，古书未曾明言，至深秋而发者，始见于叶氏《临证指南医案》，霜未降者轻，霜已降者重，冬至尤重。由于秋暑过酷，伏热甚炽，新邪外束，引动伏气，其证绵延淹滞，调治之法尤难，非参、芪所能托，非芩、连所能清，唯借轻清灵通之品，缓缓拨醒气机，疏透血络，始可十全七八，稍一呆钝，或孟浪从事，若非火闭气脱，即是阴伤液涸。此案由于伏热甚炽，故表证一解，即呈阴伤之象，卒投滋阴生津而愈，若早期即用回护气液之法，则表寒未解，必有助浊增病之变，临床时还宜权衡轻重，辨证施治为要。

伏暑夹湿案

邹某，男，8.5岁，病历号：109659，初诊日期：1963年9月4日。

暑热内蕴，秋凉外束，引动伏邪，以致连日身热起伏，波动不定，最高达39℃（腋下体温），汗出不解，兼见口渴喜饮，面色黄困，今早曾鼻衄一次，二便如常，舌苔薄白，脉象弦数。邪正交争，病势鸱张，治拟清暑解热，以达伏邪。

银花6g，连翘10g，生石膏15g（先煎），薄荷3g（后下），淡豆豉10g，黄芩5g，藿佩梗各5g，鲜芦根30g，天花粉5g，青蒿5g，黑山栀3g。

二诊：发热绵作不解，大便溏泄，质清无味，伴有腹痛，面仍黄滞，精神疲惫，时欲思寐，苔仍薄白，脉数已靖。此暑中兼湿，湿郁热遏，儿体虚弱，脾运失司，以致仓廪失职，传导乖张，所谓“湿盛则泻也”，治当芳香化浊，佐以健脾和中。

藿香5g，茯苓10g，炒白术10g，扁豆衣10g，怀山药10g，煨木香3g，炒苡仁米10g，鸡苏散10g（包），泽泻5g，炒川朴2g，姜皮1g。

按：暑为湿遏，初起邪在气分，即当分别湿多热多，湿多者治以轻开肺气为主，肺主一身之气，气化则湿自化，即有兼邪，亦与之俱化。湿气弥漫，本无形质，宜用体轻而味辛淡者治之，辛如杏仁、蔻仁、半夏、厚朴、藿梗，淡如苡仁、通草、茯苓、泽泻之类，启上闸，开支河，导湿下行以为出路，湿去气通，津布于外，自然汗解。热多者，当以泄热为首要，清透伏热，自可脉靖身凉。此案初起，湿盛现象，似不明显，但投用清暑解热两剂之后，则夹湿证象，昭然若揭，经用芳香化浊，解决尚称顺当，不过，伏暑夹湿，根据临床体会，病势反较伏暑化火为缠绵，往往一层解后，停一两日再透一层，且每有后一层之邪，更甚于前，病最缠绵难愈，发表则汗不易出，过清则肢冷恶呕，直攻则便易溏泄，辛散则唇焦燥裂，淡渗则伤阴液亏，用药亦极困难，诚如王孟英所谓，如“剥蕉抽茧，层出不穷”。

伏暑似疟案

陈某，男，6岁，病历号：109659，初诊日期：1963年9月4日。

发热已七日，每至下午发热，最高达40℃（腋下体温），发热之前，先感寒战，移时热势绵作，至黎明热方渐退，汗出不透，胃纳不思，面色黄滞，神清腹平，苔白，脉弦数，血液化验未找见疟原虫。

此为暑湿内蕴，复受秋凉，邪郁不达，似疟而实非疟也，证属伏暑，治当清暑达邪，佐以芳香化浊。

桂枝2g，藿香5g，柴胡3g，黄芩5g，肥知母5g，草果仁2g（打），生苍术2g，砂仁米1.5g，六一散10g，生姜2片，午时茶6g。

二诊：药后身热绵作，汗出不彻，恶寒已罢，面黄体怠依然，食思仍然不振，但转现口渴欲饮，小便黄浑，苔由白转黄，脉仍弦数。此外邪趋解，伏热有增炽之势，治当清暑达邪，以解伏热。

生苍术2g，生石膏25g（先煎），肥知母5g，益元散10g（包），黄芩5g，泽泻5g，通草2g，车前子10g（包），枳壳5g，川郁金5g，姜皮1g。

按：伏暑，即是伏热，所伏之浅深不一，症状之表现各殊。似疟非疟，亦伏暑证临床表现之一，由于暑湿内蕴所致，运用清暑达邪、芳香化浊而愈。但是，治疗暑湿，亦当辨清暑重湿重，若暑重于湿，则湿从火化，火必就燥，则生地、石斛、玄参都为善后调养之要药。若湿重于暑，病从水化者多，其气机必滞，早用生地、石膏、石斛、玄参等清滋之品，解热则不足，滞湿则有余，往往气郁作胀，湿蕴生痰，临床时亦应注意。

湿温案

例1

刘某，男，5岁，病历号：66001，初诊日期：1961年9月1日。

证经旬余，身热不解，精神不振，曾服清利导滞之品多剂，而收效不显，刻下身热，腋下体温37.5℃，面色发黄，腹胀溲浑，大便溏实不一，苔白脉缓。

此为暑湿外受，恣食生冷，两相搏结，酝酿成温，证颇缠绵，势难骤解，证属湿邪偏重，治当理气渗湿，佐以清热，宗藿朴夏苓汤化裁。

藿香5g，炒川朴2g，炒半夏3g，猪茯苓各6g，炒苡仁米10g，广皮3g，生苍术3g，六一散10g（包），姜皮1g。

二诊：进理气渗湿，佐以清热之品后，身热已解，腹胀亦宽，二便如常，精神颇佳，食思尚感不振，苔白脉缓，治再原方增易。

藿苏梗各5g，炒川朴2g，青广皮各6g，炒半夏5g，制香附5g（包），炒苡仁米10g，茯苓6g，六一散10g（包），神曲10g，姜皮1g。

例2

高某，女，1岁，病历号：130316，初诊日期：1964年6月23日。

旬日前曾患吐泻身热，经治吐泻已止，迄今身热不解，腋下体温38.0℃，时有烦躁，精神萎靡不振，五日来食欲极差，脘满泛恶，小溲不利，甚则一昼夜无尿，口唇干焦，舌苔黄厚，脉象弦数。

势属湿热氤氲，兼夹食滞不化，中州困遏，湿蒸热郁不已，有热滞偏重之象，证属湿温重候，治以辛开苦降，佐以化湿，盖辛能开气，气化则湿化，苦能泄热，热去则湿孤。

青蒿6g，薄荷3g（后下），黄芩5g，黑山栀3g，大豆卷10g，碧玉散10g（包），川连2g，淡干姜1g，姜半夏3g，姜竹茹3g，焦三仙各12g。

二诊：药后脘满泛恶已止，食欲稍振，唯身热不解，腋下体温38.4℃，大便一日三次，稀水样，色极黄浊，腹部坚膨拒按，苔色黄腻，脉数不靖。证属湿温，痰滞蕴遏，逗留中焦阳明，仍当清解和中为治，证势缠绵，能予透邪为佳。

黑山栀3g，淡豆豉10g，薄荷3g（后下），青蒿6g，黄芩5g，六一散10g（包），生石膏25g（先煎），川连2g，通草2g，焦三仙各20g，车前子10g（包）。

另：用芒硝50g，纱布包敷腹部。

三诊：药后身热已解，腹部膨胀亦松，大便一次，溏酱，头项腰部发出针尖样晶珠点，抹之消失，苔腻已化，脉仍微数。此邪气外达，里滞渐化之象，证情颇佳，已入坦途，再拟清达治之，可冀邪去正复。

黑山栀3g，大豆卷10g，薄荷3g（后下），青蒿10g，银花6g，研牛蒡子5g，六一散10g（包），焦三仙各12g，生石膏25g（先煎），灯心草3尺，冬瓜皮10g。

按：湿温之为病，有湿遏热伏者，有湿重热轻者，有湿轻热重者，有湿热并重者，有湿热俱轻者，且有夹痰、夹水、夹食、夹气、夹瘀之不同，临床时首要辨明湿与温之孰轻孰重，有无兼证，然后对证发药，随机策应，庶可用药精当，而确收卓效。例1可为湿重丁热的典范，例2则为热重丁湿之准绳。湿重丁热一般微微恶寒，温温发热，是热处湿中，邪难转化。头目胀痛昏重，如裹如蒙，正如《内经》"因于湿，首如裹"之谓。汗出多黏，四肢倦怠酸痛，身重难以转侧，乃湿着于肌腠之故。胸膈痞闷，是阴湿窃踞胸中。口淡微腻，不渴或渴不欲饮，或喜热饮，为湿饮痰浊内留。面色黄滞，乃太阴湿盛，盖太阴为阳明之里，由里病影响于表所致。舌苔白滑或黄腻而厚，为湿邪内盛之征。大便溏或水泻，由于湿盛脾虚关系。小便浑浊不清，乃湿邪内盛，州都气化失司。脉多濡缓，则由于病邪属湿的缘故。至于热重于湿，则与湿重于热在症状上有明显的不同，一般是不恶寒，即恶寒亦极轻微，发热较甚，甚或壮热。汗出热臭，由于阳明热盛，湿中生热。头眩痛或掣痛，头为诸阳之首，湿热上攻之故。嘈杂似饥不思食，阳明热盛所致。口苦或烦渴喜冷饮，口秽喷人，因口气通于胃，胃热与湿热交盛使然。胸腹热满，按之灼手，是病在阳明太阴部位，湿中生热，阳明热甚，故胸腹热满灼手。面红有垢腻，因面主阳明，阳明夹湿，故面红而见垢腻之状。大便秘或下利垢腻，小便短赤，俱为内热充斥之象。舌边尖红，苔黄腻或厚燥欠润，是湿热在胃，交争于上。脉濡数或弦数，则属湿轻热重之象。临床时如能仔细辨认，自能切中病情，投药无有不效，其鉴别如表5。

表5　湿温病湿重证与热重证的鉴别

	湿重型	热重证
发热	发热，恶风（寒），汗出黏，皮肤黏腻	壮热，不恶风（寒），汗出热臭，皮肤不黏
面色	面色淡黄而少表情	面色油垢或微红
头目	头目胀痛昏重，如裹如蒙	目微赤，头眩痛或掣痛
口渴与否	口淡或甜或腻，不渴或不欲饮，或喜热饮，倦怠喜卧，身重，胸闷特甚，喜静	口秽喷人，口苦，不欲饮，或烦渴喜冷饮，时有烦躁，不眠，内热特甚
饮食	不思饮食	饥嘈不能食
大小便	大便溏而不爽或水泻，小便浑浊不清	大便秘或下利垢腻，小便短赤
舌象	苔厚白滑或黄腻而厚	舌边尖红，苔黄腻或厚燥欠润
脉象	脉濡缓	脉濡数或弦数

叶天士云："湿乃有形之质，热为无形之气，有形之湿化，无形之热自退。"所以，当湿热之邪逗留在肺胃气分的时候，若治疗失于清化，郁结既久，湿中生热，热亦伤气，而气不化湿，如果不传他经，仍在气分不解，其邪常自胃达肺，由肺出表，随汗外泄，而发为白痦，所以，身发白痦，亦为邪气外达之象。大抵白痦小粒如水晶色者，气液未竭，其证预后良好，若发枯白如骨者，是气液已竭，预后多为不良，因此，当白痦外达，治疗方面，不能忽略生津增液，具有相当的意义。

秋温案

高某，女，10个月，病历号：112048，初诊日期：1962年10月17日。

证经一月，初因预防接种反应而发热，继则患痢而体虚，以致近日来感受外邪，身发高热，腋下体温39.1℃，咳嗽痰堵，气憋不舒，咽红而干，唇焦而裂，大便时干时泄，面颧红赤，苔腻而干，舌质红绛，指纹紫滞，已至气关。

此因久晴无雨，感受温燥之邪，内夹痰滞阻于肺胃，肃降失司，转输不利所致，治当清润，宗喻氏清燥救肺汤加减。

南沙参5g，桑叶5g，杏仁10g，清阿胶6g（化），川贝母5g，火麻仁3g，净蛤粉10g，生粉草3g，炙杷叶5g，生梨皮10g，生石膏25g（先煎）。

另：小儿百寿丹2粒，早晚各半粒。

二诊：身热退而不净，咳逆作喘依然，两昼夜不能安眠，心烦作渴，大便一日五六次，夹以泡沫，苔干腻，指纹色紫。此津液亏伤，肺胃之阴销铄，加以大便溏泄，颇有亡阴之忧，拟以清燥增津，以保阴液。

南沙参5g，桑白皮5g，地骨皮5g，生梨汁1杯，荸荠汁1杯，鲜生地15g（绞汁入煎），甘蔗汁1杯。水煎，频频饮之。

三诊：药后身热未作，咳嗽已减，苔腻已去，且转润泽，大便正常，心烦亦安，口不作渴，夜间已能安卧，再拟原方出入，以善其后。

生梨汁1杯，荸荠汁1杯，生藕汁1杯，甘蔗汁1杯，生藕汁1杯，萝卜汁1杯，频频饮之。

按：秋温亦即秋燥，燥为秋令之邪，六淫之一，如秋深初凉，西风肃杀，感之者多属凉燥，症见头痛身热，恶寒无汗，咳嗽鼻塞，颇类风寒，唯有唇燥咽干，皮肤皲揭，干咳胁痛，苔白而干。若秋阳以曝，久晴无雨，感之者多属温燥，这种燥热之邪，最易伤肺，所以，初起即见头痛身热，干咳痰黏，气逆而喘，鼻干唇燥，胸满胁痛，口渴心烦，舌苔薄白，尖边俱红。治疗的方法，凉燥宜用温润，宗《内经》“燥淫所胜，平以苦温”之旨，温燥宜用清润，遵《内经》“燥化于天，热反胜之”之旨。此案属于温燥，故用凉润生津，以喻氏清燥救肺汤加减，但因肺气闭锢，肺中燥热，无处可宣，故下移于大肠，频作泄泻，虽为顺传，但肠胃之津液，随泻而外泄，最易形容惨晦，焦急不堪，故改拟五汁饮，以清金润燥，澄流清源，上下兼治，不止泻而泻反自止。若用苦寒之芩、连，未必即能收如此之效。可见燥与火不同，火为实证，热盛阳亢，身热多汗，法宜苦寒夺其实而泻其热；燥为虚证（相对的），阴亏失润，肌肤干燥，治宜甘寒养其阴而润其燥。

冬温案

任某，男，7岁，病历号：31272，初诊日期：1963年1月15日。

发热咳嗽，咽干口渴，大便不通，已经五日，曾经某医院迭用抗生素及退烧药，效果不显，刻下身热依然，腋下体温38.2℃，汗不解热，入暮增剧，咳则胁肋胸膺隐痛，吐黄黏痰，头晕欲呕，大便干燥，舌苔黄腻有津，脉象滑数有力。

证属冬温郁肺，清肃失司，痰热内恋，邪遏不解，是以热蒸不已，咳引牵胁，颇虑咳剧络伤出血，拟以清温涤痰为治，温邪去则肺降可复，而咳痰自已。

桑叶6g，桑白皮10g，杏仁10g，炒蒌仁10g，生石膏25g（先煎），炙杷叶6g，川贝母5g，丝瓜络10g，川郁金5g，鲜芦根30g，胖大海5g，天竺黄6g。

另：妙灵丹4粒，早晚各1粒。

按：冬温乃冬月感受非时之暖立即发作的新感温病，初起之时，大多出现口渴、溲黄等热象，本病性质，是表热入里，阴液易伤。

由于冬温是冬季的新感温病，在这个季节里，也是伤寒发生的时间，同时也有伏暑晚发，虽有这些疾病同时出现，但它们却与本病不同，伤寒是感当令之寒，伏暑是在长夏受暑，逾时而发的伏气温病。尤其是本病的口渴，非伤寒所有，脉象浮数，为伏暑所无，本病易于伤阴劫液，伤寒则多寒化亡阳，伏暑则多溃入厥少二阴，此为三者之不同特点。兹列表鉴别于下。

表 6　冬温、伤寒、伏暑初起症状鉴别

症状	冬温	伤寒	伏暑
热型	发热重，恶寒轻	发热轻，恶寒重	发热重，恶寒之轻重，则视新感之微甚而定
口渴	有	无	渴甚
咽红	有	无	有
头痛	轻	重	如裂
发病季节	冬	冬	多发于秋季，冬季较少
特征	鼻塞流涕，咳嗽胸闷	恶寒甚，头身痛，项强	胸腹之热如焚，目赤心烦，渴饮
小便	初起灼热，入气分后色黄	不热不黄	短赤甚或如油
舌苔	薄白	薄白	厚腻或无苔
舌质	边尖红赤	正常	赤或红绛
脉象	浮数	浮紧	弦数或沉数而躁

表 7　冬温、伤寒、伏暑的鉴别

症状	冬温	伤寒	伏暑
病因	感受非时之暖	感受冬令之寒	夏月受暑潜伏体内，延至冬月为寒邪搏激而发
初起特征	初起恶寒甚微，而发热较甚	初起恶寒甚重，而发热较微	初起发热较甚，恶寒之轻重，视新感之微甚而定
症状	所感者是温邪，故虽无内热，初起亦见口渴、咽干、舌红、脉数等热象	所感者是寒邪，故初起舌淡，口和，苔薄白，脉浮紧，完全一派寒象	主要在于伏邪，故初起即见壮热、烦渴、目赤、唇红等里热现象
发病规律	温邪犯肺，故鼻流涕，咳嗽胸闷	寒伤足太阳，故周身疼痛，头项痛，腰脊强	一般伏暑多在膜原，易于传入阳明之腑，故发病不久，多见大便秘结，或下利肛灼，甚则便血等
转归	易于伤阴劫液	结果多寒化亡阳	易于溃入厥少二阴
治则	治以辛凉宣肺，并时刻顾护阴气	治以辛温发汗，并时刻顾护阳气	治以疏表清里，并防其陷入厥少二阴

时 疫 类

疫痧案

刘某，女，2岁，病历号：107757，初诊日期：1963年11月21日。

昨夜11点30分开始发热，迄至今早未解，伴有咳嗽，咽红且痛，鼻涕喷嚏，面色红赤，小溲微黄，大便干燥，唇焦口渴，心烦不安，展开胸背，出现一片红赤，疹点密布，苔色薄白，脉象浮数，指纹色紫。

外感时邪，内伏痰热，发为疫痧重证，亟当清透，宗麻杏石甘汤加味，以希速效，而免阳明、三焦郁火炽盛，酿成燎原之势。

水炙麻黄3g，杏仁10g，生石膏25g（先煎），生粉草3g，葛根5g，研牛蒡子5g，连翘6g，蝉衣3g，桔梗3g，红山楂10g，鲜芦根30g。

另：五粒回春丹1瓶，分2次服之。

按：疫痧初起，最宜清散透痧，俾使汗畅则邪达，邪达则痧透，痧透则毒火自消，而喉烂亦止，《内经》所谓"火郁发之"，即是此意。此案应用麻杏石甘汤加味，而收效甚速，就是很有力的证明。关于麻黄用于喉痧的理由，曹心怡阐发颇详，如《喉痧证》曾云："瘟疠之邪，郁之深而发之暴，不能自出于表，以致上窜咽喉，苟非洞开毛窍，何以泄其毒而杀其势，此开手所以必用麻黄也。"他更强调了喉痧一证，历来鲜善治者，以不敢用麻黄畅发其表也，所以曹心怡对应用麻黄一药治疗喉痧特别有研究和心得，他说："用麻黄之法，有独用者，有制入豆豉内者，凡时令严寒，或证起数日，表邪郁极，当急与解散者，可独用，分量少只三分，多至五分，不过取其轻扬之性，以达毛窍，非若西北正伤寒之需重汗也。或时令温暖，邪郁不甚者，可炙入豆豉内用之，分量亦少，只三分，用豆豉三四钱，同水炙透，去麻黄煎服，仿仲圣麻沸汤之法。然亦不可拘，若时令虽暖，而表邪甚急者，仍当重用为捷。若在暑月，可用桑白皮监之，或其人素有痰血，或病中曾见衄血者，俱宜兼用桑白皮，此《局方》华盖散之遗制也。至于救逆诸法，则有麻黄与石膏同用者，如邪郁数日，已从火化，苔黄口渴者，以麻黄、豆豉、鲜石斛同用，舌尖微绛者尚可用。有与黑膏同用者，如误治在前，表邪未达，痧透不畅，而舌质绛赤者，麻黄可与豆豉、生地同用。手足瘛疭者，可参用羚羊角，并有与石膏同用者。如发于暑月，而复误治，痧火与暑邪交并，热甚生风，手足瘛疭，神识督乱，而邪仍未达，舌焦黑口渴者，不得已可试用之。即非暑月，但见以上诸证者，亦可参用，活法在人，是在临证者审体之。"其言之详明如此，确亦经验之谈，可供临床参考。

喉痧案

王某，女，6岁，病历号：62749，初诊日期：1964年3月24日。

证经三日，初起高烧恶寒，咳嗽喷嚏，浑身倦怠，胸闷呕逆，食欲不振，继而身发细微红点，如粟米样，先由头面胸背，刻下已周身密布，融合成片，而不隆起，弥漫为一片猩红云彩，状如涂丹，以手压之，立即退色，去指又复出现，咽部红赤，乳蛾肿大，有黄色脓点，口干欲饮，便溏溲黄，苔根厚腻，舌尖光红起刺，形如杨梅，脉来滑数有力。

证由感受时疫疠气，直犯肺胃，肺胃之火上冲，故咳嗽呕逆，熏灼咽喉，故肿痛将溃，盖手太阴之脉，上从肺系，足阳明之脉，上循咽喉，邪火充斥，证势匪轻，治宜疏表清热，佐以甘寒养明，宗犀羚二鲜汤化裁。

银花10g，连翘10g，薄荷3g（后下），生石膏60g（先煎），鲜生地15g，赤芍10g，玄参10g，白茅根15g，鲜芦根30g，犀角片2.5g，大青叶15g。

另：羚翘解毒丸4粒，早晚各1粒。

另：锡类散1瓶，频频吹喉。

二诊：药后身热已退，红痧渐回，咽肿红赤已淡，烦闷渴饮亦和，呕逆已止，小溲尚浑，苔色红光而干，脉象尚数。邪疠虽退，蕴热尚盛，童年阴未充足，拟以生津清化，尚希加意谨慎，勿变为妥。

玄参10g，生地黄10g，生石膏30g（先煎），鲜石斛10g（先煎），鲜芦根30g，连翘10g，银花10g，生粉草3g，生苡仁10g，灯心草3尺。

按：同一喉痧，有时喉痧、疫喉痧之别。无传染性者为时喉痧，因于风温者为最多，暑风及秋燥亦间有之，其症喉虽红肿且痛，而不腐烂，痧虽发而不兼丹；有传染性者为疫喉痧，因于风毒者多，因于温毒者亦不少，其症喉关腐烂，而不甚痛，一起即丹痧并发，丹则成片，痧则成粒。

但是，同一丹痧，亦有轻有重，轻则温邪仅在经络，疏而达之，则痧透而喉痛即解，所以曹心怡《喉痧证》谓："凡遇风毒喉痧，先以得畅汗为第一要义。"重则疫火灼伤脏腑，虽用疏达，而痧出鲜红，喉烂起腐，是为阴液素亏，不耐疫火之熏蒸，治疗时必须参以甘寒养阴，正如陈继宣所谓："喉痧阴虚者，灼热无汗，喉烂神昏，痧红成片，舌绛且光，阴液燥涸，其毙甚速，故其方不得不注重养阴清喉也。"此案正是本着这种精神而施治的，清达合养阴并用，而收效甚速。

烂喉丹痧案

王某，男，10岁，初诊日期：1955年4月27日。

证经五日，初起身热不高，咽喉微痛，丹痧隐隐，伴有咳嗽喷嚏，前医误为风寒表证，投以羌活、荆、防等辛温表散之药，突现高热无汗，气促烦渴，鼻衄面青，起坐如狂，喉烂不能咽饮，丹痧紫滞，腹痛便秘，谵语不已，舌尖无津，脉象沉伏。此为热毒内闭，邪陷厥阴，治当急下存阴，以尽人力，宗犀连承气法化裁。

犀角尖1g（磨冲），川黄连2.5g，生锦纹10g（后下），枳实6g，鲜生地25g（绞汁入煎），黑玄参10g，生石膏120g（先煎），淡竹叶5g，钗石斛10g。

另：神犀丹2粒，每服1粒，化服。

另：珠黄散0.6g，频频吹喉。

二诊：药后身热解而未彻，大便所下极秽，神烦大已，谵语亦瘥，丹痧色转鲜红，喉仍腐烂未已，其气腥秽难闻，唇燥齿垢，舌色红绛而光，脉沉伏已起。此毒火仍炽，阴液未复之象，再拟原法接服，以待津回，可望获救。

犀角尖1g（磨冲），川黄连1.2g，细生地25g（绞汁入煎），生石膏60g（先煎），黑玄参10g，钗石斛10g（先煎），生锦纹6g（后下），生粉草3g，麦冬6g。

另：神犀丹2粒，每服1粒。

按：丹痧最忌气促，虽喉烂程度不深，亦属重险。烦渴则为痧毒火化之征，若渴而烂喉灼热，则毒火已盛。面色方面，红亮为火盛，青滞为邪伏不达之象。鼻衄是为火盛上逆，邪有出路，虽有越毒之意，但不宜过甚。腹痛是为痧毒内侵，或兼食积之象，如便秘腹痛，是热与积俱盛之候。至于谵语，多为心神不能自持，因此言语颠倒，若喉烂甚，丹痧隐约，兼见谵语，是热毒内闭，其势最危。本案初起，证并不重，由于误投温散，其邪竟致内陷，可谓危险之至，所幸两用犀连承气，方才获救。不过运用这种下夺之法，是在丹痧治疗过程中不得已而用之的一个法则，由于毒势深重，火焰沸腾，若不扫尽狂氛，则难存阴液，然而必须在有汗痧密、神昏谵语、起坐如狂、喉烂脉实、大便秘结的情况下方可使用，只要用之得当，常可一药而愈。

阴虚白喉案

吕某，女，9岁，初诊日期：1955年9月27日。

证经一周，初起发热不甚，仅觉咽干无痰，喉间介介如梗，发白如粉皮样，拭之不去，用力拭之则出血，妨碍咽饮，哭声嘶哑，气粗不平，口干欲饮，唇燥鼻干，苔色白糙，舌质红，脉象数而无力。

素来肝旺性急，肾水不足，未能灌溉肺金，肺金无水灌注，不堪胃气蒸化，加以感受燥疠之气，热邪内蕴上蒸，发为白喉重证。证势非轻，治宗清热滋润，以养阴清肺汤加减。

玄参10g，生地黄30g，薄荷2g（后下），麦冬10g，粉丹皮6g，赤白芍各6g，桔梗3g，鲜石斛15g，青果核5g（研），川贝母5g。

另：珠黄散0.6g，吹喉。

二诊：进养阴清肺汤后，身热已解，唇燥鼻干转润，口渴减轻，喉间白膜尚存，似有成条趋剥之象，苔色白干，但已不糙，舌质仍红，脉象细数无力，饮水已能吞咽，哭声尚带嘶哑。肺肾之阴未复，再从原意治之。

玄参10g，生地黄30g，胖大海6g，麦冬10g，生粉草3g，桔梗3g，鲜石斛10g，青果核5g（研），凤凰衣6g，天花粉6g。

另：珠黄散0.6g，吹喉。

按：白喉与喉痧，同属于时疫传染的两大喉证，机制固然不同，治法亦有区别，初起之时，最宜辨认清楚，以免混淆误治。兹将其不同之点，赘述于下：①白喉之因，多由风燥时毒，或过食煎炒辛热之物所致。喉痧则多由风温时毒，或湿热秽浊之气而引起。②白喉初起，即浑身发热，或身反不热。喉痧初起，多憎寒壮热，或乍寒乍热。③白喉初起，多不发痧点，即或见痧点，亦多于邪退毒轻之时，其色淡红而枯燥。喉痧初起，即痧点隐约，甚或密布，肌红且多，多发于邪盛火旺之时，其色鲜红而紫艳。

④白喉初起，喉微痛，或不痛，有随发而白随现者，有至二三日而白始现者，有白腐假膜成片者，有白点、白条、白块不等者，甚至有满喉皆白者。喉痧初起，喉即红肿，有黏液，继即色现深紫，或紫黑、黄腐、灰白不等。⑤白喉初起，即毒燥阴虚，初溃则白块自落，鼻孔流血，再溃则两目直视，肢厥神倦，黏汗自出，肺气上脱而死。喉痧初起，皆毒盛火亢，初陷则耳前后肿，颊车不开，再陷则神昏谵语，痉厥立至，鼻扇音哑，肺阴告竭而亡。千万不可认为同属疫毒，同属喉烂，同为传染，同为毒盛血热，同为气液两伤，阴津枯涸，率尔施治，必致偾事。

风热白喉案

李某，男，3岁，初诊日期：1955年10月2日。

证经两日，恶寒发热，无汗体怠，喉间初发白点，继发白块起腐，鼻涕咳嗽无痰，睡眠因喉痛而不安，苔色薄白，脉来浮数。其家因邻儿患喉证而死，仓皇惧甚。

入秋以来，久晴无雨，燥气流行，外感风热之邪，由口鼻吸入，而伤于肺，肺热上灼于喉，形成白喉之证。治当辛凉清散，以解热毒，切不可误于耐修子忌表之说，使外邪留恋，而变证蜂起也，宗除瘟化毒散加减。

桑叶10g，葛根5g，薄荷3g（后下），炙僵蚕6g，生地黄6g，生石膏25g（先煎），山豆根10g，细木通5g，黄芩5g，桔梗3g，万年青10g。

另：六神丸1瓶，早晚各5粒。

另：珠黄锡类散0.6g，吹喉。

二诊：药后寒热已解，喉间白腐已不蔓延，疼痛大减，二便正常，苔白脉数，患儿已能入睡，其家人亦面有喜容。风热尚未尽解，仍虑另生变端，治法再宗原意，以希接效。

桑叶10g，薄荷3g（后下），生粉草3g，桔梗3g，生石膏25g（先煎），山豆根10g，鲜芦根30g，黑山栀2g，万年青10g。

另：六神丸1瓶，早晚各5粒。

另：珠黄锡类散0.6g，吹喉。

按：关于白喉治疗原则，前代医家意见颇不一致，有主张忌表者，有反对忌表者，有宗清热滋润者，以郑梅涧及耐修子为代表的“白喉忌表”一说，占重要地位，不过，治病必须辨证，不能拘泥于某一学说，如耐修子在他的《白喉忌表抉微》一书中认为白喉严忌表散，即使僵蚕、蝉衣、马勃等也列入禁药，这样是有些偏向。虽然白喉是以清肺养阴为主，但在有表证时，还应当适当选用表药。如风热白喉，就须选用薄荷、葛根之类，否则，过早使用养阴之品，有使表邪内陷之虞。因此，在临床上养阴与表散之法，都应选用。如阴虚白喉，则宜以养阴清肺为主，清热解毒为辅，兼佐吹药治之，切忌过于表散，如麻黄、桂枝、荆芥、防风等药，用之则有毒窜经络、命在旦夕之危。处方如养阴清肺汤以生津清热，热甚者加银花、连翘，去白芍，燥甚者加天冬、马兜铃，大便秘结者加青麟丸、玄明粉，喉肿甚者加石膏。吹药如清风散、瓜霜散，亦可应用漱喉散含漱后，外吹白喉散。风热白喉则宜予辛凉解表，清热解毒，兼佐局部处理（同上）。《白喉时疫捷要》云：“初起用粉葛、僵蚕、蝉衣以散风热，牛蒡子、连翘、金银花、土茯苓以消肿败毒，生地、玄参、麦冬清金生水，黄芩、黄连、栀子、山豆根、生石膏泻火救水，木通、泽泻、车前子引热下行，重者加马勃、龙胆草，外用生土牛膝兜，于未服之先，或既服药之后，煎水间服，再以万年青捣汁，或服或噙，轻者以除瘟化毒散……重者以神仙活命汤主之。”因此，风热白喉的轻证，宜用除瘟化毒散，重证又宜神仙活命汤治之。

另据《广东中医》杂志报道，治疗白喉，用药主要为土牛膝根，不论何型，都收到令人满意的效果。考土牛膝根即天名精根，性味甘寒，治“咽喉肿塞，缠喉风肿”，具清热解毒、消肿止痛作用，不仅可以外用，且可内服。

此外，近代医家如恽铁樵等主张白喉壮热有表邪者，宜用麻杏石甘汤治疗，临床可以参考。

时喉案

曹某，男，1.5 岁，病历号：105064，初诊日期：1963 年 6 月 12 日。

高烧三日不解，初则仅觉咽痛，微有红赤，昨晚方始发现咽部有白色小点，今起咽喉红肿腐烂，汤水不能咽入，食入作呛，烦扰不安，大便两日未通，小溲黄少，面色红赤，气粗自汗，腹膨拒按，舌苔白腻，脉数而洪。

入夏以来，天晴无雨，疫毒之邪外乘，阳明积热内蒸，邪郁化火，火性炎上，以致蒸灼咽喉，发生红肿溃腐，而成时喉之证。治当辛凉清热，通腑利咽法，证势至险，防大溃喘脱生变。

玄参 10g，生石膏 25g（先煎），银花 6g，连翘 6g，研牛蒡子 5g，桔梗 3g，山豆根 10g，炙僵蚕 5g，川连 2g，玄明粉 10g（化），番泻叶 3g（后下）。

另：六神丸 1 瓶，早晚各 5 粒。

另：锡类散 1 瓶，3 小时吹喉 1 次。

二诊：药后大便畅解 2 次，热秽异常，腹膨较宽，身热趋降，烦扰较安，咽喉腐烂未瘥，红赤略退，苔色黄腻，脉尚数大。邪火仍然嚣张，不可等闲视之，再拟原法增减，毋庸改弦易辙。

玄参 10g，生石膏 25g（先煎），生粉草 3g，桔梗 3g，川连 2g，黄芩 5g，细木通 5g，鲜芦根 30g，细生地 10g，灯心草 3 尺。

另：六神丸 1 瓶，早晚各 5 粒。

另：锡类散 1 瓶，3 小时吹喉 1 次。

时喉白腐案

刘某，男，8 岁，病历号：39786，初诊日期：1963 年 8 月 10 日。

证经三日，身热高亢不解，两咽红肿疼痛，有散在性白点微腐，口干欲饮，饮食不甘，小溲微黄，大便正常，苔白脉数。

证属外感时邪，郁而化热，上攻冲咽，发为时喉，治当清咽解毒主之，防大溃喘脱之变。

黑玄参 6g，生地黄 10g，薄荷 5g（后下），生粉草 3g，锦灯笼 6g，儿茶 5g，青果核5g（打），生石膏30g（先煎），黄芩5g，鲜芦根30g，桔梗3g。

另：六神丸1瓶，早晚各服7粒。

另：锡类散1瓶，频频吹咽患处。

二诊：药后身热尽解，咽痛亦瘥，红肿大消，二便正常，再拟清咽解毒，以靖余氛。

黑玄参6g，生地黄6g，薄荷3g（后下），锦灯笼6g，桔梗3g，灯心草3尺，孩儿茶3g，青果核5g（打），黄芩5g，鲜芦根30g，六一散10g（包）。

另：六神丸1瓶，早晚各服7粒。

另：锡类散1瓶，频频吹咽。

痄腮案

郭某，男，10岁。

两腮肿大，已经四天，咽部红肿，吞咽食物，颇感疼痛。曾经发热三天，刻下已身无寒热，但脉象尚数而有力，舌苔黄腻。居住附近有此病流行。

时气传染，痰热内蕴，上焦温毒壅盛化火，火性炎上，故发为颐肿咽痛，治当清瘟解毒，以希速愈。

黄芩10g，黄连6g，银花10g，连翘10g，马勃6g，板蓝根15g，元参10g，陈皮6g，桔梗6g，薄荷5g（后下），牛蒡子6g，甘草6g。

另：嘱其用毛巾局部热敷。

按：两腮肿大，中医谓为“发颐”或“痄腮”，相当于现代医学的腮腺炎，运用普济消毒饮加减，有很好的功效，但应配以局部热敷，则疗效更佳，此例仅服一剂，经访药后即愈。

疫毒痄腮案

吴某，男，11岁。

证经七日，两腮肿大疼痛不消，初经西医迭用七针青霉素仍不效，继经中医服用普济消毒饮加减三剂，仍未见愈。刻下尚高烧不已，体温39.7℃（腋下），两腮高肿红赤，皮色光亮，疼痛如刺，按之有波动感，周身倦怠无力，头痛且晕，时有恶寒，口干溲黄，食欲不振，难以咀嚼，舌苔微黄根腻，脉象弦数不靖。

此为疫毒凝滞，气血闭阻不通，势将郁蒸化脓，有穿溃形成腮痈之象，故腮肿波动，高热恶寒不已，治当大剂清热解毒，佐以排脓化瘀。

银花15g，连翘15g，大青叶30g，蒲公英30g，当归尾10g，生地黄10g，桔梗5g，皂刺10g，赤芍10g，穿山甲10g，当归尾10g，生石膏25g（先煎），生粉草3g。

另：三黄末15g，以醋调敷患处。

按：痄腮一证，在春夏季节是永宁地区儿童最常见的疾病，传染性强，流行甚广，主要由于此地多山，外界气候太燥，加以嗜食辛辣，俗喜睡卧暖炕，以致体内蕴毒甚重，一旦瘟疫流行，最易传染为病。此例疫毒凝滞，局部红肿疼痛，皮肤光亮，且有波动感，服用上方以后，并未破溃，反而肿消热退，疼痛消失，殊出意料之外，可见痄腮肿胀，虽达高峰，并不化脓穿溃。治疗痄腮，普济消毒饮的效果非常满意，可是此例曾服3剂，并未获效。此地有一惯例，用鲜公英（俗称婆婆丁，以春季乳浆充足、药力大者为良）煎服，很有效果。此地到处可见，经济效高，值得推荐，今后在运用普济消毒饮的基础上，配用鲜公英，当可取得更好效果。

温毒发颐案

郭某，男，2岁。

证经三日，腮颔痛肿硬结，按之痛甚，皮色无异常，夜间发热，不时哭闹，苔色薄白，脉象稍数。

温毒邪热郁于少阳、阳明之络，与气血搏结，而成发颐之候，治当清热解毒，消肿定痛，宗温毒发颐汤。

葛根10g，全瓜蒌15g，蒲公英15g，大青叶10g，赤芍6g，生粉草3g，研牛蒡子5g，银花15g，连翘10g。

按：此案温毒发颐，服药一剂，疼痛即止，再剂之后，肿核全消而愈。治疗发颐，临床上一般多用普济消毒饮加减很有功效，此案运用温毒发颐汤亦颇佳，方中葛根为阳明引经药，有疏散清热作用，全瓜蒌、牛蒡子清热散结，蒲公英清热解毒，消痈散结，大青叶、银花、连翘清温解毒，凉血散结，赤芍活血消肿，生粉草清热和中，轻者可一药而愈，重者亦不过三五剂而已。

风热痄腮案

例1

刘某，男，5岁，病历号：40923，初诊日期：1964年1月20日。

昨日始觉耳下疼痛，至晚左腮即红肿焮热，恶寒高热，鼻塞流涕，口渴溲黄，睡眠不实，咳嗽痰响，左目红赤羞明，舌苔薄白，质地红赤，脉象浮数。

此由温热时毒，夹少阳相火上攻，即《松峰说疫》所谓疙瘩瘟也，治当清热解毒，使上焦之温毒从速消散，宗普济消毒饮加减治之。

柴胡3g，薄荷3g（后下），连翘10g，生石膏25g（先煎），大青叶15g，黄连1.5g，黄芩5g，玄参6g，马勃3g，桔梗3g，生粉草3g。

另：牛黄解毒丸4粒，早晚各1粒。

另：黄连末3g，大黄末6g，黄柏末6g，青黛3g，玄明粉12g，冰片1.5g，共研，植物油调敷患处。

二诊：昨进普济消毒加减方后，恶寒身热已解，目仍红络缠绕，腮患趋重，两侧焮肿，形如鳗鲡，二便如常，脉数而大，苔白转黄。此时毒之火，势如燎原，再拟清解治之。

薄荷3g（后下），连翘10g，生石膏25g（先煎），鲜大青叶15g，蝉衣3g，生锦纹6g（后下），马勃3g，灯心草3尺，赤芍6g。

另：牛黄解毒丸4粒，早晚各1粒。

敷药同上。

三诊：药后泄泻2次，便热且秽，腮肿已消，舌尖红破觉痛，苔黄脉数。邪火之势已杀，再拟清解治之。

黑山栀3g，黄芩5g，生石膏25g（先煎），细木通5g，生粉草3g，桔梗3g，鲜芦根30g，鲜荸荠汁1酒杯（对服），灯心草3尺。

例2

朱某，男，10岁，病历号：103864，初诊日期：1963年5月23日。

昨日始见左侧耳下肿硬，灼热烦痛，他无所苦，苔白中根黄腻，脉有数象。

时行之邪，客于少阳经脉，蕴热熏蒸于上，发为痄腮，治以清热解毒消肿，仿痄腮方加减。

银花10g，连翘10g，紫花地丁6g，研牛蒡子6g，马勃5g，黄芩5g，板蓝根6g，山慈菇5g，夏枯草6g，川贝母5g。

另：如意金黄散1袋，以醋调敷患处。

二诊：药后痛减，腮部灼热亦轻，但肿硬依然，大便干，已两日未行，纳食较差，苔白中根仍黄腻，脉缓。风热解而未尽，再拟原方增损治之。

银花10g，连翘10g，紫花地丁6g，研牛蒡子6g，蒲公英10g，黄芩5g，板蓝根10g，柴胡3g，山慈菇5g，夏枯草6g，川贝母5g，炙僵蚕6g，酒军3g。

另：如意金黄散1袋，以醋调敷患处。

三诊：左腮尚有微肿，局部无潮红、压痛之症，饮食正常，小便黄浑，苔白，脉微数。儿体素实，风热潜伏少阳之经，尚未尽蠲，再拟原意进步，以尽全功。

连翘10g，薄荷5g（后下），柴胡3g，葛根5g，生石膏25g（先煎），黄连1.5g，黄柏6g，紫金锭1块（包），灯心草3尺，龙胆草5g。

湿热痄腮案

王某，男，2.5岁，病历号：126274，初诊日期：1964年5月27日。

证经三日，左侧腮肿焮热，咀嚼食物不利，高热不解，腋下体温39.3℃，脘满泛恶，口干唇红，便秘腹胀，呼吸不平，烦躁难寐，苔腻质红，脉象滑数。血象：白细胞9.9×10^9/L，中性粒细胞58%，淋巴细胞40%，单核细胞2%。

势属湿热蕴遏少阳、阳明两经，少阳经气不舒故腮肿，阳明燥火上蒸则呕恶。腹胀便秘，夜卧不安，是亦胃家不和之明证。治当清利，宗柴葛解肌汤合四顺清凉饮化裁。

柴胡3g，葛根5g，川连2g，制军5g，生石膏25g（先煎），连翘6g，黑山栀3g，枳壳3g，当归3g，赤芍6g，姜竹茹3g。

另：紫金锭3粒，以醋磨敷患处。

另：太极丸4粒，早晚各1粒。

二诊：药后腮肿已愈，身热解而复作，腋下体温37.3℃，食入呕吐，唇红欠润，脘满嗳饱，苔浊而腻，脉象滑而微数，大便干，小溲黄。审属阳明湿热未清，加以洗浴着凉，兼食豆类食物不化，以致胃降失和，上逆作吐，证势反复，治当清降止呕，以希应效乃佳，以防高热生惊之变。

川连2g，姜竹茹3g，橘皮3g，川郁金3g，黄芩5g，法半夏5g，焦三仙各12g，枳壳5g，莱菔子3g。

另：太极丸4粒，早晚各1粒。

痄腮控睾案

赵某，男，6岁，病历号：124981，初诊日期：1964年5月8日。

患痄腮已经旬，在西医院治疗后体温渐退，腮肿未消。4天前突又高烧，恶寒头痛，呕吐频作，饮食入胃，须臾即倾吐一空，曾赴儿童医院诊治，腰脊穿刺后确诊为痄腮并发脑炎，归后仍然头痛作呕，身热不解，不能纳食，幸未抽搐，眼神灵活，昨日下午自觉睾丸牵痛，今日仍然肿胀，身热，腋下体温37.5℃，两腮漫肿坚硬，胀痛拒按，头部微强，有抵抗感，皮肤无瘀血、疹点，苔质薄白，脉象弦数，纳食不甘，微有泛恶，小便浑热，大便未解。

此为时毒侵袭少阳失治，少阳与厥阴相表里，表病及里，温毒化火，内窜厥阴，可以出现热闭神昏之候，但是厥阴之脉绕阴器，时毒内陷，故见睾丸红肿疼痛。病已久延，证势非轻，治当清解热毒，佐以软坚消肿，以希应效为佳。

生石膏40g（先煎），大青叶30g，薄荷3g（后下），连翘10g，川连2g，紫雪丹0.6g（冲服），姜竹茹5g，海藻5g，昆布5g，吴茱萸3g，荔枝核5g（打），风化硝6g（冲服）。

另：犀黄丸6g，早晚各1.5g。

另：如意金黄散1袋，以醋调敷患处。

二诊：药后身热即解，腮肿向消，睾丸红肿亦不显著，尚感胀坠，颈强已软，食思稍振，大便已解，小溲微浑，苔白，脉象微数。此时毒外达，余邪尚未尽解之象，前方既效，再行减轻剂量治之。

生石膏25g（先煎），大青叶12g，昆布5g，连翘6g，川连2g，青木香5g，海藻5g，延胡索6g，吴茱萸1.5g，荔枝核5g（打），金铃子10g。

另：犀黄丸6g，早晚各1.5g。

另：紫金锭3粒，研末，以醋调敷患处。

大头瘟案

刘某，男，5岁，初诊日期：1955年12月8日。

证经二日，恶寒壮热，头面红肿，形如笆斗，眼睛肿合成缝，颜面热蒸冒气，红肿之处，细泡无数，有痒感，心烦不安，口渴欲饮，呼吸不平，小溲黄浑，腑秘未行，苔白质赤，脉象浮数。

此为感受时行温毒，上攻头部，发为大头瘟证，病势剧烈，不可玩忽，治以清温解毒，以希速效。

薄荷3g（后下），连翘10g，炙僵蚕6g，黄芩5g，黄连2g，玄参6g，研牛蒡子5g，生粉草3g，桔梗3g，板蓝根15g，马勃3g。

另：嘱以该药渣煎水熏头面，熏后严禁风吹着凉，睡卧取汗。

二诊：昨进普济消毒饮加减后，汗出甚透，直至足心，今朝身热已已，恶寒亦罢，头面红肿大消，眼能微睁开视物，苔白质赤，脉仍浮数。此天行瘟毒渐趋外解，再以原方加减治之，尚希慎调为要。

薄荷3g（后下），玄参5g，连翘6g，研牛蒡子5g，六一散10g（包），黄芩5g，陈皮3g，板蓝根15g，马勃3g，桔梗3g。

按：大头瘟证，当以东垣普济消毒饮为正治，清散风热，自可热退肿消，切忌过用寒凉重剂，诛伐无过。如头面肿痛，遍起疙瘩，湿邪偏重的，可用升麻、生苍术、鲜荷叶，以升阳解毒，往往效如桴鼓。因此，治疗大头天行，临床时亦宜辨清风盛、湿盛，加以施治。

痘　疹　类

天花案

郑某，男，2岁，初诊日期：1945年12月10日。

时气传染，身发红点，头面亦然，疹形圆硬，摸之碍手，颜色红活，兼见壮热恶寒，头痛不止，肢体疲乏，纳食泛恶，睡眠不宁，咽红且痛，苔色白厚，脉象浮数。

证属疫毒之邪外受，内伤肺胃，天花二朝之象，治当松肌透达，以助邪毒外出，而免伏陷内攻。

荆芥5g，防风5g，薄荷3g（后下），葛根5g，研牛蒡子5g，芫荽6g，生粉草2g，桔梗3g，全当归6g，川芎6g，红山楂10g，笋尖2个，蝉衣3g。

二诊：天花四朝，颗粒均齐，唇面颊肿兼痒塌，痘点繁密若荚形，紫暗不鲜，苔黄已腐，身多聚痘，脚起浆泡，4日大便未行，双手脉来洪数，热壮神烦，脘满泛恶。种种现象，实属树小花多，毒滞双重，恐与生机有碍，暂从活血松肌治之。

全当归6g，川芎6g，粉丹皮5g，赤芍5g，净蝉衣3g，炒天虫6g，生粉草2g，桔梗3g，全瓜蒌6g，大贝母5g，生锦纹6g（后下），炮山甲6g，笋尖3个，鲫鱼1尾（约100g，另煎汤对服）。

三诊：天花五朝，昨进松肌解毒之品，大便已得稀溏2次，苔色黄腐较退，唯嫌颗粒顶凹黑陷，又兼紫暗不鲜，仍以原法加减，势防七九朝期，痒塌内攻之变。

全当归5g，川芎5g，茯苓6g，炒白术5g，炮山甲6g，鳝鱼头3个，生粉草2g，皂针5g，桃仁5g，红花2g，紫花地丁5g，红山楂10g，炒天虫6g，细生地6g。

四诊：天花六朝，颗粒均有起胀之势，唯浆尚清稀，顶不绽凸，面部痒塌咬牙，稍有呛咳音嘶，便利目开。势有毒火内陷之象，恐与生机有碍，速予补托排浆，能予饮食加餐，浆汁充满，或可幸成。

米炒党参6g，生黄芪6g，茯苓10g，炒白术6g，炙升麻3g，皂刺6g，煨肉豆蔻2g，当归身5g，正川芎3g，橘皮5g，炙粉草2g，炮山甲6g，炒山楂10g，大枣3枚，生粉草2g，细生地6g。

五诊：天花七朝，载荷虽重，尚能依期成浆，浆虽未足，视其形势尚壮，不致有空浆之弊，呛咳音嘶，已减大半，唯仍不能多食，由于邪毒未能尽化，一两日内，浆液充足，脏腑空虚，自可期其食多。拟以化毒成浆法，慎调为要。

米炒党参12g，生黄芪10g，当归10g，生熟地黄各10g，紫丹参5g，红山楂10g，炮山甲2g，皂角刺2g，橘白3g，橘络2g，茯神10g，黄豆20粒。

天花逆证案

陈某，男，4岁，初诊日期：1945年10月20日。

天花三朝，点见细碎，稠密如痧，身热未退，咳呛呕恶，神滞目瞪。

此乃枭毒深藏不化，势难起胀行浆，不能起胀行浆，枭毒从何而解？此属逆证，难以治疗，八九日期，势有喘促之变，勉拟松活化毒，以尽人力。

当归尾5g，赤芍6g，研牛蒡子6g，连翘10g，人中黄3g，大贝母6g，细木通5g，橘白3g，地龙1条，炙僵蚕10g。

二诊：天花四朝，通身成片如痧，地界不分，全无松活胀意，但见唇口焮肿，此为肉肿痘平之先声。且咳呕频作，喉间觉有痰嘶，神滞如故，目瞪依然，显系毒藏于内，不能外出，以致攻犯肺胃，肺司呼吸，邪毒壅遏，气将何以出入，胃司纳谷，既为毒扰，津液从何而生。痘毒能解与否，全赖气血托化，气血既受邪毒摧残，势难解化，逆象多端，笔难尽述，终非药力所能挽救，再拟一方，姑尽人力，而待转机。

当归5g，赤芍5g，紫草6g，红花2g，紫花地丁6g，皂针2g，大贝母6g，玉竹6g，橘白3g，生粉草2g，炙僵蚕6g，荔枝壳3枚。

三诊：天花五朝，痘密无缝，肌肉虽肿，按之不松，两眼时封时启，视其正身，或是僵板，或是串泡，外热迄未能退，两足厥逆，一身之内，似有界限，此为枭毒鸱张，邪火郁遏，故见热如火炽，痘成串泡，又见肢冷如冰，痘点隐伏，从补从攻，均皆无救，此系逆而又逆之虞，纵使扁鹊重生，也应束手，勉用松肌活血化毒，聊尽人事而已。

当归5g，细生地10g，玄参6g，紫丹参5g，紫花地丁6g，红花2g，炮山甲2g，皂角刺2g，桔梗3g，大贝母5g，地龙2条。

按：天花一名痘疮，是一种传染性极为强烈的急性发疹性疾患。因疹点色鲜如花，故名天花，疹形圆似豆，故又名痘，由于本病传染性强，死亡率高，严重威胁着小儿的健康和生命，所以，早就引起我国古代医家的重视，把它称为儿科四大要证之一，历代医籍中，对本病的医疗和预防，均有详细的叙述。

新中国成立以来，由于党和政府重视人民的健康，贯彻“预防为主”的方针，普种牛痘，使贻害千年在旧中国无法彻底解决的天花基本消灭，目前在临床上已经不见此症，故仅录两例，以供参阅。

水痘案

吴某，女，1岁，病历号：114171，初诊日期：1963年11月25日。

证经三日，头面胸背发出水痘，疱疹丘疹并见，血点痂盖杂呈，点之四周，红晕散大如盘，兼见呕吐泄泻，咳嗽口干，小溲黄浑，夜卧不安，苔色薄白，舌尖溃破，脉象浮数，指纹色紫，身热，腋下体温38.1℃。

外感时邪，内蕴湿热，郁于肺脾，肺主皮毛，脾主肌肉，相互搏激，发于肌腠，形成水痘之证，治拟清热透表，方宗腊梅解毒汤加减。

腊梅花6g，银花6g，连翘6g，生石膏15g（先煎），薄荷3g（后下），灯心草3尺，蝉衣2g，研牛蒡子5g，川连1.5g，细木通5g，六一散10g（包），赤芍5g。

另：五粒回春丹2瓶，每服2粒，每日2次。

二诊：药后身热已解，腋下体温36.7℃，痘点停布，唯中焦宿食痰滞尚未尽化，以致脘满嗳饱，睡眠不安，咳嗽痰鸣，苔白纹暗。时邪向解，里热未清，治当清化，以肃余邪。

银花6g，连翘6g，桔梗3g，研牛蒡子5g，橘红3丸，天竺黄3g，莱菔子3g，焦三仙各12g，灯心草3尺，川连1g。

另：太极丸2粒，早晚各半粒，开水溶化服下。

按：水痘是小儿特有的一种疾病，它不像天花，大人和小儿都能感染。本病在临床上比较多见，比天花和麻疹都轻得多，预后亦大多良好，没有后遗症。所以病家对本病，往往认为轻病而忽视，在农村中，患水痘的小儿，很少找医生治疗，经过三四天至一周，就会逐渐恢复。但本病也是小儿传染病之一，在水痘流行季节，往往有同一地区的小儿都出现水痘，因此，还以及早治愈为宜。

水痘夹痧案

周某，男，4岁，初诊日期：1954年12月10日。

水痘见已五日，热壮不退，疱疹痂盖杂呈，气喘胸膨腹胀，昨日血点又布一批，颗粒特别繁密，互相融合成片，头面肌肤红赤，咽部红肿且痛，心烦口干作渴，大便秘结，小溲黄浑，苔色白腻，脉来浮数。

时气传染，兼夹痰滞，互遏肺胃，交相郁于肌表，本已发为水痘，今复夹杂瘖痧，显属毒滞双重，恐难载荷，颇虑壅闭生变，拟以清达，务希邪透毒解为佳。

薄荷3g（后下），防风5g，淡豆豉10g，葛根5g，蝉衣3g，研牛蒡子5g，灯心草3尺，生粉草2g，桔梗3g，生枳壳3g，橘红2g，生山楂10g，赤芍5g，赤苓10g。

另：五粒回春丹2瓶，早晚各半瓶。

水痘热厥案

赵某，女，5岁，病历号：105485，初诊日期：1964年2月3日。

水痘未瘥，身热未解，入暮两颧发赤，四末不温，咳嗽不畅，便秘溲黄，唇燥口干，目闭不开，神志似清似昧，苔色浊腻，脉数而沉。

此为郁热内蕴，痰滞遏中，肺脾转输失职，运化乖张，阳气不能外达，以致四末不温，形成热厥之证，治当清肃肺脾，以宣热郁，庶几咳痰可已，热厥告蠲。

霜桑叶10g，生石膏30g（先煎），杏苡仁各10g，南沙参5g，净蛤粉10g，川连2g，黄芩5g，胖大海5g，海浮石10g，枳壳5g。

二诊：进清肃肺脾，以宣热郁法后，身热已解，肢厥亦瘥，两颧已不绯赤，夜卧亦较安静，水痘已全结痂，未再复起，苔色浊腻，脉象细数。痰热尚未尽化，治再原意增损。

桑白皮5g，地骨皮5g，灯心草3尺，大贝母5g，净蛤粉10g，川郁金5g，黄芩5g，胖大海5g，海浮石10g，枳壳5g。

按：阳气起于足五趾之表，阴脉集于足下而聚于足心，故阳气盛则足下热，此案四肢不温，非阳气不足，阴寒独甚之象，乃是一种热郁不宣，热极似寒之象，这种厥逆，属于热厥，本宜投以白虎汤，则厥逆自已，今用清宣肺脾以解郁热，实本此意而化裁，故药后肢温即复，当时若用热药，则后果殊难设想。

水痘结胸案

赵某，男，1岁，病历号：118583，初诊日期：1962年4月21日。

水痘正发，身热不已，由于饮食失调，积火上干，发生口颊糜破，前医遽投攻下，反见胸腹膨满，不能抚按，心烦作呕，哭无涕泪，气挣不平，入暮高烧不已，腋下体温39.1℃，周身无汗，时而肢凉，苔色根腻，脉滑而数。

此为阳邪误下内陷成为结胸，人小证险，勉拟清热泄烦，苦辛开降治之，宗栀豉合小陷胸汤加味，以希应效，以防变厥生变。

黑山栀3g，淡豆豉10g，川连1.5g，全瓜蒌10g，炒半夏5g，淡干姜1g，黄芩5g，枳实3g，川郁金3g，大腹皮5g。

另：五粒回春丹2瓶，每服2粒，每日2次。

二诊：药后身热较平，腋下体温37.9℃，口颊糜破稍愈，唯中结痰滞尚未尽化，胸腹尚显膨胀，苔腻已退，脉仍微数。险象已去，再拟原方增损治之。

黑山栀3g，淡豆豉6g，姜汁炒川连1.5g，莱菔子10g，炒半夏5g，黄芩5g，枳实3g，焦三仙各12g，橘皮3g，川郁金3g。

另：冰硼散1瓶，吹口颊糜破处。

按：水痘正发，伴见口颊糜破，本是时邪外受，心脾积热上炎之象，在治疗方面，最宜清透，使毒火外越，用药如葱豉桔梗汤加黄芩、黄连、细木通、蔷薇花等，佐用吹药外治，则时邪外达，内热可清，诸症亦自告痊。攻下之法，本不相宜，以致出现结胸危象，所幸投用清热泄烦，苦辛开降法后，迅速扭转险局，方无意外之变。

水痘腹泻案

张某，男，4岁，病历号：18860，初诊日期：1963年5月9日。

三日来遍体水痘外发，形如痘疮，水浆充灌，大小不一，出者自出，回者自回，身热渐趋下降，腋下体温37.5℃，尚有连绵不已之势，昨起又增腹痛、泄泻，一日六七行，味略腥秽，腹按膨满，胃纳较差，精神尚佳，舌苔白腻，脉象浮数。

证属时邪外搏，湿热内蕴，郁于肌表则发为水痘，升降失司则泄泻频作，治当清解时邪，佐以渗湿和中。

荆芥炭5g，银花炭12g，连翘6g，薄荷3g（后下），炙僵蚕5g，车前子10g（包），黄芩5g，泽泻6g，焦三仙各18g，赤芍5g，姜皮1g。

二诊：服清解时邪、渗湿和中之品后，身热已解，腹泻基本告愈，水痘亦结痂，未见再起，食纳转佳，腹膨亦宽，苔白脉缓。此时邪已解，脾胃升降功能趋复，治再调脾和中，以助运化。

茯苓6g，炒白术5g，银花炭6g，橘皮3g，老木香2g，川连1g，泽泻6g，扁豆10g，怀山药10g，焦三仙各12g，姜皮1g。

水痘后吐泻案

杨某，男，3岁，初诊日期：1955年4月20日。

水痘已敛，身热亦解，日来便泻不已，交阴则甚，伴有呕吐不消化物，小便不浑，纳食不甘，面色黄困，形体瘦弱，苔色薄白，脉象缓细。

水痘后脾气未复，误食生冷以致升降功能失常，上逆则吐，下陷则泻，法当温中扶土，以复健运，务希慎调，而免肢厥生变。

党参6g，土炒白术5g，炮姜炭2g，炙甘草6g，陈皮3g，醋炒半夏5g，泽泻5g，吴茱萸2g，官桂2g，上建曲10g，煨姜2片，小红枣3枚。

痘毒案

赵某，男，1岁，病历号：103880，初诊日期：1963年6月24日。

牛痘灌浆蒸发之际，发物未减，以致浆灌过足，绽凸作痒，搔之溃破成毒，痘处凹陷成坑，四周红肿，痘旁遍发水泡，手臂不能抬举，入暮身热，腹部膨胀，小便黄，大便秘，夜卧不安，心烦啼闹，苔薄色白，脉象洪数。

良由血热过盛，形成痘烂如疮，治当清解，以希速愈，以防陷伏生变。

银花6g，连翘6g，全当归5g，川芎2g，粉丹皮5g，赤芍5g，生地黄6g，川连1.5g，生粉草3g，生苡仁10g，灯心草3尺。

另：五福化毒丹4粒，早晚各1粒。

另：10%黄连软膏30g，外搽患处。

二诊：两进清热解毒之品，身热已解，痘毒红肿大消，痘旁湿痒亦减，二便如常，饮食、睡眠尚可，苔薄色白，脉仍微数。血热未清，当再凉解为是。

银花6g，连翘6g，全当归5g，生地黄6g，粉丹皮5g，赤芍5g，陈皮3g，生熟苡仁各10g，六一散10g（包），灯心草3尺。

另：五福化毒丹4粒，早晚各1粒。

另：松花粉10g，外搽痘毒溃烂之处，以助结痂。

按：种痘后当痘点蒸发灌浆之际，本宜进食一些发物，如菠菜、香蕈、蘑菇等，以助贯灌，托毒外出，但是，发物之性，走而不守，往往发力太过，形成痘烂成疮，所以，当痘浆行将灌满时，即宜减除，以免胀痒溃破，造成不可收拾之势。此案足为过食发物者戒。

痘后惊惕案

王某，男，1.5岁，病历号：109951，初诊日期：1963年9月7日。

种痘后发生睡中惊惕，迄今年余未解，曾在某医院治疗，未收显效。刻下仍睡中惊惕不安，有时突然啼叫，如人将捕之状，面色红活，饮食正常，平时大便干燥，小溲略黄，苔色薄白，纹暗不明。

患儿素体强壮，痰热内盛，痘后阴虚木旺，痰盛风生，邪阻络脉，于是发生惊惕之证，治当祛痰清热，佐以平肝镇惊。

生石决明15g（先煎），钩藤6g，桑叶6g，炙僵蚕5g，黑山栀5g，粉丹皮5g，天竺黄6g，广郁金5g，竹沥1酒杯（加姜汁3滴对服）。

另：牛黄抱龙丸4粒，早晚各1粒。

二诊：进服清热化痰、平肝镇惊之品，大便泻出黏痰之物，睡中惊惕大瘥，啼叫未作，唯有时尚呈肢足搐动、肌肉微颤之象。痰热化而未尽，再拟原法增减。

生石决明15g（先煎），钩藤6g，淡黄芩6g，黑山栀5g，川芎3g，当归5g，天竺黄6g，赤白芍各6g，竹沥1酒杯（加姜汁3滴对服）。

另：牛黄抱龙丸4粒，早晚各1粒。

麻疹案

例1

吴某，男，2.5岁，病历号：27846，初诊日期：1960年6月10日。

身热数日不解，刻下腋下体温39.30℃，咳嗽鼻涕，俨如感冒，目赤羞明，眼泪汪汪，大便溏泄，腹中隐痛，小便黄浑，呼吸较粗，面色红润，苔白质赤，脉来浮数，口颊之旁有费－科氏斑，耳尖指稍，微有凉感。

外感时令温热之邪，郁于肺卫，肺主皮毛，温邪外越，将发麻疹之兆，治当辛凉透疹，宗葛根解肌汤加减。

葛根5g，连翘6g，荆芥5g，防风5g，薄荷3g（后下），研牛蒡子5g，桔梗3g，赤芍5g，细木通5g，蝉衣3g。

另：五粒回春丹2瓶，早晚各半瓶。

二诊：昨进辛凉透疹之品，身热略降，腋下体温38℃，旋又上升，腋下体温39℃以上，头面肌肤疹点隐隐，色红稠密，颗粒较粗，目仍红赤羞明，咳嗽频频，鼻流清涕，大便仍然溏泄，苔白质赤，脉象浮数。疹点虽具外透之机，但来势颇重，良由温邪郁蒸肺胃，清肃失司，治当清透，而免隐伏生变。

葛根5g，连翘6g，赤苓10g，蝉衣3g，荆芥5g，西河柳15g，研牛蒡子5g，赤芍5g，桑叶5g，蝉衣2g，活水芦根30g。

另：五粒回春丹2瓶，早晚各半瓶。

三诊：昨进清透化毒之剂，身热得汗趋降，腋下体温38℃，邪有外达之机，疹点密布，已至足心，昨晚睡眠良好，无哭闹烦扰不安之状，唯仍咳呛频作，苔光红赤，便泻略稀，脉仍滑数。疹毒虽然外透，肺胃郁热尚盛，治当清解，佐以养阴，尚希慎调，免生枝节。

银花6g，连翘3g，生石膏25g（先煎），生地黄10g，薄荷3g（后下），黄芩5g，知贝母各5g，紫草根5g，杏苡仁各10g，炙杷叶5g。

四诊：疹透已回，身热亦解，尚有咳嗽，苔光质红，脉象微数，口干欲饮，小便短黄。良由肺胃余邪未尽，治当清肃，佐以养阴，为善后处理。

桑白皮5g，地骨皮5g，南沙参5g，杏苡仁各10g，胖大海5g，炙杷叶5g，麦冬5g，生地黄10g，钗石斛10g（先煎），生稻芽10g。

另：梨膏2瓶，早晚各1匙，开水调服。

按：麻疹俗名叫做“痧子”，浙人称做“瘩子”，皖粤又名“麻子”，北方呼为“疹子”，此外还有“糠疮”、“麦疮”、“赤疮”、“肤疹”等名称，为小儿最常见的急性出疹性传染病，是儿科四大要证之一。多流行于冬春季节，年龄在6个月以上，7岁以下，发病率为最高。本病的发病原因，主要由于感受时气，传染而成，其病在于肺经。在发病的过程中，疹毒以外透为顺，内传为逆。凡体质较好，年龄较大，邪毒较轻者，则多顺利外达，如邪毒旺盛，体质较弱，或护理不当，往往邪毒不能外达而内闭。其毒闭于肺经的，可致肺炎喘嗽。若毒邪化火，内迫心肝，可以出现神昏、惊厥。如正气不足，则可见面白、四肢清冷、大便泻利等内闭外脱之证。如毒入营血，每见皮肤、口鼻或大小便出血等症状。临床上一般按其透发程序，分为初热、见形、回没三期，至于治疗的规律，大多初期运用宣透，疹透运用清解，疹回运用养阴。如有其他合并病，可以随证施治，灵活加以处理。此案甚为典型，基本上已经反映了各期的治疗法则，可供临床时参考。

例2

吴某，男，12岁。

证经五日，初则恶寒身热，咳嗽痰多，继则高烧不降，咳声犹如犬吠，咽喉红肿疼痛，呼吸困难。刻下头面胸背肌肤，出现红色疹点，高出皮肤，抚之碍手，三五成簇，大便泄泻日四五次，脘腹作痛，神烦不安，谵语溲赤，苔黄根腻，舌质红绛，脉象细数，口腔两侧呈费－科氏斑，咽仍红肿。

证属时疫发疹，温毒攻喉，亟当清营解毒以透疹，以免营阴大伤，难救危局。

葛根5g，连翘10g，元参10g，生石膏25g（先下），赤芍10g，生地30g，淡竹叶10g，鲜芦根30g，细木通6g，紫花地丁10g，蝉衣3g，紫草根10g。

按：麻疹一证，主要由于感染时邪所致，治当宣透，临床上多采用辛凉透达，如葛根解肌汤，无不奏效。此病由于温邪郁肺，迅即化火入营，疹点虽见，烦躁、谵妄、舌绛等症甚著，故采用清营透疹之法，二剂而安。关于清营透疹一法，在麻疹有关文献中尚少论及，因特录出，以供参考。

麻疹寒闭案

王某，男，6岁，初诊日期：1945年12月15日。

麻疹见已二日，疹点暗淡不红，胸背虽现，不能尽起，面色青白，身热不扬，精神疲惫，昏睡倦卧，肢厥不温，大便溏泄，舌苔薄白质淡，脉象沉微无力。

时值隆冬，天气严寒，加以体质薄弱，元气虚乏，不能托毒外出，形成寒闭之证，治当温经散寒，以开闷闭，宗麻附细辛汤加味，应效乃吉。

水炙麻黄3g，川附片10g，细辛1.5g，苏叶5g，防风5g，西河柳15g，芫荽1棵，樱桃核6g（打），紫背浮萍2g，蝉衣2g，全当归3g，赤芍5g，葱头3个。

另：芫荽2棵，樱桃核10g，西河柳30g，煎水熏浴。

二诊：昨进温经散寒之品，肢厥倦卧已瘥，神疲略振，疹点色泽转红，继续透布，已至下肢，身热不甚，大便仍溏，苔色薄白，脉象缓滑。寒闭已开，疹已渐透，再以益气透达治之，参人参败毒意，慎调为要。

人参2g，川芎3g，前胡3g，枳壳3g，桔梗3g，升麻3g，葛根5g，茯苓6g，炙甘草3g，川附片5g，煨姜2片，大枣3枚。

按：疹毒郁闭，不能外发，其证最险，但其所以郁闭不发，必有原因，有因火闭，有因痰闭，有因食闭，有因寒闭，治疗时必先其所因，伏其所主，而郁闭方开，开则毒邪外出，而疹自发，病始转危为安。此案由于体质素弱，时值严寒，腠理闭塞，毒邪内郁，不能外发，属于寒闭现象，故投以麻附细辛汤，疏散寒邪，温经固正，而疹自透，坏象一扫而空，此亦不得已而用之，临床时必需认证准确，方可使用，切勿孟浪，以致偾事。

痧火入营案

柳某，男，3岁，初诊日期：1955年3月3日。

证经五日，身热鼻涕，咳嗽不爽，服用疏散表剂，身热转剧，咳呛不已，目红且肿，昨日头面发现疹点，今仍退缩不前，神昏谵语，呼吸不平，脉浮数而滑，苔白腻质红。

此属外感风温时邪，郁而化痧，痧点退缩不前，势有陷伏之变，治当辛凉透达，以希疹点畅出为佳。

水炙麻黄3g，杏仁10g，生石膏25g（先煎），生粉草1.5g，桑叶6g，大贝母5g，当归5g，赤芍5g，通草1g，蝉衣2g，荸荠2枚。

二诊：药后痧点仅见头面，正身点粒全无，其色淡红，与肉色无别，喘咳烦乱不已，苔干津竭，脉来滑数。其证似是气虚寒郁，但虚寒之象，多现昏睡，不应如是之烦，且烦渴胀满，气喘鼻扇，烧热炽甚，脉来疾数，舌干无津。显为温邪入营，阳亢阴枯之证，治转养营清透，免成败局。

鲜生地12g，黑玄参10g，生石膏25g（先煎），淡竹叶10g，川石斛10g（先煎），大贝母6g，竹茹3g，赤芍5g，赤苓5g，荸荠2枚，银花10g。

三诊：药后痧点陆续达于正身，但稀疏不均，神气不足，身热稍退，咳呛带喘，脉尚弦数，苔光质红。证虽转机，里热尚盛，阴液大伤，有稍纵即逝之势，治再养营清透，以免沦于不治。

鲜生地12g，黑玄参10g，生石膏20g（先煎），淡竹叶5g，南沙参5g，知贝母各5g，六一散10g（包），银花6g，连翘10g，梨皮10g。

四诊：痧透已回，精神渐复，鼻流清涕，咳热甚微，苔白质赤，脉尚微数。此非外感，为津液来复之象，证势已解，尚须慎调，拟以养阴清热，以为善后。

南沙参5g，生地黄10g，肥玉竹6g，嫩白薇5g，川贝母5g，海浮石10g，地骨皮5g，杏苡仁各10g，鲜杷叶2片（刷去毛，包煎）。

按：治疗麻疹，必须外达，不能外达，毒即内攻，有犯心逆肺之险。此案痧火入营，阴虚阳亢，形成津枯不能外达，属于火闭，而用养营清透，卒奏大功，此亦根据其病理机转的不同，灵活应变之一法，与缪仲醇运用清透参入温宣之法以治火闭，实具异曲同工之妙。

疹夹斑丹案

徐某，男，3岁，病历号：12703，初诊日期：1962年3月28日。

麻疹发出已经两天，身热仍壮，烦躁不宁，疹色红紫，面颊胸背密集之处，融合成片，疹粒不分，以手摸之，平坦而滑，既似丹状，又类斑象，口干唇燥，大便秘结，四肢不温，小溲浑赤，舌苔黄腻，两脉洪数。

疹出点点如蚊咬之状，是为夹斑，片片红肿如锦纹云块，是为夹丹，根据证情，显为疹夹斑丹，总由热毒郁于血分之中，荣卫失护，三焦浮游之火，散漫于肌腠之间。证势大险，治宜清热透疹，佐以凉血解毒，以荆翘饮合白虎地黄汤化裁，应效乃佳。

荆芥穗5g，连翘10g，生石膏30g（先煎），知贝母各5g，生地黄10g，葛根5g，大青叶15g，蝉衣2g，粉丹皮5g，赤芍10g，鲜芦根30g。

二诊：药后疹色转红，颗粒明显，片状已平，摸之碍手，疹毒正透，斑丹渐消，唯身热仍炽，口渴心烦，大便已解，小溲仍黄，苔黄质赤，脉象滑数。证属热毒壅遏，煎熬气血之象，治当清解，佐以护阴。

淡竹叶5g，生石膏30g（先煎），连翘6g，鲜芦根15g，黑玄参6g，生地黄10g，川连1.5g，黄芩5g，粉丹皮5g，赤芍6g，细木通5g。

三诊：身热趋降，烦躁已除，神安思睡，口渴亦减，疹透已齐，开始消退，咳痰不爽，食思略振，苔黄已退，脉仍微数。证情基本平稳，余邪痰热未清，当以肃肺养阴，以为善后之治。

南沙参5g，桑白皮6g，地骨皮5g，知贝母各5g，麦冬5g，天花粉5g，钗石斛10g（先煎），杏苡仁各10g，炙杷叶5g，生稻芽10g。

按：朵朵云片，如锦纹者为斑，此因胃火热盛，毒气壅遏，荣血不能流行，以致毒火上浮，从毛窍渗出，证情较麻疹为重，治宜凉解。如红赤成片，形如丹痧，或如云头突起，或如红丝缠绕，则为丹，由于血热过盛，心火上炎，游散于肌肤之间，治疗时不宜用凉剂，唯恐毒火入里。此案麻疹夹杂斑丹，临床所见不多，证情严重可知，尤其在治疗上颇难处理，过凉则对丹疹透发不利，过散又对斑证有碍，采用清透凉血兼施法，证乃获愈，可供参考。

痧毒入肺案

车某，男，1.7岁，病历号：16925，初诊日期：1963年5月25日。

证经七天，疹出已三日，身热仍炽，头面胸背疹点密集，其色紫暗，四肢未见透布，伴见喘憋鼻扇，面色青白，口周发紫，便溏溲短，舌苔灰白而燥，舌尖红，脉来细数，纹色青紫。

疹毒未能透达，火热郁肺，肺气闭塞，发为喘憋。苔燥尖红，兼有伤阴之象。证势大险，颇虑内闭外脱生变，治宜宣肺透疹，佐以益阴。

水炙麻黄3g，杏仁10g，生石膏25g（先煎），淡竹叶15g，薄荷3g（后下），连翘

6g，蝉衣3g，鲜芦根30g，玄参6g，紫草根6g。

另：紫雪散1g冲服。

二诊：药后全身疹已透齐，色转暗红，有回没之势，身热已降，喘憋减轻，唯喉中痰鸣，咳而不爽，大便仍溏，小便浑黄，唇干口渴，苔白质红，脉来微数。疹毒已趋外达，肺蕴痰热未清，再拟养阴清热，佐以化痰止咳。

生地10g，玄参10g，麦冬5g，桑叶5g，杏苡仁各10g，川贝母5g，炙杷叶5g，桔梗3g，胖大海5g。

另：梨膏2瓶，早晚各1匙。

按：痧毒入肺，亦即麻疹内陷之证，其主要表现为喘咳心烦，身热转壮，疹点内隐等，临床治疗，必须审清原因。有因冒风，有因误食酸收之物，均可使疹毒外达之机阻遏，产生内陷，出现身热壮炽，烦躁不安。但疹点尚未全部隐没者，宜用大剂透达，如宣毒发表汤加樱桃核、西河柳煎服。亦可配合外治，如胡荽酒，或用芫荽、整葱、浮萍煎汤熏洗（洗后切忌吹风），使疹重行透出。如果冒风骤没，呈现面色苍白，气急喘促，鼻翼扇张，亟宜投以麻杏甘石汤，以期复透外达。如因大便泄泻过度，有早没现象者，宜用升麻、葛根以升提，并加白术皮、扁豆、带皮苓以健脾利水。舌苔薄白者，可用砂仁以疏理脾胃。若脾阳虚者，可投以附子，以返本回原，而理虚寒，然而酸涩之品忌用。本案痧毒入肺，采用宣肺与益阴并投，由于火热郁肺伤阴，才收如此效果，因此，临床时必须辨证施治，才无刻舟求剑之讥。

疹后咳热案

谭某，男，3岁，病历号：124832，初诊日期：1964年5月7日。

疹后咳热不清，历经两旬未瘥，肌肤干燥，鼻流浊涕，日来身热转壮，腋下体温39.9℃，呼吸喘粗，咳嗽转频，小溲黄浑，苔白质赤，脉数不靖。

疹后余毒未清，痰热恋肺，治当清解气热，宗竹叶石膏汤意，人小证重，奏效乃佳，否防惊喘生变。

淡竹叶6g，生石膏30g（先煎），连翘6g，黑山栀3g，黄芩5g，桔梗3g，生地黄10g，研牛蒡子5g，鲜芦根30g，碧玉散10g（包），寒水石10g。

另：紫雪散1.5g，风化硝1.5g，拌和，分4包，早晚各1包。

二诊：进清解气热法后，身热已解，腋下体温36.7℃，咳嗽减轻，精神转佳，唯肌肤尚觉干燥，口渴思饮，小溲尚黄，苔白脉缓。此痰热久恋，津液亏伤之象，前方既效，毋庸更张。

淡竹叶6g，生石膏25g（先煎），连翘6g，生地黄10g，杏苡仁各10g，炙杷叶5g，知贝母各5g，蛤黛散10g（包），生谷芽10g。

另：梨膏2瓶，早晚各1匙。

按：疹为阳邪热毒，非热不出，非热不散，故出疹之时，不可无热，但不宜过盛，热甚者毒必甚，而疹出必重，热微者毒亦微，而疹出多轻，一般疹回以后，即应逐渐下降，如果身热不降，或兼烦躁口渴，是又内火熏蒸，表里俱热之象。火炎于肺，必作咳嗽，咳嗽本能引邪毒外达，初发之际，咳嗽并非不良现象，但不宜太频，疹回之后，微有咳嗽，多为肺气未平，不经调治，亦能自瘥。倘若伴有烦躁身热，每为火热亢极，痰滞不宣之象，往往能够导致肺叶焦举，亦须趁早调治。

疹后失音案

王某，女，6岁，病历号：113442，初诊日期：1963年11月11日。

证经一年有余，由于疹后阴伤，出现音哑不扬，曾在某医院检查诊为喉炎，使用大量抗生素后，声音有所恢复，但尚不够理想，口干，咽不红，苔色薄白，脉象沉数。

前哲云："金空则鸣，金实则无声"，然金破亦可无声，根据证情分析，疹后失音，显由阴伤肾水枯竭，不能上承于肺，肺主声，故声嘶而不扬。万密斋云："病后失音者肾怯，咳嗽失音者肺痿。"此为肾怯阴伤，理宜益肾养阴，以希阴充声复，而收全治之功。

人参须6g，熟地10g，山萸5g，茯苓6g，怀山药10g，桔梗3g，泽泻6g，粉丹皮5g，麦冬6g，蝉衣3g，凤凰衣10g，天花粉6g。

疹后声嘶案

闫某，男，11岁。

证经六日，初起身热咳嗽，目赤肿痛，昨又增泄泻，日夜数十次，量少，夹以脓液，高热不降，体温39.9℃（腋下），咳呛喘息，音哑鼻衄，咽喉疼痛，右上牙龈肿烂，口臭饮冷。今早方始发现脸部、躯干等处有充血性小红疹，三五成簇，摸之碍手，苔腻质红，脉象浮数。

时气感染，涌现麻疹，肺胃失肃，郁热内蒸，故咳声音哑，气喘龈肿，拟辛凉重剂法，白虎汤加味。

生石膏25g（先煎），知母6g，粳米10g（包），生甘草5g，银花10g，连翘10g，生地黄10g，黄芩10g，黑山栀10g，竹茹10g，杏仁10g，薄荷3g（后下）。

针刺曲池、合谷、少商、商阳。

二诊：药后壮热见轻，体温38.4℃（腋下），鼻衄、声嘶、喘咳均减，疹点透至足心，目赤唇红，口干欲饮，苔黄质红，脉象仍数。毒热正在鸱张，再拟清解治之。

生石膏25g，知母6g，银花10g，连翘10g，黑山栀10g，杏仁10g，竹茹10g，黄芩10g，生地10g，六一散15g（包）。

三诊：身热已解，麻疹逐渐收敛，唯尚咳嗽不爽，鼻干舌红，脉象尚数。疹毒余热未尽，拟以清解，宗竹叶石膏汤化裁。

淡竹叶10g，生石膏25g（先煎），生地黄10g，麦冬10g，鲜石斛15g，生粉草3g，炙杷叶6g，赤芍10g，杏仁10g，苡仁10g。

按：此案麻疹涌现，危象丛生，伴有腹泻，这是一种良好现象，因为毒从下泄，加以使用白虎，清泄毒邪，终获治愈。

疹后烦热案

李某，男，1岁，病历号：101670，初诊日期：1961年4月16日。

麻疹见已两旬，疹回以后，即有心烦不安，脾气急躁，手足心热之象，迄今未解，形瘦面黄，口渴思饮，外无身热，亦无咳嗽，二便正常，脉数苔白。

儿本先天不足之质，稚阴未充，阴不足者，必易阳亢，疹后余热未清，阴耗未复，热动火升，心阳上亢，是以心烦作热不安，治当益阴清热，宁心安神。

玄参6g，生地10g，黑山栀3g，川连1.5g，连翘10g，粉丹皮5g，天花粉5g，青龙齿10g（先煎），灯心草3尺。

按：凡疹后烦热，胸膈不利，口干咳嗽而喘者，多为疹毒未清，壅遏心肺之象，可用加减泻白散治之，每获良效。

疹后惊厥案

李某，男，1岁，病历号：87971，初诊日期：1963年5月23日。

疹回已经四天，忽又高热复作，呼吸气粗，鼻扇不显，四肢抽动，嗜睡肢凉，便溏溲黄，纳乳欠佳，苔白质红，脉数无力，指纹不明。

疹后气阴未复，痰热未清，以致木亢风生，出现惊厥之证，治当清热益阴，兼平风木。

桑叶6g，南沙参5g，茯神6g，生地6g，大白芍10g，钩藤6g，杭菊6g，六一散6g（包），羚羊角粉0.6g（分冲）。

二诊：身热趋降，嗜睡已除，一夜未见抽动，唯精神萎靡，仍不思食，口干唇燥，大便色黄而稀，一日两次，小便短赤，苔燥而见芒刺，舌质红，脉象细数。阴伤之征甚著，仍虑阳亢生风，治当养阴救涸。

玄参6g，生地10g，麦冬5g，桑叶6g，菊花6g，清阿胶6g（烊化），茯神6g，生谷芽10g，大白芍6g。

三诊：身热已和，精神仍感不振，纳少腹胀，二便正常，苔薄质红，脉象细数。正气已虚，阴仍未复，拟以扶正养阴，宗四君子汤合沙参麦冬汤加减。

人参6g，茯苓6g，炒白术6g，炙甘草3g，北沙参5g，麦冬5g，肥玉竹6g，天花粉5g，扁豆10g。

按：搐为痰热聚于心包，初发见者易治，没后见者难治。因疹回以后，营卫俱虚，不堪心火亢盛，肺金受克，必然不能制肝，是以神气不安，惊厥抽搐。治疗时可用镇惊、清心利便之法，因为泻肝则风去，利便则热清，而惊搐自定。

疹后吐泻案

刘某，女，1岁，病历号：125482，初诊日期：1964年5月12日。

疹后十余日来，吐泻不停，其味臭秽，小溲黄浑，腹中膨胀，曾服中药治疗，旋入旋出，格拒不能下咽，夜卧不安，口唇有匍行疹，舌苔薄白，脉数纹紫。血常规检查：白细胞$18.8\times10^{9}/L$，中性粒细胞83%，淋巴细胞17%。

余毒未尽，饮食失调，湿热内蕴，上逆则呕吐，下注则泄泻，治当降逆止呕，和中渗湿。

川连2g，姜竹茹3g，淡干姜1g，黄芩5g，炙杷叶5g，橘皮3g，法半夏5g，猪苓6g，泽泻5g，焦三仙各12g，灶心土15g（先煎取汁代水）。

疹后下利案

崔某，女，2岁。

疹后二日，腹痛便泻稀溏，今日下午大便四次，里急后重，所泻之物，为红色脓血，腹痛拒按，哭闹不休，体温正常，体温36.0℃（腋下），唇红口渴，苔白纹暗。证属疹后肺胃蕴毒未尽，湿滞内郁，留于大肠，故下利后重，治拟调理中焦，主取阳明。

针刺天枢、足三里、合谷、白环俞。

按：此案疹后热毒未清，肠胃积滞，致使消化功能失常，出现下利脓血，里急后重，经针治后，患儿腹痛大减，夜晚只泻一次，泻物已无脓血，为不消化物，继予针刺，证情告愈。

疹后痢疾案

杨某，男，1岁，病历号：96699，初诊日期：1964年4月28日。

疹回半月，身热未清，日来趋壮，腋下体温38.6℃，便泻一日三五次，混以黏冻，里急后重，脘满泛恶，苔白脉滑。

疹后余邪未清，湿热积滞内蕴，化而为痢，治当清热导滞，宗香连导滞丸加减。

煨木香3g，川连2g，茯苓6g，炒白术5g，黄芩5g，炒川朴2g，枳实3g，川郁金3g，制军5g，神曲10g，姜皮1g。

按：疹后余毒未尽，热毒移于大肠，故成痢证。又疹回后食物不慎，风寒不避，伤坏脾胃，遂传于肺，肺与大肠相表里，亦成痢证。总之，疹后痢疾，皆由肺毒未清，归于大肠所致，可用黄芩汤以解其热，合天水散以分其势，合用地榆汤以凉其肠，解其毒，而疹痢自愈。此案是由疹后湿热积滞遏肠所致，投用清热导滞，采用香连导滞，而疹痢亦愈，汤药虽然有异，但治疗原则未殊。

疹后痢疾，根据前人治验，最忌补涩之品，虽元气未复，脾胃虚弱，不得轻用黄芪，致令不救，可供临床参考。

疹后腹胀案

陈某，男，3岁，病历号：92121，初诊日期：1963年2月12日。

患儿于农历春节时人工接种麻疹疫苗，疹发以后，总觉腹胀不舒，大便带有不消化物，苔浊厚腻，脉象细数。

脾胃素弱，疹后正气未复，中焦运化失健，以致食入不化，气滞作胀，治以和中导滞。

煨木香3g，川连1g，陈皮3g，炒川朴2g，炒苡仁10g，大腹皮10g，枳实3g，莱菔子3g，茯苓6g，炒白术6g，焦三仙各15g。

另：和脾散1.5g×9包，每日3次，每次1包。

二诊：药后苔浊厚腻已消，精神好转，食欲尚差，腹胀稍宽，卧中汗出，并有咬牙之状，大便利下，垢杂不化。仍系中焦脾虚失健，脾为后天之本，虚则不能化生精微，磨运无权，以致纳少便溏，形体瘦弱，当再调理脾胃治之，宗参苓白术散加减。

党参10g，茯苓6g，炒白术10g，怀山药10g，莲子肉10g，炙甘草3g，炒苡仁米10g，陈皮3g，桔梗3g，焦三仙各12g。

另：和脾散1.5g×9包，每日3次，每次1包。

三诊：药后精神已振，腹胀亦舒，大便每日一次，仍带不消化物，夜卧咬牙不已，眼白睛有蓝色小点，苔薄白，脉缓细。此由脾胃素弱，健运失职，脾虚则湿易生，湿阻中宫不运，郁热蒸遏，势必化生虫聚，治当调脾和中，佐以驱虫。

党参10g，茯苓6g，炒白术10g，黄芪6g，陈皮3g，炒半夏3g，煨木香3g，砂仁2g（研），泽泻5g，神曲10g，炒稻麦芽各10g，化虫丸6g（包）。

按：腹胀一证，在麻疹将出正出之时，多因毒气留滞于内，不能透发，或外被风寒所束，不得汗泄所致，治宜升发解利，使内毒分消，则腹胀自愈。疹回以后，腹胀的发生，有因毒未尽透，熏蒸脏腑而胀者，宜银花解毒汤；有因乳食不节，或伤生冷而胀者，宜加减平胃散；有因脾热生胀，出现唇口燥裂，大便秘结者，宜升麻石膏汤；有因胃热生胀，出现呕吐不食，壮热咽干，小便赤涩者，宜白虎汤加黄芩、黄连、山栀、木通。若疹回日久，元气亏损，亦有出现四肢干瘦，夜间发热，或出盗汗，肚腹胀硬者，则为虚胀，宜用天真膏治之。因此，疹后腹胀，亦颇复杂，不可执一而治。

疹后喉烂案

曲某，女，1岁，病历号：87961，初诊日期：1963年5月18日。

发病7天，疹已回没，身热未清，咳呛音哑，喉痛且腐，食入作呛，痛不欲食，便干溲黄，口角糜烂，苔白质红，脉象微数。

痧回太速，余毒逗留，邪热上冲，致使咽关不利，痛而腐烂，治当清咽养阴，宗升麻玄参汤化裁。

炙升麻2g，黑玄参10g，生甘草3g，桔梗3g，生地6g，研牛蒡子5g，射干5g，栀子3g，粉丹皮3g，赤芍5g，灯心草3尺。

另：绿袍散0.6g吹喉。

疹后遗毒案

例1

王某，男，4.5岁，病历号：97528，初诊日期：1963年2月9日。

12天前出疹，疹出细密，毒热泄而未畅，以致4天来右眼突发红肿，羞明泪热多眵，右侧耳门亦焮肿起泡，耳道流脓，入暮憎寒微热，夜半始退，烦急爱哭，口干饮水，小溲黄赤，苔白脉数。

此为疹毒未清，余热逗留肝肺，循经上炎，故耳目肿痛，治当清热解毒。

龙胆草5g，黄芩5g，生石膏20g（先煎），知母5g，粉丹皮5g，生地黄10g，菊花5g，连翘6g，黄柏6g，灯心草3尺。

另：红棉散0.6g吹耳。

例2

张某，男，1岁，病历号：81247，初诊日期：1964年5月8日。

麻疹出而未畅，回又太速，以致余毒逗留，头面发生疱疹，大小不一，瘙痒异常，小溲黄浑，腹中隐痛，苔白脉数。

经云："血积则斑，气盛则疱。"气盛亦即毒盛，邪正冲突之处，毒锋如射，撄其锋者，囊随毒起，此泡之所发之机制，治当清解为宜。

生地黄10g，生石膏30g（先煎），野菊花5g，蒲公英6g，黄芩5g，粉丹皮5g，炙僵蚕6g，细木通5g，灯心草3尺。

另：五福化毒丹4粒，早晚各1粒。

另：黄连末3g，石膏末6g，青黛末6g，研匀，植物油调涂患处。

按：疹后遗毒，其证极多，如余毒在肺，则见气高喘息，咳嗽痰壅，扶肚掀胸，音哑发呛，疮疡衄血，肩臂疼痛；如余毒在脾，则见痰涎稠黏，吐泻不止，腹痛腹胀，唇疮破裂，四肢酸软，饥不能食；如余毒在心，则见惊悸不眠，壮热不退，咽喉干渴，身体痒痛，睡中谵语，盗汗自汗，斑疹丹瘤；如余毒在肝，则见梦中多惊，撮手振动，目赤星翳，闷乱不食，肿痛卵肿，干呕吐蛔，寒战咬牙，身发水泡；如遗毒在肾，则见舌刺咽干，不食多睡，耳骨手尖尚热，猝然失音，手足逆冷；如余毒留在肠胃，则见呕吐不食，咬牙错齿，口内生疳，臭气冲人，泻利脓血，肠鸣矢气，大便不通；如余毒留在膀胱，则见小腹满痛，溺血遗尿，小水不利，腰痛齿痛，头胀痛肿，眼目上视；如余毒流入诸经，可见合眼不开，身肿不消，大热引饮，郁闷烦躁，临床时必须结合具体证情，加以施治。

痧癞案

程某，女，8月，病历号：126430，初诊日期：1964年5月26日。

疹后余毒未尽，风热逗留，怫郁于肌腠之间，以致全身发出痧癞样的小疹，尤心胸部以上较密，瘙痒异常，小溲黄浑，苔腻纹紫。

审由疹后调护不善，口腹未慎，外出风吹所引起，治当清解风热，祛湿止痒，而免内攻生变。

荆芥5g，防风5g，连翘6g，蝉衣3g，炒白蒺藜5g（去刺），钩藤6g，炙僵蚕6g，蒲公英6g，灯心草3尺，川连1.5g。

另：五福化毒丹4粒，早晚各1粒。

另：10%黄连膏60g，搽痒处。

奶麻案

例1

董某，男，3个月，病历号：145422，初诊日期：1964年12月8日。

昨日下午开始发热，迄今未退，腋下体温38.5℃，身面发出红疹如痧，隐约不透，喷嚏鼻涕，咳嗽不畅，哭闹不安，唇焦溲黄，腹部膨胀，大便自利，舌苔白腻，指纹不明。

外感风热，内夹痰滞，蕴于肌腠，发为奶麻之证，虽非正痧，仍当清热透疹治之。

荆芥5g，连翘6g，葛根5g，银花5g，蝉衣3g，研牛蒡子5g，焦三楂10g，赤芍

5g，赤苓6g，葱须3个，灯心草3尺，薄荷3g（后下）。

另：五粒回春丹2瓶，早晚各2粒。

二诊：进清热透疹之品，身热得汗已退，腋下体温36.1℃，疹透而亦隐，乳食正常，二便亦调，苔色薄白，纹色浮紫，在风关之上。证势基本告愈，再拟凉解，以撤余邪。

桑叶5g，菊花5g，银花5g，连翘6g，研牛蒡子5g，枳壳3g，川郁金3g，当归3g，赤芍5g，炒谷芽各10g，灯心草3尺。

例2

向某，女，3个月。

婴甫三月，本患湿疹。身热不退，体温38.2℃（腋下），鼻塞不通，已经二日，伴有呼吸气粗，咳嗽不畅，兼之全身出现红色疹点，刻下已布至足心，无痒感，小便浑黄，大便稍溏，咽部不红，苔白纹紫，脉象滑数。

胎热素盛，复感时邪，内蕴肺卫，外达皮毛，以致身热鼻塞，咳嗽不畅，而疹点毕现，证属奶麻，治当清透肺卫，而免陷伏之变。

葛根3g，连翘5g，荆芥5g，薄荷3g（后下），蝉衣2g，赤芍5g，桔梗2g，炒白蒺藜5g（去刺），葱头3个，焦三仙各10g。

另：五粒回春丹1瓶，每服2粒，每日2次。

按：奶麻一证，多发于6个月以内的婴儿，其证俨如麻疹，但点布较快，回收亦速，故此例服药以后，翌日麻点即透齐，发热降至正常而愈。

丹痧案

王某，女，2岁。

咳嗽流涕已五天，近二日来身热不解，体温37.8℃（腋下），呼吸气粗，咽部红肿，胸背丹痧毕现，一片红赤，状如猩红云彩，舌苔薄白，舌质红，脉象浮数而滑，口周有苍白圈。

时气传染，疫毒郁肺，肺主皮毛，是以外发丹痧。咳嗽痰鸣，则为肺蕴痰热之象。治当疏达，宗麻杏石甘汤加味。

水炙麻黄3g，杏仁10g，生石膏25g（先下），生粉草3g，连翘6g，净蝉衣3g，赤芍5g，研牛蒡子3g，葛根5g，炙杷叶3g，灯心草3尺。

另：五粒回春丹1瓶，分2次服之。

按：丹痧一证，又称烂喉痧，属于瘟疫范畴，初起之时，最宜清散，宗“火郁发之”之旨，诚如《喉痧正的》所云：“瘟疫之邪，郁之深而发之暴，不能自出于表，以致上窜咽喉，苟非洞开毛窍，何以泄其毒而杀其势，此开手所以必用麻黄也。”证之此例，运用麻杏石甘加味，迅即获效，实属经验结晶。

风痧案

张某，男，2岁，病历号：125747，初诊日期：1964年5月18日。

身热三日，时作时退，昨日身发细颗样的小疹，无痒感，头面胸背皆齐，肢足尚未透达。刻下身热已微，鼻流清涕，微咳不爽，口干咽红，苔白质赤，脉数不靖。口腔内侧黏膜光滑无斑点。

时邪外受，郁而不达，蕴于肺胃，肺主皮毛，邪从毛窍外出，故发为风痧之证。治当疏达，以希透齐而免隐伏生变。

荆芥5g，防风5g，连翘6g，葛根5g，蝉衣3g，炒白蒺藜5g（去刺），橘皮3g，细木通5g，赤芍5g，炒谷麦芽各10g，灯心草3尺。

另：五粒回春丹2瓶，早晚各半瓶。

二诊：药后胸背红疹已隐，头面仍见，涕泪频流，咳而痰多，声带嘶哑，身热不甚，咽红且痛，大便干秘，小溲色浑，脉象小数，苔色薄白。此为肺胃痰热壅遏，清肃失司所致，治当肃肺清解，而免喘变。

桑叶6g，生石膏25g（先煎），黄芩3g，白前5g，生粉草3g，桔梗3g，川贝母5g，板蓝根6g，净蛤粉10g，海浮石10g，炙杷叶5g。

按：奶麻俗称为“假麻”，多发于周岁以内的小儿，因这时正在哺乳期间，故称为“奶麻”。风痧则多见于婴幼儿时期，以5岁以内的小儿为多。奶麻与风痧，都是小儿较轻的发疹性传染病，其发病机制与治疗方法，均大体相似，仅在临床症状略有差异，风痧的疹形细小，稀疏均匀，皮肤多有痒感，奶麻的疹形亦细碎，但较稠密，而无痒感。

婴儿急疹案

韩某，男，5月，病历号：54064，初诊日期：1963年10月31日。

证延两周以上，初则身热便泻，经治不瘥，昨在公社医院治疗，服药后身热便泻均解，今早身热未作，腋下体温36.2℃，夜来遍体发出红疹，睡卧不安，心烦干恶，口腔上腭、舌尖红破，苔色薄白，脉数纹紫。

外邪久郁，心脾积热，火邪煎熬，余毒上冲所致，治当清达，佐以凉解，宗牛蒡竹叶汤合洗心散化裁。

研牛蒡子5g，淡竹叶5g，蝉衣2g，葛根5g，黑山栀3g，川连1g，姜竹茹2g，橘皮3g，制川军5g，细木通5g，赤芍5g。

另：化毒丹4粒，早晚各1粒。

风疹案

例1

王某，男，13岁，病历号：111060，初诊日期：1963年9月25日。

证已三年，经常外发风疹，屡治不愈，每次发作，则疹点遍布上下，颗粒成片，高出于肌肤之上，瘙痒异常，表皮有灼热感，胃纳正常，二便亦无变化，唯面色微黄，每因刺痒而不能安寐，舌苔中根微腻，前半光红，脉象微数。

此为湿热内蕴，风邪外搏，邪郁化火，内扰则入营入血，外达则搏击肌腠，是以风疹屡发不已，久延不愈，治当祛风凉血，兼渗湿邪。

苦参10g，防风5g，当归5g，赤芍10g，生地黄10g，粉丹皮6g，蛇蜕5g，炙僵蚕

10g，蝉衣2g，车前子10g（包），赤猪苓各10g。

例2

秦某，男，6岁。

素患皮肤痒疹，经治不愈，日来遍身发出颗粒样红疹，大如粟米，连成一片，瘙痒不已，日暮为甚，伴有头晕目眩，咽中干痛，小便短黄，大便溏薄，苔薄白质红，脉弦细而数。

证属血虚生热，风邪犯络，气血怫郁，蕴于肌表，发为风疹，治当养血疏风，宗“治风先治血，血行风自灭”之旨。

全当归15g，细生地10g，川芎5g，荆芥穗10g，防风6g，赤芍5g，双钩藤15g，羌独活各5g，灯心草3尺，细木通10g，蝉衣3g，炙僵蚕10g。

按：风疹一证，多由湿热蕴遏血分，风邪外犯经脉，交相郁于毛窍所致，治宜疏风清热，邪散热解即愈。此案运用养血疏风，以其证久血虚生热，加以风邪侵络，热遏气郁，经气不舒，故用四物汤活血凉血，以解热郁，羌、独、荆、防疏散外邪，以清风热，蝉衣、钩藤、僵蚕通络止痒，木通、灯心草清心利水，以解湿热，数剂而安，效如桴鼓。

风疹肢厥案

聂某，男，9个月。

患儿近日入暮高烧，体温40.5℃（腋下），伴有四肢厥冷，高烧甚则肢厥愈深，兼见全身疹点隐布，瘙痒，两目不红赤，鼻亦未见流涕，溲少便干，睡眠不实，苔白根腻，指纹暗不明。未接种过牛痘疫苗。

此为风温之邪外束肌腠，发而为疹，肺脾邪热郁于内不得外达，故高烧肢厥。治当泄热和营，通达阳气，宗四逆散加味。

柴胡3g，赤芍6g，生甘草3g，薄荷2g（后下），蝉衣2g，灯心草3尺，研牛蒡子3g，焦三仙15g，炒白蒺藜5g（打）。

另：五粒回春丹1瓶，每服2粒，每日2次。

二诊：服上药，热退手足温，周身疹点毕露，胸膺最多，咳嗽频作，为阳已疏达，毒热外透之象，治当清散以肃余邪。

荆芥3g，连翘6g，薄荷2g（后下），葛根3g，蝉衣2g，防风3g，半夏3g，赤芍3g，橘皮络各2g，研牛蒡子3g。

另：五粒回春丹2瓶，每服2粒，每日2次。

按：风疹布达，本为邪热外泄的一种现象，不应再现高烧肢厥。本例高烧，疹点隐布肢厥，为阳气内郁不得外达，所以四肢厥逆。

云疹案

许某，男，9岁，病历号：120394，初诊日期：1964年3月8日。

胸腹发生疹块，弥漫成片，大如云头突起，有下趋肢足之势，刺痒不已，难以入寐，自用烧酒外擦，痒患始得暂缓片刻，昨日曾一度发热，刻下已消退，腋下体温

36.0℃，面黄不华，大便稀薄，一日三四次，苔白脉数。

湿胜则泻，风胜则痒，显属风湿之邪，怫郁血分，治当祛风胜湿，宗以消风散加减。

羌活3g，防风5g，荆芥5g，炙僵蚕10g，蝉蜕3g，灯心草3尺，炒川朴2g，茯苓10g，橘皮3g，六一散10g（包），钩藤10g，赤芍6g，细木通6g。

瘾疹咳泻案

冯某，男，12岁，病历号：111643，初诊日期：1963年10月10日。

一周前曾发风疹，经治已瘥，由于调护不慎，昨夜风疹又发，刺痒不已，伴有身热，腋下体温37.3℃，咳嗽有痰，气憋不舒，腹中隐痛，大便泄泻，咽红溲黄，苔薄质赤，脉数不平。

此为湿热内蕴，风邪外袭，上激娇脏，则身热咳痰，下注肠胃，则腹痛泄泻，邪郁肌腠，则发疹痒甚。上下皆病，邪遏气营，颇虑热壮扰动神明，治当清凉宣肺，佐以苦寒渗湿，旨在速解，免生他变。

水炙麻黄3g，杏仁10g，生石膏25g（先煎），蝉衣3g，研牛蒡子6g，姜皮1g，川连2g，黄柏6g，桔梗3g，六一散10g（包），赤芍6g，葛根5g，赤苓10g。

另：羚翘解毒丸4粒，早晚各1粒。

风疹虫扰案

邹某，男，8.5岁，病历号：109659，初诊日期：1963年12月23日。

风疹连续发出不已，皮肤刺痒异常，历经两旬而不愈，咳嗽，胸闷不展，脐腹疼痛阵作，面色时赤时白，痛剧则自汗频出，苔色薄白，脉象弦数。大便化验蛔虫卵卌。

证属湿热内蕴，化生虫聚，本非一日，又兼风邪郁入血分，以致疹发不已，治当凉血祛风，佐以渗湿杀虫，应效乃吉。

防风6g，钩藤10g，炙僵蚕6g，蝉衣3g，粉丹皮5g，赤白芍各10g，乌梅5g，川连2g，黄柏10g，川楝子10g，雷丸10g，鹤虱10g。

另：化虫丸18g，早晚各服3g。

斑　毒　类

温毒化斑案

时某，男，4岁，初诊日期：1945年12月10日。

温毒之邪，经延多日，肌肤斑点未退，又见紫泡，热壮神烦，气粗不平，大便秘结，小溲黄浑，苔薄质绛，脉象弦数。

温毒之邪伏营，逼血妄行，以致外发斑点，又兼紫泡，热毒之重可知，治当凉解透斑为治，宗以荆翘化斑汤加味，大忌骤用滋阴，有碍温邪从阳明而解。证勿轻视，恐滋蔓生变。

荆芥5g，连翘6g，薄荷3g（后下），紫背浮萍2g，归尾6g，赤苓10g，桃仁6g，黑山栀3g，粉丹皮5g，人中黄3g，飞滑石10g（包），赤芍5g，车前草3株。

二诊：昨进荆翘化斑法，温毒血热稍平，身热已降，神烦已安，点色紫滞转鲜，紫泡逐渐减退，苔色淡黄，脉来仍数，治再原意增损。证势非轻，仍希接效，以免另生枝节。

荆芥5g，连翘6g，黑山栀3g，黄芩5g，归尾6g，桃仁6g，粉丹皮5g，赤芍5g，茯苓6g，钗石斛10g（先煎），人中黄3g，鲜车前草2株。

血热紫斑案

郝某，女，8岁，病历号：121147，初诊日期：1964年3月13日。

证经一月，身发紫癜，曾在某医院住院治疗，诊为过敏性紫斑，出院后紫斑未见消退，下肢仍有紫褐色成片斑点，面色微黄，有时潮红，自觉口渴，心中作热，舌苔薄白，脉象微数。

素蕴郁热，内灼营血，血得热而妄行，外发肌腠，而成紫斑之证。由于血热生风，风热上扰，故头痛而颜面不时潮红。治当清热凉血，宗犀角地黄汤加减。

犀角粉1.5g（冲），鲜生地10g，赤芍10g，当归6g，粉丹皮6g，菊花10g，川芎3g，侧柏炭10g，仙鹤草6g，黑山栀5g。

另：十灰散6g，每次1.5g，每日2次，开水调服。

二诊：药后下肢紫褐色成片斑点消退，头痛亦解，纳食增加，睡眠安适，大便如常，小溲微黄，口渴饮凉，苔白脉数，良由血分郁热未清，治当清热凉血。

犀角粉1.5g（冲），鲜生地10g，粉丹皮6g，赤芍10g，当归3g，川芎2g，黄芩5g，川连2g，黑山栀3g，侧柏叶10g。

血瘀紫斑案

董某，女，7岁，病历号：141914，初诊日期：1964年10月28日。

六日前外出玩耍，扭伤右腿，走路跛行，曾经骨科诊为右胯骨缝伤筋证，运用合位法后，走路仍见跛状，日来双足踝关节微肿，双下肢出现紫斑，肌肤瘀肿，复经外科检查，认为形证驳杂，不似外疡，刻诊脉象沉细，苔黄尖红，身有微热，溲黄便干，紫斑下肢为重，上肢、头部亦现。

外伤后血瘀夹热，郁而不散，迫而外溢肌肤，发为紫斑之证，治当活血祛瘀，佐以清热。

当归尾6g，桃仁10g，红花3g，粉丹皮6g，赤芍6g，生地黄10g，川芎3g，制军5g，侧柏叶10g，清阿胶10g（烊化）。

二诊：上方迭进三剂以后，下肢瘀肿紫斑已退，无痛感，身热亦清，大便已润，小溲尚黄，苔黄脉缓。瘀热未清，再以清热活血治之。

全当归6g，桃仁6g，红花2g，黑山栀3g，赤芍6g，生地黄10g，枳壳5g，丝瓜络10g，川芎3g，川郁金5g。

血虚紫斑案

赵某，女，9岁，病历号：105632，初诊日期：1963年6月24日。

两周前曾发生鼻衄、牙衄不止，继则下肢出现大块紫斑，颜色青紫，刻下紫斑瘀点，上半身不多，仅手臂发现两处，仍然集中下肢，瘀斑累累，腹痛隐隐，纳食不甘，面色䀮白，精神萎靡，时有头晕心悸，舌苔薄白，舌质淡红，脉濡无力。

脾主四肢，功能统血，由于失血过度，导致血虚，脾失统摄之权，以致瘀斑出现于四肢，面色䀮白不华，腹痛舌淡脉濡，治当补脾摄血，宗归脾汤意，以希速痊，以防延久成损。

党参10g，黄芪10g，茯神10g，炒白术10g，炒白芍10g，龙眼肉10g，当归炭10g，酸枣仁10g，远志肉10g，老木香2g，枸杞10g，生龙牡各10g。

另：人参归脾丸10粒，早晚各1粒。

二诊：数进归脾调养心血之剂，紫斑未再继续出现，业已三月，食思颇振，腹痛亦瘥，二便如常，苔白脉濡，证属心脾血虚之候，当再补脾摄血治之。

党参10g，黄芪10g，茯神10g，炒白术10g，炒白芍10g，当归炭10g，川芎3g，酸枣仁10g，清阿胶10g（烊化），龙眼肉10g，生谷芽10g。

另：人参归脾丸10粒，早晚各1粒。

阴斑不愈案

俞某，女，5岁，病历号：324756，初诊日期：1960年4月21日。

证经三年，紫斑久治不愈，每隔二三十天，肌肤必出一批瘀点，色紫泛青，压之不退，迭经中西医药治疗无效。刻下血小板计数$22\times10^9/L$，患儿形瘦色苍，精神萎靡，头晕纳呆，唇舌俱淡，苔色薄白，脉濡无力。

良由证久，气血两亏，气不摄血，以致紫斑频出不已，治当益气摄血，宗黄土汤加减。证势缠绵，难期速效。

灶心土120g（包），茯苓6g，炒白术10g，炙甘草10g，生地黄10g，清阿胶10g（烊化），炮川附10g，黄芩5g，炮姜炭2g，炙黄芪10g，小红枣3枚。

二诊：上方共进15剂后，紫斑发出已减，精神趋振，纳呆转甘，血小板上升至$58\times10^9/L$，苔白脉濡，仍为气不摄血之象，再拟原意治之。

灶心土120g（包），炒白术10g，炒白芍10g，炙黄芪10g，当归10g，煨姜2片，清阿胶10g（烊化），炮川附10g，炙甘草10g，生地黄10g，小红枣3枚。

按：紫斑一证，亦即皮下出血，治疗之时，必须辨证准确，方才有效。如邪热入营，逼血妄行，溢于皮肤，发为斑证者，投以清热解毒，收效甚速。如果血瘀壅滞，新血不生，而见紫斑血肿者，又需活血化瘀，切忌一派寒凉。如果证久，脾不统血，出现紫斑头晕者，又宜调养心脾，疗效亦佳。

此案紫斑业经三年，经用清热凉血、止血补虚，均未获愈，最后诊为气血两亏，气不摄血，阳虚阴伤，投用黄土汤加减，共达五十余剂，血小板由$22\times10^9/L$上升至$198\times10^9/L$而愈。可见紫斑证之难治，最难于辨证这一环节，只要辨证明确，终可获得治愈。

赤游丹案

薛某，男，1.5岁，病历号：112982，初诊日期：1964年2月21日。

本患湿疹，仅在面部，近两日来，身热不退，腋下体温37.5℃，入暮尤重，全身浮肿，肢足出现丹毒，红赤成片，边缘明晰，色泽光亮，游走不定，局部灼热，苔白脉数，口干溲黄，夜卧不安。

风热蕴于肌腠，热毒搏于血分，气血流行不利，故郁而成丹，治当清热解毒。

银花6g，连翘6g，生地黄6g，生石膏25g（先煎），蝉衣2g，研牛蒡子5g，淡竹叶5g，粉丹皮5g，赤芍6g，细木通5g，灯心草3尺。

另：五福化毒丹4粒，早晚各1粒。

另：如意金黄散1袋，陈茶汁调敷患处。

二诊：进清热解毒法后，身热已退，腋下体温36℃，丹毒亦消，诸症均解，苔白脉缓。风热已散，血毒将清，再拟原意加减治之。

银花6g，连翘6g，当归5g，生地黄6g，赤芍5g，黑山栀3g，川连1g，黄芩5g，细木通5g，六一散10g（包），灯心草3尺。

另：五福化毒丹4粒，早晚各1粒。

惊 痫 类

急惊风案

例1

韩某，女，6个月，病历号：92915，初诊日期：1962年4月10日。

三日来咳嗽流涕，认为风寒小恙，未加治疗，突于昨夜发生高烧，旋作抽搐，迄至子夜尚连续不已，抽时痰涎涌甚，手掐人中不知啼哭。刻下仍筋惕微搐，腋下体温38.8℃，气粗不平，苔色薄白，脉象浮数。

此为外感表邪，内夹痰滞，壅结肺胃，气机阻塞，蒙蔽清窍，以致突然壮热抽风，而成急惊重候，治当清热镇痉。

薄荷5g（后下），钩藤6g，桑叶5g，九节石菖蒲3g（先下），橘皮3g，橘络1g，川连1g，莱菔子3g，焦三仙各12g，葱头3个，淡豆豉10g。

另：牛黄镇惊丸2粒，早晚各1粒。

针刺合谷、太冲、人中，用强刺激手法。

二诊：自夜间三时离开急诊室后，惊搐未作，唯仍高烧未退，腋下体温39.2℃，咳嗽气粗痰壅，脘腹胀满，今晨大便泻下一次，秽臭殊甚，苔白脉数。此为外邪痰滞壅结不宣，仍有抽搐之虑，再拟宣肺清热，涤痰镇惊。

薄荷5g（后下），连翘6g，桑叶5g，杏仁10g，天竺黄5g，黄芩5g，橘皮3g，焦三仙各12g，生石膏20g（先煎），大贝母5g。

另：五粒回春丹2瓶，早晚各服2粒。

三诊：药后抽搐未起，身热未尽，腋下体温38.3℃，烦躁多啼，胸腹膨胀，脘满嗳饱，大便解出酸臭，口干唇红，呼吸气粗，咳嗽有痰，睡眠欠安，苔根厚腻，舌质红赤。表邪欠于清肃，里滞壅结未解，再拟疏表，佐以清导，务希节乳为要。

薄荷5g（后下），淡豆豉10g，连翘6g，葛根5g，杏仁10g，大贝母5g，橘皮3g，橘络1.5g，川连1.5g，炒干姜1g，莱菔子3g，焦三仙各12g，炙杷叶5g。

另：太极丸4粒，早晚各服1粒。

例2

张某，女，1岁，病历号：122737，初诊日期：1964年7月20日。

上周四因高热而突然抽风，抽时口吐白沫，四肢强直，旋至某医院治疗，诊为上感，两日来儿仍发热，时有惊搐，心烦不安，精神躁急，刻下腋下体温39℃，四肢不温，面赤唇红，苔白腻尖红，脉象弦数。

证属邪郁化热，热极生风，而为痉厥不已。厥后邪气未撤，内蕴肝心两经，惊由心生，风由肝动，是以心火上亢而烦急，木火鼓动则风生。高热肢厥，是亦邪郁不达之征。治当泄热和阴，心肝两清，庶几抽搐可已，神烦自止。

柴胡3g，白芍6g，枳实5g，生甘草3g，黑山栀3g，薄荷3g，双钩藤6g，龙胆草5g，细木通5g，九节石菖蒲3g（先煎）。

另：紫雪丹0.6g，风化硝2g，分两次服之。

二诊：昨进泄热和阴、心肝两清法后，身热已解，心烦亦已，肢足转温，惊搐未作，苔仍白腻，脉尚弦数，大便溏泄，小溲略浑。证势苟定，尚虑复热惊搐致变，再拟原方增减，不生他变为佳。

龙胆草5g，薄荷3g（后下），双钩藤6g，黄芩5g，川连1g，细木通5g，黑山栀3g，六一散10g（包），青广皮各3g，灯心草3尺。

另：紫雪丹0.6g，风化硝2g，分两次服之。

例3

李某，女，40天，病历号：105517，初诊日期：1963年6月20日。

婴甫四十日，足月顺产，生时体重仅2.5千克多，口腔上龈患有马牙，对吮乳无碍，近三日来身发高热，腋下体温39.7℃，经西医治疗服用抗菌及退烧药昨日体温已下降至正常，唯闻大声之时，即有惊惕肢痉之象，心烦，啼哭不安，肌肉瞤动，两目直视，指纹色青，现于风关之上，苔白质红，大便略干，腹尚柔软。

此为胎热内蕴，外受惊吓，神怯气弱，扰动肝阳所致，证属急惊范畴，治当平肝镇惊之法。

生石决明12g（先煎），薄荷2g（后下），钩藤6g，九节石菖蒲3g（先煎），炙僵蚕5g，生龙牡各6g（先煎），全蝎0.6g，川连1g，灯草3尺。

另：牛黄镇惊丸2粒，早晚各半粒。

例4

姬某，男，5月。

患儿突然双眼上吊，抽搐项强，咳嗽发迷，喉中痰声辘辘，口唇红赤，苔白而干质红，脉象滑数。

患儿素胖湿盛，又因暖炕热侵，肠胃食滞积热，蒸湿化痰，通降失司，浊痰上蒙，热邪蒸迫而抽搐，形成急惊重证，治先开窍豁痰，清热镇惊。

（1）针刺百会、人中、合谷。

（2）金衣抱龙丸1粒，用瓜蒌6g，天竺黄3g，炙甘草2g，煎水化丸，频频灌之。

按：惊风发作时的急救处理，首应开窍豁痰，以免痰阻咽喉，气闭而死。可采用指掐人中穴，但需掐其鼻，促其用口呼吸，以使痰涎上升入口，则窍闭自开，此法不能获得显效时，当用手堵其鼻口，使其挣扎醒神，以助气机自调，开其痰闭，同时要用手按住前胸，使患儿腰向前屈，以防矢气，小便自遗而脱。亦可针刺百会，以固本提气，人中以开窍醒神，合谷以清热涤痰，再配十宣放血，促其血循流畅，则开窍清热之功更佳，抽风自可平息，呼吸亦即正常。药物方面，可用安宫牛黄散进行灌服以急救，而收芳香开窍、清镇豁痰之效。没有此药即以珠黄散代之，亦有清热豁痰、通下镇惊作用。若抽搐不已，治当平肝息风，除金衣抱龙丸外，可用钩藤饮（羚羊角粉3g，天麻3g，钩藤6g，全蝎3g，人参1.5g，甘草3g，水煎服，此为周岁以内患儿的用量），以收清热息风、镇惊安神之功，痰盛者可加南星3g，半夏5g，则抽搐当可制止。

慢惊吐泻案

李某，男，1岁，病历号：93182，初诊日期：1962年8月20日。

吐泻已历一月，日夜二十余次，在某医院住院治疗，诊为消化不良，连用新霉素一周而不效，突然病情加重，昏睡不醒，闭目摇头，手足微有搐搦，患儿肌肉消瘦，四肢厥逆，吐泻之物为不消化乳白色块状物，苔干质赤，饮后即吐，脉沉微弱，心烦躁动。

吐泻既久，津伤阴涸，脾气大伤，木亢风生，证属气阴两伤，治当健胃回阳，佐以益肾护阴，宗可保立苏汤加减。

破故纸6g，山萸肉3g，人参6g，黄芪6g，附子3g（先下），酸枣仁6g，生龙牡各10g（先下），大白芍10g，乌梅3g，钩藤5g，五味子3g。

二诊：药后神志清醒，闭目摇头抽搐均止，吐泻亦大显减少，前方既效，再拟原方增损治之，以希接效为佳。

破故纸6g，山萸肉3g，人参5g，黄芪6g，酸枣仁6g，大白芍5g，乌梅3g，五味子3g，炒白术6g。

慢惊风案

张某，男，4岁，病历号：75633，初诊日期：1964年6月1日。

患儿曾因高热，抽风、昏迷而入某医院住院治疗，诊为脑炎，经多方抢救后，刻下身热已解，嗜睡露睛，黏汗自出，手足微有搐动，大便时泻，痰鸣辘辘，面色白，苔白脉沉。

此属高热津伤，中气虚惫，土虚不能生金，金弱不能制木，肝木强盛，唯脾是克之象，证系虚寒，颇虑真气不续，肢厥亡阳。治当大补脾土，生胃回阳，应效乃吉，宗固真汤加减。

附子6g（先下），肉桂3g，党参10g，黄芪10g，茯苓10g，炒白术10g，煨姜2片，老木香3g，橘皮3g，砂仁2g，炙甘草6g，炒半夏5g，小红枣3枚，炮姜炭2.5g。

二诊：药后大便泻次已减，汗出如前，痰泛减轻，手足稍见微动，肢体软弱无力，食思略振，苔脉如上，再拟原方增损，以希继效不生他变为佳。

附子6g（先下），肉桂3g，党参10g，黄芪10g，云茯苓10g，炒白术10g，煨姜2片，老木香3g，广皮3g，砂仁2g，炙甘草6g，炒半夏5g，小红枣3枚，怀山药10g，炒白芍10g。

按：急惊与慢惊有所不同，钱乙认为："急惊由于热甚风生，慢惊则为风在脾胃。"故急惊治宜清热镇痉，慢惊当温中回阳，临床用药，则附子必不可少。张景岳云："附子温中回阳，为慢惊圣药，如元气未脱，用之无有不效，气脱甚者，急宜炮用之。"因此，使用附子不必拘泥于慢惊慢脾，但见阳虚阴盛，纯阴无阳之证，均可亟投，更不可认为小儿体禀纯阳，附子辛热，有所顾忌。

暑风案

芦某，女，1岁，病历号：106673，初诊日期：1963年7月4日。

本有发热抽风夙根，前天因高热而抽搐又作，抽时两手握紧，口吐白沫，不作声音，今仍身热未退，午时曾作抽搐，自汗出，呼吸气粗，心烦口渴欲饮，小便稍黄，大便日行二三次，苔色白腻，脉弦数而洪。

《素问》云："诸暴强直，皆属于风，诸痉项强，皆属于湿。"显系外感暑湿之邪化热，热甚生风，肝风内动，发生痉厥搐搦之证，治当清暑解热，平肝息风。

桑叶6g，菊花6g，钩藤6g，龙胆草5g，杭菊5g，黑山栀3g，鲜生地10g，鲜荷叶0.5张，西瓜衣10g，川贝母5g。

另：紫雪丹0.6g，分2次服之。

二诊：药后身热已解，抽搐亦止，唯尚感口渴，小便稍黄，苔白脉数。此为暑热之邪未克尽化，再拟祛暑清热治之。

佩兰叶5g，薄荷2g（后下），西瓜衣10g，冬瓜皮10g，生苡仁10g，川连1.5g，连翘6g，六一散10g（包），猪苓6g。

按：暑风又名暑痫，主要症状是夏月身发壮热，抽搐痉厥，它的致病原因是暑热外袭，热极而引动肝风。小儿纯阳，稚阴未充，高热内闭，木火偏旺，所以，治疗时应当清热祛暑，可用佩兰、鲜荷叶、西瓜翠衣、六一散、连翘、山栀、银花、黄连、黄芩、生地、石膏之类，佐以平肝息风，可用羚羊、钩藤、龙胆草、珍珠母等。有痰者可加川贝、天竺黄等豁痰之品。若见神昏者，可加菖蒲、郁金、牛黄至宝丹等开窍之品。由于本病是暑热化火生风，最忌辛温升散，否则，犹如火上浇油，助长其风动火升之势。

囟填案

陈某，女，4个月，病历号：70387，初诊日期：1964年4月27日。

前囟隆起，按之浮软，身发高热，刻下腋下体温38.8℃，睡中时时惊惕，两手握拳，状如欲惊，颈有抵抗感，在某医院检查疑为脑膜炎，但眼神灵活，鼻干唇裂，啼哭无泪，腹部微胀，溲黄便秘，咽关微红，苔色薄白而干，舌质红赤，指纹紫滞。

此为外感时邪，内夹乳滞，致使脏腑失调，痰热上壅，冲迫头颅，形成囟填之证，治当清热散火，涤痰导滞，应效为佳，否防惊搐生变。

薄荷3g（后下），钩藤6g，山栀3g，淡豆豉6g，生石膏15g（先煎），黄芩3g，枳壳3g，郁金3g，天竺黄6g，焦三仙各12g。

另：至圣保元丹2粒，早晚各半粒。

二诊：药后囟门填胀肿突转轻，腹胀亦松，未作吐泻，唯身热解而未彻，刻下腋下体温37.1℃，眠卧尚宁，无烦扰之象，纹仍紫滞，苔色薄白。证势较前平定，表邪痰热尚未尽化，再拟疏表涤痰，以收表清里和之效。

薄荷3g（后下），黑山栀3g，淡豆豉6g，葛根5g，橘皮3g，川连1.5g，枳壳3g，天竺黄5g，黄芩5g，六一散10g（包）。

另：至圣保元丹2粒，早晚各半粒。

天吊案

李某，女，3个月，病历号：105169，初诊日期：1963年6月14日。

证经一月，惊搐频作，每天发作3次，抽时两目上吊，头颈后仰，呼吸困难，颜面青赤，口唇作干，大便日行四五次，苔白纹青，山根发黑。

病由调护不当，外感风邪，内停乳滞，痰郁气滞，壅塞胸间，不能宣通，化火生风，发为天吊之证，治当清热豁痰，祛风镇痉。儿小质薄，慎防变生不测。

钩藤6g，防风5g，炙僵蚕5g，全蝎0.6g，九节石菖蒲3g（先煎），菊花2g，天竺黄5g，大白芍5g，朱染茯神6g。

另：保婴育生丸1粒，每次服半粒。

盘肠内吊案

江某，女，5个月，病历号：105727，初诊日期：1963年6月25日。

盘肠内吊发于初生月内，腹痛肢寒，大便色青，伴有痉搐作吐迄今未解，曾在儿童医院检查，认为缺钙，胃部X光摄片示，不狭窄，有痉挛现象。患儿面色白，经常发热，苔色薄白，纹暗不明。

良由小儿先天不足，生时感寒伤胃，胃属于土，土为万物之母，化源不足，脏腑失其濡养，于是木亢风生，证属脏寒，治当温中散寒，佐以镇惊。

人参3g，炒白术5g，淡干姜1g，炙草3g，附子3g，肉桂2g，煨木香3g，钩藤6g，伏龙肝15g（煎汁代水），天台乌3g，全蝎尾1g。

另：苏合香丸2粒，每次服1/3粒。

按：天吊、内吊二证，病属惊风范畴，但二者之间，在临床上虽然有某些症状相同，例如搐搦惊掣，角弓反张等，可是在病因和病理机制方面，却截然不同。从病的性质来说，天吊属于外感风热，病在心肺，属于阳证；内吊属于内伤寒凉，病在肝脾，属于阴证。再从发病的特点来看，天吊发病陡然，初起即见惊搐，而且目多仰视，眼球上吊；内吊则先有腹痛，眼有红筋，继则惊搐交作，特征是屈腰而啼，粪青抽搐。治疗方面，天吊宜用清热镇惊，病多易治，内吊宜用温中镇惊，病多难疗。由于内吊病属寒证，抽搐虽然厉害，用镇惊药时加入桂、附，数剂之后，即可痛止惊平。

阴虚肝风案

胡某，女，7岁，病历号：41435，初诊日期：1964年2月25日。

证已一年，全身颤动，形如舞蹈，忽而在肢，忽而在目，无规律可循，但颤动又时轻时重，轻则倏忽而去，重则弹跳而起，曾在上海迭经各著名医院检查，均认为无器质病变，治之不效。刻下仍颤动弹跳如故，无一时之安宁，卧后方止，饮食如常，大便干燥，面色泛青，脉象弦细，苔色薄白。

肝主筋，肝性动，开窍于目，其色青，患儿平时性极急躁，肝强筋急，水不涵木，致呈面青、脉弦、肢目颤动之象。肝风之证既明，唯以滋水柔肝一法，最为允当。

清阿胶10g（化），钩藤10g，大白芍15g，络石藤10g，灵磁石25g（先煎），珍珠母15g（先煎），生龙牡各12g（先煎），白附子5g，鸡子黄1枚（冲服）。

二诊：进阿胶鸡子黄汤加减法后（共服15剂），刻下不自主的颤动和弹跳舞蹈证象全已消失，面青转红，便亦趋润，苔白脉缓。肝风之状已罢，再拟原方接服，以巩其效。

清阿胶10g（化），钩藤10g，大白芍15g，络石藤10g，菊花6g，生石决明13g（先煎），茯神木12g（先煎），生牡蛎12g（先煎），生地黄10g，鸡子黄1枚（冲服），炙甘草3g。

三诊：改拟养血柔肝治之，或冀获效。

当归10g，大白芍10g，熟地黄10g，川芎2g，生龙骨10g（先煎），生牡蛎10g（先煎），钩藤10g，络石藤10g，菊花6g。

惊后肢挛案

徐某，男，2岁，病历号：54221，初诊日期：1963年11月18日。

去年曾患惊风（脑炎），昏迷不醒达一周之久，经抢救后生命虽保全，但后遗手肢强而挛曲，不能伸直，身体倾斜不能自主，意识不知控制，往往尿屎自遗，年来迭经针药施治，意识较明，尿屎已能控制，饮食正常，唯两手挛曲未见改善，苔白脉濡。

证属惊风危证，高热劫津，耗伤气血，血不荣筋，气主煦之，血主濡之，经脉无以濡润，必见躁急之象，所谓“风淫末疾”是也，治当养血祛风为主，久服可望奏功。

炙黄芪12g，当归6g，炒白芍15g，熟地黄10g，川芎3g，桂枝1g，炙僵蚕10g，红花1.5g，干地龙6g，海风藤10g。

二诊：前方接服30剂后，手肢挛曲减轻，能够活动，局部且有热感，证已见效，再拟原意治之。

炙黄芪12g，当归6g，炒白芍15g，熟地黄10g，川芎2g，桂枝1g，广皮3g，茯苓10g，干地龙6g，炒白术10g，人参5g。

惊后肌萎案

杨某，女，病历号：118557，初诊日期：1964 年 1 月 31 日。

前年秋季曾患脑炎，在某医院住院治疗，脑炎虽愈，但后遗有上肢肌肉萎缩，当时不能举动和把握，经针灸、理疗后，刻下已能举握，唯左右上肢对比，患侧仍有松弛瘦弱之象，面色白，苔白脉缓。

惊后气血耗损，脾气不健，脾主肌肉，故肌肉不充，治当大补气血，健脾和中，证已久痼，势难速效，拟以丸方缓图。

党参 60g，黄芪 60g，茯苓 60g，炒白术 60g，炒白芍 60g，当归 30g，熟地 60g，红花 15g，川芎 30g，桂枝 15g，片姜黄 30g，广皮 15g，怀山药 60g，炒苡仁米 60g，老木香 15g，焦三仙各 60g。

上药共研细末，炼蜜为丸，每丸重 10g，每日 2 次，每次 1 丸，开水送服。

惊热夜啼案

武某，女，1 岁，病历号：119213，初诊日期：1964 年 3 月 31 日。

两日来夜间啼哭，惊烦不安，睡则易醒，似有恐怖之态，纳谷不馨，口渴溲赤，苔色薄白，指纹紫滞。

稚婴之体，心气怯弱，遭受惊吓，惊则气乱，阴阳失衡，故睡眠不宁，夜间啼哭不已，治当宁心镇惊。

蝉衣 3g，薄荷 3g（后下），钩藤 6g，天竺黄 5g，麦冬 5g，生牡蛎 10g（先煎），生龙骨 10g（先煎），益元散 6g（包），灯心草 3 尺。

另：牛黄抱龙丸 2 粒，早晚各半粒。

二诊：药后眠卧已宁，夜啼亦已，尚有口渴溲赤，纳谷欠佳，苔白纹紫，治再宗原意，佐以清导，慎调为要。

蝉衣 3g，生石决明 10g（先煎），钩藤 6g，生牡蛎 10g（先煎），朱染灯心 3 尺，橘皮 3g，黑山栀 2g，枳壳 3g，焦三仙各 12g，六一散 6g（包）。

痰火发痫案

陈某，女，9 岁，病历号：39473，初诊日期：1963 年 6 月 8 日。

患儿自幼即有痫证，经常犯病，医治无效，现约两周发作一次，发时口吐白沫，双目上视，手足震颤，肢体强直，神志不清，历数分钟之久始缓解而清醒，面黄溲赤便干，脉弦数，舌质红，智力发育不佳。

证属癫痫，病由痰热偏盛，蒙蔽清窍所致，治当清热豁痰，佐以镇痉。

炙甘草 10g，浮小麦 10g，大枣 10 枚，钩藤 10g，炙僵蚕 10g，天竺黄 6g，生龙牡各 10g（先煎），菊花 6g，川连 2g，全虫 2g。

另：礞石滚痰丸 18g，每次 3g，每日 2 次。

二诊：隔半年未诊，服前投之剂，病证基本未作，近日又发，自觉心中懊侬，神识迷糊，四肢抽痉阵发，以下午为甚，大便干，小溲黄，胃纳尚佳，苔白脉弦。证情仍是心肝火盛，火动痰升，风阳上旋则抽痉，浊邪蒙窍则神迷，再拟清心平肝，泄热化痰。

生石决明30g（先煎），钩藤10g，龙胆草5g，焦山栀6g，黄连2g，生军3g（后下），生地黄10g，粉丹皮5g，赤芍5g，珍珠母15g（先煎），九节石菖蒲5g（先煎）。另：定痫丹10粒，早晚各1粒。

风痰发痫案

张某，女，10岁，病历号：25133，初诊日期：1960年5月4日。

去年入秋以来，有时突然口噤，双目直视，移时恢复，一如常人。今年3月间发作一次较重，口眼㖞斜，四肢抽搐，随即趋缓，此后发无定时，作则昏眩抽搐，十指屈伸，不省人事，面色青红，平时睡眠较差，脑力尚可，舌苔薄白，脉弦数。

风性数变，痰升昏厥，显属风痰上壅，邪阻心窍，神气怫郁所致，治当涌泄风痰。

广郁金25g，白矾60g，共研细末，粥糊为丸，如梧子大，每服3g，每日2次，每次用薄荷3g、钩藤10g煎水送下。

痰痫案

杜某，男，12岁，病历号：48562，初诊日期：1961年2月23日。

患儿幼时先天不足，营养不良，故体质薄弱，经常生病，半年来往往突然两眼直视，眩仆倒地，失去知觉，小便自遗，口吐痰沫，移时清醒，醒后如常，平时表情淡漠，不爱言语，20个以上的数目，不能数清，但食纳极佳，痫发每于大便干后而作，苔薄色白，脉象滑数。

证属痰食壅结上乘，内乱神明，外闭经络，故一时发作，而为痫证。治当豁痰导滞，佐以清热，宗导痰汤加减。

化橘红6g，清半夏6g，炒白术10g，炒白芍10g，枳实6g，陈胆星6g，九节石菖蒲5g（先煎），糖瓜蒌10g，焦三仙各30g。

二诊：自服药后半月来未见发痫，一般情况均正常，苔脉如常，再宗上方稍事变通之，尚希节食为要。

化橘红6g，清半夏6g，炒白术10g，炒白芍10g，枳实6g，陈胆星6g，九节石菖蒲5g（先煎），姜竹茹6g，焦三仙各30g，黄芩6g。

癫痫小发案

熊某，女，6岁，病历号：109331，初诊日期：1963年8月29日。

癫痫小发作已经一年，每隔二三日发作一次，发时头面肌肉颤动，神志呆钝，移时即醒，醒后如常，曾经某医院迭用西药镇静，不能收效，刻下证发如旧，胃纳不佳，消瘦异常，面色黄甚，大便干燥，舌苔干白，脉象弦滑。

证属脾土太虚，肝木横逆不已，仲圣云见肝之病当先实脾，拟以补土制木，缓以图之。

党参6g，黄芪10g，云茯苓6g，炒白术10g，炒白芍10g，炙甘草10g，橘皮5g，炒半夏5g，灵磁石25g（先煎），珍珠母25g（先煎），生龙牡各10g（先煎），全蝎2g，大枣3枚。

另：苏合香丸6粒，早晚各半粒。

二诊：补土制木之品，共进12剂，癫痫仍有小发，但已不比先前频繁，面黄趋华，胃纳亦转馨振，二便如常，苔白脉缓，再拟原方治之，以希接效。

党参6g，黄芪10g，云茯苓6g，炒白术10g，炒白芍10g，青广皮各10g，明天麻2g，灵磁石25g（先煎），煨姜2片，生龙牡各10g（先煎），全蝎2g，大枣3枚，钩藤10g。

三诊：迭进前方，胃纳已佳，面转红润，癫痫月来未发，由于停药一周，昨夜发作一次，甚为短暂轻微，苔白脉缓，再拟原意扩充，配制丸剂，以从根治。

人参30g，黄芪30g，茯苓30g，炒白术30g，炒白芍30g，当归15g，明天麻10g，钩藤30g，灵磁石30g，生龙牡各30g，珍珠母30g，炙粉草15g，陈皮12g，半夏曲12g，炙僵蚕15g，枳壳12g，大枣30g。

上药共研细末，炼蜜为丸，每丸重10g，早晚各服1丸，开水送下。

胎痫案

许某，男，2个月，病历号：117195，初诊日期：1964年6月2日。

患儿生后4日，即患抽风，频发不已，发时身无烧热，手如握拳，颤动抖战，迭经西医院治疗，诊为手足搐搦症，服药后已17日未作，突于今日上午又抽，头摇肢颤，口角流涎，大汗淋漓，半小时方抽止而清醒，囟门不呈高突，口唇四周泛青，据说小儿平时汗出甚多，睡中惊惕，苔白纹青。

证属胎痫，审由儿母孕中受惊，遗感于儿所致，治当补其胎元，镇其惊搐，宗六味地黄丸加味。

熟地6g，山萸肉3g，茯苓5g，怀山药10g，粉丹皮3g，泽泻5g，钩藤6g，大白芍10g，生龙牡各10g（先煎），川郁金3g。

另：琥珀抱龙丸3粒，早晚各半粒。

咳　嗽　类

风寒咳嗽案

李某，男，1岁，病历号：111656，初诊日期：1963年10月10日。

日来咳嗽频作，早晚为甚，鼻流清涕，喷嚏面白，精神尚佳，二便如常，苔白而薄，脉浮纹暗。

此乃风寒外束，肺气不宣之象。盖风寒中人，必先客于皮毛，皮毛为肺之合，肺受邪束，必然宣豁失司，肺气不利则为咳，故经云“咳为肺之自动病也”，治当疏宣，以希肺宣则风寒散，风寒散则气道利，气道利则咳嗽不治而自止，宗以金沸草散加减。

金沸草5g（包），前胡3g，桔梗3g，细辛0.6g，薄荷3g，橘红3g，杏仁泥10g，法半夏5g，莱菔子3g，葱头3个，生姜2片。

另：小儿清肺散1g×6包，每日3次，每次1包，加糖少许，开水化服。

外感咳嗽案

刘某，男，6岁，病历号：72132，初诊日期：1962年1月2日。

咳嗽已两周之久，一直身未发热，但鼻塞流涕不已，时有喷嚏，日来复冒受风寒，以致咳嗽加重，鼻流清涕，呼吸略粗，有痰咯之不出，面黄溲少，苔白脉缓。

儿体质薄，重冒风寒，肺气失宣，营卫为病，故咳嗽不已，治当宣肺开上，宗三拗汤加味。

水炙麻黄2g，杏仁10g，炙甘草3g，桔梗3g，前胡3g，苏子3g，莱菔子3g，象贝母5g，橘皮3g，橘络1.5g，旋覆花5g（包），葱头3个。

另：解肌宁嗽丸4粒，早晚各1粒。

二诊：药后咳减，痰黏不易咯出，鼻涕转稠而浊，面色纳差，口干欲饮，呼吸略粗，苔转白厚而腻，脉象微数，显系肺为邪郁，清肃失司，有郁久化热、上激娇脏之象，当予清肺宣上，以化郁邪，以上方加生石膏治之，自可获愈。

水炙麻黄2g，杏仁10g，生石膏25g（先煎），桔梗3g，前胡3g，苏子3g，莱菔子3g，象贝母5g，橘皮3g，橘络1.5g，旋覆花5g（包），葱头3个，生粉草3g。

另：解肌宁嗽丸4粒，早晚各1粒。

按：凡感冒外邪出现以咳嗽为主症的就叫外感咳嗽，治疗大法，不外疏散外邪，以收宣肺止咳之效，但在临床时具体运用方药，却各有不同。如上面两案，治疗原则虽然相同，处方方面，却大有差异，一例是用金沸草散加减，一例是以三拗汤加味，表面看来，这两张方剂，都是辛温表散止咳，没有明显区分，但在治疗的灵活性方面，却迥然不同，因为风为阳邪，容易化热，寒郁日久，亦能化热，尤其小儿纯阳，化热更速，今天看是表寒，明天即能变为表热，运用三拗，如果加入石膏，即将辛温解表，一变而为辛凉解表了。

肺寒咳嗽案

张某，男，5岁，病历号：71058，初诊日期：1963年10月7日。

证经半月，咳嗽不已，鼻流清涕，形寒蕴热，曾用西药治疗而未效，刻下面泛青紫，憎寒畏风，咳嗽痰多清稀，形体瘦弱，纳谷不多，小便不浑，大便未行，苔薄色白，脉象缓滑。

冷饮过度，体质素薄，不能营运，以致形寒饮冷伤肺，证属肺寒咳嗽，治当温肺散寒，慎调乃安。

苏叶3g，苏子2g，炙紫菀5g，杏仁10g，砂仁米2g（打），橘皮3g，法半夏3g，淡干姜1g，莱菔子3g，桔梗3g，葱头3个。

二诊：进温散肺寒之品，咳嗽已愈大半，早晚略有微寒，食纳较馨，痰质略厚，面略趋华，不欲饮水，二便如常，舌苔滑白，脉无数象。肺寒尚未尽散，中气亟待恢复，仍当温肺散寒，佐以调中为治。

苏梗子各3g，炙紫菀5g，杏仁10g，砂仁米1.5g（打），茯苓6g，橘红3g，法半夏3g，炒白术6g，莱菔子3g，桔梗3g，小红枣3枚，焦三仙各12g，煨姜2片。

按：本证与风寒咳嗽不同。在病因方面，本证属于肺虚形寒，风寒咳嗽则系感冒风寒所致。在见症上，本证则面多白或青紫，风寒咳嗽由于风为阳邪，故面多潮润。在治疗方面，风寒咳嗽则宜疏表散邪，佐以止咳。肺寒咳嗽初起之时，宜温散肺寒，兼佐祛痰，可用《圣惠》橘皮散，如日久不愈，则肺虚生火，寒极化热，又当止嗽生津，宜补肺阿胶散。

肺热咳嗽案

例1

彭某，男，4岁，病历号：122680，初诊日期：1963年4月20日。

两天来咳嗽无痰，喷嚏鼻塞，而流清涕，唇赤咽红，面色红赤，纳谷不佳，今晨干呕涎沫，精神、二便如常，苔薄质赤，脉象浮数。

此系风温之邪袭肺，痰滞不宣，证属肺热咳嗽轻候，治当轻宣肺气以止咳，方宗桑菊饮加减。

霜桑叶6g，菊花5g，薄荷2g（后下），连翘6g，研牛蒡子5g，象贝母5g，橘皮3g，姜竹茹2g，炙杷叶5g，鲜芦根30g，杏仁10g。

另：小儿百寿丹，早晚各1粒。

例2

郭某，女，6岁，病历号：118165，初诊日期：1964年1月27日。

咳嗽月余未解，最近二三日来，咳嗽增剧，痰咯不出，鼻流浊涕，入暮身热颧红，口干欲饮，胃纳不振，有时夜间鼻腔流血，苔白质赤，脉象弦数。

证属外邪束肺，久羁不解，郁而化热，治节失职，以致咳嗽鼻衄频仍，治当清肃肺金，而解郁热，以希肃降之令得行，庶几咳衄自已。

南沙参5g，桑叶6g，杏苡仁各10g，黄芩5g，黑山栀3g，胖大海3g，净蛤粉10g，炙杷叶6g，川贝母5g，白茅根15g。

另：妙灵丹4粒，早晚各1粒。

二诊：药后咳嗽大瘥，鼻衄仅流1次，色红量多，入暮身热未作，口仍作干欲饮，小溲黄浑，胃纳尚可，苔白脉数。此肺热化而未尽，降令功能未复之象，治当清解。

南沙参5g，桑叶6g，杏苡仁各10g，黄芩5g，黑山栀炭6g，鲜茅根30g，侧柏炭10g，胖大海5g，炙蛤壳10g。

另：八宝治红丹4粒，早晚各1粒。

三诊：药后鼻衄已止，咳嗽轻微偶作，诸症已解，拟以清热和中，以为善后。

南沙参5g，桑白皮6g，杏苡仁各10g，黄芩5g，炒白术6g，云茯苓6g，枳壳5g，川郁金5g，炒谷麦芽各10g。

另：太极丸4粒，早晚各1粒。

婴幼喘咳案

郝某，女，2月。

婴甫二月，四天来身热不扬，喘咳憋气，日趋严重。刻下身热，体温37.2℃（腋下），短咳不爽，呼吸气促，喉中痰鸣，面色白，山根口周泛青，少腹膨胀，大便自利，苔色白腻质红，纹暗不明。

外邪遏肺，痰滞停中，肺胃转输失职，宣降之令不行，故喘咳气促，腹膨痰鸣不已，治当涤痰肃肺，用苦辛开降法。

黑山栀10g，淡豆豉10g，薄荷2g（后下），葛根5g，川黄连1g，淡干姜1g，橘皮络各1.5g，半夏1.5g，枳壳2g，桔梗2g，莱菔子2g。

按：婴儿喘咳，多因感受外邪夹以乳滞不运，壅阻肺胃，宣降失司所致。此案痰浊恋肺，气失宣降，形成喘咳气促、痰鸣腹膨重候，病在上中二焦，故用干姜以辛开，黄连以苦降，加枳壳以宽中，开中焦之痰食，正所以通宣肺气之闭，药后证即大减，痰鸣气促均轻，腹膨胀满亦减，二剂而安。

肺炎喘嗽案

秦某，男，3岁。

身热四日，体温38℃（腋下），心烦不安，面赤唇干起裂，咳嗽不畅，呼吸不平，鼻赤流涕，口渴嗜饮，大便泄泻稀溏，小便浑赤，腹部膨胀，左侧颌下痰核如豆大，苔腻质赤，脉象细数，听诊肺呼吸音粗糙，左肺啰音明显。

良由外感温热之邪，蓄遏肺胃，热甚津伤，气营两燔之象，治当清营透气。

元参6g，生地10g，生石膏25g（先煎），薄荷3g（后下），连翘6g，炙杷叶5g，杏仁10g，桔梗3g，生苡仁10g，旋覆花5g（包），莱菔子10g，天竺黄6g。

另：五粒回春丹1瓶，分2次服之。

二诊：药后热退（腋下体温36.5℃）神爽，自欲饮食，泄泻亦止，唯听诊左肺仍有湿啰音，喉中痰鸣，苔薄脉滑。气营两燔向解，痰热恋肺未清，治当清热养阴，化痰导滞。

元参5g，连翘6g，生石膏25g（先下），生地黄6g，杏苡仁各6g，蛤粉10g，莱菔子3g，炙杷叶5g，海浮石10g，大贝母5g，全瓜蒌6g。

另：小儿百寿丹2丸，早晚各1丸。

按：温邪上受，首先犯肺，由于温为阳邪，最易伤津。此例热炽阴伤，邪易内陷，出现气营两燔，投以清营透气，养阴涤痰，迅即获功。

痰热咳嗽案

例1

张某，女，5岁，病历号：110185，初诊日期：1963年9月12日。

证经半年，咳嗽不已，喉中痰鸣，最近一个月来，经常身热，时退时作，热轻则鼻涕咳痰，热甚则谵语气粗，白天则面黄神清，入暮则颧赤腹胀，二便秘涩，胃纳不香，苔白唇红，脉来滑数。

咳为肺之病，乃太阴宣豁失司，郁而上逆，逆则为咳。由于邪阻肺胃，郁蒸化热，热灼津液成痰，痰热内恋，是以咳痰不瘥，而身热不清。肺气以右降为顺，胃气以通降为和，痰浊凝阻肺胃，气机必然失展，故痰不去热不会退，热之不退，则痰更易生。今拟清热豁痰治之，宗麻杏石甘汤加味。

水炙麻黄2g，生石膏25g（先煎），杏仁10g，生甘草3g，白前5g，黄芩5g，海浮石10g，大贝母5g，莱菔子3g，地骨皮5g，炙杷叶5g。

另：妙灵丹4粒，早晚各1粒。

二诊：药后咳嗽大减，身热未退，痰鸣亦已，唯腹胀尚未大松，大便秘结不行，口干溲少，苔白脉滑。证属痰热下趋，肺与大肠相表里，肺热肠亦热，故便秘、腹胀，今当利下痰热，使其下夺而出，此亦因势利导之法则。

炒蒌皮10g，大贝母5g，槟榔5g，制军5g，枳壳5g，川郁金5g，黄芩5g，橘皮3g，杏仁10g，炒川朴1.5g。

另：妙灵丹4粒，早晚各1粒。

例2

向某，男，5个月，病历号：100722，初诊日期：1963年4月1日。

婴甫五月，生后四十日，即患肺炎喘嗽重候，经治虽愈，但一直咳嗽不瘥，痰多有声，入暮较甚，咳剧泛吐痰涎，神疲纳呆，哭声不扬，面部山根露青，苔白纹紫，大便略干，小溲黄浑。

肺为娇脏，肺气以下行为顺，病后肃降失司，郁热未清，加以乳饮入胃，蒸化为痰，痰壅胸膈，其气必然上逆，是以痰声辘辘，咳嗽不已，前贤云："治痰必先降气，气降则痰降"，痰降则咳嗽自已，今本此理，拟以清肺降气，佐以涤痰止咳，宗旋覆代赭汤化裁。

旋覆花5g（包），代赭石10g，桑叶5g，杏仁10g，苏子3g，莱菔子5g，枳壳5g，川郁金5g，炙紫菀3g，橘皮3g，橘络1g。

另：猴枣粉0.3g，分2次服之。

二诊：药后咳嗽大减，气机舒畅，纳食较振，精神转佳，唯喉间仍有嘶嘶痰鸣，苔色薄白，纹仍色紫。前方有效，再拟理气涤痰治之。

旋覆花5g（包），代赭石10g，桑叶5g，炙杷叶5g，陈胆星3g，橘皮3g，橘络1g，枳壳5g，莱菔子5g，川郁金5g。

另：猴枣粉0.3g，分2次服之。

凉燥咳嗽案

向某，男，6岁，病历号：109963，初诊日期：1963年9月29日。

咳嗽无痰，已历一周，形寒微热，鼻鸣而塞，胸满气逆，唇干而裂，苔白而干。

证由秋凉束肺，阴凝则燥，以致肺气清肃无权，不能布津所致，治当辛开温润，何廉臣云："六气之中，唯燥气难明，盖燥有凉燥、温燥，上燥、下燥之分，凉燥者燥之胜气也，治以温润，杏苏散主之。"不宜辛散，须防伤津之弊。

杏仁10g，苏叶5g，前胡5g，桔梗3g，研牛蒡子5g，枳壳5g，大贝母5g，炙杷叶5g，天花粉5g，薄荷5g（后下）。

二诊：药后恶寒身热已解，咳嗽亦减，唯仍胸满气逆，腹部稍胀，胃纳不香，苔白而干，舌边尖红赤，大便不行，小溲微黄。此凉燥之邪袭邪，有入里化热之征，盖肺之脉络起于中焦，外邪顺传中腑，故影响胃纳，而腹胀胸满，治当宣肺泄邪，佐以导滞和中。

杏仁10g，苏叶3g，橘红3g，桔梗3g，牛蒡子5g，枳壳5g，象贝母5g，炙杷叶5g，焦三仙各12g，黄芩5g。

温燥咳嗽案

曾某，女，1岁，病历号：87998，初诊日期：1963年9月26日。

三周前曾患咳嗽，经治已愈，今日中午突又发热，腋下体温38.8℃，肤干无汗，咳频不爽，痰多胶黏，气逆不平，咽部干红，鼻干唇燥，口渴心烦，舌苔薄白而燥，质边尖俱赤，脉象浮数。

证属外感秋燥之邪，内蕴痰热，火热刑金，伤及肺阴，阴伤则燥，是以出现咳热烦渴等津气干燥之象，治当辛凉甘润，重在清热保津，宗吴氏桑杏汤加味。

霜桑叶6g，杏苡仁各10g，薄荷5g（后下），连翘壳6g，生石膏30g（先煎），枳壳3g，桔梗3g，活水芦根30g，天花粉5g，生梨皮10g。

二诊：进辛凉甘润法后，身热已趋下降，腋下体温37.2℃，咳嗽减轻而痰多，气息仍粗且腹膨，大便量少而不畅，小溲短浑且秘涩，舌苔中心黄腻，舌质边尖光红，脉象弦滑而数，指纹红紫。此燥伤肺胃阴分之象，治当甘寒养阴，宗沙参麦冬汤合五汁饮化裁。

南沙参5g，麦冬5g，杏苡仁各10g，川贝母5g，鲜生地15g（绞汁入煎），钗石斛10g，生梨汁1杯，生藕汁1杯，甘蔗汁1杯，荸荠汁1杯（上四汁临服时对入）。

食积咳嗽案

例1

贾某，女，2.5岁，病历号：55940，初诊日期：1963年5月9日。

初患感冒咳嗽，服中西药后身热已解，而咳嗽连续未断，现入暮咳嗽增剧，痰多气粗，脘满嗳饱，胸腹胀闷，口唇干红，夜卧不安，纳少便溏，面色黄滞，舌苔白腻，脉滑且弦。

外感表邪以后，运化不健，食积内停，积郁化火，壅气成痰，支塞气道，以致肺失清肃，形成食积咳嗽之证，治当肃肺消导，宗以麦曲二陈汤加减。

炒麦芽10g，神曲10g，焦山楂10g，茯苓6g，陈皮3g，制半夏5g，炙杷叶5g，川连1.5g，炒干姜1g，桔梗3g，莱菔子3g，连翘6g。

另：妙灵丹4粒，早晚各1粒。

二诊：药后咳嗽大减，痰泛亦少，胸腹胀满亦宽，呼吸平和，唯面色仍呈黄滞，胃纳欠佳，苔白脉滑。积滞尚未尽化，湿热仍有滋生之机，再当消导和中，以化里滞。

炒麦芽10g，神曲10g，焦山楂10g，茯苓6g，陈皮3g，制半夏5g，炙杷叶5g，莱菔子3g，连翘6g，炒白术5g，姜竹茹3g。

另：妙灵丹4粒，早晚各1粒。

例2

徐某，女，3岁，病历号：106128，初诊日期：1963年10月6日。

三日来咳嗽痰多，入暮两颧潮红，气急心烦，脘满嗳饱，睡眠不安，腹部胀痛拒按，大便秘结，小溲黄少，舌苔黄腻，脉来滑数。

证属中焦积滞欠运，湿热蕴生，酿而为痰，痰壅气逆则为咳，内热伤阴则颧红，积滞不化则腹胀嗳饱，胃气失和则便秘难卧，治当导滞和中，涤痰止咳，以收清本澄源之效。

枳壳5g，槟榔5g，川连1.5g，泽泻5g，青陈皮各3g，茯苓6g，神曲10g，六一散10g（包），姜皮1丸，制川军5g，黄芩5g，川连1.5g。

另：太极丸4粒，早晚各1粒。

二诊：药后大便解出溏垢甚多，脘腹胀满如失，咳嗽亦减，呼吸和平，眠卧亦安，苔仍黄垢，脉尚滑数。痰滞尚未尽除，再以导滞和中为治。

枳壳5g，炒白术6g，茯苓6g，青陈皮各3g，炒半夏5g，川连1.5g，砂仁米2g（打），黄芩5g，泽泻5g，神曲10g，六一散10g（包）。

另：妙灵丹4粒，早晚各1粒。

虚损咳嗽案

彭某，男，4岁，病历号：83743，初诊日期：1963年4月24日。

自患百日咳后，两月以来，咳嗽始终不瘥，时轻时剧，形体日趋消瘦，饮食不为肌肤，卧则汗出如洗。便干，日二三行。

久咳未愈，肺气虚弱，营卫失调，故一感外邪，最易肺失清肃而致咳，久咳肺虚，卫外无权，故卧则汗出如洗，再考脉无数象，苔色薄白，显为虚损咳嗽之证。治当调和营卫，补肺止咳，宗以桂枝加龙牡汤合补肺阿胶散化裁。

桂枝3g，大白芍10g，生龙牡各10g（先煎），马兜铃5g，研牛蒡子5g，炙杷叶6g，炙甘草3g，杏仁10g，清阿胶6g（烊化），橘红3g，煨姜2片，小红枣3枚。

阴虚咳嗽案

刘某，女，7岁，病历号：19599，初诊日期：1964年3月9日。

本患鼻衄头晕，阴气本虚，体质干瘦，咽干暮甚，近日又增咳嗽，两颧发赤，口渴喜凉饮，苔白舌红，脉来细数。

脉证合参，显无外感，实为阴虚火旺，火性炎上，冲激华盖所致，治当滋阴清肺，以复升降之常，宗滋阴保肺汤加减。

肥知母5g，炒黄柏6g，麦冬6g，生地黄10g，当归6g，大白芍10g，炙紫菀5g，桑白皮6g，炙杷叶6g，川贝母5g，杏仁泥10g。

另：二母宁嗽丸4粒，早晚各1粒。

二诊：进滋阴保肺法后，咳嗽大见减轻，虚火上炎之象稍杀，唯头晕仍作，脉尚细数。效不更方，再从原意。

肥知母5g，炒黄柏6g，麦冬6g，生地黄10g，当归6g，清阿胶10g（烊化），大白芍10g，生谷芽10g，生牡蛎10g（先煎），川贝母5g，杏仁泥10g。

另：二母宁嗽丸4粒，早晚各1粒。

脾虚咳嗽案

何某，女，5岁，病历号：74958，初诊日期：1963年9月3日。

儿体素来娇弱，肺脾俱虚，一向面色白，形瘦纳减，最近后半夜起，咳嗽频作，至天明而止，口唇隐现青色，苔白，脉来细弱。

脾为肺母，中焦气虚不运，则水谷之湿，聚而为痰，支塞气道，搏击娇脏，必然产生咳嗽。为何夜半而作？盖脾土虚弱，则肝木必亢，夜半之后，正是肝胆旺时，夜半咳作，乃木气凌金之象。综合证情，总由脾虚所致，亟当健脾扶元，扶土即能生金，培土可以抑木，宗六君子汤加减治之。

党参10g，黄芪10g，茯苓10g，怀山药10g，煨姜2片，炒白芍10g，青陈皮各3g，炒半夏5g，砂仁米2g（打），大贝母5g，炙杷叶6g，小红枣3枚。

二诊：迭进补脾益肺之剂，面色已华，纳谷亦振，虽有微咳呕吐，已非夜半之时，苔白脉缓。肺脾气弱，绝非朝夕可以补偿，仍以补土生金接治。

党参10g，黄芪10g，茯苓10g，姜竹茹10g，炒白术10g，煨姜2片，炒白芍10g，莱菔子3g，橘皮3g，炙杷叶6g，小红枣3枚，当归5g。

顿咳案

例1

段某，女，3岁，病历号：110886，初诊日期：1963年9月24日。

旬日来咳嗽频频，阵发而作，咳时面红气粗，甚则鼻腔出血，苔白脉数，口干欲饮。

暑邪内郁，暴感秋凉，外邪束肺，肺气失宣，势成顿咳，证颇缠绵，治当降逆止嗽，暂收减轻之效。

水炙麻黄3g，百部6g，炙紫菀5g，旋覆花5g（包），前胡5g，苏子5g，杏仁10g，黄芩5g，橘红3g，象贝母5g。

另：鹭鸶咳丸4粒，早晚各1粒。

二诊：咳次已减，咳时亦短，仍呈阵作，咳后尚流鼻衄，口干欲饮，苔色脉数。肺为邪郁，郁而化热，有逼迫动血之虞，拟以清金止咳为法，不使另生枝节。

黄芩5g，炙紫菀5g，百部6g，杏仁10g，桔梗3g，冬瓜仁10g，粉丹皮5g，鲜茅根30g，血余炭5g，大贝母5g，侧柏炭10g。

另：鹭鸶咳丸4粒，早晚各1粒。

例2

史某，女，1岁，病历号：102780，初诊日期：1963年5月7日。

咳嗽阵作，已经一月，入暮增剧，咳则一连数十声而气不能续，颜面涨红，涕泪俱出，曾在某儿童医院治疗，兼佐针灸施治，效不理想，目前咳嗽一日约十余阵，咳仍连声不断，最后泛吐痰涎方暂止，眼胞浮肿，目睛发赤血瘀，如拳击伤，午后颧红如涂胭脂，咽红唇干，大便秘结，苔白质赤，脉来弦数。

邪毒侵肺，肺失清肃，痰浊阻滞气道，肺气不能通畅，故咳嗽频频，痰液黏稠，不易排出。肺胃转输不利，其气必然上逆，故咳则弯腰曲背，头颈筋脉怒张，舌向外伸，目珠红赤，涕泪交并，呕逆泛吐。势正盛候，亟当清金降气，佐以镇咳，以希速效，而免呕血之虞。

鲜芦根30g，桃杏仁各6g，冬瓜仁10g，葶苈子3g，莱菔子3g，钩藤10g，黛蛤散10g（包），知贝母各10g，车前子25g（包），炙杷叶6g，姜竹茹3g。

另：鹭鸶咳丸6粒，早晚各1粒。

二诊：上方迭进6剂，顿咳大见减轻，一昼夜间，仅发五六次，咳已为时短暂，喉间既无鸡鸣之声，亦无泛吐涎痰之象，唯尚痰多，喉间辘辘，口干溲黄，大便干秘，苔白脉数。此为邪毒久稽，痰热恋肺之证，再拟清肺涤痰治之，以希接效。

南沙参6g，茯苓6g，车前子15g（包），莱菔子3g，橘红3g，橘络1.5g，黛蛤散10g（包），炙杷叶6g，炒蒌仁10g，大贝母5g，海蜇10g，荸荠汁1杯（临服时对入）。

另：鹭鸶咳丸6粒，早晚各1粒。

咳呛肺络案

刘某，女，5岁，病历号：109157，初诊日期：1963年4月28日。

证经四周，顿咳不已，咳则弯腰曲背，连声不止，气逆呕吐，痰食俱出，混以血块，甚则尿屎自遗，目赤颧赤，面色乌紫，苔光质红，脉象洪数。

此为邪浊久稽，郁而化热，热与痰合，胶结气道，故顿咳不已，咳久痰血混出，显为震伤肺络之象，治当清金降火，佐以镇咳止血，应效乃佳。

桑白皮6g，地骨皮5g，黄芩5g，知贝母各5g，黑山栀炭3g，侧柏炭3g，茜草5g，蛤粉炒阿胶10g，干藕节30g，鲜绛屑2g，车前子15g（包）。

另：鸡苦胆4个，早晚各1个，加砂糖适量冲服。

咳吐案

富某，女，11个月，病历号：110272，初诊日期：1963年9月12日。

证经七月有余，一直咳嗽气逆，纳乳泛吐，面色皖白，形瘦发稀，喉中痰声辘辘，苔薄色白，纹暗。

肺主右降，胃主通降，肺胃皆以降为顺，今咳而泛吐，显为降令失司。但咳吐时久，肺降无权，胃气失和，必然导致中焦虚弱，停湿成痰，故喉中痰鸣辘辘，面色皖白，形瘦发稀，皆为肺脾虚弱之表现。前贤云："脾为生痰之源，肺为贮痰之器"，故治疗之法，先拟健运中州，温化痰浊，以杜生痰之源，而去上凌之势，拟苓桂术甘汤合大半夏汤化裁，复方图治。

云茯苓10g，肉桂5g，炒白术5g，炙甘草3g，炒半夏5g，旋覆花5g（包），代赭石10g，淡干姜1g（连水炒），橘皮3g，灶心土15g（煎汤代水），党参5g。

咳嗽吐乳案

吴某，男，半岁，病历号：113044，初诊日期：1963年11月7日。

咳嗽吐乳，已经两日，伴有身热喷嚏，鼻流清涕，睡眠不安，二便如常，苔白微腻，纹暗不明。

证属积热留恋阳明，复感外邪袭肺，肺气失宣则为咳，胃降失司则为吐，拟以疏表肃肺，佐以清导和中。

桑叶6g，杏仁10g，薄荷3g（后下），连翘5g，黑山栀2g，淡豆豉10g，橘皮3g，姜竹茹2g，黄芩5g，莱菔子5g，焦三仙各12g。

另：太极丸2粒，早晚各半粒。

二诊：药后身热已解，咳嗽稍减，吐乳未作，唯外邪痰滞尚未尽化，以致鼻流清涕，睡眠欠实，口干欲饮，苔白脉数，纹暗不明。再拟疏化治之，以解余邪。

桑叶5g，杏仁10g，前胡3g，枳壳3g，川郁金3g，大贝母5g，莱菔子3g，橘皮3g，橘络1g，黑山栀2g，焦三仙各12g。

另：太极丸2粒，早晚各半粒。

咳嗽泄泻案

向某，男，7月，病历号：100721，初诊日期：1963年6月13日。

一周来，咳嗽不已，今晨突然大便三次，呈稀水样，纳谷稍减，苔色白腻。

证属外感时邪，肺气失宣。肺之经脉，起于中焦，下络大肠，故肺与大肠相表里，邪气上激娇脏则为咳，下注大肠则为泻，治当宣肺止咳，和中止泻。

旋覆花5g（包），杏仁泥5g，前胡2g，桔梗3g，猪茯苓各6g，姜皮1g，煨木香2.5g，橘皮3g，神曲10g，川连1g。

另：和脾散0.6g×6包，每日3次，每次1包。

咳嗽尿频案

李某，女，4.5岁，病历号：105970，初诊日期：1963年9月16日。

患儿胃纳欠馨，肉轮发青，唇口红赤，腹部膨而不舒，时而咳嗽气急，口干欲饮，小便频数，夜卧不安，苔白脉滑。

根据证情，有湿热积滞伤中，脾胃运化不健之象，盖湿热之邪，上灼肺金则为咳，下注膀胱故尿频，权从清利消导治之。

川连1.5g，黄芩5g，黑山栀3g，杏苡仁各10g，炒川朴2g，川郁金3g，桔梗3g，橘皮3g，焦三仙各12g，六一散10g（包）。

二诊：药后咳嗽已瘥，心烦腹膨亦已，唯仍纳食不甘，小溲依然频数，苔白脉缓。此为脾运未复，肾虚不摄之象，盖肾司二便，与膀胱相表里，肾虚则气化反常，膀胱约束无权，故小便频数，治当调脾益肾法。

黄芪6g，茯苓6g，炒白术6g，炙甘草3g，怀山药10g，桑螵蛸15g，破故纸10g，益智仁3g（研），台乌药5g，广皮3g，鸡内金5g。

三诊：药后尿频已解，胃纳尚感不振，面色灰滞，苔白脉缓。肾中气化虽趋正常，脾气尚未恢复，再拟益气和中治之。

炙黄芪10g，茯苓6g，炒白术6g，青广皮各3g，炒半夏3g，煨姜2片，小红枣3枚，老木香3g，枳壳3g，川郁金3g，怀山药10g，炒苡仁10g，保和丸10g（包）。

咳嗽惊惕案

陶某，女，1岁，病历号：101543，初诊日期：1963年4月18日。

咳嗽痰鸣，气逆泛吐，入暮咳甚，睡眠不实，惊惕哭闹不已，苔薄色白，脉来弦数。

痰热恋肺，清肃之令失司，是以咳痰不已而惊惕频频，治当清肺化痰，佐以镇惊。

桑叶6g，南沙参5g，杏仁10g，大贝母5g，橘皮3g，法半夏5g，黄芩5g，天竺黄5g，莱菔子3g，炙杷叶5g。

另：牛黄抱龙丸4粒，早晚各1粒。

二诊：药后咳痰大已，惊惕哭闹亦解，精神虽振，但食纳欠甘，且有泛逆呕吐之象，苔白脉数，大便略干。经云："诸逆冲上，皆属于热。"仍为阳明蕴热未撤，胃失通降所致，治再原意。

保婴育生丸4粒，早晚各1粒。

痰　喘　类

风寒喘急案

赵某，女，病历号：110142，初诊日期：1962年12月18日。

肺为华盖，居五脏之上，外合皮毛，职司呼吸，一旦风寒之邪外侵，肺气郁闭，不得宣通，气逆不降，必致呼吸急促。今证见发热无汗，呼吸气急，咳嗽声重，鼻翼扇动，胸部发憋，吐出白痰，舌苔薄白，脉来浮紧，显为外感风寒，内夹痰滞，肺气闭阻，肃降失司之象。治当发散风寒，宣通肺气，则痰喘自定，宗华盖散加减。

水炙麻黄3g，杏仁10g，苏子3g，前胡5g，桔梗3g，橘皮3g，法半夏5g，旋覆花5g（包），枳壳5g，赤苓10g，葱头3个，生姜2片，苏叶5g。

二诊：药后得汗，身热趋平，气喘鼻扇亦定，唯咳痰尚作，纳食不甘，口渴思饮，舌苔白，质微赤，脉浮微数。此外邪干犯，寒从火化，煎熬津液，郁而生痰，痰壅气道，故咳痰频作。治再宣肺以开上痹，豁痰而利气机，庶几咳痰可已。

水炙麻黄3g，杏仁10g，苏子3g，前胡5g，桔梗3g，川郁金5g，旋覆花5g（包），枳壳5g，炙紫菀10g，生石膏12g（先煎）。

按：风寒喘急一证，有虚有实，不可一概妄用发散。若肺气本虚，感受风寒之邪以后，出现面色㿠白，喘而气短，发热恶寒现象的，宜用补肺散寒定喘法，在处方中应稍加人参。临床时宜详细审察，以免导致不良的后果。

水寒射肺哮喘案

李某，男，9岁，病历号：122058，初诊日期：1964年12月6日。

本患哮喘，经多次割治未瘥，每年入冬则反复发作不已，近因外感寒凉，内食生冷，以致水寒射肺，出现恶寒微热，腋下体温37.5℃，头晕作眩，温温欲吐，咳吐稀沫，喉间痰鸣辘辘，面色青灰，口唇淡白，苔薄色白而滑，脉象弦细。小青龙汤证已具，理宜蠲饮解表治之。

水炙麻黄3g，桂枝3g，大白芍10g，细辛1.5g，淡干姜2g，五味子3g，炙甘草3g，橘皮5g，杏仁10g，法半夏5g，葱头3个，生姜2片。

二诊：进小青龙汤加味法后，寒热已解，咳喘亦定，眩晕泛吐之象未作，刻下尚痰多微咳，苔白脉弦。表邪虽解，肺蕴寒痰未克尽化，治再温化，以防哮喘复作。

蜜炙麻黄3g，杏仁10g，细辛1.5g，淡干姜2g，五味子3g，炙紫菀5g，莱菔子5g，旋覆花5g（包），橘皮5g，法半夏5g，焦三仙各12g。

另：紫金丹20粒，早晚各5粒。

喘咳案

彭某，男，9岁，病历号：111784，初诊日期：1963年11月4日。

本患喘咳，近因外邪袭肺，引发旧病，以致喘咳复作，晚间较剧，鼻流清涕，咳而痰鸣，口唇干红，苔白脉数。

此为外感风寒，内夹痰热，壅塞气道，发为喘咳，治暂肃肺定喘，佐化痰热，宗定喘汤加减。

水炙麻黄3g，银杏6g，五味子3g，款冬花5g，法半夏5g，桑白皮6g，杏仁10g，炙杷叶6g，莱菔子5g，葱头3个，生姜2片，黄芩5g。

另：定喘丸4粒，早晚各1粒。

二诊：药后喘咳已定，暮间已能入睡，唯纳食欠甘，喉有痰鸣，余无不适，苔白脉缓。此外邪已解，痰浊未净，治当健脾化痰，拟六君子汤以崇本。

党参6g，茯苓10g，土炒白术10g，炙甘草3g，橘红5g，炒半夏5g，神曲10g，炒谷麦芽10g，煨姜2片，小红枣3枚。

另：定喘丸4粒，早晚各1粒。

痰鸣鼻塞案

王某，男，3岁，病历号：65280，初诊日期：1962年4月。

患儿经常性鼻塞气粗，痰多，喉中响鸣，食欲、二便如常，稍觉腹胀口渴，苔薄色白，脉象缓滑。

素体脾虚之质，中州健运失常，停湿为痰，是以痰吼有声。脾为肺母，母病及子，则卫外无权，易感鼻塞。治疗之法，理脾化痰以治本，调和营卫以治标。

党参6g，茯苓6g，炒白术10g，炙甘草3g，陈皮3g，姜半夏5g，桂枝3g，大白芍

10g，焦三仙各12g，生姜2片，小红枣3枚。

肺热喘急案

邱某，男，1岁，病历号：88897，初诊日期：1962年12月7日。

发热咳嗽，痰吼有声，喘促不平，已经三日，经某医院诊为肺炎，注射抗生素后收效不显。刻下仍壮热不解，腋下体温39℃，咳嗽痰鸣，气喘不平，面颊红赤，心烦不安，口干唇红，大便干秘，小溲短少，苔色微黄而腻，脉象滑数，指纹色紫，现于气关之上。

外邪闭郁，痰热内恋，气机阻塞，宣展失司，肺郁则咳，上逆则喘，治宜宣肺化痰，宗麻杏石甘汤加味。

水炙麻黄2g，杏仁10g，生石膏25g，生粉草3g，连翘10g，苏子3g，莱菔子3g，炙杷叶5g，象贝母5g，桔梗3g，焦三仙各12g。

另：猴枣散1瓶，分4次服之，每日2次。

二诊：药后身热已退，腋下体温36.8℃，喘促亦平，唯咳痰减而不彻，睡卧欠实，口干尚欲饮，苔黄脉数。此为肺气已经开提，痰热尚未尽化之证，再拟原方进退治之。

水炙麻黄2g，杏苡仁各10g，生石膏25g（先煎），生粉草3g，海浮石10g，净蛤粉10g，胖大海5g，天竺黄5g，炙杷叶5g，黄芩5g，焦三仙各12g。

另：猴枣散1瓶，分4次服之，早晚各1次。

马脾风案

刘某，男，4岁，病历号：82036，初诊日期：1962年5月15日。

患儿素无喘咳病史，突于昨晚发生暴喘，鼻扇神闷，壮热痰壅，两胁扇动，陷下成坑，胸部上抬，呼吸气促，苔色中布淡黄，脉浮滑而数。

肺手太阴之脉，自病则为喘咳。喘急骤然而作，显为风邪外束，肺气闭郁，肺郁则痹塞不通，气逆上奔则为暴喘，形成马脾风证。治当宣肺开郁，清化痰热，人小证重，服药喘定为佳，宗五虎汤加味。

水炙麻黄2g，杏苡仁各10g，生石膏18g（先煎），莱菔子3g，苏子3g，细茶叶1撮（入煎），法半夏3g，大贝母5g，炙杷叶5g，礞石滚痰丸6g（包），生粉草3g。

另：至圣保元丹2粒，早晚各1粒。

二诊：药后喘急大平，身热亦降，鼻翼扇动也不明显，唯咳嗽尚作，喉间痰鸣，大便已行，小溲微黄，苔薄脉数。暴喘已定，痰热未清，当再清热化痰治之。

水炙麻黄2g，杏仁10g，生石膏18g（先煎），莱菔子3g，葶苈子3g，炒姜皮3g，大贝母5g，炙杷叶5g，焦二仙各12g，橘皮3g。

另：太极丸4粒，早晚各1粒。

按：小儿突然暴喘，俗名马脾风证，是痰喘证中最为危险的一种，致病原因，主要由于寒邪客于肺俞，寒化为热，闭于肺经，使肺气不通，逆而上壅所致。初起时宜急用五虎汤以开肺闭，清邪热，痰涎壅盛者，则宜利下痰热治之，往往效如桴鼓。此案就是遵循这种法则而治疗的，运用五虎汤以开肺清热，莱菔子、葶苈子、炒蒌皮、大贝母等以降逆化痰。明代万密斋治疗马脾风证，多以葶苈丸去防己加大黄除肺之热，合小陷胸汤除肺之痰，亦多捷效，可供临床参考。

痰壅气喘案

李某，男，1.5 岁，病历号：125371，初诊日期：1964 年 11 月 12 日。

证经五日，壮热不解，心烦气急，喉鸣痰涌，声如拽锯，腹肚膨热拒按，大便旁流稀水，味极腥秽，舌苔厚腻，脉来滑数。前医迭投麻杏石甘等宣肺清热之品不应，复经西医院连续注射抗生素亦不效，证情异常危急，有惊陷之险。细考致病之因，实由外邪束肺化火加以素伏痰热，饮食不节，以致痰动火升，气逆不降，骤壅于肺，肺气胀满之象。治当泻肺定喘，涤痰通腑，盖实邪壅肺，肺与大肠相表里，通利大肠，以疏泄肺气之壅实，亦即“上病下取”之意，此为背城一战，应效乃佳。

生锦纹 6g（后下），二丑末 3g（包），槟榔 5g，葶苈子 2g，莱菔子 3g，枳壳 3g，川郁金 3g，川连 1g，黄芩 5g，神曲 10g。

另：千金牛黄散 1 瓶，分 2 次服之。

二诊：药后大便泻出稀溏 5 次，气味极其秽浊，腹膨大宽，喘急亦定，唯身热略退，口干作渴，痰涎仍有上泛之势，苔尖已退，脉尚弦数。证势虽然苟定，痰热仍属炽张，再拟清化痰热治之。

黑山栀 3g，淡豆豉 10g，川连 1g，黄芩 5g，制川军 5g，枳实 5g，川郁金 5g，生石膏 25g（先煎），炙杷叶 5g，焦三仙各 12g，生萝卜汁 1 酒杯（加姜汁 3 滴对服）。

另：千金牛黄散 1 瓶，分 2 次服之。

咳而上气案

刘某，女，3 岁，病历号：77620，初诊日期：1963 年 10 月 31 日。

一月来音嘶声哑，哭声不扬，入暮咳甚痰涌，出气喘憋，声如水鸡，又如破竹，苔白脉数，二便如常。曾在同仁医院检查，诊为喉炎，需行气管切开，家长不愿。

前贤云：“金空则鸣，金实则无声。”显属外邪痰热壅遏气道，治当清咽解毒，佐以肃肺涤痰，宗《金匮要略》“咳而上气，喉有水鸡声，射干麻黄汤主之”之意。

水炙麻黄 2g，射干 5g，细辛 1.5g，生粉草 3g，桔梗 3g，研牛蒡子 5g，薄荷 2g（后下），锦灯笼 5g，儿茶 5g，青果核 5g（打），木蝴蝶 5g，灯心草 3 尺。

二诊：药后音哑好转，咳嗽轻微，水鸡声消失，苔白，脉微数，治再原方增损。

水炙麻黄 2g，射干 5g，细辛 2g，桔梗 3g，研牛蒡子 5g，蝉衣 3g，凤凰衣 5g，板蓝根 10g，藏青果 3g，玉蝴蝶 5g，灯心草 3 尺。

喘咳胁满案

赵某，女，14 岁，病历号：139697，初诊日期：1964 年 9 月 28 日。

喘咳夙疾，自幼即患，每年冬春两季必发，迄未根除。一周前因庆祝国庆游行练队以后，身热冷饮，当晚喘咳不已，胸胁满闷，口苦泛酸，腹中钝痛，经西医院注射及服药片后，喘咳暂定，入暮仍作，呼吸不利，睡眠不实，咳嗽痰多，胁胀胸闷，二便尚调，苔薄色白，脉来弦细。

证属外感风邪，内伤生冷，形寒饮冷则伤肺，宿疾引动而发。唯木失金制，肝木侮土，故胁满泛酸，胸闷不舒，治当宣肺定喘，佐以和胃平肝。

蜜炙麻黄3g，杏仁10g，柴胡2g，枳壳5g，广郁金5g，大白芍10g，旋覆花6g（包），代赭石10g，清半夏5g，佛手片5g，黄连1g，炒吴萸3g。

二诊：药后喘势已平，胸胁苦满泛恶亦瘥，唯咳嗽痰涎仍多，入夜为甚，纳食、二便如常，脉细苔白，再拟止咳化痰治之。

旋覆花6g（包），代赭石10g，莱菔子5g，苏子5g，白芥子5g，茯苓10g，炒白术10g，橘皮5g，姜半夏5g，生姜2片，小红枣3枚。

痰鸣腹胀案

张某，女，1岁，病历号：68101，初诊日期：1961年10月25日。

喉有痰鸣，已历半月，曾经某医院治疗未效，刻下仍痰壅气粗，无咳嗽发热现象，面黄不华，纳食不甘，腹胀不舒，昨起粪随矢气而便出，泻物如乳瓣，其味酸秽，苔白而厚，脉滑微数。

证属脾胃不健，消化不良，湿痰内蕴，痰聚上壅则喉鸣气粗，湿浊中阻则腹胀便秽。治当降气化痰，健脾渗湿，则痰鸣腹胀，庶可望愈，宗三子养亲汤合二陈汤加减。

苏子2g，莱菔子2g，白芥子3g，茯苓6g，炒白术5g，橘红3g，法半夏5g，陈胆星5g，炙甘草3g，砂仁米2g（打），炒川朴1.5g，姜皮1g。

二诊：上方迭进3剂，痰鸣大减，腹胀已松，大便正常，食纳较馨，唯面色仍黄，精神尚感不振，苔白脉缓。当再健脾助运，以杜生痰之源。

茯苓6g，炒白术6g，党参6g，炙甘草3g，橘红3g，炒半夏5g，苏子3g，莱菔子3g，砂仁米1.5g（打），焦三仙各12g，煨姜2片，小红枣3枚。

痰喘腹胀案

徐某，女，3岁，病历号：106128，初诊日期：1963年7月28日。

入夏以来，痰喘时发，日来食欲极其不香，腹部膨胀，入暮痰鸣气粗，不能安卧，小便色黄而少，大便干而不畅，面黄神疲，口周泛青，舌苔灰黑，脉无数象。

良由中焦湿浊内蕴，气化不宣，浊秽蒸腾于上则痰喘，湿滞阻凝于中则腹胀，治当芳香化浊，和中渗湿。

藿佩梗各3g，老苏梗3g，杏仁10g，炒苡仁10g，白蔻仁2g（后下），陈皮3g，黄芩5g，炒川朴2g，猪茯苓各6g，焦三仙各12g。

二诊：舌苔灰黑已化，脉象已靖，食欲转佳，腹胀已松，呼吸平和，痰鸣亦已，唯睡尚不安，口渴欲饮，大便干秘，小溲短黄。宣化之机已开，湿浊尚未清彻，且有化热之象，治当清化，以靖余氛。

藿香5g，茯苓6g，川连1.5g，酒川军2g，陈皮3g，杏仁10g，通草2g，黑山栀3g，六一散10g（包），焦三仙各12g，朱灯心3尺。

痰潮便秘案

孔某，男，1岁，病历号：75485，初诊日期：1962年11月8日

喉间痰鸣辘辘，大便干燥成粒，面色略黄，纳食尚可，苔色薄白，脉象缓滑。

儿本体质壮实，由于病后失调，饮食不节，脾运未复，不能为胃行其津液，以致升降失常，布护失司，下则津亏便秘，上则痰潮涎多。治当调脾和中，以助运化，则升降自可平衡，阴阳趋于协调，而痰潮便秘自解。

党参5g，茯苓6g，炒白术5g，枳实5g，槟榔5g，郁李仁5g，火麻仁5g，炒川朴2g，青广皮各6g，焦三仙各12g，制军5g，煨姜2片，大枣3枚。

另：太极丸4粒，早晚各1粒。

二诊：药后大便已解，痰潮大减，日来食纳较甘，面色尚欠华润，苔色仍白，脉象缓滑。再拟健脾和中，宗前贤"治痰不理脾胃，非其治也"之旨。

党参6g，云茯苓6g，土炒白术6g，枳壳5g，砂仁米5g（打），川郁金3g，炒半夏5g，青广皮各3g，焦三仙各12g，煨姜2片，大枣3枚。

另：太极丸4粒，早晚各1粒。

肺虚作喘案

刘某，男，3岁，初诊日期：1963年12月4日。

素本体虚，患有痰喘，近因气候异常，活动过量，以致痰喘之疾复作，喘时呼吸短促，痰声低微，面色白，额上有汗，神气疲乏不振，动则喘甚，苔白脉弱。

此为肺气不足，肃降无权，治当补肺调脾，缓图奏效。

人参6g，五味子3g，炙黄芪10g，茯苓6g，炒白术6g，炒白芍6g，炙甘草3g，莱菔子3g，煨姜2片，小红枣3枚。

二诊：喘证已平，时有微咳，胃纳尚差，面白自汗，苔白脉弱，拟处膏剂一料，以作长久缓图之计。

人参120g，黄芪120g，茯苓120g，炒白术120g，当归60g，炒白芍120g，怀山药180g，扁豆120g，炒苡仁120g，五味子60g，莱菔子60g，炒半夏120g，炙杷叶120g，肉桂30g，炙甘草120g，橘皮120g。

上方浓煎去渣存汁，加白糖1500g，文火收膏，瓷器贮之，每日早晚各1匙，开水化服。

脾虚痰喘案

闫某，男，5岁，病历号：107843，初诊日期：1963年8月6日。

证经三周，咳嗽作喘，不发热，曾在某儿童医院治疗未效，后服中药清肺热之品6剂，而喘咳仍作，暮发较剧，痰鸣辘辘，汗出肢凉，二便如常，面黄苔剥，脉象缓滑。过去无喘咳病史。

证属脾气不振，运化失职，加以寒凉伤中，湿盛生痰，痰潮上泛作咳作喘，治当调脾涤痰，喘自可定。

党参6g，黄芪6g，云茯苓10g，炒白术10g，炒白芍10g，炙紫菀5g，五味子3g，淡干姜1.5g，橘皮3g，橘络1.2g，法半夏3g，莱菔子3g，乌梅5g。

二诊：上药连进6剂，痰喘基本已瘥，咳嗽微作，自汗大减，食纳正常。药方既效，效不更方，再拟原意稍事增损治之。

党参6g，炙黄芪6g，云茯苓10g，炒白术10g，炒白芍10g，桑白皮5g，五味子3g，生熟苡仁各10g，橘皮3g，橘络1.2g，大贝母5g，乌梅5g，炙杷叶5g。

按：肺虚痰湿留恋，清肃之令不行，往往咳痰不瘥，甚则作喘自汗，必须健脾燥痰治之，往往效如桴鼓，如投清热化痰之品，非独不能取效，常常证情愈治愈重，久缠不已，诚如明代薛立斋先生所云："久咳不已，必须培土以生金。"此亦取其虚则补其母之意。

痰饮案

吴某，女，8月，病历号：93996，初诊日期：1962年12月6日。

一月来喉间痰鸣，辘辘有声，口角流涎，吐出稀沫，面色白，睡中自汗，日来纳谷不甘，温温欲吐，痰壅更甚，苔白而薄，脉滑而沉。

脾为生痰之源，若饮食入胃，游溢精气，上输于脾，脾气散精，上归于肺，通调水道，下输膀胱，本无痰饮之疾，今脾胃运化失职，水精不布，故停而为痰，随气鼓动，是以痰搏喉间辘辘有声。予苓桂术甘汤合温胆汤，以温振胃阳，实脾理气。

茯苓10g，官桂心1.5g（后下），炒白术6g，炙甘草3g，陈皮3g，枳实5g，姜竹茹2.5g，生姜2片，炒半夏5g。

二诊：药后痰饮大瘥，喉鸣亦已，口角流涎亦减，欲呕之状未作，大便日行一次，小溲略黄，饮食渐增，苔白脉缓。心下停水趋解，胃肠振奋待兴，再拟原法进退治之。

茯苓10g，官桂心1g（后下），炒白术6g，炙甘草3g，陈皮3g，枳实5g，莱菔子2g，煨姜2片，炒半夏5g，焦三仙各12g，小红枣3枚。

虚喘阴亏案

何某，男，13岁，病历号：91919，初诊日期：1962年10月23日。

哮喘夙疾，已经四年，屡发不已，经儿童医院治疗，只可暂解，不能停发，近日又犯，喘势甚剧，鼻衄，痰黄不易咯出，平卧不得，喜就冷地，口唇干红，苔黄而腻，脉象滑数。

哮喘屡因外感而诱发，近则喘作较剧，苔黄唇红，小溲浑赤，便秘气粗，显属证虚夹热，痰阻气道所致。唯鼻衄痰黄，恶热喜冷，有伤阴之虞。治暂清化痰热，以治标邪，再拟益阴健脾，以从本治。

水炙麻黄2g，杏仁10g，桑白皮6g，黄芩5g，款冬花5g，炙杷叶6g，大贝母5g，海浮石10g，净蛤粉10g，银杏10g，五味子3g。

另：定喘丸6粒，早晚各1粒。

二诊：连进3剂，哮喘已定，每夜入睡，已能平卧，咳嗽既减，痰涎亦少，唯夜间汗出甚多，呼吸不利，咽干而痒，苔色薄白，脉象微滑。此为外邪痰浊向解，体气虚惫未复之证，治当补脾豁痰，稍佐益阴，标本兼治。

人参6g，黄芪6g，茯苓6g，炒白术6g，炙甘草3g，橘红5g，五味子3g，乌梅5g，诃子肉5g，银杏10g，半夏曲6g。

另：定喘丸6粒，早晚各1粒。

三诊：药后咳减汗敛，喘势未作，食欲转佳，唯久咳阴分已亏，气亦不足，以致苔薄质娇，中心尖剥，唇红欠润，脉象细数。痰涎仍然壅泛，治当气阴双补，以冀正复阴充，而免复发。

人参6g，黄芪6g，茯苓6g，炒白术6g，蛤粉炒阿胶10g，当归5g，马兜铃6g，研牛蒡子6g，杏苡仁各10g，炙甘草3g，生地黄10g，大白芍10g。

喘久精伤案

赵某，男，5岁，病历号：97411，初诊日期：1963年11月4日。

哮喘之疾，发已两年，不分冬夏，感寒辄发，最近一个月来，每晚发作不已，咳逆倚息，不得平卧，喘而痰吼，声达户外，热汗频流，四肢时温时凉，面色乍赤乍白，每次发作之后，胸背必发红疹，苔薄色白，脉细而数。

此为喘久精伤，肾不纳气，叶天士云："实喘治肺，虚喘治肾。"治以七味都气丸加味，久服取效。

熟地黄10g，山萸肉5g，茯苓10g，怀山药10g，泽泻6g，粉丹皮5g，五味子3g，紫石英10g（先煎），沉香片1.5g，生龙牡各10g（先煎）。

另：河车大造丸10粒，早晚各1粒。

肾虚哮喘案

金某，男，9岁，病历号：114388，初诊日期：1964年8月13日。

哮喘夙疾，自幼即发，每年冬季发之为最，天气骤变亦犯而不已，曾经西医院多方治疗，未收显效。近两周来，发作不已，入暮尤剧，喘时不能平卧，汗流浃背，四肢厥逆如冰，面色苍白不泽，苔白脉细，大便溏薄。

喘病久作，病源于肾，肾为气之根，肾不纳气，阳虚不能运痰，故上泛作喘，有骤脱之虞，亟当温肾纳气，益火之源，以希离照当空，阴霾消散，宗桂附八味丸治之。

肉桂3g，附子6g，熟地10g，砂仁米2g（打），山萸肉3g，茯苓10g，泽泻6g，乌梅5g，怀山药10g，五味子3g，菟丝子10g，紫石英15g（先煎）。

另：黑锡丹6g，早晚各2g。

二诊：连进上方两剂，昨晚喘作已止，汗出亦少，痰鸣未泛，四末转温，食纳较振。前方既效，再遵原意加苎麻根治之，以防复发。

肉桂3g，附子6g，熟地黄10g，砂仁米2g（打），山萸肉3g，茯苓10g，泽泻6g，紫石英15g（先煎），苎麻根15g，五味子3g，菟丝子10g，怀山药10g。

另：黑锡丹6g，早晚各1.5g。

肺肾虚喘案

李某，男，10岁，病历号：45843，初诊日期：1964年9月21日。

哮喘夙根未愈，已经五年，兼患遗尿，不仅每晚必作，甚则白天亦不能控制，而尿遗于裤，迭服桑螵蛸、破故纸、缩泉丸等药而遗尿已瘥，喘亦稍定。今春2月以来，哮喘感冒，交替而作，迄无已时。体质虚弱已极，虽启窗露隙，微风渐来，亦可迅即出现流涕鼻塞之状，每次感冒之后，哮喘则加重。目前每晚必发，殆无虚夕，发时咳逆倚息，汗出如淋，面色黄白，痰涎上壅如潮，纳食不甘，手足时温时厥，唇娇苔白，脉弱多梦。

显属证久体虚，卫外无权，藩篱失固，因而易外感，但肾失固摄，肺脾俱虚，以致气化失常，纳气无权，虚痰上涌，喘而不已，治当温肾纳气，肃肺止咳。

制附片20g（先煎一小时半），茯苓10g，旋覆花10g（包），法半夏12g，麻黄根10g，淫羊藿20g，炒杜仲20g，薤白10g，杭巴戟20g，苏子10g，广皮6g，杏仁10g，细辛2g，泽泻10g，炙甘草3g，枳壳6g，苏梗10g。

浓煎3次，2日服完。

另：童便泡鸡蛋，浸7天后取出，熟食之，每天1枚，不可间断。

按：哮喘是一种极其顽固难治的病证，往往经年累月不愈，甚至成为终身痼疾。此案连续不断作喘，前后共达9个月的时间，运用了各种方法，治遍了中西医院，卒不能效，尤其感到棘手的，就是不断外感，每次外感后，喘势则加重一次，喘还未止，感冒又作，补虚没有机会，散邪又伤正气，治疗始终处于被动，疲于奔命。后来实无办法，采用了附子、杭巴戟、淫羊藿、炒杜仲等以温补命火的十七味大方治之，结果疗效十分满意，患者家长给我们的来信云："自9月21日开始服方后，至第6剂时喘势大平，但每夜胸中仍有哮鸣音，遇天气骤冷，喘势仍作，唯较前减轻，一直服到11月11日，即1个月零20天时，共服50剂汤药（家长改为每天1剂）左右，完全不喘，最近两次感冒，且发高烧，都未哮喘，西医检查肺部正常。"

此方系四川名老中医张澄庵先生所拟订，根据张老先生的经验，服此方的同时，要服童便泡鸡蛋，这是根治的药方。我们运用此方已经医治了二十多个久治无效的患儿，均获得了很好的功效，半年以来，哮喘并未发作。虽然有待进一步作远期的观察，但是能够获得短期控制，减轻患儿痛苦，也是具有积极的作用，因此，临床时不必畏其量大味多，不敢尝试。

吐 泻 类

寒吐案

汪某，女，5个月，病历号：105727，初诊日期：1963年7月9日。

呕吐喷射，苔白肢厥，面色白，纹紫溲清。良由寒起，治当温化。

丁香2g，吴茱萸2g，党参6g，炒白术5g，淡干姜0.6g，炙甘草3g，肉桂1.5g，附子0.6g，全虫尾0.6g。

按：寒吐的原因，多由小儿过食生冷瓜果，或乳母当风取凉，使寒气入于乳房，小儿吃了以后，以致胃中停寒，上逆作吐，其证暮食朝吐，或朝食暮吐，大多乳片不化，吐出清稀，四肢厥冷，而唇青白，舌淡苔白。治疗的方法，应当温中定吐。此案应用丁萸理中汤加入桂、附之品，温胃祛寒，降逆止呕之力甚大，可适用于寒甚的患者，如胃寒较轻的，用陈皮、生姜、半夏、蔻仁等药为宜。

中寒吐乳案

吴某，男，1岁。

半月前曾患吐泻，经治已愈。近三日来，吐乳频频，味无腥酸，形体消瘦，两目凹陷，小便清长，肠鸣腹软，苔薄色白，指纹淡红。

吐泻之后，运化功能未复，又加食饮不节，贪吃生冷，以致浊阴盘踞中焦，阳明通降失司，故吐乳频频，证属寒吐，治当温中止呕，宗丁萸理中汤加减。

丁香2g，吴茱萸3g，党参6g，炮姜炭2g，炒白术5g，陈皮3g，法半夏6g，茯苓6g，炙甘草3g。

按：此案由于先患吐泻，脾胃阳气本伤，复又误食生冷，中阳戕伐过甚，因而形成中寒吐乳之证，治以丁萸理中，一剂而愈。可见临床治疗，重在辨证，切忌拘执“小儿纯阳，无烦益火”之说，贻误病机。

胃虚呕吐案

许某，女，10岁。

呕吐时作时止，已历三月之久，食入稍多则吐，甚至食后亦吐，周身倦怠无力，腹中雷鸣有水声，有时腹部作痛，苔白而润，舌尖微红，脉细弱无力。

脾胃虚弱，中阳不振，水谷不能承受，升降功能失常，故呕吐时作，法当益气和胃为治，宗半夏泻心汤。

党参10g，姜半夏10g，黄芩10g，川连5g，干姜6g，炙甘草5g，大枣5枚。

二诊：药后未见呕吐，仍感精神不振，全身乏力，纳食不香，再拟原方接治，兼佐针刺。

党参10g，姜半夏10g，黄芩10g，川连5g，干姜6g，炙甘草6g，大枣5枚。

针刺内关、足三里。

按：药后访问患者，精神转佳，纳谷亦佳，未作呕吐，病已痊愈。

再发性呕吐案

唐某，男，4岁，北京市朝阳区人。初诊日期：1990年7月24日。

患儿平素经常暴饮暴食，近两年来呕吐反复发作，饮食稍有不慎呕吐即作，吐出的为胃内容物，呈非喷射状，曾就诊于多家医院，均诊为“再发性呕吐”，予多潘立酮等药治疗，效果不明显。因慕刘老名前来求治。查体：面色萎黄，心肺（-），腹平软，无压痛，无包块，肝脾肋下未及。舌质红，苔黄腻，脉滑数。中医诊断：呕吐。证属湿热内蕴中焦，胃失和降而发呕吐。治疗宜以辛开苦降，清热利湿，和胃止呕，方选小苦辛汤加减。

黄连1.5g，黄芩1g，半夏5g，干姜1g，藿香10g，竹茹10g，枇杷叶10g，苏梗10g，荷梗10g，佩兰10g，灶心土30g（煎汤代水）。

5剂，水煎服，每日1剂。

二诊：1990年7月28日。服上药后呕吐症状基本控制，面色仍较黄，纳食不香，便溏，舌质红，苔略黄腻，脉滑略数。效不更方，上方去灶心土，加焦三仙各10g。5剂，以巩固疗效。

三诊：1990年8月2日。服上药后，呕吐未再发作，纳食大增，二便调，面色已转红润，舌质淡红，苔薄白，脉细。嘱其注意不要暴饮暴食，常服保和丸以消食导滞。随访半年未复发。

按：此例呕吐患儿，系平素暴饮暴食，损伤脾胃，再次饮食过度，造成积滞，郁而化热。正值夏季，易感暑湿，湿热中阻，胃失和降，故饮食稍有不慎，则呕吐即作。舌质红，苔黄腻，脉滑数，均为湿热中阻之象。治疗以黄连、黄芩、干姜、半夏辛开苦降，清热利湿；竹茹、枇杷叶降逆止呕；藿香、佩兰、苏梗、荷梗芳香化湿；灶心土煎汤代水，温胃止呕，且取其反佐之意，确为经验之谈，验之临床，屡试屡验。

十二指肠淤积症案

姜某，女，12岁，河北省石家庄人。初诊日期：1992年11月12日。

患儿患有先天性十二指肠肠闭锁，生后7天曾在石家庄某医院行“十二指肠空肠吻合术”，但术后遗留“十二指肠不完全性梗阻”。此后，患儿每每进食后常发呕吐，因此，患儿营养状况越来越差。1989年曾在北京某医院连续进行了两次手术治疗，症状虽有所缓解，但因十二指肠极度扩张，吻合口近端小肠有痉挛性肠段，故症状并未完全缓解。一个月前由于仍经常呕吐，因此，再次来北京某医院复诊，医生建议其再次手术治疗。但因患儿身体营养状况较差，家长拒绝手术治疗，故慕名来院就诊。刻下症见：纳食少，稍进饮食则胃脘胀满，呃逆频发，呕吐阵作，倦怠乏力。查体：形体消瘦，面色萎黄，咽（-），心肺（-），轻度舟状腹，右上腹可见长18~20cm手术疤痕，腹软，无压痛，未扪及包块，肝脾肋下未及。舌质红，苔黄腻，脉濡弱。中医诊断：呕吐。证属湿热内蕴，格拒于中焦，致胃失和降，则频发呕吐，日久脾胃虚弱，气血生化乏源，则身体消瘦，为虚实夹杂之证。治疗遵“急则治其标，缓则治其本”的原则，当先辛开苦降，降逆止呕，和胃助运。方选小苦辛汤加减。

黄连2g，黄芩10g，干姜1g，姜半夏5g，枳壳10g，郁金10g，藿佩梗各10g，苏梗10g，木香3g，灶心土30g（煎汤代水）。

7剂，水煎服，每日1剂。

二诊：1992年11月20日。患儿服上药后，呕吐基本止，呃逆消失，腹胀减轻，唯饮食稍多或进食不易消化的食物时呕吐偶作，饮食无味，纳食欠佳，大便偏干，舌脉基本同前，治当和胃消食，清化湿热。

黄连2g，黄芩10g，干姜1g，姜半夏5g，藿佩梗各10g，枳壳10g，白术10g，焦三仙各10g，炒谷麦芽各10g，莱菔子10g。

7剂，水煎服，每日1剂。

三诊：1992年11月28日。服上药后，未再呕吐，腹胀明显减轻，纳食明显增加，大便已调，面色欠红润，舌质淡红，苔白略厚，脉细。湿热已除，脾胃虚弱未复。治疗宜以健脾养胃为法，缓以图功。方选钱乙七味白术散化裁，调理两个月余，患儿基本康复。

按：本例患儿先天禀赋不足，复因后天调治失宜，且小儿脾常不足，易为饮食所伤，脾失健运，水湿、食滞内生，郁滞不化，日久化热，湿热中阻，胃失和降，则恶心呕吐，纳食少，稍进饮食则胃脘胀满，呃逆频发，呕吐阵作；日久脾胃虚弱则倦怠乏力，形体消瘦，面色萎黄，为虚实夹杂之证。方选小苦辛汤加减，先除中焦湿热，降逆止呕。方中以黄连、黄芩、干姜、半夏辛开苦降，清热利湿；藿香、佩兰、苏梗芳香化湿；灶心土煎汤代水，以温胃止呕，与黄连相配，取其反佐之意。湿热除，呕吐止，后以健脾消食，缓以图功。

肝糖原累积病案

马某，男，6岁，河北省固安县人。住院号：50909。1989年1月10日入院。

患儿自1岁起，反复出现频发性呕吐，发作之时，伴有头晕、汗出、肢凉等症，饮糖水可缓解症状。先就诊于固安县医院，诊断为“低血糖”，治之未效，后就诊于华北石油管理局总医院，诊断为“肝糖原累积病”，予对症处理，症状略有好转。患儿近四年来每隔数日至十数日即发作一次，曾多次晕倒。近日呕吐频频，呕吐物为胃内容物及咖啡样物，伴头晕汗出，四肢欠温。来院求治，收入院治疗。查体：神清，双瞳孔等大等圆，对光反应灵敏，巩膜无黄染，咽（－）。唇舌色淡，苔腻。面色青暗无华，颈软，无抵抗感，心肺（－），腹平软，肝肋下2.5cm，剑下4cm，表面光滑，无触痛，脾未扪及。四肢活动自如，肘、膝以下肤温较低。脉沉无力。实验室检查：腹部B超示：肝上界于第6肋间，下缘剑下4.4cm，肋下3.1cm，肝内回声较粗。糖耐量试验及肾上腺素试验均支持肝糖原累积病的诊断。HBsAg（－），肝功能正常。诊断：肝糖原累积病Ⅱ型。证属脾胃虚弱，水湿内生，胃失和降。治宜健脾助运，化湿消积，佐以和胃降逆，方选六君子汤加减。

党参10g，茯苓10g，炒白术10g，炒白芍10g，炙甘草3g，青陈皮各3g，姜半夏3g，竹茹10g，莪术10g，干蟾皮5g，鸡内金10g，焦三仙各10g。

二诊：1989年1月24日。药后呕吐止，四肢转温，头不晕，肝脏回缩，肋下2cm，剑下3cm，舌红苔薄，脉滑。

太子参10g，茯苓10g，炒白术10g，炙甘草3g，丹参15g，青陈皮各3g，姜半夏3g，郁金10g，莪术10g，干蟾皮5g，鸡内金10g，焦三仙各10g。

三诊：1989年1月30日。药后病情平稳，未再复发，纳佳，二便调，肝脏明显回缩，舌质淡红，苔薄白，脉滑。

上方继服，以巩固疗效。

按：肝糖原累积病是先天性代谢异常性疾病，刘老认为，本病为脾胃虚弱，痰湿积聚所致，属中医“积聚”范畴。提出从脾胃论治，运脾化积，常可明显改善症状，控制病情发展。故初诊以四君子汤，健脾益气；陈皮、姜半夏、竹茹，化痰消积；青皮、莪术、干蟾皮，理气破血消积；鸡内金、焦三仙消食导滞。二诊在原方基础上，加丹参、郁金以增强理气活血、祛瘀消癥之功。

寒食伤中呕吐案

王某，男，6岁，病历号：17694，初诊日期：1962年11月16日。

呕吐已有五六日之久，水饮所入，旋即温温泛逆而吐出，腹部稍胀拒按，吐时有痛感，苔中腻而色白，质淡而润，脉象沉细无力，面白溲清。

根据脉证所见，乃饮食伤中，中阳受困，寒湿中阻，胃失冲和，是以寒凝气滞则为痛，升降失常则为呕，治当温中化滞，佐以苦辛通降。

丁香2g，柿蒂6g，陈皮5g，炒半夏5g，老木香2g，砂仁米2g（打），藿梗5g，川连0.6g，炒干姜1.5g，神曲10g，焦山楂10g，炒川朴2g。

二诊：药后呕吐已止，腹中胀痛亦瘥，唯食纳尚感不振，面色不华，苔白脉沉。寒食尚未尽化，再拟温胃治中。

炒苍术3g，炒川朴2g，陈皮5g，炙甘草3g，炒半夏5g，老木香2g，砂仁米2g（打），茯苓6g，焦三仙各12g，煨姜2片，小红枣3枚。

热吐案

张某，女，2岁，病历号：120344，初诊日期：1964年3月3日。

呕吐一日三四次，食入即吐，量多味酸，口干引饮，身热暮作，胸腹膨热，夜卧不安，大便干秘，小便正常，面赤气粗，苔白脉数。

经云："诸逆冲上，皆属于热。"今呕逆口干，胸腹作热，便秘心烦，显系湿热蕴蓄阳明，胃失和降所致，证属热吐，治当清热止呕，宗黄连竹茹汤加味。

川连1.5g，姜竹茹2g，生石膏25g（先煎），寒水石10g，橘皮3g，法半夏3g，炙杷叶5g，黑山栀3g，枳壳3g，川郁金3g，灶心土15g（煎汤代水）。

另：太极丸4粒，早晚各1粒。

二诊：隔三日未视，前投黄连竹茹汤法后，呕吐未作，身热亦解，唯日来胃纳不振，唇红欠润，大便秘结，苔白脉数。

此儿素禀薄弱，发稀骨软，脾胃运化不健，消化吸收功能失常，最近呕吐伤中，气液未复，治当开胃和中，佐以导滞，连续调理，使其气血逐渐增长，脾能为胃行其津液，则肌肤充润，当可计日而待。

橘皮3g，姜半夏3g，茯苓6g，炙甘草3g，姜竹茹3g，炒枳实3g，炒白术6g，炙黄芪6g，当归5g，焦三仙各12g，生姜2片。

暑热呕吐案

林某，女，7岁，病历号：111972，初诊日期：1963年9月3日。

凌晨二时始觉凛寒肢冷，继则身热头痛，神疲不振，脘满泛恶，今早呕吐已经两次，均系青黄色稀涎，伴有腹痛，身热未退，腋下体温38.6℃，面黄咽肿，口干欲饮，舌苔微黄，脉象浮数。

证属秋凉外束，暑热内蕴，邪郁不达，热迫上冲所致，证势重险，颇虑热深厥深，而有惊厥之变，治先辛凉泄热，苦降和中。

银花10g，连翘10g，薄荷3g（后下），藿香5g，淡竹茹3g，益元散10g（包），黄芩5g，枳实5g，福泽泻6g，生石膏25g（先煎），川连2g。

二诊：药后寒热已解，腋下体温36.8℃，呕吐一次，胸口尚感痞闷，纳谷不思，口干欲饮，苔白脉数。暑热尚未尽解，再拟清暑利气治之，盖暑多夹湿，气化则湿化。

藿香5g，川连2g，茯苓6g，生苍术2g（米泔水浸），生石膏25g（先煎），枳壳5g，灯心草3尺，青陈皮各3g，炒半夏5g，川郁金5g，益元散10g（包）。

热吐伤阴案

张某，男，10岁，病历号：113978，初诊日期：1963年10月8日。

四天来饮食入胃即吐，饥饿而不欲食，口渴思饮，饮即吐逆。一周前曾发热，第二天头面及四肢即发现红色粟粒样疹点，遍及全身，无痒感，未治而愈。半月前因患舞蹈病，曾在某医院治疗，病愈出院。此次呕逆，亦去儿童医院治疗，服镇静药后，效果不理想，红疹复又出现，神疲乏力，脉象缓滑，苔白少津。

颜面全身出现红疹，可能与服药过敏外发有关，但呕吐频作，系由胃降失司，浊邪中阻之故。食后即吐，吐物气秽，是为热吐，先拟开降止呕、和中清热之法治之。

藿香5g，苏叶2g，薄荷2g（后下），姜半夏5g，竹茹6g，川连2g，黑山栀5g，白蔻仁2g（打），枳壳5g，活水芦根30g，代赭石25g（先煎）。

二诊：昨进开降止呕、和中清热之品，呕吐稍定，仍觉胃中攻冲，有上逆欲吐之势，口唇干裂，舌苔薄白质赤，脉来细迟。根据证象，则为热无疑，再详脉象，又与证不符，恐为吐久伤津，热毒内蓄之象，证情驳杂，治再前方化裁，以观动静。

藿香5g，川连2g，竹茹6g，姜半夏5g，天花粉6g，钗石斛10g（先煎），枳壳5g，神曲10g，生姜2片，黑山栀5g，代赭石25g（先煎）。

另：玉枢丹1.2g，分2次服之。

三诊：药后昨夜呕逆一次，已无上逆攻冲之感，精神转佳，苔仍干白，诊脉和缓有神，而无细迟之象，唯尚口渴欲饮，溲少肤干，是为呕吐伤津，胃气已有来复之兆，今拟养胃和中之法，以作善后调理。

钗石斛10g（先煎），麦冬6g，天花粉6g，川连2g，炒茱萸1g，橘皮5g，法半夏5g，太子参6g，藿梗5g，竹茹6g。

另：玉枢丹1.2g，分2次服之。

四诊：呕吐已止，冲逆之势亦除，精神好，思纳食，苔薄白，脉平缓，唯仍口干欲饮未罢，良由吐久耗伤胃阴，津液未复之故，再予养胃和中之法，以调理之。

太子参10g，茯苓10g，炒白术10g，南沙参6g，麦冬6g，天花粉6g，陈皮5g，竹茹6g，生地黄10g，生稻麦芽各10g。

虚吐案

岳某，男，1个月，病历号：115409，初诊日期：1963年12月9日。

生后饮乳则吐，大便正常，曾在某医院检查，未获结论。

据诉儿生未足月，生时仅2.5kg，婴儿比较瘦弱。体虚胃弱，升降失常，形成虚吐之证，治当温脾止呕。脾胃为后天之本，健运正常，就能纳食消化，呕吐自可告愈。

丁香1g，沉香1g，人参5g，茯苓6g，煨姜2片，小红枣3枚，炒白术5g，炙甘草3g。

按：生后呕吐，如为喷射状，经X光胃肠造影，发现为先天幽门肥厚性狭窄症，如果运用中药治疗，应当辨清属虚、属实，为寒、为热，然后针对病情治之，不可认为初生儿体质虚弱，概从虚证治之。

乳积呕吐案

田某，男，1个月，病历号：110778，初诊日期：1963年9月26日。

吮乳后每隔十多分钟即呕逆而吐，呈喷射状，有酸秽气味，吐出之物，全系大量未消化之乳块及水液，大便已数日未行，腹胀如鼓，心烦气粗，睡眠不安，面色黄滞，口唇红赤，小便色浑，苔白而厚，纹色紫滞。

良由稚婴娇弱，人工喂养，多食代乳粉后，损伤胃气，通降失司，木火上激，是以饮入即吐，治当涤滞通塞，二便畅行，呕吐便可自止。

风化硝3g（后下），制军5g，枳实3g，炒川朴1.5g，炙甘草3g，神曲10g，焦山楂10g，灶心土15g（煎汤代水）。

二诊：药后大便泻出数次，小溲亦利，呕吐已止，腹尚微膨，乳积尚未尽化，再遵原方出入治之。

另：保赤散2袋，早晚各半包。

积吐案

张某，女，5岁，病历号：22456，初诊日期：1963年11月11日。

素嗜香燥炙煿之品，湿热内蕴，胃降失和，以致三日来呕吐频作，口干唇红，面色黄滞，神疲无力，不思纳谷，小便黄浑，大便味臭，脘满腹胀，苔干而腻，脉滑且数。

食积之火上冲，通降失司之象，治当消积和中，宗保和丸加减。

南山楂10g，上建曲10g，炒谷麦芽各10g，陈皮3g，枳实5g，炒半夏5g，川连1.5g，黄芩5g，连翘10g，莱菔子3g。

另：至宝锭6粒，早晚各1粒。

二诊：呕吐已止，腹胀已松，大便一日三次，小溲微黄，食思略振，口干作渴，苔腻脉滑。食积尚未尽化，当再和胃消导。

茯苓6g，炒白术6g，枳实5g，黄芩5g，川连2g，青陈皮各3g，炒半夏5g，莱菔子3g，泽泻6g，焦三仙各12g，炙鸡金5g。

另：焦楂末10g，二丑末3g，和匀，砂糖调服，每日2次，食后服之，共服2天。

虫吐案

门某，女，4岁，病历号：24360，初诊日期：1964年4月21日。

昨天开始呕吐，吐时头痛，夹以蛔虫，胸胀膨胀，按之灼热且痛，面黄不华，苔白脉数。

此属胃中蓄热，蛔虫不安于宫，扰动上膈致吐，治当清降止呕，佐以杀虫，宗乌梅丸化裁。

乌梅5g，川椒3g，川连1.5g，淡干姜1.5g，官桂3g，黄柏6g，细辛1.2g，橘皮3g，姜竹茹3g，鹤虱6g，雷丸6g。

另：太极丸4粒，早晚各1粒。

二诊：药后呕吐头痛已止，便下蛔虫3条，胸满亦舒，腹部虽胀，按已不痛，苔色仍白，脉象微数，食思略振，小溲微黄。冲逆之势虽平，湿热余邪未尽，再拟原方增损治之。

乌梅5g，川椒3g，川连3g，黄柏6g，橘皮3g，姜竹茹3g，槟榔5g，大腹皮10g，炒川朴2g，焦三仙各12g，姜皮1g。

另：太极丸4粒，早晚各1粒。

按：呕吐蛔虫，是由于胃经有热或有寒，以致虫动不安，扰乱胃腑，上逆作吐。所以，临床上应当分辨属阴、属阳、属寒、属热，以便用药治疗。此案是由胃热引起的虫吐，除了胸腹胀热、脉数等症状外，他如舌质发红、口唇红赤、呕吐酸苦、烦躁不安等症，也应详察，综合起来作为诊断的依据。如因胃寒而起的，在症状上则多表现为呕吐清稀，口唇色淡，腹痛时作，喜热喜按，脉象沉迟，苔白质淡等，治疗的方法，应当温中止呕，佐以杀虫，临床上使用小建中汤加杀虫之品，往往可以获得很好的疗效。

惊吐案

马某，男，1岁，病历号：128923，初诊日期：1964年6月16日。

昨天下午由椅上摔下，忽然受惊，以致引起呕吐不已，吐出酸涎夹以吃后未化的食物，神志迷蒙，睡中惊惕哭叫，身发微热，面赤唇红，大便正常，小溲微黄，苔薄而白，脉象弦数。

此因惊恐以后，神志怫郁，影响脾胃，升降功能失常，形成惊吐之证，治当清镇定吐，宗《医宗金鉴》金蝎观音散加减。

全蝎1g（去毒），僵蚕6g，钩藤6g，薄荷2g（后下），橘皮3g，姜竹茹3g，法半夏5g，枳壳3g，生姜2片，川郁金3g，灶心土15g（煎汤代水）。

另：牛黄抱龙丸4粒，早晚各1粒。

二诊：药后大便泻下稀黏，身热已解，呕吐亦止，惊惕昏蒙之象告已，苔白脉弦，证情基本稳定，再拟清镇和中治之。

薄荷2g（后下），钩藤6g，橘皮3g，法半夏5g，姜竹茹2g，枳壳3g，茯苓6g，川郁金3g，炒白术6g，焦三仙各12g，生姜2片。

食物中毒案

林某，女，7岁，病历号：1972，初诊日期：1963年6月15日。

呕吐酸涎，夹以胆汁，已历三小时之久，体温略高，腋下体温37.8℃，腹部微痛，泄泻未作，苔白脉数。

证由误食陈腐猪头肉所致，秽浊伤中，病起急暴，形成食物中毒重症，治当辟秽化浊，佐以苦辛开降，以希速解，而免骤变。

紫金锭1粒（包），藿佩梗各5g，橘皮3g，醋炒半夏5g，姜竹茹3g，淡干姜1g，川连2g，川郁金5g，枳实5g，六一散10g（包）。

呃逆案

贾某，女，6岁，病历号：109896，初诊日期：1964年11月9日。

日来由于不慎调摄，过食生冷，以致发为呃逆，嗳腐不舒，腹胀便泻，面白肢厥，小溲清长，苔白脉沉。

寒滞停中不运，和降失司，气机上逆则呃逆，中寒气陷则便，证属寒象，治当温运止呃。

丁香1.5g，柿蒂5g，吴萸2g，橘皮3g，青皮3g，肉桂2g，生姜2片，川郁金5g，淡干姜1.5g，刀豆子10g。

按：呃逆一证，有因胃寒引起，有因胃热而起。此案是由寒滞引起，故用丁香、柿蒂等药散寒开郁而愈。如属胃热呃逆，则宜用橘皮、竹茹等清热止呃。临床时如果虚象显露，不论胃寒和胃热，均可加入人参以补中益气。

暑湿泄泻案

李某，男，1.5岁，病历号：125895，初诊日期：1964年9月5日。

本患喘咳，时愈时发，近因调护失周，过吃生冷，夜袭寒凉，以致昨发身热，迄今未解，喘咳虽未举发，而大便泄泻稀溏，一日三次，夹以不消化物，面黄神疲，苔白脉缓。

时值夏令，显属暑湿痰滞内蕴，脾胃升降机能失调所致，治当祛暑利湿，佐以芳香化浊，宗藿香正气散加减。

藿香5g，苏叶2g，大腹皮6g，炒川朴2g，鸡苏散10g（包），青广皮各3g，泽泻6g，焦三仙各12g，姜皮1g，猪苓6g。

二诊：昨进祛暑利湿，佐以芳香化浊之品，身热得汗而解，大便泄泻一次，溏薄不秽，面黄欠华，精神尚感疲惫，食思不甘，苔白脉缓。余氛未靖，脾运未健，再从原法增减，自可霍然告愈。

藿梗5g，佩兰梗5g，苏梗5g，炒苍术2g，茯苓6g，炒川朴2g，陈皮3g，炒半夏5g，煨木香3g，砂仁米2g（打），焦三仙各12g。

暑热泄泻案

邵某，女，1岁，病历号：104798，初诊日期：1964年7月6日。

高热有汗不争，泄泻急速量多，心烦口渴，腹痛肛热，已经两日，在公社医院注射链霉素、口服土霉素，身热仍壮，泻下稀薄，一日十三四次，夹以泡沫，味极秽浊，色黄，面红气粗，小便赤少，苔黄纹紫。

此为外感暑热之邪，内迫肠胃，形成暑泻，亟当清解，佐以淡渗分利，以希速解，以防暴泻伤阴或亡阳之变。

生石膏25g（先煎），寒水石10g，生扁豆10g，生苡仁10g，鲜佩兰10g，猪茯苓各6g，泽泻6g，六一散10g（包），生谷芽10g，姜皮1g。

二诊：药后高烧已解，泄泻大已，仅一日二三次，夹以泡沫，其味尚秽，口尚作渴，小溲浑少，苔黄纹紫。暑热之邪尚未尽解，再拟清利治之。

生石膏25g（先煎），鲜藿香6g，鲜佩兰10g，葛根5g，天花粉5g，六一散10g（包），川连1g，泽泻5g，猪茯苓各6g，生谷芽10g，姜皮1g。

按：泄泻与天时气候有着密切的关系，尤其是夏季气候暑热湿重，出汗多，身体容易疲乏，抵抗力较差，偶一不慎，影响脾胃运化功能，更易酿成暴泄。

治疗时应当辨湿盛于热还是热盛于湿，如症见泻下稀薄，淡黄不臭，口不渴，倦怠溲少，舌苔白腻，则为湿盛于热，治宜芳香化浊，燥脾化湿，方如藿香正气散。如症见泻下水样，色黄褐而臭秽，烦躁口渴，发热较高，小便短黄，舌质红，苔黄而干，则为热盛于湿，治宜苦泄清热，淡渗分利，方如甘露饮四苓汤。

热泻案

周某，男，1岁，病历号：91875，初诊日期：1962年10月23日。

腹泻已经五日，一日约十次，泻时腹痛肠鸣，便下色黄，脘满嗳饱，口唇干红，心烦少寐，口渴气粗，小便短赤，肛门灼热，苔白质赤，纹色紫滞。

此为湿热郁蒸，内蕴肠胃，传导失司，水趋大肠，形成热泻之证，治当清利，佐以苦燥，宗葛根芩连汤加味。

葛根5g，黄芩5g，川连1.5g，益元散10g（包），车前子10g（包），泽泻5g，广皮3g，姜皮1g，猪茯苓各6g，煨木香3g。

二诊：药后腹泻基本告愈，一日两次，秽垢夹以泡沫，小便较利，其色微黄，苔白纹紫。此肠胃热邪未净，当再宗原法增减治之。

葛根5g，黄芩5g，川连1.5g，车前子10g（包），炒白术5g，泽泻5g，姜皮1g，猪茯苓各6g，煨木香3g，焦三仙各12g。

积泻案

高某，男，2岁，病历号：62441，初诊日期：1962年9月14日。

三日来大便泄泻，一日三四次，有酸臭气，腹中胀痛，痛则思泻，泻则痛止，面黄形瘦，胸闷嗳饱，噫臭恶食，口中作渴，小便短赤，脉来弦数，舌苔垢腻。

证由脾胃素弱，乳食过饱，复为生冷所伤，以致大便不聚而泻，治当清导和中，佐以淡渗分利。

煨木香3g，川连1.5g，猪茯苓各6g，炒白术6g，黄芩5g，制川军5g，枳实3g，神曲10g，泽泻6g，姜皮1g。

二诊：药后大便正常，腹中胀痛已瘥，食思略振，唯仍面黄口渴，小便短黄，苔腻未退，脉来弦滑。良由宿滞未克尽化，湿热蕴中，治再原意增损，自可告愈。

川连1.5g，黄芩5g，制川军5g，猪茯苓各6g，泽泻6g，六一散10g（包），青广皮各3g，焦三仙各12g，车前子10g（包），姜皮1g。

虫积腹泻案

田某，女，3岁，病历号：109615，初诊日期：1963年9月3日。

五一节以后，经常发生腹痛，时作时止，迄今四月未解，纳食不甘，形瘦面黄，日来腹痛又作，按揉则止，大便稀溏，一日十余次，大便化验有蛔虫卵，舌苔薄白，脉象弦细。

平素饮食失节，脾运不健，水谷停滞则为湿，湿滞下注则泄泻，湿郁蕴热则生虫，治当健脾助运，调中化虫。

党参6g，炒白术6g，茯苓6g，炙甘草3g，广木香3g，姜皮1g，胡黄连3g，乌梅3g，川椒2g，炒川朴2g，泽泻6g，焦三仙各12g，陈皮3g。

另：和脾散15g×12包，每日3次，每次1包。

二诊：药后泻次大减，一日二三行，腹中痛止，纳谷较甘。脾虚湿为患，治再健脾燥湿，佐以驱虫。

党参6g，茯苓6g，炒白术6g，炙甘草3g，砂仁米1.5g（打），扁豆10g，莲子肉10g，焦三仙各12g，化虫丸3g（包），怀山药10g，煨木香3g。

水泻案

张某，男，1岁，病历号：85557，初诊日期：1963年7月30日。

腹泻一日六七次，呈喷射状，泻出之物，皆如黄水，夹以消化不良之乳瓣，肠鸣辘辘，饮食不思，脉象沉细，指纹隐约，苔薄色白。

良由湿气过盛，伤于脾胃，以致清浊不分，而成水泻之证，治当除湿利水，宗以官桂五苓散加味，以收化气利湿之效。

卷官桂2g，猪茯苓各6g，炒白术6g，福泽泻5g，广皮3g，法半夏3g，煨木香3g，砂仁米2g（打），炒川朴2g，生姜皮1g。

二诊：药后腹泻一日二次，质已稠厚，小便趋利，食思略振，腹部不胀，肠鸣已瘥，苔白脉缓。此脾运趋复，水湿渐化之象，治再原方增减，以巩其效。

卷官桂2g，猪茯苓各6g，炒白术6g，泽泻5g，神曲10g，煨木香3g，砂仁米2g（打），炒川朴2g，煨姜2片，小红枣3枚。

寒泻案

郑某，男，9个月，病历号：142937，初诊日期：1964年11月5日。

证经一月，泄泻不已，水谷不分，小溲不利，曾在儿童医院治疗未瘥，刻下仍一日六七次，泻下清水，腹痛肠鸣，肢足时厥，溲清不渴，舌苔淡白，脉象沉缓。

此为寒滞内凝，脾阳被困，升降功能失常，湿浊下注大肠，治当温中止泻，宗附子理中汤加味。

附子3g，党参5g，炒白术5g，炮姜炭2g，炙甘草3g，官桂2g，猪茯苓各6g，泽泻5g，焦三仙各12g，炙粟壳5g。

另：启脾丸4粒，早晚各1粒。

二诊：药后泄泻已止，诸症均愈，唯食纳未复，苔白脉缓。此久泻伤阳，脾运未复，治再温中调脾，可望渐复。

党参5g，炒白术6g，炮姜炭2g，炙甘草3g，炒谷麦芽各10g，怀山药10g，扁豆10g，炒苡仁10g，陈皮3g，炒半夏5g，砂仁米2g（打）。

脾肾虚寒腹泻案

余某，女，7岁，病历号：113527，初诊日期：1963年11月14日。

证经年余，大便泄泻日二三次，稀薄不成形，甚则完谷不化，每因着凉或食生冷则泄泻加重，饮食不甘，面黄形瘦，夜寐汗出，眠卧欠实，精神尚可，有时口渴欲饮，苔薄色白，脉象沉缓。

证属久泻肾虚，火不生土，则运化无权，泄泻频作；口渴欲饮，是肾阳虚乏，气化不能蒸腾津液之象，非为热因。证属脾肾虚寒泄泻，治当温阳助运，可冀获效。

党参10g，炒白术10g，炮姜2g，肉桂5g，黄芪10g，茯苓10g，附片5g，破故纸10g，煨木香3g，四神丸6g（包），煨姜2片，小红枣3枚。

二诊：大便泄泻已，两日未行，面色转华，纳食亦振，唯夜间尚有汗出，苔白脉缓。病久体虚，卫外之权不固，拟以补虚实腠以敛汗。

生黄芪10g，炒白术10g，生牡蛎10g（先煎），茯苓10g，党参10g，橘皮3g，半夏曲6g，砂仁米2g（打），麻黄根6g，浮小麦10g，煨木香3g。

脾虚泄泻案

王某，女，4岁，病历号：109682，初诊日期：1963年9月5日。

大便泄泻，日三四行，夹以不消化物，已有一月，经某医院治疗，使用新霉素等药而不效，近来胃纳少思，面黄腹胀，性躁喜哭，苔白脉细。

证属脾不健运，化物无权，湿滞中阻，清阳不振，是以糟粕下注，而为便泻不已；土虚者木必亢，所以性急喜啼。治当健脾助运，芳香渗湿。

党参6g，茯苓6g，炒白术6g，炒白芍6g，炙甘草3g，煨木香3g，陈皮3g，官桂3g，砂仁米2g（打），炒半夏3g，泽泻6g，焦三仙各12g。

另：加味异功散1.5g×9包，每日3次，每次1包。

二诊：药后胃纳增加，精神好转，大便正常，苔白中腻，脉细。前方既效，再宗原意。

党参6g，茯苓6g，炒白术6g，淡干姜1g，炙甘草3g，煨木香3g，陈皮3g，黄芪6g，砂仁米2g（打），炒半夏3g，焦三仙各12g，炒苡仁10g。

另：加味异功散1.5g×9包，每日3次，每次1包。

三诊：药后胃纳增进，大便正常，精神已振，苔白脉缓。当再调理脾胃，以资生化之源。

党参6g，茯苓6g，炒白术6g，黄芪6g，陈皮3g，怀山药10g，广木香2g，砂仁米2g（打），焦三仙各12g。

虚泻作渴案

高某，女，1岁，病历号：62440，初诊日期：1961年9月26日。

儿体素虚，因过中秋节饮食未慎，便泻频作，肢凉不温，今日大便已泻三次，稀水带有白沫，小溲尚利，口渴引饮，面色黄滞，身无大热，舌苔光滑，脉象沉细。

土虚脾阳不振，便泻胃阴受劫，阳虚则泻利肢厥，阴伤则口渴欲饮，治当健脾调中，佐以益胃生津，宗钱氏七味白术散加味。

党参6g，茯苓6g，炒白术12g，炙甘草3g，藿香5g，葛根5g，煨木香3g，钗石斛10g（先煎），生谷麦芽各10g。

另：和脾散1g×12包，每日3次，每次1包。

二诊：药后泄泻已愈，纳食正常，口已不渴，面色趋华，苔白脉缓。证情已瘥，脾运向复，再拟调脾和中，以为善后。

和脾散1g×15包，每日3次，每次1包。

泄泻肛坠案

李某，女，3岁，病历号：79736，初诊日期：1963年12月5日。

大便日行二次，量多溏薄，每食青菜以后，泻次则增多，平时大便完后，肛门总觉坠胀，似有解而不尽之象，胃纳很差，精神疲乏，尤于活动以后，气短不足以息，苔薄色白，脉象缓细。

证属脾胃虚弱，健运无权，饮食入胃，不能变化精微，故形瘦神疲。脾虚者阳必陷，故气短，泻后肛坠。补中益气汤证已具，理宜升举陷气治之。

党参10g，炙黄芪10g，炒白术10g，炙甘草3g，当归5g，大枣3枚，升麻2g，柴胡3g，炮姜炭1.5g，陈皮3g，茯苓6g，煨姜2片。

二诊：服补中益气汤后，大便虽一日行二次，已无肛坠之感，气短减轻，入夜睡眠甚安，胃纳、精神转好，脉舌无异常。前方既效，当再稍事变通治之。

党参10g，炙黄芪10g，茯苓6g，炒白术10g，炙甘草3g，当归5g，升麻2g，柴胡3g，陈皮3g，炒苡仁10g，益智仁3g（打），煨姜2片，小红枣3枚。

风泄案

任某，女，1岁，病历号：117782，初诊日期：1964年3月2日。

素有泄泻之患，时愈时作，近两日来，腹泻青色粪便，一日达十次之多，睡中微有惊惕，鼻流清涕，苔白纹暗。

此为外风停乳，中运失健之象，治当疏风助运。

荆芥10g，神曲10g，共研细末，分6包，每日2次，每次1包，加砂糖适量开水调服。

腹泻夹表案

汤某，男，2.5个月，病历号：106135，初诊日期：1963年7月4日。

腹泻已五天，日三四行，利下之物，为不消化之奶瓣，及带有青绿色的黏冻，日来身有微热，腋下体温37.3℃，鼻塞喷嚏，纳乳较差，腹部稍胀，面色山根露青，小便不利，大便化验有大量脂肪球，舌苔薄白，脉浮纹紫。

证属乳滞内停，脾不健运，肠胃传导失司，不能分清泌浊，以致水谷黏垢，混杂而下。幼儿质薄，泄泻中虚，卫外无权，故冒受风邪，形成腹泻夹表之证。治当疏风解表，佐以理脾渗湿。

荆芥5g，银花炭6g，猪茯苓各5g，炒白术5g，煨木香3g，炒川朴2g，宣木瓜5g，鸡苏散6g（包），焦三仙各12g，姜皮1g。

另：保婴育生丸2粒，早晚各半粒。

二诊：药后身热已解，腋下体温36.5℃，腹泻一日二次，尚带不消化物，腹胀已宽，纳乳稍香，口角流出清涎，湿润衣襟，苔白脉缓，小溲尚利。此为脾虚失运，外邪虽解，中阳仍困，不能收摄津液，前哲云："脾寒则流涎"。治当温运和中，宗益黄散加味。

青陈皮各5g，丁香0.6g，诃子肉5g，炙甘草3g，炮姜炭2g，炒白术5g，煨木香2g，砂仁米1.5g（打），神曲10g。

吐泻交作案

关某，男，病历号：97524，初诊日期：1963年9月5日。

晨起突然腹痛，脘痞恶心，继则吐泻交作，伴有头晕，精神疲乏不振，心烦口渴，面色红赤，苔薄色白，脉象濡数。

此缘饮食生冷不节，外受暑热，中枢升降失司，清浊混淆，乱于胃肠之象，证似霍乱，势颇重险，治当清暑和中，佐以芳香渗湿。

藿香2.5g，扁豆衣10g，佩兰叶5g，川连1.5g，炒干姜1g，灶心土15g（煎汤代水），炒川朴2g，煨木香3g，益元散10g（包），通草1.5g，焦三仙各12g，姜皮1g。

另：六合定中丸4丸，早晚各1粒。

二诊：药后吐泻已止，腹痛恶心亦解，唯尚觉头晕无力，口干欲饮，小溲不利，苔白质赤，脉象细数，有时自觉筋脉牵掣跳动。此由吐利之后，阴液亏伤，肝邪鸱张，筋脉失养所致，治当清利，兼佐舒筋。

晚蚕砂10g，宣木瓜10g，黑山栀3g，大豆卷10g，生苡仁10g，黄芩5g，通草1.5g，六一散10g（包），吴茱萸2g。

按：吐泻交作，一名霍乱，因其来势迅急，病发于猝然之间。所谓霍乱，就是形容病势急剧、挥霍缭乱的意思，与真性霍乱有所不同。现代医学认为，上吐下泻伴以腹痛的多为急性胃肠炎，若真性霍乱由于感染霍乱弧菌，症多急剧吐泻而脱水，腹痛症状并不显著，以此为别。

此案属于暑热夹以生冷食滞所致，故用清暑和中而愈，但是，临床时还宜详辨热甚或湿甚，如湿邪重的，多现身重肢怠，骨节烦疼，胸闷腹膨，苔腻口黏，脉象濡缓，又宜芳香化浊，佐以利湿治之。

虚寒吐泻案

平某，男，3岁，病历号：103160，初诊日期：1963年5月10日。

昨日下午突然大便泄泻，始则大便稀黏，带有奶白色不消化之物，继转便泻清水，肠鸣有声，夜间共泻八次。入晚复增呕吐，吐出物皆系食物残渣，精神不振，面色无神，灰白而青，两目有凹陷之势，四肢不温，苔白脉沉。

证属风凉外受，内食生冷，脾胃升降机能乖常，以致脾失升清则泄泻，胃失和降则吐逆，颇虑邪气杂糅交病之中，正不能堪，导致虚脱下陷，亟当温阳救逆治之，以免歧变。

炙甘草6g，淡干姜2g，制附片6g，吴茱萸2g，人参6g，炒白术6g，青陈皮各6g，炒半夏5g，猪茯苓各6g，煨木香3g，姜皮1g。

另：针灸天枢、足三里、长强、内关。

二诊：进温阳救逆佐以针灸后，入夜四肢厥象已回，吐泻渐止，唯面色仍呈灰滞，精神殊感疲乏，苔白脉缓。证情已趋稳定，再拟原法进退治之，慎调为安。

炙甘草6g，淡干姜1.2g，吴茱萸2g，人参6g，砂仁米1.5g（打），炒白术6g，青陈皮各3g，炒半夏5g，猪茯苓各6g，煨木香3g。

先泻后吐案

翟某，女，3个月，病历号：68333，初诊日期：1960年11月17日。

外感寒邪，顺传中腑，以致中焦健运失司，纳饮所入，输化无权，脾不升清，下注大肠，而为泄利，皆属不化奶瓣，每日虽泻三四次，但已六日之久，苔白脉细，亟当和脾止泻治之。

茯苓6g，炒白术5g，陈皮3g，煨木香2g，炒川朴2g，车前子6g（包），荆芥炭5g，麦芽10g，细茶叶1撮（入煎）。

二诊：腹泻已趋痊愈，昨起突生呕吐，饮食所入，旋即吐逆而出，身热中等，舌苔白厚而腻。此为泻后中虚，乳滞不运，胃失通降，上逆作吐，治当清降和中，以泻实邪。

藿香5g，川连1.5g，姜竹茹3g，橘皮3g，炒半夏3g，生姜2片，焦六曲10g，炒麦芽10g，黑山栀2g，莱菔子3g。

气虚腹泻案

张某，女，4岁。

自幼遗尿，迄今未瘥，精神不振，疲乏懒动，面色不华，夜睡不醒，近年余来，又增腹泻脱肛，肠鸣胀痛不已，饮食尚可，舌淡苔白，脉缓无力。

胃气主降，职司腐谷，脾气主升，职司运化，脾胃虚弱，健运失常，清阳不能上升则泄泻，浊阴不得下降故腹胀，久则中气下陷，故脱肛遗尿不已，仿东垣补中益气法治之。

黄芪10g，炒白术10g，陈皮5g，党参10g，茯苓10g，怀山药15g，升麻3g，柴胡5g，泽泻10g，乌梅10g，炙甘草3g，枳壳10g，炒苡仁15g。

按：此案腹泻胀痛，神气不振，遗尿脱肛，其发病机转，主要是根据《内经》“饮入于胃，游溢精气，上输于脾，脾气散精，上归于肺，通调水道，下输膀胱，水精四布，五经并行”的理论，诊为脾虚失运，中气下陷。盖脾虚以后，清阳不举，浊阴下陷，故泄泻脱肛；水道失于通调，膀胱失于约制，故遗尿不已。治宗虚者补之，陷者举之，仿东垣补中益气法，仅服两剂，而诸症竟告霍然。

此例证情表现，一般临床医家，多从脾肾入手，投用温肾补脾之品，很少单从脾虚治疗，今竟治脾而愈，实属别开生面，尤其方中运用枳壳，其主要依据，因枳壳本为理气宽中要品，近代不少文献报道，对子宫下垂、脱肛、胃下垂有卓效。

吐泻交作案

张某，男，9个月。

吐泻交作，一日四次，吐物多系乳水，泻物纯属黏黄，夹以不消化物，无红白黏冻，身热不扬（腋下体温37.6℃），微咳流涕，昼夜烦躁不安，小溲短浑，苔白尖红，纹暗不明。

外邪夹滞，郁遏肺胃，肺失清肃故微咳，通降失司则呕吐，脾失运化故泄泻，治当清利，佐以止呕和中。

黄连3g，黄芩5g，藿香3g，姜竹茹3g，煨木香2g，泽泻5g，六一散10g（包），半夏3g，川郁金3g，焦三仙12g，灶心土15g（煎汤代水）。

按：此案外邪束表，湿滞内阻，以致脾胃运化失其常度，清浊混淆，故热蒸于上则呕吐，湿注于下则泄泻，投以香连丸和藿连汤化裁法后，一药而愈。

协热下利案

孟某，男，5个月。

今晨起腹泻黄色黏腻状物，其味腥秽，已经五次，泻时腹痛下坠，伴有呕吐发热（38.6℃，腋下体温），汗出嗜睡，口渴引饮，溲黄而短，心烦气粗，苔薄色白，纹色紫滞。

此为外邪夹滞，内陷阳明，以致协热下利，泻物黄黏，热邪上逆，故口渴呕吐。治当清化和中，佐以导滞，葛根芩连汤加味。

葛根5g，黄芩5g，马尾连5g，煨木香5g，槟榔3g，薄荷2g（后下），生粉草3g，炒川朴5g，泽泻5g，猪茯苓各6g，焦三仙各5g。

按：此案协热下利，与表证误下，邪迫阳明，有所区别。由于证见发热，下利，呕吐，口渴，湿热有恋留阳明之象，故用葛根、薄荷清解胃热，鼓舞胃气，黄芩、黄连苦燥厚肠止泻，木香、厚朴、槟榔行气去滞，泽泻、猪茯苓利水止泻，甘草和中，焦三仙消导，一剂而愈。

夹表下利案

刘某，男，4岁。

感冒二天，咳嗽身热，体温37.3℃（腋下），鼻流清涕，由于饮食不节，今日腹痛绵绵，泄泻四次，泻物不化，肚腹饱胀，有里急后重感，面颊通红，唇焦口干，苔白，脉数。

证属外感夹滞，腹痛下利，脾胃失调，治在中焦，宜主取阳明，配督脉解表。

针刺大椎、合谷、足三里、天枢。

按：足三里属足阳明胃经合穴，为全身性强壮要穴，又为肚腹之总穴，凡合穴可治内腑之病。故肠胃气机不畅，当取合穴治之。合谷为手阳明大肠经原穴，能疏调气机，治里急后重，定痛解热。天枢属足阳明胃经募穴，能够传导肠胃，调气止痛。大椎乃督脉之穴，诸阳脉皆总会于督，用配合谷，可以泄邪解表，故针后病即告愈。

疳 积 类

疳气案

陈某，女，2岁，病历号：141114，初诊日期：1964年10月13日。

体质素弱，发育缓慢，身躯清瘦小巧，头颅上宽下窄，行走软缓少劲，面白不华，近来食少便多，情急性燥，肚腹胀大，尚未坚膨，体重不增，睡卧不实，苔白脉缓，指纹淡紫。

此乃先天不足，脾胃虚弱，积滞不运，已成疳气，治当调脾消疳，以复土运。

党参6g，黄芪6g，茯苓6g，炒白术6g，陈皮3g，老木香3g，炒川朴2g，大腹皮6g，胡黄连3g，炙鸡金5g，焦三仙各12g。

另：山楂丸6粒，每次1粒，食后服。

另：捏脊疗法，每天1次，共做一疗程（6天）。

二诊：上方连进三剂，睡眠、二便均好，腹胀较松，体质渐趋康复，但食欲仍然欠馨，面仍㿠白。脾运功能未复，当再健脾开胃，以希饮食增进，气血滋生，则体质当可趋复。

党参6g，黄芪6g，茯苓6g，炒白术6g，炙甘草3g，鸡内金5g，枳壳3g，保和丸6g（包），煨姜2片，小红枣3枚，青陈皮各3g，砂仁米1.5g（研）。

三诊：经捏脊、服药治疗，面色转红，腹胀已消，二便如常，唯生来小巧，一时难望丰腴，只有纳食增进，气血滋生，方可趋华。诸证既消，当再调养气血治之。

党参6g，茯苓6g，炒白术6g，当归5g，橘皮3g，小红枣3枚，炒半夏3g，老木香3g，白蔻仁2g（后下），焦山楂10g，神曲10g，炒稻麦芽10g，煨姜2片。

疳积案

乔某，女，1岁，病历号：110807，初诊日期：1963年9月23日。

证经月余，大便日行一二次，腹膨且硬，青筋隐露，面黄肌瘦，发稀作穗，食纳不甘，卧中汗出，身热时作时退，小便时浑时清，苔薄色白，指纹紫暗。

患儿自幼缺乳，饮食失调，脾胃损伤，运化不利，气血津液无以资生，以致形体日瘦，肚腹日膨，而成疳积之证，治当消疳理脾，证势缠绵，难望速解。

京三棱5g，蓬莪术5g，青陈皮各3g，广木香3g，炒川朴2g，大腹皮6g，槟榔5g，炙蟾皮5g，鸡内金5g，焦三仙各18g，胡黄连3g，制军5g。

另：肥儿丸4粒，早晚各1粒。

二诊：药后精神稍觉好转，食欲尚可，大便仍泻，每日2次，腹胀尚未显减，手足心热，口渴欲饮，发焦而稀。心脾疳热未清，治当清热健脾，佐以消膨宽中，尚希节食为要。

芦荟3g，胡黄连3g，秦艽5g，炙鸡金5g，干蟾皮5g，姜川朴2g，大腹皮6g，蓬莪术5g，茯苓6g，炒白术6g，青陈皮各3g，老木香3g。

另：肥儿丸4粒，早晚各1粒。

三诊：药后腹胀大宽，便泻正常，食欲转香，精神振作，唯面仍黄而不华，形体瘦弱，苔白脉缓。疳证大愈，亟当健脾调中以复气血，拟以丸剂长服。

党参15g，黄芪1.5g，茯苓15g，炒白术15g，当归15g，大白芍15g，炙甘草15g，怀山药15g，扁豆15g，炒苡米15g，橘皮10g，炒半夏10g，砂仁米10g，炙鸡金10g，炙蟾皮6g，炒川朴6g，地骨皮6g，胡黄连6g，焦三仙30g，老木香10g。

上药共研细末，炼蜜为丸，每丸重6g，早晚各服1粒，开水化服。

按：疳气和疳积，在病程上疳气多属初期，疳积多在中期，在症状上疳气和疳积有轻重的不同，因此，在治疗上疳气多着重调和脾胃，疳积则重在消运，消运以后，即当调脾，以助恢复。

此外，疳积证中如夹有虫证，古人称疳蛔，可加入驱虫药，如芜荑、鹤虱、雷丸、使君子等药治之。

疳泻案

例1

唐某，男，2个月，病历号：108398，初诊日期：1963年8月13日。

婴甫两月，生后发生黄疸，腹泻不已，在某医院治疗，黄疸已瘥，但腹泻仍然频作，一日20次，腹部高度膨胀，肚脐凸出，青筋暴露，黄色不泽，形体瘦弱，苔薄色白，纹暗不明，小溲黄少，心烦喜啼，有时身热，腋下体温37.2℃，大便化验正常。

儿受母体湿热熏蒸，生后胃热又甚，以致发生胎黄而兼腹泻，但久泻脾虚，虚又生湿蕴热，湿热缠扰不已。中焦气机不运，腹膨、消瘦、泄泻由是而生。治当调脾和中，佐以清热渗湿。

茯苓6g，炒白术5g，川连1.2g，炒川朴1.5g，陈皮3g，怀山药10g，扁豆10g，炙蟾皮5g，神曲10g，炒谷芽10g，泽泻5g，煨木香1.5g。

二诊：药后腹泻次数已减，一日五六次，腹部膨胀较松，小溲较利，身热已解，腋下体温36.9℃，苔白纹暗。再拟原方增损治之。

茯苓6g，炒白术5g，川连1g，煨木香1.5g，炒川朴1.5g，青陈皮各3g，炒半夏3g，怀山药10g，扁豆10g，炒苡仁10g，煨姜2片，小红枣3枚。

另：加味异功散0.6g×12包，每日3次，每次1包。

例2

魏某，男，2岁。

患儿便利已七月有余，迭经治疗不效，刻下仍泻利不止，溏薄完谷，日十余行，腹部胀大，按之如鼓，面色萎黄，形体羸瘦，神情疲惫，哭声低弱，饮纳甚少，苔薄质淡，脉象虚弱。

景岳云："泄泻之本，无不由于脾胃。"脾胃虚弱，运化无权，则水反为湿，谷反为滞，湿滞蕴结，气机不畅，故腹胀纳呆，下利完谷。生化无源，故面色萎黄，形体羸瘦。脉证合参，病属疳积，治当益气健脾和中渗湿。

针刺足三里、三阴交、天枢、合谷、四缝。四缝穴点刺，余穴均用烧山火手法，概不留针。

按：此案病属疳积，证势缠绵不愈，经用上法施治，一次以后病减大半，二次利止，三次以善其后，四次告愈。针足三里能调理脾胃，扶正培元。三阴交培补脾土，助运化，调气机，能理下焦而利小便。天枢为大肠经之募穴，具疏调大肠、扶土化湿之功。合谷有通降肠胃作用。四缝为经外奇穴，对小儿疳积有特效。五穴相配，相辅相成，起到了益气健脾、和中渗湿的作用，故奏效显著。

疳兼咳嗽案

石某，男，1.5岁，病历号：116310，初诊日期：1963年12月30日。

患儿刻已一岁以上，尚不能行，两腿踡曲，胸骨凹陷如坑，头发枯黄若穗，肚大脐凸，膨胀不舒，经常咳嗽频作，眼胞浮肿，面色不华，二便尚调，苔薄色白，脉象浮缓。

此为先天不足，脾运失健，土不生金，肺气虚弱，卫外无权，易招外邪，以致消瘦腹膨，咳嗽时作，胞肿面浮，纳食不甘。证属肺疳，拟补土生金，佐以肃肺止咳法。

党参6g，黄芪6g，茯苓6g，炒白术5g，橘皮3g，杏仁10g，百部5g，车前子15g（包），大贝母5g，炙紫菀5g，橘络1g，炙杷叶5g。

二诊：进补土生金法后，眼胞浮肿已减，咳嗽亦微，唯喉中时有痰鸣，夜间烦躁，睡眠欠宁，饮食不甘，肌肤干燥，舌苔淡薄。脾虚气弱，运化失司，不能生金，金气不降，以致咳嗽痰多，治仍健脾化痰，以生肺金。

党参6g，黄芪6g，炒白术6g，朱染茯神10g，南沙参5g，炙杷叶5g，大贝母5g，远志肉5g，砂仁米1.2g（研）。

按：疳证为脾胃病，脾为中土，失调以后，可以影响其他脏器。如脾虚不能统血，肝失血养，可以产生面目爪甲发青、夜盲目翳等症，前人则称为肝疳；如脾不运化，心不生血，心血亏耗，神无所主，即可出现心神不安，惊悸不宁。如正气虚亏，火邪炽盛，亦可出现壮热唇红、五心烦热等症，前人则称为心疳。如脾胃受损，五液不充，脏腑真元，无以注肾，真阴枯竭，障碍生长，出现五迟五软、大便滑泄等症，前人则称为肾疳。若脾胃虚弱，土不生金，气无所归，出现面色㿠白、皮毛焦枯、咳嗽衄血等症，前人则称为肺疳。

此案疳兼咳嗽，实即古人所谓肺疳之证，由于肺气虚弱，土不生金所致，故用健脾补肺、化痰止咳之药而愈。但是，临床时还宜辨证施治。如肺虚卫外不固，感受表邪的，则参、芪又应慎用，酌加桑叶、菊花、苏叶、防风等药。如肺阴不足，出现咳嗽低烧、咽干鼻疮的，又宜补肺清金，如清阿胶、知母、贝母、五味子、麦冬等药。如肺虚营卫失调，出现咳嗽、自汗、舌淡的，可用桂枝、大白芍、龙骨、牡蛎等药治之。

脾疳案

杜某，男，5岁。

面黄肌瘦，肚腹胀大，按之坚硬，叩之如鼓，皮肤甲错，呈鳞状脱屑，大便始干，继则大便泻下稀水，完谷不化，三日一行，小溲黄少，不欲饮食，苔黄厚而腻。

饮食不慎，肠胃不消，日积月累，脾积乃成，积留不去，久则气血不荣，致脾败色夭，危在旦夕。攻之即刻有夭亡之险，不攻则积不能除，正不能复，虽能延月继日，预后亦属不良。治当攻下消积，宗鸡金丸加减。

鸡内金10g，京三棱6g，蓬莪术10g，桃仁10g，红花6g，上川朴6g，酒川军10g，甘草3g，生姜3片。

二诊：药后腹胀已除，口唇转红，食纳较甘，面有喜色。积滞趋运，脾胃功能尚未尽复，治再消积导滞，宗四消饮加味，以收积消正复之效。

焦三仙各10g，焦槟榔6g，厚朴3g，扁豆12g，生姜3片。

按：鸡金丸乃消积除疳之方，脾疳已成，肚腹胀大，叩之如鼓者用之，获效尤著。本例初诊后临睡前煎汤服之，合夜患儿没有安卧，翌晨继进二煎，2小时后，始见溏泻，继下不化之物及黏滞，此后患儿腹胀变软，慢慢思食，精神逐渐转佳而愈。

积热困脾案

赵某，女，4岁，病历号：105485，初诊日期：1963年9月23日。

口渴嗜饮，汗出溲多，身常微热，腋下体温37.1℃，腹胀纳减，苔薄色白，脉来濡数。

积热困脾，成疳之渐，亟当清脾利湿治之。

黄芪皮10g，茯苓6g，炒白术6g，炒白芍6g，天花粉5g，葛根5g，川连1.5g，知母5g，炒苡仁10g，扁豆10g，大腹皮10g。

二诊：热退渴已，腹胀亦松，纳食正常，苔白脉濡，再拟原方增损治之。

黄芪皮6g，茯苓6g，炒白术6g，炙甘草3g，青广皮各3g，大腹皮10g，扁豆10g，怀山药10g，炒苡仁10g，炒谷麦芽各10g。

积滞案

例1

王某，男，1.5岁，病历号：91421，初诊日期：1962年10月16日。

今年4月间曾发生麻疹并发肺炎，治愈以后，一直脾胃功能失常，纳谷不运，腹胀不舒，消瘦汗多，大便不调，并且经常感冒咳嗽，苔薄色白，脉象微数。

疹后气血未复，中虚失运，生化之源不足，以致择食而纳，腹胀便溏，形瘦色苍，虚汗频作。汗多则卫外不固，易招外邪，是以经常感冒咳嗽。治当先行运化，以消有形之积滞，佐以健脾，以助气血以生长，宗缪仲淳资生健脾丸法加减。

炒白术6g，炒苡仁10g，藿香5g，桔梗3g，川连1.2g，枳实3g，橘皮3g，炒半夏3g，神曲10g，炒谷麦芽各10g，防风1.5g，大腹皮10g。

二诊：药后大便已趋正常，胃纳仍差，面色黄，腹稍胀，脉微数，苔中腻。土为万物之母，后天生化之源，病后脾胃虚弱，化物无权，是以纳食不畅，面黄形瘦，前方服后有效，再宗原法化裁。

党参5g，怀山药10g，茯苓6g，炒白术6g，炙甘草3g，陈皮3g，广木香2g，砂仁米1.5g（打），炒苡仁10g，神曲10g，炒谷麦芽各10g。

三诊：药后食欲转佳，精神亦振，唯面色仍黄，大便带有不消化物，发硬好似柳条，喜啖线头棉花，苔薄白，脉沉细。脾虚不运，则湿自内生，湿热蒸腾，则易化虫聚，积滞之中夹有虫象，今拟培土健中，加入驱虫之品。

党参6g，怀山药10g，茯苓6g，莲子肉10g，陈皮3g，砂仁米1.5g（打），广木香2g，焦麦芽10g，使君肉10g。

四诊：服药以来，胃纳精神俱佳，大便亦趋正常，唯时有心烦，睡喜伏卧，仍然爱食线头等物。异嗜为虫，虫未驱出，则脾气必然不振，气血亦难恢复，治宗原意，酌加驱虫之品。

党参5g，怀山药10g，茯苓6g，炙黄芪6g，陈皮3g，焦三仙各12g，川椒3g，使君肉10g，鹤虱6g，胡黄连3g，砂仁米2g（打），炒白术6g。

五诊：药后驱出蛔虫两条，食纳尚佳，日来入夜咳嗽痰多，喉中有声，脉象微数。脾为生痰之源，脾运不健，则湿化为痰，往往入暮上泛作咳，治痰不理脾胃，非其治也，拟香砂六君子汤加味。

党参6g，炒白术6g，茯苓6g，炙甘草3g，陈皮3g，姜半夏5g，广木香2g，砂仁米2g（打），杏仁10g，莱菔子3g，炒谷麦芽各10g。

六诊：迭进理脾健运之品，咳嗽、痰声均见减少，面色转润，精神活泼，脉舌如常，再拟调理脾胃，以资生化之源。

党参6g，黄芪6g，茯苓6g，炒白术6g，怀山药10g，炙甘草3g，陈皮3g，炒半夏5g，砂仁米2g（打），炒谷麦芽各10g，煨姜2片，小红枣3枚。

例2

卢某，女，3岁，病历号：110442，初诊日期：1963年9月16日。

胃主受纳，脾司运化，胃为湿滞所困，脾失健运之机，则胃纳脾运必然失司，中焦枢机失利则纳少，脾气不振则困乏，所以一月多来，小儿食欲不甘，精神疲乏，大便干秘，小便色黄，掌心灼热，面色板滞，腹胀不舒，苔白脉细。食滞内停，中枢失运，治当芳香化浊，和中醒胃，宗以平胃散加减。

焦苍术3g，炒川朴2g，藿香5g，佩兰梗3g，陈皮3g，半夏曲5g，猪茯苓各6g，泽泻5g，焦三仙各12g，莱菔子3g。

二诊：进芳香化浊、和中醒胃法后，精神转振，食纳较甘，腹胀稍松，唯面色仍黄，脘满嗳饱，苔布黄腻，脉象转滑。脾困趋解，停积未化，治当消运宿滞，宗以保和丸加减。

神曲10g，山楂炭10g，焦麦芽10g，莱菔子3g，砂仁米2g（打），枳壳3g，川郁金3g，连翘6g，青陈皮各3g，茯苓6g，木香3g。

湿困停积案

曹某，女，4岁，病历号：109705，初诊日期：1963年9月4日。

半月来胃纳少思，精神不振，身热起伏不定，腹部膨胀不舒，大便色白，小便色黄，面色苍黄，四肢厥逆，苔白根腻，脉象沉细。

暑湿内蕴，又伤生冷，脾失健运，化物无权，故面黄纳少；中阳受困，湿盛阳微，故肢凉神困。治当温运燥脾，芳香化浊。

肉桂3g，淡干姜1.2g，藿香5g，炒川朴2g，青广皮各3g，炒半夏5g，炒苡仁10g，砂仁米1.5g（打），焦三仙各12g。

二诊：药后胃纳较甘，精神略振，腹胀稍松，唯仍大便溏薄，肢足清凉，苔薄色白，脉仍沉细。湿盛阳微，积滞中阻仍存，再宗原意治之。

肉桂3g，制川附5g，藿佩梗各3g，陈皮3g，炒半夏5g，炒川朴2g，泽泻5g，砂仁米1.5g（打），煨木香3g，炮姜炭1.2g，焦三仙各12g。

湿热积滞案

张某，女，5岁，病历号：22456，初诊日期：1963年3月30日。

近日饮食过度，胸膨腹胀，脘闷嗳饱，纳食呆钝，夜卧不安，手心作热，口干唇焦，大便溏垢不爽，小便短少而浑，苔色黄腻，脉来弦滑。

证属积滞内停，湿热蕴郁，宣化失司，气机不利，故腹胀纳呆。中土受困，脾不布津，故唇焦口渴。治当清利消导，宗以枳实导滞法加减。

枳实5g，槟榔5g，黄芩5g，川连1.5g，猪茯苓各6g，炒白术5g，泽泻5g，青陈皮各3g，炒川朴2g，焦六曲10g，灯心草3尺，法半夏5g。

另：太极丸4粒，早晚各1粒。

二诊：药后腹胀已宽，纳食较甘，大便解出亦畅，小溲尚感黄浑，口唇仍然焦干，口渴尚欲引饮，苔腻已退，脉象微滑。湿热积滞尚未尽化，再拟原方增易。

枳实5g，炒白术6g，老木香3g，砂仁米1.5g（打），青广皮各3g，川连1.5g，黄芩5g，猪茯苓各6g，六一散10g（包），黑山栀3g，焦三仙各12g。

按：积滞之证，多由小儿饮食不节，饥饱失常，积而生湿，中枢失运所致，治疗时必须辨清寒湿和湿热，寒湿的宜用苦温燥湿，如苍术、川朴等药，湿热的则宜用苦寒燥湿，如黄芩、黄连等药。更因所伤的饮食不同，用药亦有区别。一般伤食的，多用神曲、谷芽；伤面食的，多用莱菔子、生姜；伤肉食的，多用山楂；伤生冷瓜果的，多用肉桂；伤鱼、虾、蟹的，可用紫苏、陈皮、木香、生姜。

脾虚积滞案

郭某，男，6岁，病历号：105102，初诊日期：1963年6月13日。

小儿于春节回农村住两月，回京以后即觉小儿面黄，形体日渐瘦弱，纳食不佳，每日仅餐三两，精神疲乏不振，便次增多，泻下溏薄，入暮腹部微膨，舌苔白腻，脉细。

此因饮食不节，脾胃损伤，是以中焦健运失职，化物无权，脾气不能散精充养肌肤，故见面黄形瘦，纳呆便溏。治当健运和中，盖脾为中土而主化物，脾气一强，五脏可以受荫，则诸症自解。

党参6g，黄芪6g，炒白术6g，炙甘草3g，广木香3g，砂仁米2g（打），陈皮3g，姜半夏5g，焦三仙各18g，炒苡仁10g，藿香5g。

二诊：前投香砂六君之剂，胃纳增加，精神转振，大便已趋正常，腹无胀痛，唯仍面黄形瘦，苔白脉细。前方既合病机，再宗原法治之。

党参6g，炙黄芪6g，炒白术6g，炙甘草3g，广木香3g，砂仁米2g（打），陈皮3g，炒半夏5g，焦三仙各18g，煨姜2片，小红枣3枚，怀山药10g，茯苓6g。

积滞面浮案

赵某，男，1.5岁，病历号：141199，初诊日期：1964年10月13日。

面黄且浮，腹胀膨硬不舒，食纳不馨，小溲黄浑而少，大便泄泻夜甚，味酸而臭，入暮腿胫肿作，按之没指，性躁多啼，夜卧不安，苔白唇红，脉象弦滑。

积滞内停，中枢失运，脾虚不振则面黄纳少，湿盛水泛则面浮足肿，气滞不行则腹胀膨硬，肝木横逆则性躁多啼。证情复杂，虚实并见，治当健脾利水，佐以导滞。

党参5g，炒白术6g，带皮苓10g，青广皮各6g，大腹皮10g，黄芩2.5g，炒川朴1.5g，槟榔5g，焦三仙各18g，炒川椒目2.5g，姜皮3g，车前子10g（包）。

二诊：药后浮肿已消，便泻一次，腹胀略减，小溲仍然黄浑，夜卧亦欠安宁，纳食已振，但食后偶有呕吐，苔白脉滑，口唇热红。停滞不运，湿热内蕴之征甚著，治当清利导滞，佐以和中止呕。

黄连1g，黄芩5g，姜竹茹2.5g，橘皮3g，姜半夏5g，槟榔5g，枳实3g，焦三仙各12g，莱菔子3g，六一散10g（包），生姜2片。

纳呆案

刘某，女，病历号：18599，初诊日期：1963年9月9日。

诊脉细数，舌尖红有刺，口渴喜凉饮，胃纳呆滞不甘。

热病后胃阴受劫，津不输布之故，拟养胃生津，芳香醒脾法。

钗石斛10g（先煎），天花粉6g，麦冬5g，生地黄10g，藿香5g，生苡仁10g，陈皮3g，茯苓10g，生稻麦芽各10g，神曲10g。

癖结案

孙某，男，3岁，病历号：28644，初诊日期：1963年9月6日。

半年来食欲不香，肚胀恶心，身倦乏力，头晕性急，面色不华，大便不正，小溲时浑，苔白脉弦，右胁有块，按之觉痛。

证属脾气虚弱，木邪乘侮，运化失职，气血凝阻，形成右胁癖结，腹胀纳呆。肝胃不和之征甚显，拟以扶土抑木、疏肝和胃法治之，宗逍遥散加减。

柴胡3g，黄芩5g，茯苓6g，炒白术6g，当归5g，大白芍10g，枳实3g，怀山药10g，川连1g，炒吴萸2g，川楝子10g，焦三仙各12g。

二诊：药后食欲稍佳，精神仍然疲乏不振，小便色黄已淡，大便气味特臭，腹尚作胀，恶心未作，睡中并有盗汗，舌苔中根黄腻，舌质前半尖红，脉象弦数。肝亢脾虚，木土失调，以致湿热蒸郁，迫汗外出，拟以丹栀逍遥散治之。

粉丹皮3g，黑山栀3g，柴胡3g，黄芩5g，茯苓6g，炒白术6g，当归5g，大白芍5g，枳壳3g，川郁金2.5g，生熟苡仁各10g，焦三仙各12g。

三诊：迭进疏肝和胃之品，精神、食欲较前转佳，但仍不能食甘肥油腻之物，腹部按之胀满，右胁仍有压痛，盗汗已止，性情尚急，苔腻脉弦。仍属肝胃欠和，积滞未克尽化之证，再拟疏肝和胃法治之。

柴胡3g，大白芍6g，枳壳5g，炒白术6g，紫丹参6g，太子参10g，青广皮各3g，炒川朴2g，生熟苡仁各10g，蓬莪术5g，炙鸡金5g，焦三仙各12g。

痞结案

杨某，女，10岁，病历号：121613，初诊日期：1964年3月17日。

三日前曾发热，热退后精神疲乏不振，脘痞不舒，自觉胸腹灼热，膨胀按痛，大便两日未行，面色晦暗，不思纳谷，勉强食之，则胸憋泛恶，舌苔白腻，脉象缓滑。

此为邪郁未彻，食滞内停，肺胃不宣，中枢失运，以致脘痞，食后呕吐，脾困则神疲腹胀，热郁则胸脘灼热。治宜宣中化滞，宗栀豉合黄连泻心法加减。

焦山栀5g，淡豆豉10g，川连1.5g，黄芩5g，姜半夏5g，枳实5g，川郁金5g，淡干姜1.2g，焦三仙各12g，炒川朴2g，制军6g。

二诊：药后脘痞已舒，胸腹灼热亦解，精神有振作之势，腑气已经畅行，食思转甘，苔白脉缓。郁热已宣，积滞向化，再拟原方增损调之。

焦山栀5g，淡豆豉10g，枳实5g，炒川朴2g，川连1.5g，黄芩5g，川郁金5g，茯苓10g，炒白术10g，焦三仙各12g，煨姜2片，小红枣3枚。

结胸案

宋某，女，1岁，病历号：119215，初诊日期：1964年8月31日。

身热壮炽，腋下体温39.8℃，烦哭不安，气挣不平，腹部高度膨胀，大便旁流溏秽，食入则呕，脘满嗳饱，苔色白腻，纹暗不明。证已三日，曾经某医院使用抗生素而不效，血常规化验：白细胞 9.8×10^9/L，中性粒细胞 4%，淋巴细胞 96%。

外感夹以痰滞互遏，阻塞中焦，宣豁失司，形成结胸重证，治当疏化和中，以开中焦痰实，通宣肺气之闭，宗小陷胸汤加味。

全瓜蒌 10g，姜半夏 5g，川连 1.5g，薄荷 2g（后下），黑山栀 3g，淡豆豉 10g，生石膏 25g（先煎），橘皮 3g，姜竹茹 2g，焦三仙各 12g，整枳壳 3g，整川郁金 3g（磨冲）。

二诊：进小陷胸汤加味法后，身热趋和，尚未尽退，腋下体温 37.3℃，出现鼻涕、咳嗽、喷嚏，一反肺气闭塞之象，腹部尚感膨胀，便泻一日两次，溏秽而垢，痰涎壅甚，苔白脉数。邪气有外达之机，痰滞有清利之象，再拟清化导滞，务希慎调，以免反复。

黑山栀 1.5g，淡豆豉 10g，橘皮 3g，法半夏 3g，川连 1.2g，瓜蒌 10g，大贝母 5g，枳壳 2.5g，川郁金 2.5g，莱菔子 2.5g，焦三仙各 12g，炙杷叶 5g。

另：太极丸 4 粒，早晚各 1 粒。

虫积案

例 1

田某，女，4 岁，病历号：56000，初诊日期：1961 年 11 月 6 日。

证经半月，腹部胀满，每于饭后而作，按之而痛，大便日行二三次，带有不消化物，面黄纳呆，食后泛恶，曾吐出蛔虫一条，最近肌肤作痒，入暮增剧，眼白睛蓝点累累，舌面有梅花点，苔薄色白，脉象沉细。

证系脾为湿困，健运失司，积滞内停，郁久化虫，治当健运调中，佐以渗湿化积。

枳实 5g，炒白术 6g，青广皮各 3g，广木香 3g，炒川朴 2g，京三棱 5g，苦楝根皮 15g，使君肉 10g，胡黄连 3g，炙鸡金 6g，焦三仙各 12g，化虫丸 6g（包）。

二诊：药后蛔虫泻出五条，腹部胀满大减，按之柔软无痛感，纳谷较香，肤痒不甚，大便日行两次，唯面色仍黄，精神尚感不振。虫积化而未尽，再拟消补兼施治之。

枳实 5g，炒白术 6g，茯苓 6g，怀山药 10g，炒苡仁 10g，青广皮各 3g，神曲 10g，炙鸡金 5g，泽泻 5g，煨姜 2 片，小红枣 3 枚，川朴花 2g，炒半夏 5g。

例 2

金某，男，8 岁，病历号：109790，初诊日期：1963 年 9 月 5 日。

早起腹痛阵作，痛在脐部周围，痛剧则口吐清涎，自汗出，平素有蛔虫病史，今年 2 月间曾在门诊治疗，服驱蛔药后泻出蛔虫三十余条，最近面色黄滞，花斑毕露，眼白睛蓝点累累，食纳欠甘，舌苔水黄，脉象缓滑。

脾胃湿热蕴蒸，化生虫聚，所以腹痛绕脐而阵作，痛时汗出且涎流，治暂驱蛔安中以止痛，再拟理脾化湿以治本，盖脾健胃强，当无湿聚化虫之困。

雷丸 6g，鹤虱 6g，川楝子 10g，使君子肉 10g，芜荑 6g，槟榔 6g，川连 1.2g，大白芍 10g，茯苓 10g。

二诊：药后驱出蛔虫八条，腹痛已缓，面仍黄滞，纳食不甘，苔脉如上，治当理脾扶正，盖虫积一证，本系脾胃蕴湿而生，杀逐之法，终非长策，旋逐旋生，何时能已，唯有调脾渗湿，方杜生虫之源。

党参10g，茯苓10g，炒白术10g，炙甘草3g，黄芪10g，怀山药10g，煨姜2片，扁豆10g，陈皮5g，炒半夏5g，老木香3g，砂仁米1.5g（研），焦三仙各12g，小红枣3枚。

另：肥儿丸15粒，每日2次，每次1.5粒。

例3

田某，男，18岁。

证经二年，腹痛不舒，大便秘结，面色花斑累累，消瘦腹膨，前天曾服驱蛔药，泻出蛔虫七八条，苔白脉缓。

此属脾胃湿热蕴结，蛔虫丛生，虫踞肠胃吮吸水谷精微，耗伤人体气血，故消瘦；虫积阻遏肠胃，气机升降失调，故便秘、腹痛而膨胀。虫踞肠胃，湿热内扰，循经上熏，故面色花斑累累。治当健脾利湿，清热杀虫。

党参10g，黄芪10g，茯苓10g，炒白芍10g，当归6g，炒苡仁10g，川楝子10g，炒白术10g，乌梅5g，雷丸10g，煨姜2片，小红枣3枚。

另：肥儿丸8粒，早晚各2粒。

按：虫积之疾，临床上有其独特证候，如腹痛阵作，面色如长癣样花斑累累，唇内有小点如粟粒状，巩膜有黑点等可以辨认。治疗时驱杀之法仅属治标，如果治本，必须调脾，故张景岳云："旋逐旋生，终非长策……若脾胃气强，虫自不生矣。"

蛔虫腹痛案

例1

郭某，男，7岁。

四五天来，胃脘嘈杂，腹中剧痛，痛时汗出肢冷，叫嚎不已，翻滚不安，按之有块，喜饮热水，水入则吐，小溲色黄，大便秘结，苔黄中腻，脉来弦滑。

饮食生冷不节，损伤脾胃，蕴生湿热，化为虫聚内扰，故胃脘嘈杂作痛。虫踞肠中，性喜群聚，又好钻窜，聚而成团，阻塞肠道，不通则痛，故腹痛剧烈，上逆作吐。证属虫积腹痛，本宜驱杀治之，由于蛔虫烦扰，急于驱杀，克伐不胜，恐助其势，终伤脏腑，先予安蛔缓急，辛苦酸甘合用，乌梅丸化裁，盖虫得苦则伏，得酸则安。

乌梅6g，黄柏5g，细辛3g，附子3g，干姜3g，川椒目3g，制半夏5g，桂枝3g，吴萸3g。

针刺内关、公孙（均双侧）。

二诊：针药兼施后腹痛已解，蛔虫未下，由于患儿饥饿欲食，误吃油饼，突于深夜腹痛又作，痛时腹部有一包块硬起，叫嚎声厉，不能就寐，舌苔白腻，脉来弦劲。蛔虫动扰，腹痛不休，再予原法增减治之。

乌梅6g，黄柏5g，细辛3g，附子3g，干姜3g，川椒3g，制半夏5g，桂枝3g，吴萸3g，鸡内金6g，神曲10g。

针刺中脘、足三里、天枢、公孙、内关。

三诊：药后泻下蛔虫数十条，痛势已止，唯大便七日未行，治当调气化滞，仿枳实导滞意。

枳实6g，马尾连6g，茯苓5g，青陈皮各5g，鸡内金6g，焦三仙各10g，黄芩5g，川军5g，苍白术各6g。

针刺支沟、照海。

四诊：药后当夜便通，质溏色黑，其味腥臭，苔白脉缓。久痛伤气，中焦受戕，当调养脾胃以善其后，香砂六君子汤加味。

党参6g，茯苓6g，炒白术6g，炙甘草3g，木香6g，陈皮3g，枳壳6g，焦三仙各5g，柴胡6g，砂仁3g。

按：此案蛔虫腹痛，在治疗步骤上初用安蛔止痛，继而消导攻积，最后调和肠胃，温养中焦。同时辅以针灸，先行镇痛调逆，以八脉交会穴治之，而后通利三焦，采用支沟、照海，以助通下，先后有序，故奏全功。

例2

马某，男，14岁。

素来面黄肌瘦，腹中隐痛，大便曾自泻蛔虫。近一周来，腹痛绕脐，时作时休，痛时口流涎沫，肢足厥冷，自汗频流，舌苔薄布，脉来弦沉。

此为脾虚生湿，湿郁生虫，阳不运行，浊阴凝聚，以致腹痛有年，时作时止，面黄形瘦，自泻蛔虫，治当通阳散寒，驱虫止痛，则肢厥腹痛自已。

针刺大横，留针15分钟。

按：此案蛔扰腹痛，由于脾胃虚寒失运所致，针刺以后，腹痛即止，晚间便下蛔虫14条，后未再发。考大横穴本治少腹寒痛、大便下利之证，通过此例治验，并有驱虫的功效。

胆道蛔虫案

傅某，男，12岁，病历号：11067，初诊日期：1963年8月13日。

今日突然腹痛，以胃脘及上腹部右侧为甚，痛势剧烈，不能抚按，且有恶心欲吐之状，精神苦闷异常，心烦不安，腹部膨胀，便泻不减，苔白而腻，脉象弦滑。

证为虫积内蕴，动而不安，上逆扰膈，治拟胆道蛔虫汤化裁。

使君子肉12g，苦楝根皮15g，焦山栀5g，槟榔6g，枳壳5g，炙甘草3g，桃仁10g，生军5g（后下），延胡索6g。

二诊：药后腹痛未作，精神转振，腹部仍然膨满，胃脘按之作痛，右胁软肋之处，压痛更为明显，饮食尚佳，小便色黄，面色黄滞，满布虫斑。蛔动较安，湿滞未化，再拟清热渗湿，佐以行气止痛治之。

焦山栀5g，黄柏5g，粉丹皮6g，制香附10g（打），广郁金5g，广木香3g，炒川朴2g，车前子10g（包），川楝子10g，茯苓10g，糖瓜蒌10g。

蛲虫案

杨某，男，2岁，病历号：103115，初诊日期：1963年9月18日。

素有蛲虫之疾，每于夜晚则肛门奇痒，有小细虫于肛门周围活动，由于肛痒异常，患儿以手搔之，局部破溃流水，影响睡眠，面色黄，腹稍胀，苔薄色白，脉象缓滑。

蛲虫为患，亦因脾胃运化失职，仓廪之官无权，湿热郁蒸所致，治拟清热渗湿，苦辛杀虫。

胡黄连5g，使君子肉10g，贯众10g，槟榔5g，苦楝根皮10g，川椒3g，百部6g，榧子肉10g，芦荟3g。

另：百部15g，蛇床子15g，黄柏6g，每晚煎水200ml，候温，于晚九时灌肠，连续三晚。

绦虫案

曾某，女，3.5岁，病历号：146716，初诊日期：1964年12月29日。

患儿形瘦面黄，纳谷不甘，有时腹痛，大便不调，苔白脉缓，大便化验发现有绦虫卵。

此由好食不熟之肉所致，即所谓“寸白虫”证，治当驱杀，从速逐出为佳，以槟榔30g，切碎，浓煎，早晨空腹服下。

疟　类

正疟案

李某，女，5岁，病历号：47895，初诊日期：1964年7月21日。

疟疾间日一发，已经三潮，每次发作，多在下午五时半开始恶寒，约半小时后即发壮热，大汗淋漓，至晚十时左右，方始退热，面黄不华，周身无力，苔薄色白，脉象弦滑。血常规检查：白粒细胞9.5×10^9/L，中性粒细胞38%，淋巴细胞61%，单核细胞1%，找见间日疟原虫。

此由暑月贪凉淋浴，感受寒邪，伏于少阳，经气不舒，不能外出，阴欲入而阳拒之，阳欲出而阴遏之，阴阳相搏，是以寒热往来，发为正疟。徐忠可云：“疟者半表半里病。”治当和解少阳，佐以截疟，宗柴胡桂枝汤合截疟七宝饮加减。

柴胡3g，桂枝3g，大白芍10g，常山12g，煨草果仁3g（打），槟榔5g，炒川朴2g，青陈皮各3g，焦三仙各12g，午时茶6g，煨姜2片，小红枣3枚。

二诊：药后疟疾已止，寒热未作，唯面色黄而不华，周身仍然乏力，纳食转佳，脉缓苔白。良由疟作时久，气血耗伤，再拟原法佐以益气和中，以为善后。

柴胡3g，人参6g，茯苓10g，炒白术10g，炒川朴2g，青陈皮各3g，炒半夏5g，午时茶6g，煨姜2片，小红枣1枚，焦山楂10g。

按：疟疾一证，古人多认为与触受山岚瘴气，邪气郁滞，阴阳不和有关。邪气与卫气相争于少阳，入于阴则寒，出于阳则热，邪气与卫气相离，则发作休止。现代则认为系受疟蚊传染而得。发作时有先寒后热、先热后寒、寒多热少、热多寒少、但热不寒、但寒不热等不同，临床时如寒重的，宜用桂枝温阳散寒，热重有宜用石膏清热达邪。在小儿方面，还要注意到痰和食，痰重的宜用槟榔、半夏，食重的宜加焦山楂、谷芽、麦芽等。如疟热过盛，热盛生风，每易引起痉厥抽风，多致不救。

暑疟案

彭某，男，11岁，病历号：106170，初诊日期：1963年8月27日。

洗浴当风，暑湿内闭，发为疟疾，每日午后而作，寒起四末，冷轻热重，经三四小时后汗出而热始退，口渴心烦，脘满气粗，苔薄色白，脉象弦数。

此由暑热内蕴阳明，新感逗引外发，治宜急清暑热，以顾津液，延恐津液干枯，变证百出。势已燎原，非辛凉重剂，不能见效，拟桂枝白虎汤加味。

桂枝2g，生石膏25g（先煎），肥知母5g，生粉草3g，青蒿6g，葛根5g，天花粉5g，冬瓜皮10g，生粳米1撮。

按：桂枝白虎汤，为治暑疟的代表方剂，根据叶天士治疗的经验，认为此方二进必愈，证之临床实践，效确卓然。

痰食疟案

王某，男，8岁，病历号：106306，初诊日期：1963年9月17日。

三日来每日傍晚先觉恶寒，继发高热，汗出热解，面色黄滞，胸闷痞塞，腹膨胀满，口干欲饮，痰涎上泛，温温欲吐，大便秘结，舌苔黄腻，脉象弦滑。

暑湿外受，痰滞内伏，表里邪争，阴阳交搏，发为疟疾，此即前人所谓“无痰不成疟”及“小儿以食疟居多”之证，治当清导涤痰，佐以截疟，谨防寒热不退，痰食交阻，变生痉厥。

槟榔5g，青陈皮各5g，枳实5g，煨草果仁3g（研），焦山楂10g，黄芩5g，炒川朴2g，常山12g，制军6g。

二诊：药后下午寒热未作，腹膨较宽，大便已解，痰涌较已，苔垢已退，脉象尚弦。痰食尚未尽化，再拟槟陈汤加减治之。

槟榔5g，青陈皮各5g，枳实5g，川郁金5g，黄芩5g，焦三仙各12g，茯苓10g，炒川朴2g，生姜2片，炒白术10g。

疟母案

李某，女，5岁，病历号：47895，初诊日期：1964年9月20日。

两月前曾发疟疾，经治已瘥，未再服药，但腹部肿块，突出于左胁下，刻下未见消，饮食如常，面仍黄而不华，精神尚佳，睡眠亦安，二便如常，苔薄脉沉。

此由疟疾延久，脾胃受伤，气血瘀滞不行，以致胁下结块不消，酿成疟母，治当益气调脾，化瘀散结。

鳖甲煎丸20粒，早晚各1粒。

化痞膏1张，贴于左胁结块处。

痢　类

疫毒痢案

闫某，女，1岁，病历号：103763，初诊日期：1963年10月15日。

六天前突然壮热烦渴，神昏抽搐，曾在某医院门诊，诊为中毒性痢疾，经抢救后于夜半三时方苏醒。迄今六天，身热时高时低，大便脓血，一日五六次，里急后重，心烦口渴，苔黄尖赤，脉象细数。

此为外受疫毒之气，内吃不洁食物，湿热化火，内窜厥少，所以突然高热，昏迷惊厥，日来便带脓血，心烦口渴，又为疫毒逗留血分伤营之象，治当清肠解毒，宗白头翁汤加减治之。

白头翁10g，北秦皮10g，川连1.5g，黄柏6g，生地黄10g，生石膏25g（先煎），寒水石10g，马齿苋10g，银花炭10g，乌梅3g，大白芍10g。

二诊：药后身热已退，痢下已无脓血，唯尚口渴欲饮，苔光质赤，脉象细数。营血亏伤，再拟清营解毒，佐以益阴治之。

川连1.5g，清阿胶10g（化），白头翁10g，生地黄10g，乌梅3g，大白芍10g，麦冬6g，钗石斛10g（先煎），生谷芽10g。

按：小儿疫痢有轻有重，治疗时应根据不同证候辨证施治。如初起发热无汗，有明显表证的，应先疏表；见有大热烦渴，里急后重，下痢赤白的，治宜清肠解毒为主；若疫邪化火，壮热神昏，惊厥抽搐，应以清营解毒、平肝息风为主；如热极伤阴，水不涵木，又应滋阴息风为主。此案初起即见疫毒窜入营血，虽经抢救，但疫毒仍然留恋血分，而见便脓不已，由于毒火极重，终伤阴分，使用清营养阴而愈，可见疫毒痢与一般痢疾不同，临床时最宜注意。

此外，疫毒痢除有窜营入血、耗伤阴液的一面，严重的往往可以出现四肢厥冷、面色苍白、呼吸短促、脉沉而伏的虚脱亡阳之象，临床时又宜急用参附、四逆等药治之。

夹表痢案

张某，女，5岁，病历号：18860，初诊日期：1963年8月25日。

今午突然高热，腋下体温38.9℃，身痛体怠，大便脓垢四次，腹中疼痛，肛门后坠，脘闷欲呕，小溲不利，舌苔白腻，脉象浮数。

外感时行疫毒之气，内伤生冷不运，热毒郁蒸，化而为痢，治当疏解时邪，宗以败毒散加减。

羌独活各3g，柴胡3g，前胡3g，桔梗3g，猪茯苓各6g，泽泻6g，六一散10g（包），川连1.5g，煨木香3g，姜皮1g。

二诊：身热已瘥，便脓仍作，但次数已减，里急后重亦除，苔白脉缓。外邪虽解，湿滞未化，治再化湿通滞主之。

煨木香3g，川连2g，槟榔5g，广陈皮3g，猪茯苓各6g，炒白术6g，风化硝6g（化），神曲10g，姜皮1g，泽泻5g。

三诊：痢疾已愈，拟以调脾，以善其后。

党参6g，茯苓6g，黄芪6g，炒白术6g，怀山药10g，扁豆10g，川连1.5g，煨姜2片，炒苡仁10g，老木香3g，焦三仙各12g，小红枣3枚。

寒湿痢疾案

王某，女，2岁，病历号：112644，初诊日期：1963年10月11日。

两日来大便下痢白冻，一日七八行，里急后重，面色青黄，小便短少，口中不渴，苔白舌淡，脉象沉缓。

体质素虚，寒湿蕴脾，升降失司，传导失职，而成痢疾，治当温化运脾，以解寒凝，宗附子理中汤加味，尚希节制生冷油腻食物，而免淹缠。

川附子3g，党参6g，炒白术6g，炮姜炭2g，炙甘草3g，枳壳3g，炒川朴2g，煨木香3g，砂仁米2g（打），神曲10g，姜皮1g，官桂2.5g。

二诊：泻痢大瘥，里急后重亦除，面色转趋光华，精神亦显振作，且带笑容，唯唇舌俱淡，微有咳嗽，显属脾运失常，中虚未复，再拟温中健脾治之。

党参6g，炒白术6g，炙甘草3g，川附子3g，猪茯苓各6g，泽泻6g，桔梗3g，煨木香3g，砂仁米1.5g（打），神曲10g，炮姜炭2g。

湿热痢疾案

赵某，男，6岁，病历号：63880，初诊日期：1963年8月2日。

今日大便骤利三次，所下全属黏冻，带有赤色，腹中微痛，伴有发热口渴，精神尚佳，无恶心呕吐，脉数不靖，苔白根腻。

外受寒凉，内伤生冷，阳明积滞内凝，浊邪下注成痢，拟以葛根芩连加味，以解外感之表邪，疏化中焦之积滞。

葛根5g，黄芩5g，川连1.5g，六一散10g（包），煨木香3g，炒川朴2g，枳实5g，银花炭10g，焦苡仁10g，焦三仙各12g，姜皮1g。

二诊：昨日大便一次，微带脓血，便时腹痛未作，身热亦解，唯尚觉口渴，胃纳不香，苔薄布，脉微数。病后中运未复，拟调中和胃治之。

茯苓6g，炒白术6丸，藿香5g，扁豆衣10g，钗石斛10g（先煎），川连1.5g，生苡仁10g，天花粉5g，神曲10g，生谷芽10g。

热痢案

李某，女，3岁，病历号：34568，初诊日期：1963年8月6日。

发病仅一日，下痢次数频繁，黏稠热臭而秽，腹中急痛，肛门后重灼热，兼见高热面红，唇燥而渴，喜饮冷水，心烦不安，小溲短赤，苔黄舌红，脉象滑数。

证属外感暑湿之邪，内由饮食不慎，结蓄肠胃，滞积不化，而成热痢重候，亟宜通利清热，宗《内经》“通因通用”之旨。

煨木香3g，槟榔5g，青陈皮各3g，枳实5g，黄柏6g，川连1.5g，风化硝6g（化），大黄6g，猪苓6g，焦三仙各12g，马齿苋15g。

二诊：药后便次大减，一日仍二三次，仅夹少许黏稠，里急后重之象，已不显著，唯内蕴热滞，尚未尽蠲，以致口渴心烦，小便不利，食欲不振，入暮微有身热。治当清利，佐以导滞，以希热清积化，诸症自平。

煨木香3g，槟榔3g，川连1.5g，制川军6g，黄芩5g，猪茯苓各6g，焦三仙各12g，泽泻6g，马齿苋15g，葛根5g，益元散10g（包）。

休息痢案

陈某，男，6岁，病历号：150524，初诊日期：1964年12月11日。

下痢时发时止，已有九个月之久，发时便次不多，每见粪便稍夹血液，里急后重并不明显，精神、食欲尚可，治之不愈，苔薄色白，脉濡数，大便化验有阿米巴滋养体。

湿热久羁，阴血亏伤，形成休息痢证，治当和血利湿，佐以益气。

鸦胆子2g，白头翁12g，炙黄芪10g，当归6g，大白芍10g，茯苓10g，肉豆蔻3g（研），乌梅5g，炙甘草3g，龙眼肉10g，诃子肉10g。

按：体虚痢证，常常反复发作，不易治愈，临床时大便化验有阿米巴滋养体的，可佐用经验方，如用白头翁30g煎汤分服，或用龙眼肉包鸦胆子，每次5~10粒，每日2次。

此案系湿热久羁伤血，故用益气和血利湿的方法治愈，但是，亦有久痢脾虚，不能摄血者，宜用黄土汤治之。还有久痢出现脾肾阳虚的，又宜用附子理中汤加鸦胆子治之。因此，治疗休息痢证，当结合临床具体病情，给予恰如其分的治疗，方才有效。

痢后便血案

吴某，男，2岁，病历号：93802，初诊日期：1963年7月5日。

半月前曾患痢疾，经用清热利湿之品以后，脓冻已解，但大便始终不能成形，每日腑行四五次，日来大便之时，夹下鲜血少许，自觉腹痛，有时作胀，小溲黄少，认为余毒侵扰血分，而用清热解毒之品，下血有趋重之势，苔白而薄，脉象濡数。

脾之功能，主运化而统血，脾不运化，则湿滞内羁而成痢，痢后脾伤，则血无所统，故便下带血，服用清解之品不效，显属虚证无疑，治当调脾养血，宗人参归脾汤加减。

人参5g，黄芪6g，茯神6g，炒白术6g，炙甘草3g，当归5g，酸枣仁6g，龙眼肉10g，煨木香3g，远志肉6g，大白芍10g。

二诊：药后下血已止，腹无胀痛，大便一日两次，睡卧安宁，前方既效，再宗原法。

人参归脾丸20粒，早晚各1粒，开水化服。

久痢浮肿案

徐某，女，3岁，病历号：106128，初诊日期：1963年7月4日。

本患肾炎已愈，近三月来，便痢时轻时重，经用西药不效，一周前由于饮食不慎，痢下脓血，伴有高烧，经服中药基本告愈，但晨起眼胞光浮，面亦肿胀，小便量少，食欲不佳，苔光而滑，脉来细弱。

痢久脾虚，水湿不运，决渎无权，故面浮眼肿，治当温运扶脾，以化水湿，则浮肿自消。

党参10g，怀山药10g，茯苓10g，炒苍白术各5g，肉桂3g，熟附块3g，广皮3g，大腹皮10g，五加皮5g，炒川椒目2g，姜皮2g。

二诊：浮肿已消，小便亦利，纳食如常，验尿蛋白阴性，苔白脉缓。脾虚之质，拟以丸方缓图。

白人参30g，炙黄芪30g，茯苓30g，炒白术30g，炙甘草30g，肉桂10g，大附片15g，怀山药30g，陈皮15g，炒半夏15g，大腹皮30g，五加皮30g，老木香15g，砂仁米6g，焦三仙各30g。

上药共为细末，炼蜜为丸，每丸重6g，早晚各1丸，开水送服。

肿 胀 类

风水肿案

王某，女，3.5岁，病历号：115647，初诊日期：1963年12月23日。

日来眼胞浮肿，早起为甚，发热无汗，咳嗽不爽，鼻流清涕，小便不利，大便如常，苔白脉数。

证属风水相激，横溢上泛，以致眼肿溲少，发热咳嗽，急拟开鬼门、洁净府治之，宗越婢汤合五皮饮加减。

水炙麻黄3g，生石膏25g（先煎），带皮苓10g，桑白皮6g，橘皮5g，姜皮1.5g，大腹皮10g，防风5g，防已6g，炒川椒目2g，干浮萍2g，泽泻6g。

二诊：进宣肺发汗、分利小便法后，眼胞浮肿大消，身热亦解，咳嗽轻微，小便趋利，苔白脉缓。风水向消，再拟原法增损治之。

水炙麻黄3g，杏仁10g，桑白皮5g，带皮苓10g，大腹皮6g，橘皮5g，旋覆花5g（包），猪苓6g，泽泻6g，生姜皮1.5g。

按：此案为风湿之邪外束，肺气失肃，水湿不行所形成的风水肿证，故用疏风开肺、分利小便之法而愈。如果水气射肺，咳嗽发热，呼吸气急者，可用麻黄连翘赤小豆汤合葶苈大枣泻肺汤，收效亦甚卓著。

湿水肿案

张某，女，10岁，病历号：83360，初诊日期：1962年7月18日。

浮肿已经一月，曾经某医院诊为肾炎，多方治疗不效，刻下肿势较前增重，腰部以下尤为明显，晚间更甚，以手按之，形成凹陷，腹部胀满，小便不利，稍一活动，气息喘粗，舌苔白腻，脉象沉滑。

此为湿浊凝聚，困于脾土，脾阳不运，泛滥肌表。脾为太阴，湿为阴邪，故肿势半身以下为甚。治当温运分消，五苓散合五皮饮加味。

肉桂 3g，带皮苓 10g，猪苓 10g，泽泻 6g，炒白术 10g，大腹皮 10g，陈皮 6g，五加皮 10g，炒川椒目 2g，陈胡芦瓢 30g，炒川朴 2g，姜皮 3g。

二诊：连进 6 剂五苓五皮法，小便较利，肿势消退不够明显，大腹仍然胀满，腿肿尤甚，大便三日未行，呼吸气逆，不能平卧，苔色由白转黄，脉象沉实有力。此为湿郁滞阻，三焦决渎无权，治当逐水荡涤，舟车丸合疏凿饮子加减。

二丑末 5g（冲），生锦纹 10g（后下），槟榔 6g，商陆 15g，赤小豆 10g，川椒目 3g，带皮苓 10g，大腹皮 10g，泽泻 6g，姜皮 3g，老木香 3g。

三诊：药后大便通利 5 次，所下皆水，腹满大松，肿胀显消，睡能平卧，纳谷较甘，苔黄已退，脉象沉缓。湿水渐退，仍防复起，治当健脾燥湿，佐以逐水，接效乃佳。

党参 10g，怀山药 10g，炒白术 10g，炒苍术 3g，炒川朴 3g，带皮苓 10g，槟榔 6g，大腹皮 10g，青广皮各 5g，商陆 15g，姜皮 3g，舟车丸 6g（包）。

风湿肿案

王某，男，12 岁，病历号：25920，初诊日期：1964 年 10 月 8 日。

证经八日，初则周身发生疙瘩，刺痒异常，继则下肢肿胀，小便不利，日来一身尽肿，无分上下轻重，按之凹陷不起，时而发热无汗，咳嗽少痰，腰腹不痛，小溲短少，舌苔白腻，脉象浮数。

此为外感风邪，肺卫不宣，水湿内聚，不能运行，相搏肌表，发为风湿肿证，治当疏风宣透，渗湿利水，以希表解肿消为佳。

水炙麻黄 3g，连翘 10g，生石膏 25g（先煎），赤小豆 10g，猪茯苓各 10g，炒白术 6g，泽泻 6g，车前子 10g（包），六一散 10g（包），炒川椒目 2g，姜皮 1g。

二诊：药后肿势大减，小溲量多，身热已退，纳谷亦增，唯风湿之邪尚未尽退，以致仍有咳嗽，入暮肿势略增，苔白脉浮。前方既效，再拟原法增损服之。

水炙麻黄 3g，连翘 10g，赤小豆 10g，杏苡仁各 10g，桔梗 3g，大腹皮 10g，猪茯苓各 10g，泽泻 6g，炒川椒目 2g，姜皮 1g，橘皮 2g。

三诊：肿势已消，咳嗽亦解，唯纳食虽香，进量尚少，苔白脉缓。风湿虽去，脾运尚未恢复，治当健脾助运，以杜生湿化水之源。

党参 10g，黄芪 10g，茯苓 10g，怀山药 10g，炒白术 10g，扁豆 10g，青广皮各 5g，炒半夏 5g，老木香 3g，砂仁米 1.5g（研），焦三仙各 12g，煨姜 2 片，小红枣 3 枚。

脾虚水肿案

徐某，女，2.5 岁，病历号：106128，初诊日期：1963 年 7 月 4 日。

证经一月，早起眼睑浮肿，身体疲倦，精神不振，腹微胀痛，大便时泻，小便色黄，舌苔水黄，脉象细数。

脾胃者仓廪之官，胃主纳谷之职，脾司运化之权，胃虚则纳少，脾困则体怠，湿盛则泄泻，水聚则浮肿，唯苔黄脉数，有湿郁化热之征。显属湿热浊气凝聚，三焦气机流行窒塞，治当运脾逐湿。

党参6g，炒白术6g，茯苓6g，炙甘草3g，黄芩5g，炒川朴2g，陈皮3g，炒苡仁10g，煨木香3g，飞滑石10g（包），大腹皮10g，姜皮1g。

二诊：药后眼睑浮肿已消，精神转振，大便正常，腹无胀痛，唯食纳尚感不振，四肢时或清凉，苔白脉沉。脾阳虚乏，当拟健脾温阳。

党参6g，怀山药10g，茯苓6g，炒白术6g，炙甘草3g，陈皮5g，广木香2g，砂仁米2g（研），泽泻6g，焦三仙各12g，煨姜2片，小红枣3枚。

丸方：白人参30g，炙黄芪30g，肉桂15g，怀山药30g，茯苓30g，炒白术30g，大腹皮15g，陈皮15g，炒半夏15g，广木香15g，砂仁米12g，炙甘草30g，焦三仙各60g。

上药共为细末，炼蜜为丸，每丸重6g，早晚各1粒，开水送服。

阴水案

徐某，女，9岁，病历号：110888，初诊日期：1963年9月24日。

浮肿已一年有余，曾经儿童医院治疗未效，刻下仍浮肿不消，时轻时剧，面色㿠白，精神萎靡，小便频数色淡，大便溏薄不实，舌苔薄白，脉来沉细。

证属脾虚不振，肾气不固，气化失常之象，盖土为万物之母，土虚输布无权，精不充养，是以面㿠神疲；中气不足，肾失固摄，故尿淡而数。治当健脾益肾。

党参10g，黄芪10g，肉桂3g，大腹皮3g，桑螵蛸15g，破故纸10g，益智仁3g（打），怀山药10g，陈皮3g，炮姜炭1.5g，老木香3g。

另：金匮肾气丸4粒，早晚各1粒。

二诊：药后小溲频数已瘥，大便溏薄亦解，浮肿消而不彻，面色仍然㿠白，时而肢足发冷，胃纳时馨时呆，苔薄色白，脉象沉细。此为命火衰微，肾阳不足，不能化水之象，治当温肾助阳，宗以真武汤加味。

茯苓10g，炒白术10g，炒白芍10g，大腹皮10g，肉桂3g，黄芪10g，党参10g，焦山楂10g，神曲10g，煨姜2片，小红枣3枚。

另：金匮肾气丸10丸，早晚各1粒。

按：口渴面赤、气粗便秘而肿胀者为阳水，便利不渴而肿胀者为阴水。阳水之证，当分风水、湿水、风湿水三类进行治疗，阴水之证，亦分脾虚、肾虚加以施治。

此案为脾肾阳虚之阴水，故投以益肾补脾之药而愈，但是，临床上亦有出现肝亢而见头痛、头晕、泛恶之症，可以加入钩藤、左牡蛎、宣木瓜等药，以平肝泻木，使不克土，则土能制水，而脾气亦实，浮肿自消。

水肿湿毒入营案

王某，男，5岁，病历号：85294，初诊日期：1963年6月6日。

证已年余，面胖足肿未消，小水极度不利，日来食欲甚差，食后恶心泛吐，头晕昏昏，精神不振，面部、肢足、胸背等处发有疹颗，其色红赤，攒簇如钱，瘙痒异常，心烦不安，手足蠕动，苔白质胖而娇，脉象细数无力。

证延时久，浊邪凝聚不散，水邪湿毒内窜，扰及营分，是以头晕昏沉，身发痒疹，所幸腹尚柔软，阴囊不肿，但呕恶泛吐，手足蠕动，势有痉搐之变，治当清营解毒，应效乃佳。

黑玄参10g，生地黄10g，粉丹皮6g，赤芍10g，川连1.5g，黄柏6g，野菊花10g，姜竹茹3g，车前子18g（包），玳瑁末3g（冲），益元散10g（包）。

二诊：药后浮肿大消，小便趋利，头晕呕恶亦除，面部四肢疹颗痒减。前方既效，再拟原法增损治之。

黑玄参10g，生地黄10g，粉丹皮6g，赤芍10g，川连1.2g，黄柏6g，野菊花6g，益元散10g（包），白蒺藜6g（去刺），苦参6g，蝉衣2g。

另：化毒丹6粒，早晚各1粒。

另：黄连膏30g，外搽痒处。

眼睑浮肿案

王某，女，3岁，病历号：55653，初诊日期：1962年1月24日。

患儿两侧眼睑浮肿，已经两日，两目流泪，而发红赤羞明之状，饮食、二便如常，鼻流清涕，微有咳嗽，苔薄白而质红，脉象浮而带数。

证属风热外客，上犯清窍，故两目流泪而睑浮，治当散风清热，则诸症自解。

桑叶6g，菊花6g，防风5g，蝉衣2g，木贼草10g，夏枯草5g，草决明6g，车前子12g（包），六一散10g（包），赤芍5g，灯心草3尺。

另：牛黄解毒丸2粒，早晚各半粒。

水臌案

李某，男，3岁，病历号：98933，初诊日期：1963年9月2日。

证已十月，初患水肿，经服中药已消，但因调养不慎，肿势复起，大腹鼓胀，鼓之如鼓，脐部高凸，青筋毕露，阴囊胀大，肿若晶球，面色黄黑，苔白，脉细沉。

证属脾肾阳虚，气化不利，三焦决渎失职所致，证势重险，反复无常，所幸食纳尚馨，且无呕逆，拟以温补脾肾，佐以攻水，以希应效为佳。

肉桂5g，大腹皮5g，熟地黄10g，猪茯苓各10g，泽泻6g，怀山药10g，蝼蛄2枚，山萸肉5g，川牛膝6g，车前子10g（包），蟋蟀干2枚。

二诊：上方迭进十余剂后，肿势已消，水臌亦解，纳谷正常，形瘦色萎，苔白脉缓，拟以温肾壮阳，以免复发。

金匮肾气丸20粒，早晚各1粒，开水化服。

按：此案为脾肾两伤，气化失常所致的水臌重证，由于脾肾之阳大伤，虚气散逆，阳气不到之处，即浊阴凝聚之所，若用理气消胀之品，胀势必然有增无减，治疗的方法，唯有温补脾肾，宗经旨“塞因塞用”之法，方才有效。

食积腹胀案

张某，女，12岁，病历号：128624，初诊日期：1964年6月16日。

近一月来纳食不甘，脐腹作胀，尤以食后入暮为甚，小便不利，身倦无力，面色黄滞，口干作渴，时泛酸味，下午潮热，大便秘结，苔白而腻，脉象弦数。

纳谷不谨，积滞内停，蕴而生湿，湿郁化热，阻于募原，气机不畅，以致太阴失健运之常，阳明乏通降之职，治当化积消胀，去其有形之积，则无形湿热，自易解散。

枳实6g，炒川朴3g，制川军10g，制香附10g（打），青广皮各10g，炒半夏5g，广木香3g，藿佩梗各10g，焦三仙各20g，六一散10g（包）。

二诊：药后大便泻利3次，所下甚爽，腹胀大已，精神舒适，纳食转甘，潮热未作，苔腻已退，脉象缓滑。湿热积滞已化，拟以调脾助运，以巩其效。

枳实6g，炒白术10g，青广皮各10g，炒半夏5g，神曲10g，广木香3g，焦山楂10g，炒谷麦芽各10g，姜皮1g，党参10g，茯苓10g。

虚寒腹胀案

赵某，女，10岁，病历号：112334，初诊日期：1963年10月5日。

三个月来，精神疲乏，倦怠无力，食欲不佳，伴有腹胀腹痛之象，大便时干时稀，小溲色黄，自觉脘部胀闷，食后泛吐酸水，面色黄滞，苔薄白，脉沉细，腹部推之有水波声。

此为脾胃虚弱，中阳不振，阳微则浊阴凝聚，湿困则纳呆神疲，气滞则腹部胀痛，治以温运之法。

川桂枝5g，炒白术10g，茯苓10g，炙甘草3g，青陈皮各5g，炒川朴2g，广木香3g，砂仁米2g（打），法半夏5g，炮附子3g，炮姜1.5g，焦三仙各12g。

二诊：上方连进两剂，腹痛腹胀得减，面部气色转华，黄滞渐退，胃纳仍差，苔白脉沉。服温运之药，迄无燥渴，可见前剂尚中病机，再宗原意治之，不必改弦易辙。

附子理中丸12粒，早晚各1粒，开水送服。

胃脘坠胀案

席某，女，10岁，病历号：100622，初诊日期：1963年3月30日。

半年来食后胃脘发胀下坠，时觉肠鸣腹痛，面色发黄，形体日趋消瘦，经西医检查诊为胃下垂，刻下仍坠胀难食，食多则吐，睡眠梦多，小便略黄，苔白脉细。

此属脾运无权，肝木乘侮，浊气在上，则生䐜胀，中气陷下，则为重坠，治宜补中益气，升清降浊。

党参6g，黄芪6g，炒白术10g，老木香3g，砂仁米3g（打），陈皮5g，炒半夏5g，川连1.2g，吴茱萸1.5g，枳壳5g，焦三仙各12g。

另：补中益气丸18g×2袋，每日2次，每次6g，食后服。

二诊：药后脘部舒适，胀坠大消，食思略振，苔白微腻，脉细。证情好转，仍属中虚，再拟补中益气治之。

党参6g，黄芪6g，炒白术6g，茯苓6g，砂仁米3g（打），陈皮5g，炒半夏5g，升麻1.2g，枳壳5g，焦三仙各12g。

另：补中益气丸18g×2袋，每日2次，每次6g，食后服。

腹脐胀突案

孙某，男，1个月，病历号：33287，初诊日期：1960年8月15日。

婴甫一月，生后十余天来，夜卧易惊，吵闹不安，以致腹脐突出，大如杏子，呈半球状，虚大光浮，以手按之，肿物可以缩入，但当啼哭叫闹之时，又复胀突，苔白，指纹不明。

此由婴儿腹部肌肉嫩薄，啼哭叫扰过度，用力努挣伸引，其气冲逆，故肚脐胀突，治当行气消散。

台乌药3g，炒白术5g，青广皮各3g，香白芷3g，老木香1.5g，枳壳2g，川郁金2g，川楝子3g，荔枝核3g（打），吴茱萸2g。

外用棉花纱布厚垫脐部紧扎以压脐。

胎热腹胀案

张某，男，11天，病历号：16784，初诊日期：1959年12月9日。

儿甫十一天，哺乳无力，腹膨拒按，心烦气粗，啼哭不安，舌红唇赤，大便一日三四行，纹暗不明。

经云："诸腹膨胀，皆属于热。"既无抽搐痉挛之征，亦无马牙螳螂之兆，证属胎热腹胀，治宗《金鉴》朱蜜法，热去则胀自消。

朱砂0.3g，白蜜适量（约10ml），开水分次调服。

二诊：隔日未视，大便一日两行，所解甚畅，腹胀亦松，饮乳亦甘，但夜间尚有烦啼，余无不适，再拟清解胎热治之。

生甘草水，频频服之。

黄　疸　类

阳黄案

王某，女，10岁，病历号：121446，初诊日期：1964年3月16日。

证经四日，始则身热腹痛，继则呕吐，出现黄疸，刻下仍身热不解，腋下体温37℃，脘腹胀满，不思纳谷，呕吐酸黏，一身尽黄，小溲短赤，如浓茶色，大便未解，神志清楚，精神萎靡，舌苔黄厚，脉象弦数。

湿热内蕴，太阴健运无权，阳明通降失司，黄疸已成，不易速痊，治当清利湿热，宗茵陈蒿汤加味。

西茵陈15g，黑山栀6g，黄柏10g，生川军6g（后下），猪茯苓各6g，泽泻6g，车前子10g（包），川连2g，吴茱萸2g，橘皮5g，姜皮1g。

二诊：进清利湿热之品，巩膜黄染大退，肤黄亦解，眠食均佳，苔色脉滑，腹部微胀。湿热未尽，治宗原意加减。

酒炒西茵陈12g，猪茯苓各10g，炒白术10g，泽泻6g，炒川朴2g，大腹皮10g，青广皮各3g，枳壳5g，川郁金5g，焦三仙各12g，姜皮1g。

三诊：连进三剂，黄疸已退，面色渐趋华润，食欲正常，苔白脉缓。脾胃功能逐渐趋复，拟以调脾和中，佐以淡渗分利。

党参10g，黄芪10g，炒白术10g，炒白芍10g，生熟苡仁各10g，泽泻6g，广木香3g，青广皮各5g，焦三仙各12g，煨姜2片，小红枣3枚，西茵陈12g，猪茯苓各10g。

阴黄案

张某，女，3岁，病历号：115023，初诊日期：1963年12月16日。

本患肝炎，经久不解，刻下仍一身尽黄，面目黧黑，小溲色黄，大便夹黑，食少泛恶，神疲乏力，苔薄腻，脉沉细。

脾虚失健，水谷之湿内生，湿从寒化，阳不运行，胆汁为湿所阻，浸淫肌肉，溢于皮肤，故身发黄疸。且阳虚则阴盛，气滞则血瘀，瘀湿下流大肠，故腑行灰黑。阴疸重证，缠绵日久，治当温脾助运，佐以化湿祛瘀，以希离照当空，则阴霾始得解散。

西茵陈12g，炒白术10g，熟附片6g，淡干姜1.5g，茯苓10g，青广皮各3g，炒半夏5g，炒苡仁10g，卷官桂5g，红花3g，紫丹参6g。

二诊：进温脾助运、化湿祛瘀法后，身黄转淡，面目黧黑亦浅，精神稍振，大便转黄，纳谷较甘，苔白脉缓。服药有效，再拟茵陈术附汤加味治之。

西茵陈12g，炒白术6g，熟附片6g，淡干姜2g，青广皮各3g，炒半夏5g，炒苡仁10g，卷官桂5g，红花3g，焦三仙各12g。

胎黄案

吴某，女，7个月，病历号：103018，初诊日期：1963年5月9日。

儿甫七月，生后一月即发现肌肤、眼球发黄，迄今数月曾在某医院诊治不愈。刻下仍遍体色黄晦暗，时有呕吐，大便色白，小溲暗黄，精神、食欲尚佳，苔白脉缓，纹色不明。

证属胎蕴湿热，脾失运化之权，以致胆汁外溢，流窜肌肤所致。治当疏利，佐以扶正。

西茵陈6g，淡干姜1g，附子2g，羌活2g，生苍术2g（米泔水浸），猪茯苓各6g，太子参5g，六一散6g（包），防风6g，秦艽5g。

二诊：药后前证如故。据云儿母妊娠时，曾服藏红花及麝香等芳香开窍、走窜活血之药，欲求堕胎，此系伤正损元之品。刻诊乳儿右胁有块，腹亦膨胀，改拟疏肝调气、解毒渗湿之法治之，证情如此，难抱乐观。

柴胡3g，茵陈10g，当归3g，赤白芍各5g，茯苓6g，炒白术5g，银花6g，生军2g，广郁金3g，枳壳3g，炙甘草2g。

按：小儿胎黄，常见于出生后 2～3 天中，一般均能自行消退。此案证情历经数月，迭用中西药治无效，即今所谓“先天梗阻性黄疸”，保守疗法，尚无理想药物，多施以手术治之。

消 渴 类

中消案

王某，男，2.5 岁，病历号：73196，初诊日期：1964 年 3 月 17 日。

近十日来，食欲异常，消谷善饥，口渴多尿，形体日渐消瘦，面色黄滞欠华，口干唇红，腹部微胀，舌苔水黄根腻，舌质微赤，脉象滑数。

此为中焦蕴热，胃火旺盛，消灼津液之象，治当清胃泻火，佐以养阴保津。

川连 1.5g，生石膏 25g（先煎），知母 5g，天花粉 6g，麦冬 5g，生地黄 10g，肥玉竹 6g，黄芩 5g，怀牛膝 5g，钗石斛 10g（先煎）。

二诊：药后消谷善饥之象大已，口渴亦减，余状如上。胃热未清，津液未充，宗丹溪消渴方治之。

川连 1.5g，天花粉 6g，麦冬 6g，生地黄 10g，牛乳 1 杯（临服时对入）。

下消案

李某，男，5 岁，病历号：121622，初诊日期：1964 年 3 月 19 日。

去年 5 月间身发米粒样水泡，嗣后逐渐饮食增加，口渴溲多，至 10 月时形体消瘦如柴，曾于某医院住院治疗五十余天，症状减轻而出院。刻下饮食尚可，大便干燥，小溲黄多而浊，口渴引饮，面色红润，苔白尖红，脉象细数。

证久精气亏虚，肾阴被耗，下焦虚惫，肾之摄纳不固，约束无权，《金匮要略》云：“男子饮一斗，溲亦一斗，肾气丸主之。”宗仲师治法，拟以滋阴壮水，佐以引火归原。

生熟地黄各 10g，山萸肉 10g，怀山药 15g，茯苓 6g，粉丹皮 5g，淡苁蓉 6g，龟板胶 10g（烊化），生龙牡各 10g（先煎），党参 6g。

另：金匮肾气丸 5 粒，早晚各半粒。

二诊：药后小溲色黄已减，口渴较已，纳谷如常，苔白脉濡，再宗原方增损治之。

生熟地黄各 10g，山萸肉 10g，怀山药 15g，茯苓 6g，炙黄芪 10g，肥玉竹 6g，龟板胶 10g（化），生龙牡各 10g（先煎），党参 6g，麦冬 6g，何首乌 6g。

另：金匮肾气丸 5 粒，早晚各半粒。

按：方中山药、萸肉，必须重用，山药能摄脾阴而摄精微，萸肉能收敛肝气，不使水谷精微下流，则诸症自可逐步减轻。

消渴浮肿案

黄某，女，5 岁，病历号：54813，初诊日期：1962 年 12 月 20 日。

平素食少口渴，小便经常浑浊，两年前身患浮肿，至今仍然未除，颜面按之仍有凹陷，曾在某儿童医院检查诊为糖尿病，治之不效，刻诊苔薄色白，脉象沉细。

脾虚不振，中气不足，不能运化水谷之精气，以致水湿上泛则面肿，湿浊下趋则溲浑，经云："中气不足，则溲便为之变。"治当健脾调中，以制水湿。

党参10g，黄芪10g，炒白术10g，炙甘草3g，猪茯苓各10g，扁豆10g，怀山药10g，炒苡仁10g，焦三仙各12g，煨姜2片，小红枣3枚。

另：补中益气丸10粒，早晚各1粒。

二诊：药后小便已清，精神食欲俱佳，无口渴多尿及消谷善饥之象，唯颜面尚有微浮，脉舌如常。脾虚水湿不运，再拟补土制水治之。

党参10g，黄芪10g，炒白术10g，茯苓10g，炒苡仁10g，泽泻6g，陈皮3g，炒半夏5g，麦芽10g，姜皮1g。

另：补中益气丸10粒，早晚各1粒。

按：此案是消渴并发水肿的典型病例，其原因主要由于饮食厚味，损伤脾胃，运化失职，酿成内热，蕴结化燥，消谷耗津，发为消渴。因为证久土虚，不能制水，故消渴未已，又发水肿。可见小儿消渴的形成，与脾胃有其密切的关系。在治疗上一般说来，上消以清热润肺、生津止渴，中消以清胃养阴，下消以滋阴补肾为基本原则，但是，此案病机在脾不运水，故用补土制水之剂，连进二十余剂而愈，数年疾患，月内消除，实亦出乎意料。

痿痹类

津伤痿躄类

赵某，男，2.5岁，病历号：106051，初诊日期：1963年7月2日。

证经四月，初则发热间作，继而右侧下肢痿软，不能步行，曾用过电疗和针灸。刻下迈步尚可，但不正常，肌肉从股至足，日渐瘦弱，右腿较左腿为长，苔白脉弱。

此乃高热灼津，肺肾阴亏。筋脉失养，阳明宗筋不润，即经所谓"肺热叶举，则生痿躄"之证，治拟润宗筋，利机关，补气血，清内热，证势缠绵，不易速痊。

南北沙参各5g，鲜生地10g，钗石斛10g（先煎），麦冬5g，肥知母5g，生苡仁10g，宣木瓜6g，黄柏6g，当归5g，健步虎潜丸5g（包）。

二诊：上方连进二十余剂，腿痿迈步渐佳，肌肉未再萎缩，治再原方增损。

南北沙参各5g，细生地10g，钗石斛10g（先煎），麦冬5g，肥知母5g，怀山药10g，宣木瓜6g，络石藤10g，当归5g，健步虎潜丸5g（包），怀牛膝10g。

按：痿者萎也，如同草木没有雨露灌溉就会枯萎。草木荣茂，必得雨露濡润，因此治疗足痿，必须肺液输布，下荫肝肾，肝得血则筋舒，肾得养则骨强，阴血充足，络热自清，而痿证始痊。

此案系由热病伤津，虚火燥金，金不生水，无以下荣，故成痿证，投以养肺阴、清阳明之品而愈，此下病治上，亦古之成法。

小儿麻痹案

王某，女，5岁，病历号：96101，初诊日期：1963年4月21日。

下肢麻痹瘫痪，软弱无力，已经3年有余，病后高烧后遗所致，曾经针灸、服药长期治疗未效。现患肢肌肉明显萎缩，屈伸无力，畸形内翻，有凉感。

长期瘫痪，患部经脉闭塞，气血失其濡养，肝肾二经亦遭损害，肝主筋，肾主骨，肝肾两伤，筋骨无所养，是以筋痿则弛纵不收，骨枯畸形内翻，治拟滋填肝肾，大补气血。证难速痊，丸方缓图。

党参30g，黄芪30g，当归30g，杜仲30g，川断30g，川牛膝30g，炙虎骨30g，桑寄生30g，番木鳖10g，肉苁蓉15g，破故纸15g，红花15g，大白芍30g，焦山楂30g。

共研细末，炼蜜为丸，每丸重10g，每日2次，每次1丸，开水送服。

另：桑寄生120g，大独活120g，红花30g，白酒2斤，浸泡1周，擦患处。

二诊：隔三月未诊，前投丸剂兼佐针灸治疗以来，腿凉转温，活动较利，肢力增强，唯肌肉尚萎缩未复，前方有效，再宗原议。

丸方1料同上。

痿躄案

李某，男，7岁，病历号：113575，初诊日期：1963年11月14日。

患儿于5月前曾发高烧，嗣后发现其左下肢活动无力，后经针灸、中西药治疗，病情逐渐好转。刻下活动尚可，步履时现跛状，患肢肌肉萎缩，其他未见异常。

此由病久气血失养，肝肾重损，是以筋骨肌肉枯萎，治当补益肝肾，温通络脉。由于患者系在内蒙，来京短期医治，根据证情，不易速痊，故拟以加味金刚丸1料，携回自服，并建议坚持按摩、针灸等疗法，以求全复。

萆薢30g，牛膝30g，木瓜30g，巴戟天30g，菟丝子15g，蜈蚣50条，僵蚕30g，全蝎30g，肉苁蓉30g，杜仲30g，天麻30g，乌贼骨30g，制马前子30g。

共研细末，炼蜜为丸，每丸重3g，每服1丸，每日2次，开水送服。

进行性肌营养不良症案

周某，男，6岁，河南省洛阳人。初诊日期：1993年5月20日。

患儿生后走路较其他正常小儿晚，5岁时家长发现走路不稳，容易跌跤，逐渐加重，行走不稳，呈“鸭步”状，左右摇摆。曾到北京协和医院检查，诊断为进行性肌营养不良，建议中药治疗，遂慕名来院就诊。刻下症见：行走不稳，容易跌跤，纳食差，大便溏薄。查体：面色萎黄，行走呈“鸭步”状，“翼状肩”，腓肠肌假性肥大，Gowe征阳性。舌质淡，苔白，脉细无力。

证属脾肾两虚，治以调补脾肾、强筋通络为法。

党参10g，黄芪10g，熟地10g，山茱萸10g，山药10g，茯苓10g，白术10g，白芍10g，蕲蛇肉10g，蜈蚣1条，川断10g，杜仲10g，牛膝10g，制马钱子0.2g（分冲），焦三仙各10g。

30剂，水煎服，每日1剂。

二诊：面色已略见红润，纳食较前明显好转，大便基本成形，舌质淡红，苔薄白，脉细无力。效不更方，上方30剂继服。并嘱其加强功能锻炼，配合按摩治疗。

三诊：患儿肌肉较前有力，摔跤次数明显减少，面色转红润，纳食正常，二便调，予自制复力冲剂每次1袋，每日3次，长期服用，缓以图功。

按：进行性肌营养不良症是一组遗传性疾病，一般均有家族史，表现为骨骼肌进行性无力和萎缩，最后完全丧失运动能力，儿童以假性肥大型为多见。根据其四肢无力、痿弱，属中医"痿证"范畴。本病预后较差，患儿最终可因受累肌肉萎缩，不能行走，卧床不起，发生呼吸道感染或心力衰竭而死亡。

刘老认为，本病主因先天禀赋不足，后天调养失宜。治疗宜以调补脾肾、强筋通络为法。脾主肌肉，故以党参、黄芪、茯苓、白术健脾益气，养后天之本，则肌丰而有力；肾为先天之本，故以熟地、山茱萸、山药、川断、杜仲、牛膝、白芍滋补肝肾，强腰壮骨；蕲蛇肉、蜈蚣、制马钱子活血通络；焦三仙消食健胃，以增进食欲。由于本病为慢性疾患，治疗宜注意守方，必要时可用散剂或冲剂，缓以图功。亦应当注意加强功能锻炼，配合按摩疗法，才能收到较好的疗效。

口眼歪斜案

丑某，男，3岁，病历号：59466，初诊日期：1963年12月10日。

左侧口眼歪斜已历年余，曾经某儿童医院检查诊为小儿麻痹后遗症，迭经针灸、服药治疗未效。刻下：口眼歪斜，尤其嘴歪更为明显，每于哭笑之时，肌肉颤动，口旁流溢涎水，潮红且破，面红唇赤，苔白脉数。

病起热病之后，阴血大亏，内风上扰，痰热阻络，灵窍堵塞，是以口眼歪斜。治当清解风热，豁痰通络，仿清络饮合牵正散化裁，以希应效乃佳。

丝瓜络10g，炙僵蚕6g，白附子3g，大白芍10g，干地龙5g，全蝎1.2g，黄芩5g，川连1.2g，生地黄10g，桔梗3g，番木鳖1g。

二诊：上方连进二十余剂，口眼歪斜基本告瘥，哭笑之时，口角微有牵动，若不细心留意，难以察觉，精神、饮食如常，苔白脉缓。内风痰热向解，经络有通利之象，拟以丸剂，以巩其效。

党参30g，黄芪30g，茯苓30g，炒白术30g，炒白芍30g，当归15g，川芎15g，钩藤30g，炙僵蚕30g，白附子12g，干地龙30g，丝瓜络30g，菊花30g。

上药共研细末，炼蜜为丸，每丸重6g，每日2次，每次1丸，开水送服。

寒痹案

徐某，男，13岁，病历号：146500，初诊日期：1964年11月24日。

两膝关节疼痛，已历四月，寒则加重，暖则痛减，局部不红不肿，内旋外展，屈伸均利，舌苔薄白，脉来濡缓。

平素性喜游泳，加以居处卑湿之地，寒湿之气入侵，痹阻经络，经云："邪入于阴则痹”。今既以邪入而血痹于外，阳亦以血痹而闭于中，是以两膝关节疼痛，着而不移，治当活血通络，以行凝滞，则痹痛自止。

桑寄生10g，大独活6g，当归6g，黄芪10g，红花2.5g，干地龙5g，海风藤10g，川牛膝10g，路路通10g，汉防已6g。

二诊：进活血通络之品后，两膝疼痛基本告愈，唯当气候骤变之时，两膝微有作酸，走路无力，苔白脉缓，再拟原方增损治之。

炙虎骨10g，大独活6g，当归6g，黄芪10g，秦艽6g，宣木瓜10g，川牛膝10g，川续断10g，大白芍10g。

另嘱自燃艾条灸两膝眼。

风湿结节案

于某，男，11岁，病历号：82593，初诊日期：1963年9月5日。

本患风湿痹证，经治未瘥，日来又增发热，腋下体温39.3℃，四肢皮肉之内，生出蚕豆粒样大小之硬结，相互串连，外观红赤，按之疼痛，手不能举，食欲略差，苔薄色白，脉象弦数。

风湿流连血分，夹痰窜入经络，络热血瘀不通，形成结节疼痛，证属热痹，治当清热透络，热清则风自息，风静则痛自止。

银花10g，连翘10g，生石膏25g（先煎），薄荷5g（后下），生地黄10g，川连3g，粉丹皮6g，赤芍10g，地龙5g，豨莶草15g，灯心草3尺。

另：犀黄丸10g，分4包，每日2次，每次1包，开水送服。

二诊：药后身热已解，腋下体温36.5℃，四肢皮内结节已消，红赤亦退。刻下仅关节微有疼痛，余无不适，苔腻脉缓。络热清而不彻，再拟原方增损治之。

银花10g，连翘10g，生石膏25g（先煎），黄芩5g，生地黄10g，川连1.5g，粉丹皮6g，赤芍10g，干地龙5g，豨莶草15g，桑寄生10g，大独活6g。

另：犀黄丸10g，每日2次，每次1.5g，开水送服。

三诊：连进清热通络之剂，结节肿疼已消，诸症亦瘥。络热已清，风静火平之象，治再原意，以巩其效。

当归6g，生地黄10g，粉丹皮6g，赤芍10g，桑寄生10g，大独活5g，银花藤10g，干地龙6g，豨莶草10g。

另：犀黄丸6g，每日2次，每次1.5g，开水送服。

风湿性关节炎案

郝某，男，11岁，初诊日期：1990年1月15日。

3周前感冒发热，现仍低热不退，两膝关节及肘关节红肿，局部灼痛，步履艰难。在首都儿科研究所诊为“风湿性关节炎”。查体：双膝关节红肿发热，呈对称性，咽红充血，舌淡，苔白腻，脉滑数，心肺（-），体温37℃。实验室检查：抗链“O”1∶800。血沉100mm/h。血象：白细胞$17.5\times10^9/L$，中性白细胞0.68，淋巴细胞0.32。证属湿毒入络，流注关节。治当清热除湿，宣肺通络。

玄参15g，板蓝根15g，山豆根5g，生甘草5g，桔梗5g，桑枝10g，黄柏10g，牛膝10g，苍术10g，寻骨风10g，穿山龙10g。

服上方30余剂，诸症消失，病告痊愈，随访1年未复发。

按：风湿性关节炎，现代医学认为与溶血性链球菌的感染有关，常常有咽炎、扁桃体炎、鼻炎等慢性病灶的存在。刘老认为，其病机为风热与湿邪相合，留居三焦，流注关节。治疗必须清热化湿，宣肺通络，使风湿热邪从上下内外分消走泄，故用桔梗、玄参、板蓝根、山豆根清热利咽，苍术、黄柏清热化湿，桑枝通络止痛，甘草和中解毒，牛膝强壮筋骨，共奏宣痹通络、消肿止痛之功。刘老指出："湿邪通过三焦水道有一个向中下焦次第相传进展的病程。在治疗原则上均应化湿清热，但应根据三焦不同的见证而分别论治，才能奏效。"

本例为三焦风热之邪依湿邪而留居为患，有"蒙上流下"的特点，故上见发热、咽痛，下见两膝关节红肿热痛。方中桔梗为舟楫载药上行，牛膝则引药下行，一升一降，开肺气，利关节，使邪无留居之所，而迅速取效。

行痹案

原某，男，14岁，病历号：105806，初诊日期：1964年5月12日。

素有心动过速，经常低烧，近来肢节作痛，上下左右游行无定，曾经某医院治疗，诊为风湿性心脏病，治之无效。刻诊脉象弦细，苔薄色白，二便如常，食欲尚可，唯稍事活动，则气喘心跳，自汗不已。

素本阴亏，邪风乘虚入络，营卫不能流通，不通则痛，唯风窜经络，其性善走，发为行痹，治当和营祛风，化湿通络。

当归6g，川芎3g，大白芍10g，炙黄芪10g，海风藤10g，干地龙5g，秦艽5g，全蝎1.5g，延胡索6g，红花2.5g，威灵仙5g。

二诊：药后心跳悸动减轻，肢节疼痛已愈，唯活动以后，仍作气喘自汗，二便如常，苔白脉缓。久病体虚，荣卫欠和，痹痛虽然未作，仍有再发之虞，治当原意增损。

炙黄芪10g，当归6g，川芎3g，大白芍10g，桂枝2g，鸡血藤10g，海风藤10g，干地龙5g，全蝎1.5g，炙甘草6g，大枣3枚。

血痹案

郭某，女，9岁，病历号：106344，初诊日期：1964年11月6日。

关节肿胀疼痛，已经一年有余，迭经针灸、中药治疗，证未减轻。刻下低烧不解，腹中隐痛作胀，大便黑而滑利，小便畅利甚爽，面色紫滞，舌呈鸡心，脉来沉滑，大便化验潜血强阳性。

风湿久郁，痹阻经络，凝涩不通，不通则胀痛。郁久化热，热盛则血行。证属血痹，治当活血祛瘀，以逐经络之蓄血。

水蛭5g，当归5g，桃仁6g，红花2g，桂枝5g，赤白芍各10g，制川军6g，炙甘草3g，干地龙5g，川牛膝6g。

二诊：活血祛瘀之品共进6剂，大便由黑转黄，腹中胀痛已除，面色紫滞转润，关节痛楚亦瘥，精神已振，病去八九，唯感食欲不振，纳食尚少。经络血瘀渐去，脾胃运化失健，治再活血通络，佐以健胃和中。

当归6g，生地黄10g，川芎3g，赤白芍各10g，黄芪10g，桃仁6g，红花2g，桂枝3g，生谷麦芽各10g。

婴儿髋痛案

王某，女，18天，病历号：106206，初诊日期：1963年7月6日。

婴甫十有八日，每于换尿布及移动左腿时，即啼哭不安，检查左髋关节无红肿，伸屈自如，外展内收，亦未见异常，两肢等长，吮乳正常，精神亦佳。

良由婴儿骨脆肉弱，寒湿内侵，经络失利所致，拟以通络活血治之。

桑枝3g，桂枝2g，红花2g，赤芍5g，制乳没各3g，络石藤5g，白酒少许（入煎），宣木瓜5g，川牛膝5g。

另：桑枝6g，秦艽6g，当归6g，赤芍6g，水煎，洗浴局部。

腿痛案

王某，男，3岁，病历号：87007，初诊日期：1963年9月10日。

近日来右腿疼痛下午为甚，伴有咳嗽，小便色黄，大便正常，纳食尚佳，睡眠欠实，苔薄脉滑，唇红且干，曾经按摩及外敷药治疗，疼痛略轻，尚未痊愈。

儿体素弱，时值阴雨连绵，外感寒湿之邪，中肺则咳嗽，侵络则腿痛。治当祛风胜湿，佐以宣肺止咳。

羌独活各3g，防风5g，忍冬藤6g，宣木瓜5g，川牛膝5g，络石藤10g，杏苡仁各10g，大贝母5g，橘皮3g，橘络1.2g，炙杷叶5g。

另：解肌宁嗽丸4粒，早晚各1粒。

二诊：药后得汗，咳嗽、腿痛均瘥，别无不适，苔白脉缓。再拟原方增损，以巩其效。

忍冬藤6g，桑叶5g，桑枝6g，大独活3g，川牛膝5g，茯苓6g，炒白术5g，橘皮3g，橘络1.2g，焦三仙各12g。

腰痛案

张某，女，13岁，病历号：83360，初诊日期：1964年4月20日。

热病之后，腰部酸痛，连及胯腹，腑行燥结，口干欲饮，苔白质红，脉象细数。

腰为少阴之府，胯腹为厥阴之界，热病津伤，不能上承则口干，无以下润则便燥，肝肾阴伤，血不养经，是以腰部酸痛而连及胯腹，治当益阴通络，治其本也。

南沙参6g，生地黄10g，天花粉5g，钗石斛10g（先煎），当归6g，赤芍10g，怀牛膝10g，肉苁蓉10g，丝瓜络10g，生杜仲10g。

二诊：药后腰痛已止，大便亦润，苔白脉缓，纳谷如常。津液回复，阴血亦充，当再养血生津为治。

炙黄芪6g，当归6g，川芎2.5g，生地黄10g，赤芍10g，钗石斛10g（先煎），黑玄参6g，生杜仲10g，怀牛膝10g。

痰凝肢麻案

陈某，女，10岁，病历号：82950，初诊日期：1964年6月25日。

证经三年，每逢春夏温热季节，经常双手麻木不仁，约需2小时方能缓解，发时恶心干呕，不欲饮食，头晕身倦，不易入寐，舌苔薄白，脉象缓细。

证情久羁，气血不足，脾胃虚弱，停痰不运，阻凝脉络，以致肢麻纳呆，头晕泛恶，治当健脾运痰，宗以茯苓指迷丸加减，以收潜移默化之功。

桂枝3g，茯苓10g，炒白术10g，炒白芍10g，枳壳5g，清半夏5g，陈皮5g，明天麻3g，风化硝6g（化），秫米10g（包）。

另：小活络丹6粒，早晚各1粒，开水送下。

二诊：药后右手麻木减轻，头晕亦已，唯食后泛恶，心中懊嘈，苔薄白，脉细缓。痰浊未彻，络热未清，脾运未复，胃失和降，再拟原方增损治之。

桂枝3g，茯苓10g，炒白术10g，炒白芍10g，枳壳5g，炒半夏5g，陈皮5g，黑山栀3g，炒谷麦芽各10g，川郁金5g，姜竹茹3g。

另：小活络丹6粒，早晚各1粒，开水送下。

卫虚肢麻案

王某，女，3岁，病历号：97537，初诊日期：1963年11月4日。

经常手足麻木，面色黄而不华，便溏一日三行，食纳异常不振，舌苔薄白，脉缓无力。

经云："荣气虚则不仁，卫气虚则不用。"根据证情，显属卫气行阴，不能统运于外，达于四末，是以肢麻不用，治当补中益气，营运通阳。

党参6g，黄芪6g，炒白术6g，当归6g，炙甘草3g，升麻2.5g，柴胡3g，大白芍10g，嫩桑枝15g，陈皮3g，茯苓10g，桂枝3g，黄酒少许。

二诊：迭进补中益气、营运通阳之法，症状大见减轻，日来已未见麻木，胃纳精神俱佳，前方有效，再宗原意。

党参6g，黄芪6g，炒白术6g，当归6g，炙甘草3g，升麻2.5g，小红枣3枚，柴胡3g，大白芍10g，嫩桑枝15g，茯苓10g，桂枝3g，煨姜2片。

脚 气 类

脚气案

芦某，女，1岁，病历号：106073，初诊日期：1964年11月9日。

患儿上午曾跌倒，当时无不适感，突于下午2时起哭闹不止，用手指示左脚疼痛，家长方始发现两足红肿，向上伸延，局部热而触痛，伴有身热，腋下体温38.6℃，面色红赤，口唇殷红，苔薄色白，脉来洪数。经骨科检查，X光照相左足1~3跖骨正斜位后，无异常发现，复经外科检查，认为两足功能正常，化验血尿均正常。

显属湿热之邪，下注足胫所致，证属脚气，来势颇急，幸无上冲心腹之状，治当清热利湿，以消肿痛，三妙丸加味。

黄柏10g，苍术3g，川牛膝5g，黄芩5g，川连1.5g，石膏25g（先煎），银花6g，连翘10g，生粉草3g。

另：如意金黄散1袋，醋调敷患处。

二诊：进三妙丸加味法后，身热已退，两足红肿热痛亦解，步行跑跳矫健如常，饮食、睡眠、二便均佳，收效甚速，再从原意。

黄柏10g，苍术3g，川牛膝5g，黄芩5g，川连2g，猪茯苓各6g，泽泻3g，赤芍5g，当归5g，苦参5g，六一散10g（包）。

按：脚气一证，有因过食湿热之物，火毒下流足胫而形成的，亦有因地气卑湿，寒湿袭入足胫所致的，有忽然发病的，亦有渐渐发病的，因此，其临床见症极为复杂，有自膝至足麻痹冷痛的，亦有挛急肿痛的，有寒凉如冰的，亦有火热灼手的，甚至还有气上冲心的。除了这些主症外，又有头痛、寒热、腹痛、呕吐、神昏、谵语等兼症，临证时必须审属寒热虚实，进行施治。

关于用药之经验，如黄柏、苍术为湿热必用的药物；防己能治下焦湿热肿甚；木瓜能治脚气湿痹，入肝舒筋；苦参除湿，兼祛风热；黄芩凉血，兼祛湿热；白术、赤芍、猪苓、泽泻、木通、茵陈可以渗利湿热。湿兼风的，则加防风、羌独活、白芷、细辛；湿兼寒的，则用乌附、肉桂；气不流行的，可用木香、槟榔、枳壳、香附、乌药；气虚的可用人参、黄芪；血虚的可加当归、芍药、熟地；血瘀的可用桃仁、红花；浮肿的可用桑白皮、大腹皮；疼痛的可加乳香、没药；筋骨软弱的，可用牛膝、杜仲、萆薢、虎胫骨；冲心的，可用附子末水调敷脚心涌泉穴，以引热下行，每可获愈。

湿脚气案

丁某，男，10岁，病历号：78831，初诊日期：1964年7月18日。

右足掌后跟先起水泡，后则溃破流水，大小如铜钱，已有两周，日来除了蔓延左足以外，且感足胫肿大重着，软弱麻木无力，行动不便，腿部生有小核，压之觉痛，苔色白腻，脉象濡缓。

水湿外受，邪袭经络，壅遏气血，不得疏通，形成脚气重证，治当逐湿通络，调气舒筋，宗鸡鸣散加减。

苏叶5g，防风5g，防己6g，陈皮5g，槟榔6g，宣木瓜10g，吴茱萸2.5g，炒苍术5g，猪茯苓各10g，姜皮1g，赤芍6g。

另：黄连膏30g，外敷。

二诊：药后足胫已感有力，无酸麻沉重之感，足掌溃破之处，已有新肉生长，苔白脉缓。邪壅经络趋散，气血流行将利之兆，再拟原方增损治之。

宣木瓜10g，吴茱萸2g，槟榔5g，陈皮5g，炒苍白术各6g，炒苡仁10g，泽泻6g，茯苓10g，姜皮1g。

干脚气案

王某，女，6岁，病历号：90404，初诊日期：1962年10月20日。

旬日前两足趾破溃流水，经治已愈，愈后饮食不甘，勉强食之则作恶，日来发现两腿瘦弱无力，活动时有痛感，所以小儿怕动，小便黄少，大便干燥，脉弦细而数，苔薄白，舌质红。

此为湿热入营，津血耗伤，筋脉失其濡养，所以两腿酸弱无力，治当益气和营，清利湿热。

炙黄芪10g，当归5g，生地黄10g，川芎3g，赤芍5g，宣木瓜6g，炒苡仁10g，川牛膝6g，黄柏6g，络石藤10g，神曲10g。

二诊：药后两腿软弱较已，疼痛已瘥，食纳尚感不振，苔白脉濡。再拟益气和营治之。

炙黄芪10g，当归5g，赤白芍各6g，生地黄10g，川芎3g，宣木瓜6g，川牛膝10g，怀山药10g，生稻麦芽各10g。

诸　痛　类

风寒头痛案

石某，男，8岁，病历号：128355，初诊日期：1964年6月20日。

头痛二日，恶寒身热，鼻流清涕，腹胀纳少，汗出不彻，苔白脉浮。

头为诸阳之会，唯风可到，风邪客于阳位，袭入太阳之经，故头痛、恶寒、身热，治当解散风寒，则头痛自止。

荆芥5g，防风5g，桂枝2.5g，川芎3g，香白芷5g，藁本5g，薄荷3g（后下），橘皮3g，焦三仙各12g，葱头3个，生姜2片，钩藤6g。

二诊：药后周身得汗，寒热已解，头痛亦除，唯鼻涕尚流，纳食不甘，苔薄色白，脉象浮缓。风寒尚未尽解，治再疏表散邪，佐以健胃和中。

荆芥5g，防风5g，枳壳3g，淡豆豉10g，香白芷5g，茯苓6g，薄荷3g（后下），橘皮3g，焦三仙各12g，葱头3个，生姜2片，桔梗3g，法半夏3g。

风阳头痛案

朱某，男，12岁，病历号：96674，初诊日期：1964年12月9日。

本患头晕，经治已瘥，近因气候异常，冒受外邪，以致三日来头痛剧烈，痛在两太阳处，痛甚则两目出泪，自感恶风怕冷，鼻部微塞，苔白舌红，脉浮而数。

风邪外束，清阳不得泄越，舞动上扰，故头痛如劈。风为阳邪，治当辛以散之，凉以清之，宗清空膏合川芎茶调散加减。

羌活5g，防风5g，川芎3g，荆芥5g，香白芷6g，钩藤10g，僵蚕10g，菊花6g，川连1.5g，黄芩5g，整葱1支，细茶叶1撮（入煎）。

另：羚翘解毒丸4粒；早晚各1粒。

二诊：药后头痛大减，仍有恶风之感，两天来均于黎明之前阵作，移时即瘥，纳便尚可，小溲略黄，舌质红，苔薄白，脉浮缓。肝胆旺于黎明之时，显为风热蕴遏少阳，治仍清泄风热。

柴胡3g，羌活3g，防风5g，桂枝5g，明天麻3g，川芎3g，钩藤10g，生龙牡各10g，川连1.5g，黄芩6g，桔梗3g，葱头3个，细茶叶1撮（入煎）。

另：羚翘解毒丸4粒，早晚各1粒。

肝阳头痛案

石某，女，8岁，病历号：128555，初诊日期：1964年6月13日。

一月来头痛阵作，以前额为重，发则疼痛如劈，筋脉掣起连及眼珠，以致哭闹不安，性急易怒，曾在某医院检查，均认为无器质性病变，但服止痛片不能收效。刻诊六脉弦滑，舌苔白厚，食纳欠佳，溲黄便干，两眼睑轻度浮肿。

证属木郁化火，肝阳鼓动，夹以痰浊上冲颠顶，而为头痛，治当平肝清热，佐以涤痰。

生石决明18g（先煎），钩藤10g，杭菊花6g，大白芍10g，龙胆草5g，黑山栀5g，黄芩6g，枳壳5g，夏枯草5g，半夏曲10g，灯心草3尺。

二诊：药后头痛已减，眼睑仍然浮肿，两目轻度红赤，苔薄色白，脉象弦数。肝经郁热未清，再拟平肝抑木，清热降火治之。

生石决明18g（先煎），钩藤10g，菊花5g，桑叶10g，龙胆草5g，生石膏25g（先煎），车前子10g（包），蝉衣3g，生地黄10g，川连1.5g，木贼草10g，灯心草3尺。

按：肝阳化火，上扰清空，治疗时应壮水柔肝，以息风火，最忌多用风药，因为风能助火，风药一多，则火势必然升腾，头痛则有增剧之虞。

湿热头痛案

陈某，女，9.5岁，病历号：58550，初诊日期：1964年4月16日。

前额疼痛已经三日，颈项活动自如，外无发热，痛则泛吐，大便干燥，腹胀拒按，小溲黄浑，面黄神疲，舌苔水黄而腻，脉象弦滑。

此由饮食不节，湿热内蕴，阳明积火，循经上炎。里热熏蒸已著，治当通利荡涤，以降火热，宗大承气汤加味。

生大黄6g（后下），枳实6g，玄明粉10g（分次化服），川连1.2g，黄芩6g，青广皮各3g，炒川朴2.5g，藿香梗5g，焦三仙各12g。

二诊：药后大便畅解，腹胀已松，头痛泛吐亦已，苔腻已去，脉象趋平，唯面色黄腻，食欲不香。积热已解，胃气未和，治当调胃和中。

藿佩梗各5g，薄荷梗3g，茯苓6g，炒白术10g，青广皮各3g，半夏曲6g，老木香3g，砂仁米2.5g（打），川郁金5g，炒谷麦芽各10g，小红枣3枚，煨姜2片。

外伤头痛案

常某，男，12岁，病历号：54362，初诊日期：1963年3月26日。

四天前因跑步碰撞而跌倒，回家后先觉头晕，继则后脑部疼痛，颈部略有强直，活动欠灵，饮食尚可，未作呕吐，睡眠梦多，大便正常，苔白质红，脉弦而细。

跌仆以后，血瘀阻络，流行不利，故脑部疼痛，治当活血化瘀，佐以止痛，以希应效，而免痉搐生变。

当归5g，赤白芍各10g，川芎5g，紫丹参5g，红花1.5g，广三七末2g（冲），钩藤10g，生石决明12g（先煎），生龙牡各10g（先煎），菊花6g。

二诊：药后头痛已瘥，颈强亦解，纳食亦甘，二便如常，唯精神欠佳，身倦无力，苔白脉缓。血脉循行已趋流利，当再和血，佐以益气。

当归6g，大白芍10g，川芎3g，熟地黄10g，炙黄芪10g，茯苓10g，炒白术10g，党参10g，炙甘草3g，红花2g，广三七末2g（冲）。

牙痛案

吴某，男，6岁，病历号：27846，初诊日期：1964年1月24日。

本患龋齿，近来齿痛不已，牙龈焮肿红赤，痛则啼哭不休，纳食不甘，晚间形寒蕴热，苔薄色白，脉象浮数。

外感风邪，内蕴郁热，化火冲激，随经上炎，势防成痈，治当清散。

生石膏30g，细辛1.5g。

虚寒胃痛案

张某，女，12岁，病历号：128624，初诊日期：1964年6月20日。

脘痛牵引两胁，游走不定，或上或下，或左或右，痛则喜按，渴喜热饮，大便稀溏，一日两次，饱食则痛缓作胀，微饥则痛剧泛恶，苔白而滑，脉弦数无力。

证属脾胃虚寒，中州不健，虚寒气滞则为痛，肝木来侮则为胀，且食后痛缓，亦为中虚之象，治当建中助运，以散虚寒，宗黄芪建中汤加减。

炙黄芪10g，桂枝5g，大白芍12g，炙甘草6g，淡干姜1.5g，老木香3g，砂仁米3g（研），橘皮5g，炒半夏5g，大枣5枚，饴糖30g。

二诊：药后脘痛已瘥，食欲亦佳，二便如常，苔白脉细。法宗原意，毋庸更方。

炙黄芪10g，大白芍12g，炙甘草6g，淡干姜2g，陈皮5g，炒半夏5g，大枣5枚，饴糖30g，炒白术10g，茯苓10g，肉桂3g。

湿热胃痛案

周某，男，13岁，病历号：106798，初诊日期：1963年10月14日。

日来胃痛频作，痛剧自汗，胸突泛恶，面赤气粗，溲黄便秘，口干欲饮，兼之口颊糜破，苔白脉数。

此由湿热积滞胃中，胃失和降，故气逆而痛作，治当清热和中，理气止痛。

藿香6g，川连2.5g，姜竹茹5g，生石膏25g（先煎），黑山栀5g，川郁金5g，金铃子10g，大白芍10g，橘皮5g，六一散10g（包）。

二诊：药后胃痛已止，呕恶亦蠲，口颊糜破也愈，二便如常，胃纳亦甘，拟以健胃和中，以善其后。

炒白芍10g，炙甘草3g，藿香5g，佩兰梗5g，枳壳5g，川郁金5g，川连1.5g，炒稻麦芽各10g，茯苓10g。

按：前哲云："暴痛属寒，久痛属热，暴痛在经，久痛在络。"这是指一般规律而言。此案正属暴痛，并无寒象表现，所表现的却全是一派热象，故用清热和中、理气止痛之品而愈，因此，临床时必须根据具体证情加以施治。

食滞脘痛案

刘某，男，5岁，病历号：66158，初诊日期：1963年10月8日。

热病后食欲不香，脘部胀痛拒按，痛则泛恶，小溲不利，面黄不华，大便干秘，苔中根白腻，脉象滑利。

病后体弱未复，运化失常，又为饮食所伤，中宫受阻，胃气不得下降，治当和胃导滞，先冀痛止为要着。

茯苓6g，炒白术6g，藿佩梗各6g，制香附10g（打），台乌药5g，高良姜5g，青广皮各3g，延胡索6g，莱菔子5g，焦山楂10g，神曲10g。

二诊：药后脘痛未作，呕哕亦瘥，大便未行，面仍黄滞，苔白脉滑。脘痛虽止，脾胃运行无权，再拟调中助运治之。

茯苓6g，炒白术6g，怀山药10g，生熟苡仁各10g，陈皮3g，广木香3g，砂仁米1.5g（打），焦三仙各15g，藿佩梗各5g。

胁痛案

秦某，女，5岁，病历号：85335，初诊日期：1963年1月11日。

初患咳嗽已愈，刻下右胁作痛，胸部憋闷不舒，食欲不振，二便如常，面色青黄，舌苔白腻，脉弦无力。

胁乃肝之分野，肝木失其条达，其气入络，故胁痛频作。肝木侮脾，中气受困，故纳呆胸闷。治当疏通气机，以泄厥阴，宣化痰滞，而畅中都。

柴胡3g，杭白芍10g，茯苓6g，炒白术6g，当归5g，枳壳5g，川郁金5g，青广皮各3g，半夏曲6g，鸡内金6g。

二诊：药后胁肋疼痛已蠲，胸部憋闷亦除，唯食纳殊差，日来微咳，二便如常，苔白脉缓。治拟调脾和中，盖补土可以生金，而咳嗽自已，且土旺则肝气横逆亦自收敛，实为清本澄源之治。

党参6g，茯苓6g，炒白术6g，炙甘草3g，橘皮3g，橘络1.2g，炒半夏5g，炙杷叶6g，枳壳3g，桔梗3g，焦三仙各12g。

寒凝腹痛案

高某，男，5岁，病历号：110081，初诊日期：1963年9月10日。

昨起绕脐腹痛，痛作绵绵，按之痛甚，胃纳不思，大便未行，面色黄滞，神疲不振，苔薄色白，脉象沉滑。

证属中焦寒凝，气机失展，不通则痛，治当温散寒邪，佐以理气止痛。

台乌药5g，老木香3g，吴茱萸2.5g，制香附10g（打），延胡索6g，官桂3g，炒川朴3g，青陈皮各3g，三物备急丸3g（包）。

二诊：昨进温中散寒、理气止痛之品，大便已通，腹痛告止，中焦寒凝，得温已化，再拟温胃调中，以善其后。

官桂3g，吴茱萸2.5g，怀山药10g，炒白术10g，广木香3g，砂仁米2.5g（打），台乌药5g，青陈皮各3g，炒半夏6g，焦三仙各12g，煨姜2片，小红枣3枚。

按：此案绕脐腹痛，诊为中焦寒凝，主要是根据腹痛绵作、拒按便秘、脉沉苔白等症，故用温中散寒、理气止痛之品，复诊即愈。一般说来，绕脐腹痛，多诊为虫痛，但是，虫积作痛，多半骤然而来，截然而止，且有流涎面赤之象，很少绵作现象。

盘肠气痛案

顾某，女，22天，病历号：121481，初诊日期：1964年3月17日。

生后六七天，腹痛多啼，延今未解。刻下不时痛啼，啼则屈腰，两手挛急，大便如常，粪无绿色，面色露青，舌苔白腻。

胎寒内凝，外受寒邪，搏结小肠，气机失调，是以凝聚不宣，发为盘肠气痛，治先温通理气，日久恐防难愈。

肉桂1g，炮姜1.2g，广木香1.5g，延胡索3g，当归3g，炒白芍5g，丁香1.5g，台乌药3g，小茴香2.5g，川楝子6g，钩藤5g。

蛔虫腹痛案

郭某，女，7岁，病历号：77754，初诊日期：1962年3月19日。

经常腹痛阵作，发时痛剧难忍，腹部触之似有条状之物，面黄形瘦，自汗频出，睡中咬牙，纳食不甘，舌苔薄白，脉象缓滑。

此因脾虚湿停，蕴蒸为热，化生为虫，治当调中行气，佐以驱虫止痛。

制川朴2.5g，广木香3g，川楝子10g，使君子肉10g，雷丸6g，姜皮1g，胡黄连3g，鹤虱6g，槟榔5g，淡干姜2g，川椒3g，焦山楂10g。

脘腹痛案

高某，男，7岁，病历号：64559，初诊日期：1962年9月18日。

脘腹疼痛，已经四五日，痛则恶心呕吐，曾吐出蛔虫一条，自汗肢厥，面黄而青，大便通调，小溲黄浑，苔色水黄而腻，脉来弦滑。

此为下寒上热，蛔虫不安于宫，扰动上膈，形成蛔厥重证，治遵仲师意，酸甘苦辛合用，乌梅丸加减。

乌梅肉6g，炒川椒3g，细辛1.2g，淡干姜1.5g，川黄连2g，肉桂3g，大腹皮5g，黄柏6g，炙甘草3g，茯苓6g，广木香3g，广皮3g。

二诊：药后脘腹疼痛已止，自汗肢厥亦瘥，谷食较香，唯仍面黄形瘦，精神欠振。湿困中都，脾阳不振，治当健脾燥湿，以杜生虫之源。

党参6g，炙黄芪6g，茯苓6g，炒白芍10g，怀山药10g，炒苍术3g，炒川朴2g，川连1.2g，陈皮3g，广木香3g，砂仁米2g（研），煨姜2片，小红枣3枚。

按：蛔厥就是手足厥冷而有吐蛔的一种证候，它的原因，仲景指出是因为脏寒蛔上入膈，唐容川谓："脏寒则下焦纯寒，蛔亦不安，欲上膈以就热。"柯韵伯谓："胸中烦而吐虫，不是胃中寒而吐蛔，故可用连、柏。"这都具体指出，蛔厥证是下焦寒，中焦热，寒热错杂的一类病证。此案表现正是如此，自汗肢厥，面黄腹痛，大便通调，这些都是寒象，溲黄，苔黄，脉滑，这些又是热象表现，故用乌梅丸加减，应药而愈。

气滞腹痛案

王某，女，3岁，病历号：97537，初诊日期：1963年2月9日。

近两周来，腹痛频作，痛则肢厥，约数分钟即消失，脉无数象，舌苔中腻，食纳不甘，精神欠振。

气机凝滞，壅阻不通，不通则痛，且气为血帅，气滞不畅，血亦被阻，故肢麻，治拟调气活血，通络止痛。

桂枝3g，大白芍10g，当归5g，红花2.5g，青广皮各5g，广木香3g，制川朴3g，枳壳5g，丝瓜络10g，金铃子10g，五灵脂5g，生蒲黄5g。

二诊：药后腹痛肢麻大减，精神亦佳，胃纳仍感不振，苔白脉细。症状虽见减轻，气机尚未畅达，治当原方出入。

桂枝5g，大白芍10g，当归5g，红花2.5g，青广皮各6g，金铃子10g，广木香3g，丝瓜络10g，五灵脂5g，生蒲黄5g，神曲10g，生姜2片，小红枣3枚。

肠痈腹痛案

例1

范某，女，12岁，病历号：129156，初诊日期：1964年6月26日。

证经两天，始则发热，右下腹痛，口渴喜饮，食纳不甘，曾在公社医院治疗，诊为阑尾炎，动员手术，患儿不愿，故来门诊治疗。诊脉弦数，舌苔薄白，右下腹部压痛明显，且感膨胀。

显属湿热入血，聚于大肠成痈，治当祛瘀活血，佐以清利，宗大黄牡丹皮汤加减。

制军6g，牡丹皮10g，芒硝6g（化），桃仁6g，冬瓜仁10g，生苡仁10g，败酱草10g，老木香3g，川连1.5g，延胡索10g，灯草3尺。

二诊：药后腹痛已瘥，身热亦退，饮食、二便正常，唯时觉身疲乏力，苔腻尖红，脉尚弦数。湿热蕴积肠胃尚未尽解，治再原方增损图之。

制军5g，牡丹皮10g，生苡仁10g，川连2g，黄芩5g，青陈皮各5g，茯苓10g，炒白术10g，神曲10g，姜皮1g。

例2

刘某，男，9岁，病历号：153050，初诊日期：1965年3月10日。

今晨四时开始发热，自觉胃脘疼痛，刻下身热不退，腋下体温38.5℃，痛在右侧下腹，痛而拒按，行走不便，伴有恶心呕吐，口干作渴，喜欲凉饮，小便黄，大便稀。

体格检查：急性痛苦病容，面色青黄，口唇焦红，舌苔薄黄，舌尖边红，脉象弦数而滑，语言低微断续，腹肌紧张拒按，麦氏点压痛（+++）、反跳痛（+++）。血常规化验：白细胞 $22.8\times10^9/L$，中性粒细胞88%，淋巴细胞11%，嗜酸粒细胞1%。

湿浊阻于肠胃，升降失常，故呕恶便稀。湿热蕴积，气血壅滞不通，故腹痛拒按。此为肠痈急症，拟调气活血和中治之。

当归10g，赤芍10g，广郁金6g，延胡索6g，制乳没各5g，法半夏6g，酒洗黄芩6g，酒黄连3g，焦山栀6g，小茴炭3g，生粉草3g，荷梗2尺。

二诊：昨进调气和血止痛之品，上午11时半即服头煎，据说药入泛吐，但吐后腹痛反见减轻，以后呕恶未作，下午1时继进二煎，腹痛如失，诸症均消，精神已趋活泼，晚餐纳食未吐，小便不黄，大便正常，夜间寐卧甚适，今早已经上学。刻下腹部各种阳性病征均已消失，化验：白细胞 $14.7\times10^9/L$，中性粒细胞72%，淋巴细胞26%，嗜酸性粒细胞2%。此湿浊渐化，升降复常，气血流畅之象，证势已平，再拟原意调理，慎调为要。

当归6g，赤芍10g，广郁金6g，延胡索6g，制乳没各5g，法半夏6g，黄芩6g，川连1.5g，焦山栀6g，小茴炭3g，生粉草3g，荷梗2尺。

按：此案为典型阑尾炎，病正急性发作，投用调气和血止痛之方，一剂即愈，较之使用大黄牡丹皮汤，奏效尤为理想，因此，临床时可以放手使用，根据此方的组成，对慢性阑尾炎亦颇适用。

血　证　类

鼻衄案

例1

高某，男，1岁，病历号：62440，初诊日期：1962年5月24日。

三日来感冒咳嗽，鼻衄频流，血色鲜红，咽干而痒，大便燥结，小便微黄，食思不振，舌苔白，脉浮数。

良由感受外邪，郁而化热，血为热迫，逼而上行，故血从鼻出，治当清解，宗以加减葳蕤汤化裁。

肥玉竹5g，嫩白薇5g，连翘6g，桑叶5g，侧柏叶6g，黑山栀3g，蛤粉10g，胖大海5g，活水芦根30g，鲜茅根15g，葱白3个，淡豆豉10g。

二诊：昨进清散之品，鼻衄已止，咳嗽较畅，咽干口渴亦已，身有微汗，脉数已靖。此郁热趋解，血已循经之象，再拟清解治之，自可告愈。

桑叶5g，杏苡仁各10g，黄芩5g，大贝母5g，海浮石10g，蛤壳10g，炙杷叶5g，胖大海5g，黑山栀3g。

例2

陈某，男，5岁，病历号：105035，初诊日期：1963年9月20日。

素有鼻衄史，几乎每日出血一次，近日来鼻衄较频，昨日即衄血三次，血量不多，血色红赤，自用冷敷头额而止，纳寐、二便均属正常，舌苔薄白，脉象细数。

幼儿之体，稚阴不充，阳气偏盛，火性炎上，迫血妄行，溢出清道，而为鼻衄，治当清营止血。

生地黄10g，粉丹皮5g，赤白芍各6g，白茅根30g，藕节炭12g，玳瑁末1.5g，茜草根5g，侧柏炭10g，黑山栀5g。

牙宣出血案

王某，女，2岁，病历号：105663，初诊日期：1963年8月15日。

牙龈潮红腐破出血，已经三天，每早出血较多，哭闹时亦甚，口中臭秽，溲黄便干，纳少胃呆，苔白脉数。

胃火上炎，发为牙宣之证，治当清胃降火。

升麻0.6g，川连1.2g，生石膏25g（先煎），山栀3g，当归5g，生地黄10g，粉丹皮3g，赤芍5g，生粉草3g，桔梗3g，灯心草3尺。

另：冰硼散1瓶，外渗牙龈出血处。

二诊：药后牙龈渗血已止，潮红腐破大瘥，口臭亦减，苔仍薄白，脉象微数。胃热尚未尽解，当再清胃降火治之。

川连1.2g，生石膏25g（先煎），山栀3g，当归5g，薄荷2.5g（后下），赤芍5g，生粉草3g，桔梗3g，灯心草3尺，细木通5g。

另：冰硼散1瓶，撒布牙龈腐破处。

按：清胃散是古人用治由于胃火引起的牙痛、牙宣、吐衄等证的经验效方。方中黄连泻心脾之火，丹皮、生地清热凉血，当归引血归经，石膏泻阳明之火，升麻升阳明之清。只要审证得当，用之无有不效。但是，古人治血多用升麻，升麻为上升之药，临床用之宜慎，否则，火势升腾，每难遏制。

咳血案

靳某，男，11岁，病历号：87944，初诊日期：1965年1月25日。

证经三周，本患咳嗽，近因多食油腻，咳嗽愈来愈剧，痰堵胸憋，咳则带血，胸胁牵痛，颧赤唇红，大便干结，苔白脉数，胸透正常。

久咳伤肺，痰热内恋，化火上升，血随气逆，故咳血不已。治当清肺涤痰，以制上炎之火。

南沙参6g，桑叶10g，海浮石10g，净蛤粉10g，川贝母5g，胖大海5g，黄芩5g，川连1.2g，生石膏25g（先煎），白茅根15g，侧柏炭10g，茜草5g。

二诊：药后咳嗽轻微，咳血亦已，胁肋牵痛亦瘥，唯尚唇红颧赤，大便干秘，苔白脉平。火逆咳血虽已，痰热恋肺未瘥，治再肃肺止咳，以涤余邪。

南沙参6g，桑叶10g，杏苡仁各10g，知贝母各10g，炙杷叶6g，胖大海5g，白茅根15g，生地黄10g，黑山栀3g。

吐血案

易某，男，10岁，病历号：95825，初诊日期：1963年8月15日。

患儿因努力负重，损及胃络，以致两日来吐血，量多色紫，一日三四次，自感胸胁胀痛，吐后反觉轻快，大便未行，小便微黄，口渴喜凉饮，苔薄色白，脉象弦数。

唐容川云："平人之血，畅行脉络，充达肌肤，流通无滞。"今既不能流注荣身，致生妄动之患，违背正常循行，必然留滞络脉，出现胀痛之候，治当活血祛瘀，通络止痛。

紫丹参6g，当归尾6g，赤芍10g，茜草5g，桃仁5g，干藕节30g，侧柏叶10g，三七末1.5g（冲），红花2.5g，丝瓜络10g。

二诊：药后吐血已止，胸胁胀痛大减，大便已行，胃纳尚佳，苔仍薄白，脉趋和缓。此瘀血已化，证势苟定之象，再拟和血通络，以防逆而上壅。

当归6g，生地黄10g，赤白芍各6g，川芎3g，生黄芪10g，广郁金5g，干藕节30g，三七末1.5g（冲），生谷芽10g。

呕血案

王某，女，7岁，病历号：86195，初诊日期：1964年2月8日。

证经一候，呕吐紫血，形如咖啡，下为便血，色黑如墨，曾用清热养阴之品，已经治愈，日来呕血便血又作，食纳不甘，面色不华，苔白尖红，脉濡无力。

阳络损伤，则血上溢，阴络损伤，则血下溢，上下阴阳交损，宜调脾治中，拟人参归脾汤合理中汤化裁。

党参10g，黄芪10g，炒白术10g，清炙草3g，炮姜炭1.5g，当归6g，酸枣仁10g，桂圆肉10g，藕节炭30g，蒲黄炒阿胶10g，怀牛膝6g。

二诊：药后上下之血均止，别无不适，唯食纳呆滞，面仍不华，苔白尖红，脉濡无力。前方既效，再从原意治之。

党参10g，黄芪10g，炒白术10g，清炙草3g，炮姜炭1.5g，当归6g，酸枣仁10g，桂圆肉10g，怀牛膝6g，炒谷麦芽各10g。

另：人参归脾丸10粒，早晚各1粒。

溲血案

曲某，男，10岁，病历号：102945，初诊日期：1964年5月8日。

三日来小便带血，溺管不通，口唇娇艳，口干欲饮，舌质红赤，苔薄色白，脉象弦数。

此为热结下焦，血热妄行，下渗膀胱所致，治当清利，宗以八正散加减。

细木通5g，车前子10g（包），萹蓄6g，制川军6g，六一散10g（包），瞿麦6g，黑山栀5g，生地黄10g，大小蓟各10g，毛珀末1.5g（冲）。

按：溺血亦名溲血、尿血，它与血淋的区别主要是血淋小便淋漓而下，多有涩痛，溺血则顺利而下，稍有疼痛或没有疼痛的感觉。

湿郁便血案

周某，女，9岁，病历号：99050，初诊日期：1963年12月16日。

日来大便干燥带血，面色黄滞，纳谷尚可，苔黄脉数。

湿郁化热入营，血渗大肠，肠有瘀浊，所以便干带血，治当清解。

川连1.5g，黄柏5g，当归6g，生地黄10g，赤芍6g，地榆炭6g，槐花炭6g，侧柏炭6g，血余炭6g。

便血案

徐某，男，6岁，病历号：136923，初诊日期：1964年9月2日。

半年来大便带血，多于便后夹以紫色块物，无里急后重之象，平时面黄纳少，唇淡苔白，手足不温，脉象濡数。

脾虚运化失常，不能统摄血液，以致血溢肠间，故从魄门而出。治当温脾摄血，佐以益气和中，宗黄土汤加减。

清阿胶10g（化），附子6g，生地黄6g，当归炭6g，灶心土30g（包），大白芍12g，炙黄芪10g，焦三仙各12g，贯众炭6g。

二诊：药后纳谷已馨，手足转温，面色趋华，唯大便有时尚见紫块，但量已极微，苔白脉濡。前方既合病机，再从原意调之。

清阿胶10g（化），川附片6g，熟地黄6g，当归6g，灶心土30g（包），大白芍12g，炙黄芪10g，广皮5g，茯苓10g，炒白术10g，小红枣3枚，煨姜3片。

按：治疗便血，不外寒者温之，热者清之，肝虚者柔润之，脾虚者温运之，一方而擅刚柔温清之长，则以《金匮》黄土汤最为合拍。

便血头晕案

陈某，女，5岁，病历号：39689，初诊日期：1964年11月25日。

肛门患有息肉，经常大便下血，近来便血或劳累以后，感觉头晕，休息片刻则晕止，面色不华，食纳尚可，二便如常，舌苔白，脉细数。

脾为阴土，主统血液，赖阳气以运行，脾阳不健，瘀浊留恋，血不循经则下溢便血，久则血虚不能上荣，则面白头晕。治当调中益血，以希火土相生，阴阳协调，则诸症始已。

太子参6g，黄芪6g，炒白术10g，炒白芍10g，当归6g，酸枣仁10g，远志肉6g，桂圆肉10g，藕节炭30g。

另：人参归脾丸10粒，早晚各1粒，开水送服。

二诊：进调中益血法，头晕已已，三日大便未下血，今早解便以后，又下少量血液，面色仍黄，苔脉如上。证属脾失统血。瘀浊留恋，息肉不去，则便血难以骤愈。治当温运脾阳，而化瘀浊。

人参6g，黄芪6g，肉桂心1.5g，熟附子3g，当归尾6g，赤芍6g，红花3g，茜草5g，炮姜炭1.5g。

另：人参归脾丸10粒，早晚各1粒，开水送服。

内痔便血案

高某，男，4岁，病历号：78013，初诊日期：1964年3月26日。

两月来每次大便以后，肛门突出一块樱桃大小之红色疙瘩，便后滴流鲜血，日来大便除有鲜血以外，并夹脓液，腹部不痛，面色红润，舌苔薄白。

此为过食油煎炙烤之物，湿热内蕴，下注大肠，搏于血分，形成痔患，治当清肠泄热。

槐花5g，地榆炭6g，当归3g，生地黄10g，粉丹皮5g，赤芍5g，川连1.2g，白头翁10g，秦皮5g，黄柏6g，车前草12g。

诸汗类

自汗案

舒某，女，3岁，病历号：78986，初诊日期：1964年3月21日。

小儿元气未充，素体怯弱，以致腠理不密，卫外不固，而自汗频作，面黄纳呆，苔白脉缓。治当补阳敛汗，宗牡蛎散加味。

炙黄芪10g，左牡蛎10g（先煎），浮小麦10g，麻黄根5g，炒白术6g，茯苓6g，大白芍10g，广皮3g，焦三仙各12g，煨姜2片，小红枣3枚。

按：治疗自汗，牡蛎散虽为通治之方，但是，临床时须分表里进行辨治，更为确切。如自汗恶风，四肢微急，难以屈伸，属于表虚者，宜调和营卫，可用桂枝汤加附子。如里热逼蒸，津液妄泄，出现恶热口渴，脉象洪大者，宜清阳明经热，可用白虎汤。若汗出，大便秘结者，又宜荡涤阳明腑实，可用调胃承气汤。

盗汗案

邓某，女，4岁，病历号：123280，初诊日期：1964年11月20日。

夜间盗汗，醒后即收，纳食不甘，大便干结难行，形如羊粪，苔腻脉数。

证属湿热之邪内蕴蒸腾，汗液迫而外出，治当清解，宗当归六黄汤加减，以希热解便通，庶几盗汗自止。

当归10g，生黄芪10g，制川军6g，川黄连1.5g，黄芩5g，黄柏6g，生地黄10g，生粉草3g，炒稻麦芽各10g。

二诊：药后大便已通，盗汗亦敛，纳食较增，苔腻已退，脉尚微数。前方既合病机，再拟原方接治，以巩其效。

当归6g，生黄芪10g，制川军5g，川黄连2g，黄芩5g，黄柏6g，生地黄10g，炒稻麦芽各10g，六一散10g（包），焦山楂10g。

按：此案为实证盗汗，故用当归六黄汤加川军通下而愈。若心虚盗汗，睡则汗出，心悸多惊，不易安卧者，又宜酸枣仁汤治之。

心悸自汗案

龚某，男，10岁，病历号：113393，初诊日期：1963年11月13日。

患儿自幼即患先天性心脏病，经西医院检查，需做手术治疗，家长不愿，延今未解，冀求中药治疗。现证精神活泼，夜寐亦安，唯活动以后则心悸气短，自汗，面色皖白，舌白少苔，脉象濡细。

先天禀质薄弱，气血皆虚，血不养心，故心悸、气短、自汗，治当养血宁心，炙甘草汤加减。

炙甘草10g，人参6g，麦冬6g，炒阿胶10g，熟地10g，当归6g，大白芍10g，桂枝3g，酸枣仁10g，远志肉6g，朱染茯神10g，煨姜2片，小红枣3枚。

二诊：药后气短、心悸、自汗诸症显减，面仍皖白，苔脉如上。前方有效，仍宗原意治之。

炙甘草10g，人参6g，炙黄芪6g，清阿胶10g（烊化），熟地10g，当归6g，大白芍10g，桂枝5g，朱染茯神10g，煨姜2片，小红枣5枚，生龙牡各10g（先煎）。

怔忡自汗案

许某，女，10岁，病历号：109716，初诊日期：1963年9月4日。

证经三年，本患风湿性心脏病，平素心跳自汗，四肢浮肿，咳嗽不爽，饮食、二便尚可，面色皖白不泽，苔薄色白，脉细无力，虚里动悸筑筑。

此脾肾之阳衰微，水饮浮泛横溢，上激于肺则咳嗽，灌注肌腠则浮肿，水气凌心则悸动自汗。阴霾弥漫，真阳埋没，证势如此，颇为棘手，拟以温振肾阴，以祛水湿，健运太阴，而化浊邪，宗济生肾气丸加减。

桂枝5g，熟附子10g，熟地黄10g，山茱萸5g，怀山药10g，茯苓10g，泽泻6g，怀牛膝10g，车前子10g（包），五味子3g，清阿胶10g（烊化）。

另：黑锡丹6g，一日2次，每次1.5g。

二诊：药后怔忡自汗已减，肢肿渐消，面色微有华润，咳嗽亦减，苔白脉濡。证象显有进步，当再温养治之。

肉桂3g，熟附块10g，熟地黄10g，山茱萸5g，怀山药10g，茯苓10g，五味子3g，清阿胶10g（烊化），人参6丸，菟丝子10g。

另：河车大造丸10粒，早晚各1粒。

虚　损　类

虚损案

钟某，男，3岁，病历号：31756，初诊日期：1962年1月25日。

平素营养不良，消化吸收功能失常，以致经常腹泻，食思不振，曾用中西药及捏脊疗法，不感满意，一直体力欠佳，近两月来，入暮潮热，自汗神疲，咳嗽，食呆形瘦，苔白脉弱。

此三阴亏耗，脾胃生气受戕，营卫循序失常，势入损门，经云“正气存内，邪不可干”，理宜补土生金，拟以散方缓图。

党参12g，黄芪12g，炒白术12g，炙甘草6g，当归6g，炒白芍12g，扁豆12g，莲子肉12g，生熟苡仁各12g，广皮12g，炒半夏6g，五味子3g，泽泻10g，猪苓12g，焦三仙30g，老木香6g，砂仁米3g，枳壳6g。

共研细末，每服3g，一日2次，加砂糖少许，开水化服。

劳损案

陈某，男，1.5岁，病历号：92121，初诊日期：1962年10月27日。

患儿5个月时即现毛发稀疏，夜卧盗汗，咬牙面青，食欲呆滞，曾经西医院检查，诊为肺结核兼患佝偻病，使用抗痨药后，刻下结核已愈，但诸状尚存，仍然少食形瘦，神疲乏力，腿脚软弱，卧则汗出，面色皖白，苔薄脉弱。

脾为后天之本，后天不足，则脾胃虚弱，脾司运化，胃主纳谷，中虚不振，因而食欲呆滞，诸症由是而生，治当培补中土，土健则能化生精微，充养肌肤，而诸虚自复。

党参6g，茯苓6g，炒白术6g，炙甘草2g，陈皮3g，神曲10g，半夏曲6g，老木香3g，砂仁米1.5g（打），炙黄芪10g，生龙牡各10g（先煎），炒谷麦芽各10g。

二诊：药后患儿精神转佳，盗汗减少，胃纳稍佳，唯夜寐尚欠安宁，易于惊醒，脉细苔白。经云“胃不和则卧不安”，仍当调脾和胃治之。

党参10g，茯苓6g，炒白术6g，陈皮3g，神曲10g，炙黄芪10g，半夏曲6g，酸枣仁6g，夏枯草5g，藿佩梗各3g，川郁金3g，炒谷麦芽各10g。

虚损案

周某，女，病历号：125723，初诊日期：1964年5月18日。

去年2月始觉面黄，形体日趋瘦弱，6月份曾入某医院检查，诊为贫血，住院治疗四月，病情加剧，复入某儿童医院检查，诊为肺含铁血黄素沉着症，施行脾切除手术出院。刻下面色苍黄，头痛神疲，食欲不振，唇口淡白，苔白质淡，脉象濡弱，血常规检查：血红蛋白58g/L。

血之生成，来源水谷，全赖脾气之健运生化，手术之后，心脾不调，气血皆虚，化源有告竭之虞，亟当调理心脾，以养心血，宗归脾汤加减。

党参10g，黄芪10g，茯神10g，炒白术芍各10g，当归6g，远志肉6g，酸枣仁10g，龙眼肉10g，左牡蛎15g（先煎），清阿胶10g（烊化），炒谷麦芽各10g。

另：人参归脾丸10粒，早晚各1粒，开水送下。

二诊：药后诸状较瘥，纳谷转甘，血红蛋白上升为83g/L。前方既效，再从原意治之。

党参10g，黄芪10g，茯神10g，炒白术芍各10g，当归6g，远志肉6g，酸枣仁10g，龙眼肉10g，左牡蛎15g（先煎），清阿胶10g（烊化），怀山药10g，熟地黄10g。

另：人参归脾丸10粒，早晚各1粒，开水送下。

解颅案

白某，男，5个月，病历号：140723，初诊日期：1964年10月8日。

证经二月，头部逐渐胀大，囟门高突，颅缝裂开，青筋暴露，体瘦颈细，面色㿠白，西医院诊为脑积水。刻下眼珠下垂，白睛特别显露，囟门压力较大，纳食、二便如常，苔薄白，脉沉细，指纹色紫。

证属肾气虚弱，脑髓不能充实，故头颅日渐胖大白亮，其头偏歪；气血运行不利，血络受阻，而现青脉暴露。治当补肾益髓，益气养血。

熟地黄6g，山萸肉5g，茯苓6g，怀山药10g，粉丹皮3g，泽泻5g，炙黄芪10g，当归3g。

另：用天南星30g，柏子仁30g，防风30g，共研细末，每用少许，以猪胆汁调敷头颅，一日一换，时时以汤润之。

二诊：隔三周未视，服前投之剂，两侧头颅略扁，青筋已消失，但囟门压力尚大，颅缝仍然裂开高突，证情显属有效，再拟原方治之，由于儿小难于服药，改拟丸方缓图。

六味地黄丸20粒，早晚各1粒。

另：天南星30g，柏子仁30g，防风30g，共研细末，每用少许，以猪胆汁调敷头颅，一日一换。

按：解颅病因，虽为先天颅损，或生后久病体虚，以致骨髓之成长充盈受阻，囟门不能如期闭合，故治疗多从补肾入手。但是，先天不足，往往真阳不能温润脾土，脾湿不化而生痰；肾主水，肾虚则水泛，脾肾不能制水，水久积亦可成痰；肾为气之根，肾虚则气所无根，以致清气不升，浊气不降而上犯；肾主骨，骨生髓，肾虚则髓海空虚，因之湿痰浊气，往往乘虚而入，形成解颅重证。所以，临床上又可根据证情，从气与痰方面着手施治，投以僵蚕、蝉衣、姜黄、生川军、杏仁、藁本、瓜蒌仁等降气化痰、祛风逐瘀之品，外用通草、香白芷、蜂房、青皮、陈皮、蝉衣、僵蚕、红花、共研细末，加以适量面粉，以酒、童便、水制成糊状，直接涂于患处，用纱布包裹，药干后用温水湿润，每可获得优异的效果。

囟陷案

陶某，男，1 岁，病历号：101543，初诊日期：1962 年 8 月 25 日。

本患泄泻，经治尚未痊愈，日来囟门明显下陷成凹，形体瘦弱，面色萎黄不华，神少气弱，汗液频泄，腹部不胀，食欲尚可，苔薄色白，舌质淡，指纹不明。

泻久中虚，脾气下陷，气血不能上荣，形成囟陷之证，治当培补脾肾，升举中气，宗补中益气汤加减。

人参 6g，炙黄芪 6g，茯苓 10g，炒白术 10g，升麻 1.5g，桔梗 2g，怀山药 10g，炒苡仁 10g，广木香 2g，焦楂炭 10g，煨姜 2 片，大枣 3 枚。

另：加味异功散 1g，每日 3 次。

五软五迟案

郭某，男，4 岁，病历号：110728，初诊日期：1963 年 9 月 26 日。

儿已四岁，口软不能言，足软不能步，腰软不能坐，肌肉松弛无弹力，大便自利，头部膨大，囟门半年前才闭合，毛发憔悴，二便不能自主，食睡尚可，面色不华，神情淡漠，苔薄色白，脉细无力。

先天不足，后天失调，以致生气受戕，发育不常，肾虚髓空，脾失健运，亟当双补脾肾，缓缓图功，弱证至此，须加强调护为要。

党参 6g，黄芪 6g，熟地 6g，怀山药 10g，茯苓 6g，炒白术 6g，破故纸 10g，鹿茸 0.3g（冲），益智仁 3g，肉桂 3g，附子 3g。

脱发案

苏某，男，11 岁，病历号：104065，初诊日期：1963 年 5 月 29 日。

儿于 1958 年春理发后突然圆形脱发，脱发处初现红胀，后呈光亮，至秋冬则渐生，此后每逢春夏，则现脱发，秋冬再生，几年来反复脱生，曾经多方治疗，效果不显，伴有性急，纳眠、二便如常，舌苔白厚，舌尖红，脉象细数。

发为血之余，头为诸阳之会，唯风可到，营血不足，风邪乘虚而客，则风动血燥，致使头发春脱秋长，拟以养血祛风，缓缓奏功。

生熟地各 10g，何首乌 6g，紫丹参 10g，明天麻 2.5g，杭白芍 10g，桑叶 10g，黑芝麻 10g，粉丹皮 5g，川芎 5g，黑荆芥 5g。

眼 疾 类

针眼案

尹某，男，8 岁，病历号：118423，初诊日期：1964 年 5 月 7 日。

右眼睑赤肿疼痛已三日，鼻流清涕，小溲微黄，舌苔薄白，脉象浮数。

脾湿内蕴，风邪外袭，郁而化热，上扰清窍，治当清解。

荆芥5g，防风5g，连翘6g，生石膏25g（先煎），蝉衣3g，车前子10g（包），木贼草6g，龙胆草5g，谷精草10g，川连1.5g，灯心草3尺。

另：牛黄上清丸4粒，早晚各1粒，开水送服。

风火眼案

李某，女，2岁，病历号：88526，初诊日期：1961年6月16日。

两目白睛，赤脉攀绕，上下眼睑肿赤，已经三日，畏光羞明，眼不能睁开，伴有鼻涕频流，肘腕湿疹未敛，苔薄白，脉浮数。

此为内有蕴热，时邪外感，袭入血脉，上壅清窍，治当疏其上焦之风，清其肝胆之火。

桑叶6g，黄芩5g，菊花5g，连翘6g，薄荷2g（后下），黑山栀2g，灯心草3尺，归尾5g，赤芍5g，川连1.5g，蝉衣2.5g，生石决明15g（先煎），车前子10g（包）。

另：秦皮3g，桑叶3g，菊花5g，开水沏泡，洗目。

另：白敬宇眼膏1支，洗目后点眼。

二诊：药后眼睑红肿较消，疼痛减轻，两目略能睁开，鼻涕尚流，湿疹如上，舌苔白，脉微数。风火未清，再从原治。

霜桑叶6g，菊花5g，连翘6g，生石膏25g（先煎），蝉衣3g，川连1.5g，车前子10g（包），赤芍5g，细木通5g，木贼草5g。

另：黄连上清丸2粒，早晚各半粒，开水化服。

目赤案

石某，女，3岁，病历号：55653，初诊日期：1962年10月4日。

幼儿目疾常发，日来左目又呈红赤，早起眵泪凝聚，目不能睁，未作身热，胃纳精神尚佳，腹部胀满，大便干秘，舌苔水黄微腻，脉象弦滑。

目为肝窍，显属肝热上亢，其产生原因，乃由饮食不节，食积之火郁蒸，上扰清窍，故易目赤，正如徐灵胎所云："小儿食积化热，引动肝火上炎。"治当清上明目，和中导滞。

薄荷3g（后下），菊花6g，青葙子10g，蝉衣2.5g，川连1.5g，枳实5g，车前子10g（包），通草1.5g，焦三仙各15g，姜皮1g，六一散10g（包）。

另：牛黄上清丸3粒，早晚各半粒，开水化服。

另：黄连眼膏1支，点眼。

二诊：投清上明目、和中导滞之剂，目红已退，精神胃纳俱佳，再拟原方化裁治之。

薄荷3g（后下），菊花6g，青葙子10g，蝉衣2.5g，银花6g，连翘6g，焦三仙12g，赤芍5g，通草1.5g，霜桑叶6g。

另：牛黄上清丸3粒，早晚各半粒，开水化服。

劳伤眼案

张某，女，3岁，病历号：30720，初诊日期：1961年3月20日。

疹后双目不能睁大，羞明畏光，右眼黑珠有点状浸润，大便泻稀味秽，鼻涕时流，苔白脉数，曾用清散郁火、和脾健中之品不效。

此为疹后阴伤，水火不济，肝木偏旺，上蒸清窍，加以儿本阳亢阴虚之体，所以久治不愈，治当益肝养营，泻南补北。

全当归5g，正川芎3g，生石决明15g（先煎），霜桑叶5g，杭菊5g，钗石斛10g（先煎），生地黄10g，夏枯草5g，密蒙花6g，望月砂10g，车前子10g（包），朱染灯心3尺。

另：明目地黄丸3g，每日2次，开水化服。

另：八宝眼药1瓶，点眼。

二诊：药后二日稍能睁开，但仍有羞涩畏光之状，黑珠点状浸润如上，二便如常，苔薄色白，脉象细数。再拟益肝养血治之。

当归6g，生熟地各6g，川芎2.5g，赤芍5g，车前子10g（包），夏枯草5g，望月砂10g，夜明砂10g，密蒙花6g，明目地黄丸6g（包）。

另：石斛夜光丸5粒，早晚各半粒，开水化服。

夜盲案

王某，男，3岁，病历号：110908，初诊日期：1963年9月5日。

儿系七月而生，体质较弱，三月多来，经常腹泻，泻下均系不消化之残渣，近一月来，发现夜盲，黑天视物不清，白天不喜睁眼，两眼干燥，口渴心烦，舌尖红，脉来细数。

儿本先天不足，又因饮食失调，遂致脾失健运，大便泄泻，泻久则脾肾阴亏，阴虚木旺，肝胆之火上冲，火灼阴伤，目为肝之窍，木失水养，于是二眼干涩，夜盲不能视物，治拟滋水涵木，佐以调脾和中。

熟地黄10g，山萸肉5g，枸杞子6g，菊花6g，怀山药10g，茯苓10g，粉丹皮5g，泽泻5g，麦冬5g，五味子2g，大白芍10g。

另：补中益气丸10粒，每次1粒，每日2次。

二诊：药后视物较清，两眼干涩稍已，唯仍腹泻作胀，大便完谷不化，小溲黄赤，舌苔光滑，脉象濡细。证情复杂，阴液既亏，阳火亦衰，再宗原法增损。

熟地黄10g，山萸肉5g，枸杞子6g，菊花6g，怀山药10g，茯苓10g，泽泻5g，破故纸10g，鸡内金5g，车前子10g（包）。

另：理中丸3粒，早晚各半粒，开水化服。

近视案

周某，男，13岁，病历号：108099，初诊日期：1963年8月12日。

热病伤阴，肾精虚乏，水火不能既济，精气不能上注于目，以致两目近视，近来发展甚快，测有四百余度，小便短数，腰酸体乏，纳食不甘，消瘦面黄，苔薄白，脉缓弱。治当补肾益脾，佐以明目，证势顽固，难期速效。

桑螵蛸12g，熟地黄12g，山萸肉6g，枸杞10g，菊花10g，破故纸10g，菟丝子10g，覆盆子15g，潼蒺藜10g，茯苓10g，怀山药10g。

另：石斛夜光丸20粒，每日2次，每次1粒。

按：根据国外报道，运用覆盆子单味药治疗近视有很好疗效。此案运用补肾填精、益脾调中之品，投用50余剂，近视大见好转，证情稳定，除了临床症状，如腰酸体乏、面黄纳呆全部消失以外，现在已能摘除眼镜，在学校视力测定，由0.8上升至1.2。

斗鸡眼案

王某，男，1岁，病历号：41979，初诊日期：1963年7月2日。

两月来两目斜视，时流鼻衄，经常身热咳嗽，口渴欲饮，大便干燥，小溲黄浑，苔薄色白，纹暗不明。

此为幼儿稚阴未充，木火偏旺。目为肝窍，阴虚则生内热，木火上升，故两目斜视，形成斗鸡眼证。治当滋阴养营，以平肝亢。

生地黄10g，元参6g，大白芍10g，焦山栀3g，粉丹皮5g，连翘6g，钩藤10g，生石决明25g（先煎），朱染灯心3尺，六一散10g（包），白茅根30g。

二诊：药后两目斜视稍正，咳嗽鼻衄亦减，便溏舌红，再拟原方续治。

生地黄10g，元参6g，大白芍10g，黑山栀1.5g，白茅根30g，陈皮3g，钩藤10g，生石决明25g（先煎），六一散10g（包）。

白内障案

王某，男，5个月，病历号：81086，初诊日期：1962年4月29日。

儿甫五月，四个月时，两眼怕光，不能睁开视物，瞳孔内似有一层白膜遮住，暗处看则宽大，明处看则缩小，全无血色相混，小痒不痛，近来两眼又增斜视，经儿童医院检查，诊为先天性白内障。

此为肝经有风，风火交炽上冲，脑中蒸热，热伤晶体，形成白内障并发斗鸡眼证，先拟息风宁肝，以解斜视。

松节10g，宣木瓜3g，全虫1枚，僵蚕3g，伸筋草6g，粉丹皮6g，石决明15g（先煎），青葙子6g。

二诊：药进十剂，每天半剂，历时已经两旬，两眼斜视好转，内障未见改善，近来颇喜汗出，汗出虽可散风，然终导致体虚，不宜过甚，再拟息风宁肝，佐以敛汗。

生石决明15g（先煎），青葙子10g，寒水石3g，楮实子12g，菟丝子12g，炙僵蚕3g，河车粉3g（包），黄芪6g。

三诊：经服息风宁肝，佐以敛汗之品，汗出已收，斗鸡眼已经纠正，唯内障未解，两眼视物仍不能睁，苔白脉弦，眠食均佳。风热入脑，脑脂下流，拟以清肝祛风，以解脑中之蒸热。

生石决明18g，草决明18g，青葙子10g，麦冬10g，荆芥10g，赤芍12g，羌活3g，栀子仁10g，乌贼骨18g，木贼草12g。

共研细末，每服1.5g，每日3次，白开水送下，空腹服。

另：净慈菇粉480g，元参120g，白及120g，灵磁石120g，升麻100g，共研细末，以慈菇汁为丸，金箔为衣，如梧子大，每日2次，每次1.5g，开水送下，空腹服。

四诊：证经一年，经服前药，白色障膜变浅带灰，色彩似能辨认，行路游玩如常。脑中蒸热未清，肝风趋定，再拟原法增损治之。

生石决明15g（先煎），青葙子15g，寒水石3g，楮实子12g，菟丝子12g，宣木瓜3g，河车粉3g（包），松节10g，羚羊角粉1g（冲），伸筋草10g，全虫1枚，新兔脑1具，新兔肝1具。

五诊：上方共进30剂，隔两月未视，白色障膜基本消除，目前视力能在四米远处辨别父母，再拟原方增损治之。

麦冬12g，生石决明10g（先煎），寒水石3g，焦山楂6g，楮实子12g，羚羊角粉0.6g（冲），松节10g，全虫1枚，粉丹皮3g，宣木瓜3g。

六诊：经投前剂，已能视物辨色，功能渐趋恢复，再拟前方增损治之，以巩其效。

生石决明15g（先煎），青葙子10g，寒水石3g，楮实子12g，宣木瓜3丸，北细辛6g，全虫1枚，松节3g，银花10g，桔梗1g，伸筋草10g。

按：此案白内障的先后治法，均出自某中医学院眼科教研组陈老师之手，因王君令郎患白内障病，曾来求医，我们以治疗此证尚无成熟经验，而转荐陈老师主治，病家在二年之内，曾先后与陈老师通函多次，寄来处方，我们都记录在病历内，并将患儿服药后的情况一一记载。结果疗效很好，基本告愈，打破了文献上白内障无法治愈的记录，特整理出来，以供广大医务工作者的参考和应用。

耳疾类

聍耳案

例1

刘某，男，2，岁，病历号：31477，初诊日期：1962年2月6日。

风热袭于三阳经脉，以致三日来身热不解，右耳流脓，鼻流清涕，刻下仍身热，体温37.2℃（腋下），右耳脓液外溢，苔色纹暗，大便溏泄不已，纳食不甘。

此阳邪有欲陷阴之势，理宜清散，宗以柴葛解肌汤化裁。

柴胡2.5g，葛根5g，黄芩3g，薄荷3g（后下），连翘6g，生粉草2g，桔梗3g，龙胆草5g，通草1.5g，灯心3尺，黄柏6g。

另：柳花散0.6g，3小时吹耳一次。

二诊：进清散之品，身热已解，大便溏泄一日仅二次，右耳脓液已少，苔薄色白，纹暗不明。前方既效，再宗原意。

柴胡2.5g，葛根5g，黄芩3g，生粉草2g，桔梗3g，煨木香3g，川连1g，泽泻5g，通草1.5g，神曲10g。

另：柳花散0.6g，3小时吹耳一次。

例2

周某，男，1岁，病历号：91875，初诊日期：1962年10月23日。

四天来左耳外流淡黄色黏水，外无身热，但夜睡不安，时有哭闹，面色黄润，饮食尚佳，小便黄浑，苔薄色白，脉象弦数。

证属湿热内蕴，夹以肝胆之火，上蒙清窍，以致左耳脓液频流，溲浑面黄，治当清热利湿，泻肝泄火，宗以龙胆泻肝汤加减。

龙胆草3g，柴胡3g，焦山栀3g，黄芩5g，生地黄6g，粉丹皮3g，车前子10g（包），猪苓6g，泽泻5g。

另：红棉散1.2g，3小时吹耳一次。

耳沁案

刘某，女，7岁，病历号：34149，初诊日期：1962年9月27日。

两耳流溢黄水，已经二十余日，生于全身浮肿之后，面黄不华，纳食很差，小溲微浑，苔白而腻，脉象沉缓，曾用龙胆泻肝汤而未效。

耳为肾窍，并为胆与三焦经络之所循，浮肿之后，肝肾之阴未复，虚火上炎，故耳沁不已，治当滋阴降火，少佐肉桂，以引火归原。

盐水炒黄柏6g，盐水炒知母6g，熟地黄6g，山茱萸5g，粉丹皮5g，泽泻6g，怀山药10g，茯苓10g，肉桂1.2g，广皮3g，焦三仙各12g。

另：红棉散0.6g，3小时吹耳一次。

半聋哑案

赵某，女，5岁，病历号：104919，初诊日期：1963年6月10日。

自幼语言难出，两耳失聪，偶有一言半语，发音尚清，较高声音，尚可听到，但智力较差，略显痴呆，未经任何治疗，苔白脉平。

少阳经络，从耳后入耳中，出走耳前。少阴之络，连系舌本。经气不充，脉道气逆，故使耳听不聪，语言减少。治当通少阳之经，以利其聪，开少阴之络，以通廉泉，益气聪明汤加减。

升麻1.5g，葛根5g，党参10g，黄芪10g，炒白术芍各10g，黄柏6g，远志肉6g，九节石菖蒲5g（包），广郁金5g，炙甘草3g。

针刺听会、通里、廉泉，不留针。

二诊：针药兼施，听力有所增进，言语亦较清楚，前法既效，再从原意。

升麻1.5g，葛根5g，党参10g，黄芪10g，炒白术芍各10g，黄柏6g，远志肉6g，九节石菖蒲5g（包），广郁金5g，当归6g，川芎3g。

针刺听会、通里、廉泉、合谷、翳风，不留针。

按：服药针灸同施，迭进一月有余的时间，基本达到听力增强，能够简单语言，但较正常之人仍有差距。

鼻疾类

鼻塞案

杨某，男，2个月，病历号：96699，初诊日期：1963年1月17日。

婴甫二月，生后由于室温较低，一直鼻塞，气不通畅，日来更觉增重，张口呼吸，吮乳憋呛烦啼，眼生黄眵，脉浮苔白。

时寒束肺，鼻为肺窍，肺失清肃，则苗窍闭塞，鼻堵气不畅通，且邪气郁遏，失于表散，日久必然蕴热，上蒸清窍，故眼眵黄黏。拟疏表清里，以解郁热。

黑荆芥5g，防风3g，香白芷2.5g，藁本5g，细辛1g，桔梗3g，黑山栀3g，连翘6g，黄芩2.5g，葱白3个，淡豆豉6g。

二诊：药后鼻腔堵塞较已，呼吸气已通畅，吮乳已不烦啼，脉苔如上。再拟原方增损，接效为佳。

黑荆芥5g，防风3g，焦三仙各12g，藁本5g，细辛1g，桔梗3g，黑山栀3g，黄芩2g，葱白3个，淡豆豉6g，川芎2.5g，茯苓6g。

鼻吹案

李某，女，20天，病历号：108877，初诊日期：1963年8月19日。

婴甫二十天，四天来鼻塞不通，微有身热，体温37.4℃，咳嗽，吐白沫，二便如常，纳乳不香，舌苔薄白，指纹不明。

证为婴儿夜卧，乳母抱持，鼻风吹入囟门所致，证属鼻吹，治当宣散。

苏叶2g，防风2g，薄荷2g（后下），杏仁3g，前胡2g，桔梗2g，生姜2片，葱头3个。

另：淡豆豉12g，麻黄5g，生南星3g，共研细末，以白酒少许调匀，葱头3个，捣烂，调前药成饼，贴儿囟门。

鼻渊案

丁某，男，10岁，病历号：78831，初诊日期：1962年3月30日。

七岁时鼻腔即流脓性液体，迄今未瘥，经常头痛且晕。去岁冬季面部曾出现浮肿，现在每早面部胖甚，周身乏力，口干欲饮，苔薄白，脉缓滑，小便化验尿蛋白（-）。

肺胃蕴热，外受风邪，风热上干，阻塞鼻窍，以致鼻渊不瘥，日久脾运失健，故增浮肿，周身乏力。治当疏风通窍，佐以清热调脾。

苍耳子5g，辛夷5g，桑叶6g，薄荷5g（后下），连翘10g，菊花6g，香白芷5g，炙僵蚕10g，猪茯苓各10g，泽泻6g，姜皮3g。

另：牛黄解毒丸4粒，早晚各1粒。

二诊：药后鼻渊较瘥，头晕作痛已除，浮肿亦消，唯小便黄浑，微有口干，舌苔水黄，脉来微数。风热尚未尽散，再从原意增损治之。

苍耳子5g，辛夷5g，薄荷5g（后下），连翘10g，菊花6g，细辛1.5g，细木通5g，黄芩5g，葱头3个，生石膏15g（先煎），细茶叶1撮（入煎）。

另：牛黄解毒丸4粒，早晚各1粒。

三诊：自服苍耳散加减以来，头晕头痛、鼻流浊涕均瘥，食饮眠卧皆佳，证情基本已瘥。再拟清解，佐以丸方，以巩其效。

苍耳子5g，辛夷5g，薄荷5g（后下），生地黄10g，细辛1.5g，香白芷5g，细木通5g，黄芪5g，葱头2个，六一散10g（包），细茶叶1撮（入煎）。

另：藁本30g，细辛10g，黄芩30g，生地黄60g，菊花60g，大白芍60g，细木通60g，龙胆草30g。

上药共研细末，炼蜜为丸，每丸重10g，每日2次，每次1丸，葱茶汤送服。

鼻衄案

张某，男，3岁，病历号：34519，初诊日期：1964年9月4日。

双侧鼻孔经常流涕，鼻前庭轻度潮红，左鼻道红破结有脓痂，日来自感头痛，苔白脉数，小溲微黄。

肺胃郁热不清，风邪外乘，郁遏不通，以致常流清涕，治当疏风清热通络，败毒散加减。

羌活3g，前胡3g，防风5g，香芷5g，葛根5g，桔梗3g，生甘草3g，升麻3g，当归6g，赤芍6g，连翘6g，黄芩5g。

另：灸百会穴，每日2次，每次15~20分钟。

鼻齆案

谢某，男，6岁，病历号：81844，初诊日期：1963年12月3日。

双侧鼻孔堵塞，气不能通，已延日久，加以经常感冒，鼻堵日渐加重，近来通气甚感不畅，大多张口呼吸，苔薄腻而滑，脉象缓弱。

脾肺素虚，腠理不密，风邪外侵，以致肺气不宣，失于调和，清窍壅塞，鼻道受堵，是以通气不畅，治当散邪通窍。

羌活3g，黄芩5g，防风5g，香芷5g，葛根5g，水炙麻黄2.5g，生甘草3g，升麻3g，生苍术3g，赤芍6g，大独活3g，黄芪6g，生姜2片，大枣3枚。

二诊：药后自感双侧通气已畅，鼻涕已能流出，不用张口呼吸，其他情况良好，再拟原法治之。

羌独活各3g，葱头3个，防风5g，香芷5g，葛根5g，桔梗3g，生甘草3g，升麻3g，细茶叶1撮（入煎），茯苓6g，炒白术6g。

按：鼻齆就是鼻子窒塞不通的证候，经云：“五气入鼻，藏于心肺，心肺有病，而鼻为之不利。”所以鼻齆应从心肺论治，但是，由于鼻为肺窍，临床又多从肺入手。治时应分寒热，如肺为风冷所伤，津液凝滞，鼻气不宣者，宜辛温散邪。如肺有伏热，外感风寒而发者，宜外散风寒，兼清肺热，无有不效。此外，尚有四时鼻塞，不闻香臭者，又宜降火清金消痰治之。

治疗鼻鼿，除了内服汤丸以外，还可用通草、细辛、附子共为末，蜜调棉裹塞鼻中，或用瓜蒂、细辛研末，棉裹塞鼻中，可助通气，以佐内服药物提高疗效。

喉 齿 类

风热喉蛾案

张某，女，5岁，病历号：22456，初诊日期：1963年4月11日。

身热三日未退，体温39.2℃（腋下），右侧咽关红肿，且有白腐之象，精神不振，鼻涕口渴，舌苔白腻，脉象浮数。

外感时邪，上焦宣展失司，邪郁不达，而为身热咽肿，形成单侧喉蛾之证，治当辛凉泄邪为主，宗银翘散化裁。

银花6g，连翘6g，杏仁10g，桔梗3g，生粉草3g，研牛蒡子5g，淡竹叶5g，板蓝根10g，射干5g，活水芦根30g，焦三仙12g，灯心草3尺。

另：六神丸1瓶，早晚各5粒，开水送服。

另：锡类散1瓶，吹喉蛾处。

二诊：药后身热已退，体温36.8C（腋下），精神食欲均佳，咽关尚有红赤，肿大略消，微有咳嗽，腹胀便秘，苔中白腻。上焦风热之邪未彻，中焦尚有余滞未清，再拟清解上焦之风热，疏理中腑之停滞。

薄荷3g（后下），杏仁10g，桔梗3g，元参6g，研牛蒡子5g，板蓝根10g，陈皮3g，枳壳5g，川连1g，焦三仙12g，灯心草3尺。

寒化火乳蛾案

刘某，女，14岁，病历号：94255，初诊日期：1963年8月17日。

本有心悸怔忡及痹证，近因天气乖常，外受寒邪，寒郁化火上干，以致咽部肿痛糜溃，妨于吞咽，苔白质赤，脉象弦数。

咽喉为肺胃之门户，寒邪化火，循经上炎，则发乳蛾肿胀，治当清热解毒。

元参10g，生地10g，薄荷5g（后下），生粉草3g，桔梗3g，锦灯笼5g，青果核5g（打），儿茶5g，黄芩5g，灯心草3尺。

另：六神丸1瓶，早晚各服7粒，开水送下。

另：珠黄锡类散1瓶，3小时吹喉一次。

地图舌案

钱某，女，11岁，病历号：107036，初诊日期：1963年7月23日。

舌面斑驳，形如地图，口干唇红，手心作热，大便干秘，小溲黄浑，入暮颧红，脉来细数。

此为气分不足，阴又耗损之象，治当益气养阴。

银柴胡5g，地骨皮6g，胡黄连3g，生地黄10g，太子参6g，黄芪6g，茯苓6g，炒白术芍各10g，当归6g，连翘6g，生稻麦芽各10g。

二诊：药后舌如地图大瘥，手心作热轻微，大便一日二次，口不作渴。此阴液趋复，气分尚虚，拟以益气调胃治之。

党参10g，黄芪10g，茯苓10g，炒白术10g，炒白芍10g，扁豆10g，怀山药10g，青广皮各3g，老木香3g，生熟苡仁各10g，生稻麦芽各10g。

另：参苓白术丸18g×5袋，每日2次，每次5g，食后服之。

马牙案

高某，女，40天，病历号：104633，初诊日期：1963年6月30日。

昨夜发现患儿上牙龈有数个黄白色坚硬的小粒，高叠成珠，拭之不去，形似马牙，烦急哭闹，夜寐不宁，食乳尚可，二便自调，舌尖红，纹色紫暗。

此由胎热内蕴，夹胃火上炎所致，治当清解。

川连1g，黄芩2g，大黄2g，生石膏12g（先煎），山栀1g，生地黄5g，粉丹皮3g，赤芍5g，六一散6g（包），灯心草3尺。

另：冰硼散1瓶，先用消毒针刺马牙挤出白浆后，以淡盐水拭净后搽之。

二诊：药后马牙证见减轻，高叠成珠之状大已，龈肉色红，纳乳尚可，大便日行四次。仍予针刺局部，并服清胃泄热之剂。

川连1g，黄芩2g，银花5g，连翘5g，生地黄5g，粉丹皮3g，赤芍5g，六一散6g（包），灯心草3尺，焦三仙各12g。

另：冰硼散1瓶，用法如上。

重舌重龈案

冷某，女，1个月，病历号：93087。

一月稚婴，吮乳舌强无力，恶心温温欲吐，昨晚方始发觉在舌下近根处，红肿突起，形如小舌，上下牙龈肿胀，起白色小泡，状如脆骨，睡卧不安，苔白纹暗。

舌为心苗，牙龈属胃，心胃蕴热上冲所致，治当清解。

细木通5g，竹叶5g，生地黄6g，川连1g，生石膏12g（先煎），黑山栀1.5g，赤芍5g，车前子6g包，灯心草3尺。

另：五福化毒丹3粒，每日2次，每次半粒，开水化服。

另：冰硼散1g，真蒲黄末1g，先用消毒针刺去肿处瘀血，以淡盐水拭净，然后敷布上药。

滞颐类

脾热滞颐案

傅某，女，1.5岁，病历号：78402，初诊日期：1963年6月20日。

病后面色潮红，口角流涎不已，小溲黄少，大便干秘，舌尖少苔，脉象细数。

《内经》云："舌纵涎下，皆属于热。"根据证情，显为脾经蕴热，廉泉不能约制，而口涎自流，治当清解脾热，则津泛之象庶可告已。

川连1g，钗石斛10g（先煎），连翘6g，黑山栀3g，六一散10g（包），扁豆皮10g，生熟苡仁各10g，冬瓜仁10g，茯苓10g，姜皮1g。

脾寒流涎案

孔某，男，3岁，病历号：92093，初诊日期：1963年9月15日。

患儿平素饮食不节，恣食生冷，以致近来口角流涎不已，涎水清稀，面色不华，口中不渴，便溏日二行，苔滑脉沉。

脾之液为涎，脾胃虚寒，不能收摄其津液，以致不断流涎，治当温运燥湿，使脾能摄津，自无上泛之患。

丁香2g，淡干姜1g，桂心2g，橘皮3g，半夏曲6g，老木香3g，白蔻仁2g（后下），茯苓6g，炒白术6g。

口吐涎沫案

张某，女，10岁。

口吐涎沫，不思饮食，伴有胃痛，面色苍白，舌淡，苔水滑，脉弦沉而细。据云平素嗜食生冷，体质较弱。

此为中寒伤胃，脾阳被遏，运化失司，津液不能输布而营周身，以致停蓄成水上泛，口吐涎沫。寒气入胃，气血凝滞不通，经脉拘急不利，故胃痛频作。证属胃寒脾阳不化，治当温运和中，散寒止痛，以希寒散则阳复，阳复则津化，而涎沫自止。

吴茱萸3g，干姜3g，炙甘草6g，枳实5g，苍白术各10g，良姜6g，制香附10g（打），槟榔6g，焦山楂10g，生姜3片，大枣5枚。

二诊：药后口吐涎沫大减，胃痛亦缓，治当温补脾胃，拟针灸治之。

针刺中脘、天枢、内关、足三里、太白。

按：此案寒气遏阻脾阳，口吐涎沫、舌淡苔滑、素嗜生冷为临床主要辨证依据，治当温运和中，故宗仲景吴茱萸汤加减，佐以针刺，收效颇速。

便　秘　类

阴虚便秘案

洪某，女，7岁，病历号：124308，初诊日期：1965年1月18日。

病后一直大便干结成粒，形如羊粪，入暮口干胸热，小溲发浑，食纳欠甘，苔薄质红，脉象濡数。

病后体气未复，胃阴不足，津液不能布护，以致便秘而燥，纳呆口干，治宗叶氏调胃养阴法。

南沙参6g，钗石斛10g（先煎），麦冬6g，生地黄10g，天花粉5g，川连1.5g，糖瓜蒌10g，火麻仁5g，郁李仁6g，生谷芽10g。

二诊：药后大便干结燥象已解，胸仍烦热，食纳尚欠振畅。胃阴仍感未充，治再原方增减。

元参6g，生地黄10g，钗石斛10g（先煎），麦冬6g，糖瓜蒌10g，当归6g，赤芍10g，生谷麦芽各10g，川连1.5g，天花粉5g。

另：七珍丹1袋，早晚各服15粒，开水送下。

血枯便秘案

周某，男，14岁，病历号：115417，初诊日期：1963年12月30日。

大便秘结，由来已久，刻下一周之内，最多只能排便二次，艰难异常，全身皮肤甲错，枯燥不润，苔白脉数。

血枯津燥，便秘不行，治当活血润燥，佐以通幽。

当归6g，生地黄10g，川芎3g，赤芍10g，麦冬6g，元参10g，红花3g，桃仁10g，郁李仁10g。

另：麻仁滋脾丸4粒，早晚各1粒。

二诊：药后大便秘结已解，皮肤甲错消除，唯服麻仁滋脾丸后，自感腹痛甚剧，胃纳尚佳，苔白脉濡。燥象虽解，阴血尚待恢复，再拟活血润下治之。

肉苁蓉10g，怀牛膝10g，当归6g，生地黄10g，桃仁10g，红花3g，火麻仁5g，郁李仁10g，橘皮5g。

另：当归30g，生地黄60g，赤芍60g，麦冬60g，肉苁蓉30g，怀牛膝30g，红花10g，桃仁30g，元参30g，郁李仁30g，柏子仁30g。

上药共研细末，炼蜜为丸，每丸重10g，每日2次，每次1丸。

热结便秘案

常某，女，1.5岁，病历号：141976，初诊日期：1964年10月22日。

大便四日未行，入暮潮热，烦躁不宁，腹胀不舒，矢气频转，口渴唇红，颜面红赤，苔黄纹暗。

热郁与燥屎结于大肠，阳明通降失司，以致大便四日未行，治当急下燥屎，以清阳明之热，宗大承气汤。

炒川朴2g，枳实3g，酒川军6g（后下），风化硝6g（分次冲服）。

气滞便秘案

张某，女，8岁，病历号：106159，初诊日期：1963年7月5日。

大便二日未行，腹部热甚拒按，胀满作痛，面黄纳少，溲黄不利，舌苔薄白，脉象沉滑。

此由饮食不节，损伤脾胃，气滞不行，故便秘腹胀，治当利气通腑，以导宿滞。

炒川朴6g，枳实6g，制军5g，槟榔5g，青广皮各3g，姜皮1g，炒半夏5g，黄芩5g，川连1.2g，焦三仙12g，老木香3g，茯苓6g。

婴儿大便不通案

耿某，男，15天，病历号：119838，初诊日期：1964年2月24日。

婴甫十五日，生后大便即不通畅，三天一行，日来大便未解，肚胀不舒，饮乳欠甘，食入泛呕，睡眠惊惕不安，入暮身热，体温37.8℃（腋下），苔薄唇干，纹暗紫滞。

此为胎热蕴结，腑气不通，腑以通为顺，治当清热通便。

小儿抱龙丸2粒，早晚各半粒，开水化服。

淋　浊　类

热淋案

闻某，男，2岁，病历号：125601，初诊日期：1964年5月16日。

小便淋沥不畅，所下赤白，溺时茎中疼痛，小儿哭闹不安，昨在儿童医院检查，确诊为膀胱结石，苔白脉缓。

湿盛于热则为白，热盛于湿则为赤，显系湿郁下焦，热迫血分，瘀滞流行不利，膀胱宣化失司，治当通淋利水，以祛瘀滞。

细木通5g，车前子10g（包），萹蓄6g，生绵纹5g（后下），六一散10g（包），瞿麦5g，黑山栀3g，海金沙10g，琥珀末1.5g（分次冲服）。

二诊：上方连进6剂，痛淋大蠲，纳谷亦佳。湿热瘀滞渐化，治再原方接服。

细木通5g，车前子10g（包），萹蓄6g，制军5g，六一散10g（包），瞿麦5g，黑山栀5g，海金沙10g，鸡内金5g，冬葵子5g。

劳淋案

李某，男，12岁，病历号：127771，初诊日期：1964年6月9日。

证经七月，溺时疼痛，淋沥不爽，每隔十余天即发一次，曾经儿童医院检查，诊为肾结石，迭服清热通淋之品一百多剂，未收显效。刻下每遇稍一劳累，则尿淋不畅，痛连腰脊，不能直立，苔白脉软。尿查：尿蛋白（+），红细胞满视野。

淋证久羁，脾肾俱虚，清阳之气不能施化，因而遇劳即发，治当补脾益肾，证势缠绵，难期速愈。

党参10g，黄芪10g，茯苓10g，怀山药10g，熟地黄10g，山萸肉6g，当归6g，川牛膝10g，菟丝子10g，炒杜仲10g，海金沙10g，生熟苡仁各10g。

另：金匮肾气丸10粒，早晚各1粒。

二诊：上药共进25剂，诸状均瘥，纳食亦甘，近来参加学校劳动，亦未发作，尿查：蛋白（-），红细胞0~1/视野。证情基本告愈，拟以丸方治之，以巩其效，尚宜注意不可过劳，以免复发。

金匮肾气丸10粒，早晚各1粒，开水送服。

按：此案系淋病日久，过服寒凉，以致脾肾俱虚，遇劳辄发之证，投用脾肾两补而愈。但是，临床治疗这类证候，既有脾虚、肾虚孰轻孰重的不同，常用方剂也有补中益气汤、菟丝子丸、金匮肾气丸、鹿茸丸的差异，不可不加详辨，以免药不对证。如面色㿠白，少气懒言，小腹胀坠，迫注肛门，里急后重，大便时小便点滴而出，脉虚，此乃气虚下陷，清阳不升，治宜益气升清，用补中益气汤。如面色潮红，五心烦热，腰膝酸痛，舌质红，脉细数，为肾阴不足，治宜益肾滋阴，用菟丝子丸，可加入养阴之品，如生地、龟板、首乌、女贞子之类。如面色苍白，手足不温，精神疲乏，腰膝乏力，舌苔白润，脉微弱者，为肾阳虚衰，治宜益肾温阳，可用金匮肾气丸，甚者宜温补精血，可用鹿茸丸。此外，淋证的治法，古有忌补、忌汗之说，如《证治汇补》云："气得补而愈胀，血得补而愈涩，热得补而愈盛。"《金匮要略》又有"淋家不可发汗"之戒。证之临床实践，淋病如兼有外感等证，须用汗法者，辛温发表之剂，自宜慎用，以免阴血受伤。至于补法，在本病初起，正气未虚者，自然不宜轻易使用。必须审属证久而虚，形证确凿，方可谨慎使用。

尿 频 类

脾肾亏虚尿频案

唐某，女，11岁，病历号：82906，初诊日期：1964年10月19日。

溲数发已两年，时好时剧，近来面色不华，精神欠振，食后泛恶，溲数入夜更甚，苔白质淡，脉象沉弱。

经云："中气不足，溲便为之变。"证久中虚，脾肾均弱，治当健脾益肾，证属缠绵。

党参10g，黄芪10g，茯苓10g，怀山药10g，炒白术10g，广皮5g，炒半夏5g，官桂5g，升麻1.5g，滋肾通关丸6g（包）。

二诊：上方迭进十有五剂，精神转佳，食纳亦振，恶心未作，小便正常，诸恙悉蠲，苔白脉弱。中虚未复，再拟丸方，以善其后。

补中益气丸，早晚各6g，开水送服。

热郁伤阴尿频案

胡某，男，3岁。初诊日期：1989年10月26日。

患儿素嗜肥甘，一月来小便频数，日十数行，且伴有纳呆，口渴欲饮，便秘，夜寐不安，盗汗，特来求诊。检查：舌质红，少苔，脉细数。

证属胃阴不足，气化失常。治当清养胃阴，以复气化功能，方选益胃汤加减。

沙参10g，麦冬10g，生地10g，怀山药15g，石斛10g，玉竹10g，五味子6g，川楝子6g，生山楂10g，生谷麦芽各10g。

3剂，水煎服，每日1剂。

一月后患儿又因感冒再次来诊，询其前方效果，家长喜曰：药后诸症消失，纳食大进。

按：《素问·水热穴论》云："肾者，胃之关也。"小便频数，与肾之气化功能密切相关。此例患儿素喜肥甘，必蕴生湿热，热扰肾关，则开阖失常。热郁日久，必伤阴津，且多尿、盗汗，复又重伤其阴，而胃为阳腑，喜润恶燥，阴津伤则胃之纳化失常，故见纳呆、夜卧不安诸症。治疗中抓住了清养胃阴这个关键，切中机要，故应手霍然。尤其川楝子一味，加入养阴药中，疏肝气而调胃肠，从而加速了升降功能的恢复。

湿热内蕴尿频案

赵某，女，12岁，病历号：62906，初诊日期：1962年10月18日。

五日来小便频数，不得畅解，少腹痛而憋胀，溲时且有灼热之感，经西医院确诊为膀胱炎，服药后症状未见减轻。刻下每二三分钟即要排尿一次，下行点滴，患儿苦闷不舒，面黄神疲，日来且增胃痛泛恶，纳食呆滞，舌苔薄白，脉来弦数。

显属湿热内蕴下焦，热结膀胱之象。胃痛纳呆，又由饮食不节，停滞不运所致。治宜清导下焦湿热，佐以和胃舒中，宗萆薢分清饮合八正散化裁。

川萆薢10g，煨益智仁5g，石菖蒲5g，猪茯苓各10g，萹蓄6g，瞿麦6g，车前子10g（包），清宁丸10g（包），石韦6g，青广皮各5g，焦二仙各12g。

二诊：药后尿频大减，溲量增多，少腹憋胀已蠲，胃痛泛恶稍已，精神略振，食纳欠甘，苔薄色白，脉象略数。此湿热蕴结中下二焦，尚未尽解，前方既效，不再更张。

川萆薢10g，猪茯苓各10g，萹蓄6g，瞿麦6g，六一散10g（包），车前子10g（包），黄柏6g，川连1.5g，姜竹茹2.5g，炒稻麦芽各10g，灯心草3尺，细木通6g。

癃 闭 类

肺失宣降癃闭案

王某，男，2 岁，病历号：91421，初诊日期：1963 年 1 月 3 日。

本患咳嗽未瘥，日来小便解时憋胀不舒，量少微痛，舌苔水黄，脉象微数。

证属肺气失宣，水不下行，故咳嗽尿憋，治当宣肺利水。

桔梗 3g，杏仁 10g，桑白皮 5g，黄芩 3g，大贝母 5g，炙杷叶 5g，益元散 10g（包），赤茯苓 6g，车前子 10g（包），灯心草 3 尺。

按：此案是上焦不宣之癃闭证，其发病机制主要为上焦不宣，则下焦不通，因为肺为水之上源，肺气失宣，则不能通调水道，下输膀胱，故小便涩少而感憋胀不舒。治疗之法，疏源则流自洁，开上而下自通，其原理正如将竹管放置水中，用手指捏其上孔提出，则滴水不下，去指则管中之水尽下，故用宣肺利水之药尽剂即愈。

遗 尿 类

肾虚遗尿案

潘某，女，3 岁，病历号：112532，初诊日期：1963 年 9 月 3 日。

自幼即患遗尿之疾，入夜尿频次多，平时最易感冒发热，曾患过麻疹、肺炎，面黄形瘦，体态娇弱，苔白脉细。

此为先天禀赋不足，肾气虚弱，故下元摄纳无权，而有遗尿之患，拟补肾固摄之剂治之。

桑螵蛸 15g，破故纸 10g，台乌药 5g，益智仁 3g（打），左牡蛎 10g（先煎），怀山药 10g，炙黄芪 10g，肉桂 3g，炒杜仲 6g，覆盆子 5g，大枣 3 枚。

二诊：隔三日未视，服前投之剂，遗尿大瘥，两夜未作，面色有转红之象，唯食纳不甘，苔白脉缓。肾中气化向利，脾运转输不灵，治当原法，辅以消导和中。

桑螵蛸 15g，破故纸 10g，肉桂 3g，益智仁 3g（打），炒谷麦芽各 10g，怀山药 10g，炙黄芪 10g，广皮 3g，焦山楂 10g，彩云曲 10g，炒杜仲 10g，煨姜 2 片，大枣 3 枚。

脾肾双亏遗尿案

例 1

李某，男，8 岁，病历号：45843，初诊日期：1963 年 7 月 12 日。

患儿从小就患遗尿，迄今未愈，迭经针灸、服药治疗，均未见效，日来晚间遗尿两次，白天小便频数，夜间盗汗，胸闷气短，曾患过哮喘，现尚未根除，胃纳尚可，大便如常，口渴欲饮，苔白腻，脉濡细。

证属先天肾气不足，后天营养失调，以致气血双亏，下元不固，治当补肾调脾。

肉桂2g，生龙牡各10g（先煎），大白芍10g，炙黄芪10g，怀山药10g，山萸肉5g，砂仁拌熟地10g，桑螵蛸15g，生杜仲10g，太子参10g，炒白术10g。

另：灸关元穴、三阴交穴（双侧），每晚灸1次。

二诊：日来遗尿已除，喘咳未发，唯昨日鼻衄一次，有轻度咳嗽，胃纳尚可，大便溏薄，口渴欲饮，舌质红无苔，脉细数。前服补肾调脾，已获良效，再拟前法加减。

生龙牡各15g（先煎），大白芍10g，炙黄芪10g，怀山药10g，益智仁3g（打），枸杞子6g，砂仁拌熟地10g，桑螵蛸15g，生杜仲10g，太子参10g，炒白术10g。

另：河车大造丸10粒，早晚各1粒。

例2

章某，女，5岁，病历号：98153，初诊日期：1963年3月9日。

一年来夜间遗尿，白天小便清长，纳呆食少，大便尚调，屡服中药未效，舌尖微红，苔薄白，脉缓。

证属脾肾两虚，下焦收摄无权，治当益肾固摄，拟以丸方缓图。

白人参30g，黄芪30g，怀山药30g，炒白术30g，桑螵蛸30g，益智仁15g，左牡蛎30g，台乌药30g，杜仲30g，破故纸30g，橘皮30g，炒半夏15g，老木香15g，焦三仙30g，鸡肠40具（焙干）。

上药共为细末，炼蜜为丸，每丸重10g，每日2次，每次1丸，开水送下。

小便失禁案

刘某，女，15岁，病历号：108027，初诊日期：1963年10月20日。

生后脊髓膨出，腰脊部凸出一肿物如球，二月前曾在某医院进行两次手术治疗，嗣后即觉小便失禁，不能控制，心烦纳差，自汗频出，面色㿠白，苔薄白，脉濡细。曾在某儿童医院检查，诊为脊髓膨出手术后遗症，经治无效。

证属先天不足，后天失调，脾肾功能虚弱，收摄无权，故小便失禁，不能自制，治当温补脾肾。

黄芪6g，党参6g，炒白术6g，茯苓6g，熟地10g，山萸肉5g，菟丝子10g，智益仁3g（打），破故纸10g，桑螵蛸15g，生龙牡10g（先煎），煨姜2片，小红枣3枚。

另：补中益气丸18g×2袋，早晚各3g，开水化服。

二诊：隔六日未视，服前投之剂，小便不禁大已，溲次分清，量亦增多。再拟调理脾肾治之，以巩其效。

黄芪6g，党参6g，炒白术6g，茯苓6g，熟地10g，山萸肉5g，菟丝子10g，益智仁3g（打），破故纸10g，桑螵蛸15g，生龙牡10g（先煎），煨姜2片，小红枣3枚。

遗尿失音案

刘某，男，5岁，病历号：113555。初诊日期：1963年11月13日。

自幼即遗尿，迄今未解，二岁时因咳嗽久延而失音，至今仍音哑不扬，近来遗尿趋重，一夜竟达十余次，白昼尿频而数，夜卧汗出频频，纳谷尚佳，口干欲饮，脉濡而数，苔中心光剥。

尿液生成，与肺肾有密切之关系，因肾司二便，主管全身之水液，与膀胱互为表里，肾虚则膀胱不约，而为遗尿。肺主声，又主一身之气，肺虚则全身水液不能随气化而运行，排泄功能失常，亦可为遗尿。且声由气而发，肾藏精，肾虚则精不足，精不足则不能化气上承于会厌，鼓动声道而出声，故音哑不扬。脉濡苔剥，亦为肺阴伤之明证。治当滋养肺肾之阴，以使金水相生，则遗尿可痊，失音自复，宗百合固金汤加减。

百合10g，生熟地各10g，元参6g，麦冬6g，生粉草3g，大白芍10g，知贝母各10g，盐水炒黄柏6g，桔梗3g，当归6g。

按：此案遗尿失音两证并见，临床实为少有，投用滋养肺肾之剂，六剂而愈，效果极为理想，数年宿疾，一旦治愈，诚出意料之外。当时治疗，几乎没有信心，因为遗尿之证，多用温肾壮阳之品，此儿临床表现脉数苔剥，又见失音，温药无法入手，清滋又无成例，仔细思索之后，遗尿一夜达十余次，尿为水液，其性为阴，如此之多，阴分岂有不伤，故苔剥脉数，再加失音久治不愈，定为肺燥阴伤无疑，故采用百合固金汤以滋肺肾之阴，复加知母、黄柏降火坚阴，以使金水相生，水源不竭，遗尿失音或可告愈。

疝 气 类

偏坠案

陈某，男，11岁，病历号：92775，初诊日期：1962年11月9日。

幼时即患右睾疝气肿胀，迄今未瘥，劳累时下坠趋甚，面黄消瘦，食味不甘，苔白，脉缓滑。

厥阴之脉循阴器而络睾丸，肝失疏泄，脾失健运，湿热下注，膀胱宣化失司，因而形成偏疝坠胀之证，治当健脾补正，佐以清利肝经湿热。

人参6g，黄芪6g，白扁豆10g，炒白术芍各6g，炒苡仁10g，广皮5g，黄柏10g，橘核2g（打），川萆薢6g，荔枝核5g（打），炒吴萸2g。

二诊：药后饮食稍甘，右睾肿胀显消，外无潮红疼痛之征，亦无光亮明润之象，苔白脉缓，治再原方化裁。

人参6g，黄芪6g，橘皮5g，炒白术芍各6g，炒苡仁10g，广皮5g，黄柏10g，橘核2g（打），小茴香5g，昆布6g，炒吴萸2g，海藻6g。

三诊：偏坠已瘥，拟以丸方巩固。

党参30g，黄芪30g，茯苓30g，炒白术芍各30g，生苍术15g，黄柏30g，大小茴香各30g，海藻15g，昆布15g，橘核15g，荔枝核15g，当归30g，川楝子15g，肉桂10g，炒川朴 15g。

上药共为细末，炼蜜为丸，每丸重 10g，每日 2 次，每次 1 粒，开水送服。

水疝案

王某，男，5 岁，病历号：96173，初诊日期：1964 年 5 月 26 日。

证经五日，阴囊胀大，状如晶球，光亮明润，微有疼痛，在某医院检查，诊为鞘膜积液。

此为下焦气化失常，水湿停聚，下流阴囊，故囊肿若晶球，治当行气逐水。

肉桂 3g，猪茯苓各 6g，泽泻 6g，炒白术 6g，青木香 5g，橘核 5g（打），荔枝核 5g（打），炒川朴 2g，枳实 5g，延胡索 6g。

寒湿疝气案

李某，男，2 岁，病历号：53128，初诊日期：1964 年 9 月 21 日。

患儿素体不足，因坐卧水湿之地，寒湿内侵，阳气不布，三日来阴囊肿硬而冷，控睾而痛，形寒足冷，苔白脉沉。

阴寒内盛之象，治当温肝散寒。

肉桂 2g，小茴香 5g，附子 5g，制川乌 3g，淡干姜 1g，吴萸 2g，胡芦巴 5g，当归 5g，青木香 3g，荔枝核 5g（打），橘核 5g（打）。

脱 肛 类

脱肛案

例 1

王某，男，5 岁，病历号：85294，初诊日期：1963 年 5 月 6 日。

本患肾炎浮肿，经久不消，迭服逐水药后，浮肿虽消，但每次大便之后，肛门下坠，初则可以自行缩入，刻下非需手托上不可，饮食尚佳，脉细舌光。

显为中虚气弱，土不制水，水泛为肿，今肿势虽去，而中虚未复，且有下陷之势，拟予补土健中法，使中气升举，清阳一振，则肛脱可以自愈。

党参 10g，怀山药 10g，炒白术 10g，炙黄芪 10g，炙甘草 3g，广木香 3g，砂仁米 2g（研），大白芍 10g，乌梅肉 5g，诃子肉 6g，炒苡仁 10g。

二诊：药后大便偶尔脱肛，已不经常，而且自动缩入，脉苔如上。仍为中气虚弱，无力升举之象，再从原意治之。

党参 10g，怀山药 10g，芡实 5g，炙黄芪 10g，炙甘草 3g，广木香 3g，砂仁米 2g（研），大白芍 10g，乌梅肉 5g，诃子肉 6g，炒苡仁 10g，五味子 3g。

例 2

荆某，男，1.5 岁，病历号：95400，初诊日期：1962 年 12 月 19 日。

素无泄泻及痢疾病史，突于一月前患有脱肛，日来大便溏软，一日四五行，每便之后肛皆脱出约5cm，饮食、睡眠尚好，小便正常，苔薄白，脉缓滑，面黄形瘦。

素体脾虚不足，以致中气不摄，肛脱不收，治宗陷者举之，补中益气汤加减，佐以针灸，从督脉取之。

党参10g，炙黄芪12g，当归5g，升麻3g，柴胡3g，陈皮3g，炒白术6g，桔梗3g，炮姜炭1.5g，大枣3枚。

针刺长强、百会，不留针。

二诊：针药兼施，脱肛如上，未见改善，仍为中气亏乏，提摄少力，须温下元，以壮其气。

党参10g，炙黄芪12g，当归5g，升麻3g，柴胡3g，陈皮3g，炒白术6g，桔梗3g，炮姜炭1.5g，大枣3枚，附子6g，肉桂3g。

针刺长强、百会，不留针。灸关元。

三诊：大便已成形，便后脱肛仅有1cm左右，且能自收，今晨排便时并未脱出。督阳已复，升提之机逐步转佳，继予巩固，再宗上方治之。

党参10g，炙黄芪12g，当归5g，升麻3g，柴胡3g，陈皮3g，炒白术6g，桔梗3g，炮姜炭1.5g，大枣3枚，大附片6g，肉桂3g，老木香3g，炙甘草3g。

针刺长强、百会。灸关元、百会。

例3

张某，男，4岁。

患者出生二三月后，每逢大便必脱肛6~9cm，三年多来，曾用各种疗法未愈。刻下饮食、二便、睡眠如常，营养中等，苔白脉缓。

证属先天不足，中气下陷，升降失司所致，治宜补益为先。

灸百会穴。

按：本例年深日久，家长已失治疗信心，经取百会，共灸三次而愈。访视月余，未曾复犯，疗效甚感理想。考百会一穴，乃三阳五会之所，灸其穴可温通诸阳，固摄真气，亦病在下取其上之治法。

经 带 类

月经不调案

靳某，女，10岁，病历号：111801，初诊日期：1964年10月13日。

儿甫十龄，今年八月份，月经初潮，迄今未断，每隔半月或两旬即来一次，三四日即止，来时经量不多，颜色紫红，腹痛微作，大便正常，胃纳尚佳，舌苔薄白，脉象弦细。

证属肾虚，冲任失养，以致经行乱期，提前来潮，治拟益肾理脾，以固冲任。

桑寄生10g，川断10g，生地黄10g，大白芍12g，阿胶珠6g，炙甘草3g，乌贼骨

10g，川楝子10g，茜草炭5g，黄芩5g，当归6g。

二诊：上方投服5剂，月经来时量仍不多，颜色紫红略淡，夹以血块，腹部微痛，二便如常，苔白脉濡。再拟益肾调经治之。

清阿胶10g（烊化），陈艾绒5g，当归6g，生地黄10g，川芎12g，大白芍12g，制香附10g（打），炙甘草3g，桑寄生10g，川断10g。

带下阴痒案

徐某，女，6岁，病历号：135424，初诊日期：1964年8月20日。

半年来带下淋漓不断，其色淡黄，伴有阴痒，素有蛔蛲虫病史，近经西医院检查无滴虫，食纳尚可，面黄不华，小溲色浑，舌苔水黄，脉象濡缓。

证属脾虚生湿，湿郁化热，湿热流入带脉，带脉约束无权，治当清利湿热，佐以燥脾。

苍白术各5g，黄柏5g，生地6g，柴胡3g，龙胆草5g，泽泻5g，黑山栀3g，细木通5g，车前子10g（包），灯心草3尺。

另：苦参10g，蛇床子10g，黄柏10g，水煎，洗阴处。

二诊：药后黄带已减，前阴仍有瘙痒，余状如上。仍属肝旺脾虚，湿郁化火，治当养营清火，佐以扶土渗湿，盖郁火宜消，清火必佐养营，蕴湿宜渗，渗湿必兼扶土。拟以丸方长服。

党参30g，黄芪30g，怀山药30g，茯苓30g，炒白术30g，炒白芍30g，当归30g，生地黄30g，川芎30g，生熟苡仁各30g，黑山栀15g，黄柏30g，柴胡12g，荆芥穗12g，炒杜仲30g，菟丝子30g，乌贼骨30g，芡实30g。

共研细末，炼蜜为丸，每丸重6g，每日3次，每次1丸，外水送服。

瘰疬类

肝热瘰疬案

何某，女，4岁，病历号：1244449，初诊日期：1964年5月4日。

右颈瘰疬，发已三年有余，时好时发，刻下右颈有一瘰疬，已经破溃，脓水不多，面黄便干，苔白，脉弦数。

此由肝火痰热相聚，怫郁于经络之间，因而形成瘰疬，治当清化软坚，佐以益气，既清肝热，复理正虚，标本同治，冀获两全。

柴胡3g，元参6g，左牡蛎10g（先煎），生黄芪10g，夏枯草5g，海藻5g，昆布5g，海浮石10g，白芥子5g，荸荠5枚，海蜇10g。

另：内消瘰疬丸20g×2袋，每服3g，每日2次。

另：九一丹2g，血竭2g，珍珠散1g，研匀，上创口处。

痰瘰案

李某，男，5 岁，病历号：220825，初诊日期：1963 年 10 月 31 日。

痰瘰发于耳后颈项之处，累累如串珠，按之不痛，有移动感，饮食不甘，苔薄色白，脉象弦数。

此由风邪夹痰，阻凝少阳络脉，郁结不解所致，证属痰瘰，治当清散涤痰，佐以软坚，以希速解，而免破溃难痊。

薄荷 3g（后下），连翘 6g，元参 6g，左牡蛎 10g（先煎），夏枯草 5g，海藻 5g，昆布 5g，海浮石 10g，大贝母 5g，山慈菇 2g，灯心草 3 尺。

另：紫金锭 5 粒，研末，醋调敷患处。

另：犀黄丸 1g×12 包，每日 2 次，每次 1 包，开水化服。

二诊：上方迭进 6 剂，耳后颈间痰瘰大消，仅在右颈下尚有二核未散，食欲如常，苔白脉细。脉络风痰将去，再拟原方加减治之。

薄荷 3g（后下），连翘 6g，元参 6g，左牡蛎 10g（先煎），夏枯草 5g，海藻 5g，昆布 5g，海浮石 10g，大贝母 5g，山慈菇 2g，灯心草 3 尺，天花粉 5g。

瘰疬案

王某，男，3.5 岁，病历号：582765，初诊日期：1960 年 6 月 24 日。

生后因接种卡介苗引起右侧腋窝处发痰瘰如核，一直未消，二月前自行穿溃，出脓如豆渣，脓液不稠，寒热食减，二便如常，苔白脉数。

郁热久羁，夹痰凝络不散，自行腐溃，势将人损，治当益气养阴，佐以软坚涤痰。

茯苓 6g，炒白术 10g，党参 10g，炙黄芪 10g，左牡蛎 10g（先煎），炙鳖甲 10g（先煎），地骨皮 5g，川贝母 5g，海藻 5g，十大功劳叶 6g。

另：阳和膏 4 张，外贴。

另：醒消丸 1g×8 包，每日 2 次，每次 1 包。

二诊：药后寒热已解，硬肿渐消，日来疮面增痛，面部眼睑浮肿，犹如卧蚕。时当暑日，脾元气弱，虚而生热，热盛则痛，治当清暑益脾。

干荷叶 3g，扁豆肉 10g，莲子肉 10g，党参 6g，炒白术 6g，炙甘草 3g，陈皮 3g，法半夏 3g，左牡蛎 12g（先煎），昆布 5g，生姜 2 片，大枣 3 枚。

另：阳和膏 4 张，外贴。

三诊：药后目睛不肿，疮面痛蠲，已近愈合，一切情况良好，别无不适，治当益气和营，以善其后。

人参养营丸 10 丸，早晚各 1 丸，开水化服。并用龙珠膏 30g，外搽疮面。

鼠蹊疡肿案

丁某，男，7 岁，病历号：30240，初诊日期：1963 年 5 月 13 日。

昨因洗澡着凉，血凝筋膜之间，以致晚间右腿不能抬动，自觉酸痛，鼠蹊部发现一核肿大如豆，按之疼痛，外观无红肿，苔白脉沉。

经云“血得寒则凝，得热得行”，治当温散，自可核消痛解。

秦艽6g，大独活5g，荆芥5g，防风5g，肉桂2.5g，川牛膝5g，荔枝核5g（打），小茴香5g，川楝子10g，延胡索6g，葱头3个。并局部热敷。

二诊：药后汗出甚畅，右腿抬举自如，核肿已散，唯活动时稍觉酸痛。此筋脉通利，寒邪未彻之证，治再原方增减。

大小茴香各6g，吴茱萸2.5g，肉桂3g，川楝子10g，延胡索5g，炒川朴2g，制川乌5g，橘核5g（打），川牛膝6g。

疮疡类

鹅口疮案

白某，男，40天，病历号：119414，初诊日期：1964年2月18日。

儿甫四十日，日来身热不解，口腔白腐成片，大便三日未行，小溲黄浑，纹色紫滞。

舌为心苗，脾络舌本，胎热蕴结心脾，上蒸口腔则生疮，拟以清热解毒，内外合治。

川连1g，黄芩3g，黑山栀1.5g，薄荷2g（后下），桔梗2g，六一散6g（包），细木通5g，橘红3g，蔷薇花5g，灯心草3尺。

另：导赤丹2粒，早晚各半粒；并用冰硼散1瓶，取适量外吹口腔白腐处。

二诊：药后大便已行，溏黏垢秽，口腔白腐大瘥，已能吮乳，唯上冰硼散后口腔疼痛，啼闹不安。此毒热渐解，心脾积热下行之象，再拟原方接服。

川连1g，黄芩3g，黑山栀1.5g，桔梗2g，细木通5g，蔷薇花5g，灯心草3尺，鸡苏散6g（包）。

另：导赤丹2粒，早晚各半粒；并用锡类散1瓶，取适量吹口舌腐破处。

三诊：口腔腐破已瘥，面色红润如常。再调心脾，以善其后。

茯苓6g，炒白术5g，黄芩2g，川连1g，生粉草1.5g，桔梗3g，细木通5g，生谷麦芽各10g，灯心草3尺。

口疮案

例1

安某，男，4岁，北京市人。初诊时间：1996年6月3日。

患儿主因口舌生疮3天来院就诊，刻下症见：口舌糜烂，不思饮食，进食则烦躁哭闹，大便三日未行，小便黄赤，舌质红，苔黄，脉滑数。

证属心脾积热，治宜清心泻脾，方选导赤散加减。

黄连1.5g，细木通5g，生地10g，淡竹叶10g，生甘草3g，山栀5g，制军10g，黄芩10g，焦三仙各10g。

5 剂，水煎服，每日 1 剂。

二诊：患儿饮食转佳，进食无疼痛，大便通畅，口腔溃疡已愈合，唯时有夜间睡眠不安，夜间磨牙，舌质仍偏红，苔薄黄稍腻，脉滑数。余热未净，治宜清泻余热，方选柴芩温胆汤加减。

柴胡 5g，黄芩 10g，陈皮 5g，清半夏 5g，茯苓 10g，枳壳 10g，竹茹 10g，钩藤 10g，白芍 10g，菊花 10g，甘草 3g。

5 剂，水煎服，每日 1 剂。

5 天后，患儿家长高兴地电告，患儿诸症均痊愈。

按：口疮是指小儿口腔、舌上发生溃疡的一种口腔疾病，相当于现代医学的“疱疹性口炎”及“急性溃疡性口炎”。多见于婴幼儿，一般预后良好。

口疮早在《内经》中就有记载，如《素问·气交变大论》云：“岁金不及，炎火乃行，民病口疮。”提出了“口疮”的病名，指出其病因为火热为患。隋代《诸病源候论·唇口诸病候》记载：“脏腑热盛，热乘心脾，气冲于口与舌，故令口舌生疮也。”认为心脾热盛发为口疮。而宋代《小儿卫生总微论方·唇口病论》认为：“风毒湿热，随其虚处所著。”说明口疮可因感受风毒湿热外邪所致。到了清代《幼幼集成·口疮证治》云：“口疮服凉药不效，乃肝脾之气不足，虚火泛上而无制，宜理中汤收其浮游之火。”说明口疮不仅有实热证，而且还有虚火证。

刘老认为，口疮内因多由将养失宜，或衣被重裹，或因过食辛热油炸动火之品，而致心脾积热，或素体阴虚，或热性疾病伤阴致阴液亏耗，虚火上浮；外因调护不当，口腔不洁，黏膜损伤，外感邪毒。临证之时当审因论治，方能收效显著。

此例口疮，证属心脾积热，故用导赤散加减以泻心脾之热。方中所用药物偏重于清心，因心火为君火，君火一旺，则五脏火均随之而旺。故治疗抓住主要矛盾，以清泻君火为主，君火一泻，则诸火皆随之而去。方中用竹叶、制军乃使热有出路，随大小便而去，所以收效甚速。二诊之时，患儿睡眠欠安，且有夜间磨牙，乃余热未净，邪热扰神，则夜眠不安，胃热则磨牙，故予柴芩温胆汤加减以清余热，方中钩藤、白芍、菊花平肝以安神。治疗丝丝入扣，故而收效。

例 2

张某，男，10 岁，北京市朝阳区人。初诊日期：1995 年 12 月 25 日。

患儿于半年前患曾因发热、咳嗽 3 天，诊为“肺炎”，住院治疗 10 天痊愈出院，出院后患儿纳食差，挑食比较明显，不愿吃蔬菜、水果，平素大便偏干。近 3 个月来口舌生疮反复发作，虽经多方治疗，效果不甚明显，今慕名来院诊治。刻下症见：口舌生疮，反复发作，口腔溃疡分布稀散，周围淡红，稍有疼痛，饮食疼痛，不思饮食，心烦，大便干，舌质红少苔，脉细数。

证属虚火上浮，治宜滋阴降火，方选知柏地黄丸加减。

生地 10g，山药 10g，山萸肉 10g，丹皮 10g，泽泻 10g，茯苓 10g，知母 10g，黄柏 10g，肉桂 1g，麦冬 10g，石斛 10g，玉竹 10g。

7 剂，水煎服，每日 1 剂。

二诊：服上药后，口舌生疮减轻，疼痛基本消失，胃口渐开，纳食明显好转，心烦已除，大便调，唯口腔溃疡尚未完全愈合，舌质偏红少苔，脉细数。效不更方，上方去肉桂。

服完7剂后，口腔溃疡痊愈，随访未再复发。

按：小儿口腔溃疡，有实火和虚火之别，本例患儿因患热病伤阴，复因调护失宜，致使阴液亏耗，水不制火，虚火上炎，邪毒乘虚侵袭，损伤口膜，则口舌生疮。治疗以滋阴降火为法，用知柏地黄丸以滋阴降火，麦冬、玉竹、石斛滋养胃阴，稍予肉桂以引火归原，且具反佐之意。临证之时注意要辨证准确，同时要注意守方，这是提高疗效的关键。

例3

孙某，男，7岁，病历号：15699，初诊日期：1964年6月13日。

口疮溃破，已经六天不解，形体怯弱，精神倦懒，颜面光浮，大便溏泄，舌质淡红，脉象沉细。

此为湿郁中州，阴火上乘之象，治当调脾制水，引火归原。

怀山药10g，茯苓6g，炒白术6g，扁豆10g，生熟苡仁各10g，生甘草3g，桔梗3g，肉桂3g，黄柏1.5g，姜皮1g。

另：肉桂末3g，撒布口疮破处。

二诊：药后口疮溃破转好，大便溏泄已实，唯形体仍然瘦弱，颜面微浮。再拟健脾调中，佐以淡渗分利。

党参6g，炒白术5g，炙甘草3g，炮炭姜1g，带皮苓10g，肉桂1.5g，青广皮各5g，焦三仙各12g，大腹皮10g。

另：肉桂末3g，撒布口疮破处。

按：口疮一证，治疗时应该分辨虚火和实火，不可一概施用寒凉，正如《幼幼集成》指出："口疮服凉药不效，乃肝脾之气不足，虚火泛上而无制，宜理中汤收其浮游之火，外以上桂末吹之。"此案口疮兼患泄泻、面浮，亦为虚火，故用健脾制水，引火归原之法而愈。

口疮攻喉案

程某，男，1岁，病历号：676040，初诊日期：1962年11月22日。

口疮延及咽喉，声嘶气促，口渴溲黄，微有咳嗽，身热微微，纹暗不明。

证属外受风热，心脾积火，上炎攻喉，证势危重，治当清解，佐以宣肺。

川连1.5g，生石膏15g（先煎），水炙麻黄2.5g，杏仁10g，薄荷2.5g（后下），生粉草1.5g，桔梗3g，细木通5g，炙杷叶5g，大贝母5g，灯心草3尺。

另：小儿百寿丹4粒，早晚各1粒。锡类散1瓶，吹口腔咽喉破处。

二诊：药后咳嗽较畅，身热已解，呼吸已平，口腔咽喉溃破大瘥。前方既效，效不更方，再从原意治之。

川连2g，生石膏15g（先煎），水炙麻黄2g，杏仁10g，薄荷2g（后下），生粉草2g，桔梗3g，细木通5g，炙杷叶5g，大贝母5g，灯心草3尺。

另：小儿百寿丹4粒，早晚各1粒。锡类散1瓶，吹口腔咽喉破处。

口糜案

赵某，女，3岁，病历号：116281，初诊日期：1964年2月1日。

平时舌糜如地图，口颊糜破，日来满口腐烂，舌红作痛，口流涎水，不能饮食，脉来细数。

气阴不足，虚火上炎，以致口舌糜破，形如地图，治当清心养胃。

元参6g，生地黄10g，钗石斛10g（先煎），麦冬5g，川连2g，天花粉5g，生粉草2g，桔梗3g，茯苓6g，怀山药10g，赤芍5g。

另：冰硼散1瓶，吹口舌破溃处。

二诊：药后口舌破溃稍瘥，舌面仍如地图，疼痛较已，能进稀粥，脉尚细数。虚火上炎之势稍已，当再清心养胃为治。

元参6g，生地黄10g，钗石斛10g（先煎），麦冬5g，川连2g，天花粉5g，生粉草2g，桔梗3g，茯苓6g，怀山药10g，赤芍5g，灯心草3尺。

另：冰硼散1瓶，吹口舌破溃处。

羊胡疮案

陈某，男，4岁，病历号：115958，初诊日期：1964年9月5日。

口唇下面脓窠串连成疮，形如羊胡，腹部膨满，纳谷不甘，苔白脉数。

此由胃热上蒸，治当清导，宗清胃散加减。

生石膏25g（先煎），川连1g，升麻0.6g，鲜生地10g，黑山栀3g，粉丹皮5g，赤芍5g，大腹皮6g，炒谷麦芽10g，灯草3尺。

另：黄柏末6g，黄连末3g，冰片1g，研匀，植物油调敷。

牙痈案

高某，男，5岁，病历号：64559，初诊日期：1963年10月30日。

左侧牙龈肿痛溃脓，已经三日，焮及腮旁，颈下肿核如豆，不能张口，吞咽维艰，口中臭秽熏人，大便略干，小溲赤涩，苔色黄腻，脉象弦数。

阳明毒火上冲，结于牙龈不散，以致溃破成痈，治当清解托毒。

银花6g，连翘6g，薄荷2g（后下），生石膏30g（先煎），蒲公英6g，桔梗3g，粉丹皮5g，赤芍5g，龙胆草5g，灯心草3尺。

另：紫金锭4粒，醋磨调敷腮旁焮肿处；梅花点舌丹4粒，早晚各1粒。

耳根毒案

李某，女，3岁，病历号：88526，初诊日期：1963年6月4日。

右耳后连颈部处，焮热红肿，形如桃核，按之疼甚，壮热形寒，有汗不解，苔白而薄，脉来浮数，口干心烦，小溲黄涩。

此由少阳胆火内炽，风邪外袭，气血怫郁，凝结不散，形成耳根毒证，治当清散，宗以荆防败毒散合柴胡清肝汤化裁，以希速解而免腐溃之虞。

荆芥5g，防风5g，柴胡1g，川芎3g，黄芩5g，连翘6g，银花6g，赤芍5g，山栀3g，生粉草2g，龙胆草5g。

另：如意金黄散1袋，以菊花15g煎汤调敷患处。

二诊：进清散之品以后，右耳后肿块缩小，焮热红赤大减，疼痛亦轻，身热已不明显，苔白，脉微数。清散趋势卓著，再宗原法治之。

荆芥5g，防风5g，柴胡10g，川芎3g，黄芩5g，连翘6g，银花6g，赤芍5g，山栀3g，生粉草2g，龙胆草5g，灯心草3尺。

外敷药同上。

按：此证初起大多形如痰核，渐增肿势，焮赤疼痛，肿暴溃速，根浅易愈。若耳窍壅肿，耳根焮热胀痛，则为耳痈之证，势大毒甚，难以速愈，临床时宜辨认清楚。

喉痈案

刘某，男，9岁，病历号：143582，初诊日期：1964年11月13日。

咽喉红肿疼痛，偏于左侧，已经五天，饮食难下，小便黄，大便干，苔黄腻，脉弦数。

素嗜油煎炙煿之物，肠胃积热，上熏咽喉，治当清热解毒，以消痈肿。

黄连2g，黄柏6g，黄芩5g，生粉草3g，桔梗3g，连翘壳10g，当归5g，赤芍6g，薄荷2g（后下），灯心草3尺。

另：六神丸1瓶，早晚各7粒；锡类散1瓶，频吹咽喉。

腋痈案

蔡某，男，10岁，病历号：120727，初诊日期：1964年3月13日。

昨夜突然右腋下疼痛红肿一块如杏，不能抬举活动，伴有恶寒发热，体温38.6℃（腋下），头晕恶心，胃纳泛吐，精神疲乏，大便干秘，舌苔水黄，脉来数大。

此为邪热夹痰，阻凝经络，气血怫郁，发为腋痈，治当消散，宗真人活命饮加减。

银花10g，连翘10g，荆芥5g，防风5g，香白芷6g，生粉草3g，制乳没各5g，当归5g，赤芍6g，穿山甲5g，陈皮3g，灯心草3尺。

另：如意金黄散1袋，醋调敷患处。醒消丸6g，早晚各1.5g。

跨马痈案

刘某，女，2.5岁，病历号：131872，初诊日期：1964年7月18日。

左腿肿胀潮红，大如鸡卵，且有疼痛，按之灼热，无波动感，入暮发热，体温38.2℃（腋下），苔白脉数。

此为寒凝经络，壅滞下行，形成跨马痈证，治当消散，以免化脓破溃之虞。

小金丹3粒，每日2次，每次半粒，陈酒化服；并用如意金黄散1袋，醋调敷患处。

二诊：药后汗出甚透，身热大降，体温37.1℃（腋下），左腿肿胀渐消，局部压痛已微，苔白，脉微数。再拟原方治之，以希接效为佳。

小金丹3粒，每日2次，每次半粒，陈酒化服；如意金黄散1袋，醋调敷患处。

脐湿成疮案

赵某，女，2个月，病历号：130433，初诊日期：1964年6月24日。

脐湿延绵未治，溃烂成疮，时时渗出黄水，腹部膨胀，脐部隆起，溲黄呆纳，面黄不华，苔白纹暗。

此由生后脐部护理不当，浴水所浸，因成脐湿，日久未瘥，浸淫滋蔓成疮，治当清热燥湿。

五福化毒丹4粒，早晚各半粒，开水化服。另用松花粉3g，煅龙骨末3g，炉甘石末3g，黄连末3g，研匀，干渗脐部。

按：脐湿成疮，看来小病，但是处理亦须及时，以免寒湿之气内攻，变生其他病证。而且日久不愈往往能生息肉，或成脓漏，甚至引起抽风，发生痉挛而死亡。

黄水疮案

邱某，男，1岁，病历号：104749，初诊日期：1963年6月7日。

十余日来后背、腹部及小腿等处，遍生丘疹，大如粟粒，色泽较红，瘙痒异常，抓破后渍流黄水，此起彼落，浸淫不已，饮食、二便尚正常，睡眠欠佳，苔薄色白，脉象稍数。

此为内蕴湿热，外受风邪，郁于肌表，不得宣泄所致，以祛风化湿治之。

荆芥3g，防风3g，羌活2g，蝉衣2g，炒苍术3g，黄芩5g，粉丹皮6g，赤芍5g，海桐皮6g，炙僵蚕5g，六一散6g（包）。

另：四圣散30g，植物油调敷患处，3小时一次。

天疱疮案

例1

贾某，女，2岁，病历号：49729，初诊日期：1961年8月7日。

月来遍体发生水泡，胸胁腰背为多，初起之时为一小红血点，而渐成水泡，小如绿豆，大如蚕豆，发胀作痒，结痂以后，留有色瘢痕，精神饮食尚可，时时弄舌，苔白脉数。

暑湿外受，毒热内伏，郁而不解，外达肌腠则生疮，热蕴心脾则弄舌，盖舌为心苗，脾脉络舌本，心脾积热可知，治当清热解毒，佐以渗湿。

银花6g，连翘6g，野菊花5g，蝉衣2.5g，粉甘草3g，赤芍5g，川连1.5g，生石膏25g（先煎），泽泻5g，猪茯苓各6g，车前子10g（包），细木通5g，灯心草3尺。

另：黄连膏30g，外用。

例2

康某，男，6岁，病历号：110104，初诊日期：1963年9月10日。

四五天来左腋下及胸部，初则发出红色疹点，继而疹点渐形扩大，尖耸成簇，含有浑浊脓液，觉刺痒而疼痛，搔破则脓液外溢，迄未身热，无腹胀，饮食、二便尚可，苔薄色白，脉象细数。

湿热内蕴，郁蒸营血，外达肌腠，发为脓疮，湿盛则痒，热盛则痛，所以刺痒而痛，治宜凉血解毒，以胜湿热。

银花6g，连翘10g，生地黄10g，粉丹皮5g，赤芍5g，蝉衣3g，炙僵蚕5g，紫花地丁6g，六一散10g（包），灯心草3尺。

另：大黄末30g，陈茶汁调敷患处。并用化毒丹4粒，每日2次，每次1丸，开水送服。

珍珠疮案

潘某，男，6岁，病历号：93818，初诊日期：1963年1月5日。

前胸后背发出水珠小疮成串，湿痒异常，兼有蛲虫肛痒，不能入寐，小便微黄，大便自利，苔白根腻，脉象缓滑。

湿热内蕴，化生蛲虫，外达则珠疮湿痒，下注则溲黄便利，治当清利。

苦参6g，防风5g，蝉衣3g，炒白蒺藜5g（去刺），川连1.2g，黄柏6g，生苍术2.5g，地肤子5g，六一散10g（包），细木通5g，灯心草3尺。

另：化毒丹4粒，早晚各1粒。并用川连末3g，黄柏末6g，煅甘石6g，陶丹3g，松香1.5g，上梅片1g，共研细末，植物油调涂。

湿疮案

孙某，女，2岁，病历号：60071，初诊日期：1962年8月6日。

素本湿热内盛，耳轮、右肢发生癣样浸淫湿疮，迄今半载不愈，日来又增眼睑浮肿，大便秘结，鼻流清涕，苔白脉数。

证属风热上干所致，治当清散。

荆芥5g，防风5g，薄荷3g（后下），连翘6g，蝉衣2.5g，炒天虫6g，黄连1.5g，黄柏6g，赤芍6g，灯心草3尺。

另：黄柏末3g，炉甘石粉6g，青黛末6g，冰片1g，研匀，植物油调敷患处。

秃疮案

李某，女，1岁，病历号：108877，初诊日期：1963年9月5日。

小儿头部近来起白屑脱痂，小则如豆，大则如钱，瘙痒异常，日来蔓延将及前额，苔白脉滑。

风热入血，上扰入颠，再延则有发焦脱落之状，治当清散血中风热，务求速痊。

荆芥5g，黄连1.2g，防风5g，川芎3g，炙僵蚕6g，当归5g，赤芍5g，白鲜皮5g，追地风5g。

另：青黛散6g，香油调涂。

疮疡案

王某，男，1岁，病历号：41979，初诊日期：1963年5月8日。

日来小儿左臂生一疮疡，大如铜钱，破溃流脓，啼哭不已，发热脉数。

证属火毒内蕴，外发疮疡，治当活血解毒，以希速解。

当归3g，赤芍5g，忍冬花6g，连翘6g，黄芩5g，生地黄6g，淡竹叶3g，炮山甲5g，皂刺3g，炙黄芪6g，灯心草3尺。

另：九一丹1g，陶丹2g，赤石脂1g，上冰片2g，血竭1g，共研极细末，搽于患处。

痱毒案

裘某，女，3岁，病历号：110128，初诊日期：1963年9月11日。

暑热外受，营血被灼，以致小儿全身发出疹点，密集异常，颗粒大小不齐，均带水黄色的脓点，刺痒而痛，身热不解，体温38℃（腋下），小溲黄浑，腹按稍胀，舌苔薄白，脉数不靖。

此为痱毒，治当清暑解热。

藿香3g，连翘6g，薄荷5g（后下），冬瓜皮10g，绿豆衣10g，六一散10g（包），川连1g，生石膏25g（先煎），西瓜翠衣10g，通草2g，姜皮1g。

另：滑石粉3g，左牡蛎粉6g，黄柏粉1g，混匀外扑。

痱肿案

王某，男，5岁，病历号：104795，初诊日期：1963年9月23日。

夏日炎炎，小儿活动于烈日之下，感受暑热，以致头面生出小痱，肿硬且痛，苔白脉数。治当清暑解毒。

化毒丹10粒，每日2次，每次1丸，开水送服；并用金银花露1瓶，每日3次，每次1杯。

阴茎肿痛案

许某，男，4岁，病历号：124287，初诊日期：1964年6月29日。

昨晚阴茎突然肿痛，红赤胀大光亮，身无发热，小便微黄不畅，大便如常，舌苔水黄，脉象弦数。

厥阴之脉络阴器，阴茎红肿，显属肝胆湿浊下注，治当清利，宗以龙胆泻肝汤加减。

龙胆草6g，炒山栀6g，生川军6g（后下），柴胡3g，猪茯苓各6g，泽泻6g，生地黄10g，黄柏6g，车前子10g（包），灯心草3尺，六一散10g（包）。

另：紫金锭3粒，醋磨敷阴茎肿处。

二诊：药后阴茎肿痛已消，大便略稀，小便微浑，饮食如常，苔仍水黄，脉象微数。湿浊尚未尽解，再拟原方增减治之。

龙胆草3g，黑山栀3g，黄柏6g，柴胡2g，黄芩5g，生地黄10g，泽泻5g，细木通5g，焦三仙12g，灯心草3尺。

湿疹案

例1

赵某，男，8个月，北京市朝阳区人。初诊日期：1993年8月18日。

患儿为人工奶粉喂养，自生后2个月起即出现耳后细小红丘疹，散在分布，继而形成水泡、渗液、糜烂，最后结成淡黄色薄痂。皮肤瘙痒难忍，患儿烦躁，夜眠不安，大便干燥。经多方治疗，效果不明显，今慕名前来求治。查体：舌质红，苔黄腻，指纹紫滞至风关。

证属湿热内蕴，复感风热邪毒而发于肌肤。治疗宜以清热利湿，活血解毒，祛风止痒为法，方选自拟荆翘散加减。

芥穗5g，连翘10g，露蜂房10g，刺猬皮10g，白蒺藜10g，防风10g，苦参10g，半枝莲15g，蝉衣5g，当归10g，泽泻10g，制大黄10g。

7剂，水煎服，每日1剂。

二诊：患儿皮肤瘙痒减轻，夜眠较前明显好转，大便已调。耳后皮损呈黄白色鳞屑，仍有痒感，局部有抓痕，舌质仍偏红，苔白，脉细数。湿热已清，病久血虚生风，治宜养血祛风，佐以清泻余热，方选三黄四物汤加减。

黄连1.5g，黄芩10g，黄柏5g，当归10g，生地10g，赤白芍各10g，川芎5g，芥穗5g，连翘10g，防风10g，蝉衣5g，白蒺藜10g。

7剂，水煎服，每日1剂。

服上药后，耳后皮损已愈，皮肤瘙痒已除，纳食可，二便调，睡眠好，家长电告痊愈。

按：婴儿湿疹是一种好发于婴儿头面部的瘙痒性皮疹，多于生后1~2个月起病。初起多自面颊部出现细沙样小红丘疹，散在或密集分布，随后融合成片，逐渐波及整个头部，甚至延及胸背部乃至全身。有的皮疹表面附着白色鳞屑，有的形成水泡、渗液、糜烂，最后结成淡黄色薄痂。皮肤瘙痒难忍，患儿哭闹不宁，常反复发作，缠绵难愈。由于本病多发于1岁以内的哺乳儿，故中医称之为"奶癣"。刘老认为，本病的病因病机，系素禀胎热胎毒，复被风邪所侵，风热相引，发于皮肤所致。

例2

李某，男，4个月，病历号：91363，初诊日期：1963年2月1日。

生后本患湿疹，时轻时重，近半月来始以啼哭流泪，浸润两耳外侧，引发片状湿疹，刻下蔓延满面，瘙痒不已，初起小泡如粒，搔破则流出黏水，水着皮肤，旋又滋生，连续不断，局部灼热，黄痂满脸，吮乳正常，二便如常，苔白纹紫。

胎热内蕴，夹湿上蒸，治当凉解，佐以渗湿。

银花6g，连翘6g，生石膏25g（先煎），生地黄6g，川连1.2g，黄芩3g，黄柏3g，苦参6g，野菊花5g，炒白蒺藜5g，赤芍5g，猪茯苓各6g。

另：黄连6g，大黄6g，炉甘石6g，青黛6g，冰片1g，共研极细末，干扑湿疹处。

湿疹便溏案

周某，男，11岁，病历号：118698，初诊日期：1963年7月27日。

素质肥胖，多痰湿盛，湿性阴沉下着，以致下肢罹患湿疹，瘙痒异常，大便溏泄，一日二三次，形寒汗多，苔白脉缓。

治当温脾运湿，以希离照当空，则阴霾自散。

炒苍术 5g，黄柏 6g，川附片 6g，川牛膝 10g，党参 10g，炒白术 10g，炮姜炭 2.5g，炙甘草 3g，车前子 10g（包）。

冲丫疔案

程某，男，2 岁，病历号：67604，初诊日期：1962 年 3 月 20 日。

冲丫疔焮肿疼痛，寒热交争，苔白脉数，口渴溲黄。

此为厚味过食，火毒攻冲，急宜消散，以防穿溃。

半枝莲 5g，银花 5g，连翘 5g，荆芥 5g，川连 1.5g，黄芩 5g，草河车 5g，黑山栀 3g，归尾 5g，赤芍 6g，六一散 10g（包），灯心草 3 尺。

另：紫金锭 2 粒，蟾酥丸 4 粒，铁屑 6g，共研极细末，醋调敷患处。

红丝疔案

陈某，男，5 岁，病历号：92913，初诊日期：1962 年 11 月 15 日。

左手中指与食指之间，昨晚睡后觉该处发痒，自己用手搔破，今早即觉肿起，局部有一颗粒样大小的疙瘩，已破溃流黄水，表皮微有焮热，不甚疼痛，仍然发痒，并从患处有一红线隐隐，循手臂外侧向上伸延至肘腋处，按之微有痛感，伴有身热头痛，食欲不振，口干欲饮，二便尚正常，苔薄色白，脉来滑数。

平素恣食厚味，毒火内结，流注经络而成，治当清解，以希速效，而免肿势蔓延，而有神昏心烦之变。

银花 10g，连翘 10g，滁菊花 6g，粉丹皮 5g，赤芍 6g，蒲公英 10g，紫花地丁 10g，川连 1g，生地黄 10g，苍耳草 5g，生粉草 3g。

另：紫金锭 5 粒，研末，醋调敷患处。

二诊：药后手背红丝已消，指间稍流黄水，痛痒均瘥，肿起亦除，唯间或作麻，身热解而未彻，苔仍薄白，脉数未靖。此疔毒郁结，尚未尽解，再拟清火解毒治之。

银花 10g，菊花 6g，川牛膝 5g，粉丹皮 5g，赤芍 6g，蒲公英 10g，紫花地丁 10g，川连 1g，冬瓜皮 12g，车前子 10g（包）。

另：除疔散 6g，水调敷患处。

按：此证多发于手足及骨节间，初起形如小疮，渐发红丝，流走最速。生于手部的红丝流走至心处，生于足部的红丝流走至脐处，生于头面的红丝流走至喉部，往往不治。因此，必须及早施治，外敷内服并用，使丝痕渐隐无迹，方保无虞。若初见之时，即见恶心呕吐者，最易毒火攻心，引起神昏谵妄之变。

关于治疗的方法，除了外敷和内服以外，还可用消毒后的三棱针刺破红丝延长处，亦可刺商阳穴出血，泄其毒热，故古有“禁灸不禁针，怕绵不怕铁”之说。

先天梅毒案

高某，女，4 岁，病历号：58687，初诊日期：1962 年 3 月 18 日。

经常身发红疹，上下遍布，色红而成片，按之皮肤发热，瘙痒异常，有时阴户红肿，小便赤黄，近日胃纳不香，欲喜凉饮，苔薄色白，脉细而弦。其父母年少时有冶游史。

证系幼儿湿热久郁，搏结营血已深，治当清热凉血，以解梅毒。

土茯苓30g，野菊花6g，银花6g，连翘6g，蛇蜕3g，蝉衣3g，炙僵蚕6g，黄柏5g，生地黄10g，全蝎1g，蜈蚣1条，赤芍5g。

另：黄连膏30g，轻粉1.5g，和匀，外用。并用化毒散3瓶，每日2次，每次半瓶，加糖少许，开水调送。

创伤类

跌伤神昏案

赵某，女，5岁，病历号：104919，初诊日期：1963年7月3日。

五天前因跌撞头部而神迷，经急救已苏醒。刻下状如昏睡，动则苏醒，自诉头痛，高热不解，体温39.3℃（腋下），大便三日未行，小溲色黄尚利，面黄纳呆，食入泛恶，脉象弦滑而数，舌苔干燥黄腻。

头为诸阳之首，又为清净之府，清阳失司，神明为之闭塞，故神昏嗜睡，发热便闭。此为阳明脉络伤损，腑气阻滞之象，治拟清心开窍，泻热通腑，证势重险，势有痉厥之虞。

桑叶6g，菊花6g，九节石菖蒲5g（先煎），远志肉5g，黑山栀6g，薄荷3g（后下），连翘10g，淡竹叶5g，天竺黄6g，生大黄10g（后下），风化硝6g（化）。

另：牛黄清心丸4粒，早晚各1粒。

二诊：药后身热已解，体温36.8℃（腋下），神昏嗜睡已瘥，尚感头痛泛恶，便稀溲少，苔浊脉弦。络脉损伤未复，改拟和血化瘀治之。

当归6g，生地黄10g，川芎3g，赤芍6g，桃仁泥5g，红花2g，菊花6g，钩藤10g，生龙牡各10g（先煎），九节石菖蒲2g。

另：牛黄清心丸2粒，每日1粒。

烫伤案

陈某，女，6.5岁，病历号：58550，初诊日期：1961年6月27日。

右足背部被开水烫伤，已经三日，刻下局部灼热，泡破水流，创面红赤，疼痛异常，入暮身热微作，苔白脉数。

此为小儿不慎，烫伤火逆，势有化脓成痈之虞，亟当清解治之。

牛黄上清丸4粒，每日2次，每次1粒，开水化服；獾子油1瓶，不时涂搽。

流　注　类

颈部淋巴结炎案

陈某，男，6岁，北京市人。初诊日期：1992年11月19日。

患儿于4天前受“受凉”后发热，鼻塞流涕，咽痛，曾到某医院就诊，诊为上呼吸道感染，予“阿莫西林”、“双黄连”等药治疗3天，体温降至正常，唯家长发现患儿左侧颈部有一包块，遂来院就诊。刻下症见：鼻塞流涕，咽部不适，轻咳，左侧颈部肿块疼痛，腹部阵痛，二便尚调。查体：体温36.9℃，咽充血，双扁桃体Ⅰ度肿大，未见脓性分泌物，左侧颈部可扪及2.5cm×2.8cm和1.5cm×2cm大小的淋巴结，表面光滑，活动度可，质地中等，压痛明显，心肺（－），腹平软，无压痛，未扪及包块，肝脾肋下未及，舌质红，苔薄黄，脉滑数。

证属热毒蕴结，治疗宜以清热解毒，软坚散结为法。

辛夷10g，苍耳子10g，玄参10g，板蓝根15g，山豆根5g，川楝子10g，元胡10g，山慈菇10g，海藻10g，昆布10g，生牡蛎30g，穿山甲10g，蒲公英10g，牛蒡子10g。7剂，水煎服，每日1剂。

二诊：服药后鼻塞流涕除，腹痛亦消失，颈部肿块疼痛减轻，肿大的淋巴结较前略减小，唯近日纳食不佳，舌质红，苔白略厚，脉滑数。余热未净，痰热中阻，治当清泄余热，化痰散结，方选柴芩温胆汤化裁。

柴胡5g，黄芩10g，陈皮5g，制半夏5g，茯苓10g，枳壳10g，竹茹10g，山慈菇10g，海藻10g，昆布10g，生牡蛎30g（先煎），穿山甲10g，蒲公英10g，牛蒡子10g。7剂，水煎服，每日1剂。

服药后诸症消失，纳食转佳，肿大之颈部淋巴结已基本恢复正常大小，病告痊愈。

按：小儿脏腑娇嫩，形气未充，易感外邪，外感风热之邪，初在肺卫，故鼻塞流涕；正邪相争，则发热；表邪未解，入里化热，热灼津液为痰，与热毒一起蕴结于颈部不散，则形成肿块；气机不通则肿块疼痛，腹部阵痛。临证时刘老习用辛夷、苍耳子宣肺通窍畅气机，玄参、板蓝根、山豆根、蒲公英、牛蒡子清热解毒利咽喉，川楝子、元胡理气止痛，山慈菇、海藻、昆布、生牡蛎、穿山甲软坚散结。二诊乃余热未净，痰热中阻，肿痛稍减轻，纳食不佳，故治疗以柴芩温胆汤化裁以清泄余热，化痰散结。由于切中病机，遣方准确，故而收功。

阴寒流注案

吴某，男，7岁，病历号：146412，初诊日期：1965年1月16日。

今早突觉右侧大腿处疼痛如刺，步履艰难，痛处以水湿之，隐隐露青，大如卵块，外无寒热，内无呕泻，舌薄苔白，脉象沉弦。

卧中气血运行之时，起床突受寒侵，以致血凝于脉，内不得入于脏腑，外不能越于皮毛，闭于营卫之间，阻于肌肉之内，发为流注，治当温散和血，宗阳和汤加减。

水炙麻黄3g，细辛1.5g，白芥子5g，熟地黄10g，当归6g，赤芍10g，官桂5g，鹿角霜15g（先煎），制乳没各5g。

另：冲和膏30g，陈茶汁调敷患处。

二诊：服温散和血剂后，右腿疼痛已解，敷药后局部出现红晕如盘，食欲欠佳，苔白脉缓。阴寒外散，营卫趋和，再拟原方增损治之。

蜜炙麻黄3g，细辛1.5g，卷官桂5g，熟地黄10g，当归6g，赤芍6g，鹿角霜15g（先煎），制乳没各5g，青陈皮各3g，焦山楂10g，炒谷麦芽各10g。

按：流注一证的成因，有因感寒邪入于筋络，有因湿气逆于肉腠，有因湿痰阻于经隧，有因瘀血注于关节，有因病后余邪发散未尽，皆由真气不能运行，邪气壅滞为患，治疗时必须详审阴阳虚实。阳证实证者，宜发汗消散，以泄其邪，邪泄以后，元气自然来复；阴证寒证者，必须祛其寒湿，调其营血，不可骤用寒凉克伐之品，致蹈虚虚之戒。此案由于阴寒凝结而成，运用阳和，药仅四剂，病即霍然告愈。

损伤流注案

曲某，男，10岁，病历号：102945，初诊日期：1963年6月27日。

昨因跌仆以后，发现右股箕门穴处疼痛，外观不肿，扰之微热，步行疼甚，苔白而滑，脉象弦数。

跌仆伤损，瘀血所中，势成流注，治当活血化瘀，佐以清热通络。

当归6g，赤芍10g，粉丹皮6g，桃仁10g，红花6g，大独活5g，威灵仙10g，忍冬藤10g，丝瓜络10g，怀牛膝10g，伸筋草5g。

另：醒消丸6g，每日2次，每次1.5g，开水送服；并用紫金锭4粒，研末，醋调敷患处。

二诊：药后右股箕门疼痛如失，行步矫健如常，苔白脉缓。再拟活血通络治之。

炙黄芪10g，当归6g，紫丹参6g，赤芍5g，川芎3g，桃仁泥10g，红花2.5g，嫩桑枝10g，丝瓜络10g，怀牛膝10g，灯心草3尺。

另：醒消丸6g，每日2次，每次1.5g，开水送服。

病毒性肺炎类

例1

吕某，男，3岁，病历号：08084，初诊日期：1958年12月27日。

14天前开始发热，发病第5天后曾出麻疹，三日隐退，本应热解神安，反而持续高烧，咳嗽不畅，精神不振，食欲不佳，曾注射青霉素、链霉素无效，于24日住院治疗，入院时体温38.5℃（腋下），轻度鼻扇喘憋，两肺呼吸音粗，肺底部及腋下有少量中小水泡音。血常规检查：白细胞总数$5\times10^9/L$，中性粒细胞54%，淋巴细胞43%，单核细胞3%。胸透：两肺纹理增强。诊断为病毒性肺炎。住院后病情渐趋恶化，次日高烧达39.6℃（腋下），出现喘憋，面色青紫，精神不好，肺部水泡音增加。27日出现心衰征象，除给予洋地黄、氧气吸入、输血外，下午进行会诊，采用中药治疗。当时患儿高烧咳嗽，呼吸喘粗，鼻翼扇动，舌红纹暗，面色青紫。审属疹后邪热羁留气分所致，治按温病清解气热法。

南沙参5g，霜桑叶5g，杏仁10g，地骨皮6g，生苡仁10g，连翘壳6g，川贝母3g，黄芩3g，橘皮3g，橘络1.2g，六一散6g（包），炙杷叶5g，灯心草3尺。水煎100ml，分三四次服，4小时一次。

二诊：药后体温趋降，体温36.7℃（腋下），咳嗽不剧，鼻扇已不明显，诸症均较缓和，两肺水泡音较昨天减少，心跳不快。温邪痰热尚未尽解，再拟原方治之。

南沙参5g，霜桑叶5g，杏仁10g，地骨皮6g，生苡仁10g，连翘壳6g，炙甘草5g，黄芩3g，橘皮3g，橘络1.2g，六一散6g（包），炙杷叶5g。

三诊：体温正常，喘粗鼻扇均瘥，食欲亦佳，血常规检查：白细胞总数8.9×10^9/L，中性粒细胞65%，淋巴细胞35%。肺炎基本告愈，拟以健胃和中，兼清余热，以善其后。

南沙参5g，桑叶5g，茯苓6g，地骨皮5g，杏苡仁各10g，连翘壳6g，川贝母3g，橘红3g，橘络2g，六一散6g（包），生谷芽10g。

例2

杨某，男，1.3岁，病历号：08106，初诊日期：1959年1月19日。

三周前因感冒疑发麻疹，曾住院八天，感冒治愈而出院，出院后四五天复又发热，约经三日布疹，疹回以后，高烧不退，伴有呕吐咳喘，面唇青紫，两肺有啰音，遂再次入院。入院时急重病容，高烧不解，体温40.3℃（腋下），鼻扇气喘，青紫发绀，听诊两肺有弥漫性中小水泡音，左侧较重。血常规检查：白细胞总数7.2×10^9/L，中性粒细胞48%，淋巴细胞50%，单核细胞2%。胸透：两肺纹理增粗模糊，以左侧明显，并见有数处片状阴影，部分融合成较大片状。诊断为病毒性肺炎，给以青霉素、链霉素治疗，并予氧气吸入等支持疗法，未见减轻，翌日仍然气急，面色苍白，口周发绀，给以输氧、输血、输液，改用金霉素治疗，并于下午会诊，采用中药治疗。当时身热颇壮，体温40℃（腋下）患儿面色青紫，周身乏汗，涕泪俱无，苔腻质绛，烦喘不宁，唇燥口干，神昏干呕。

证属疹后津伤，邪留气营，治当清营养阴，佐以透气，证势危殆，势防搐搦生变。

生石膏30g（先煎），知母3g，银花5g，连翘6g，鲜生地10g（绞汁入煎），钗石斛6g（先煎），川连1g，寒水石10g，生粉草2g，活水芦根30g。

另：五福化毒丹4粒，每日2次，每次1粒，开水化服。

二诊：药后身热已平，烦喘皆定，精神已振，苔白脉缓。阴津已回，邪热向解，再拟清化，以防反复。

生石膏25g（先煎），知母3g，连翘6g，鲜生地10g（绞汁入煎），钗石斛6g（先煎），贝母3g，六一散6g（包），生粉草2g，生谷麦芽各10g，灯心草3尺。

另：五福化毒丹4粒，每日2次，每次1粒，开水化服。

例 3

张某，男，2.5 岁，病历号：08241，初诊日期：1959 年 1 月 9 日。

伤风咳嗽流涕，已有半月，近六日来，增加发热，日轻夜重，烦躁哭叫，微咳不喘，曾注射四针青霉素无效，入院时体温 40.3℃（腋下），急性病容，烦躁不安，神志清楚，呼吸略粗不喘，有时嗜睡，苔腻唇红，两肺呼吸音粗糙。血常规检查：白细胞总数 10×10^9/L，中性粒细胞 50%，淋巴细胞 42%，嗜酸性粒细胞 5%，单核细胞 3%。胸透：右肺下部有大片状模糊阴影，上部肺野纹理增强。除给鲁米那镇静外，并给予青、链、金霉素治疗，旋因高热不降，遂现突然痉挛，四肢抽动，面色青紫，口吐白沫，约五分钟而暂止，下午七时复又抽搐，给予针灸治疗，抽风暂止，9 日进行会诊，采用中药治疗。当时壮热欲惊，体温 40.1℃（腋下），烦躁不宁，唇焦口干，面色板困，口干溲黄，苔腻质赤，脉象滑数。

良由邪热痰滞胶结肺胃，化火生风，邪逼厥少，拟以清热息风法，势防再搐生变。

生石膏 18g（先煎），知母 3g，薄荷 5g（后下），双钩藤 6g，连翘壳 6g，葛根 5g，橘红 3g，桔梗 3g，上建曲 10g，川连 1.2g。

另：小儿回春丹 1 瓶，分 2 次服之。

二诊：药后高热未降，烦扰较宁。证势未定，仍有惊搐之变。

生石膏 18g（先煎），知母 3g，薄荷 5g（后下），双钩藤 6g，连翘壳 6g，葛根 5g，橘红 3g，桔梗 3g，上建曲 10g，川连 1g，黄芩 3g。

另：五粒回春丹 2 瓶，每日 2 次，每次半瓶，开水化服。

三诊：连进三剂，身热逐渐下降，体温 37.8℃（腋下），诸症较已，抽风未作，唯颈项肢背等处发现瘾疹，瘙痒异常，苔白脉数。证属邪郁血分，外达肌腠，治当清透达邪。

薄荷 2.5g（后下），大生地 10g，荆芥 5g，连翘壳 6g，蝉衣 2g，研牛蒡子 5g，葛根 5g，黄芩 5g，赤芍 5g，赤苓 10g，灯心草 3 尺。

四诊：药后疹透热平，诸状均解，再拟清化，以为善后处理。

薄荷 1.5g（后下），连翘 6g，粉丹皮 5g，赤芍 5g，橘皮 3g，枳壳 2.5g，川郁金 2g，生地黄 6g，黄芩 5g，茯苓 6g，生麦芽各 10g。

按：以上三例病案，均来自会诊医院，例 1、例 2 均属疹后郁热夹痰胶滞肺胃，不能外达，壅逆作喘，由于患儿的素质差异，郁热的程度不同，因而发病的轻重也就有所区分。若按温病学说的营卫气血来分析归纳，例 1 则属于热邪羁留气分，例 2 则病势更进一层，为气营两燔之证，故用药在程度上不能等同对待，这是辨治的关键所在。例 3 则本系温邪在卫，迁延未治，以致热灼津液，金囚木旺，是以筋脉失养，风火内旋，而抽风遂作，服清热息风方后，身现瘾疹，此为营热外达之象，故予清透凉解而愈，于此可见温邪传变无常之一斑。

例 4

董某，女，2 岁，病历号：08135，初诊日期：1959 年 1 月 14 日。

证经一周，因发热、咳嗽、便泻而入院，入院时体温 39.3℃（腋下），咳嗽，无喘急，大便未泻，肺部听诊呼吸音粗，没有啰音，心搏快而有力。胸透：两肺野无明显实质性病变，但肺门阴影增大，以右侧为著，下部并有片状模糊阴影。血常规检查：白细胞总数6.9×10^9/L，中性粒细胞66%，淋巴细胞34%。诊断为病毒性肺炎，给以青、链霉素治疗，住院后病情逐渐趋重，体温始终稽留在40℃不退，且增鼻扇气喘、昏睡、口唇干燥，肺部呼吸音很弱，有微细捻发音，胸片示：左边胸部全边性透过不佳，为均匀性密度较高之阴影，纵隔中等度向左移位。血常规检查：白细胞总数5.2×10^9/L，中性粒细胞58%，淋巴细胞41%，单核细胞1%。遂改用金霉素，并给予支持疗法，病情日趋恶化，于14日下午会诊，采用中药治疗。患儿体温40.2℃，神昏嗜卧，面色青滞，喘促便秘，溺赤如血，唇燥口干，苔呈干腻，舌质红绛，脉象细数。

证属高热日久，营阴大伤，证势异常危殆，治当增液养阴。

黑玄参6g，麦冬6g，鲜生地10g（绞汁入煎），钗石斛6g，石菖蒲2.5g，川郁金3g，麻仁3g，大白芍6g，嫩白薇6g，细木通5g，灯心草3尺。水煎取100ml，分三四次服。

另：安宫牛黄散1瓶（1.2g装），分2次服。

二诊：隔两日未视，身热虽有下降，体温38℃，但喘咳鼻扇未定，口唇仍然干燥，大便曾解二次，而无痉挛征象，苔干舌绛，脉仍细数。阴伤之征甚著，再拟增液养阴治之。

黑玄参6g，麦冬6g，鲜生地10g（绞汁入煎），钗石斛6g，生石膏25g（先煎），川郁金3g，嫩白薇6g，细木通5g，天花粉5g。

另：安宫牛黄散1瓶（1.2g装），分2次服。

三诊：连进三剂，身热已平，体温36.2℃，喘势亦定，苔白而润，脉数亦靖。阴液已趋回复，唯余邪痰热未尽，致有咳嗽频仍，再拟养阴清肃为治。

南沙参5g，麦冬5g，霜桑叶5g，杏仁6g，银花5g，连翘6g，大生地6g，生苡仁10g，生粉草1.5g，炙杷叶6g。

例5

王某，男，2.5岁，病历号：08570，初诊日期：1959年1月27日。

十余天来持续高烧不退，近三天来咳嗽气喘，呼吸困难，烦躁不安，有时神昏嗜睡，曾在宣化市某医院注射十针青霉素及不规则治疗无效。入院时体温39℃，急重病容，呼吸严重困难，面色苍白发灰，气喘鼻扇，口周青紫，中毒症状极为严重，两肺有弥漫性中小水泡音，左侧胸背尤著，肝肋下5cm。胸透：两肺均有大片状阴影。血液检查：白细胞总数9.3×10^9/L，中性粒细胞80%，淋巴细胞18%，单核细胞2%。采用青、链、氯、金霉素及其他综合性疗法抢救，27日体温39.2℃，证情不减，下午会诊，采用中药治疗。患儿气喘痰吼，高热灼手，神躁脉数，舌干无津。良由肺为邪郁，郁而化热，热甚伤阴，金受火灼，以致肺胃肃降失司，转输无权，证情殊为严重，勉拟养阴清热。

鲜石斛10g（先煎），鲜生地15g（绞汁入煎），生石膏12g（先煎），活水芦根12g，淡黄芩5g，川贝母5g，冬瓜仁10g，生蒌皮10g，橘络3g。

二诊：药后身热趋降，体温37.7℃，唯仍喘促不宁，舌绛无津，光亮如猪腰，兼之阴茎挺翘。势有阴涸肾绝之征，亟宜大剂生津增液，以冀挽救于万一。

黑玄参10g，寸麦冬10g，鲜生地10g（绞汁入煎），鲜石斛10g（先煎），连翘6g，清阿胶6g（烊化），天竺黄5g，炙甘草2g，生梨汁1酒杯（临服时对入）。

另：西洋参6g，煎汁频频服之。

三诊：迭进上剂，热平喘定，津回阴复，阴茎亦不挺翘，再拟养阴生津，以为善后。

黑玄参5g，细木通6g，清阿胶6g（烊化），大白芍6g，炙甘草2g，橘皮3g，川郁金3g，生苡仁10g，茯苓6g，灯心草3尺。

例6

王某，女，15岁，病历号：07968，初诊日期：1958年12月15日。

二旬以前，曾出麻疹，疹回高烧不解，气喘咳嗽，于某医院曾用多种抗生素治疗，并未退烧，病情且在渐趋恶化，住院时体温39.8℃，呼吸急促，鼻扇神烦，口周青紫，舌尖溃破，右肺有很多细小水泡音，心音规整有力，肝肋下3cm。胸片示：肺野近心缘处纹理增多，且模糊成片状阴影，近似三角形。血液检查：白细胞总数$8.1\times10^9/L$，中性粒细胞63%，淋巴细胞33%，单核细胞4%。诊断为病毒性肺炎，除给土霉素及补液、输血外，并采用中药治疗。患儿高热不降，神烦息粗，舌尖糜破。证属疹后痰热壅肺，心火上炎，治当清肃肺胃，兼降心脾之火。

南沙参5g，桑叶5g，地骨皮5g，杏苡仁各10g，川贝母5g，橘皮3g，炙杷叶5g，黄芩5g，桔梗3g，川连1.2g，六一散6g（包），橘络1.5g。

另：冰硼散0.6g，每3小时吹口腔1次。

二诊：药后高烧不已，体温40℃，呼吸不平，神烦不安，腹胀且膨。仍为痰热壅结，肺胃转输不利，治转表里双解。

水炙麻黄3g，豆豉10g，生石膏25g（先煎），黑山栀3g，黄芩5g，川连2g，黄柏6g，生甘草3g，杏仁10g，大腹皮6g。

三诊：投表里双解剂后，高热仍在，体温39℃以上，痰壅喘促不宁，昨天下午病势急剧恶化，突然抽搐痉挛，达一小时之久，今天抽搐虽未作，而昏迷不醒，痰涎壅遏，高热不已。病属邪热痰涎内积，蒙蔽清窍，扰及神明，证势特殊危急，勉拟芳香开窍，以待转机。

至宝丹1粒，分2次鼻饲灌服。

四诊：进至宝丹后，未及发挥药效，病情复增剧变，胃肠道开始大量出血，今天仍然呕血便血，体温骤降，汗出肢凉，昏迷不醒，脉弱濡芤，曾三次停止呼吸。病由亡血导致虚脱之象，证极危险，除给予人工呼吸、输血等抢救以外，亟宜益气固脱，宗气有生血之功、血无益气之理，以别直参18g，浓煎频频灌服。

五诊：呕血便血已止，神志清楚，身热亦平，体温36.5℃，唯喉间仍有痰鸣，兼见二目不能视物，苔白脉濡。证由亡血致虚，血虚则目不明，治当调养心脾，宗归脾汤化裁。

潞党参6g，炙黄芪6g，朱染茯神6g，生于术5g，远志肉5g，酸枣仁5g，全当归6g，广皮3g，车前子3g（包），夜明砂5g，龙眼肉10g。

六诊：药后出血虽已，目仍失明，昨日下午又复出现昏睡痉挛，抽搐无力，时作时止，面色苍白，两手颤动，抽时号叫汗出。病属气血俱伤，肝木亢动，形成慢惊重证，证势至此，唯有缓肝理脾，辅以针灸，别无良策。宗钩藤六君子汤加减。

潞党参6g，云茯苓10g，炒白术6g，炙甘草3g，怀山药10g，广陈皮3g，官桂2.5g，炮姜1.2g，钩藤6g，炒僵蚕5g，净全蝎2g。

七诊：上药连进28剂，结合针刺治疗，刻下抽搐已定，面色趋华，目明能言，自动行走，毫无后遗疾患。病已告愈，拟以八珍，双调气血。

党参6g，茯苓6g，炒白术6g，炙甘草3g，当归6g，川芎3g，生熟地各6g，大白芍6g。

例7

李某，女，8个月，病历号：07781，初诊日期：1958年12月12日。

患儿因气喘于12月1日而住院。入院前一周，发热咳嗽，经过三日热势增高，气喘不平，曾服氨茶碱及磺胺类药物与注射青霉素而未见好转。入院时体温38℃，气喘鼻扇，不发绀，两肺有弥漫性细小水泡音，肝肋下2cm，脾肋下1cm。血常规检查：白细胞10.2×10^9/L，中性粒细胞64%，淋巴细胞35%，单核细胞1%。胸片示：两肺中下野见有大片模糊阴影，不甚致密。诊断为病毒性肺炎。入院后即按肺炎治疗，给以青、链霉素及对症疗法，仍然持续高烧，气喘加甚，增用金、氯、红霉素治疗，至12月12日，一般情况恶化，最高体温39.2℃，一日间升降变化很大，嗜睡不哭，面色发青，气喘痰壅，大便稀黄，两肺有弥漫性啰音。血液检查：白细胞总数7.3×10^9/L，中性粒细胞13%，淋巴细胞82%，单核细胞5%。胸透：两肺大片阴影，右肺上野及中野、左肺中野阴影模糊。下午进行会诊，采用中药治疗。患儿咳嗽不畅，气喘痰鸣，息高撷肚，口干溲清，苔色白腻，纹暗不明，兼之口角青气浮浮，山根露青。病由感寒夹滞互遏，肺胃转输机能失职所致，治当疏宣升降。

薄荷2.5g（后下），防风5g，葛根5g，橘皮3g，橘络2g，清半夏5g，砂仁米1.5g（研），生莱菔汁1酒杯加姜汁3滴（对服），川连0.6g，淡干姜1g，川郁金3g，上建曲10g，葱头3个，生姜2片。水煎80ml，分4次服之。

三诊：药后得汗未透，体温降而复升，气喘较平，痰涎壅甚，苔纹无变化。前药尚合病机，再拟疏肺降痰治之。

薄荷2.5g（后下），姜皮1g，橘皮3g，橘络1.2g，法半夏5g，砂仁米1.5g（研），生莱菔汁1酒杯加姜汁3滴（对服），川连1g，淡干姜lg，川郁金3g，整枳壳3g（磨汁冲服）。

二诊：身热已平，痰喘亦定，临床症状消失，胸透未见吸收，仍然大片阴影，再拟原方加减调治，以待功能恢复。

薄荷2g（后下），茯苓6g，炒白术5g，橘皮3g，清半夏5g，枳壳2.5g，川郁金2.5g，砂仁米1.5g（研），焦三仙各12g，莱菔子3g。

四诊：胸透肺炎吸收好转。由于病久体虚，胸透感寒，加以乳水不运，以致日来身热不扬，气喘复作，痰声辘辘，腹膨溲少。证属胃阳不振，水停心下，拟以苓桂术甘汤加味。

云茯苓10g，桂心1.5g（后下），炒白术5g，炙甘草1.5g，橘皮3g，炒半夏5g，淡干姜1g，莱菔子3g，姜皮1g。

五诊：药后痰化喘平，诸症均解，再拟温振胃阳，以作善后处理。

云茯苓6g，桂心1.2g（后下），炒白术5g，炙甘草1.5g。

按：上面所举的病案，例4、例5，均属邪热陷营，营阴大伤，尤其例5又出现阴涸肾绝之征，这时的治疗，亟宜采用大剂滋阴增液以挽垂亡于俄顷，正如王孟英所云："津未耗竭，尚有一线之生机。"但临床上尤贵掌握阴亏的程度，给予轻重不同的治疗，方免病轻药重，则药过病所，病重药轻，则有疗效不卓之弊。例6系由疹后热郁气分，流连不解，初按温病的清气解热治疗，不获效果，终因热久耗伤气阴，邪陷血分，以致筋脉失其濡养，出现痉挛抽搐，血液妄行外溢，大量呕血便血，神志昏迷，汗出肢凉的亡阳征象。在此千钧一发之际，不得不先回失散之元阳，宗"气有生血之功，血无益气之理"，乃以别直参煎汤频服，以益气固脱，复以归脾汤化裁，以补气补血，安神定志。如果当时辨证犹豫，竟投犀角地黄汤，恐将变易反掌。但本病过程，殊非一帆风顺，血止脱固以后，未几抽风复作，审因久病脾损阴消，土虚木亢，内风鼓动，证属慢惊，斯时不得不改变方针，脱离温病学说的立场观点，另外寻求一条更加适合治疗的途径，遂宗"速培元气，温补脾胃"，补土即所以敌木，治本即所以治标之法，因此，投以钩藤六君子汤化裁，连服二十余剂而愈，可见病毒性肺炎一证，变化殊难预测，临床上应以"病有千变，医亦千变"的原则，来审证施治，不应被病毒性肺炎属于温病学说的范畴所羁绊。例7的病案，更有力地证明了这一点。该证初起，本系外感夹滞，由于绵延未解，以致痰阻胸中，支塞肺胃，故先用干姜辛开，继以磨药苦降，开中焦之痰塞，正所以通宣肺气之闭，迅即热解痰化，喘平满减，后因胸透感寒，乳水不运，因而气喘复作，乃以苓桂术甘汤温振胃阳而愈，若执"不可妄用温补之剂，如参、芪、术、附、姜、砂等药"，又何能奏功。因此，我们认为病毒性肺炎一证，应属于外感病的范畴，临床上应该灵活辨治，有是证则用是药，庶可左右逢源。

肝　炎　类

例1

许某，男，13岁，病历号：96775，初诊日期：1963年1月29日。

7天来发现肌肤、眼球黄染，日来逐渐加深，刻下身热不高，体温37.2℃，纳食不甘，胃脘胀闷，小溲黄少，苔白脉弦。肝大肋下约1.5cm。尿三胆：尿胆原（－），尿胆素（－），胆红素（＋）。肝功能：黄疸指数25U，麝香草酚浊度11U，麝香草酚絮状试验（＋＋＋），转氨酶364U。

证系湿热内蕴中焦，太阴健运无权，阳明通降失司，以致脘腹胀闷，不思纳谷，眼球发黄，小便短黄。黄疸已成，非易速痊，治当祛利湿热，宗茵陈蒿汤加味。

西茵陈10g，黑山栀6g，黄柏10g，茯苓10g，泽泻10g，秦艽6g，羌活5g，怀山药10g，六一散10g（包），焦三仙12g，姜皮1g。

二诊：上方连进9剂，黄疸基本消退，诸状转佳，肝肋下1cm，剑突下2cm。再拟清利治之，以巩其效。

西茵陈10g，黑山栀6g，黄柏10g，荆芥6g，防风6g，炒川朴3g，六一散10g（包），葱头3个，灯心草3尺，炒白术10g。

三诊：黄疸已退，症状已不明显，饮食、精神、面部气色均正常，改拟调脾利湿清热治之，以收祟本之效。

党参10g，黄芪10g，茯苓6g，猪苓6g，茵陈10g，泽泻6g，生熟苡仁各10g，黄柏6g，焦三仙12g，煨姜2片，小红枣3枚，炒白术6g。

四诊：临床症状已早消失，今查肝功能恢复正常，麝香草酚浊度6U，麝香草酚絮状试验（－），转氨酶100U，肝脏未扪及。证已告愈，再拟调理脾胃治之，以为善后。

参苓白术丸18g×5袋，每日2次，每次6g，食后开水送服。

例2

姜某，男，12岁，病历号：106071，初诊日期：1963年7月14日。

儿于6月23日高烧以后，始终感觉头晕昏沉，恶心呕吐，四肢倦懒无力，胸痞脘闷，食欲不振，入夜低烧，汗出不解，小溲黄浑，大便干燥，面目无黄染，肝肋下3.5cm，按之则心下痛，舌苔黄腻，脉象濡数。肝功能：麝香草酚浊度9U，麝香草酚絮状试验（＋＋＋），转氨酶160U。

此缘外感时邪，郁而失达，内蕴湿热，不能宣通，清阳不振，浊阴凝聚，是以头晕身怠，脘痞泛恶，治当清热和中，佐以芳香渗湿。

藿佩梗各6g，银花6g，黑山栀5g，大豆卷10g，川连1g，炒吴萸2g，橘皮5g，姜竹茹3g，枳壳5g，川郁金5g，鸡苏散10g（包），猪茯苓各10g，灯心草3尺。

二诊：进清热和中，佐以芳香渗湿之剂后，头晕恶心消失，身热脘痞亦解，纳谷转馨，二便调和，睡眠亦佳，苔白脉缓，唯肝脏右肋下尚可触及。转拟调理脾胃，佐以消痞治之。

党参10g，黄芪10g，茯苓10g，炒白术芍各10g，青广皮各5g，炒半夏5g，蓬莪术5g，川郁金5g，焦三仙12g，生熟苡仁各10g，煨姜2片，小红枣3枚。

三诊：上方连进20剂，精神饮食均佳，日来食后微觉胃痛，但很快即愈，二便如常，肝未扪及，苔白脉缓。今查肝功能已恢复正常，麝香草酚浊度3.5U，麝香草酚絮状试验（－），转氨酶128U。证已告愈，再拟调胃止痛治之，以善其后，尚希节制饮食为要。

党参10g，黄芪10g，茯苓10g，炒白术芍各10g，青广皮各5g，半夏曲10g，藿佩梗各5g，川郁金5g，焦三仙各12g，煨姜2片，小红枣3枚，沉香片1.5g，枳壳5g。

按：例1是黄疸型急性肝炎，亦即中医所谓的黄疸证候，主要由于湿热蓄遏，脾胃不能运化所致，治疗方法是以清利湿热为主。茵陈蒿汤是一张治疗黄疸的通用方剂，临床医家素所采用，效果快，疗效高，但是，临床时还须审辨属阴属阳，加以施治。例2是无黄疸型急性肝炎，由于临床症状表现的不同，因而在治疗上也有所差异。如表现为脾困湿阻，出现胸闷作恶、食欲不振等症的，宜芳香化浊；如果胸胁疼痛，神疲食呆，肝胃不和者，则宜疏肝和脾；如果形瘦面黄，泻利不止，脾胃气弱的，又宜健脾止泻；如果身热不解，兼有表邪的，则宜解表散邪。总之，必须根据具体证情，而加以施治。

例3

宋某，女，4岁，病历号：111946，初诊日期：1963年10月15日。

证经七月，初则腹痛泄泻，肝大2cm，经某医院儿科检查诊为肝炎，刻下腹泻已解，唯转氨酶始终不降，食不甘味，面色灰滞，苔薄色白，脉象缓滑，腹部柔软，肝可触及。转氨酶400U。

气血虚惫，脾胃不健，中焦失展，积滞欠运，治当调脾助运，以希乾健向复，诸状可已。

党参10g，黄芪10g，茯苓10g，炒白术10g，炙甘草3g，青广皮各5g，炒半夏5g，怀山药10g，老木香3g，砂仁米2g（研），炒稻麦芽各10g。

另：香砂枳术丸18g×5袋，每日2次，每次3g，食后服。

二诊：迭进甘温调脾之品，食欲大振，面色尚感黄而不华，山根频露青苍，苔白脉缓。气血虚惫未复，亟当调养气血，健胃和中，以复乾健之职，庶几诸状告瘳。

党参10g，黄芪10g，茯苓10g，炒白术芍各10g，怀山药10g，小红枣3枚，半夏曲5g，苏梗3g，老木香3g，青广皮各3g，彩云曲10g，煨姜2片，当归5g。

另：香砂枳术丸18g×5袋，每日2次，每次3g，食后服。

三诊：药后精神佳，睡眠好，食欲亦振，但肥腻之品不愿多吃，山根尚呈青黄，腹中有时觉痛，苔白脉平，而无弦急之象。脾运未复，清阳不振，布护失司，仍宜调理脾胃为主。

党参10g，茯苓10g，炒白术芍各10g，炙甘草3g，焦三仙各12g，青广皮各3g，半夏曲10g，老木香3g，砂仁米1.5g（研），炒川朴2g，淡干姜1.2g。

四诊：迭进上剂，饮食正常，睡眠亦佳，苔薄色白，脉平而缓，转氨酶80U，唯血红蛋白偏低（89g/L）。脾胃趋复，气血尚虚，治宗八珍汤加减。

党参10g，黄芪10g，茯苓10g，炒白术芍各10g，炙甘草3g，焦山楂10g，炙鸡金5g，当归6g，青广皮各3g，煨木香3g，彩云曲10g，煨姜2片，小红枣3枚。

丸方：党参30g，黄芪30g，茯苓30g，炒白术芍各30g，炙甘草15g，当归12g，青广皮各12g，炒半夏6g，老木香6g，砂仁米6g，枳壳12g，川郁金12g，蓬莪术12g，怀山药30g，泽泻15g，炒苡仁30g，焦三仙各30g，鸡内金12g。

上药共研细末，炼蜜为丸，每丸重6g，每日2次，每次1丸，开水送服。

例4

刘某，男，5岁，病历号：106224，初诊日期：1963年9月6日。

患儿于今年2月经某儿童医院检查诊为肝炎，5月复查，肝功能未见改善。刻下腹部经常作痛，饮食不甘，性情急躁，大便溏薄，日二四行，小便色黄而少，面色环唇露青，舌苔薄白尖红，脉象弦数，腹胀，肝肋下3cm，剑突下4.5cm。肝功能：麝香草酚浊度9U，麝香草酚絮状试验（++），转氨酶142U。

湿浊之邪中阻，土壅而木侮所胜，中焦失展则腹胀纳呆，气滞不行则痞结腹痛，湿浊下注则便溏溲黄。治当疏肝和胃，佐以清热渗湿，宗丹栀逍遥丸加减。

柴胡3g，黄芩5g，茯苓10g，炒白术10g，当归6g，大白芍10g，枳壳3g，川郁金

5g，粉丹皮3g，黑山栀3g，老木香3g，焦三仙12g，玫瑰花2.5g。

二诊：上方迭进二十余剂，纳食已佳，胀痛亦除，二便如常，面转红润，肝肋下1cm，今晨患儿自觉脐周腹痛，呈阵发性，似有虫象，拟扶土安蛔止痛法。

党参10g，炒白术6g，乌梅3g，川椒2.5g，淡干姜1.5g，青广皮各3g，老木香6g，枳壳5g，焦三仙12g，煨姜2片，小红枣3枚。

三诊：药后胃纳佳，精神好，肝未扪及，肝功能：麝香草酚浊度1.5U，麝香草酚絮状试验（－），转氨酶60U。证已告愈，拟以健脾和中，以作善后处理。

人参归脾丸20粒，每日2次，每次1粒，开水送服。

例5

鲍某，男，6岁，病历号：13967，初诊日期：1964年5月25日。

证经二年，治疗不瘥。刻下右脉沉缓，左脉带弦，面色板滞欠华，腹中微胀不痛，眼下微紫，食欲不甘，二便如常，自汗频频，苔薄色白，右胁痞块，触之较硬。肝功能：麝香草酚浊度6U，麝香草酚絮状试验（＋＋），转氨酶30U。

病久体虚，气血郁结不行，肝脾条达失司，营卫循序失常，治当和血消痞，柔肝健脾，柔其刚强之肝，而复坤运之德。

黄芪10g，当归6g，大白芍10g，蓬莪术5g，红花3g，生熟苡仁各10g，柴胡2.5g，枳实3g，茯苓10g，焦三仙各12g，煨姜2片，小红枣3枚，生牡蛎10g（先煎）。

二诊：上方连进20剂后，面色趋华，腹中亦不胀痛，唯饮食尚欠馨振，眼下略呈青紫，苔黄微腻，脉缓有神。肝功能：麝香草酚浊度5U，麝香草酚絮状试验（＋），转氨酶40U。肝肋下可触及，质地柔软。气血渐趋恢复，运化尚欠灵利，再拟复土助运，以收坤顺之功。

党参10g，黄芪10g，茯苓10g，土炒白术10g，生熟苡仁各10g，青广皮各5g，川郁金5g，神曲10g，炒稻麦芽各10g，煨姜2片，小红枣3枚。

例6

王某，男，4岁，病历号：41979，初诊日期：1964年9月14日。

证将二年，现仍面黄消瘦，胃纳差，时有腹痛，每于饮食或喝水之时即有痛感，按痛多在中脘之处，脉象缓细，苔薄色白，肝右肋下1.5cm。肝功能：麝香草酚浊度8U，麝香草酚絮状试验（＋＋），转氨酶128U。

证系脾虚胃弱，化物无权，湿浊内凝，气机失展，今拟黄芪建中，甘温补脾，以固砥柱之权。

炙黄芪10g，桂枝5g，大白芍10g，陈皮3g，老木香2.5g，砂仁米2g（研），炙甘草3g，怀山药10g，神曲10g，饴糖30g，生姜2片，大枣5枚。

二诊：自服黄芪建中汤后，腹痛基本治愈，食欲精神甚佳，苔薄色白，脉来缓滑，肝肋下仅触及。肝功能：麝香草酚浊度6U，麝香草酚絮状试验（＋），转氨酶98U。证虽告愈，仍当扶养中土，以防波动，盖土为万物之母，资生化物之源，土强则五脏受荫，自无他变。

党参10g，黄芪10g，茯苓10g，炒白术芍各10g，炙甘草3g，广木香3g，砂仁米2g（研），神曲10g，生姜2片，大枣5枚，怀山药10g。

例 7

温某，女，12 岁，病历号：132418，初诊日期：1964 年 7 月 28 日。

证近三年，经常齿龈肿胀出血，厌食油腻之物，胃纳极其不振，口干渴喜凉饮，大便干秘，小便如常，苔黄细腻，脉象濡数，肝右肋下 1.5cm。肝功能：麝香草酚浊度 10U，麝香草酚絮状试验（＋＋），转氨酶 340U。

证久血虚，胃阴不足，虚火上炎，治当清养胃阴，以复正虚。

北沙参 6g，钗石斛 10g，生地黄 10g，麦冬 6g，知贝母各 5g，生石膏 6g（先煎），炙黄芪 10g，当归 5g，大白芍 10g，清阿胶 10g（烊化），生稻麦芽各 10g。

另：大山楂丸 10 粒，早晚各 1 粒，食后服。

二诊：上方共进 22 剂，齿龈肿胀出血已愈，纳食转甘，口不作渴，大便微溏，苔白脉缓，今在某医院检查肝功能：麝香草酚浊度 4U，麝香草酚絮状试验（±），转氨酶 80U。证情大瘥，再拟益阴和胃治之。

南沙参 5g，钗石斛 10g，生地黄 10g，麦冬 6g，知贝母各 5g，炙黄芪 10g，茯苓 5g，生稻麦芽各 10g，炒白术 6g，生熟苡仁各 10g，天花粉 5g。

按：肝炎分为急性、迁延性、慢性三类，这是从病程的长短来区别的一种临床分类方法，对运用中药治疗，意义和作用并不大，因为中医治疗任何疾病，重在辨证，因此，上面的 7 例病案，基本上可以包括小儿常见的肝炎病候，临床时可以相互参阅，不宜被急性、迁延性、慢性所羁绊，而遗刻舟求剑之讥。

肾 炎 类

例 1

赵某，女，8 岁，病历号：127796，初诊日期：1964 年月 9 日。

面浮肢肿，按之有凹陷，某儿童医院检查诊为急性肾炎，日来鼻流清涕，早起眼睑浮肿，目下如卧蚕，食欲不佳，腹部膨满，面黄形瘦，小溲不利，苔白而薄，脉象浮数。尿常规检查：蛋白（＋＋），每视野红细胞 5～8 个、白细胞 2～3 个、管型 0～2 个。

证属外感风邪，内蕴水湿，脾胃运化失司，外溢肌肤，治当祛风渗湿。

羌独活各 3g，桂枝 3g，防风 5g，防已 6g，炒白术 10g，黄芪 10g，茯苓皮 10g，大腹皮 12g，陈皮 5g，姜皮 3g，炒川椒目 2.5g。

二诊：药后浮肿尚未全消，小便甚利，饮食转振，苔白脉缓，尿常规检查：蛋白（＋），每视野红细胞 2～3 个、白细胞 0～1 个。风水渐解，运化未复，治当健脾扶土，以防过利伤阴。

党参 10g，黄芪 10g，炒苍术 3g，炒白术 10g，炒川朴 3g，青广皮各 3g，炒半夏 5g，炒苡仁 10g，怀山药 10g，茯苓 10g，焦三仙各 12g，炒川椒目 2.5g，陈胡芦瓢 30g。

三诊：连进上剂，浮肿已消，食欲时振时呆，形瘦面黄，入暮腹胀，尿常规检查：蛋白（－），红细胞（－），白细胞（－）。舌苔白腻，脉象沉细。中焦脾胃素弱，健运失司，治当健脾和中，以善其后。

党参10g，黄芪10g，茯苓10g，炒白术10g，怀山药10g，陈皮5g，广木香2.5g，砂仁米2g（研），扁豆衣10g，藿香梗5g，神曲10g。

例2

安某，男，10岁，病历号：223271，初诊日期：1963年10月31日。

一月前曾流鼻血甚多，经治已愈，近三周来头晕较甚，精神不振，纳食不甘，胃脘作痛，日来自觉眼胞发紧作胀，身无水肿，面黄不华，苔白脉缓。尿常规检查：蛋白（++），红细胞1~2个，白细胞（-），颗粒管型0~1个。

脾胃者仓廪之官，胃主纳谷，脾司运化，脾虚胃弱则面黄纳少，清浊失调则神疲头晕，治当调脾运湿，分理阴阳。

党参10g，泽泻10g，茯苓10g，炒白术10g，炙甘草3g，青广皮各5g，半夏曲6g，明天麻2g，防风5g，焦三仙各12g，煨姜2片，小红枣3枚。

二诊：药后头晕大已，纳谷较甘，精神略振，眼胞紧胀亦松，苔白脉缓。尿常规检查：蛋白（±），红细胞（-），白细胞（-），有大量草酸钙结晶。病情减轻，仍属脾运失健，清阳布护失司，治再健脾燥湿。

党参10g，泽泻6g，茯苓10g，炒白术10g，炙甘草3g，青广皮各5g，炒半夏6g，炒川朴2g，黄柏6g，生苍术3g，煨姜2片，小红枣3枚。

三诊：昨因上学玩耍较累，加以多食味咸之物，今早起身后感觉头面微浮，尿常规检查：蛋白（++），白细胞1~2个，红细胞（-）。劳累伤脾，脾不运水，水液潴留，三焦决渎失职，治当健脾利水，宗五苓五皮法。

猪茯苓各10g，炒白术10g，泽泻6g，桂枝2g，五加皮6g，大腹皮10g，橘皮5g，炒川椒目2.5g，陈胡芦瓢30g，焦三仙各10g，姜皮3g。

四诊：药后小溲甚利，头面浮肿已消，尿常规检查：尿蛋白（-），红细胞（-），白细胞（-）。肾炎基本告愈，唯有时头晕尚，精神略倦，苔白脉缓。清阳不振，治再补气升清，以善其后，尚希慎调，以防反复。

党参10g，黄芪10g，猪茯苓各10g，柴胡2.5g，薄荷2g（后下），大腹皮10g，五加皮10g，泽泻6g，陈皮5g，姜皮3g，葛根5g。

另：补中益气丸18g×10袋，每日2次，每次6g，食后开水送服。

例3

朱某，女，10岁，病历号：125684，初诊日期：1964年5月18日。

咳嗽面浮已经两月，治之不愈，刻下浮肿加甚，面黄不华，右耳后红肿一块，睡眠不佳，小便不利，苔白脉数。尿常规检查：尿蛋白（+），红细胞0~1个，白细胞（-）。血沉28mm/h，胸透：正常。

审属风热外袭，胆火升腾，拟以疏肝清热，暂从标治。

龙胆草6g，泽泻6g，生地黄10g，柴胡3g，黄芩5g，生石膏25g（先煎），黄柏6g，黑山栀5g，粉丹皮5g，细木通6g，灯心草3尺。

另：如意金黄散1袋，醋调敷肿处；橘红丸6粒，每日2次，每次1粒，开水送服。

二诊：药后咳嗽大瘥，耳后红肿尚未全消，小便较利，面浮亦已。前方既效，再拟原方接服。

龙胆草6g，泽泻6g，生地黄10g，柴胡3g，黄芩5g，生石膏25g（先煎），连翘10g，黑山栀5g，细木通6g，灯心草3尺，车前子10g（包）。

另：紫金锭2粒，研末，醋调敷患处。

三诊：隔两周未视，服前投之剂，耳后红肿已消，诸状均已，日来因感外邪，微有咳嗽鼻涕，苔白脉浮。尿常规检查：蛋白（－），红细胞（－），白细胞（－）。血沉15mm/h。肾炎已愈，治当宣肺止咳，以散外邪。

桑叶10g，菊花5g，连翘6g，杏仁10g，大贝母5g，橘红2g，炙杷叶5g，活水芦根15g，葱头3个，淡豆豉10g。

另：解肌宁嗽丸4粒，早晚各1粒，开水送服。

按：肾炎是现代医学的病名，按疾病的发展过程，临床上有急性和慢性两类，水肿虽是本病的临床主症，但肾炎病人，未必都有水肿，而中医的水肿病亦未必都是肾炎，故本病诊断，除临床证候外，尚须根据实验室检查。在治疗方面，如有水肿的，应根据中医水肿病进行辨证施治，除例1提及的治法以外，可以参阅肿胀节的医案，进行对照。如果水肿消退，或起病未肿者，则应根据临床的具体证情，加以施治，如例3运用龙胆泻肝汤加减，其目的是消散耳后红肿，而竟治愈肾炎。可见中医治疗任何疾病，主要在于辨证。

例4

曲某，男，10岁，病历号：102945，初诊日期：1963年5月9日。

近一周来，小便红赤如血，阴茎不疼，余无不适，过去有齿衄、鼻衄和皮肤出血史，苔白脉数。尿常规检查：蛋白（++），红细胞满视野，白细胞0~1个。

证属肾阴不足，君相之火，下移膀胱，逼血下行，治当清利，小蓟饮子加减。

大小蓟各6g，干藕节30g，生地黄10g，细木通6g，黑山栀5g，淡竹叶5g，当归6g，赤芍10g，六一散10g（包），王不留行6g，琥珀末1.2g（分冲），灯心草3尺。

二诊：药后小便已清，大便正常，苔白脉缓，眠食均佳。尿常规检查：蛋白（－），红细胞0~1个，白细胞（－）。肾炎基本已愈，改拟清心莲子饮，以善其后。

莲子心6g，麦冬6g，生地黄10g，赤茯苓10g，车前子10g（包），怀山药10g，黄芪10g，人参6g，六一散10g（包），黑山栀5g，赤芍10g。

丸方：党参60g，炙黄芪60g，茯苓30g，怀山药60g，扁豆60g，柴胡12g，地骨皮30g，麦冬30g，桑白皮30g，当归30g，生地黄60g，赤芍30g，黄柏30g，莲子心25g，黄芩30g，车前子30g，六一散30g，琥珀末10g。

上药共研细末，炼蜜为丸，每丸重10g，每日2次，每次1丸，开水送下。

例5

何某，女，12岁，病历号：112993，初诊日期：1963年12月28日。

去年11月份曾患下肢浮肿，颜面亦浮，经治浮肿消而不彻，今年国庆时因患咽肿而面浮加甚。刻下面浮早起为甚，面色白，小溲红赤，舌苔中布淡黄，边尖色红，脉象细数。尿常规检查：蛋白（+++），红细胞满视野，白细胞（－）。平素体质柔弱，颜面浮肿为甚，是由体虚上受风邪，风搏卫分，水气不得外越，蓄遏肌肤所致，今肿势虽有去意，而风郁化热，热迫膀胱之腑，遂有尿红如血之症，治当和血清热，宗《医宗金鉴》牛膝四物汤意。

怀牛膝10g，当归6g，赤芍10g，川芎3g，生地黄10g，细木通5g，瞿麦6g，川黄柏6g，血余炭10g，茯苓10g，泽泻6g。

另：河车大造丸10粒，每日2次，每次1丸，开水送服；并用茅根60g煎水代茶。

二诊：药后小便转利，色亦不红，胃纳尚可，脉数已靖，苔根稍腻。尿常规：蛋白（+），红细胞5~10个，白细胞（-）。体质虚弱，血热未清，前方既合病机，再宗原意，努力前进。

怀牛膝10g，当归6g，赤芍10g，川芎3g，生地黄10g，细木通5g，炙黄芪10g，茯苓10g，泽泻6g，盐水炒知柏各6g，六一散10g（包）。

另：河车大造丸10粒，每日2次，每次1粒，开水送服。

三诊：上药迭进四十余剂，临床症状消失，饮食、睡眠正常，二便亦调。尿常规：蛋白（-），红细胞1~2个。再拟原法治之，以巩其效。

怀牛膝10g，当归5g，赤白芍10g，川芎3g，炙黄芪10g，细木通5g，干藕节30g，茯苓10g，炒白术10g，清阿胶10g（烊化），党参10g，生熟地各10g。

另：河车大造丸10粒，每日2次，每次1粒，开水送服。

四诊：迭投上剂，一切如常，尿常规：蛋白（-），红细胞（-），白细胞（-）。肾炎已愈，拟以益气和血，以善其后。

党参10g，黄芪10g，茯苓10g，泽泻10g，泽兰叶10g，生地黄10g，清阿胶10g（烊化），怀牛膝10g，冬瓜皮10g，干藕节30g，当归5g。

按：上面两例，都是肾炎血尿证，一为急性肾炎，而用小蓟饮子治愈，一为慢性肾炎，而用牛膝四物治愈，前者为血分实热，后者为血分虚热，因此，临床时不可把急性、慢性绝对割立起来，加以机械搬用，以免影响效果。

例6

张某，男，8岁，病历号：1686，初诊日期：1961年7月13日。

病始于1958年3月29日，先见眼睑浮肿，继而全身肿胀，在当地医院治疗，检查小便有蛋白（+++），诊断为急性肾炎，住院一年，经用青霉素、葡萄糖、利尿药及民间单方，浮肿方渐消出院。1960年9月因患流感，浮肿复发，而且症状加重，入某儿童医院住院治疗，时好时犯，时轻时重，经用中西药及输血等疗法，效终不显。以后曾患感冒四次，于3月底全身浮肿，日趋严重，伴有大量腹水，病势恶化，故特转来北京治疗。刻下面色白，形神困倦，腹大如瓮，膨胀如鼓，腹围87cm，肚脐凸出，紫筋暴露，颜面周身胖肿，喘息转侧维艰，周身沉重不适，咳嗽排痰稠黏，饮食量少，食后胀甚，小便涓滴色黄，大便成形色黑，肛门周围糜烂浸水。舌质绛赤，苔薄白，脉细数。

肿胀一证，当责之肺、脾、肾三经，因水气运行，必借肾之开合，脾之转输，肺之通调，若三者功能失常，必然水湿内积，肿胀乃成。本证业经三载有余，反复发作，水气由表入里，肿胀延及胸腹，以致腹大如鼓，咳逆喘促，显系气血两虚，中焦失调，水湿壅滞，血络瘀阻，上犯高原，标本同病。夫脾为后天之本，脾虚则湿生，湿为阴邪，若命门火衰，不能气化，阴霾必然过盛，肾脏受其湿淫，阳气不到之处，亦即浊阴凝聚之所，久而损及决渎之职，则水聚而不行。同时，湿蒸日久可以壅气生热，热注下焦，可以导致阴部糜烂浸水。恙势重险，拟先宣肺行气，淡渗利水；继予攻补兼施，以祛水气；最后补脾温肾，以善其后。证势至此，预后不良。

治以宣肺利水，以为先驱，宗甘草麻黄汤合四苓散出入立方。

水炙麻黄 3g，六一散 12g（包），茯苓 10g，猪苓 10g，炒白术 10g，泽泻 6g，炒苡仁 10g，车前子 10g（包），炒川朴 3g，老木香 3g，葶苈子 3g，西瓜翠衣 15g，琥珀粉 1.5g（分次冲服）。

二诊：药后肿热未减，上下无定，仍然咳嗽喘息，痰不易出，皮肤干燥，手指转运失灵，小溲排量极微，阴囊肿若晶球，病势有增无减。水邪上犯于肺，肺气失于通达，皮毛宣泄不畅，三焦气化失利，再拟开肺利水治之，以观动静，兼佐外治，以期达到通络泄水之效。

桑叶皮各 10g，陈皮 6g，瓜蒌皮 10g，槟榔片 10g，葶苈子 10g，厚朴 3g，猪茯苓各 10g，杏仁 10g，大腹皮 10g，桔梗 5g。

另：商陆 60g，甘遂 60g，麝香 1.2g，共研细末，水调敷肚脐。

三诊：连用上法以后，患儿自感舒适，全身浮肿减轻，咳逆喘息大平，腹胀略为缓和（腹围 85cm），日来突于右下肢发现丹毒，迅即蔓延膝盖，边缘清晰，表面压之觉痛，加以患儿急躁啼叫，以致更显脐突腹胀，小便不畅，呼吸气促，胸中觉热，时时腹痛恶心。据此证情，另有枝节，是水邪湿毒郁蒸入营之象，治当宣肺利水，佐以清热凉血，宗“治风先治血，血行风自灭”意。

泽泻 10g，赤苓 10g，炒白术 10g，车前子 12g（包），冬瓜皮 15g，大腹皮 10g，陈皮 6g，当归尾 6g，大生地 15g，紫丹参 10g，赤芍 10g，鲜茅根 60g。

四诊：药后红斑渐消，仍然腹胀溲少，身热高低波动，热甚时口渴欲冷饮，胸中热，热微时手足冷，大便溏。寒热证象，交替演进，所幸神情并无虚脱不支表现，揆度证情，颇虑汗出卫阳不固，腠理宣疏，而生骤变，治再原方接服，以观动静。

泽泻 10g，赤苓 10g，炒白术 10g，车前子 12g（包），冬瓜皮 15g，大腹皮 10g，陈皮 6g，当归尾 6g，生地黄 15g，紫丹参 10g，赤芍 10g，怀山药 10g。

五诊：患儿突觉全身无力，大汗淋漓，肢凉颤动，神志不清。虚脱亡阳之兆，亟当大补元阳，以挽危亡于俄顷。

红人参 30g，熟附片 15g，浓煎频频灌服。

六诊：进参附汤后阳回厥平，肿势依然未退，改拟防己黄芪汤化裁，以冀固表利湿，温化州都水气。

生黄芪 25g，防己 6g，高丽参 5g（另煎），炒白术 6g，怀山药 10g，炒苡仁 12g，泽泻 10g，车前子 10g（包），当归 6g，生牡蛎 15g（先煎），升麻 2.5g。

七诊：迭进上方以后，病情有所平稳，阴囊水肿已消，面色㿠白不华，精神略呈疲惫，唯腹部胀势终不显减。殆脾肾阳衰，水湿内蕴未净，病情所示，尚属虚中夹实，理宜攻补兼施，一面温运脾肾而扶正，一面攻逐水湿以祛邪，盖非温暖之方，不足复其阳，非通导之药，不能去其水。

肉桂3g，川附子6g，熟地黄10g，山萸肉6g，粉丹皮6g，泽泻6g，怀山药10g，茯苓10g，红人参6g（另煎），黄芪20g，千金子6g。

另：吴茱萸粉60g，水调敷两足心，以导水下行。

八诊：上方共进十又三剂，病势大减，腹胀明显消除，无波动感，青筋消失，脐凸缩回，通身肿势全消，骨角显露，肛门不再流水，糜烂之处痊愈，神清气爽，饮食如常，初则每日能坐三四次，继能站立，今已能扶床行走。此时重在巩固疗效，治当调补气血，拟以八珍汤，以为善后处理。

人参10g，黄芪10g，茯苓10g，炒白术10g，炙甘草3g，当归6g，熟地黄10g，川芎2.5g，大白芍10g，煨姜2片，小红枣3枚。

按：此案病经三载，入院直到治愈，据其病情演变及治疗步骤，大体上分为三个阶段。第一阶段自1961年7月13日至25日，这一期间，病势最为严重，先用宣肺利水之法，似有袪邪外达，症状渐趋缓和之象，旋因湿毒郁蒸入营，发生丹毒，改拟宣肺行水，佐以清热凉血以后，反而证情变化较大，寒热之象杂呈，终于突然大汗肢凉，神志不清，几至猝不及救，此缘证久体虚，正气不支所致，所幸投以参附汤及黄芪防己汤后，阳回厥平，气化向利，腹胀水肿，虽未显消，但一般证情，似较稳定，而且显示虚象较多，实为第二阶段的治疗用药提供了理法基础。第二阶段自7月25日至8月13日，这一期间的主要证象，既显脾肾阳衰，复呈水湿蕴积，因思中寒胀满，得肉桂、附子之热，其气乃行，遂用金匮肾气丸加味治之。方中之熟地、丹皮、山药，可固肾脏之真阴，可治外来阳水有余之肿胀；山萸、附片可补肾脏之真阳，可治阴水内发不足之肿胀；肉桂化腑气；茯苓、泽泻行水道；加用人参、黄芪补元气，千金子逐宿水，冀求脾肾充沛，阴阳得以和平，庶几肿胀可消。通过此案临床检验，果然如此。

第三阶段自8月13日至9月20日，这一期间，临床症状基本消失，重在巩固疗效，采用八珍汤调养气血，观察一个月，未见反复。此案值得注意的是：在治疗过程中，除给内服药以外，在第一阶段中加用了商陆、甘遂、麝香末水调敷肚脐，第二阶段中加用了吴茱萸粉水调敷足心的外治疗法，这两种方法，均出自民间验方，具体运用在这个患儿身上，一收通络逐水之效，一收导水下行之功，可见秘方验方，对中医辨证施治可起到相辅相成的作用。

荨麻疹类

梁某，女，8岁，北京市人。初诊日期：1990年4月28日。

患儿皮肤反复出现红色斑丘疹3个月，瘙痒难耐，曾多方求治，效果不明显，今请刘老诊治。查体：全身散在红色斑片状丘疹，或呈风团样，有抓痕，舌质红，苔薄黄，脉浮数。西医诊断：荨麻疹。中医诊断：瘾疹。证属风热怫郁，外发肌表。治疗宜以疏风清热、凉血止痒为法，方选自拟荆翘散加减。

荆芥穗5g，连翘10g，刺猬皮10g，露蜂房10g，蝉衣10g，生地10g，赤白芍各

10g，半枝莲10g，白蒺藜10g，竹叶10g。

7剂，水煎服，每日1剂。

二诊：服上药后，皮疹基本消失，唯仍感皮肤夜间瘙痒，纳食稍差，舌质红，苔薄白，脉细数。

上方加当归10g，生山楂10g。5剂，继服。

1周后，其家人欣然电告患儿痊愈。

按：荨麻疹系风热邪毒外袭，发于肌表所致，根据皮疹的形态，治疗初宜以疏风清热、凉血止痒为法。“治风先治血，血行风自灭。”故用赤芍、生地等凉血止痒，并加解毒活血之品，如刺猬皮、露蜂房、半枝莲等。后期乃血虚生风，故加当归配合生地、白芍以养血活血祛风，加生山楂以活血，消食健胃。值得称道的是，一定要用生山楂，不要用炒山楂，因后者偏燥。

内科医案

外 感 类

外感化热案

牟某，男，24岁。

昨因途中遇雨，淋后即感不适，入夜恶寒发热，今晨身热未解，体温39.2℃，头昏无汗，鼻塞流涕，口干咽痛，温温欲吐，苔色黄，脉浮数。

风寒侵袭皮毛，皮毛为肺之合，肺气失宣，腠理闭塞，故寒热无汗。寒郁化热，故口干咽痛，苔黄脉数。证系风寒外束，郁热内熏，治以疏解，佐以清热。

苏叶5g，杏仁10g，前胡5g，陈皮5g，银花10g，连翘10g，豆豉10g，枳壳10g，桔梗10g，黄芩5g，生粉草3g。

按：此案从病因及发病过程来看，极似风寒外感，但在症状上除恶寒、发热、无汗、鼻塞、流涕等风寒表证外，复又出现口干咽痛、苔黄脉数内热燔炽等象，可见风寒表证，有迅速转化之机。其治疗方法，宜辛温解表，祛邪外出，同时佐用翘、芩，以清心肺膈热，因为解表而不清内热，表寒虽除内热必炽，清里而不解表，则外邪无有出路，终遗后患，故药后迅即得汗热清，诸状告愈。

外感津伤案

赵某，女，42岁。

昨因汗后脱衣不慎受凉，即觉恶寒发热，关节疼痛，今仍恶寒壮热，体温39.4℃，汗出头痛，骨节酸楚，面色潮红，口干咽痛，苔光剥少津，舌尖红，脉来浮数。

此为风寒客表，营卫郁遏不舒，故寒热汗出，关节酸楚。寒郁化热，热灼津伤，以致口干咽痛，舌红光剥少津。治当解表，佐以益阴。

薄荷6g（后下），银花6g，连翘6g，淡竹叶6g，桑叶10g，麦冬10g，黄芩6g，桔梗6g，黑山栀6g，生地黄10g。

按：此案病因汗出当风，出现寒热，关节酸楚，应属风寒外感，理宜辛温解表。由于患者素质气阴两亏，寒邪化热，津伤液耗，若用辛温香燥之品，必愈伤其气阴，耗其津液，甚而导致神明无主，出现神昏谵语等症，故改用解表佐以益阴，一剂而愈。可见临床时贵在洞察病机，权衡施治。

阴虚外感案

孟某，男，23岁。

平素腰酸肢倦，头晕耳鸣，心悸气短，自汗盗汗，咽干舌燥，近二日来身热恶寒，头痛鼻塞，喷嚏流涕，干咳无痰，溲黄便干，胃纳呆滞，舌苔薄白，尖边微红，左脉沉细，右脉浮数。

素体阴虚火旺，肾水不足，腰为肾之府，故腰酸体怠，咽干舌燥；脑为髓之海，髓海不充，故头晕耳鸣；阴血不足，心失所养，故心悸气短，自汗盗汗；近复感受客邪，肺失肃降，故寒热咳嗽，苔白脉数。脉证合参，为阴虚内热，外受表邪之象，治当养阴解表，宗葳蕤汤加减。

肥玉竹10g，嫩白薇10g，薄荷5g（后下），淡豆豉10g，麦冬10g，葱头3个，防风6g，桔梗5g，杏仁10g，炙甘草5g，生地黄10g，大枣5枚。

按：此案阴虚外感，证颇典型，临床时若仅治疗外感，不照顾阴虚，药略刚燥，必有失血之变，故以葳蕤汤施治，两剂告愈。

太阳伤寒案

胡某，男，16岁。

两天来头痛恶寒，鼻塞流清涕，不发热，项背强几几，苔薄色白，脉象浮弦。

证属外感风寒，邪侵太阳经腧，脉络失其宣和所致，治当解表发汗通络，桂枝加葛根汤主之。

川桂枝10g，杭白芍10g，干葛根10g，炙甘草5g，生姜3片。

按：此案运用仲景伤寒成法，一剂而愈，药简效高，组织严紧，与集凑之方，不讲配伍者奚啻天壤。因此，临床时切不可视经方为畏途，而束之高阁不用也。

阳明经证案

曹某，男，68岁。

证经两天，初病恶寒，抖战无汗，头胀，周身骨节酸楚。刻下寒战虽解，身热甚壮，无汗（体温40.4℃），头痛如劈，面赤心烦，口渴欲饮，脉来洪大，右手尤甚，舌质红而少苔，小便清长，大便自调，精神尚可，言语清晰。

脉证分析，实为初病太阳，旋即内传阳明，素质阴虚，邪从阳化，故呈脉大身热，面赤心烦，口渴欲饮。小便清长，大便自调，热结腑病不显。阳明经热甚明，亟宜人参白虎汤意，清热泄邪为主。

生石膏60g（先煎），银花30g，肥知母15g，连翘15g，党参10g，白芷6g，炙甘草6g，粳米10g（包），天花粉10g，芦根30g，荆芥6g。

另：紫雪丹3g，顿服。

二诊：药后身热已退（体温36.7℃），面赤心烦、口干头痛诸症均愈，周身清爽，起身平坐，唯舌质仍红，脉尚弦滑。此乃热病伤阴，气液不足，余氛未靖之象，仿益胃汤意，以善其后。

大生地10g，麦门冬10g，天花粉10g，干藕节15g，肥玉竹15g，黑元参10g，鲜芦根20g，炙甘草5g，潞党参10g。

按：此例阳邪内传，出现人参白虎汤证，头煎啜后四小时许，即汗出如浴，热势大退，体温40.4℃下降至38.4℃，面赤心烦亦减，脉洪趋靖，邪气渐退。翌晨尽剂以后，即热平病愈，可见白虎汤方，临证用之得当，确收立竿见影之效。

热结阳明案

闫某，男，23岁。

证经三日，壮热不解，体温39.0℃，大汗淋漓，烦躁不安，面色红赤，小便黄浑，大便干燥，三四日未更衣一次，口中不渴，食纳不振，舌绛苔黄，脉洪数有力。

温邪痰热，羁留阳明气分，以致壮热大汗，脉来洪数；热灼津伤，肠液亏耗，是以小便黄浑，腑秘不通。治当清气通腑，以存津液，宗白虎承气汤化裁。

生石膏25g（先煎），知母10g，黄连6g，制川军10g，生地15g，麦冬6g，鲜芦根30g，瓜蒌根10g，枳实10g。

按：肝胆为发温之源，阳明为成温之薮，邪陷少阴，多用犀角、羚、地以清透，热结阳明，多用石膏、大黄以清降，这是温热病分经治疗之要领。此案脉洪大，汗大出，壮热，腑秘，显为热结阳明之证，舌绛心烦，又为热灼津伤之象，故用白虎以清气分之热，复用大黄以急下存阴，药后即便下热解而愈。

经腑同病案

余某，男，43岁。

证经一候，身热面赤，涔涔汗出，头痛体怠，脘闷泛恶，口干引饮，食纳不下，大便四五日不解，彻夜不寐，呼号不已，舌苔黄腻而厚，脉象弦滑微数。

太阳表邪不解，传入阳明，与肠中糟粕相搏结，故见便秘身热，面赤渴饮；胃腑燥屎不去，浊气上冲，故头晕头痛，苔黄厚腻，呕恶不纳。亟当通腑荡涤，以清邪热。

生川军10g（后下），风化硝10g（化），枳实10g，炒川朴5g，生石膏25g（先下），肥知母10g，生甘草3g。

按：此案太阳表邪内传，阳明经腑同病，证颇典型，但治疗重点，应放在攻里，因为燥屎不下，邪热无有出路，病不能解，故用大承气汤峻下，釜底抽薪，去其阳明积热，一药以后即便下四次，泻出秽垢盈盆，脘腹宽畅，苔化热退而愈。

少阳证案

韩某，女，37岁。

20天来寒热往来，耳聋胁痛，胸闷憋气，咽干微咳，吐痰不爽，质白黏，脉弦滑而数，舌苔白根腻。

胸胁耳旁为少阳经脉所布，外邪内传，郁热不清，以致少阳转枢失司，出现耳聋、胸胁疼痛等症。治拟和解少阳，以解外邪而清内热，宗小柴胡汤加减。

柴胡10g，黄芩10g，半夏10g，甘草3g，白芍10g，青陈皮各10g，川贝10g，前胡6g，枳壳10g，生姜3片，大枣5枚。

针刺听会、风池、外关、翳风（均取两侧）、膻中。

二诊：寒热往来已除，咳嗽减轻，唯仍胸闷头晕，耳聋不清，舌红少苔有裂纹，脉滑小数。此表邪未尽，邪热未解，治当清肝热以利头目，宗龙胆泻肝汤。

龙胆草10g，黑山栀6g，黄芩6g，泽泻6g，车前子10g（包），当归10g，生地10g，柴胡6g。

按：外邪不解，传入少阳，治当和解，投以小柴胡汤，燮理阴阳，每获很好效果。此例外邪内传，肝热不清，故从肝热着眼，治投小柴胡汤减轻，再用龙胆泻肝而愈。

痄腮控睾案

赵某，男，29岁。

证经十一日，初起两腮漫肿，焮及头面，伴见恶寒壮热，肢体酸楚，口渴咽干，曾服中药两剂，恶寒发热已解，两腮漫肿渐消，今觉右侧阴囊焮红肿胀疼痛，牵及少腹，食思不振，溲浑便秘，苔色黄腻，脉象弦数。

时邪伏于少阳，经气失于舒展，以致发为痄腮，漫肿焮红，寒热交作。少阳与厥阴相为表里，厥阴之脉络阴器，湿热之邪下注，故囊丸控引而痛，牵及少腹。治当清解湿热，拟以龙胆泻肝汤加减。

龙胆草10g，柴胡6g，黄柏10g，生地黄10g，川楝子10g，荔枝核10g，细木通10g，当归10g，泽泻10g，车前子10g（包），灯心草3尺，橘核10g。

按：此案即痄腮并发睾丸炎症，为肝胆湿热下注所致，往往痛势牵引少腹，不能步履，严重的可以寒热交作，出现神昏谵语，治当清利湿热，运用龙胆泻肝汤加减，效果颇佳，盖湿热得以清解，则囊肿焮红疼痛即瘥，食思转振而愈。

邪遏三阳案

王某，女，28岁。

证经三日，初起寒热交作，身痛无汗，经治未愈。刻下时寒时热，有汗热轻，无汗热甚，口干而不欲饮，口苦而黏，咳嗽，咯吐白痰，溲黄便秘，苔色白腻，脉象弦数。

证属邪在三阳之经，羁留不解。太阳之邪未罢，故寒热不已；少阳枢机不运，则口苦而黏；阳明内热已炽，故溲黄便秘。治宜解散三阳之邪，以免阴伤邪陷生变。

柴胡6g，葛根10g，生石膏25g（先煎），荆芥5g，薄荷5g（后下），连翘10g，杏仁10g，川贝母6g，桔梗6g，生甘草3g。

按：伤寒邪遏三阳，属于实证，如果延误失治，最易热伤神明，出现谵语昏糊窍闭之象，甚至变生坏证，危及生命。此案邪在三阳，病情虽然未及危险地步，但其发展趋势，难以预测，投用上方一剂，即邪解而愈，诚出意外。

营卫失调案

常某，女，27岁。

证经五日，始则寒战颤抖，久而不解，继则发热汗出，伴有头痛如裂，曾用针灸疗法而好转。昨日下午复又恶寒汗出，头痛体怠，交替而作，但无定时。刻下仍未已，口中不渴，二便正常，苔薄色白，脉象浮缓。

据云病汗出当风而得。表邪郁遏不宣，营卫失调，以致恶寒头痛，汗出脉缓，形成似疟非疟（血液化验未找见疟原虫）。治当调和营卫，宗桂枝汤加柴胡。

桂枝10g，大白芍10g，炙甘草3g，柴胡5g，生姜3片，大枣5枚。

二诊：药后遍身汗出，头痛已解，寒战亦罢，精神转佳，微觉头晕，苔白脉缓。此营卫趋调，余邪未彻，药方既效，不再更张，佐以镇静治之。

桂枝10g，大白芍10g，炙甘草3g，柴胡5g，生龙牡15g（先煎），生姜3片，大枣5枚。

按：此案初诊时由于证经五日，表现前额痛甚，好似外邪传里，阳明头痛之证，但细察之，既有恶寒汗出，口中不渴，又有恶寒交作，似疟非疟，而无定时，非唯阳明头痛之证不能成立，同时少阳经证亦可否定。俗云："有一分恶寒，即有一分表证。"病既得之汗出当风，证现恶寒汗出，头痛如裂，口和不渴，苔白脉缓，其为表邪壅遏不宣，营卫失其和调，当无疑义，故用桂枝汤加柴胡，一剂即平，二诊时加生龙牡以镇静止晕，基本告愈。

少阴热化案

证经五日，寒热交作，头晕头痛，经服表剂不解，刻下寒热往来，头晕耳鸣，身热，体温38.5℃，全身骨节烦痛，心慌不已，心率每分钟180次，面色白，心烦口干，呕吐苦水，小便色黄灼痛，大便三日未行，精神委顿，饮食不思，舌红无苔，脉象细结。

证属寒邪陷入少阴，热化阴伤，津液耗灼，不能上济于心，心火亢盛，故心中烦热；里虚血少，心阳不振，故脉结心悸。治当养血清心，通阳复脉，宗仲景炙甘草汤合黄连阿胶汤化裁。

炙甘草15g，桂枝5g，生黄芪10g，生地黄15g，麦冬10g，黄连5g，阿胶珠10g，当归10g，大白芍15g，朱砂末3g（冲），陈皮6g，柴胡3g。

二诊：药后热退身凉，心烦亦止，体温36.8℃，心率每分钟85次，精神转振，大便已解，唯感气弱无力，食思不佳。心火亢盛已平，气血未趋恢复，治宗原意增减，效不更方。

炙甘草15g，炙黄芪10g，生地黄10g，麦冬6g，黄连3g，阿胶珠10g，当归10g，大白芍10g，陈皮6g。

按：此案高年体弱，外邪入里化热，在证情表现上心阴既伤，心阳又感不振，故心跳每分钟180次，面白不华，烦热不已，脉象快数无伦，危象毕露，此时唯有扶其正气，振其心阳，故宗《伤寒论》“脉结代，心动悸，炙甘草汤主之”治之，方中炙草、黄芪益胃固表，以防骤脱，生地、麦冬、当归、白芍养血滋营，黄连、阿胶清心益阴，桂枝振奋心阳，柴胡以解外邪，陈皮利气和中，故药后证情稳定，基本告愈。

时感案

闫某，男，42岁。

病起五六天，恶寒，发热（体温39.5℃）无汗，头晕而痛，咳嗽胸闷，吐白痰量多，咳时引痛掣腰牵腹，饮食不香，便溏而黄，溲赤热痛，口干欲饮，苔白腻，舌尖红，脉弦滑而数。其人宿有痰喘。

此为外感风寒束表，内夹痰浊阻滞，肺气失宣，肃降之令不行，治当疏表理气，拟香苏散法。

苏叶10g，制香附10g（打），杏仁10g，桔梗10g，荆芥6g，淡豆豉10g，枳壳6g，生姜3片，牛蒡子10g。

针刺大椎、合谷、足三里、风池、列缺。

二诊：药后得汗不彻，仍然恶寒发热，体温40.0℃，咳逆引痛，胸闷不舒，头晕心烦，目赤睑肿，左侧耳鼻孔窍出现红色疱疹，口渴引饮，便干溲赤，苔黄腻，舌尖红，脉浮滑而数。外邪汗出不解，势已化热，羁留气分，治当辛凉解表，佐以苦寒泄热。

薄荷5g（后下），柴前胡各5g，连翘10g，杏仁10g，葛根10g，川郁金6g，香豉10g，炒山栀10g，枳壳6g，黄芩6g，半夏10g。

针刺大椎、合谷、足三里。

三诊：进辛凉解表佐以苦寒泄热之品后，恶寒已罢，热势大减，体温37℃，心烦目赤均轻，唯尚咳嗽气喘，吐白黏痰，胸闷不舒，食思不振，小便黄赤，大便未行，舌苔黄腻少津，脉象微有滑数。此为表邪向解，里气未和，痰热壅遏肺胃，治节失职之象，予清热化痰法。

黑山栀10g，淡豆豉10g，柴前胡各5g，黄芩5g，枳壳5g，川郁金5g，川贝母3g，清半夏10g，杏仁10g，桔梗10g，连翘10g，炙杷叶10g。

针刺大椎、合谷、尺泽、列缺、足三里。

四诊：时感已愈，咳痰较爽，咳尚胸闷微痛，苔腻已化，脉较浮缓。肺气失肃，再拟泄热化痰和中。

炙紫菀10g，苏梗子各5g，桑白皮10g，橘红10g，旋覆花10g（包），生粉草3g，桔梗10g，杏仁10g，半夏10g，郁金5g，姜竹茹6g，茯苓10g。

针刺中府、尺泽、列缺。

按：此案时感，病将一周，证现恶寒发热，无汗，苔白脉浮，为寒束肌表，卫气不宣，虽然其人宿有喘疾，肺失肃降，而咳嗽胸闷，痛引腹胁，在治法上仍宜先解外邪。由于药后汗出不彻，表邪未散，勾引宿疾，痰热内恋，羁留气分不解，故用柴、葛、栀、芩泄热，翌日身热即减，心烦目赤均轻，尚余逆咳不爽，是为肺气失肃，投用清化痰热之法，一以紫菀、桔梗开提肺气，一以苏子、旋覆降气化痰，于是诸症次第告平。此外，在治疗过程中，共计针灸五次，其取穴用意与药物吻合。初诊以解表疏风散寒为主，故以阳明、太阴原络配穴，用合谷、列缺，加大椎散寒，风池疏风清上。二诊取合谷以泄泻热，足三里治胸腹之痛，兼用大椎发表清热。以后均从手太阴经取穴，如列缺能泄肺热，以治咳逆胸痛，中府为肺经募穴，可治咳痰喘嗽，尺泽能够清肃肺气，开豁中上二焦。

外感夹湿案

王某，男，39 岁。

旧有遗精史，近二日来，恶寒发热，头痛鼻塞，无汗身痛，咳而痰多，苔白滑，脉弦迟。

夙疾未瘥，新感风寒，寒邪客表，湿气内停，以致恶寒体怠，此病在太阳，宗“急则治其标”之法，先拟解表，以散外邪，麻黄加术汤。

麻黄 6g，桂枝 6g，杏仁 10g，生甘草 5g，白术 10g，生姜 3 片，大枣 5 枚。

按：此案患者素有遗精腰酸，头晕，本属肾虚肝亢。今感外邪病变在表，治疗重心，应先解表，再治旧疾，虽麻、桂亦非所禁，故此案径用麻、桂散邪解表，白术除湿扶正，投以一剂而愈，此即“急则治其标，缓则治其本”在临床上的具体运用。

湿温阴伤案

尤某，男，62 岁。

证经二十余日，身热不退，口燥唇干裂血，鼻黑如烟，烦躁不寐，梦语如谵，便干不行，小便短赤，舌苔红糙无津，脉象弦数不清，形瘦色苍，息粗口秽。

证属湿温化燥入营，伤阴劫液，化源将竭，势有风动痉厥之变。亟当养营增液，以希津生邪去，出险入夷。

黑元参 10g，生地 25g，鲜石斛 25g，生石膏 25g（先煎），鲜芦根 30g，麦冬 10g，天花粉 10g，生甘草 6g，生梨皮 10g。

按：此案湿温燥火入营，伤阴劫津，最为典型。治疗方法，唯有大剂养阴生津，以清炎炎之威，王孟英云“留得一分之津液，即有一分之生机”正是指此证候而言，先后共进七剂而愈。

咳 喘 类

咳嗽案

张某，男，20岁。

近一年来，经常咳嗽，吐稀白痰，春冬晨起为剧，时而潮热，夜出盗汗，日渐消瘦，食纳减少，精神不振，疲乏倦怠，舌苔薄白，脉象细弱，胸透未见异常。

此为阴虚咳嗽，故见潮热盗汗，日渐消瘦，治当养阴清热，佐以止咳，宗以秦艽鳖甲汤增减。

银柴胡6g，炙鳖甲10g（先煎），知母10g，胡黄连6g，地骨皮10g，秦艽10g，生熟地各15g，当归10g，乌梅10g，百合10g，黄芪15g，青蒿10g。

二诊：药后病情无变化，仍然咳嗽，潮热盗汗，虽见阴虚之象，未到骨蒸痨瘵地步，不可用药过急，治转和解退热，润肺止咳，宗小柴胡合止嗽散加减。

党参10g，银柴胡10g，姜半夏10g，黄芩10g，当归15g，乌梅10g，百合10g，生地10g，陈皮10g，炙紫菀10g，桔梗10g，百部6g，川贝10g，炙甘草10g，生姜3片，大枣5枚。

按：此例药进二剂，病即痊愈，可见阴虚咳嗽，证有轻重，临床时最宜辨证确当，权衡轻重，用药施治，方才收效。

咳吐痰血案

高某，男，56岁。

证经三候，身热不解，体温38.2℃，左侧胸痛，咳嗽，咯吐黄稠黏痰，其味腥臭，甚则带血，曾经某巡回医疗队诊断为肺脓肿，经用青、链霉素治疗，身热仍作，咳痰不易咯出，混以血丝缕缕，形瘦色苍，呻吟不安，苔白舌红，脉来滑数。据云过去曾患肺结核病，经治痊愈。

此为温邪痰热壅遏于肺，肃降之令不行，久而不已，伤及肺络，故咳吐痰血，胸痛身热不解，治当清肺涤痰，佐以通络止痛，宗《千金》苇茎汤加减。

鲜芦根30g，桃苡仁各10g，冬瓜仁10g，生石膏25（先煎），黄芩10g，莱菔子10g，川贝母10g，桔梗6g，丝瓜络10g，蛤粉10g，海浮石10g，葶苈子5g，瓜蒌15g。

二诊：迭进《千金》苇茎加减法后，身热已解，胸痛而复作，咳嗽爽利，咯出大量白痰，片刻盈碗，质稀有沫，而无血液，自觉全身困顿，四肢无力，食思不振，心烦溲少，苔白微腻，脉微弦滑。上焦肺气趋利，中焦痰食不宣，治宗叶氏苦辛开降法，佐以栀豉宣泄除烦。

川连3g，淡干姜1g，黄芩10g，炒半夏6g，枳实6g，川郁金6g，瓜蒌10g，黑山栀10g，川贝母6g，焦三仙各10g，淡豆豉10g，莱菔子10g。

按：此案初起本为冬温袭肺，由于迁延三候，邪伏不出，久郁上蒸，热壅血瘀，颇似肺痈，故治以《千金》苇茎加减，清肺涤痰，通络止痛。二剂以后，收效甚显，身热解除，胸痛亦轻，咳痰亦较爽利，痰中未带血液。再进二剂，虽然咳嗽爽利，但咯出大量白色痰沫，伴有胸痛，很像痰饮之证。治疗饮邪，本宜温药和之，唯恐咯血复起，故改用苦辛开降，宣通上中，一剂之后，咳痰即停，实在出乎意料，转拟健胃和中而愈。

咳热胸痛案

高某，女，42岁。

昨晚九时许，自觉周身不适，发热汗出，心烦不已，旋即咳牵左胸疼痛，夜间急诊，经西医诊断为急性纤维蛋白性胸膜炎。刻下高热不退，体温39.5℃，汗出心烦，咳嗽，咳痰不爽，胸胁牵痛，放射至肩，并随呼吸、咳嗽而加剧，气促喘粗，听诊有胸膜摩擦音，苔薄色白，脉象浮数。

风邪外束，肺热内郁，清肃之令不行，以致咳热胸痛，呼吸喘粗，治当清热宣肺，佐以化痰理气。

水炙麻黄5g，杏仁10g，生石膏25g（先煎），生粉草5g，黄芩10g，炙杷叶10g，大贝母10g，莱菔子10g，丝瓜络10g，桔梗6g，川郁金6g。

按：肺主气，为五脏之华盖，外合皮毛，司呼吸，一旦风邪侵袭，治节失调，肺气不利则咳嗽；肺热郁内则肺气壅遏不通，不通则痛，故胸痛，并随呼吸、咳嗽而增剧；热郁于内，外为风表所束，故高热不退。此案发病机制，即是如此，故投以清热宣肺、化痰理气之剂，二剂而愈，效颇卓著。

咳泻案

王某，男，36岁。

日来咳嗽不畅，心烦，睡卧不安，今日又增腹痛，泄泻三次，舌苔腻，舌质赤，脉缓而滑。

证属中焦湿热蕴遏，上激娇脏则咳，下注大肠则泻，治当清利，以化中焦湿热。

煨木香5g，川连6g，猪茯苓各10g，泽泻10g，六一散10g（包），橘皮6g，黄芩10g，炙杷叶10g，川郁金6g，橘络2g，炙紫菀10g，枳实6g。

另：三蛇胆陈皮末2瓶，早晚各1瓶。

二诊：药后腹痛、泄泻已瘥，咳嗽大减，唯感全身无力，食纳不佳，苔白质赤，脉缓而滑。此为泄后脾胃健运机能未复，治当调脾和中，佐以淡渗利湿。

茯苓10g，炒白术10g，藿苏梗各6g，枳壳10g，川郁金10g，橘皮6g，橘络2g，川连5g，神曲10g，煨姜2片，六一散10g（包），小红枣3枚，炒谷麦芽各10g。

另：三蛇胆陈皮末2瓶，早晚各1瓶。

按：咳泻之候发病机理，多与中焦脾胃湿热蕴遏有关，故从中焦调治，往往取效较佳。

水寒射肺案

王某，男，75岁。

半月来咳嗽吐痰，色白量多，清稀夹沫，形寒无汗，微热，体温37.9℃，背部发凉，口和不渴，纳食无味，二便尚调，苔薄质胖而淡，脉弦滑而浮。

风寒外束，营卫失和，则形寒无汗而微热。年高阳虚，气不布津，饮邪内盛，上逆犯肺，肃降失司，故咳嗽吐痰，清稀夹沫。治当温化水饮，外解表寒，法宗仲景小青龙汤。

炙麻黄5g，川桂枝6g，大白芍10g，细辛3g，五味子5g，半夏10g，炙甘草3g，生姜3片。

按：大凡饮邪，多因阳虚阴盛所致，法当温药和之。此案运用仲景成法，两剂而愈。可见临床只要辨证准确，病因病机分析得当，往往可获满意效果。

痰饮喘嗽案

崔某，女，67岁。

喘咳历经两年有余，遇寒则发，近二十余日来，喘咳增剧，痰多白沫，胸痞憋闷，头痛目眩，心悸身热，汗出恶风，朝重暮轻，饮食不香，口中无味，大便正常，小便不黄，苔白而滑，脉浮数。

素患喘咳，寒饮内伏，久则肺内蕴热，近又重感风寒，热为寒郁，肺气胀满，清肃失司，以致痰随气逆，咳嗽不已。证属外寒内热，治当宣表清里，拟以小青龙汤加味。

麻黄6g，桂枝5g，杭白菊5g，干姜3g，细辛2g，五味子3g，法半夏10g，炙甘草5g，杏仁10g，生石膏25g（先煎），厚朴6g。

二诊：药后喘咳减轻，恶风消失，头痛目眩亦轻，唯觉口干舌燥，发黏作酸，苔转水黄而腻。寒从热化，邪气将除，再拟原方，佐加清肺化痰之品。

蜜炙麻黄6g，桂枝5g，杭白芍5g，淡干姜3g，细辛3g，五味子3g，粉丹皮10g，法半夏10g，炙甘草5g，杏仁10g，厚朴6g，瓜蒌20g，生石膏25g（先煎）。

按：此例喘咳，运用小青龙汤宣表化饮，麻杏石甘清里定喘，加厚朴宽胸理气，以除胸闷不舒，药后感觉口干舌燥，苔色转黄，此里热已著，寒从热化，病候将愈之兆，故加用瓜蒌、丹皮，以清热润肺，化解凝痰而愈。

痰饮案

张某，女，20岁。

痰饮宿恙，业已七年，举发无定，此因气候骤变，宿疾又发，证见咳嗽气喘，吐痰清稀，夹以泡沫，伴有心跳动悸，四肢倦怠无力，饮食无味，睡眠、二便尚可，脉来沉弦，舌苔水滑。

脾主四肢，职司运化，脾阳不足，则健运无权，水湿凝聚，化为痰饮，上激娇脏则咳嗽气喘，水气凌心则心跳动悸，运化失司则纳呆肢怠。《金匮要略》云："病痰饮者，当以温药和之。"理宜苓桂术甘汤加味。

茯苓10g，桂枝10g，炒白术10g，炙甘草6g，陈皮10g，半夏10g，淡干姜2g，五味子6g，细辛1.5g。

按：痰与饮，本同而标异，清稀者为饮，稠厚者为痰，体内阴气凝聚则痰可化饮，阳气煎熬饮亦可成痰，故痰与饮可以转化，临床时应辨证施治。此案吐痰质稀有泡，加以饮食无味，四肢无力，脉沉而弦，并有咳嗽，实为水饮射肺所致，故宗仲景治饮不治咳之例，投以温化饮邪之品，药后吐出大量痰涎，咳喘减轻，病去大半，连进六剂而愈。

肾虚喘咳案

唐某，男，43岁。

喘证夙疾，时发时止，近三日来气喘又作，咳嗽痰多，不得平卧，动则喘甚，喘时张口抬肩，气不得续，面色青紫，汗出肢凉，二便自调，纳食不甘，苔薄白，脉弦细。前医迭投小青龙加石膏汤、三子养亲汤、定喘汤等收效不佳。

久喘肾虚，肾不纳气，邪水上泛，故动则喘甚，汗出肢凉，咳痰成盂，治当温肾纳气，行水降逆，宗苏子降气汤化裁。

苏子10g，半夏10g，肉桂6g，沉香末3g（冲），陈皮10g，苍术10g，五味子3g，巴戟天10g，破故纸10g，茯苓10g，大白芍10g。

按：此案喘久肾虚，脾亦失其健运，故水谷入胃，不生津液，化为痰饮上泛，咯之盈盂，虽见咳嗽，此时治疗宜仿仲景治饮不治咳之例，故投用温肾纳气化饮之法，药后喘咳得平，能够平卧达七小时之久，汗出亦止，吐痰大减，共进四剂而愈。

痰饮结胸案

闫某，女，46岁。

病经四日，咳喘而闷，不能平卧，呼吸困难，痰吐不爽，心下满硬，按下则痛，胸高气粗，烦躁不安，口干作渴，便结溲赤，苔黄质红，脉滑数有力。

表证误下，邪热内陷，与痰饮互结胸膈，气机痹阻，肺失宣降，以致心下硬痛而喘满不已，治当清热涤痰，宣闭开结，宗小陷胸汤加味。

全瓜蒌30g，半夏10g，黄连10g，天竺黄10g，桔梗15g，黄芩15g，麦冬15g，枳实10g，川贝母10g。

二诊：药后喘咳胸闷大减，心下按之不痛，痰顺气平，大便解出一次，饮食如常，唯感胸中稍闷不舒，身有微热，遂以前方减去瓜蒌30g，加入黑山栀10g，淡豆豉10g，接服一剂而愈。

咳喘案

贾某，男，53岁。

宿痰咳喘，已延两年，近两个月来病势趋重，咳嗽咽干，咳痰不爽，夜间咳甚，不得平卧，眠则多梦纷纭，伴有耳鸣头晕，心悸少气，胸胁窜痛，饮食少思，精神疲惫，面色萎黄，语言低微，音暗，便干溲黄，舌苔白，舌质紫暗，脉浮弦有力。

肺若悬钟，撞之则鸣，金实则无声，金破亦不鸣。年迈之人气血已虚，肾阴亏损，水不涵木，木叩金鸣，是以咳喘日趋严重，此即所谓“阴虚于下，阳浮于上，咳呛上升，甚于暮夜”之证，理当滋水涵木以治本，奈脾土不振，面黄食少，土不生金，终难图治，暂从知柏地黄合香砂六君化裁，脾肾双调治之。

党参15g，茯苓10g，炒白术10g，炙甘草6g，木香5g，砂仁5g（打），青陈皮各10g，炙紫菀10g，款冬花10g，大贝母10g，炙白前10g，五味子6g。

另：知柏地黄丸6丸，早晚各1丸。

二诊：药后诸症减轻，饮食增加，精神转佳，咳痰较爽，唯仍感咳则胸前不适，痰出稀白，周身乏力，二便尚可，苔白而润，脉略缓。前方既效，再从原意治之。

党参15g，茯苓10g，炒白术10g，炙甘草6g，木香5g，砂仁5g（打），青陈皮各10g，炙白前10g，全瓜蒌20g，五味子6g，款冬花10g，大贝母10g。

另：知柏地黄丸6丸，早晚各1丸。

三诊：经投前剂，症状基本消除，苔白脉缓，身尚疲乏。治再健脾和中，佐以针灸，以收培土兼强筋骨之效。

香砂六君子丸3袋，早晚各6g，食后服。

针刺足三里、申脉、承山、绝骨、阳陵泉、环跳（均双侧）。

按：此例肾虚水亏，水不涵木，木强刑金，又兼脾虚，土不生金，以致咳嗽不已，日趋严重，病根虽在于肾，但调脾亦不可忽略，故经针药治疗，患者面色由萎黄而转红润，精神振作，纳谷增加，语言清晰有力，咳喘不作，终于取得理想的效果。《内经》云：“五脏六腑皆令人咳，非独肺也。”通过临床实践，证明这种理论具有相当正确性，用于指导治疗，具有极大意义。

矽肺案

桂某，男，39岁。

因矽肺退休，刻下胸痛憋气，喘咳频作，溲色清白，另有胃痛史，饮食不佳，大便如常，苔白脉缓。

痰阻肺络，气郁肺中，气滞则血瘀，瘀则胸痛。治当理气宣肺，佐以和血。

葶苈子10g，大枣5枚，莱菔子3g，蜜炙款冬10g，炙紫菀6g，大贝母6g，全瓜蒌10g，薤白头10g，当归10g，赤芍10g，红花6g。

按：此方共服三剂，喘咳不作，胸痛告愈。此例矽肺患者系因吸入铁尘过多，影响肺之肃降功能所致。本方之所以能减轻矽肺症状，是运用了中医辨证之法。可见治病不要被西医病名局限，尤其对初学者及略懂西医者更为重要。

失　音　类

表郁音暗案

魏某，女，28岁。

证经旬外，始则恶寒发热，咳嗽咽痛，周身无力，经用解表剂后，寒热虽罢，咳嗽咽痛不已，继服养阴清肺之剂，则音哑无声，再加硝、黄通下之品，效果仍然不显。现症失音，咳嗽胸痛，周身瘙痒，纳食不甘，舌苔薄白，舌尖红，脉浮数而滑。

此为表邪未解，余邪入内，蕴遏于肺，肺气失宣，以致咳嗽，胸痛而音哑，所谓“金空则鸣，金实则无声”。肺与皮毛相表里，邪郁于肺，故周身瘙痒。治当宣肺亮音，清肃余邪。

苏叶5g，桑叶5g，炙杷叶5g，前胡10g，淡竹叶10g，桔梗10g，枳壳6g，花粉10g，蝉衣6g，天麦冬各10g，胖大海10g，元参10g，桑皮10g，葛根5g，薄荷5g（后下），生粉草10g。

按：此例共进上方四剂而愈。表邪未尽，切忌滋腻苦寒之品。养阴清肺汤虽然能治咽痛，但应辨证准确，不宜一见咽痛就用，以免遗患。

虚　损　类

中气虚损案

田某，女，28岁。

证经月余，初则咳嗽胸痛，头晕失眠，心烦汗出，午后潮热，形寒喜热饮，呃逆，口不渴，前医迭投清滋未愈。近二十日来，脘部疼痛拒按，自昨日起又见腹泻，完谷不化，泻物无味，少腹时痛，苔薄色白，脉弦细数无力。

阴虚则心烦失眠潮热，阳虚则头晕汗出，形寒喜热饮，口不渴。胸为阳位，阳气不充则肺气失宣，而致咳嗽胸痛。阴寒凝聚中下二焦，则脘痛，腹泻完谷，少腹时痛。脾胃生气受戕，虚损已著。治当温补中气，宗经旨“劳者温之，损者益之”之意，以收益火生土之效。

党参10g，云茯苓10g，炒白术10g，附子6g，干姜3g，桂枝6g，大白芍15g，当归10g，全虫3g，青广皮各6g，黄芪10g，焦三仙各10g，大枣5枚，炙甘草6g。

二诊：药后潮热汗出、心烦失眠、腹痛泄泻已解，咳嗽、胸痛、胃痛亦减，唯尚感形寒纳少，苔白而腻，脉微无力。仍属阳气虚弱，营卫循序失常，再宗前法治之。

党参10g，云茯苓10g，炒白术10g，附子6g，干姜3g，桂枝6g，大白芍15g，当归10g，全虫3g，青广皮各10g，黄芪15g，焦三仙各10g，大枣5枚，炙甘草6g。

按：此案初起，本属阴阳俱虚之证，由于滋阴太过，中土受戕，以致清气不升，出现大便泄泻，完谷不化，形瘦色痿，腹痛纳呆等症，实为阳陷入阴，命火式微之象，采用益火生土之剂，三剂而愈。王叔和云：“阳陷入阴精血弱，白头儿可少年愁。”若不及时扭转，预后殊难逆料。

肺胃虚损案

丁某，男，37岁。

本患肺痨未愈，近半年来脘腹灼痛喜按，心中嘈杂吞酸，不能纳谷，头晕口苦，大便干秘不通，口唇两颧娇红，脉来细数，苔薄质红。

素体阴虚阳亢，脾胃津液不充，肝木克土，故脘腹灼痛，嘈杂吞酸。胃乏生化，故不能纳谷，便秘不行。治当清养肺胃之阴，而滋化源，以希浮火下降，肝木得柔，则诸症自已。

北沙参10g，麦冬10g，生地黄10g，肥玉竹10g，鲜石斛15g，天花粉10g，知贝母各10g，川黄连3g，火麻仁10g，生麦芽10g，吴茱萸3g。

按：此案本属肺痨，由于阴虚火旺，上刑肺金，下耗肾水，以致木亢克土，胃乏化源，故见脘腹烧灼作痛，心中嘈杂，口苦吞酸，不能纳谷等症。治疗方法，唯宜益胃养阴，以柔肝木，投用一剂以后，则脘腹灼痛已减，饮食增加，再进一剂，则纳谷正常，精神大增，诸症基本告愈。

脾肾虚损案

张某，女，45岁。

证经四年，初则月经过多，经期超前，继觉全身困倦无力，出现下肢浮肿，曾经服药数百帖不效。刻下经期错后，经色淡黄，带下淋漓，下肢仍然浮肿，身倦作重，腰腿酸软无力，皮冷骨寒，四末不温，中脘痞闷，腹胀肠鸣，纳谷不甘，兼之头晕如裹，目眩耳鸣，午后潮热，两颧发红，苔薄色白，舌尖微红，左脉滑数，右脉虚软。

脉证合参，证属虚损。良由脾肾俱虚，脾虚则运化失职，统血无权，以致月经不调，初则先期量多，次则后期色淡，并见带多肢肿，脘胀纳呆。肾虚则肝亢，故头晕目眩，耳鸣腰酸，午后潮热，两颧发赤。古人云："一损损于肾，二损损于脾，三损损于肺，过脾不治。"理宜健脾益气，固本除湿，以助生化之源，使其输布精微，而复升清降浊之职，庶可获效。

潞党参10g，生黄芪15g，朱茯神10g，炒白术10g，炙甘草6g，广木香6g，砂仁米6g（打），柴胡6g，当归10g，生熟地各10g，川芎10g，生姜2片，大枣3枚。

针刺足三里、三阴交、内关、关元、阴交。平补，留针30分钟。

二诊：药后自觉精神清爽，小溲较多，纳谷稍增，肢肿仍在，头晕目眩，颧赤潮热不已，苔薄白，舌质红，脉细弱而数。脾虚健运未复，阴亏阳浮上越，治当补中益气，佐以滋水潜阳。

党参10g，炙黄芪15g，焦白术10g，云苓10g，柴胡6g，全当归10g，生熟地各10g，怀牛膝10g，枸杞子10g，山萸肉10g，泽泻10g，鲜石斛15g，车前子10g（包）。

针刺取穴同前。

三诊：迭进补中益气佐以滋水潜阳之品，证情大见减轻，潮热颧红已解，目眩耳鸣亦除，唯觉午后腹部发热，食后胃口不舒，腿肿犹未消失，足下自感发冷，苔薄色白，脉微弱而数。阴亏阳浮较已，脾胃仍然失健，再以原意增损治之，以防反复。

党参10g，炙黄芪15g，焦白术10g，云苓10g，柴胡6g，川芎6g，鲜石斛15g，陈皮6g，制香附12g（打），益母草10g，紫丹参12g，木香6g，车前子10g（包）。

针刺足三里、三阴交、内关、百会、中脘、阳陵泉、关元。平补，留针30分钟。

四诊：连进上剂，肢肿已消，腹热亦除，纳食虽增，唯感胸口不适，时或呃逆，心跳气短，苔白脉缓。胃气虚弱，脾气未复，再拟健胃和中，佐以消导。

党参10g，黄芪15g，炒白术10g，竹茹6g，枳壳10g，陈皮6g，木香3g，鸡内金6g，焦三仙各10g，车前子10g（包），茯苓10g，当归12g。

针刺足三里、三阴交、内关、百会、中脘、关元。手法同前。

五诊：日来身觉有力，纳谷亦甘，带下已止，月经尚未正常，苔白脉缓。拟以健胃和中，佐以调经，以善其后。

党参10g，茯苓10g，炒白术10g，扁豆10g，陈皮6g，砂仁米5g（打），枳壳6g，柴胡6g，川郁金6g，当归10g，香附10g（打），煨姜2片，大枣3枚。

另：乌鸡白凤丸30丸，人参养营丸30丸，早晚各1丸，开水送服。

按：此例虚损，属于元气不足，生化无源，责在脾肾两亏。治疗大法，当宗“损者益之，形不足者，温之以气，精不足者，补之以味”，所以自始至终，一直补气益脾，以希复其健运，兼佐滋水潜阳，力求固本强真。但在治疗过程中，前一阶段，重在健脾滋肾，后一阶段，则以调脾为主，因为中土旺盛，则四方依赖，脾胃一健，则诸脏受荫，其证自解。先后共投二十余剂，基本告愈。

此外，针灸在治疗过程中，亦发挥了应有的作用，如足三里、三阴交有补益脾胃功能，内关有和胃、助消化作用，阴交、关元可以强肾固真，以调冲任。临床时针药兼施，确可收效更速，缩短病程。

破伤风类

董某，男，48岁。

证经七天，因皮靴误伤右眼上睑，伤口约0.2cm×0.2cm，自用羊畜粪和泥土覆盖以止血，旋即颜面浮肿，经某医院诊治，内服消炎片和外敷药后肿消，伤口结痂。三天后自觉牙关发紧，颈项强硬，治之不效，证情日趋严重。刻下唇口发紧，项强，面肌抽搐，呈苦笑状，瞳孔缩小，对光反应消失，口角不时抽动，大便数日未行，苔薄色白，脉弦而数。

风毒内蕴，经络脉隧受阻，营卫壅滞，气血不运，肝风内动，以致口噤发痉，颈项强直，形成破伤风证，势颇危险，治拟祛风镇痉。

玉真散（白芷6g，生南星6g，天麻6g，羌活6g，防风6g，白附子30g，共研细末）20g，每服5g，每日3次，开水调服。

二诊：药后病情无大变化，今晨因帮助翻身，抽搐大作，喉中痰鸣，呼吸一度窒塞，经抢救后仍持续出现痉挛不已。证情至危，再拟祛风定痉、解毒开窍治之，以尽人事。

麝香玉真散（麝香0.1g，玉真散6g）6g，灸烤人工创口3小时。

三诊：灸烤后抽搐仍继续发作，但不甚重，神志尚呈昏迷，牙关紧闭，不时龂齿，口角流涎，身热气促，体温38℃，喉中痰鸣，大便秘结。此为风毒稽留经脉，营卫仍然失宣，故筋脉拘急；邪毒化热伤津，肠道失润，故便结不行。亟当清化痰热，解毒止痉，兼通腑实。

荆芥10g，净蝉蜕30g，全虫10g，蜈蚣3条，防风10g，南星10g，钩藤15g，白芷10g，生石膏50g（先煎），天麻10g，羚羊角15g（先煎），银花30g，连翘20g，生大黄10g（后下），木通10g，元明粉10g（冲）。水煎，鼻饲灌服。

麝香玉真散6g，灸烤伤口。

四诊：灸烤后稍出微汗，大便未行，抽搐仍未停止，痰鸣稍已。证情仍然危急，再拟前方增减治之。

荆芥10g，净蝉蜕30g，全虫10g，蜈蚣3条，防风10g，南星10g，钩藤15g，天麻10g，生石膏60g（先煎），羚羊角15g（先煎），银花30g，连翘25g，生大黄12g（后下），木通10g，白芷10g，元明粉10g（冲），瓜蒌25g。水煎，鼻饲灌服。

五诊：药后汗出较多，身热下降，大便已通，小便亦利，抽搐显减，偶有面肌抽动，神志呈半清醒状态，有时能够理解问话，痰多黏稠，不能咯出。前方既效，不再更张。

原方接服2剂，鼻饲改为口服。

六诊：连进前剂，神清搐止，汗出较多，二便自调，唯尚感面容轻度苦笑，牙关仍紧，口眼歪斜，痰涎尚多。此为病势向愈、气血交亏之象，治当养血清热，以肃余邪。

细生地12g，杭白芍10g，寸麦冬1.0g，清阿胶10g（烊化），炙粉草5g，银花15g，天花粉6g，南星5g，钩藤5g，全虫3g，蜈蚣1条，白芥子6g，陈皮6g，瓜蒌皮12g，天竺黄6g，川贝6g。

七诊：病情逐日好转，神志清爽，食欲增加，语言已较流利，面肌痉挛基本消失，唯仍口眼歪斜，开口困难。再予养荣益血法，以善其后。

生地黄15g，杭白芍12g，寸麦冬10g，黑芝麻12g，清阿胶10g（烊化），粉葛根6g，生牡蛎15g（先煎），生龙骨15g（先煎），炙甘草3g，乌梅12g。

另：六味地黄丸10丸，早晚各1丸。

按：破伤风证，初起之时当祛风定痉，邪毒入里之后，则宜祛风化痰，定痉解毒，后期又须调补气血，兼清余邪。在治疗过程中，须令全身汗出为有效，盖得汗则痉挛缓解，但汗后当避风寒，若体虚汗出过多者，又当扶正祛邪，以防邪去正伤。此例潜伏期短，病情发展迅速，初用祛风定痉不效，由于邪毒已经入里，改投祛风化痰定痉、清热解毒通便之剂，病势方逐日好转，终于获愈。内服玉真散、灸烤麝香玉真散，对破伤风有较好疗效。蝉蜕也是一味治疗破伤风有效的药物，但用量须大，可用30～60g，单用可增至120g。这些是治疗破伤风的基本有效方药，临床可推广运用。

心　悸　类

心动过速案

白某，男，44岁。

今晨忽觉心悸头晕，恶心欲吐，经西医诊为阵发性心动过速，服药未效。刻下仍心悸慌乱，晕恶不已，脉搏104次/分，舌苔薄白。

心营与肾水交亏，痰热乘势内生，以致神机失灵，心悸跳跃不已，治以安神定悸。

针刺膻中、巨阙、神门、大棱。平补平泻，不留针。

按：心者君主之宫，神明出焉，主不明则十二官危，故心病可以导致一身皆病。此案心动过速，针后当即心悸头晕减轻，晕恶均止，脉搏86次/分，收效甚显。

心悸脾虚案

王某，男，23岁。

身乏少力，动则心悸气短，汗出，头晕目眩，夜眠不安，惊悸不宁，食纳不香，大便干，小溲黄，苔白，脉沉细。

中气即脾气也，中气不足则身乏少力，气短汗出。升清降浊无权，故头晕目眩，大便干，小溲黄。心脾两虚，致使食少纳呆，健忘心悸，眠卧不实。法当升阳益，胃佐以补血养心，拟升阳益胃汤加减。

党参10g，炒白术10g，黄芪10g，当归10g，黄连3g，法半夏10g，粉草6g，陈皮10g，川芎5g，防风6g，生姜2片，大枣5枚。1剂。

二诊：药后食纳转香，夜眠较实，心悸亦减，舌苔白，质少红，脉细。继服前方1剂。

按：心悸一证是指外无所惊，自觉心下筑筑，跳动不宁，休作有时，不能自主而言。关于致悸的原因，大多由于气血虚弱，中气不足所致。以此例而言，除心悸外，更有食纳不香、周身无力的表现，故用益胃养心之法而愈。

此外阴虚火旺，痰火内动，或水饮内停，潴留心下，也可导致心悸，因此临床时尚需根据不同情况，辨证而治。

心悸气短案

冯某，女，59岁。

心悸气短七八年，心烦，难以入睡，睡则易惊，常自汗出，周身酸楚，甚则周身颤抖，逢七情或作劳诸恙尤甚，饮食尚好，大便常干，小便如常，舌苔薄白，中有裂纹，脉结涩濡弱。

心主血，血虚则心阴即亏，心火则盛，神明被火扰则心烦难寐；血不养心则心悸；逢七情则化火，二火相交，其势更盛，故遇七情则重。心血不足则脉结涩。治当养心复脉，佐以益气，宗炙甘草汤化裁。

炙草10g，党参10g，当归6g，白芍15g，生地10g，柏子仁10g，麻仁10g，桂枝3g，附片3g，阿胶10g（烊化）。

按：连用上方四剂，心悸气短均减，周身有力，已能活动。本病听诊有第三心音及吹风样杂音，西医认为是心脏器质性病变，今用炙甘草汤能减轻心脏病症状，症状是功能的反应，症状好转，功能是否可获健全，尚待证实。

心悸自汗案

张某，女，51岁。

今春开始，身体常自汗出，往往头面汗出如雨，直向下流，伴见心悸气短，疲乏少力，形寒畏冷，纳谷不馨，二便尚调，舌苔薄白，脉象虚缓。

中气不足，则心悸气短。腠理不固，卫外无权，故常自汗出而憎寒。治当益气实腠，宗补中益气汤合玉屏风散。

黄芪30g，当归10g，防风5g，陈皮10g，党参10g，炒白术芍各15g，柴胡3g，桂枝3g，生姜3片，炙粉草5g，大枣5枚，升麻3g。

针刺后溪、大椎、曲池，浅刺。

二诊：药后自汗大减，诸恙亦轻，唯近二日来自感头晕目眩，苔白稍干，脉仍缓滑。中气渐进，体表腠理已固，肝气横逆，治仍益气调中，佐以和解少阳，以巩其效。

黄芪10g，党参10g，陈皮10g，升麻3g，当归10g，防风5g，炙甘草5g，炒白术15g，柴胡3g，黄芩10g，麦冬10g，生姜3片，大枣5枚，五味子3g。

心悸身颤案

王某，女，39岁。

素体虚弱，现症心悸气短，头晕目眩，身体颤动，振振欲擗地，伴见恶寒畏风，腰背酸软，手足不温，纳食不香，苔薄白，舌体胖，脉沉细无力。

此为肾中阳气虚弱，不能濡养筋脉，故身颤动摇，振振欲擗地。阳虚不能制水，气化反常，以致水气凌心而悸，上逆作晕。治宜温阳利水，宗真武汤。

附子10g（先煎），大白芍12g，炒白术10g，茯苓10g，生姜2片。

按：此案心下悸，头眩，身瞤动，振振欲擗地，由于阳虚不能化水，筋脉失煦所致，故用温阳利水之剂，四剂而愈。

心悸胆怯案

魏某，男，31岁。

四天前夜间因邻舍精神病患者突然举动乖常，暴受惊吓，嗣即心跳筑筑，颤抖胆怯，一闻异声，惊惶不已，如人将捕之。自觉周身无力，头晕心悸，汗出怕冷，夜寐不宁。脉象弦细，舌苔薄白。

《素问·举痛论》云："惊则心无所倚，神无所归。"暴受外惊，目见险状，以致心动神摇，不能自主，故见心惊胆怯，周身颤抖无力；惊后气血未定，营卫失调，故汗出怕冷。治当温通心阳，重镇安神，宗桂枝加龙骨牡蛎汤法。

桂枝6g，大白芍10g，炙甘草3g，生龙牡各15g（先煎），煨姜3片，大枣5枚，朱砂末1.5g（冲），茯神10g。

按：此案突受外惊，神伤气乱，营卫循序失常，故用桂枝汤调营卫，通心阳，补心气，加龙骨、牡蛎以重镇安神，收敛心气，增茯神、朱砂以定志安神，神定则心惊胆怯自已，气平则营卫气血亦调，一剂知，二剂已。

抽　颤　类

肌肉颤动案

魏某，女，46岁。

28年前，因生产而患阴挺，时重时轻，重则头晕头痛，小腹作胀，甚至阴中作痛，小便淋漓，多方治疗，迄今未愈。现症肌肉颤动，手臂舌头冷麻，手指握物无力，不能控制，往往掉地而不觉，走路如登云雾，有欲仆地之感，伴见头晕耳鸣，心悸作烦，胸闷气短，腰酸体怠，舌赤无苔，脉象沉细。

脾主四肢，肝属风木而主筋，久病中气不足，气血虚弱，不能濡养肌肉，故肌肉颤动，手足不能任物。血虚不能养肝，肝阴不足，因而肝亢风动，出现头重脚轻，有欲擗地之感。治拟益气养血，以柔肝亢。

炙黄芪10g，当归10g，川芎6g，熟地黄10g，大白芍12g，石决明15g（先煎），钩藤10g，生牡蛎15g（先煎），炙鳖甲10g（先煎），杭菊花10g。

按：此案心下悸，头眩，身瞤动，振振欲擗地，主要由于气血虚弱，水不涵木，肌肉筋脉失养而致。肌肉跳动，手指不用，肝阳偏亢，头眩身颤，如欲仆地，这些均为内虚风动现象。故宗《内经》“荣气虚则不仁，卫气虚则不用”以及“气主煦之，血主濡之”的理论，投用益气养血，以柔肝亢之法，收到了满意的效果。

肝风舌颤案

张某，女，50岁。

病起二年余，筋脉拘急，手足蠕动，舌头抖颤，肢体麻木，饮食不佳，大便干秘，已六日未行，舌苔薄白，脉弦细数。

肝藏血，又主宗筋，其性属风，今阴血不足，则筋脉失养，以致肝风内动，发为筋脉拘急，手足蠕动，舌颤肢麻。脉弦细数，亦为肝阴不足之象。治当养血滋阴，舒筋息风，宗阿胶鸡子黄汤化裁。

清阿胶10g（烊化），生石决明10g（先煎），生白芍15g，钩藤10g，大生地12g，炙甘草6g，生牡蛎15g（先煎），鸡子黄1枚（烊入），生龟板10g（先煎），茯神10g，炙鳖甲10g（先煎）。

二诊：药后筋脉拘急缓解，肢体麻木好转，舌颤稍瘥，饮食增加，舌苔薄白，脉转有力。阴虚风动，水不涵木，再拟滋肾柔肝法。

清阿胶10g（烊化），生石决明10g（先煎），生白芍15g，钩藤10g，生熟地各12g，炙甘草10g，生牡蛎15g（先煎），炙鳖甲10g（先煎），茯神10g，生龟板10g（先煎），火麻仁5g，鸡子黄1枚（烊入）。

按：此例阴血不足，肝风内动，主要表现在筋脉拘急，手足蠕动，舌颤不已。因肝主风，风性善动，在治疗上宜用柔肝，柔肝必滋肾，故用阿胶鸡子黄汤加减，四剂后筋急、肢蠕、舌颤基本解除，疗效尚感满意。

手足瘛疭案

王某，女，42岁。

手足瘛疭，夏轻冬重，反复发作，已达17年之久，屡治不愈，瘛疭依然，且伴眩晕耳鸣，心烦咽干，夜不得眠，食纳不佳，二便如常，舌红少苔，脉弦细而数，两尺弱。血压100/70mmHg，月事正常。

证属久病肝肾阴虚，水不涵木，肝风内动，以致手足瘛疭不休。阴虚者阳必亢，故眩晕耳鸣，脉象细数。治当养血滋阴，柔肝息风，则手足瘛疭，当可制止，诸症告平。

清阿胶10g（烊化），鸡子黄2枚（烊入），大生地10g，白芍15g，生牡蛎15g（先煎），生石决明15g（先煎），络石藤10g，茯神木10g，钩藤10g。

按：手足瘛疭，属于肝风证范畴，治疗时须辨虚实，实则泻之，虚则补之，此为一定不移的法则。此案由于水不涵木，阴虚阳亢，投以阿胶鸡子黄汤后，手足未再瘛疭，眠食转佳，疗效尚感满意。

鸡爪风案

时某，女，20岁。

患者素体健康，劳动用力以后，突然两手十指拘急不舒，抽动不已，形如鸡爪，精神异常紧张，痛哭流涕，苔白脉弦。

肝主筋，其华在爪，性急操劳，汗出血虚，筋脉失其濡养，一时拘急痉挛，形成鸡爪风证，治当缓痉解挛。

针刺合谷、后溪、中渚、三间。针15分钟，用强刺激手法。

按：经云："目得血而能视，手得血而能握。"可见人体各部分机能正常地发挥作用，主要是依靠血液不断地供养。操劳过度，汗流浃背，血汗同源，汗出血虚，一时供养不足，不能引达两手，手指筋脉失养，因而拘急痉挛，形成鸡爪状态。此案经用针刺治疗10分钟后，血行通利筋脉，引达两手，基本恢复正常，活动自如。

神 志 类

精神失常案

程某，女，26岁。

近二日来，精神苦恼，沉闷少言，突于今日傍晚烦躁懊侬，坐卧不安，精神恍惚，啼哭嬉笑无常。不能自主，伴见胸闷头晕，苔薄白，舌尖红，脉沉弦。

心者君主之官，主藏神，神无所依，故精神恍惚，悲啼嬉笑无常，湿痰中阻，胃因不和，故胸闷不舒，头晕纳呆。病属癫证，治当安神定志，佐以和胃开郁。

针刺神门、内关、膻中、丝竹空、百会。

按：精神失常，属于癫证、脏躁范畴，多由情志抑郁，或思虑过度、心脾受损，或心虚肝亢、脏阴不足而致。治疗之时，必须针对发病原因，加以慰导，至于草木扶助，尚在其次。此案治取神门、内关，安神宁志，膻中、百会行气达郁，丝竹空调肝止晕，经治一次而愈。

神不守舍案

王某，女，41岁。

今日中午，突然受惊，立即出现惊悸怔忡，心神不安，恍惚不宁，语言不利，如痴如醉，如昏如蒙，手足不用，饥饿不知，苔薄色白，脉象濡缓。

肝藏魂，心藏神，受惊以后，心虚则神无所主，肝虚则魂不安宁，以致神不守舍，舍空则痰热内踞，蒙蔽清窍，出现如痴如醉，精神恍惚不宁。治当清心涤痰，佐以醒神开窍。

紫丹参10g，远志10g，朱茯神10g，九节石菖蒲10g，广郁金10g，半夏曲10g，丝瓜络10g，琥珀末1.5g（冲），橘皮6g。

另：苏合香丸1粒，开水化服。

针刺丝竹空、太阳、神门、内关、外关、合谷、中脘。

按：《素问·举痛论》云："惊则心无所倚，神无所归……故气乱矣。"此案患者平素心虚胆怯，突受外惊，惊则气乱，心神不能自主，神不守舍，清窍为之蒙蔽，治应涤痰醒神，使神有所归，故用苏合香丸芳香开窍，丹参、远志、茯神、菖蒲、郁金、半夏豁痰养心安神，陈皮利气，琥珀定惊安神，当晚即神志清醒，恢复正常。

失　眠　类

王某，女，30岁。

失眠年余，每夜难以入寐，寐则多梦纷纭，伴见头晕而痛，口干且苦，时有耳鸣，食欲不振，小溲黄赤，平素月经失调，带多黄秽，阴痒难忍，舌红少苔，脉沉而弦。

证属肝阳偏盛，相火上亢，心君受扰，神无所制，故失眠，头晕而痛。湿热下注，伤及冲任，带失约制，故阴痒带多，月事不调。治当清利湿热，以平肝亢，宗龙胆泻肝汤加减。

龙胆草10g，炒山栀10g，柴胡6g，黄芩10g，泽泻10g，车前子10g（包），木通10g，生地10g，黄柏10g。

按：失眠一证，古代文献中称为"不得卧"或"不得眠"，是以经常不易入寐为特征的一种证候。多由思虑劳倦、内伤心脾，阳不交阴、心肾不交，阴虚火旺、肝阳扰动，心胆气虚以及胃中不和等因素，影响心神而致失眠。临床辨治，必须详审是邪气扰动，还是营卫不足，方能奏效。此例证见失眠，伴有头晕口苦，带多阴痒，显为肝胆火旺，湿热内盛，相火妄动，扰及心神之实证，故投龙胆泻肝汤治之，效果满意，四剂而愈。

眩　晕　类

风阳眩晕案

聂某，男，33 岁。

五日来头眩作晕，午后为重，口舌生疮，两鼻红肿，大便干燥，微有咳嗽，纳谷欠佳，苔薄色白，脉象浮数。

素蕴湿热，近袭风邪，以致风热怫郁化火，火性炎上，而作眩晕。治宗火郁发之之意，先拟清空膏加减。

羌活 3g，防风 6g，荆芥 6g，黄连 3g，川芎 3g，黄芩 6g，钩藤 10g，桑叶 10g，僵蚕 10g，杭菊花 10g，生石膏 25g（先煎）。2 剂。

另：牛黄至宝丹 4 粒，早晚各 1 粒。

二诊：前服疏风清热剂，眩晕大减，口疮亦愈，唯鼻咽作干，咳而不畅，苔白脉数。证由风热未尽而致，再宗前法，可望痊愈。

生石膏 25g（先煎），黄芩 6g，黄连 3g，杏苡仁各 10g，菊花 6g，生地 10g，焦山栀 6g，桑叶 10g，浙贝 6g，炙杷叶 6g。1 剂。

另：牛黄至宝丹 2 粒，早晚各 1 粒。

按：眩晕一证其因甚多，此案为风阳上扰所致，主要表现为症发日浅，热象较显，脉象浮数等，临床时只要掌握辨证关键，就不难收到满意的效果。

肝阳眩晕案

马某，男，46 岁。

半年来头晕目眩，耳鸣心跳，睡眠不安，胸闷口苦，腰酸溲黄，苔白舌红，脉象弦滑，血压一直较高，刻下 160/120mmHg。

素来肝亢急躁，亢则化火而风动，上扰清窍，故头晕、目眩、耳鸣；肝主藏魂，魂不安舍，故寐少梦多；肝阳亢甚，则肝阴必亏，故口苦咽干；肝亢则克脾，故胸闷纳少；肝为将军之官，其性阴，其用阳，刚而不柔则脉弦而滑。治当重镇潜阳，佐以滋水柔肝。

生石决明 15g（先煎），生龙牡各 10g（先煎），钩藤 10g，菊花 10g，生地黄 10g，赤白芍各 10g，珍珠母 24g（先煎），枸杞 10g，桑寄生 15g，紫丹参 10g，龙胆草 10g。

按：此案肝阳眩晕，由于性急操劳，肝阳内动，化火生风上扰所致，肝为刚脏，非柔不克，故一面镇肝潜阳，一面滋水柔木，共投 20 剂左右，眩晕基本告瘥，血压维持在 120/90mmHg 水平。

痰蒙眩晕案

刘某，男，34 岁。

三天以来，头晕目眩，呕吐痰涎饮食，食少脘胀，胸闷恶心，心烦口苦，大便三日未行，溲黄赤，苔白微黄而腻，脉沉而滑。

痰浊蒙蔽清阳则眩晕；停阻中焦，气机不利，故胸闷恶心，脘胀不舒；痰郁化火，故便秘溲赤。治宜化湿祛痰，以理中焦，则清阳自振，眩晕可解，宗天麻钩藤饮加减。

明天麻6g，白术10g，茯苓15g，钩藤10g，全瓜蒌30g，生石决明25g（先煎），山栀10g，黄芩10g，枳实10g，川牛膝10g，夜交藤10g，桑寄生15g。

针刺太阳、风池、合谷、丰隆。

按：痰蒙眩晕，主要由于痰浊内停，清阳不振，故眩晕，温温欲吐，治当清涤痰涎，浊阴自降，而眩晕即解。此例经用上法，翌日即愈。

痰浊眩晕案

王某，女，37岁。

眩晕两天，头重脚轻，行动不能自如，胸闷呕吐恶心，腹痛腹胀便溏，饮食呆滞，肢体困倦，神情淡漠，舌红少苔，脉弦数无力。

痰浊蒙蔽清阳，故目眩头晕，时欲跌仆。胸阳不运，气机不利，故胸闷恶心，呕吐。脾阳不振，不能升清化浊，故纳呆便溏，腹痛而胀。中气虚弱，故肢体困倦。治当益气和中，健脾化痰。

黄芪15g，党参10g，炒白术10g，茯苓10g，半夏10g，怀山药12g，炒苡仁15g，砂仁米6g（打），桂枝10g，陈皮10g。

按：此案眩晕，若从舌苔、脉象着眼，往往易误诊为阴虚阳亢之证，但综合观之，胸闷呕恶频作，神疲体怠，饮食呆滞，腹痛便溏，痰浊蒙蔽清阳之象甚著，所以舌红少苔者，实由便溏日久，津液耗损所致。故以参、芪补气，苍术、苡仁健脾利湿，橘、夏理气化痰，燥湿和中，桂枝通阳化气，而利小便，砂仁宽中行气，以治吐泻，山药益气养津，兼顾阴虚，方仅十味，纳方颇多，其中有香砂六君子汤、二陈汤、苓桂术甘汤、六神散等重要益气化痰祛浊之品。服药一剂，就显大效。

煤气眩晕案

连某，男，24岁。

中受煤气，业经七日，抢救后曾患感冒，刻下外邪已解，唯头部痛晕不已，目昏口苦，终日昏沉，如在云雾之中，饮食乏味，二便尚可，苔腻舌红，脉弦而滑。

此为煤气中毒以后，秽浊之气未尽，清窍为之蒙蔽，以致终日头昏眩晕，如堕云雾之中，治当芳香辟秽，佐以宣解。

藿香10g，佩兰叶10g，九节菖蒲10g，川郁金6g，川芎5g，菊花10g，细辛3g，香白芷6g，细茶叶1撮，陈皮6g，薄荷5g（后下），僵蚕10g。

按：煤气属于秽浊之气，中受以后，可致晕厥而死，必须抢救及时，不可忽视。此案煤气中毒，虽经抢救得生，由于秽浊之气深重，神伤窍蒙，以致头晕目眩，七日不已，治以芳香辟秽，佐以宣解之品，二剂而愈。

血瘀头晕案

王某，男，44岁。

青年时曾在高空作业，摔下后昏倒一昼夜，经抢救治疗半年后方始活命，自此以后，遗有头晕如蒙，四肢发麻，舌强不活，言语謇涩，记忆力特别不佳，虽经多方治疗，迄今未收显效，苔白脉缓，血压112/82mmHg。

此为血瘀入络，窍道不利，治当通窍活血，以解昏蒙。

当归尾6g，生地黄6g，川芎3g，赤芍10g，桃仁10g，红花3g，钩藤10g，麝香0.15g（冲），紫贝齿10g（先煎），整葱2棵，生龙牡15g（先煎）。

按：头晕一证，各家见解，极不一致。《内经》指出："诸风掉眩，皆属于肝"，头晕多因"上气不足"及"髓海不足"；刘河间则认为"风火"所致；朱丹溪则偏主于痰；张景岳则又强调"无虚不作眩，当以治虚为主"。有关血瘀致晕问题，尚无文献论及，此例从临床实际出发，投药二剂即收显效。

颠顶痛晕案

李某，男，22岁。

前顶痛晕，周身无力，劳累则甚，饮食、二便如常，苔根黄质红，脉象右侧浮大，左侧细弱无力。

素体质差，肾阴不足，相火妄动，冲逆于上，上实下虚，故颠顶痛晕，治当滋阴降火，宗知柏八味丸加味。

知母10g，黄柏10g，怀山药12g，山萸肉10g，丹皮10g，茯苓10g，泽泻10g，川芎5g，藁本6g，熟地15g。

二诊：药后痛晕减轻，自感舒适，苔净，舌尖仍红，脉右尺盛，左较细弱。上方既效，毋庸更张。

知母12g，黄柏12g，怀山药12g，山萸肉10g，茯苓10g，熟地15g，泽泻10g，川芎5g，藁本6g，丹皮10g。

另：知柏地黄丸10丸，早晚各1丸。

按："高颠之上，唯风可到。"颠顶痛晕多从平肝息风论治，往往效如桴鼓。此例由于肾虚火旺，肝亢冲逆，故用滋阴降火，投以知柏地黄汤加减，收到"壮水之主，以制阳光"之效。

眩晕臂麻案

郭某，男，73岁。

头目眩晕，两腿无力，行走困难，左臂麻木，肌肉松弛，左手不能持物，舌苔薄白，脉象弦细。

高年气血亏耗，风从内起，横窜络道，荣卫痹塞不通，类中根苗显著，治当调理气血，通络息风。

党参12g，当归6g，茯苓10g，柴胡6g，秦艽10g，黄芪12g，桂枝6g，天麻6g，钩藤10g，狗脊10g，宣木瓜10g，川断10g，全虫2g。

针刺左侧合谷、手三里、绝骨。

二诊：应用针药以后，头晕即除，臂尚无力，不能持物，除用上穴以外，复加八邪、中泉、阳池等穴，刺激局部，以助疏通气血。

治后基本恢复正常。

眩晕心悸案

关某，男，57岁。

13年来，血压升高，头晕目眩，时轻时重，血压最高达210/150mmHg，经治不解，刻下头晕目眩，伴有心悸气短，精神倦怠，肢体酸痛，面色不华。检查血压175/120mmHg，舌苔薄白，脉结。

心主血，其华在面，血虚心失所养，故心悸脉结，面色不华。厥阳上扰，故头晕目眩，时轻时剧。证久中虚，故肢体酸痛，倦怠无力。治当养心益血，佐以补气和中。

党参10g，生黄芪15g，炙甘草10g，当归12g，远志10g，酸枣仁10g，生熟地各10g，麦冬10g，阿胶珠10g，大白芍10g，陈皮10g，木香6g，砂仁米5g（打）。

按：此案眩晕心悸，在于心脾失调，与肝亢阴虚者有所差别，非滋水潜阳或镇肝化痰之品所能获效。刘河间云："无虚不作眩。"故治以养心益血，佐以补气和中，盖益血必先补气，气有生血之功，药后心悸气短轻减，结脉消失。四剂后头晕目眩已已，饮食增加，精神转振，检查血压135/95mmHg，基本恢复正常。

中　风　类

中风闭证案

郑某，女，58岁。

平素体健，因推碾子，突然晕倒，经某卫生所诊治三天，不能缓解，刻下仍昏迷不省人事，喉中痰鸣，呼吸气粗，牙关紧闭，颈项强直，两手握拳抽搐，头微汗出，腹胀肚硬，大便秘结，小便失禁，脉象滑数。

肝阳暴张，气血上逆，痰火壅盛，清窍闭塞，是以突然昏仆，不省人事，形成中风闭证，治先开窍，以急救之。

（1）红灵丹少许吹鼻取嚏。

（2）针刺人中、四关、风池、百会、哑门、廉泉、肩髃、曲池、足三里、阳陵泉。

（3）苏合香丸4粒，分2次化水灌服。

二诊：三小时后得嚏频频，抽搐渐已，神志渐趋清醒，但右侧半身不遂，麻木不能转动。兹由风中气虚，痰阻脉络，拟以益气养血，祛痰通络，佐以息风涤痰，宗补阳还五汤增损。

黄芪60g，当归10g，川芎3g，赤白芍各10g，牛膝3g，僵蚕10g，防风10g，钩藤

10g，党参15g，炙甘草3g，红花3g，明天麻10g。

按：中风闭证，临床时应审属阳闭或阴闭。突然昏仆，不省人事，两手握固，牙关紧闭，面赤气粗，舌苔黄腻，脉弦数而滑者，则为阳闭；如安静不烦，面白唇紫，痰涎壅盛，四肢不温，苔白滑腻，脉象沉而滑者，是为阴闭。阳闭者宜辛凉开窍，如局方至宝丹；阴闭者宜辛温开窍，如苏合香丸。此例按阴闭处理，投用辛温开窍以后，第三日患者已能言语，神志清醒，唯有舌根发硬，右半身麻木不遂，继以前方出入调治十次，历经月余而愈。

风痰卒中案

国某，女，66岁。

素有眩晕肢麻，今午12时半，猝然昏倒，不省人事，口角流涎，不能言语，左侧半身不遂，手微握拳，牙关紧闭，口眼歪斜，脉象弦细，苔薄色白。

年过花甲，气血亏虚，贼风入络，痰阻舌根，神气闭塞，以致突然昏倒成中，先拟祛风涤痰通络，以急救之。

明天麻10g，双钩藤15g，全虫5g，天竺黄10g，石菖蒲6g，南星10g，防风10g，炙僵蚕10g，川牛膝5g，大独活10g，丝瓜络10g，宣木瓜10g。

针刺四关、颊车、地仓、人中、百会、廉泉、风池、丰隆。

二诊：针药并用后神闭已醒，左半身略能活动，但不灵活，口眼歪斜稍正，手足麻木不已，苔白脉缓。风痰闭窍较瘥，气血亏虚未复，治当益气养血，涤痰通络。

黄芪60g，当归10g，大白芍10g，钩藤10g，川牛膝10g，宣木瓜10g，天竺黄10g，胆星10g，明天麻6g，干地龙10g。

针刺合谷、颊车、廉泉、风池、环跳、阳陵泉、足三里、支沟、丰隆。

按：中风之证，多属难治，尤其猝然昏迷，不省人事，预后多为不良。此案风痰卒中，先以针刺四关、人中、百会急救昏厥，颊车、地仓治疗口眼歪斜，风池、丰隆、廉泉祛风涤痰，配以汤药天麻、钩藤、僵蚕、全虫息风镇痉，菖蒲、竺黄、南星涤痰开窍，木瓜、丝瓜络通络舒挛，二剂以后，证情大减，继以补气益血兼佐涤痰通络而愈。

中风偏枯案

王某，男，54岁。

患者于上月22日上午在炕上吸烟时，骤觉不适，慢慢倒下，初则不能言语，呼之不应，两小时后，继现小便失禁，右半身不能活动，头痛剧烈，口眼歪斜。经住院抢救后除头痛减轻，神志清醒外，余无进展，刻下仍偏枯不遂，口眼歪斜，言语謇涩，小便不能控制，苔薄色白，脉弦有力。

年过半百，阳气早亏，贼风中于经腧，荣卫痹塞不行，以致倒仆成中，出现半身不遂，小溲不固。内风上扰，痰热阻络，灵窍堵塞，故不能言语。证属上盛下虚，所幸未见骤脱，治当扶正祛邪，搜风活络。

针刺合谷（双）、太渊（双）、曲池（双）、支沟（双）、太冲（右）、绝骨（右）、足三里（右）、阳陵泉（右）。用清上安下的手法，如合谷、太渊、支沟用泻法，三里、阳陵泉、绝骨、太冲等用补法。

按：此案从10月4日开始，每日针灸一次，不到半月，口眼歪斜已除，右侧半身已能活动，自能坐起，发音亦较清楚，脉趋缓和。考合谷一穴，为大肠经之原穴，能升能降，能开能合，能表能里，对口眼歪斜、舌謇不语，用之每获良效。太冲为足厥阴经之原穴，可以清热平肝息风，与合谷相配，称为“四关穴”，具有调和阴阳作用。太渊为肺之输穴，能够通理肺气，与合谷相配，对中风不语，疗效颇著。中风一证，与肝阳上亢、肺气闭郁有密切关系。肝阳上亢，气血逆于上，故头目眩晕，针以合谷、太冲，平息肝风，亦体现出降的作用；肺气闭郁，痰随气壅，故舌謇不语，针以合谷、太渊，清热涤痰，亦体现出开的作用。曲池为手阳明经之合穴，与合谷相配，清热通络，治疗半身不遂，确奏良效。绝骨为髓之合穴，阳陵泉为筋之会穴，半身不遂与筋骨有关，针之能够强筋壮骨。足三里为胃之合穴，用以扶正祛邪，多获良效。

半身不遂案

李某，男，73岁。

素来体健，五六天来全身酸痛无力，昨夜睡醒后发现肢体动作不灵，两手震颤，抽烟不能扔火柴，左腿疼痛，右腿颤抖，心烦头晕，不能下床，言语謇涩，舌动不利，饮食尚佳，大便三日一行，苔白腻，舌向左歪，脉弦。

兹为中风半身不遂，治以中风七穴加廉泉。

针刺百会、风池、肩井、间使、曲池、足三里、太冲、廉泉，留针30分钟。

另：再造丸4丸，早晚各1丸。

按：第二次针刺后，迅速好转，舌动较为灵活，患者高兴得唱戏，先后共针刺四次，诸症显著好转，调养一周，已能下地工作。5月19日访问，已出门拾粪，一切均好，唯说话较正常人稍慢而已。

口眼㖞斜

例1

闫某，男，26岁。

证经两候，始则头晕干呕，伴有口角、眼睑向右㖞斜，言语謇涩。刻下视力欠佳，左侧眼睑弛纵，不能闭紧，口角流涎，耳鸣便干，饮食、睡眠正常，苔白腻，舌尖红，脉弦细。

正气不足，络脉空虚，腠理不密，风邪得以乘虚而入，闭阻脉络，气血不畅，故口角㖞斜，言语謇涩。证属外风中络，亟当取阳明经以疏之，盖阳明为多气多血之经，主面，营卫通调，则脉络弛纵自愈。

针刺颊车（左）、夹人中（左）、合谷（双）、迎香（左）、夹承浆（左）。

按：口眼㖞斜，常为中风病的一个症状，致病因素有内风、外风之别。此例因汗出当风，外风侵袭。盖汗出之后，腠理开疏，卫外气虚，风邪乘虚而入，上扰头面经络，邪气反缓，正气即急，正气引邪，乃为㖞僻。故治疗专取阳明，不同内风治取肝肾。经针四次，诸症减轻，左上眼睑能够上提与闭紧，外观与正常人一样。

例2

阴某，女，21岁。

一周前曾坐车冒风，服西药阿司匹林及中药牛黄解毒丸后，病仍不解，表现恶寒无汗，头痛鼻塞，项背不适。突于今日发现颜面左侧微肿，向右歪斜，不麻不痛，口㖞作渴，舌苔薄白，舌质淡，脉浮紧。

风寒外束，营卫不和，阻于经络，邪气反缓，正气即急，正气引邪，㖞僻不遂，治当外散风寒，通络活络。

麻黄10g，葛根2g，桂枝10g，大白芍10g，炙甘草6g，生姜3片，大枣3枚，生石膏25g（先煎）。

针刺颊车、阿是穴（瞳子髎至发际中间颧骨弓上，沿骨后向下，深刺三寸）（均患侧）、合谷（双），手法令健侧松，患侧紧。

二诊：药后微汗出，恶寒已解，仍有头痛鼻塞，口仍㖞斜。

前方再进一剂，针刺同前。

按：药后外感即愈，口㖞显著好转，以后每日针刺一次，至4月10日，共服汤药两剂，针刺六次，口眼㖞斜基本告愈。

舌纵不语案

杨某，男，28岁。

证经七年，时值盛夏，因事外出，沿途突遇风袭雨淋，遂患中风之证，经治以后，遗留舌謇不语，渐增手脚活动不便，迄今未愈。

贼风入中经腧，荣卫痹塞不通，痰湿稽留心脾之络，灵机堵塞，舌謇不语，宗气不能分布，故手足渐见不用。治当祛邪涤痰，以通络道。

针刺合谷、太渊、耳门、内关、足三里。平补平泻，留针30分钟。

按：中风在内科杂病中是比较难以处理的证候，发病最为迅速，有令人猝不及防之势，《内经》所谓“风为阳邪，其性善行数变”。本病在《千金方》中分为风痹、风痱、偏枯、风懿四型。此案舌謇不语，手脚伸举不遂，属于风痱范畴，经用上法针后，发音即较清楚，共针5次告愈。

类中风案

桂某，男，53岁。

昨起突然口眼向右㖞斜，舌强作麻，语言不利，周身倦怠，左侧酸麻作软，手不能持重，步履蹒跚，面色苍白，形体瘦削，饮纳减少，大便如常，小便微感频数，苔白舌淡，脉弦缓少力。

正气不足，脉络空虚，贼风乘袭，入于经脉，营卫行滞，致成周身酸麻。正邪相引，故口眼㖞斜。经云：“手得血而能握，足得血而能步。”气血流通不畅，经脉失养，故手足不用。舌失其养，则舌麻言謇。治当益气养血，疏风通络。

生黄芪30g，党参10g，茯苓10g，生地10g，熟地12g，当归10g，川芎10g，菊花

10g，钩藤10g，全蝎3g，僵蚕10g，秦艽10g，丝瓜络15g。

针刺足三里、合谷、曲池、支沟、绝骨。

按：此案共诊10次，基本告愈。方中参、芪益气，二地、归、芎养血，菊花、钩藤、僵蚕、全蝎疏散风邪，秦艽、丝瓜络通行经络，故收益气养血、疏风活络之效。配以针灸足三里调理脾胃，生化气血，扶正培元，补其后天，绝骨为髓之会，壮其先天，先后二天得补，则正气自复，脉络自充，邪气自出。合谷调和营卫，疏散风邪，祛邪外出。曲池为手阳明经之合穴，也有疏散风邪、通行经络的作用。

癫狂痫类

癫狂案

张某，男，21岁。

病近二旬，初因七情郁结，发生肢厥腹痛，痛则沿肝经上窜，厥缓则周身凉汗，持续五天，继即二目窜视，精神失常，语无伦次，哭笑不常，曾经针药兼施，迭用清心安神、重镇涤痰之剂，病势不缓。刻下仍手舞足蹈，狂言坏器，妄言妄笑，不避亲疏，两手逆冷，小便色黄，苔白厚质绛，脉弦劲有力。

证属七情所郁，郁则化火，火郁炼液为痰，上蒙心窍，心主神明，神气逆乱，以致发为狂证，正如《临证指南医案》所云："狂由大惊大怒，病在肝、胆、胃经，三阳并而上行，故火炽则痰壅，心窍为之闭塞。"治当镇心涤痰，泄肝清火，宗礞石滚痰丸合生铁落饮化裁。

青礞石15g（先煎），黄芩6g，沉香片6g，川军12g，胆南星10g，枳实12g，生铁落30g（先煎），朱茯神12g，陈皮6g，石菖蒲6g（先煎），川贝母6g，清半夏10g，姜竹茹6g，广郁金6g，远志5g。

另：白矾10g，广郁金10g，研末调服。

二诊：药后神志意识趋清，言语已知控制，唯感头痛且晕，大便略溏，食欲不甘，口苦乏味，苔腻而厚，脉沉且滑。痰火壅盛，阳气独亢之象已减，心窍已开，神志已能自持，治再开郁涤痰，兼清火邪。

青礞石25g（先煎），制川军10g，黄芩6g，沉香片3g，石菖蒲10g（先煎），广郁金6g，姜竹沥60g（冲），枳实10g，大白芍18g，紫丹参10g，远志肉10g，橘皮6g，生铁落30g（先煎），灵磁石15g（先煎），生龙牡各15g（先煎），橘络3g。

另：广郁金10g，白矾30g，研末调服。

针刺鸠尾、神门、太阳、百会、太冲。

按：共进四剂，基本告愈。

痰痫证案

乔某，女，56岁。

素体健壮，两年前因丧爱女，情怀不畅，以致痫证频发不已，迄今二十余次，发则突然摔倒，昏不知人，两目上视，手足抽搐，口吐涎沫，尖叫如猪羊声，移时苏醒如常人，时发时止，间歇不定。刻下体胖面黄，头晕如坐舟船，闻声惊吓不已，彻夜不寐，卧床不起，胃脘膨胀不纳，大便数日不通，舌苔白质紫，脉沉细滑。

情志失调，虑伤心脾，心伤则神无所主，故闻声惊悸不安，脾伤则健运无权，故脘满泛恶不纳。一时痰壅风乘，厥气上逆，壅闭经络，阻塞清窍，以致突发痫证。治暂开窍息风，涤痰定痫，宗涤痰汤加味。

陈皮6g，朱茯苓15g，法夏10g，枳实10g，竹茹10g，胆星10g，郁金10g，远志10g，菖蒲12g，天竺黄10g，天麻10g，蒌仁20g，香附12g，生姜5片，玉枢丹1粒。

另：礞石滚痰丸2袋，每服10g，日服2次。

二诊：药后痫证未发，大便已通，日行九次，先硬后溏，其味如尸，头晕惊悸好转，睡眠已实，饮食虽增，仍有胸闷呕恶，胃脘膨隆，按之不舒，听之有振水声。仍属脾虚精微不布，痰饮内结，再从原意增损，佐以针刺。

陈皮6g，法夏10g，枳实10g，竹茹6g，胆星10g，郁金10g，远志10g，菖蒲10g，天竺黄10g，天麻10g，蒌仁20g，远志10g。

另：人参归脾丸12丸，早晚各1粒。

针刺中脘、内关、足三里、间使、丰隆、巨阙、上脘、膻中、大陵、申脉、后溪、鸠尾。

三诊：经服上药10剂，针刺2次，并服丸药后，饮食大增，诸状减轻，唯仍头晕脘胀，面色发黄，精神不支，自述曾伤肉食。脾虚积痰不运，治当健脾化痰，佐以消导，香砂六君子汤加味。

木香10g，砂仁6g（打），陈皮10g，法半夏10g，党参10g，茯苓30g，白术10g，莱菔子12g，川连3g，炙甘草6g，枳实10g，焦三仙各10g。

按：痫证发作，主要责在肝、脾、肾三经。肾虚则肝失濡养，水不涵木；脾虚则精微不布，痰涎内结；肝亢则风痰上壅，清窍被蒙。其治疗原则，发时则以豁痰宣窍、息风定痫为主，痫定之后，又当培以补脾肾为法。此案经用涤痰开窍、息风定痫之后，痫证一直未发，治疗主要在于调脾运痰，先后共进二十余剂，体气渐复，精神好转，饮食增加，且能下地从事农业活动，证情基本告愈。

外伤癫痫案

李某，男，59岁。

癫痫已历三年半余，发无定时，平素记忆力差，转瞬即忘，头部昏蒙不清，如物裹束，心烦不安，发则不省人事，抽搐自汗，口吐白沫，今年以来，曾发三次，每次历半小时以上方告苏醒，食纳尚佳，大便时干，苔色灰白，脉左弦右细无力。

曾因外伤，跌破头部，失血昏迷，二月后始作癫痫，经治未愈。证属血闭窍道，痰蒙心包，久病气虚，治以益气和血，涤痰通窍，宗通窍活血汤合涤痰汤增损治之。

生黄芪30g，当归10g，赤白芍各15g，茯苓10g，枳实10g，竹茹10g，石菖蒲10g（先煎），桃仁10g，麝香0.3g（冲），红花10g，川芎5g，远志6g。

另：磁朱丸2袋，早晚各6g。

二诊：自述头脑清晰，精神良好，记忆力转增，看报过目能记，心烦大减，食纳、大便皆好，苔根白前灰，脉弦。证情既减，再从原意治之。

生黄芪30g，当归10g，赤白芍各10g，朱茯神10g，枳实10g，竹茹10g，远志10g，石菖蒲10g（先煎），桃仁10g，红花6g，川芎5g，麝香0.3g（冲服），广郁金6g。

按：《临证指南医案》云："痫病之作，或由惊恐，或由饮食不节，或由母腹中受惊，以致脏气不平，经久失调，一触积痰，厥气内风，卒焉暴逆，莫能禁止，待其气反而后已。"所以，治疗痫证，不可急切图功，平素务宜静调，以避惊触异物诱发此病。此例系由外伤惊恐，以致脏气不平，神气怫郁，而作癫证，迄今治疗两月，经投通窍活血数十余剂，尚未发作，效果堪称满意。

郁证类

脏躁案

赵某，女，20岁。

素有脏躁病，今因吵架而昏倒，牙关紧闭，四肢抽搐，颈项强直，两目不开，口吐白沫，已一昼夜，脉弦紧。

此旧病复发，当以针治。

针刺少商、内关、人中、下关、颊车、大椎、后溪。

按：针后牙关稍能张开，四肢抽搐，颈项强直均减，唯仍不语，两目不开，呼之不应，又加刺关冲、少冲两穴，针后约半小时，始苏醒，要水渴，基本告愈。

气厥夹痰案

赵某，女，47岁。

昨晚因情绪刺激，突然两目失明，两耳聋闭，四肢厥逆，口噤握拳，过去曾有两次类似情况，旋即恢复正常，此次厥闭，迨至今午仍然如是，呼吸气逆，烦躁不安，兼见咳痰口干，欲喜冷饮，溲黄便秘，苔白舌红，脉象弦滑。

此为肝气不疏，气机逆乱，肺气不宣，故口噤握拳，而咳痰气粗。上壅颠顶，阻塞清窍，故耳目失聪。阳气被郁，不能外达，故心烦不安，四肢厥逆。治当开郁涤痰，以清神明。

柴胡5g，大白芍15g，枳实10g，广郁金10g，石菖蒲10g（先煎），青礞石25g（先煎），沉香3g，青陈皮各6g，姜竹沥30g，磁朱丸10g（包），大黄10g，黄芩10g。

针刺内关、神门、中脘、听宫、膻中、涌泉、太冲。

另：苏合香丸2丸，每次1丸，化服。

二诊：药后耳聪目明，手足转温，唯郁结尚欠舒达，气逆上壅未已，二便正常，纳谷欠甘。肝亢未平，脾失健运，治拟丹栀逍遥散加减，以收疏气降逆、运脾调中之效。

柴胡5g，黄芩6g，茯苓10g，炒白术芍各10g，当归6g，枳壳6g，山栀6g，粉丹皮6g，青陈皮各10g，广郁金6g，制香附10g（打），沉香3g。

另：舒肝丸4丸，早晚各1丸。

按：前后共进3剂，告愈。

气闭神昏案

陈某，男，51岁。

今晨因大怒生气以后，突然神志昏乱，继则不能言语，在某卫生所进行针灸，给予牛黄清心丸后，刻下神志欠清，不能言语，烦躁不安，小便微黄，苔白腻，脉沉弦。

气郁化火，灼津炼液，变为痰浊，上蒙清窍，故神昏不清。痰阻包络，舌系不利，故口不能言。亟当开气闭、通神窍。

当归10g，大白芍10g，柴胡6g，茯苓12g，白术10g，炙粉草3g，郁金10g，香附10g（打），竹茹6g。

针刺四关、人中、大陵、内关、膻中、金津、玉液。

按：此案气闭神昏，不能言语，针后当即神清能言，历经12小时之昏闭遂解。醒后自觉全身不适，疲乏无力，故用逍遥散加减，以行气解郁，作善后处理，一剂而安。

肝郁案

张某，女，42岁。

自1962年起抑郁不欢，形体消瘦，面容憔悴，精神不振，喜静恶动，羞怯畏人，胸闷纳呆。今年7月间，下地劳动时忽然阵阵神糊，言语错乱，心悸气短，胆战心惊。现症表情抑郁，愁云满面，神志清楚，但有时行动不能自持，外出乱跑，语出无声，嘟噜不已，形瘦纳呆，彻夜不眠，苔薄色白，脉象沉细。

情怀不畅，抑郁寡欢，肝气郁结，木失条达，故表情郁而不乐。木土不调，胃失和降，故胸闷，纳呆不寐。气郁不行，痰涎上壅，故举动乖常。治当理气和中，佐以涤痰。

开胸顺气丸3袋，每服半袋，日服2次。

针刺大陵、三阴交。

按：郁证总不离情志抑郁，气机不疏。此案由于情怀不畅，终日忧愁不已，三四年来，经治未愈，现针药并施以后，气机得畅，胸怀开宽，而诸症霍然，实在出乎意料。

梅核气案

刘某，男，55岁。

素患咳吐黏痰，近三月来，咽中梗阻，如有炙脔，咯之不出，咽之不下，伴有心烦躁急，周身倦怠无力，食欲不振，二便正常，苔白厚而腻，脉弦细而滑。

脾胃运化不健，停湿生痰，痰热内蕴，加以性情急躁，肝郁气滞，以致结而上逆，咽嗌梗阻，似物非物，憋气窒塞，形成梅核气证。治拟解郁化痰为法，宗半夏厚朴汤。

清半夏10g，茯苓10g，川朴花6g，苏梗12g，橘皮络各6g，郁金10g，青皮6g，枳壳10g，桔梗6g，生姜3片，川贝母末6g（冲），代赭石15g（先煎），旋覆花10g（包）。

按：此案梅核气证，证颇典型，服三剂后，基本痊愈，可见辨治准确，效如桴鼓。

中　毒　类

煤气中毒案

王某，男，28岁。

证起瞬息，始觉头部微晕，恶心不舒，继则晕倒，神志不醒，呼吸低微，合目闭口，面色苍白，瞳孔散大，苔薄色白，六脉沉细。

感受煤毒，神明为之闭塞，故晕倒不苏，治当开窍，以急救之。

针刺人中、合谷。提插捻转，强刺激。

按：急救煤气中毒患者，首先当移病人于空气流通之处，并注意保暖。针灸疗法，多以人中配十二井或十宣等穴。此案以人中配合谷，盖合谷为手阳明经原穴，阳明为气多血之经，故用人中醒神，配合谷以行气血，取效很速。

农药中毒案

武某，男，76岁。

证经一周，因用666农药粉擦身灭虱，致现全身红肿痒甚，下肢为最，睾丸胀痛，囊若晶球，眼胞红肿，视物不清，大便干秘，小便黄少，舌红赤而紫，脉沉滑略数。

证属666农药中毒，毒攻肌肤。肺主皮毛，肺气不利，不能宣泄水邪，因而皮肤肿胀，便秘溲少。治当开鬼门，洁净府，使毒邪得以外出，则肿胀红赤自消。

水炙麻黄5g，桑白皮10g，赤苓皮12g，陈皮6g，大腹皮10g，干浮萍3g，猪苓10g，泽泻10g，炒白术10g，桂枝5g，桔梗6g。

按：此案666农药中毒，表现为皮肤红肿发痒，小便不利。毒从肌肤而入，影响肺气宣肃所致，故用麻黄五皮饮散肌表之湿，五苓散化气利小便，加桔梗开提肺气，浮萍发汗利水，药后汗出痒止，便利肿消，毒邪得以排出，二剂基本告愈。

奔　豚　类

肝气奔豚案

王某，女，36岁。

十余年来自觉有气从少腹上冲至胸，发则欲死，势如闪电，骤然惊悸不宁，心烦胸憋气短，少腹发凉，按之有跳动感。经常反复发作，气还则止。饮食、二便正常，经事亦调，舌苔薄白，脉来沉弦。

足厥阴肝经之脉，抵小腹夹胃，属肝络胆，上贯膈，布胁肋，循喉咙之后。足少阴肾经之脉，从肾上贯肝膈，入肺中，循喉咙。肝肾之气循经上逆，故见气自少腹上冲至胸。气逆神动，故惊悸不宁。气得下行，散则自愈。治当平肝降逆，宗奔豚汤加减。

炙甘草6g，当归10g，川芎10g，大白芍15g，半夏10g，黄芩10g，黄柏10g，枳实6g，生姜2片。

按：奔豚气是病人自觉有气从少腹上冲胸咽的一种证候。由于气冲如豚之奔突，故名奔豚。多因惊恐等情志因素，损伤肝肾之气，气郁横逆上冲所致。此案屡经中西医治疗无效，自服本方后，基本告愈。

关格类

气郁关格案

姚某，女，50岁。

卧床已八日，恶心呕吐，食后辄吐，口苦而臭，胸闷憋气，两胁疼痛，大便秘而不通，小水关而不行，病人痛苦异常，舌苔白，脉沉紧。

肝郁不达，脾胃升降失调，以致阻滞不通，在上则恶心呕吐，拒而不纳，胸闷憋气，两胁疼痛，在下则大便秘而不通，小水关而不行。治当理气宽中，解郁化痰，拟枳砂二陈汤加减。

沉香6g，蒌仁15g，苏子10g，枳实10g，砂仁米6g（打），香附15g（打），厚朴10g，川贝6g，竹茹10g，广皮10g，麻黄3g，茯苓15g，大腹皮10g，粉甘草3g，杏仁6g，生姜3片。

按：在上饮食不进为格，在下大小便不通为关。关格是两种证候综合的表现，向来认为难治，《灵枢·脉度》篇指出："关格者，不得尽期而死也。"此例共进三剂，饮食即进而不吐，小便趋利，故特录出，以资参考。

噎膈案

赵某，女，61岁。

卧床已久，初因周身骨节疼痛，住院治疗半年未愈，刻下憔悴瘦弱，语细声微，口臭纳少，不能食硬物，只能少进稀粥，口干不能多饮，心筑筑而惕，身瞤而动，犹如有物行走于筋肉之间。时已初夏，身仍着棉衣，平素不得离床行动，离床则头昏欲死，上床久久不能平复，大便干秘，周余不行，行则目黑头晕而眩，无力努责，苔中心光干，舌质红，脉弦。

久病津伤，气血俱虚，阳结于上，阴涸于下。气虚则言细声微，动则头昏欲死；

血虚则面色无华，憔悴体羸；津伤则口渴，舌苔光干；阳结于上，则胸膈阻塞，不能食饮；阴涸于下，则大便干秘，周余不行，甚则心筑筑而惕，身瞤而动。治当益胃生津，佐以柔肝养血，培其后天，滋其化源，宗沙参麦冬汤加枳壳、郁金进退。

沙参10g，麦冬10g，石斛10g，枳壳10g，郁金10g，川连5g，花粉6g，生地15g，生白芍15g，生谷麦芽各10g。

二诊：隔一周来视，前投益胃生津、柔肝养血之剂，食纳有增，诸症皆轻，精神转好，周身舒适，行窜之感已除，能够扶椅离床行动，大便顺利不干，小便正常，脉已柔和，苔复津回，唯言语仍感细微。肝旺未平，气津尚未尽复，仍宗前法治之，以待恢复。

沙参10g，麦冬10g，石斛10g，枳壳10g，郁金10g，川连5g，花粉6g，生地15g，生白芍15g，生谷麦芽各10g，杵头糠30g。

按：噎是吞咽之时，梗噎不顺，膈是胸膈阻塞，饮食不下，噎虽可能单独出现，而又每为膈之前驱。张璐云："噎之与膈，本同一气。"因此，临床上大多称为噎膈。本病的形成，多因忧思恼怒，酒色过度，所谓"酒色伤肾，情欲伤精"，以致津少液亏，气血瘀结，导致阴血枯槁，上下不得流通，故治疗应以益胃生津、滋阴润燥为主。

泻 痢 类

湿热泄泻案

宋某，男，28岁。

证经两年，腹泻日四五行，时轻时重，久治未愈。近两日来，病情加重，腹痛阵作，暴泻不止，日十余行，泻下清水，肛门灼热，重坠不适，身热唇红，口干饮冷，小便黄数，胸闷脘胀，食欲不振，脉滑苔白。

湿热夹滞内阻，脾胃运化失常，水走肠间，清浊混淆，以致热蒸于上，湿注于下，治当清利湿热，葛根芩连汤加味。

葛根10g，黄芩10g，川黄连6g，藿香6g，陈皮6g，枳实6g，煨木香5g，泽泻10g，炒川朴3g，茯苓10g，焦三仙各10g。

二诊：昨进葛根芩连加味之品，药后腹泻大减，日三四行，有成条之势，唯肛门仍感后坠不适，口渴欲饮，饮后胀满，腹中雷鸣，小便色黄，舌苔水黄而滑，脉象趋缓。仍属湿热内蕴，郁于胃肠，上方既效，再宗原意增减治之。

葛根10g，黄芩10g，川黄连6g，大白芍10g，青广皮各6g，广木香5g，炒川朴5g，焦槟榔6g，大腹皮10g，炒白术10g，泽泻10g，茯苓10g。

按：泄泻是大便稀薄、次数增多的病变，有因脾虚湿盛所致者，有因湿热积滞不运所致者，有因脾肾虚寒所致者。此案本患慢性泄泻，脾失运化，近两日来，腹泻加重，临床一派湿热积滞不运的表现，治疗不能单从调脾助运着手，故投以清利湿热之剂，二剂而愈。可见临床处理，应该通权达变，方能收到预期的效果。

虚寒泄泻案

吕某，男，40岁。

大便泄泻，一日四五次，完谷不化，腹胀胃膨不舒，纳谷不佳，背沉体怠，肢凉不温，面色黧黑，舌苔薄白，脉沉细无力。

脾胃虚弱，肾阳式微，命火不足，火不生土，以致便薄而溏，完谷不化，治当温中助运，宗附子理中汤合四神丸化裁。

附片10g，党参10g，炒白术10g，炮姜炭3g，炙甘草6g，破故纸10g，炒吴萸3g，肉豆蔻5g，五味子5g，木香10g，大枣5枚。

另：附子理中汤2粒，早晚各1丸。

二诊：进温中助运七剂后，大便泄泻，由四五次转为每日一次，纳食亦佳，唯胃脘仍感胀满，后背酸沉，周身无力，苔薄白，脉细沉。病久脾肾阳衰，体内水湿不运，留滞背络，气血运行不畅。“湿得温则化”，“气行则血行”，治法仍宗原意，佐加健脾利湿行气之品。

附子10g，党参10g，炒白术10g，炮姜炭3g，炙甘草3g，茯苓10g，枳壳10g，生姜3g，大枣5枚，炒苡仁15g，煨木香5g。

按：泄泻的主要病变，责在脾胃，但命门之火，能助脾胃腐熟水谷，帮助肠胃消化吸收，如果肾阳虚衰，则命门之火不足，脾胃必受其影响，不能腐熟水谷，因而引起泄泻，诚如张景岳所云：“阳气未复，阴气极盛，命门火衰，胃关不固，而生泄泻。”此例从泄泻完谷不化、面色黧黑、苔白脉细着手，诊为虚寒性泄泻，虽有腹胀胃膨，亦为脾虚不运，故用温中助运之法治之，共投七剂而愈。

湿滞痢疾案

郭某，女，54岁。

腹痛下痢已三天，里急后重，痢下赤白，小便短赤，饮食减少，精神疲乏，苔腻微黄，脉沉数有力。

湿热积滞壅于大肠，气血被阻，传导失司，以致痢下赤白，里急后重不已，治当清热利湿，和中化滞，宗香连化滞汤加减。

木香10g，黄连1g，枳壳10g，川朴6g，大黄12g，元明粉6g（化），黄芩10g，赤白芍各10g，乌梅10g，焦三仙各10g，大枣5枚。

按：药后排便五六次，积滞排出大肠，里急后重已除，唯感食思不振，继以和胃健脾，善后调理而愈。

痢下热厥案

陈某，女，58岁。

证经八日，本患痢疾，经中西医治疗后身热趋降，泻次亦减，突于昨晚出现心烦肢厥，冷汗频流，身热不扬，形寒战栗不已，夜间昏厥数次，人事不知，复经西医注射葡萄糖液及强心针等，迄至今午，诸症未解。体温37.2℃，阵阵寒战，肢厥冷过膝肘，汗流不已，心烦不宁，神志半明半昧，面色苍白不华，时有呻吟，声怯如丝，溲黄唇干，苔白质赤，脉象沉数。

湿热之毒熏灼，气血因而伤阻，大肠传导失司，湿毒下注形成痢疾。毒邪入里，阳热不能外达，故现心烦脉数，四肢厥而不温，阵阵形寒战栗。证情严重，热厥之象甚著，治当敛阴泄热，以希厥回烦定，战去神清乃佳。

柴胡6g，大白芍12g，枳壳10g，炙甘草6g，桂枝3g，生石膏25g（先煎），山栀10g，黄芩10g，煨姜2片，淡竹叶5g，朱茯神10g，葱白3个，大枣3枚。

按：此例由于时疫伏温，蕴蒸阳明，湿滞败浊，互阻大肠，以致身热便痢，经治以后，虽然热降痢减，但伏邪蕴蒸未已，形成欲达而不能达、欲下而不能下之势，因而造成心烦肢厥、神昏汗出、形寒战栗等症，实为热厥之象，故用四逆散加味，敛阴泄热，一剂而愈。

赤痢案

王某，男，44岁。

痢下纯红，里急后重，已经三日，刻下仍未解，一日十余行，腹痛纳少，舌苔薄黄，脉数不清。

湿热入营，血渗肠中，夹滞互阻，以致传导失司，气机流行窒塞，化为红积，故下痢如血，腹痛后坠。治当清热和血，调气导滞，气调则里急后重自除，血行则痢下红冻自愈。

黄连6g，清阿胶10g（烊化），当归10g，赤芍10g，黄芩10g，泽泻10g，煨木香5g，马齿苋15g，神曲10g，益元散12g（包）。

按：痢疾一证，多因感受暑湿之邪，热毒入侵肠胃，气血因而被阻，化为脓血而成。大抵湿盛于热者则为白痢，热盛于湿者则为赤痢，湿热俱盛者则为赤白痢。此案赤痢虽然热盛于湿，但病情尚不严重，故未投白头翁汤，而用黄连阿胶汤加减，清热调血，二剂而愈。

噤口痢案

迟某，女，47岁。

痢下匝月，初则赤白相兼，所下黏稠如胶，里急后重，秽气熏人，继则痢次减少，日夜十余行，白多红少，少腹作痛，身热不已，周身无力。刻下痢下八九次，里急后重依然，谷食不进，脘次胀闷，兼见头痛干哕，身热绵作，懒于言语，彻夜难眠，口干欲饮，小便清长，舌苔白腻，舌质红，脉弦滑有力。

湿热积滞败浊稽留大肠，肠膜腐溃，气机窒塞不诵，故痢下匝月，次数虽少，仍然红白相杂，里急后重。浊气上干，木火冲胃，阳明通降失司，故身热头痛，干哕不寐，饮食不进。证属噤口，危状迭见，拟以开噤和中，佐以清热导滞，应效乃佳。

党参6g，黄连10g，石莲子10g，广木香5g，槟榔6g，大腹皮10g，青广皮各6g，建泽泻10g，猪茯苓各10g，焦三仙各10g，马齿苋15g。

按：痢疾一证，多由湿热浊滞互阻肠胃，升降失司所致。若痢久正伤，浊气冲胃，不能进食，为痢疾中之大忌。在诊断上脉象最宜缓和，不能弦劲而数，故经云“脉大为病进”，往往预后不良。此案痢久次数虽少，谷食不进，伴见干哕头痛，身热脉弦，木亢胃败，已成噤口，势难挽救。经云：“得谷者昌，失谷者亡。”此时唯有开噤和中，冀能得食，尚能图治，故用开噤散合香连导滞汤加减，以和胃降逆，清热导滞，三剂后方思纳谷，诸状转轻，先后共进七剂而安。

湿滞伤脾案

池某，男，70岁。

证经旬外，初患吐泻不已，继而腹痛身倦，近四五日来，吐泻已止，腹痛微作，四肢无力，周身倦怠，卧床不起，肌肉羸瘦，胸脘饱闷，食欲全无，粒谷不思，舌苔薄白，脉弦劲有力。

高年质薄，脾运失常，误食冷物，脾胃更伤，以致水反为湿，谷反为滞，合污下降，交阻肠胃，故胸闷腹痛。不思纳谷，脉象弦劲，为土虚木亢，胃气大伤之候。经云：“有胃则生，无胃则死。”勉拟温运调脾，以希进谷为佳。

苍白术各10g，炒川朴3g，陈皮6g，炙甘草3g，茯猪苓各10g，桂枝6g，青皮6g，老木香5g，党参10g，泽泻10g，炒半夏6g。

按：此案患者年迈体虚，吐泻之后，大肉已脱，尤其四五日来不思纳谷，脉象弦劲，实为木亢土败之象，预后非常不良，不想投用胃苓汤加减以后，翌日竟能进食，继守原方治之，逐日好转而愈。

便 秘 类

阳明腑实案

夏某，男，28岁。

素来脾胃虚弱，四五日来绕脐疼痛不休，腹胀拒按，大便秘结，未更衣一次，面色潮红，手足烦热，口干唇燥，不思饮食，食则胀痛尤其，胸痛懑闷不舒，舌苔白腻少津，脉象沉实有力。

脾运失职，肠导失司，以致热邪糟粕结于阳明之腑，治当下之，宗大承气汤加味。

川军10g，厚朴6g，枳实6g，风化硝10g（化），黄芩10g，半夏10g，甘草3g。

按：此案患者素质较差，症见腹满胀痛拒按，胸膈懑闷便燥，痞、满、燥、实四者均见。阳明腑热，津液内耗，故口干唇燥，手足烦热，面赤苔干，脉来沉实，可下之征甚为明显，虽然质薄，亦当下之，仅投一剂，药后连得大解，因而腑气通利，热疏于下，自觉腹胀满痛已除，纳食增加，诸症均解。

津枯便秘案

武某，男，57岁。

素来大便干燥难解，便前带血，血色鲜红，刻下已四日未便，胀坠不适，面色苍黄，小便微黄，食欲不振，苔白脉弦。

年迈之人，气血已亏，津液运行不畅，不能下达大肠，以致便燥带血，久则阴络受损，血燥无以下润，经云："气主煦之，血主濡之"，治当益津活血，增水行舟，仿济川煎意，以希血达燥已，便调血止。

肉苁蓉10g，川牛膝10g，当归10g，赤白芍各10g，桃仁6g，红花3g，麻仁10g，青广皮各6g，枳实6g。

按：便秘一证，有因热结大肠所致者，有因气滞不通而成者，有因津枯血燥所得者，临床时必须审证准确，施治自可效如桴鼓。

此案老年气血俱虚，运行不畅，以致肠燥津枯，便秘不行，治以益津活血，血活则便通，一剂而安。

肿胀类

水肿案

桂某，男，41岁。

证经年余，刻下仍面目、四肢浮肿，小便频数，每夜三四次，尿浑微黄，五更泄泻，完谷不化，腰痛，睡眠不实，饮食尚可，苔薄白，脉弦滑。既往曾患肺结核、高血压。

肾阳不足，腐熟无权，故五更泄泻，完谷不化；腰为肾之府，肾虚则腰痛。肾与膀胱相表里，肾阳虚则膀胱不能气化，故小便频少；水不化气，溢于肌肤，则头面、四肢浮肿。治以温肾健脾，利湿消肿，拟金匮肾气丸合五皮饮加减。

肉桂3g，附片5g，黄芪10g，党参10g，白术10g，炮姜炭3g，炙甘草6g，带皮苓12g，陈皮6g，怀山药6g，五加皮10g。

另：服金匮肾气丸6粒，日服2次，早晚各服1粒。

二诊：药后浮肿已消，大便仍然完谷不化，小便检验蛋白（-），苔白，脉缓。脾肾气虚，运化失常，治当原方增减。

肉桂3g，附片5g，黄芪10g，党参10g，白术10g，炮姜炭3g，炙甘草6g，带皮苓12g，陈皮6g，怀山药10g，

另：服金匮肾气丸6粒，日服2次，早晚各服1粒。

按：此病由于肾阳不足，膀胱气虚不能化气，水气不化，溢于肌肤，发为浮肿。命门火衰，不能腐熟水谷，故五更泄泻，完谷不化。

运用金匮肾气丸补肾温阳，五皮饮利水退肿，五诊后浮肿消退，大便成形而愈。

肿胀案

吴某，女，39岁。

素有咳喘之疾，近几月来，肚腹胀大如鼓，按之有水声，站立时自觉有一块坠入少腹，平卧时块又回到脐下，按之不痛，喘息不得平卧，憋气不舒，四肢呈凹陷性水肿，饮食不佳，小便红赤，大便溏薄，月经已两月未至，自述未妊。检查：腹部肚脐不突出，亦无青筋暴露现象，舌苔净，质紫暗，脉细弱。

肺脾不足，复受风湿之邪，喘咳憋气，四肢浮肿，腹肚胀大，治当宣肺定喘，兼消肿胀。

炒苏子10g，莱菔子10g，葶苈子10g，蒌仁15g，炙冬花10g，杏仁10g，炒川朴10g，浙贝6g，细辛1.5g，桂心6g，茯苓15g，干姜3g，丝瓜络10g，粉甘草3g，冬瓜皮10g。

二诊：迭进上剂，效果不显，刻下仍喘，不得平卧，四肢浮肿，肚腹满胀，不思饮食，食则满甚，小便清长，大便溏薄，舌苔光净，舌质紫暗，脉象微弱。张景岳云："凡水肿等病，乃肺、脾、肾三脏相干之病，盖水为至阴，故其本在肾，水化为气，故其标在肺，水唯畏土，故其制在脾，今肺虚则气不化精而为水，脾虚则土不制水而反克，肾虚则水无所主而妄行。"水湿内停，脾虚不能运化，故四肢浮肿，肚腹胀满。土虚不能制土，肾阳必衰，影响气化功能，三焦决渎失职，水犯高原，故咳喘不已。治当健脾利湿，佐以益肾，以冀离照当空，而消阴霾，宗实脾饮加味。

人参6g，炒白术10g，茯苓15g，炙粉草5g，木香3g，宣木瓜10g，川朴6g，大腹皮10g，草果10g，泽泻10g，制香附10g（打），桂枝10g，黑附子10g，莱菔子10g，葶苈子10g，吴茱萸3g，生姜10g，大枣5枚，淡干姜3g。

按：以上方加减共服二十余剂，四肢浮肿、腹大皆消，唯仍有喘咳，不得平卧，舌红苔润，脉弦细无力，诊为肾阳衰虚，不能纳气，再以济生肾气丸加五味子、补骨脂、白术、炙草、大枣，服2剂后，即告痊愈。

脾虚肿胀案

王某，男，67岁。

证经三月有余，全身浮肿，腹胀且硬，胸闷气短，周身乏力，舌苔白腻，中心露质，脉沉细无力。

脾气虚弱，运化失职，水湿溢于肌肤之间，故周身浮肿；中气不足，故倦怠气短。治当健脾利湿，以消水肿。

党参10g，云茯苓12g，泽泻10g，大腹皮10g，陈皮6g，五加皮10g，姜皮3g，桑白皮10g，炒白术10g，炙甘草3g，炙黄芪10g，车前子10g（包）。

二诊：迭进健脾利湿之剂，肿势减而复增，胸满胀闷加甚，腹硬拒按，小便不多，仍然周身无力，气短苔白，脉沉细无力。高年脾虚，运化不健，肺气转输不利，故胸满溲少，气短而身肿不消。治当健脾利湿，佐以开提肺气，肺气开则水湿下行，小便自利，水肿可望自消。大剂攻逐，似非所宜。

党参10g，茯苓皮12g，大腹皮10g，陈皮10g，五加皮10g，黄芪10g，姜皮3g，麻黄3g，桔梗5g，葶苈子5g，车前子10g（包），炒川椒目5g，陈胡芦瓢30g。

按：此案脾虚水肿，临床表现，甚为明显，初投健脾利湿剂后，小便较多，肿势稍减，再进前剂，证情反而增剧，出现肿胀满闷加甚，小便不利，仍周身倦怠，气短苔白，脉沉细无力。此时再投大剂补益脾气之品，颇虑肿势再增，若改投峻攻逐水之剂，又虑高年脾虚，体气不支，转增他变。因思肺为水之上源，肺有通调水道、下输膀胱之功，肺气壅塞，故小便不利，胀满肿势加甚，所以采用一面健脾利湿，一面开提肺气，服药三剂以后，腹软肿痛，小便自利而愈。这种治法，称为提壶揭盖，对高年气虚尿闭，每获良效。

肿满咳逆案

唐某，女，61岁。

证经月余，四肢浮肿不已，伴见咳逆胸满，曾经西医针药兼施，而收效不显。刻下遍身浮肿，四肢尤甚，咳嗽气逆，不得平卧，食入之后，脘腹饱胀益甚，面黄不华，小便不利，舌苔白腻，脉象沉缓。

高年正虚，湿蕴不行，积湿成水，水气逆肺，肺失肃降之令，以致遍体浮肿，咳逆胸满。中土受木所侮，脾失健运之常，故食入之后，饱胀益甚。治当利气消胀，佐以健脾渗湿，使肺有治节之权，脾有砥柱之力，自能通调水道，下输膀胱，而水气当不致上逆，则肿满咳逆诸症，可冀消除。

桑白皮10g，青陈皮各6g，大腹皮10g，杏仁10g，桔梗6g，川牛膝15g，宣木瓜10g，苏子6g，莱菔子10g，车前子10g（包），云茯苓10g，炒白术10g，防已12g，炒川朴6g，淡干姜3g，大枣3枚。

按：肿胀气粗喘满，咳逆倚息不得卧，脉弦数有力者，多为水在胸中，上迫于肺，肺气不能宣降，治疗方法，最宜泻肺行水，如用五苓散、五皮饮合葶苈大枣泻肺汤，以泻胸中之水气，则肺气自利，而肿胀消，咳逆已，往往收到理想的效果。此案肿满咳逆，自属水气逆肺，由于高年证久，体气本虚，加以脉象沉缓，面黄不华，故不宜单纯泻肺导水，图快一时，以遗后患，所以投用利气消胀、健脾渗湿之品，邪正兼顾，肺脾双调，七剂而愈。

鼓胀案

刘某，男，63岁。

腹大而满，肚皮绷急，鼓之如鼓，从心下至少腹，按之疼痛，兼见眼球外突发红，胁胀不能转侧，面容痛苦，呻吟不安，食思不振，纳后作胀，自觉嗳气或矢气后稍感轻快，小溲短黄，大便干秘，苔黄尚润，脉象弦涩。据说一年前因肠梗阻在某医院手术，下腹部有两个愈合刀口，迄今尚有痛感。

经云脾司大腹。脾胃虚弱，运化失常，气滞湿阻，升降失司，清气不展，浊气充斥，故腹大如鼓，肚皮绷急，所谓“浊气在上，则生䐜胀”。两胁痛满，则为肝失条达，经气痹阻之象。大肠为传导之官，秽浊不能传导，壅塞不通，故水道不利，小便短少。治当疏达气机，通导腑气，宗木香流气饮合大承气汤加减，以希气疏腑通，而胀满可消。

木香10g，丁香6g，藿香10g，陈皮10g，白芷3g，草果10g，苏子3g，沉香3g，香附10g（打），枳实10g，青皮10g，焦槟榔10g，大黄10g，芒硝10g，桃仁10g，丹皮10g，大腹皮10g，木通10g，茯苓10g，砂仁5g（打），厚朴10g，木瓜10g。

按：鼓胀一证，有虚实之分，实者宜通，可用木香槟榔丸、大承气汤、厚朴三物汤之类，虚者宜攻补兼施（纯虚者则以补为主），可用中满分消汤、木香流气饮之类。

鼓胀一证有气臌、水臌、血臌、虫臌之别，根据临床体会，诸臌往往相互为病，正如《医碥》所云："气、水、血三者，病常相同，有先病气滞而后血结者，有先病血结而后气滞者，有先病水肿而后血随败者，有先病血结而后水随蓄者。"因此，临床治疗，首先分清主次，辨其虚实。

此外，临床上尚有食臌一证，由于食积大肠，传导失职，以致气水蓄结，形成鼓胀，治当消导积滞，以通腑气。此例应用此法，药后即觉矢气频转，排便二三次后，腹部膨满胀痛，基本告愈。

黄 疸 类

湿热黄疸案

例1

蒋某，女，34岁。

妊娠七月，近四天来，周身发黄，色鲜如橘，尤以眼目胸腹为甚，伴有头晕目眩，胸闷气短，身热口干，频喜凉饮，纳食不甘，便秘溲黄，脉弦数有力，舌苔黄腻。

此为湿热之邪，交蒸于内，上不得越，下不得泄，在上则胸闷气短眩晕，在下则热注膀胱溲赤，蕴结于中，则脾胃失和，纳食不甘。阳明热盛，故身热口干，便秘喜凉。侵于肝胆，故胆热液泄，身目俱黄。舌苔黄腻，为湿热相兼之象；脉象弦数，亦肝胆热盛之征。治当清热利湿，通便退黄，"有故无殒"。

茵陈60g，黄芩10g，川黄连10g，川黄柏10g，大黄6g，茯苓15g，车前子15g（包），猪苓10g，木通10g，栀子10g。

按：此案为湿热阳黄之证，故用茵陈清热利湿以退黄，栀子、黄芩、黄连、黄柏、大黄清热燥湿，通利大便，茯苓、猪苓、车前子、木通利水除湿，共服六剂，即热清湿去，诸状告愈。

例2

赵某，男，31岁。

巩膜发黄十余天，伴有腹胀，右胁疼痛，肋下有硬痛之块，周身酸懒，食欲不佳，口黏不欲饮水，咽部疼痛，有时发冷，小溲黄赤，大便正常，苔白质红，脉象沉细。

湿热蕴结脾胃，既不能从小便下泄，又不能从汗液解散，于是湿得热愈深，热因湿愈盛，浸于肌肤，因而发生黄疸。周身酸懒，口黏不欲饮，皆为湿象；溲黄舌红，显为热征；中焦腑气不通，故腹部胀满。治宜清热利湿，以退黄疸。

茵陈10g，栀子10g，苡仁30g，猪茯苓各10g，大腹皮10g，苍术10g，炒白术

10g，法半夏10g，木通10g。

针刺三阴交、足三里、中脘、内关、阳陵泉。

二诊：药后诸状减轻，唯仍目黄肤黄，胁痛食呆，小溲黄赤。湿热未清，再从原意治之。

茵陈蒿30g，栀子10g，苡仁30g，大腹皮10g，川萆薢10g，黄柏10g，茯苓10g，法半夏6g，木通10g，大白芍10g，川朴6g，小青皮6g，柴胡6g。

针刺三阴交、足三里、阳陵泉、支沟、章门。

按：此案为湿热壅遏发黄，通过汤药与针刺，二诊获愈。湿热黄疸，多宗茵陈蒿汤、栀子柏皮汤以及现代之化胆汤治之，其主药如茵陈、黄柏导利湿热，木通、萆薢、猪苓利水去黄，柴胡、白芍柔肝止痛，川朴消胀去满，二术、苡仁快脾，青皮行滞。至于针刺之取穴，多从阳明、太阴二经，通利湿热。配以内关调气，以畅三焦。中脘为六腑之穴，可导腑气。阳陵泉以利少阳之府。支沟、章门隶属肝经，肝脉布胁，肝胆相表里，胆脉行于胁里，深刺则胁痛、发黄诸症可去。

脚　气　类

湿脚气案

张某，男，28岁。

四五日来，两侧下肢从膝至足红肿灼痛，行动不便，以左侧小腿为甚，伴有膝踝关节及上肢肘腕关节酸痛，兼见头晕，胸闷，气短，口疮破溃，纳谷尚可，大便干，小溲黄，苔白干腻，脉弦滑数。

湿邪外受，袭及经络，郁而化热，以致气血壅遏，不能疏通，发为脚气，治当清热利湿，佐以活血。

黄连3g，黄柏10g，黄芩10g，生石膏25g（先煎），苍术3g，桑叶枝各10g，川牛膝10g，当归6g，生地10g，赤芍10g，粉丹皮6g。

另：犀羚消毒丸2粒，早晚各1粒。

另：三黄末15g，醋调敷患处。

二诊：药后小腿红肿已消，灼痛感亦除，唯觉体怠无力，关节作痛，纳谷已佳，大便正常，小溲微黄，舌苔白腻根黄，脉象浮缓。脚气之疾，虽趋痊愈，但黏腻之湿邪尚留关节，气血流行受阻，是以关节作痛而酸楚，再拟原方增减，以希速痊。

黄连3g，黄柏10g，黄芩10g，生石膏25g（先煎），苍术3g，桑叶枝各10g，川牛膝10g，当归6g，生地10g，赤芍10g，粉丹皮6g，干地龙6g。

另：疏风定痛丸2粒，早晚各1粒。

按：小腿红而漫肿，边界不清，为湿性脚气。此案除了上述症状以外，伴见胸闷气逆，很有脚气冲心之险，故急当清热利湿治之。方中三黄均为苦寒燥湿之品，不论内服或外治，均有清热利湿之良效，但是，临床时除应清热利湿之外，佐加凉血活血之品，疗效更佳。

痿　痹　类

阴伤痿证案

张某，男，20岁。

证经两月，四肢废而不用，曾住某县医院治疗37天，未见进展。刻下手足痿软，不能抬举和起坐，伴有眼赤咽干，大便燥结，脉象濡数，苔薄质红。

此为肺肾阴亏，络有蕴热，即经所谓"肺热叶焦，则生痿躄"之重候，证势缠绵，不易速痊，治当清燥救肺，宗古人之成法。

桑叶10g，炙杷叶10g，南沙参10g，生石膏25g（先煎），麦冬10g，生地10g，杏苡仁各10g，火麻仁10g，黄芩10g，川牛膝10g，川断10g，蛤粉炒阿胶10g。

针刺合谷、足三里、阳陵泉、环跳、悬钟、三阴交。

按：痿即具有"萎"的含意，如草木之枯萎，无雨露以灌溉，欲草木之茂荣，必得雨露的濡润，想痿证的治愈，必赖肺液的输布，下荫于肝肾，肝得血则筋舒，肾得液则骨强，阴血充足，而络热自清，故临床治疗，多从滋养肺阴着手，兼清阳明之热。盖阳明主润宗筋，可以束骨而流利关节。此案经用清燥救肺，佐以针刺后，仅只旬日，已四肢有力，能够自行抬举活动。

寒痹案

卢某，女，26岁。

两腿疼痛，已有四五载之久，行走不便，自述病系分娩后所得，由于家境贫困，未治疗，患病半年以后，始请医生诊治，服祛风利湿药，效果不显。刻下除两腿腰痛以外，上肢关节亦痛，上下左右走窜，伴见心悸气短，饮食、二便尚可，舌苔薄白，脉象弦细。

《素问》云："所谓痹者，各以其时，重感于风寒湿之气也。"《济生方》指出："皆因体虚，腠理空疏，受风寒湿而成痹也。"素体不健，历生三子，显属气血双亏，加以分娩之后，百脉空虚，阳气不足，腠理疏泄，卫阳不固，风寒湿三气得以乘虚而入，流走络脉，因而产生痹痛。病历五载，为时已久，必然涉及肝肾，肝主筋，肾主骨，肝肾两亏，经脉失其荣养，故痹痛不已，治当温补肝肾，佐以养血通络，以收温通行血、血行风灭之效。

桑寄生30g，川乌10g，肉桂6g，羌独活各6g，防风10g，生黄芪30g，秦艽10g，牛膝10g，杜仲10g，党参10g，茯苓15g，桑枝60g，当归10g，川芎3g，生地10g，赤白芍各10g，细辛3g，炙草6g。

按：药后即感腿部温暖出汗，行走轻便，并未疼痛，心跳气短亦解，共服四剂而愈。可见治疗痹证，初起之时，应予祛风利湿，通络止痛，久病应着重于温补肝肾，养血祛风，自可收效。

老年痹痛案

宋某，女，74岁。

春起腿痛，迄今未愈，刻下伸屈不利，步履艰难，自感下肢发凉，痛甚之时往往牵及左侧身躯，兼见形寒头痛，体怠酸重，纳食不甘，夜寐不佳，苔薄色白，脉来沉细。

年迈之人，肝肾已虚，气血运行不利，痹阻络脉，不通则痛，肢体酸痛，屈伸不利，治当益气和血，佐以强壮筋骨。

黄芪30g，当归15g，赤白芍各12g，桂枝6g，秦艽15g，威灵仙10g，宣木瓜10g，川牛膝10g，桑枝10g，钩藤10g，杜仲炭10g，枸杞12g，川断10g，独活10g。

按：肾主骨，肝主筋，筋骨关节不利，每多涉及肝肾。此例从肝肾气血着眼，使用益气和血、强筋壮骨之法，三剂后疼痛大减，步履正常，且能下地劳动。

肘关节痛案

魏某，男，49岁。

患者操持泥瓦工业，右侧手臂疼痛，已达一年之久，昨因抬物用力，疼痛加重，刻下肘节不能伸直，只能屈曲30度，上举不能过头，前方不能到口，深以为苦，苔白脉弦。

血得热则行，得寒则凝，为了工作方便，右臂经常外露，以致风寒侵袭皮毛腠理，久则入于筋脉，气血流通不畅，不通则痛，故臂痛久而不已。且寒主收引，故筋脉挛急，不能伸屈。治当温经活血通络。

针刺支沟、曲池、合谷、内关、曲泽、绝骨、少泽、肩井，采用烧山火重手法，均针右侧。

二诊：针后即刻大见好转，臂能屈曲130度，手能上举过头，前能到口，再以上法治之。

针刺绝骨、阳陵泉、支沟、曲泽、阿是穴（肘关节压痛处），采用烧山火重手法，针右侧。

按：此案属寒邪客于筋脉，气血不能流通之证，经针后基本告愈。在针刺过程中采用烧山火手法，必须使患者感到肘部发热，如针刺下肢的绝骨和阳陵泉，而上肢的曲泽及阿是穴有明显的热感，从而使手臂气血通畅，筋脉得养，才能收到祛瘀生新、温运沉寒痼冷的效果，达到止痛的目的。

左肩沉重案

周某，男，50岁。

两三月来，左肩膀疼痛无汗，沉重酸楚，得热痛减，遇寒增剧，运动不便，动则酸痛，抬举只能平肩，不能再上，局部无红肿热感，饮食尚可，唯渴欲热饮，二便自调，面色苍黄，舌苔白腻，脉象沉细。

寒湿之邪凝滞，阻于经络，气血不通，不通则痛。寒性主收引，故运动不便，遇寒则疼痛增剧。治拟祛风散寒，佐以除湿止痛，宗《金匮》乌头煎合桂枝附子汤进退。

川乌10g，草乌10g，炙麻黄6g，桂枝6g，附子10g，当归10g，杭白芍10g，赤芍10g，炙甘草6g，炒苡仁10g，苍白术各10g，黄芪10g，生姜2片，大枣5枚。

另：虎骨追风膏1帖，外贴痛处。

按：左肩沉重，属于痹证，为风、寒、湿三气杂至而成。此例患者由于整日室外工作，风寒之邪，自易侵袭经脉，形成痹证，故用大剂川乌、草乌、附子、苍白术、麻、桂、苡仁祛风散寒除湿，当归、赤白芍活血通络，黄芪益气固表，甘草缓急，面面俱到，故药后沉重疼痛均止，基本告愈。

背重案

季某，男，28岁。

背如负重，头晕瞀冒，饮食不香，四肢无力，大便时稀。既往曾患腰痛，经针治愈。苔白根腻，脉滑缓。

证脉合参，为脾虚湿困，阻于膀胱之络，治当健脾燥湿，疏表利水。

麻黄6g，杏苡仁各10g，苍白术各10g，云苓10g，陈皮10g，连翘10g，枳壳10g，车前子10g（包），六一散10g（包）。

服一剂诸恙均减，再服一剂而愈。

按：脾虚湿困，健脾以助运化为治本之法，湿邪从表汗解及从溲下流是两大捷径。方中麻黄、连翘有开腠理发汗之功，车前子、六一散有通调水道之效，标本兼顾，随机应变，因而治愈。

腰部麻木案

张某，男，26岁。

六天重感后，周身酸痛，腰背左侧麻木如手掌大，与气候变化无关。刻下头晕，四肢倦怠，饮食不香，食后脘胀，二便如常，面色黄，舌苔白腻根厚，脉弦滑。

脾失运化，痰浊内停中焦，故食后饱胀不舒。痰凝经络，故肢怠麻木。治当调脾运痰，期收潜移默化之功。

白术10g，云苓10g，半夏10g，陈皮10g，炙甘草6g，桂枝5g，黄芪10g，香附10g（打），川芎3g，钩藤10g，焦三仙各10g。

按：连服上方三剂，腰背麻木大减，头晕亦轻，服完五剂，麻木已除。二陈汤为主治本病之方，具有调脾除痰之功。少用桂枝，取其温阳化气之功，以助凝痰温化，则经络通畅，麻木自已。可见用药要恰如其分，方可收效迅速。

外伤性腰痛案

翟某，女，28岁。

十二天来右侧腰部疼痛，曾经多方治疗未效，苔白，面有瘀斑，脉涩而弦。

审因打球摔跤，血瘀不运，经络不通，不通则痛，治当活瘀止痛。

当归10g，红花10g，桃仁泥10g，赤芍10g，牛膝10g，生地10g，杜仲10g，广三七末1.5g（冲），制乳没各10g，川芎5g。

另：跌打丸2粒，早晚各1粒。

按：此案外伤性腰痛，证颇典型，病程不长，故收效甚速，可见临床治疗，贵在审因求治。

跌伤腰脊案

王某，男，48岁。

晨起上房扫雪，不慎跌下，臀部着地，当即感到腰脊剧烈疼痛，不能行走站立，便时扶持坐坑，腰不能支，两手撑助，不敢离床，检查腰脊无红肿现象，痛处拒按，前屈左弯正常，不能向右弯曲，无骨折。

病为扭伤经筋，伤在腰脊，督脉之气运行滞阻，郁结不通而痛，法“经筋为病，以痛为腧”刺之。

针刺腰阳关（痛处）。

按：此例因跌扭伤经筋，从痛处取阿是之法，泄其病所滞郁之气血，针后疼痛立减，即能直身坐起，疗效甚著。但在检查时，要注意有无骨折现象。

肾虚腰痛案

张某，男，31岁。

二月来腰部酸软而痛，腿膝乏力，遇劳则甚，平时手足欠温，食欲不振，时有形寒，面色不华，脉沉细无力，舌苔薄白质淡。

腰为肾之府，肾主骨髓，肾阳亏虚，骨髓不充，故腰痛酸软，腿膝无力，劳累则气伤，是以痛甚。阳虚气血不运，故时有形寒，手足不温。治以温补命火，以消阴霾，宗桂附地黄汤加减。

上肉桂3g，炮附子3g，大熟地10g，山萸肉10g，怀山药10g，建泽泻5g，粉丹皮6g，菟丝子10g，巴戟天10g，枸杞子10g，杭白芍10g。

按：此例肾虚腰痛甚显，经用桂附地黄法六剂而愈。但临床辨治，宜详审阳虚或阴虚，盖肾虚有阴阳之别。此案是以阳虚为主。若伴见心烦失眠，口燥咽干，面色潮红，五心烦热等症，又宜滋阴清火，用六味地黄汤合青娥丸治之。

足跟痛案

纪某，女，38岁。

右脚后跟外侧疼痛，已达五年之久，不能行走，局部无红肿，余无不适，苔薄脉缓。

经云“不通则痛，痛则不通”，显由经脉不通所致，治当下病上取，宗《灵枢·终始》篇“病在上者下取之，病在下者高取之”意。

取阿是穴（右脚及跟外侧）。手法：下病取上，对称部位，采用雀啄手法，即刺进皮肤一二分，将针上下抖动，如同雀啄，直至脚后跟痛处有感觉为止，若无感觉者，即采用捻转法。

按：足跟痛是经筋之病，采用异位刺法，上病下取，下病取上，每收特殊功效。此例经针二次，即能行走，迄今未犯。《标幽赋》云："交经缪刺，左有病右畔取，泻络远针，头有病而脚上针。"这种取穴规律，是根据人是一个整体而施用的，说明经络在人体具有连贯性。

右腿踝痛案

魏某，男，75岁。

证经一月，右腿踝骨疼痛，牵引足趾，不能步履，关节屈伸不利，交阴则剧，行路之时，有似痿躄之状，食纳正常，苔薄色白，脉象沉细。

高年质薄，寒邪侵入筋骨，凝滞阻遏，气血运行不畅，故痛在腿踝，着而不移。寒为阴邪，性主收引，故交阴痛势加甚，关节不利。治当散其沉寒，阳和汤加减。

鹿角胶10g（化），水炙麻黄5g，细辛2g，肉桂5g，全当归10g，赤白芍各10g，白芥子5g，制乳没各6g，川牛膝10g。

按：痿躄不痛，痛则为痹，痹者闭也，气血不能流通所致。此案走路有似痿躄，实非痿躄，主症为右腿踝痛，交阴则剧，外观无红肿，故仍属痹证范畴，为寒邪凝滞筋骨之象，故用阳和汤温散沉寒，二剂后痛势大减，再进二剂而愈。

脉管胀痛案

缪某，男，30岁。

四五天来左小腿内后侧发生疼痛，局部脉管发青高起，压之痛甚，走路跛行，口中作淡，纳食不香，苔薄色白，脉来弦缓。

血瘀络阻，脉道不畅，故局部高起发青。不通则痛，故疼痛不已。经云："通则不痛"，亟宜清热活血，祛瘀通络治之，宗四妙勇安汤加减。

忍冬藤30g，赤芍30g，当归24g，生甘草14g，怀牛膝15g，草蔻6g，川军3g，制乳没各10g，焦三仙各10g。

按：此案小腿后侧脉管胀肿发青而痛，西医诊为小腿静脉炎，注射青霉素收效不显。按血瘀络阻，采用活血通络之法治疗，二剂后小腿疼痛基本消失，走路亦趋正常，唯局部按之稍有疼痛，再进二剂而愈。

痛风案

魏某，女，37岁。

证历三月有余。产后四日恶露即停，不慎被风，初则四肢麻痛，周身酸楚，继而周身刺痛，痛如被杖，肢麻搐搦，烦扰不宁，时轻时重，迄今未已。纳食不佳，睡眠不宁，苔薄舌紫，脉象弦涩。

此为产后百脉空虚，风寒侵袭入络，加以恶露先止，瘀血内停，故周身疼痛如刺，形成痛风重候。舌紫脉涩，显为瘀血内停之征。治血必先调气，理宜益气活血，去瘀通络，宗血府逐瘀汤进退。

炙黄芪 10g，川桂枝 15g，赤白芍各 10g，红花 10g，正川芎 6g，五灵脂 10g，桃仁 10g，威灵仙 12g，伸筋草 15g，焦六曲 12g。

按：产后痛风多由血虚复受风寒，气血凝涩而成。此例独从瘀血论治，因其产后恶露先止，瘀血内停，临床见症，多为一派气滞血凝，经络不通之象，宿瘀不去，则新血不生，疼痛难以制止，若补益气血，则瘀血坚凝，刺痛必将加剧，故用活血去瘀之品，加黄芪以调气，加神曲以和胃，则瘀去新生，气血流畅，疼痛遂止，两剂而安。

鹤膝风案

崔某，女，67 岁。

两膝关节肿大变形，已经二十多年，经治不效，伴有周身关节疼痛。近数月来，证情加剧，左侧半身麻木，振掉不能自主，两膝疼痛，不能站立，其证得热则舒，遇冷加重，饮食、二便如常，苔薄白，脉沉缓。

寒湿偏盛，阻滞经络，营卫行泣，气血不通，经云："湿盛则肿，寒盛则痛。"治当温经利湿，取三阳以通其经。

主穴：支沟、八风、阳陵泉、足三里。配穴：解溪、丰隆、中渚、肩髃。

按：此案鹤膝风证属沉寒痼疾，经针六次以后，腿痛基本治愈，麻木亦除，振掉大减，且能下地劳动，持针做衣，但两膝关节肿大，由于年深日久，未显恢复。

头 痛 类

湿热头痛案

陈某，男，50 岁。

头痛二十余日不解，痛在前额及眉棱骨部，以中午为重，伴有少腹胀痛，小便少而浑浊，饮食尚可，大便正常，苔腻干，脉弦。

脾湿胃热，蕴郁中焦，循阳明经络上扰，浊气蒙蔽清阳，气血阻滞，经络不通，以致眉棱骨及前额部痛，中午为重。治宜淡渗除湿，猪苓汤加味。

猪苓 10g，茯苓 10g，飞滑石 15g，泽泻 10g，阿胶 10g（烊化），白芷 6g，黄芩 10g，白术 10g。

针刺攒竹、头维、曲池、合谷、解溪。

二诊：患者自述病去大半，中午有时头已不痛，腹痛亦减大半，仅觉有头晕。再用原法治之，以巩其效。

猪苓 10g，茯苓 10g，六一散 15g（包），泽泻 10g，阿胶 10g（烊化），黄芩 10g，炒白术 10g，菊花 10g。

针刺攒竹、头维、曲池、合谷、解溪、丝竹空。

按：阳明经头痛，多在眉棱及前额部位，临床时应审属湿热或风热。若外感不解，症见目赤面红，头痛较剧，则为风热，治宜散风清热，取少阳胆经腧穴，方拟升麻葛根汤（升麻、葛根、白芍、生粉草）为主；若苔腻而干，则属中焦湿热壅盛，治宜淡渗除湿，取穴以阳明经穴为主，由于苔腻欠润，阴津不足，故药以猪苓汤加味，利湿则不伤阴。此例运用本法，共针四次，药进六剂而愈。

阳虚头痛案

孟某，男，44 岁。

病经两周，咳嗽痰多，质稠色黄，不易咳出，迭用疏表宣肺之品桑菊饮加减、羚翘解毒片等，外感已解。唯头痛不已，上午为重，咳而痰多，周身酸软无力，纳食不佳，大便干，小便黄，舌苔薄白，脉象缓细。

素质阳气虚弱，外感以后中气有伤，以致清阳不能上升，浊阴不能下降，以致头痛不已。治宗“虚人病表建其中”，以补中益气汤加减。

党参 10g，黄芪 10g，陈皮 6g，白术 10g，升麻 3g，柴胡 10g，当归 6g，半夏 6g，云苓 10g，生姜 3 片，炙草 6g。

针刺太阳、合谷。

按：此案用益气法四剂而愈。阳虚头痛，是指脾阳不升之头痛，除头痛上午为重以外，尚需结合周身症状如纳食不甘、面色不华等方面进行诊断。

厥阴头痛案

杨某，女，56 岁。

头痛剧烈，以两太阳穴为甚，体温不高，头出凉汗，四肢厥冷，脉微欲绝，饮食、二便如常。

发热之后太阳之邪内传厥阴。

针刺四关、申脉、太阳，用泻法。

按：针后头痛即愈，脉复汗出，唯有四肢发凉，嘱服姜葱糖水，服后而愈。

偏头痛案

杜某，男，58 岁。

患者素有腰痛，遇劳则甚，业已两年之久。近十几天来，右侧头痛，伴有头晕眼花，耳鸣，口苦咽干，腿软无力，自感头重脚轻，饮食尚可，大便正常，小便发黄，舌尖微红少苔，脉弦细而数。

腰为肾之府，肾虚则腰痛不休。肝肾乙癸同源，肾水不足，水不涵木，肝阳上亢，扰其清窍，阻遏络脉，营卫不行，发为偏头痛。上实下虚，故头晕眼花，耳鸣腿软。肝与胆相表里，胆汁外泄，故口苦咽干。治当滋水涵木，养阴平肝。

针刺率谷、太阳、合谷、侠溪、太溪。

另：杞菊地黄丸 6 丸，早晚服 1 丸。

按：头痛一证，有内伤、外感之别。偏头痛一证，多与肝、脾有关。患者素体肝肾不足，肝与胆相表里，胆经循行身侧，肝阳上亢，下虚上实，取肝肾同治法，配以丸剂，两次而愈。

胃痛类

肝郁胃痛案

刘某，男，71岁。

七天来脘腹胀满窜痛拒按，伴有头痛阵作，目赤，视物不清，大便干，小溲正常。苔薄黄，舌尖红，脉弦数。

肝气郁结不得疏泄，横逆犯胃则胃脘疼痛。气病多游走，故感窜痛。气滞属实，故拒按。肝气郁结，郁而化火，肝胆相表里，肝热则胆火上乘，故见头痛阵作，目赤，视物不清，苔薄黄，舌尖红，脉弦数。治当疏肝理气，清热止痛，拟丹栀逍遥散加减。

当归10g，芍药10g，柴胡6g，黄芩10g，茯苓6g，白术10g，甘草6g，薄荷3g，丹皮10g，山栀10g，制军6g，大腹皮10g。

二诊：药后脘腹胀痛大减，头痛止，大便调，唯感左胁微痛而不舒，胁为肝之分野，显为肝气条达不畅，再以原方增减治之。

当归3g，芍药10g，柴胡6g，黄芩10g，茯苓6g，甘草6g，薄荷3g，丹皮10g，山栀10g，车前子10g（包），木贼10g，白术10g。

按：此例是由肝郁不疏，横逆犯胃而引起。因气多游走，故感窜痛，拒按。郁而化火，火性炎上，故使头痛阵作，目赤，视物不清。丹栀逍遥散既能疏肝理气，又能清热和营，经用两剂胃痛止而病痊愈。

肝胃气痛案

曹某，女，54岁。

心下疼痛，窜及两胁胸背，胸中烦闷，嘈杂吞酸，恶心，纳谷不甘，食后胀满不舒，时而形寒肢冷，苔薄色白，脉弦紧。

证属肝胃不和。由于忧思愤怒，饮食不节，形寒饮冷，以致心痛牵胁，治当理气止痛和中。

川楝子10g，青陈皮各6g，延胡索10g，穿山甲10g，老木香6g，砂仁米6g（打），白蔻5g，炮姜3g，川郁金6g，五灵脂15g，焦三仙各10g。

按：本方经治11例肝胃气痛证，有效率达90%以上，临证时可以辨证施治，随机变化。如气滞明显者，加香附；腹胀甚者，加莱菔子、川朴、大腹皮；胃寒者，去炮姜，加干姜，重用良姜；有热者，加左金丸；肝气横逆者，去五灵脂、山甲，加柴、芩、归、芍；外感引发者，加桂枝、苏叶、荆芥等。

寒湿脘痛案

陈某，男，66岁。

两天来胃脘疼痛，胸闷不适，无压痛及呕吐吞酸，口干不欲饮，纳食欠馨，二便如常，苔白微腻，脉弦。

此为饮食生冷不节，寒湿内侵，中阳受戕，脾胃升降失常之象。盖寒主收引，胃寒不运，故脘痛脉弦。湿浊中阻，气机不利，故胸闷纳呆。治宜温中理气，芳香化浊，藿香正气散加减。

藿香 10g，佩兰叶 10g，法半夏 10g，大腹皮 10g，木香 6g，枳壳 10g，炒川朴 6g，陈皮 6g，蔻仁 3g（后下），神曲 10g，生姜 2 片。

二诊：药后脘痛消失，胸闷亦愈，饮食稍增，呼吸气粗，口干不欲饮，二便如常，舌苔微黄而腻，脉象弦滑。此寒湿之邪渐化，中阳渐复之证，仍宗前法治之。

藿香 10g，佩兰叶 10g，法半夏 10g，木香 6g，枳壳 10g，陈皮 6g，全瓜蒌 15g，薤白 10g，生姜 2 片，泽泻 10g，茯苓 10g。

按：脘痛一证，临床极为多见，有虚寒、寒湿、寒饮、郁结、瘀血、胃阴不足等型，可以辨证施治。此例属于寒湿类型，病由寒湿内侵，中阳不宣而成，故见胸闷，口干不欲饮，舌苔白腻等，应用温中理气、芳香化浊之法，疗效颇佳。

中虚胃痛案

宋某，男，38 岁。

胃脘疼痛，已有 16 年之久，现胃痛定时发作，痛则喜按，痛剧则自汗，大便色黑，化验有潜血，舌苔白，脉濡软无力，右肋下有痞块。曾经西医诊为胃溃疡、肝大待查。

病久中气已虚，土虚则木旺，肝气失调，疏泄不畅，故胃脘作痛，肋下结为痞块。脾主统血，脾虚不能统血，故大便色黑，查有潜血。治当培土抑木，使中州健运，则肝亢自平，宗黄芪建中汤加减。

黄芪 10g，桂枝 6g，大白芍 12g，广皮 6g，乌贼骨 12g，金铃子 10g，瓦楞子 6g，藿佩梗各 10g，生姜 3 片，红枣 5 枚，饴糖 30g。

按：胃痛发生的原因有二：一为肝气失调，横逆犯胃，一为脾不健运，胃失和降。因而在临床上的表现，有其寒热虚实之异，治疗亦有疏肝理气、温运补中之分。但是，痛则不通，若气血运行无阻，肝之疏泄正常，必无痛证，故前人有“诸痛均责之肝”的说法。此例补虚之中，夹以理气，临床症状，很快得到缓解。

阴虚胃痛案

董某，男，35 岁。

胃脘疼痛年余，食后胀满尤甚，饥饿时亦有痛感，心烦口干，小溲发黄，大便尚可，舌尖光红无苔，脉象细数。素有胃溃疡病史。

久患溃疡，胃阴不足，不能濡养胃络，故胃痛口干；阴不足者阳必亢，虚火上炎，故心烦不安。舌红苔光，脉细数，亦为阴虚之征。治当益胃养阴。

生地黄 15g，北沙参 10g，麦冬 10g，肥玉竹 10g，炒白术 10g，天花粉 10g，川连 3g，石斛 10g，枳壳 6g。

二诊：药后胃脘仍痛，口干溲黄，舌苔薄黄，舌质红，脉缓滑无力。此为胃阴不足，病久入络，瘀热不行，故不时作痛，食后尤甚。治当清养胃阴，佐以活瘀通络。

南沙参10g，麦冬10g，川连6g，天花粉10g，生地黄10g，五灵脂6g，当归6g，赤芍10g，川楝子10g，枳壳6g，红花6g。

按：此例药后痛止，可见久痛之病，多有入络成瘀之象。盖痛证多属不通，临床时除辨证施治外，适当加用疏通之品，如虚寒者当温通，湿热者当清通，阴虚者当养阴以疏通，可以提高疗效。

瘀血脘痛案

王某，女，69岁。

脘痛宿疾达17年之久，间作间止，发时痛如锥刺，剧烈欲死，月前曾大发作一次，昏厥不知人事持续两昼夜之久，经抢救而愈，刻下脘仍作痛，颜面、口唇、舌质、指甲皆呈紫暗，脉弦而涩。

良由气滞不舒，升降失常，久则涉及血分，经络瘀阻不通，不通则痛，治当活血祛瘀，宗王清任之法，拟膈下逐瘀汤。

当归10g，赤白芍各10g，红花10g，桃仁10g，川芎6g，丹皮6g，枳壳5g，香附5g，乌药6g，炒灵脂6g，延胡索6g，甘草10g。

二诊：药后脘痛已瘥，颜面、口唇、指甲紫暗大减，唯纳谷不香，苔腻脉滑。此瘀阻虽行，胃气欠和，理当调脾和胃，以善其后。

党参10g，黄芪10g，茯苓10g，炒白芍术各10g，当归10g，青陈皮各10g，熟地10g，半夏曲10g，神曲10g，谷麦芽各10g，煨姜10g，小红枣3枚。

按：瘀血性脘痛发时痛势剧烈，犹如锥刺，当与真心痛（即心绞痛）进行区别。真心痛发时往往舌不能言，四末厥过肘膝，常常旦发夕死。瘀血性脘痛，除了脘痛病史以外，宜结合临床上一些血瘀征象，如面色紫暗、舌质发紫、指甲口唇发绀等进行诊断，只要诊断正确，投用活血祛瘀之品未有不效者，不过平常尚宜注意调护以防复发。

宿食脘痛案

刘某，男，62岁。

病已三四日，脘腹痞满疼痛，坚硬拒按，烧心呃逆，嗳臭吞酸，纳谷不香，大便三日未行，小便如常，苔薄白，舌尖红，脉弦劲。

宿食停滞肠胃，所以脘腹痞满胀痛，坚硬拒按。宿食内停，积久必然化热，形成腑实不通，大便秘结不行。治拟峻下腑实，以解胀痛，宗大承气汤加味。

大黄10g（后下），芒硝10g（后下），枳实10g，川朴10g，焦槟榔10g，木香10g，吴茱萸10g，黄连10g，生姜3片，大枣5枚。

按：服峻下腑实之剂一帖，夜间大便二次，清晨已如常人，下地劳动，可见辨证得当，用药猛准，收效之速，往往出人意料。

胃脘胀痛案

许某，男，53岁。

素有胃脘胀痛史，近因饮食失节，胀痛发又两日，痛时喜熨喜按，时泛清水，平时以热食为快，日来因痛胀不敢多食，食后胀满加甚，小溲黄浑，大便正常，苔白而厚，脉象弦紧。

脾胃素虚，饮食不节，中焦运化失权，气机为之窒塞，流行不通，不通则痛，故胃脘胀痛不已。《医宗说约》云："痛则不通多成郁，郁久因而热熏。"故呈现溲黄。治当温中调气，健脾助运。

台乌药10g，高良姜6g，草豆蔻6g，陈皮10g，木香5g，厚朴6g，生姜3片，苏梗10g，半夏6g，枳壳6g，吴茱萸5g，炒栀子6g，焦三仙各10g。

按：脾胃为后天之本，水谷之海，气血之源，人之中焦昌盛，气机通达，输津布液，生化气血，以营周身，则病无由生。此案由于脾胃素虚，中运失职，气滞不通，故胃脘胀痛，临床治疗时，苦寒败胃之品，固不宜用，阴柔滋补之品，亦非所宜，故用加减调中汤变通治之，三剂而愈。

胃结石案

王某，男，36岁。

两月前吃黑枣后，胃脘初觉作痛，食欲不佳，继则呃逆吐酸，食后痛势加剧，刻下精神疲倦，面色黄困，腹部胀满，按之压痛有块。钡餐造影：胃呈钩形，底部发现不规则卵圆形充盈缺损，约9cm×6cm，大小共计三块，胃蠕动紧张力均等，幽门无痉挛现象，十二指肠正常。经西医会诊，诊为胃结石。

此为饮食失节，脾不健运，寒湿凝聚于中，化为结石，以致面黄神疲，脘痛呃逆吐酸，按之有块，苔呈黄腻。治当温化寒湿，健脾消积。

老苏梗10g，川朴6g，炒苍术10g，吴茱萸3g，槟榔10g，焦楂炭10g，鸡内金10g，高良姜6g。

按：此案西医诊为胃结石症，实由停积不运所致，上药服后，即解出黑色团块硬物三块，因而脘腹胀痛即缓，但食欲不振，仍有吐酸，再进三剂，诸症悉蠲。3月3日胃肠造影复查，结石消失，随访10个月未见其他不适，已奏全功。

腹　痛　类

寒积腹痛案

吕某，男，56岁。

素体阳虚畏冷，近来腹痛拒按，迭投清热止痛不效，刻下腹痛时作，形寒喜温，痛则拒按，二便正常，饮食尚佳，舌苔白腻，脉象弦细。

寒邪内积，肝脾气滞不通，不通则痛。治当温中行气，以散寒积，可望通则不痛。

小茴香10g，炮姜6g，延胡索6g，五灵脂20g，官桂6g，赤白芍各10g，当归10g，台乌药10g，制香附10g（打），木香5g，吴茱萸10g。

瞿麦10g，萹蓄10g，甘草梢3g，淡竹叶10g，肉桂3g。

按：八正散是治湿热下注所致淋病的主方，功效甚佳，临床时应适量增减，如阴虚的宜去大黄，加生地、天冬等，内热甚的则加黄柏、知母，则疗效可以更显。本例除大黄以免其涤荡破气过猛之弊，除滑石是因其矿物质地不纯，加桂心乃用其化气、引火归原之功。若苦降过甚，尿血不除，反增小便痛者，可加用瞿麦。萹蓄苦平，以清心降火，竹叶、甘草梢清心利便。

膀胱蓄血案

郝某，女，57岁。

半月前曾患感冒，未经任何治疗，近四日来自觉少腹硬满而痛，痛甚拒按，不能俯仰，心烦易怒，坐卧不宁，伴见小便自利，大便秘结，呕恶口干，食欲不振，舌苔薄白，舌质淡红，脉象沉结。

此为太阳病不解，内热郁结下焦，形成膀胱蓄血之证。伤寒论第106条云："太阳病不解，热结膀胱，其人如狂，血自下，下乃愈。其外不解者，尚未可攻，当先解其外，外解已，但少腹急结者，乃可攻之，宜桃核承气汤。"今见外无表证，少腹硬满，治当调气破结以止痛，宗《伤寒论》桃核承气汤出入。

桃仁6g，红花6g，酒川军10g，焦槟榔10g，川朴6g，木香6g，砂仁米5g（打），当归10g，五灵脂24g，青广皮各6g，香附10g（打），延胡索10g，桂心10g，炮姜3g，蒌仁15g，生粉草3g。

二诊：药后小便下血一次，大便变软，呕恶已止，少腹硬满而痛减轻，尚未尽除。前方既效，再拟原方加味接服，以奏全功。

桃仁6g，红花6g，酒川军10g，焦槟榔10g，川朴6g，木香6g，砂仁米5g（打），当归10g，五灵脂24g，青广皮各6g，香附10g（打），延胡索10g，桂心10g，炮姜3g，蒌仁15g，生粉草3g，川楝子10g。

按：膀胱蓄水、膀胱蓄血均可形成少腹硬满而痛，但辨证关键在于小便自利与否，小便自利者即为蓄血。此案临床症状，少腹硬满而痛，既见小便自利，又有烦躁易怒之象，虽然未至狂状，但膀胱蓄血，似无疑义，治当调气破结止痛，二剂则诸症大减，基本告愈。

便血案

王某，女，42岁。

四年来便血不已，伴有头晕，耳鸣心悸，周身乏力，夜寐多梦，月事不调，纳食正常，舌淡苔薄，脉象濡软。

此为便血日久，气血已虚，心脾失调之象。脾为统血之经，赖阳气以运行，脾阳不健，瘀浊留恋，血不循经而下溢，所谓阴络伤则血下溢。心主生血，心血不足则心悸梦多，月事不调。治当调养心脾，拟归脾汤加减。

党参10g，黄芪10g，当归10g，朱茯神10g，远志6g，枣仁10g，龙眼肉10g，血余炭10g，生地10g，清阿胶10g（烊化），牛膝10g。

二诊：药后便血已止，仍头晕心悸，梦多无力，此心脾血虚势难骤复，当缓缓图之。

继服上方，另加朱砂安神丸。

按：便血一证通常以远血、近血、肠风、脏毒四证为主，发病的因素不外热迫血妄行、瘀血内阻和气不摄血三个方面，所以治疗便血必须寻求病因，不能以止血为能事。

此案证久中虚，脾不摄血，其血从大便出，在临床上首先没有热象的表现，血色不甚鲜红，或紫或黑色，周身疲倦无力，与阳惫有一定的关系，再加心悸多梦，故诊为心脾失调，心主生血，脾主统血，运用归脾汤调其心脾则血自归经，不止而自止。

肠风下血案

黄某，女，43岁。

证经一日，大便下血如溅，血色鲜红，无粪便夹杂，腹痛甚剧，伴有身热烦躁，口苦而干，渴欲饮水，小便黄赤，苔白质红，脉数有力。

风热之邪壅遏肠胃血分，灼伤阴络，阴络伤则血下溢，血渗肠道，故为大便下血。治宜清热凉血，则便血自止，拟槐角丸合地榆散化裁。

炒地榆30g，生地炭30g，炒椿皮30g，黄芩30g，川黄连15g，木香10g，槐角24g，防风12g，生粉草6g。

按：药后便血少，腹痛轻，烦躁止，身热退，饮食稍进，遂以原方减轻用量，再进一剂，血止而愈。

淋　浊　类

血淋案

例1

朱某，男，60岁。

尿血两月余，茎中作痛，少腹满急，经西医诊为前列腺肥大，劝行手术治疗，因经济困难未果。刻下仍尿血不已，且增高热心烦，口干欲饮，全身无力，大便干结，脉沉数有力，苔色黄腻。

此为热迫膀胱，血从下溢之象，治当清热通淋，宗八正散加减。

瞿麦15g，萹蓄15g，细木通10g，车前子15g（包），栀子10g，白果10g，大黄10g，茅根15g，滑石20g（包），商陆10g，生粉草10g，琥珀末1g（冲服）。

按：血淋一证，多由膀胱积热，或心移热于小肠所致。盖肾与膀胱为表里，年届花甲，肾虚气化不及州都，膀胱积热与心移热于小肠，热迫血从下溢，而成血淋，投以清热通淋之剂，每获良效。此案共投两剂而愈。

例2

吴某，男，35岁。

尿血淋沥，睾丸抽痛，牵引少腹，昼夜难眠，面色萎黄，日趋消瘦，纳食不甘，脉沉弦。此乃热结膀胱，迫及血分所致。

针刺三阴交（双），留针30分钟，用烧山火手法，针后加灸50壮。

按：本例经针五次而愈，针后患者觉有一股热流如触电般冲于阴处，于是睾丸抽痛减轻，少腹松快。二诊时证情大为好转，减轻50%，四诊时效达90%，微觉精神不振，五诊时精神振作，饮食增加而愈。

三阴交穴，为三阴交会之穴，有人认为治淋有特效，具有祛痰生新，调阴摄阳，以助膀胱化气的作用。

湿热淋浊案

白某，女，31岁。

素体健康，半个月来，小便浑浊如米泔，尿道热涩疼痛，解尿后一小时方止，自觉咽干口渴，但不敢多饮，唯恐尿次加多，增添痛楚，精神倦乏，遇劳则剧，尺脉虚数。

膀胱蓄热化火，气化不行，不能制约脂液而下流，以致小便浑浊如米泔，尿道热涩而痛。尺脉虚数，显为肾气不足。清阳之气不能施化，因而遇劳则剧，缠绵难愈。治当清化湿热，通利膀胱，拟八正散加味。

木通6g，车前子10g（包），萹蓄10g，大黄3g，滑石10g（包），甘草梢5g，瞿麦6g，焦栀10g，肉桂6g，丹皮10g，赤苓10g，川楝子10g，竹叶3g，灯心草3尺。

按：八正散具有清热泻火、利水通淋之功，加肉桂以化气，且能引火归原，川楝、赤苓以利水止痛，丹皮、竹叶泻火邪，导热下行，故药后证情逐渐好转，三剂基本告愈。

尿痛尿急案

卢某，女，19岁。

证经旬余，初则发热头晕，排尿频急，灼痛色红，右侧腰痛如杖，腿不能抬，继则心悸心烦，不思饮食，刻下体温37.4℃，小便红赤，频急而痛。检查尿蛋白（+++），白细胞满视野。苔黄略腻，舌质发红，脉象沉滑。

此为湿热下注，膀胱不利，故小便红赤，尿时频急作痛，犹如淋状。治当利水通淋，以清湿热，宗八正散加减治之。

细木通6g，车前子10g（包），萹蓄10g，瞿麦10g，黑山栀10g，生地黄12g，六一散12g（包），黄柏10g，淡竹叶6g，泽泻10g，灯心草1撮。

二诊：前进利水通淋之品，业已五剂，尿痛尿急减轻，检查尿蛋白（++），白细胞消失，体温37℃，自汗形寒，腰痛带下不绝，心慌气短，口黏干苦，渴欲多饮，饮食不香，便干溲黄，脉滑数无力，苔黄腻质紫。湿热蕴蒸气分，漫布三焦之象，拟以清热利湿，以观动静。

藿佩梗各10g，杏苡仁各10g，飞滑石10g（包），黄芩10g，黑山栀10g，泽泻10g，萆薢15g，生黄芪10g，杜仲10g，猪茯苓各10g。

三诊：药后自汗形寒已已，心慌气短亦减，唯又尿频而痛，颜色黄黑。检查尿蛋白（++），白细胞满视野。舌苔薄，脉沉弦。仍为湿热下注膀胱，厥少气化失宣，再拟八正散加减治之。

细木通10g，车前子10g（包），萹蓄10g，瞿麦10g，黄柏10g，黑山栀10g，六一散12g（包），柴胡15g，五味子10g。

按：此案小便灼痛，窘迫难忍，属于淋病范畴。根据小便化验结果，诊为急性肾盂肾炎。采用中医治疗方法进行观察，共服九剂中药，临床症状消失，化验小便蛋白微量，未见白细胞，病证基本告愈。

在治疗过程中，前后换方三次，最后一次用八正散加柴胡、五味子，疗效比较优越。四川学者研究认为，柴胡、五味子用量宜大，每次柴胡可用至一两，对退烧和消除尿蛋白、白细胞起着一定作用，关于具体机制，尚在研究中，特此介绍，以供参考。

小便涓滴案

尤某，女，46岁。

素患喘咳，近一年来小便频数，日趋严重，刻下涓滴不爽，排出无力，自己不能控制，面色苍白，肢体倦怠，腰以下冷，纳食不香，苔薄舌淡，脉象濡细。

经云："膀胱者州都之官，津液藏焉，气化则能出矣。"喘咳日久，真阳不足，命门火衰，气化不及州都，传送失职，因而小便滴沥不畅，排出无力。理宜温肾补阳，化气行水，使小便得以通利。

桑螵蛸15g，破故纸10g，益智仁10g，台乌药10g，肉桂2g，山萸肉6g，怀牛膝10g，车前子10g（包），熟地黄10g，泽泻10g，怀山药12g。

按：小便涓滴不畅，属于癃闭之证，其病变主要在于膀胱。但小便通畅，有赖于水道通调和三焦气化之正常，所以，本病虽以下焦肾和膀胱为发病的关键（肾司二便，与膀胱相表里），但与上中二焦亦有密切的关系，临床时必须详审病因病机，加以辨治，方能奏效。此案由于命火衰微，气化无权，以致溺出不畅，所谓"无阳则阴无以化"，故投用温肾补阳之品，以助气化，四剂而安。

阳痿遗泄类

阳痿早泄案

裴某，男，28岁。

证已五年，始患尿频而数，继则阳痿早泄，伴见头晕心烦，记忆力减弱，时有耳鸣，腹痛便溏，纳谷不甘，苔白质红，脉象弦细，两尺较弱。

肾司二便，脾主运化，脾肾阳虚，则腹痛便溏，小溲频数。且肾主藏精，肾气虚则精不藏，故阳痿早泄。证久精伤，心肾失交，致现心烦头晕等症，治当补肾调脾。

党参10g，朱茯神10g，炒白术10g，杜仲10g，菟丝子10g，肉苁蓉15g，桑螵蛸10g，芡实10g，莲子肉10g，生龙牡各15g（先煎），熟地黄12g，怀山药10g，炙甘草6g。

另：桂附地黄丸6粒，金锁固精丸6粒，早晚各服1粒。

按：精藏于肾而主于心，精生于气而役于神，肾虚则精不藏，气虚则精不生，早泄日久，必然神伤，心悸头晕，因此，临床上治疗阳痿早泄，必须安神固泄，安神必益其气，固泄必补其肾，证之此案，运用补脾益肾之法甚效。

肾虚滑精案

张某，男，35岁。

证经四日，滑精频频，精神萎靡不振，头晕腰酸而痛，小便频数，恶寒肢厥，舌苔薄白质淡，脉沉细而弱。经投龙牡、乌贼、芡实、山药等固涩之品无效。

经云："肾者主蛰，封藏之本，精之处也。"精藏于肾，肾阳虚损，下元不足，精关不固，滑精频频。精气不充，髓海空虚，故头晕腰酸。治当温补下元，佐以固精，宗金锁固精丸加减。

肉桂2g，菟丝子10g，熟地10g，益智仁10g，桑螵蛸10g，台乌药10g，生龙牡各15g（先煎），沙苑蒺藜10g，莲子10g，菖蒲10g，芡实10g，杭白芍10g。

按：精藏于肾，而主于心，精生于气，而役于神，神动于中，精驰于外，故治疗滑精，必须益气安神，盖补精必先安神，安神必益其气，单纯固精，往往获效不显。此案肾虚滑精，初投固涩不效，转投温补下元，佐以固精，三剂而愈，可资佐证。

阴　痛　类

睾丸肿痛案

王某，男，24岁。

证经年余，左侧睾丸肿痛，近日尤甚，囊红湿痒，伴有遗精溲赤，头晕目眩，口苦作干，大便如常，饮食尚甘，舌苔薄腻，舌质边尖俱红，脉濡弦。

肝脉络阴器，寒湿之邪侵于厥阴之络，郁而化热，故睾丸肿胀而痛。肝胆火旺，相火必然妄动，扰动精室，则精泄频作，上干清窍则头晕目眩，口苦作干。治当清利肝胆湿热之邪，拟以龙胆泻肝汤加减。

龙胆草12g，栀子10g，黄芩10g，柴胡5g，车前子10g（包），荔枝核6g，泽泻10g，木通10g，黄柏10g，苍术10g，川楝子10g，橘核6g。2剂，水煎服。

二诊：药后睾丸肿痛已减，遗精、头晕、目眩均除，唯阴部湿痒，口苦作干。湿热尚未尽除，治宗前议，佐以外洗之法。

龙胆泻肝丸4丸，早晚各服1丸。

另：①苦参10g，防风6g，煎水，洗阴部患处。②滑石粉30g，搽阴囊。

按：疝气一证既有寒热之分，亦有虚实之别，如偏寒者阴囊不温，偏热者小便短赤，偏湿者肿胀麻木，偏虚者遇劳即发。其治疗原则固然是偏寒者当温，偏热者当清，痰湿者当除，气陷者当补，但不能忽略疏肝理气，故子和有“诸疝皆归肝经”之说。临床时应在辨证施治的基础上稍加疏利之品则效果更佳。如本例虽属湿热，治疗时在清利湿热前提下，却加入了荔枝核、橘核、川楝子、柴胡等药，无疑加强了治疗效果，所以迅速获愈。

会阴痛案

徐某，男，24岁。

下午五点多钟时，蹲下吃晚饭，突然感觉会阴部位胀痛不适，不论行走之时，或坐立后，腹痛重坠，均较明显，必须躺卧安稳，方无异常感觉，大小便正常，局部不红、不热、不硬，微有肿样。既往身体健壮，无外伤史。

冲、任、督脉，均起于腹里，行于会阴，经气循行失常，以致两阴之间，胀痛不适，治宜局部取穴配合循经取穴。

针刺会阴、太冲（双）、三阴交（双），留针20分钟。

按：患者自诉，当晚针后痛即减轻，至晚九时许，疼痛基本消失，可见针灸治痛，不论其性质如何，均可收到一定的效果。

脱 肛 类

气陷脱肛案

时某，女，60岁。

素有气喘，吐咳白痰，冬季为重，近月来，喘咳不已，又增脱肛，大便困难，便时坐卧不安，饮食不佳，全身无力，苔薄色白，脉细无力。

高年质薄，喘则耗气，中气下陷，故大便欲解不出，解则脱肛，理宜升提中气为治，用补中益气汤，佐以针刺。

炙黄芪15g，党参10g，炒白术10g，陈皮6g，升麻6g，柴胡6g，当归10g，炙草3g，煨姜2片，大枣5枚。

针刺百会、承山（双）。

按：脱肛多因气血虚弱，中气下陷，不能固摄，以致肛门肌肉松弛，便时脱肛不收。补中益气汤升阳举陷，治疗脱肛很有效验。此案运用上方，佐刺百会、承山，疗效卓著，一次而愈，迄今未发。

疰　夏　类

气阴两虚案

罗某，女，23岁。

精神萎靡，饮食不佳，食纳欲恶，体怠嗜睡，不耐烦劳，牙齿微有出血，每年夏季均如此。近几月来月经错后五六日，色黑量少。舌苔薄，舌尖红，脉濡少力。

患者体质素虚，脾胃气弱，生化之源不足，每逢夏季暑湿交争之令，耗气伤阴，津液不足，运化失常，故精神不振，不欲饮食，舌红少苔，脉濡乏力。治当益气养阴，宗生脉散加味。

党参10g，朱麦冬10g，五味子3g，石斛10g，生地10g，扁豆12g，怀山药15g，竹叶6g。

按：暑为天之阳邪，既耗人之气，又损人之阴，所以体虚之人，常患疰夏之证，正如东垣所云："暑热者夏之令也，人或劳倦或饥饿，元气亏乏，不足以御天令亢热，于是受伤而为病，不虚者天气虽亢，亦无由而伤之。"治疗之法，最宜益气养阴。此例运用生脉散补气生津，加石斛、生地清养胃阴，扁豆、山药健脾渗湿，竹叶清暑除烦，药仅八味，丝丝入扣，其进四剂，患者即精神转佳，饮食转香而愈。

脱　发　类

血虚受风案

王某，女，20岁。

患者平素健康，一年来始见月经不调，延期量少色淡，但对工作并不妨碍，突于近二月来头发脱落，在不到十天之内，满头发落，全部脱光如镜，曾经当地医治多次，收效不显，甚感苦闷，苔薄色白，脉来浮细。

血虚受风，而致脱发如镜，此俗称"鬼剃头"之证，治当补血疏风，宗养血疏风汤改为丸剂，缓缓图之。

当归30g，川芎24g，杭菊30g，明天麻24g，羌活24g，木瓜10g，熟地60g，菟丝子60g。

上药共研细末，炼蜜为丸，每丸重10g，日服2次，每次1丸。

另：蕲艾10g，菊花15g，薄荷6g，防风10g，藁本10g，藿香6g，甘松6g，蔓荆子10g，荆芥10g。

上药用布袋装好，煎1小时后外洗头部，每日洗1次，1剂药洗4次，再洗再换。

按：此例患者丸药服半料，外洗药只用2剂，约半月后，初生白发，七天后变红，渐渐变黑，发丝由细变粗，一个月后头发恢复正常。此方原载于《经验良方》，曾经治疗3例，效果均称满意。

妇科疾病

月　经　类

经事前期案

徐某，女，35岁。

经期超前，月水过多，少腹坠胀作痛，小溲短赤频数，尿道有灼痛感，曾经某医院诊为盆腔炎。素多白带，四肢酸痛，体怠无力，头晕气短心悸，睡眠不实多梦，纳食不香，大便正常，脉沉细而弱，苔薄白质红。

凡妊十胎，曾做人工流产三次，肝脾亏损，阴液大伤，冲任受损而失固，加以脾胃虚弱，水谷之湿不化，蕴久生热，湿热下注，迫使经血先期而下。治当滋补肝肾之阴，清利下焦湿热。

生熟地各10g，当归6g，赤白芍各10g，粉丹皮6g，败龟板10g（先煎），左牡蛎12g（先煎），地肤子30g，黄柏10g，车前子10g（包），生山栀10g，木通6g，川萆薢15g。

另：逍遥丸2袋，每袋分3次服，早晚各1次。

按：月经周期提前八九天，甚至一月两至，均为经事前期。此案运用上方，先服五剂，证情大减，曾于4月19日及5月15日两次行经期间，各服汤剂二剂，配以人参归脾丸，经行基本正常。

经行先期案

高某，女，19岁。

证历半年，经事超前，色黑量多，夹以血块，但少腹不痛，伴有白带腥臭而稠，潮热汗出，心跳气短，五心烦热，胸脘不适，面如涂朱，唇口干裂，苔薄质红，脉来细数。

证属阴虚火旺，搏击冲任，迫血下注，故经事先期而至，潮热汗出，治当养阴清热。

银柴胡10g，地骨皮10g，鲜石斛30g，黄芩10g，黑山栀10g，生地黄15g，赤白芍各10g，麦冬10g，当归10g，茯苓10g，生苡仁15g。

按：此案经行先期，出现潮热汗出、面赤心烦等症，证为虚损之渐，投以养阴清热之剂，药后即热退汗止，三剂诸恙告愈，后经访问，经事业已正常。

月经过多案

宋某，女，41岁。

去年4月份曾因月经过多，流血不止，住院治疗十天而愈，本次月经来潮，提前五天，刻下已行三天，量多色黑，血块甚多，大如核桃，日来血下不止，犹如崩状，兼见头晕身痛，腰酸腹痛，午后身热，两胁撑胀不适，饮食不香，苔薄白，舌质暗，脉沉细。

肝郁气滞，血瘀下焦，治以疏肝理气，佐以行瘀止痛。

柴胡10g，生地黄10g，桃仁6g，红花6g，枳壳10g，赤白芍各10g，当归10g，茯苓10g，炒灵脂12g，木香10g，郁金10g，炙草3g，小红枣3枚，炮姜6g。

按：药后经下血块已止，腹中不痛，身痛减轻，饮食增加，唯有身热无汗，口干而苦，遂以前方去炮姜，增生地用量为15g，加麦冬、石斛，一剂而愈。

痛经案

吴某，女，23岁。

痛经已有四五年之久，每于经期则腰酸腹痛不已，经色紫黑，夹以血块，伴有口干心烦，夜卧多梦，溲黄苔白，脉濡无力。

血本得气而行，得温而化，久病血虚，气机不利，气既不能运血而畅行，血亦不能随气而流通，以致冲任经脉不利，经血滞于胞中，因而形成痛经之证，治宜调气养血，活瘀止痛。

黄芪10g，当归6g，生地黄10g，赤白芍各10g，川楝子10g，台乌药10g，陈艾叶6g，炮姜炭2g，清阿胶10g（烊化），川连5g，红花6g。

另：安坤赞育丸2粒，早晚各1粒。

二诊：药后正值经期，腹痛稍减，经紫夹块量少。此为气行血活之象，再从原意增损治之。

黄芪10g，当归6g，生地黄10g，赤白芍各10g，川楝子10g，台乌药10g，陈艾叶6g，泽兰10g，炮姜炭2g，清阿胶10g（烊化），生蒲黄6g，五灵脂6g，益母草10g。

按：此例痛经，为血虚夹瘀所致，虚则当补，瘀则当通，此为颠扑不破的原则，不过，在通的过程中，稍加一些炮姜炭、艾叶等温性药物，以助通行血气之力，则疗效可以更佳。以本案而言，仅服五剂，6月份行经未痛，数年之患，基本告愈。

肝郁崩漏案

郭某，女，32岁。

经来滴沥，三周未止，颜色红，有时淡，后背腹部疼痛，饮食、二便如常，口唇红赤，苔薄尖红，脉沉关弦，左尺微弱。

肝脉沉弦多为气郁，肝脉络阴器，肝气不疏，郁而化热，以致漏下不止，盖血得热则行，有时色淡，又为经行时久，血虚而成。治当疏肝清热，佐以益脾止血，以丹栀逍遥丸进退治之。

当归10g，生白芍10g，柴胡10g，茯苓10g，炒白术10g，炮姜炭10g，黄芩10g，焦栀10g，地榆炭10g，艾炭10g，荆芥炭10g，党参12g，黄芪12g，生地10g。

二诊：药后变化不著，仍宗前方进退治之，以作观察。

当归10g，生白芍10g，柴胡10g，茯苓10g，炒白术10g，制香附10g（打），黄芩10g，焦栀10g，地榆炭10g，艾炭10g，生龙骨10g（先煎），炙甘草3g。

三诊：药后漏下血止，腹痛亦除，唯感周身无力，余无不适，苔白脉细，再拟原方增损治之。

当归10g，生白芍10g，柴胡10g，茯苓10g，炒白术10g，制香附10g（打），黄芩10g，焦栀子10g，地榆炭12g，艾炭10g，生龙骨10g（先煎），生黄芪10g，炙甘草10g。

按：来势缓而不急，出血量少的，称为漏，其主要原因，是由冲任损伤，不能固摄所致，导致冲任损伤有血热、气虚、气郁、血瘀等，其中以血热、气虚较为多见。但是，此例根据临床表现，属于气郁化热，故治以疏肝清热之法，经过三诊，基本告愈。

阴虚崩漏案

张某，女，21岁。

平素月经尚调，相差三五日，此次月经自上月20日行经，迄本月26日尚未尽，夹以紫色血块，午后自觉全身冒火，面赤心烦，头晕无力，便干溲赤，食欲尚可，舌苔薄白，脉象细数。

阴虚火旺，阴虚无自主之权，则阳气乘之，以致冲任不固，血行失其常度，形成崩漏之证，此即《内经》所云“阴虚阳搏”之崩，治当育阴降火，佐以柔肝活血。

生熟地各10g，山萸肉6g，枸杞子10g，菊花10g，当归6g，大白芍10g，红花5g，茜草6g，干藕节30g，贯众灰10g，蒲黄炒阿胶10g。

二诊：隔二日来视，服前投之剂，崩漏已止，唯面色尚觉红赤冒火。仍属阴虚火旺之证，再从原意治之，以巩其效。

生熟地各10g，山萸肉6g，枸杞子10g，菊花10g，当归6g，大白芍10g，红花5g，茜草6g，肥知母10g，盐水炒黄柏10g，败龟板15g（先煎）。

按：此例崩漏不止，兼见面赤心烦，头晕无力，脉按细数，细为血虚，数为有热，显属阴虚于下，阳浮于上，营血已亏，冲任不固之象。在治疗上欲潜其阳，必滋其阴，欲清其热，必活其血，故用育阴降火、柔肝活血之药而愈。

心脾失调崩漏案

闫某，女，29岁。

经行两月，淋漓不断，少腹膨胀不舒，心慌自汗，夜卧不安，入寐多梦，纳谷不甘，二便尚可，苔白质红，眼下黑陷，脉象虚弱。

血生于心，藏于肝，统于脾，思虑过度，劳伤心脾，脾为中州，统摄周身之血，藏统失司，血海不固，以致血不归经，妄行外溢，则成崩中漏下，淋漓不已。治当养心调脾，兼佐益气活血，拟归脾汤加减，俾得中气充足，方能引血归经。

党参10g，黄芪10g，酸枣仁10g，远志肉6g，当归10g，赤白芍各10g，龙眼肉10g，红花3g，五灵脂6g，干藕节30g，朱染茯神10g。

另：人参归脾丸4粒，早晚各1粒。

按：上方连进六剂，诸症告愈。崩漏一证，为妇科临床常见之疾，在中医学院全国试用教材重订本的《妇科学讲义》中，将其分为血热、气虚、血瘀三型，而心脾失调之证，尚未列举。由此可见，临床不能泥守，必须善于权变，方可收到立竿见影之功。

宿瘀漏下案

贾某，女，23岁。

春节后流产迄今三月流血不止，兼夹紫色血块，腹痛阵作，头眩，睡眠欠佳，面色红赤，纳谷不甘，苔白脉濡。

调摄失慎，去血过多，营血已亏，宿瘀未除，以致头眩腹痛，血块频下。心脾失调，冲任不固，治当调养心脾，佐以活瘀，宗归脾汤加减，俾得中气充足，方能引血归经。

黄芪10g，当归10g，炒白术芍各10g，远志10g，元胡10g，枣仁10g，红花10g，五灵脂10g，朱茯神10g，桂圆肉10g，蒲黄炒阿胶10g。

二诊：药后血流已止，腹痛已微，头眩仍作，白带频流，苔薄质赤，脉濡数。仍属心脾失调，带脉约束无权之象，再拟原法治之。

归脾汤2剂。白凤丸4粒，早晚各1粒。

按：前人云："暴崩宜补宜摄，久漏宜清宜通。"此案崩漏三月，仍然夹以血块，腹痛阵作，系因未尽宿瘀仍然留恋冲任，以致新血不得归经，使用活血散瘀颇合清通之旨。但崩漏既久，冲任必然亏损，又当考虑虚的一面，从心脾二经调治也颇必要，故药后应手而效。

内瘀漏下案

吴某，女，39岁。

证延月余，产后腹部左侧疼痛，内有硬块拒按，自觉烧灼难忍，少腹触手不温，兼见漏下淋漓不断，颜色污黑，呈稀水状，无臭味，面色紫暗，眠食尚佳，舌苔薄白质淡，脉细尺部有力。

产后恶露未尽，风寒入侵，相搏成瘀，故腹中有块，疼痛拒按，瘀阻于内，冲任不调，固摄无权，故下流血水，淋漓不断。证属内瘀漏下，标热本寒，治宜温化通瘀，以希瘀去漏止。

当归10g，赤白芍各10g，官桂2g，川芎3g，法半夏10g，紫丹参24g，蒲黄10g，制香附10g（打），五灵脂10g，炮姜炭3g，蓬莪术10g，制乳没各3g。

按：此案产后气血两耗，卫外无权，病由起居不慎，风寒乘虚入侵，与恶露相搏，结而成瘀，由于瘀阻于内，冲任经气不能畅达，以致血不归经，化为秽浊血水，淋漓漏下，瘀久与卫气相并，故自感烧灼。证为内瘀漏下，漏为标，瘀为本，热为标，寒为本，治疗方法，欲先固漏，则阻闭瘀去之路，欲从热治，则寒凝血结难化，阻漏清热，皆非所宜，唯有温化通瘀，以从本治，寒散则瘀化，瘀去则漏自止，运用上法连服两剂后，病势显著减轻，再以原方增损四剂，即收瘀散漏止痛除之效，改以调补气血，以善其后。

血漏如崩案

赵某，女，36岁。

证经四月，漏下淋漓不断，有时血漏如崩，曾经多方治疗未效。刻下仍漏不已，血色清淡无块，下血虽频，但腹中无痛，伴有心悸气短，周身无力，饮食不香，二便尚可，面色苍白，苔薄色白，脉来浮芤。

血属阴化生于阳，血色清淡，当为寒象。腹中不痛，伴有心悸气短，是为虚象。周身无力，饮食不香，又为脾虚失运之征。脾胃为后天之本，主布精微，以溉四旁，脾虚运化无权，则气血生化无源，气血不足，周身失养，故心悸气短，周身无力。且脾主统血，血不足则不守，气不足则不固，则冲任交损，血海受伤，致成崩中漏下不已。“急则治其标，缓则治其本”，先拟胶艾四物汤化裁，温运止崩。

贡胶15g（烊化），艾叶炭10g，当归15g，大白芍15g，熟地15g，川芎6g，炮姜炭3g，地榆炭10g，棕炭10g，川断10g，党参15g，黄芪15g，炙甘草3g，大枣5枚。

针刺大都、公孙、三阴交。

二诊：崩漏大减，诸状亦轻，唯感腹中酸楚不适，苔白脉涩。此为久漏骤止，必有离经之血内瘀，应防瘀阻江河，洪水不得归海，而致堤崩泛滥，漫溢而成汪洋之势，治当益血止漏，佐以化瘀，冀其瘀去新生，冲任得复。

艾叶炭6g，炮姜炭6g，当归10g，川芎6g，大白芍15g，熟地黄15g，生蒲黄10g，川断10g，党参10g，黄芪24g，白术15g，炙草3g。

针刺大都、公孙、三阴交。

三诊：崩漏基本告愈，午后偶作潮热，此为久漏血少，郁热内生。前人治疗崩漏末期，多主静养，今仿归脾汤意，引血归经。

黄芪15g，党参15g，炒白术15g，龙眼肉15g，当归15g，白芍15g，熟地黄15g，清阿胶10g（烊化），酸枣仁10g，远志10g，川断10g。

按：崩漏一证，其因虽多，然以脾不统血为最。其治疗原则，初宜急止其血以塞流，防其暴脱而亡；继则祛瘀以清源，防其恶血留止；终则养血以固本，使其血充体复。此案三法俱备，前方以炭药止血，本“血见黑而止”意，继则察其腹酸不适，增用生蒲黄化瘀，最后则以归脾汤养气血以固本，以为善后处理。始终配以针灸大都、公孙以健脾；三阴交为三阴交会，是治崩漏之要穴，故收效甚捷。

老年经漏案

卢某，女，56岁。

证经半年，下血紫暗夹以瘀块，其量不多，断断续续，每隔五六天一次，伴有头眩耳鸣，心跳气短，咽干心烦，口渴欲饮，食欲不振，便干溲赤，苔薄微黄，脉来细数。

年过半百，天癸当竭不竭，已属反常，更现下血淋漓，心烦头晕。肝肾阴虚，阴虚则火炎，搏击冲任，迫血时下，形成经漏之证，治当知柏地黄加减，滋阴降火，以塞其源。

盐知柏各10g，生熟地各10g，山萸肉10g，怀山药10g，粉丹皮10g，云茯苓10g，泽泻10g，赤白芍各10g，红花10g，五灵脂10g，广皮10g。

按：治病必求其本，治漏不离塞源，气虚者宜补气塞源，火盛者宜清火塞源，蓄瘀者宜行瘀塞源。此案老年经漏，审属肝肾阴亏火旺，不用止血之药，而用知柏地黄，二剂而愈，诚出意料之外。

血热经闭案

毕某，女，23岁。

经停七月，初则先后错乱不一，继而经事不行，精神郁闷不乐，时而腰酸腹痛，面生痒疹，红赤成片，口干欲冷饮，心烦身作热，舌尖红赤，脉象细数。

经旨月事不以时者，当责之冲任。冲为血海，隶于阳明，面为阳明所主，阳明胃热化火，火灼血分，循经上炎，故面生痒疹；火性炎上灼血，无以下注冲任，太冲不盛，故经闭不行。治当清通。

黄芩10g，黄连3g，当归10g，生地黄10g，川芎5g，赤芍10g，山栀10g，蝉衣3g，桃仁10g，红花6g，川牛膝10g，泽兰10g，制军10g。

按：经闭一证，多由中虚不能化生精血，下注冲任所致，或由气滞血瘀，寒凝血涩所致。此案血热上行，形成火壅于上，血虚于下，故月经停闭不行，面生赤疹作痒，投以清通之品，十余剂后，月经即行，面疹亦轻，疗效尚感满意。

血弱经闭案

卫某，女，26岁。

经停四月，体质羸弱不堪，面色苍黄不华，食欲不振，苔白脉细，曾经妇科检查及妊娠试验阴性。

月事不以时者，当责之冲任。冲为血海，隶于阳明，阳明属胃，胃纳不旺，无以化生精血，下注冲任，太冲不盛，经从何来，治当益气和血，调胃建中。

炙黄芪10g，当归10g，生熟地各10g，赤白芍各10g，茯苓10g，炒白术10g，泽泻兰各10g，红花10g，紫丹参10g，桂枝5g，煨姜2片，神曲10g，大枣5枚。

另：益仙救苦金丹6丸，早晚各1丸，开水送服。

二诊：连进前方十剂以后，月经已通，食纳转佳，唯经行之时，夹以紫块，腹痛腰酸，周身无力。冲任趋调，血虚宿瘀未除，治当益气活瘀，佐以和中。

炙黄芪10g，当归6g，清阿胶10g（烊化），川芎5g，益母草10g，大白芍12g，熟地黄10g，广皮6g，杜仲炭10g，陈艾叶5g，炮姜炭10g，炒谷麦芽各10g。

另：安坤赞育丸4丸，早晚各1丸。

按：经事停闭，有因寒邪凝滞血脉所致者，有因气血虚弱而成者，临床时必须详审病机，切忌妄用破血通经之品，不然，非唯经不能通，反而转为劳损。此案患者素质极虚，形体消瘦，平时食纳极少，面色苍黄不华，初时经停，疑为妊娠，但经多次妊娠试验，怀孕已经除外。在治疗方面，破血通经之品，绝非所宜，故拟益气和血调中，盖血为营，营出中焦，中焦胃气健旺，则五脏受荫，冲任自调，月经方能按时而下，服用十剂以后，经事即通，收效之快，实出意料之外。

带下类

湿热带下案

桂某，女，28岁。

证经五年，白带绵绵而下，淋漓不绝，颜色黄白，质地黏稠，味臭异常，腰酸肢怠，头晕而痛，饮食不佳，二便尚可，苔白质红，脉象寸关俱弱，两尺较大。

劳思过度，损伤脾气，运化失常，则水谷之精微，不能上输以生血，反聚而为湿，脾湿过盛，则反侮肝木，肝郁生热，湿热下注，伤及任带，以致带下淋漓不断。治当清利下焦湿热，佐以针刺，拟带下汤加减。

土茯苓10g，银花10g，陈皮5g，当归6g，白茯苓10g，川芎6g，木通6g，苍术5g，车前子10g（包）。

针刺带脉、白环俞、阳陵泉（双侧），留针20分钟。

按：白带是指妇女阴道内流出的一种黏腻如涕如唾、绵绵不断的液体而言。形成的原因，有因经期不够卫生，或房事过度，秽浊之气内侵而成，有因肾气不足，下元亏损而成，有因脾虚湿盛，肝郁生热而成。此案证久，迭经多方治疗，收效未显，卒投清利而愈。

白带案

时某，女，63岁。

半年余来，白带频流不止，少腹重坠酸痛，腰酸头晕，眠中多梦，下肢浮肿，饮食、二便尚可，舌质娇胖，苔白脉濡。

高年质薄，心脾失调，营虚生热，脾虚生湿，湿热下注，带脉约束无权，以致白带淋漓，头晕腰酸，多梦纷纭，下肢浮肿。治当调养心脾以止带，拟归脾汤加减。

党参10g，黄芪10g，炒白术10g，龙眼肉12g，酸枣仁10g，乌贼骨12g，远志6g，木香5g，茯苓10g，芡实10g，怀山药12g，炒苡仁10g，当归6g。

另：白凤丸2粒，每服1粒，每日2次。

二诊：药后白带已止，浮肿亦消，腰酸、头晕减轻，苔脉如上。前药合度，再从原意治之，以巩其效，原方二剂。

按：营虚生热，脾虚生湿，湿热流入带脉，带无约束之权，多致腰酸，带下不已。营热宜清，清营中必兼养心，蕴湿宜渗湿，必兼扶土，尤其年迈之人，气血皆虚，肝热相火较少，临床时更应多从心脾考虑，故投归脾汤一剂知，再剂已。

脾虚带下案

张某，女，44岁。

证经二旬，初则月经继续，继而（15天后）白带淋漓，腰酸腹胀，小腹绵绵而痛，午后夜晚发热，足跟疼痛，心烦懊侬，头晕气短，四肢、颜面浮肿且胀，倦怠欲寐，纳谷不香，便干，苔薄质红，左脉弦而无力，右脉沉细。

此案冲任脉虚，不能固摄血液，以致经带淋漓，心烦懊侬；但脾主统血，又司运化，脾虚则运化失职，湿浊不行，则肿胀纳呆；阴火上乘，故午后心烦发热。治当补气健脾，清热渗湿，以希健运有权，自能化生精微，以营周身，则肿胀可消，冲任自调。

党参10g，茯苓10g，炒白术10g，当归10g，白芍10g，熟地10g，陈皮10g，芡实10g，苡仁30g，柴胡10g，丹皮6g，青皮10g，地骨皮10g，青蒿10g，大枣5枚。

二诊：上前进补气健脾、清热渗湿之品，白带已止，腰酸腹痛均瘥，午后身热减轻，浮肿渐消，四肢周身稍感有力，唯尚有头晕，足跟疼痛，纳谷欠香，苔脉如上。仍宗上方化裁治之，以竟全功。

党参10g，茯苓10g，炒白术10g，当归10g，白芍10g，熟地10g，陈皮10g，芡实10g，苡仁30g，大枣5枚，砂仁米3g（打），丹皮6g，炒知柏各10g，焦三仙各10g，炙甘草3g。

按：带证的形成，与带任两脉有密切关系，带司约束，任主胞胎，若带脉失约，任脉不固，水湿浊液下注，遂成带下之证。关于影响带任两脉的因素，又不外乎脾虚、湿热、痰湿、肝郁、肾虚等。本例带下的形成原因，主要在于脾虚，由于运化功能失常，脾精不能上输，化生荣血，反随湿土之气下陷，以致带下淋漓，肢足浮肿，故治以补气健脾，清热渗湿，迅即而愈。

孕产类

妊娠外感案

周某，女，21岁。

怀孕已七月余，外感病已五天，曾服西药未解。刻下仍先觉恶寒，继以发热，每日发作一二次，入夜高烧谵语，头痛头晕，不能起床，两胁苦满不适，口干苦而渴，恶心，今日呕吐两次，全身酸痛，有汗不多，面赤有光，大便干结，小溲黄少，苔薄白，舌质红，脉弦数。

全身酸痛，头痛头晕，乃太阳表邪未罢；寒热往来，胸胁苦满，恶心呕吐，为邪在少阳之象；高热口渴，大便干秘，有阳邪内传阳明之征。病在三阳，治宜三阳合治。

桂枝10g，白芍10g，柴胡12g，黄芩10g，半夏10g，党参10g，炙草6g，生石膏

50g（先煎），生姜3片，大枣4枚。

二诊：药后寒热未作，呕吐已解，全身酸痛亦瘥，唯仍口渴口苦，不欲食，困倦欲睡，大便未解，舌苔薄白，脉数已靖。此为余邪未尽，仍宗前法佐以通下治之，有故无殒。

柴胡12g，黄芩10g，半夏10g，党参10g，炙草6g，生石膏30g（先煎），大黄10g，生姜3片，大枣4枚。

按：此案阳邪内传，与肠中糟粕搏结，故大便干结不行，出现里热甚重之象，故投用大黄，泻下黏液臭便二次，热退津回而愈。6月3日曾经随访，患者已生一男孩，母子均健。但是，大黄除有通利荡涤之功，亦有收缩子宫之弊，因此，孕妇用之，临床尚宜审慎。

子喘案

郭某，女，34岁。

妊娠九月，心悸气短，喘而不能平卧，言语低微断续，胸胁苦满，时引背部作痛，夜间有时寒战抽搐，发热汗出形如疟状，既往月经正常，白带较多，纳谷不甘，体质瘦弱，舌淡无苔，脉来沉细。

体虚妊娠，气血不足，外感春令风邪，居于半表半里，少阳枢机不利，故寒热往来，形如疟状；内则肺脾两虚，气阴不足，故心悸汗出，气短而喘。治当和解少阳，佐以益气安胎，标本兼治。

柴胡10g，黄芩10g，炒白术15g，党参15g，当归10g，竹茹10g，黄芪30g，陈皮10g，砂仁米5g（打），茯苓12g，炙甘草3g，钗石斛10g。

二诊：气短喘促，大有好转，饮食知味，精神亦佳，寒热已微，不时间作，胸胁不舒，自觉憋气，四肢烦困，背觉发沉，脉右滑数，左弦细数，舌淡少苔。此外邪将尽，脾虚未复，升清受限，胸中大气未能宣通，治当培土生金，宽胸理气。

党参10g，炙黄芪3g，炒白术15g，当归10g，砂仁米5g（打），制香附10g（打），茯苓12g，炙甘草10g，竹茹10g，枳壳10g，青陈皮各10g，钗石斛10g。

按：妊娠诸疾，多因气血不足所致，正气内虚，外邪最易留恋，欲祛外邪，当兼扶正。此例在调脾的前提下，初因外邪居于肝胆，故和解少阳，一俟寒热稍解，即转补土生金，故迅即喘平而正复。

子肿案

王某，女，26岁。

怀孕已七月，两周来下肢浮肿，腿软无力，伴有头晕，纳谷不甘，小溲频数，脉滑，苔薄黄。

脾主肌肉，又主四肢，脾虚不运，水湿停聚，湿为阴邪，浸渍下肢，故腿软而浮肿。治当健脾利湿，五皮饮加减。

茯苓皮10g，生姜皮10g，大腹皮10g，陈皮6g，怀山药12g，黄芩10g，炒白术12g，五加皮10g。

按：妊娠六七月后，肢体发生肿胀，古称“子肿”，为孕妇常有的现象，一般产后即自消失。此例子肿，检查血压120/70mmHg，尿蛋白（－），证为脾虚水湿不行，浸渍肌肤，而为肿胀，投以健脾渗湿，利其小便，效果相当满意，但是，临床时应注意不宜过用温燥、滑利之品，以防伤及胎元。

恶露冲心案

杨某，女，38岁。

分娩已经月余，初因恶露流行三日即止，出现腹中胀痛有块，前医投生化汤以后，恶露曾又一度下行，量少，夹以紫块，腹中显现宽松。近十余日来，胀痛又起，伴有恶心呕吐，治之收效不显。刻下腹痛拒按，膨胀如鼓，呕恶碍食，心慌头晕，动则泛吐，面色萎黄夹以瘀斑，发热，体温38.2℃，小溲黄少，大便秘结，全身疲倦无力，言语声音低微，苔色黄腻，质紫且暗，六脉沉弦细数。

恶露本为瘀浊败血之物，应下不下，停蓄体内，故少腹有块，疼痛拒按。刻下心慌头晕，动则泛恶，冲心之象颇著。产后多瘀，理宜活血行瘀，以解冲逆，宗血府逐瘀汤加减治之，证势危急，颇虑骤变。

桃仁12g，藏红花10g，全当归10g，川芎6g，生地10g，川牛膝10g，赤芍10g，枳壳6g，柴胡6g，山栀10g，姜竹茹6g，五灵脂10g，朱砂末2g（冲）。

另：天王补心丹4丸，早晚各1丸。

二诊：进血府逐瘀法后，呕吐恶心已除，身热亦退，腹痛、头晕、心慌均解，唯腹仍胀满，食欲不振，今起突现颜面周身俱浮，胸闷气短，按之凹陷成坑，胸闷气短，不能平卧，大便秘而不行，小溲涓滴不利，腰痛苔白，脉象沉细。此为证久脾虚，输化无权，不能为胃行其津液，水湿停聚不运，流于四末则肢肿，阻遏气化则腹胀，治当健脾利水，内外分消。

党参10g，炒白术10g，广皮10g，大腹皮10g，桂枝6g，猪茯苓各10g，泽泻10g，生姜皮3g，炒川椒目5g，车前子10g（包），陈葫芦瓢30g。

按：此案由于恶露不下，久蓄上冲，故现心慌头晕、呕吐恶心等症，治不及时可以形成血臌癥瘕，甚至发生闷绝而死，因此采用血府逐瘀汤，以通秽浊，但产后血亏，毕竟实中有虚，故加天王补心，标本兼顾，四剂以后即收显效，冲逆之象遂解。终因正虚脾弱，健运无权，转见遍体浮肿，投以健脾利水之剂而愈，可见临床上对于产后之病，攻破伤正之品，尤宜慎用。

产后新感案

郭某，女，25岁。

新产经旬，恶露未净。近六天来恶寒发热，肢体酸痛，头痛自汗，口苦胃呆，溲黄便秘，一周未解，舌苔薄白，舌质略红，脉象沉缓，腹无瘀块。

产后气血虚弱，卫外不固，外邪乘虚侵袭，以致营卫不和，表虚自汗，而寒热不解，理宜益气固表，调和营卫，拟黄芪桂枝五物汤加减治之。

生黄芪10g，桂枝6g，杭白芍10g，生甘草3g，全当归10g，川芎6g，秦艽6g，新会皮6g，生姜3片，大枣3枚。

按：产后气血骤虚，卫外之阳不固，最易感受外邪，在治疗上不宜过于辛温表散，又不宜强调甘温除湿，故沈金鳌指出："唯和其营卫，慎其起居，而感邪即能自解"。此案运用黄芪桂枝五物汤加减，一药而愈，与沈氏的启发是分不开的。

产褥热案

张某，女，19岁。

新产半月，恶露行而不畅，腹腰胀痛，右侧有块，按之痛甚，近一周来，寒热交作，头痛身疼，咳嗽不爽，呼吸气粗，经用抗生素后，身热不解，体温39.0℃，汗出形寒，身腹痛感未除，咳喘仍在，脉浮数无力，苔薄色白。

此为产后百脉空虚，卫外不固，客邪乘虚而入，以致营卫失和，寒热汗出。肺气不宣，咳嗽气喘。恶露不畅，瘀浊内阻，腹中结块，按之痛甚。治当固表祛邪，活血化瘀，则营卫调和，诸状自解，宗黄芪桂枝五物汤合失笑散加减。

黄芪10g，桂枝6g，赤芍10g，当归6g，川芎5g，生地10g，红花10g，生蒲黄10g，五灵脂10g，黄芩10g，生姜2片，小红枣3枚，黑山栀10g，旋覆花10g（包）。

二诊：药后身热已解，恶露亦行，腰腹胀痛大减，尚有咳嗽头痛，苔白脉缓。证情虽定，肺中余邪未靖，再拟宣肺豁痰，以善其后。

旋覆花10g（包），杏仁10g，桔梗5g，橘皮6g，炙杷叶10g，黄芪10g，当归10g，赤芍10g，川芎5g，红花5g，焦三仙各10g，橘络3g。

另：橘红丸4丸，早晚各1丸。

按：产后寒热，汗出不解，多为卫虚不能外护，营虚失于内守，以致营卫不和，邪不易达，此时若再表散，必致气血亏耗，阳气外越，宿瘀上冲，蔽蒙清窍，出现神明不能自主，痉厥频发的危局。故治疗方法，最宜从调和营卫着手，往往一剂知，二剂已。

产后儿枕痛案

翟某，女，24岁。

昨晚七时分娩，据述胞衣完整，出血不多，恶露不畅，因食鸡蛋两枚，核桃仁五粒，红糖水半斤，嗣即腹痛呕吐频作，痛则自汗，无寒热，自觉气向上冲，脐左侧有块25cm×20cm，状如儿枕，大便二日未行，包块有凉感，舌苔白尖剥，脉沉迟而紧，左寸尤弱。

新产体虚，寒邪内侵，复伤生冷，寒为阴邪，性主收引，气血凝滞，以致少腹疼痛，甚则出凉汗。寒邪内闭，阳气被遏，故四肢不温。寒伤胃阳，和降失司，则呕吐频作。舌白，脉沉迟而紧，亦为寒邪内侵，阳气不宣之标志。治宜温经散寒，活血行瘀。

当归10g，川芎5g，桃仁6g，红花3g，肉桂5g，炮姜5g，半夏10g，砂仁米3g（打），川朴6g，陈皮6g，炒小茴6g。

另：艾附暖宫丸1粒，顿服。

按：药后恶露行，腹痛除，呕吐定，冷汗止，产后安然无恙。

产后惊悸案

吴某，女，35岁。

正产半月，四日前因前院失火，陡吃大惊，突觉心慌头晕，心跳不宁，微有恶寒发热，伴见乳少，舌淡脉缓。

妇人产后，气血本虚，复受惊恐，心神不能内守，以致气机紊乱，出现心慌不宁，乳少寒热，治当和营定心，佐以通乳，以桂枝龙骨牡蛎汤加减治之。

桂枝10g，生龙骨10g（先煎），生牡蛎10g（先煎），当归10g，川芎5g，黄芪10g，黑山栀10g，朱砂2g（研，冲），炮山甲10g，漏芦10g，王不留行10g。

按：此案产后惊悸，心神不能内守，营卫循序失常，故用桂枝、龙、牡和营卫、安心神，归、芎、黄芪调血养虚，炮甲、王不留行、漏芦通乳，标本同治，药后诸症好转，心慌心跳均解，微有头晕乳少，再进一剂而愈。可见桂枝龙骨牡蛎汤加减治疗惊悸诸证，用之得当，确可收到良效。

流产血晕案

任某，女，31岁。

怀麟四月，两天前突然小产，出血很多，伴有头晕身热，面色不华，心悸气短，四肢无力，口干作渴，纳食不甘，舌苔白，舌尖红，脉细数无力。

素体气血虚弱，冲任不能固摄胎元，流产以后气血交伤，百脉空虚，血虚则生内热，故发热口干。气虚不能上达，故头目眩晕。治当益气和血，佐以清热。

党参15g，炙黄芪30g，当归24g，大白芍15g，川芎6g，熟地黄15g，炒白术12g，黄芩炭15g，血余炭10g，焦山栀10g，炙甘草3g，荆芥穗10g。

按：此案患者气血本虚，加以流产气血更伤，气为血帅，气虚不摄，故流血不已，眩晕心悸。血虚不荣，故面色不华，滋生内热。治以益气和血，并未专事止血止晕，服药三剂而愈。可见临床治疗，只要辨证准确，确能收到药到病除之功。

产后咳血案

吴某，女，34岁。

产后十余日，开始咳嗽汗出，吐出黄痰，痰中带血，胸痛头晕，迄今两周，病仍不解，舌尖红，脉滑数。

此为产后血虚，肺失濡养，以致肺燥阴虚，金不生水，出现痰中带血，咳嗽头晕，治当滋阴保肺，清热止咳。

元参10g，麦冬10g，生地黄12g，杏仁10g，川贝6g，桔梗6g，炙杷叶10g，瓜蒌15g，白茅根30g，橘红6g，当归10g，干藕节30g。

按：咳嗽有外感内伤之分，此案证起产后，血虚阴伤，出现肺燥咳吐黄痰，痰中带血，经用养阴润肺，清热豁痰，三剂以后，肺气得以清肃，咳止痰消而愈。

产后痹痛案

王某，女，29岁。

证经年余，产后调护失周，发生肢麻疼痛，上下游走不定，尤以肩膝关节为甚，时而肩痛加重，时而膝盖酸楚增剧，迭服独活寄生汤、阳和汤、桂枝黄芪五物汤，佐以针刺，证情终不见减。刻下痹痛依然，行动不便，手足指趾抽动，汗出心烦，舌苔白，舌尖微红，脉濡细而数。

产后血虚，调养失宜，风寒湿三气乘隙入络，营卫痹塞不通，经云："风胜者为行痹，寒胜者为痛痹，湿胜者为着痹。"疼痛为寒，走窜为风，风寒侵袭，故上下肩膝疼痛无定。证经年余，风寒内郁化热，故转增心烦，舌红脉数。治当和营祛风，通络清热，佐以针刺，宗桂枝芍药知母汤加减。

桂枝10g，大白芍10g，肥知母10g，黄芪15g，当归10g，甘草3g，川芎10g，干地龙10g，全虫5g，防风10g，煨姜2片，大枣5枚。

针刺合谷、曲池、肩髎、肩髃、三阴交、足三里、阳陵泉、膝眼、悬钟。

按：此案产后痹痛，历经年余，多方治疗收效不显，转见心烦，舌红脉数，实由风寒入络，郁久化热，血脉不通，不通则痛所致，故改投和营祛风、通络清热之法，用桂枝汤和营卫，四物汤调血，加知母以清络热，竟收热清则风自息，风静则痛自止之效。

缺乳案

赵某，女，24岁。

素质不足，产后乳汁甚少，近来又增身倦少力，汗出频频，面色黄白，二便如常，舌苔薄白，脉象细缓。

证由气血虚弱，乳汁化源不足，故产后无乳可行。气血衰少，不荣于外，故面色黄白不华。苔白脉细，亦为气血俱虚之象。治当益气通乳。

黄芪30g，当归10g，大白芍10g，炙甘草5g，丹参12g，天花粉10g，王不留行12g，通草6g，漏芦10g，生麦芽30g。

按：产后乳汁甚少，或乳汁不行，称为"缺乳"，亦称"乳汁不行"，多因身体虚弱，气血生化不足所致。但是，本病不仅出现于产后，在哺乳期，亦可出现。此例经用益气通乳之品后，乳汁即下，服四剂后身倦乏力，多汗均皆消失，嘱服猪蹄汤而愈。

乳汁不行案

彭某，女，34岁。

素体健壮，乳汁甚多，日来由于情志抑郁，肝气不疏，突然乳汁不行，乳房胀硬而痛，纳食不甘，口干欲饮，大便干燥，小便色黄，苔薄色白，脉象沉弦。

肝主疏泄，性喜条达，情怀不畅，气机壅滞，影响乳汁生化，因而乳汁不行；气滞结乳，故乳房胀痛；蕴而化热，故口干便燥。治当清热解郁，佐以通乳。

紫丹参12g，大白芍10g，柴胡6g，生绵纹6g（后下），天花粉12g，山甲珠10g，皂刺10g，王不留行12g，漏芦10g，通草10g，生麦芽30g。

按：乳汁不行，有虚有实，主要鉴别在于乳房有无胀痛，结合全身症状，加以判断，自无差误。虚者宜补气益血，佐以通乳，实者则清火解郁，佐以通乳，自可奏效。

此例由于肝失条达，气机不畅，经脉涩滞，阻碍乳汁运行，因而导致缺乳，诚如《儒门事亲》所云："啼哭悲怒郁结，以致乳脉不行。"故用清热解郁，佐加通乳之品，二剂而安。

妇科杂病类

癥瘕案

侯某，女，37岁。

八九年前，因经期气郁不畅，脐下长出癥块，大如核桃，不痛不痒，经期从此一再提前，行时腰腹作痛，未加治疗。突于今年癥块长大如盘，按之不坚，边界清楚，溲时自觉癥块上移，憋气心烦，纳食不下，食后胀满，心悸气短，苔薄白，脉沉弦。

气郁不疏，肝失条达，宿瘀行而不尽，内阻少腹成癥。气为血之帅，气滞不通，故癥块日趋增大，憋满难受。少腹为厥阴之地，肝亢乘脾，脾运失职，故纳少腹胀，不能统血，故经事超前。治当调气行血，佐以和中。

针刺足三里、三阴交、阴交、气海、关元、中枢、水道、归来。

按：癥瘕多由血瘀气滞而成，此案肝气郁结，气血运行不畅，故癥块结于少腹，治取任、脾、胃三经之穴，调气行血和中，针治12次后，癥块消除，收效甚著。

阴挺案

王某，女，27岁。

两年多来，患有阴挺，痛经，伴有赤白带下，苔白脉缓。

因产努挣，气虚下陷所致，治当益气升提，宗补中益气汤加味。

黄芪60g，炒白术12g，陈皮10g，升麻10g，柴胡10g，全当归10g，炙甘草10g，茯苓15g，山药15g，炒苡仁15g，党参15g，香附10g（打），生牡蛎10g（先煎），大白芍10g，生姜3片，大枣5枚。

另：大黑豆1把，粉甘草15g，蛇床子10g，诃子10g，槐条30g，赤皮葱1棵，水煎洗浴。

二诊：药后阴挺收回，再拟原方二剂，巩固疗效。

按：一般阴挺，习用补中益气汤，然有不效者，关键在于用量，黄芪、炙草、升麻、柴胡等药，用量必须增大，方才有效。临床时若兼赤白带下者，可随证加减，白带可加龙骨、牡蛎、苡仁，赤带则加胆草、黄连、地榆炭、黄芩炭等味。

五官科疾病

眼疾类

天行赤眼案

马某，女，25岁。

两天来两目红赤肿痛，流泪羞明，早起眼眵黏结，不能睁开，视物不清，头晕面赤，舌红苔白，脉象弦数。

风热之邪外受，郁而化火上冲，故目赤肿痛，视物不清。清空被扰，故头晕脉弦。治当疏风清热，明目止痛。

桑叶10g，菊花10g，川芎5g，荆芥5g，防风5g，薄荷5g（后下），蝉衣3g，僵蚕10g，木贼草10g，细木通6g，栀子10g，黄芩10g。

按：天行赤眼是一种急剧发病的眼病，初起之时，眼忽肿赤，痛痒交作，怕热羞明，流泪难睁，有先患一侧而累及两侧的，有两眼齐发的，亦有一眼刚退，一眼又起的，必须及时治疗，若日久不愈，每易并发黑睛起星生翳之证。此案天行赤眼，由于风热相搏，病毒未深，投以疏风清热之品，共进两剂而愈。

胬肉攀睛案

张某，男，20岁。

素本肝旺，性情急躁，三日来发觉右眼内眦，生有红色胬肉，渐向黑珠蔓延，视力微有影响，经西医检查，认为需手术治疗，并给以金霉素眼药膏点眼，由于患者畏行手术，请求中医施治，舌苔薄白质赤，脉象微数。

眼为肝窍，白睛属肺，平素肝旺性急，最易动火，火亢刑金，已非一日，故胬肉攀睛，日渐伸展蔓延，将有遮蔽乌睛、障碍视力之虞，证势已成，难望骤消，拟以清金平肝，以消胬翳。

生石决明24g（先煎），菊花10g，桑叶10g，木贼草10g，谷精草10g，车前子10g（包），川连10g，密蒙花6g，小青皮5g，黑山栀10g。2剂。

另：石斛夜光丸4粒，早晚各1粒。

二诊：药后目赤已淡，白清浑浊转清，胬肉尚未见消，视力有趋清明之象，苔白脉缓。再拟清金平肝，以消胬翳，俾巩其效。

生石决明 18g（先煎），菊花 10g，桑叶 10g，木贼草 10g，望月砂 10g，密蒙花 6g，川连 3g，黑山栀 10g，山慈菇 10g，朱染灯心 3 尺。

另：石斛夜光丸 4 粒，早晚各 1 粒。

翳障案

季某，女，19 岁。

证经二月，左目黑睛生有白翳两块，并有赤脉自气轮牵绊，隐涩畏光，疼痛不已。昨日突然增重，白翳遮睛，不能视物，白睛表面红丝密布，虬蟠旋曲，头痛口干，羞明流泪，苔微黄，舌尖红，脉弦数。

素体肝阴不足，肺经燥热亢盛，复受风热之邪，以致热郁血滞，形成赤丝虬脉，白膜遮睛，治当清热散瘀，退翳明目。

黑山栀 10g，黄芩 10g，生石决明 30g（先煎），飞滑石 10g（包），木贼草 10g，净蝉衣 6g，菊花 10g，生石膏 25g（先煎），蛇蜕 3g，谷精草 10g，当归尾 10g，赤芍 10g，细木通 6g，薄荷 3g（后下）。

针刺养志、攒竹、阳白、四白、太阳、风池。

按：此案赤丝虬脉，白膜遮睛，形成翳障失明，实即肺金凌木之证，与暴风客热，天行赤眼之暴赤通红者有所不同。经用上法四次后，证情大减，红丝消退，白膜去掉大半，已能视物。七次后白翳消退，视物已清，基本告愈。在治疗过程中，如再配用清凉散瘀之药点眼，则瘀滞赤脉，或可加速消失。

聚星障案

吴某，男，6 岁。

证经三日。左眼黑睛生有云翳，周围出现灰白色细小星点，白睛微红，视物不清，目中干涩，迎风流泪，伴有咳嗽流涕，唇赤颧红，大便干，小便黄，苔白脉数，眠食正常。

素来性情急躁易怒，肝火内炽，近感风邪，邪郁不宣，风热相搏，上攻于目，因而目生星翳，影响视力，治当疏风清热。

蝉衣 3g，白蒺藜 10g，木贼草 10g，谷精草 10g，川连 3g，黄芩 6g，黑山栀 6g，防风 5g，菊花 10g，川芎 3g，生石膏 25g（先煎）。

按：聚星障一证，属于黑睛疾患之一，多为黑睛猝起细小星翳，聚在一起，初起易治，日久难疗，而且传变甚快，互相连缀，常能影响视力。此案发病仅仅三天，即现视物不清，由于治疗及时，服药两剂，星翳消散，视力恢复正常。

圆翳内障案

卫某，男，64 岁。

近两年来两目瞳神中间，呈现如水银珠样圆形翳障，初起视物昏花，眼前常见黑花缭乱，屡经治疗不效，视物昏蒙日甚。刻下双目失明，瞳色白厚，伴有头晕耳鸣，腰酸，苔薄色白，脉弦细数。

证属高年质薄，肝肾不足，真阴亏损，精气不能上荣，故目睛白翳内障，视物不明。阴虚则阳必亢，故头晕耳鸣不已。治当滋补肝肾，佐以明目退翳。

枸杞子10g，杭菊花10g，山茱萸6g，熟地黄10g，鲜石斛30g，楮实子10g，蝉衣6g，茯苓10g，覆盆子10g，车前子10g（包），密蒙花10g。

另：拨云退翳丸6丸，早晚各1丸。

按：圆翳内障，由于翳呈白色，所以现代称为白内障，属于慢性眼疾，证情顽固，治疗不易，老年人最为多见。此案圆翳内障，证颇典型，经投滋补肝肾之剂，四剂以后，即目明见光，圆翳趋薄，再进四剂则目能辨物，圆翳消去大半，疗效尚称显著。

视瞻重影案

王某，男，35岁。

证经二年，两眼外观良好，瞳神既不扩大及缩小，也无障翳气色，唯自感视瞻蒙昧，看人看物，如有双影，每于精神激动之后，则内心烧热，立时头晕神呆，反应迟钝，视瞻双影加重，平素好睡，晨起痰多，脉象弦缓，舌苔白腻。

目为肝窍，神为心藏，七情郁结，则玄府阻闭，气血瘀滞，精气不能升运于目，故视瞻蒙昧，出现双影。肝郁则易化火伤神，痰热内恋，神光耗散，则头晕神呆，好睡痰多。治当平肝醒神，佐以通腑涤痰法，以观动静。

独活6g，防风12g，川芎6g，石菖蒲6g，竹叶6g，胆星10g，黄芩10g，大黄6g，芒硝10g（化），生粉草3g，青礞石18g，橘红6g，桃仁12g。

按：视瞻昏渺，多属肝肾不足，心营亏损，精气不能上荣于目，目失涵养，神光耗散所致，故治疗多从滋肾养肝入手。此例证经二年，理应属虚，但前医治疗，迭进补养之品，终不获效，诊察之时，不得不寻求他径，抓着肝郁、神呆、痰多、脉弦数的特点，投用平肝醒神、通腑涤痰之法，仅服四剂，则下行上通，精运于目，重影之象告愈，实出意料之外。

暴盲案

刘某，男，53岁。

十余天前，大怒之后，突觉双目视物不清，继而右眼失明，目无所见，心情愈急，愈觉不明。刻下风火二轮，青雾弥漫，昏糊不清，伴有头痛头晕，口苦咽干，胸闷不舒，叹息为快，小溲黄赤，舌红脉数。

大怒暴悖，肝气上逆，气血郁滞，精津不能上注，以致睛明失用，目盲不见，治当清热疏肝。

针刺合谷、足三里、耳门。进针得气以后，用透天凉手法。

按：合谷有疏风明目、开郁止痛作用，足三里具理气止痛、解热祛湿之功，耳门可以疏泄三焦湿热，三穴相配，能够清热疏肝，理气降火。此案经用上穴，针刺三分钟后，即能见五指，三次以后能够视物，五次以后青雾去除80%，刻下已能参加劳动，逐渐趋向恢复。

夜盲案

时某，男，37岁。

证经匝月，每于入暮之时，或在黑暗之处，则视物模糊，辨认不清，但天明之后，或至灯光较亮之处，则如常人，自觉眼珠干涩，饮食、二便尚可。苔白舌淡，脉沉弱无力，右尺尤甚。

目为肝之窍，五脏六腑精华，皆上注于目，肾精亏乏，肝虚血损，精气不能上承，目失所养，因而形成夜盲之证。治当滋肾养肝，拟杞菊地黄丸加味。

枸杞子10g，滁菊花10g，熟地黄10g，山萸肉6g，怀山药12g，云茯苓10g，泽泻6g，车前子10g（包），密蒙花6g，木贼草10g。2剂。

另：石斛夜光丸4粒，早晚各1粒。

二诊：药后二日入夜视物，已近常人，日来自觉头晕耳鸣，溲黄质红，苔脉如上。证属肾亏肝旺，水不涵木，治当滋阴清肝明目法。

黄连养肝丸6粒，早晚各1粒。

三诊：二目视物如常，诸症亦解，再从原意治之，以善其后。

黄连养肝丸6粒，早晚各1粒。

斜视案

张某，男，6岁，天津市人。初诊日期：1995年12月24日。

患儿主因斜视、视力下降3年余，经配镜矫正及服用中药等治疗效果不显，今慕名前来就诊。刻下症见：面色萎黄，目下暗斑，脾气急躁，纳食差，两眼斜视（外斜），视力下降（左眼0.4，右眼0.3），时有头晕，大便溏薄，舌质淡红，苔白，脉弦细。

证属脾虚肝亢，治宜健脾平肝，方选玉容汤加减。

白附子10g，钩藤10g，僵蚕10g，全虫3g，木瓜10g，制半夏5g，秦艽10g，茯苓10g，白术10g，白芍10g，太子参10g，炙甘草3g。

14剂，水煎服，每日1剂。

二诊：服药后头晕消失，大便正常，仍纳食较差，舌脉基本同前。效不更方，以上方加焦三仙各10g，炒谷麦芽各10g。14剂，继服。

三诊：服药后纳食大增，面色已转红润，脾气急躁明显减轻，视物较前亦感清晰，舌质淡红，苔白，脉弦细。上方去秦艽，加望月砂15g，夜明砂15g，以加强明目作用。后以此方出入，治疗三个月，患儿斜视基本痊愈，两眼视力恢复至1.0左右。

按：刘老认为，小儿斜视系风痰所致，最常见病机为土虚木亢，即脾虚肝亢。因小儿"肝常有余"，"脾常不足"，一方面易动肝风，另一方面又易为饮食所伤。土生金，土虚生金不足，而肝木有余，即"土虚则木必摇"。脾虚不运，痰湿内生，风痰鼓动，上清扰窍，则头晕、斜视。面色萎黄，目下暗斑，大便溏，舌质淡红，苔白，脉弦细，均为脾虚肝亢之象。治疗宜以扶土抑木、息风化痰为法。药用四君健脾，培土生金以克木；白附子、钩藤、僵蚕、全虫、木瓜、白芍、半夏平肝息风，化痰通络；

必要时可加夜明砂、望月砂以明目。本病的治疗，贵在辨证准确，谨守病机，重在守方，才能取得较好的疗效。

睑废案

池某，男，71岁。

二目上睑，弛缓下垂盖眼，眼泪频流，眼球有磨痛感，头不晕，饮食正常，无喘咳史。舌苔净，脉象左沉细右弦。

证属年迈，脾虚运化失司，肌失濡养，睑肌张力降低，以致睑废不用。治当健脾益气，佐以明目。

党参10g，炙芪10g，升麻2g，白术10g，云苓10g，陈皮10g，熟地10g，枸杞10g，菊花10g，木贼6g，生姜3片，大枣5枚。

二诊：服上药，眼睑已能睁开，目痛减轻。再服巩效。

按：脾主肌肉，专司运化津液，脾健津液得润，肌肉张力增加，则睑废自愈。

鼻　疾　类

鼻炎案

方某，女，8岁，北京市人。初诊日期：1996年3月23日。

患儿近一个月来鼻塞流涕，咽部不适，时感头痛，纳食较差，家长予“鼻渊舒”等药，症状没有明显的改善，遂来就诊。查体：咽充血，双扁桃体不大，心肺（-），舌质红，苔白脉数。

证属肺气失宣，治宜宣肺通窍，解毒利咽。

辛夷10g，苍耳子10g，玄参10g，板蓝根15g，山豆根5g，细辛1g，木通3g，升麻5g，黄芩10g，芦根15g，竹叶10g，牛蒡子10g，炒谷麦芽各10g，葱根1个。

7剂，水煎服，每日1剂。

二诊：服药后，头痛基本已除，鼻塞和咽部不适症状明显改善，纳食转佳，舌脉基本同前。效不更方，上方再服7剂。

服完后诸症消失。

按：因小儿肺常不足，易感外邪，致肺气失宣，肺开窍于鼻，咽喉又为肺之门户，故出现鼻塞流涕，咽部不适；清阳不升，则可出现头痛；肺气失和，则不闻食香，故而食欲下降。临证时刘老习用辛夷、苍耳子宣肺通窍畅气机，玄参、板蓝根、山豆根、牛蒡子、升麻清热解毒利咽喉，细辛、木通、葱根宣通阳气利上窍，黄芩、芦根、竹叶清泻肺热，炒谷麦芽消食健胃以增食欲。诸药合用，窍通病除。

鼻渊案

刘某，男，23岁。

证已二年有余，鼻流浊涕，色黄味腥，量多鼻塞，头昏不清，时或前额疼痛，每因外感风寒，则证情加重，四季之中，唯觉夏季较爽，苔薄色白，脉浮弦稍细。

风热上扰脑中，清阳不能上升故鼻塞，浊阴不能下降故流涕；证经二年不解，气阴为之耗伤。虚实夹杂之候，治拟疏风散热，佐以益气养阴，辛夷散加减。

辛夷10g，薄荷3g（后下），香白芷10g，防风5g，党参15g，黄芪15g，生地黄10g，麦冬10g，甘草6g。

针刺迎香、风池、合谷。

二诊：针药兼施后诸症有所减轻，但仍鼻塞流涕，舌苔薄尖红，咽干，脉弦细。风热上扰清窍，气阴不足，前方既效，毋庸更张。

辛夷10g，薄荷3g（后下），香白芷10g，防风5g，党参10g，黄芪15g，生地黄15g，麦冬10g，甘草6g，川贝母10g。

针刺迎香、风池、合谷。

按：鼻渊一证，是指鼻流浊涕不止而言，有虚实寒热之分，一般鼻流浊黄臭涕而前额疼痛者属实热，清涕长流或鼻流白水淋漓难闻者属虚寒。此例据证分析，病属风热上扰，故用辛夷散风热、通九窍，白芷祛风通窍，薄荷、防风疏肝泄肺，清利头目，但证久不愈，气阴耗伤，故用参芪补气固表，麦、地养阴。

太阳主表，肺合皮毛，开窍于鼻。胃足阳明之脉，起于鼻之頞中。故治疗鼻渊，首取阳明原穴合谷疏之，迎香散之，配风池以祛风散热，故收效较佳，前后共针五次，效果异常明显，证情基本告愈。

脑漏案

李某，男，38岁。

鼻塞鼻干，流黄色浊涕已十余年，头昏脑涨，不闻香臭，记忆力减弱，西医诊为副鼻窦炎，多方治疗不效，苔薄白，舌质红，脉弦细。

肺开窍于鼻，风寒袭肺，久蕴化热，肺失肃降，移热于上，熏蒸清窍，以致鼻塞不闻香臭，浊涕流而不止，治当散风清热，佐以针刺。

苍耳子10g，辛夷6g，薄荷6g（后下），香白芷6g，细辛3g，银花15g，芥穗10g，苍术10g，黄连5g，白附子3g，赤芍6g，木通6g，杏仁10g。

针刺：鼻穿透内迎香（双），合谷（双），上星。

手法：鼻穿又名上迎香，在鼻梁下方向两旁平开，骨下凹陷处。内迎香在鼻孔中央外侧。刺时针尖斜向上内方，刺入鼻孔，可刺一寸，针后鼻孔内可见少量血液，片刻即止，得气后鼻孔发酸，涕泪俱出，鼻塞立解。

按：此案脑漏，实即鼻渊，经用上法后症状即见减轻，共计连续治疗五次，十余年顽证，霍然告愈。

苍耳散本为治疗鼻渊之主方，有散风清热之功，由于佐加针刺，故取效更捷。上迎香与内迎香，均为经外奇穴，有通鼻窍、散风邪的作用，采用透刺，则疗效更佳。合谷为手阳明大肠经穴，为四总穴之一，有发表解热、疏散风邪的作用，主治一切颜面疾患。上星为督脉经穴，有疏散风热、通阳开窍之功，历代医家均认为是治鼻息肉、不闻香臭、鼻渊之要穴。

口齿类

急性喉蛾案

例1

张某，女，12岁，北京市人。初诊日期：1996年12月21日。

患儿于4天前始发热，咽痛，伴鼻塞流涕，家长给服“感冒清热冲剂”及“百服宁”等药治疗，体温最高达40.2℃，服退热药后降至37.5℃，4小时后体温复升，遂来院就诊。刻下症见：发热，咽痛明显，咳嗽轻，纳食差，大便干燥，小便短赤。查体：体温39.9℃，咽充血，双扁桃体Ⅱ°肿大，可见脓性分泌物，心肺（-），腹平软，肝脾肋下未及，舌质红，苔黄，脉滑数。血象：白细胞$20.2\times10^9/L$，中性0.80，淋巴0.20。西医诊断：化脓性扁桃体炎。中医诊断：烂乳蛾（热毒蕴结）。治疗宜以清热解毒，利咽散结为法。

玄参10g，板蓝根15g，山豆根5g，升麻5g，牛蒡子10g，生石膏30g（先煎），黄芩10g，芦根15g，薄荷3g（后下），竹叶10g，山栀5g，淡豆豉10g，制军10g。

3剂，水煎服，每日1剂。

二诊：服药后体温渐降至37℃左右，咽痛减轻，大便已调，唯轻咳，舌质红，苔薄黄，脉滑数。

玄参10g，板蓝根15g，山豆根5g，升麻5g，牛蒡子10g，黄芩10g，芦根15g，竹叶10g，青果10g，锦灯笼5g，玉蝴蝶10g，杏仁10g。

7剂，水煎服，每日1剂。

服药后，体温正常，咽痛除，无咳嗽，病告痊愈。

按：急性化脓性扁桃体炎属中医“烂乳蛾”的范畴。外感风热邪毒，初在表，表邪不解入里，热毒蕴结于咽喉，蕴毒热腐成脓，则表现为高热，咽痛明显；肺气失宣，则咳嗽；肺与大肠相表里，热耗阴津，大便干燥；热移小肠，则小便短赤；舌质红，苔黄，脉滑数，均为热毒蕴结之象。治疗宜以清热解毒，利咽消肿为法。方中玄参、板蓝根、山豆根、升麻、牛蒡子清热解毒，利咽消肿；生石膏、山栀、淡豆豉、薄荷清解郁热以退热；黄芩、芦根清泻肺热；竹叶泻心火，利小肠，使热从小便而出；制军清热通腑，使热从大便而撤。纵观全方，诸药合力，使热毒去之大半。二诊加用青果、锦灯笼、玉蝴蝶之属以利咽润喉，收功自不待言。

例2

张某，男，42岁。

两天前曾受外感，初则身热恶风，汗出头痛，继则口干欲饮，咽喉肿痛，服发汗片后诸症未解。刻下右咽关肿大焮热，犹如鸽蛋，吞咽困难，伴有高烧，体温39.8℃，大便干燥，小溲黄浑，颈下小核，摸之碍手，苔薄色白，脉象浮数。

风热侵袭，肺胃火邪上逆，以致咽喉肿痛。因喉为肺系，邪热蕴结，故焮热不已。风为阳邪，性主疏泄，故汗出不已，脉来浮数。治宜疏散风热。

薄荷6g（后下），川芎6g，藁木10g，蔓荆子10g，山豆根5g，蝉衣6g，桔梗6g，黄芩6g，桑叶10g，菊花6g，银花6g，全瓜蒌15g，僵蚕10g。

针刺合谷、少商。

按：喉蛾一证，多为风热蕴结咽喉所致，甚则肿痛化脓，影响吞咽。此例针药同治，疗效显著，一剂而愈。

小儿口疮案

崔某，女，1岁。

口舌生疮，流涎湿透衣襟，小便黄热味臊，舌尖红苔黄。

口为脾窍，舌为心苗，口舌生疮，良由心脾二经积热化火，循经上炎所致，治以清心导赤。

细木通3g，淡竹叶15g，生地6g，川黄连3g，猪茯苓各6g，车前子5g（包），泽泻5g，炒白术5g，灯心1撮，连翘壳5g，六一散6g（包）。

另：吴茱萸末6g，醋调敷足心。

按：此案所用方药，系导赤散合五苓散加减，有清解心脾火热作用，佐以吴萸末醋调敷足心，引火下行，一药而愈。

阳明少阳牙痛案

赵某，男，55岁。

左侧上下齿疼痛已6天，牙龈不红不肿，亦无蛀蚀现象，伴见头痛偏于左侧，口渴喜冷饮，食纳佳，二便如常，舌苔薄白，脉弦滑。

齿龈属胃，少阳之经行身之侧，阳明胃火上炎，蒸于少阳清空之所，故左侧牙痛兼见偏头痛，口渴引饮，治以循病侧按经简取之。

针太阳（左）。手法：用一寸半毫针，针尖稍斜向下方，角度呈60度左右，深刺一寸左右，捻转提插刺激，随痛感成正比，逐步加强，以痛止为度，但不宜突然猛烈刺激之。留针十余分钟，轻手法起针，不按针孔，如有出血，可略挤一下，稍加按揉，以不令起肿为度。

按：太阳一针止牙痛，取穴简单有效，较针下关、颊车、合谷等穴，易学易用，针进捻转后，大多牙痛即趋缓解。

风火牙痛案

魏某，女，44岁。

证经一月，牙齿作痛，刻下由右侧窜及左侧，不能咀嚼，伴有身热，口干欲饮，患处得凉，疼痛稍减，小溲微黄，大便略燥，舌苔薄白，脉沉弦。

此由风热外邪，侵犯牙体，以致牙齿作痛。宣散未能及时，引动肝胃之火上亢，故痛由右及左，身热口渴不已。治当平肝散风，清热止痛。

柴胡10g，地骨皮10g，防风6g，大独活6g，细辛3g，丹皮10g，大白芍12g，大黄10g，甘草3g，竹叶3g，生石膏25g（先煎）。

另：地骨皮10g，独活10g，柴胡10g，良姜10g，煎水150ml，漱口。

按：药后牙痛大减，大便自利，且有肠鸣，上方去其大黄，加用陈皮10g而愈。

寒火牙痛案

王某，女，25岁。

证经三日，初患外感，继现牙痛，刻下外邪未解，牙痛不休，饮食入口，触之则痛剧，口干不欲饮，小溲黄，大便干，苔薄白，舌微红，脉浮微数。

寒邪郁而化热，循阳明经脉上炎，故见牙痛口干，溲黄便干。经云："火郁发之。"理宜散邪清解，佐以止痛。

细辛3g，生石膏25g（先煎），高良姜10g，乌梅6g，赤白芍各12g，灯心草3尺。

按：此例牙痛经用上方一剂而愈。该方系一经验良方，适用范围很广，可治风火、寒火牙痛，还可治疗虫蚀齿痛，我们临床治疗牙痛多例，用特录出，提供同道参考。

胃热牙痛案

例1

卫某，男，32岁。

左上牙痛，历八日未解，痛作间歇，不痛则发木，不能咀嚼，口干不欲饮水，牙龈肿及面部，大便干秘，小溲微浑，舌苔微黄而腻，舌尖发红，脉象数滑。

胃腑湿热，热性上浮，循阳明经脉上干齿龈，而为牙痛不已，治当清泄阳明湿热。

细辛3g，地骨皮10g，生石膏25g（先煎），羌活3g。

针刺合谷（左）、颧髎（左）、下关（左）。另于牙龈肿处刺血。

按：这例牙痛，针后当时即觉减轻，疼痛已能忍受，由于胃腑有热，故用中药清之，以善其后。可见一个医生，不仅要学好内科，还应学好针灸，在技术方面，应当尽量掌握全面，才能更好地解决病人疾苦。

例2

杨某，女，13岁。

证经一周，左侧牙痛难忍，齿龈微呈肿胀，食纳不佳，便干溲黄，舌苔腻布，脉象弦数。

脉证合参，证属胃火循阳明经脉上熏牙龈，故痛胀难忍。实热内结，通降失司，故便干溲黄，食纳不甘。治当清胃通下。

生大黄10g，升麻2g，生地黄10g，赤芍10g，生石膏25g（先煎），荆芥穗6g，防风6g，川羌活10g，细辛3g，山栀子10g，柴胡6g。

按：此例牙痛，由于素嗜辛香炙煿之品，以致胃火循经上炎所致，经服上方一剂告愈。该方系傅叔涛先生之献方，现经临床实践，确有卓效。

例3

郭某，男，81岁。

三天来牙龈肿胀疼痛，焮及口唇，按之较硬，伴有身热面赤，头晕咽干，口渴引饮，小便黄浑，苔黄质赤，脉来数促。

牙龈为阳明经脉循行之地，胃有积热，循经上火，故牙龈红肿热痛，焮及唇口；火盛津伤，故口咽干燥；热扰清空，故头晕不已。治当清胃泻火，佐以凉血生津，高年症重，颇虑变生不测。

黄连10g，黄芩10g，生石膏25g（先煎），生军6g，黑山栀10g，生地10g，当归10g，赤芍10g，丹皮10g，知母6g，木通6g，升麻1g，荆芥6g。

按：此案主要由于湿热内盛所致，经用三黄、石膏等大苦大寒之品，仅服两剂，牙龈红肿热痛即消，身热口渴亦解，唯大便略溏，去其大黄，再进两剂而愈。

虫蛀牙痛案

尤某，男，35岁。

证经两候，右侧下牙疼痛不已，时轻时剧，形寒蕴热，妨于咽嚼，苔薄色白，脉象弦紧，检查右侧下齿槽中蚀腐成洞。

此为龋齿，虫蚀牙质所致，治当杀虫止痛。

乌梅6g，花椒3g，地骨皮10g，细辛3g，香白芷6g，良姜6g，制军10g，益元散12g（包），全虫尾2g。

另：花椒6g，良姜6g，地骨皮10g，煎水漱口。

按：虫蚀牙痛一证，多由平素喜食香甜之物，腐蚀牙质所致，运用上方，每获良效。此案证经旬日有余，曾经服止痛片及注射消炎止痛针，均未见效，服用上方两剂而愈。

耳　疾　类

耳疮案

郑某，男，23岁。

五六日来，左侧耳内耳后肿痛，焮及腮旁，头颈活动受限，局部灼热，小溲黄赤，苔白质红，脉象浮数。

证属风火湿热内伏少阳，相火上腾而致。治当清利湿热为主，宗龙胆泻肝汤加减。

柴胡3g，黄芩6g，黄柏10g，泽泻6g，灯心草3尺，生地10g，龙胆草6g，牛石膏25g（先煎），细木通6g，六一散10g（包）。2剂。

另：紫金锭3粒，研末，醋调敷患处。

按：耳为少阳经循行部位，凡耳部实证疾患多由肝胆湿热所致，故用龙胆泻肝汤清利肝胆湿热，往往收效甚显。但若属证久肾虚，又宜知柏地黄丸治之。

聋哑案

刘某，女，11岁。

周岁时曾患肺炎，抢救后遗有耳失听力，口不能言，神态痴呆，不如常儿灵活，迄今十年以来，听力仍然不聪，从未言语，屡经治疗不效，余无其他不适。

标象为哑，其本在聋，证属风火二邪相扇，扰乱清空，经气阻滞不通，闭塞耳窍，以致两耳无闻，神呆不语，形成聋哑之证。治病必求其本，姑拟宣肺气、通经络、开耳窍、益聪明法治之。

针刺合谷、太渊、耳门。用平补平泻，留针30分钟。

按：此案并非先天性聋哑，由于病后风火之邪未尽，闭塞耳窍所致。经用上法，针治百余次，已能听到较大声音的讲话，且能学说比较简单的语言四十余句，疗效颇著。

合谷穴乃手阳明大肠经之原穴，可治头面耳目鼻疾患，如《针灸甲乙经》云：“唇吻不收，聋，耳中不通，齿龋痛，合谷主之。”《铜人腧穴图经》亦云：“合谷治目视不明，头痛，齿龋，喉痹，痿躄面肿，唇吻不收，喑不能言，口噤不开。”因肺与大肠相表里，针刺合谷可以起到清热宣肺的作用。太渊为肺经之输穴，可以通宣肺气，与合谷相配，一表一里，表里相应，以增疗效。耳门有通窍疏邪，增强听力之功。三穴相伍，可以宣肺、通经、开窍，肺主气而司发音，肺气足则经通窍开，音发能言，聋哑遂愈。

外科疾病

胃　肠　类

手术后遗胃痛案

吴某，男，49岁。

本患消化性溃疡，经治未愈，最近曾至延庆医院手术，胃切除70%，住院40天后出院。刻下胃部仍痛，压之有块，不能多食，食后饱胀不舒，苔白脉缓。

此为手术之后，气血流行不利，络道不通，不通则痛，治当行气和血，散瘀止痛。

生蒲黄6g，五灵脂6g，当归6g，川芎3g，赤芍10g，桃仁10g，红花3g，香附10g（打），枳壳6g，制乳没各10g，台乌药6g。

按：此案服药后，证即减轻，又服原方两剂，未再复诊，后经访问一直未发。

如何治疗手术后遗症，是当前迫切研究的课题。此例是从气滞血瘀着眼，应用行气和血、散瘀止痛之品，疗效尚称显著，但仅是治疗方法之一，而且未经长期观察，很难提出治疗规律，特录于此，以供参考。

肠梗阻案

张某，女，28岁。

证经三日，腹部剧痛，呕吐频频，大便秘结，无矢气，少腹膨隆，坚硬拒按，身凉肢厥，舌苔垢腻，脉象沉伏。曾经当地卫生院治疗，诊为肠梗阻，劝送县医院手术施治，因家长拒绝，特来门诊求治。

此由食积夹以蛔虫阻塞肠中，上不得入故呕吐，下不能行故便秘，不通则痛故腹痛，证情至急，拟以大黄蜂蜜合剂治之。

大黄末10g，白蜜90g，调匀，分3次服，3小时服一次。

按：大黄苦寒，能下燥结，荡涤肠胃，可以推陈致新，蜂蜜甘滑，功能润燥，缓急止痛，与大黄同伍，能缓大黄急下，并且味甘易服，对肠梗阻证效果颇佳。此案服后呕吐即止，腹中雷鸣，频转矢气，有欲如厕之感，第二次服后，泻下大便甚多，夹有蛔虫四十余条，腹痛未作，此后连续大便，食进而安。

坠伤腹痛案

李某，男，72岁。

昨因乘车跌仆，当时尚能步履回家，晚上即感腹胀，不愿转动，动则少腹两侧作痛，不能平躺，俯跪伏卧，针治后腹胀更甚，阵阵绞痛难忍，便干溲清，饮食尚可，苔白根腻，脉象弦涩。

猝然跌仆，因坠而伤，先伤其形，继滞其气，终致血瘀，故始则腹胀，继现绞痛如刺，治当活血化瘀以止痛。

柴胡5g，当归10g，桃仁10g，红花5g，穿山甲5g，大黄6g，天花粉10g，甘草3g，制乳没各5g。

按：此案坠伤血瘀，少腹绞痛，初从高年气血亏弱考虑，针刺调其气机，缓其局部所苦，非独未效，反而证情加重，遂从跌仆病因推求，拟出活血化瘀止痛之方，宗复元活血汤加减，药后腹胀减轻，少腹痛止，病人即能平卧，且可出户散步，可见临床难于辨证。

急性肠痈案

吴某，男，38岁。

昨天下午田间干活无力，七时收工后始觉上腹部疼痛，继而扩及脐周，十时后经针灸略觉缓解，至夜一时许，出现右下腹持续性疼痛，阵发性加剧，腹皮微急，按之则痛甚，两手扪腹，不能直腰，卧时两腿不愿伸直，呈蜷曲状，伴有身热，体温37.9℃，口干，恶心欲吐，苔薄色白，脉弦紧。

证属饮食不节，湿热积滞，阻于肠胃，以致气血凝滞，肠络不通，不通则痛，形成肠痈急症，治当活血行瘀，理气止痛。

当归12g，杭芍10g，川郁金6g，延胡索6g，法夏10g，川黄连5g，制乳没各10g，焦栀子 10g，甘草 3g，小茴炭 3g，荷梗 2 尺，酒芩 10g。

针刺足三里、阑尾穴（足三里与上巨虚之间压痛点处）、阿是穴（麦氏点处），留针 1.5 小时，每 15 分钟捻针一次，用泻法。

按：此例患者系一农民，夜半时出现急性腹痛，由医疗队同志护送至某医院诊治，当时外科大夫检查，血压 120/80mmHg，脉搏 84 次/分，白细胞总数 12.1×10^9/L，确诊为急性阑尾炎，再三劝行手术治疗，患者始终不愿接受，因而采用针药施治，头煎后腹痛即行缓解，翌日下午，继行针刺，又服中药一剂，即告痊愈，6 月 27 日访问，已经下地劳动，功效异常卓著。

肠痈将溃案

郭某，女，53 岁。

证经旬余，初则右下腹疼痛，按之痛剧，继则蔓延满腹，肚皮拘急，按则跳痛，右腿不能伸直，曾经他医治疗，诊为阑尾炎，采用保守疗法，症不见减。刻下仍腹痛拒按，右下腹部可触及肿块，不能饮食，食则泛恶，大便四日未行，病人痛苦异常，苔白微腻，脉弦无力。

此为邪毒蕴结，气血瘀滞，肠痈之势已成，有溃脓穿肠之险，拟以调气和血，佐以止痛治之。

当归 12g，杭白芍 10g，川郁金 6g，延胡索 6g，法夏 10g，酒黄芩 10g，川雅连 5g，制乳没各 10g，焦山栀 10g，小茴炭 3g，甘草 3g，荷梗 2 尺。

按：此例经西医大夫检查，诊为慢性阑尾炎并发腹膜炎，保守疗法无效，手术为时已晚，证情相当危急，经用上方之后，一剂疼痛大减，二剂即愈。

上方疗效确凿，既可用于急性阑尾炎，又可施治于慢性阑尾炎，较之大黄牡丹皮汤，药味平稳，奏效迅速，实胜一筹，特此录出，以供参考。

痔核案

赵某，男，28 岁。

患有痔疮，业已五年之久，大便经常干燥带血，痛时如香火烧灼，屡经治疗无效，检查肛门周围生有痔疮数枚，如杏核大小，苔白脉数，小溲短赤。

过食煎煿厚味，湿热蕴积，气血怫郁，经络不通，以致肛门周围痔疮灼痛，便燥带血，治当清热凉血，佐以润燥除湿。

针刺承山（双）、承扶（双）、气海俞（双）、长强、支沟（双）、大肠俞（双）、小肠俞（双）。

手法：体质强壮者采用强刺激泻法，体质虚者可采用先补后泻，隔日针一次，每次留针 10～30 分钟。

按：痔疮形成的原因，有醉饱入房，精气脱泄，筋脉横解，有湿积热毒，热毒乘虚下注，或因忧思太过，愤郁之气结聚，或负重远行而成，成因虽多，然总不外风、湿、燥、热四气相杂，酝酿而致。故临床辨治，须分风盛、湿盛、燥盛、热盛。风盛者痔核多痒；湿盛者痔核胀闷，多成块形；燥盛者痔核痛如火燎，二便秘结；热盛者痔核褶横，肛门破裂，便秘出血。其治疗方法虽有枯痔散、唤痔散、脏连丸、痔漏无双丸、药线以及挂线疗法等，但不如单纯运用针灸治疗快省，一般痔核病例，平均针治三四次即可告愈，疗效达100%。其治疗主穴，不论哪种类型均取承山、承扶、气海俞、长强，除长强独取外，余穴均取双侧。若风盛者配用风门俞，湿盛者配用胃俞，燥盛者配用支沟及大小肠俞，热盛者配用支沟。此案证经五年，经检查偏于热盛，共针3次而愈，迄今未见复发。

疮　疡　类

发际疮案

闫某，男，52岁。

项后发际，发生散在性疮疖，根硬漫肿，形如枣核，顶白肉赤，质坚色红，灼热刺痛，破溃渍水，伴见头痛头晕，身热心烦，口干欲饮，便秘溲黄，苔黄舌赤，脉象弦数。

项后发际，为太阳经脉循行之路，外受风邪，郁久化热成毒，气血瘀滞不通，因而发生疮疖，红肿质坚而痛。头为清净之府，风热上扰，故头痛头晕。毒火内郁，故身热心烦，便秘溲黄。治当疏风清热以解毒，活血消肿以止痛。

银花15g，连翘10g，牛蒡子12g，荆芥10g，防风10g，白芷6g，天花粉10g，生地30g，赤芍10g，穿山甲6g，乳香10g，黄芩6g，灯心草1撮，生粉草3g。

另：大黄末30g，植物油调敷。

按：发际疮证，多由外受风邪，内郁湿火，相搏而成。经云："诸痛痒疮，皆属于火"，"火郁发之"。故用荆、防、白芷、川芎以散风祛邪，银、翘、生地、赤芍以清热解毒，乳香定痛，山甲消坚，花粉排脓，黄芩清火。此案经用上方两剂，并嘱禁忌五辛发物，迅即邪退火清，肿消痛止而愈。

人中疔案

王某，男，30岁。

证经三天，人中处生有疔毒，大如黍米，麻木而痛，因用手挤压，疔毒周围红肿，大如黄豆，肿势波及面部三角区，伴有恶寒发热，面红头晕，全身不适，不思饮食，大便干，小溲黄，苔黄质赤，脉象弦滑。

火热蕴蒸，气血凝滞，发为疔毒，麻木而痛，用手挤压，毒邪扩散，入于血分，内攻脏腑，以致寒热交作，全身不适，势有疔疮走黄之虞，急当清热泻火，解毒消肿。

钩藤10g，菊花10g，紫花地丁15g，蒲公英15g，银花10g，生石膏25g（先煎），连翘10g，稻芽10g，川牛膝10g，生大黄15g，生粉草3g，车前子15g（包）。

按：疔疮一证，多由素嗜油煎炙煿，膏粱厚味，气血怫郁，火毒燔炽所致。治疗必须及时，方免疔毒扩散，出现神昏厥脱之变。

此案疔毒走黄，已有危及生命之险，故用生石膏清阳明实热，大剂量地丁、公英清热解毒，重用大黄泻其火毒，车前子清热利水，牛膝引血热下行，钩藤、菊花平肝散风，以防痉厥，稻芽和胃，生草调和诸药。药后患者腹痛，大便泻下如水，小便红赤，疔肿消减，两剂而愈。

张锡纯云："大黄……善解疔疮热毒，以治疔毒，尤为特效之药。""疔毒甚剧，他药不效者，当重用大黄以通其大便则自愈。"可见大黄一药力猛性专，治疗疔毒热盛，尽可放心使用，以免延误病机。

下唇疔案

付某，男，42岁。

下唇疔疮已有三四天之久，肿胀有头，麻木而痹，苔薄色白，脉细微数。

患者体质健壮，内火素盛，以致毒火蕴结，流注于经络，发为疔疮。治当清热解毒，以五味消毒饮加减。

蒲公英10g，野菊花10g，紫花地丁15g，银花10g，连翘10g，车前子10g（包），生甘草10g。

针刺大椎、灵台、至阳、合谷。

按：此案疔疮，在针灸方面主取督脉，泻其毒热，佐配合谷，从阳明清之。灵台放血，是治疗疔疮之要法，能使郁滞在内之热毒外出，有解郁除陈之功。更以汤药荡其毒热，药后肿势消退大半，二诊而愈。

颊痈案

闫某，男，24岁。

证经三日，形寒蕴热，左侧颊部肿大而硬，按之疼痛，局部有灼热之感，牙关拘急，口不能张，腹中饥饿，而不能食，小溲微黄，大便秘结，苔黄舌红，脉微弦。

颊部为阳明经脉所过之处，素嗜煎炙之物，胃热循经上炎，复感外邪郁闭，营卫不从，以致颊部肿硬而痛，酿成颊痈重候，听其蔓延，将有穿溃之虞，急宜疏散清解治之。

荆芥6g，防风6g，银花10g，连翘壳10g，归尾10g，生石膏25g（先煎），赤芍10g，陈皮6g，皂刺10g，制乳没各6g，穿山甲10g，生粉草6g。

另：连翘败毒丸早晚各服10g。鱼石脂软膏外敷患处。

按：颊痈属于外科阳证范畴，初起最宜消散，若肿势已成，必将切开排脓而后愈。此案证属初起，表邪未罢，故用荆、防疏散解表，银、翘清热解毒，当归、赤芍和血消肿，乳香托里护心，没药消肿散瘀，山甲、皂刺透络溃坚，生石膏清解胃热，甘草和中解毒，陈皮行气，仅服四剂，诸症告愈。

腮痈案

马某，女，54岁。

本患牙痛，日来身热不解，体温37.6℃，右腮肿胀潮红，压之痛甚，肿大如卵，二便如常，舌苔薄白质赤，脉数。

此为外感风热之邪，兼之胃火内盛，攻冲头面，以致腮肿潮红，牙痛不已，治当消肿退热为法。

银花10g，连翘10g，荆芥6g，防风5g，生石膏25g（先煎），桔梗5g，甘草3g，穿山甲10g（先下），蒲公英15g，紫花地丁6g。

另：黄连末6g，大黄末6g，黄柏6g，醋调敷患处。

二诊：药后腮肿大消，牙痛身热亦解，原方接服一剂。

按：腮痈一证属于阳热范畴，故投清热解毒之品，共进两剂，诸症均除，病获痊愈。

乳痈初起案

魏某，女，26岁。

素体壮实，于昨下午始觉左侧乳房疼痛，未见红肿，当夜十二时许突然全身发冷，鼓腮战栗，厚加衣被不温，继即高烧，汗出如淋，衣被皆湿，头痛头晕，干呕而烦。晨起寒战虽除，身热未解，体温37.5℃，左乳疼痛不已，生一肿块如拳，周身无力，口干引饮，脘痞泛恶，饮食不香，二便如常，苔薄色白，脉浮数。

外邪夹以肝胃痰热交相壅遏，气血怫郁，乳络阻塞不畅，营卫失和，以致寒热交作，发为乳痈之候；毒邪扩散，胃热冲逆，故恶心欲吐，口黏不爽。亟当清热解毒，疏泄肝胃。

蒲公英30g，银花10g，荆芥6g，当归10g，赤芍15g，瓜蒌24g，生粉草10g，象贝10g，穿山甲10g，研牛蒡子12g，制乳没各6g。

按：此案乳痈初起，来势凶猛，必须大剂解毒溃坚，方能肿消痛减，以免发生不良变化。方中公英、银花、甘草清热泻火解毒，当归、赤芍活血和营，瓜蒌、贝母、牛蒡化痰散结，荆芥解表退热，乳没散瘀定痛，山甲消肿溃坚，药后诸症均减，两剂而愈。

肛门痈案

赵某，女，35岁。

外痔多年，半月前曾经施行手术治疗，刻下伤口不愈，流脓不已，局部红肿热痛，伴有形寒身热，心烦不安，坐立不宁，食欲不振，大便干秘，苔白脉数。

湿热不清，下注大肠，传导变化乏力，气血壅遏不通，形成焮肿热痛，流脓不已，证属肛痈，仍宜消散清解为先，仙方活命饮加减。

银花30g，防风6g，当归10g，赤芍15g，山甲10g，皂刺10g，天花粉10g，元明粉10g（化），黄连6g，生粉草3g，黄柏10g。

另：大黄末15g，植物油调敷患处。

按：肛门为足太阳膀胱经所主，此处生痈疼痛，多由湿热下注而成。此案服药两剂后，诸症大减，创口已不流脓，共进四剂告愈。

湿热疮案

吴某，女，1岁。

病发二十余日，两腋下及腹股沟、阴唇等处红肿溃腐而烂，潮湿而痒，其色桃红夹以紫暗，兼之口舌生疮，流涎滞颐，黏稠味臭，肚腹膨胀，溲黄便干，右颈下瘰核如拇指大。

肝胆之脉循腋下，络阴器，今火毒湿热内郁肝胆，故两腋下、阴唇、腹股沟等处红肿溃烂。木火内郁，势必引动心火上炎，舌为心之苗，故发为口舌生疮。经云："诸痛痒疮，皆属于心。"心火亢越，风木鼓舞，致令溃烂湿痒甚剧。证属湿热疮，治当泻火解毒，佐以清热燥湿，宗龙胆泻肝汤合导赤散化裁。

龙胆草6g，黄柏6g，川连3g，细木通5g，生地黄10g，车前子10g（包），土茯苓10g，野菊花10g，泽泻6g，粉丹皮6g，赤芍6g，六一散10g（包）。

另：①五福化毒丹4丸，早晚各1丸。②大黄10g，黄柏10g，川连6g，青黛10g，梅片1g，血竭6g，共研细末，陈茶调敷患处。

按：本例发病范围甚广，往往在发病机制上和辨证方面感到一定困难。今从经络循行部位及脏腑五行生克制化关系入手，则病机了如指掌，故投上药而愈，从而获得理想之效果，可见中医基本理论若能灵活运用，往往效可通神。

皮 肤 病 类

鹅掌风案

刘某，女，30岁。

手掌迭起白皮，粗厚皲裂，燥痒难忍，苔白脉弦，余无所苦。

此属外受风毒之邪，凝聚经脉，气血不荣，肌肤失养，故手掌粗糙起裂，形成鹅掌风证，治当活血祛风。

当归10g，红花10g，川芎5g，桂枝3g，生地黄10g，炙僵蚕10g，黄芪10g，蝉衣3g，赤芍10g，蛇蜕3g，追地风10g，土槿皮10g，白酒少许。

二诊：药后痒止，手心有汗，皮肤润泽，干裂之象已解，再拟前方增减治之。

当归10g，赤芍10g，生地10g，蝉衣3g，地肤子10g，桂枝3g，木通6g，僵蚕10g，追地风10g，白蒺藜10g。

按：此病仅从外治，往往效果不显，或多复发。临床时宜服活血疏风之品，佐以三煎余汁洗手，以助其力，内外合治，其效颇著。

面游风案

王某，女，27岁。

十余天来，面目红肿，痒如虫行，搔破流黄水，结痂如钱厚，口干，小便黄，舌尖红，苔腻，脉数。

阳明主面，风盛则动，热盛则肿，风热遏郁，上扰阳明，故颜面肿赤，瘙痒蚁行；营血燔热，毒甚不解，故黄水淋漓。治当凉血解毒，佐以祛风胜湿。

银花10g，连翘10g，防风6g，羌活10g，蔓荆子10g，大青叶18g，木通10g，僵蚕10g，蝉衣10g，黄芩6g。

按：银花、连翘清热解毒散结，大青叶凉血解毒消肿，羌活、防风、蔓荆、僵蚕、蝉衣疏散风热，黄芩、木通清除内热，先后共进六剂，诸症告愈。

唇风案

例1

徐某，女，30岁。

两三天来，唇际翻肿，灼热刺痛，破溃流水，脓液隐隐，口唇开口艰难，饮食难进，伴见面赤心烦，头晕目眩，便干溲黄，苔色黄腻，质红，脉弦滑而数。

时邪客热稽留胃经，蕴结成毒，故唇口翻肿；气血壅滞不通，故灼热刺痛；热盛肉腐，故破溃酿脓；阳明火盛上炎，故面赤头晕，目眩便干。邪势正在鸱张，急宜大剂泻火解毒，以折其势。

黄连10g，生大黄12g（后下），黄芩10g，山栀子6g，银花30g，连翘30g，肥知母6g，黄柏6g，制乳没各12g，香白芷5g，生粉草5g。

按：此案唇风为阳毒热盛，风火交凝之证，故用黄连解毒汤以泻三焦之火，加大黄以通腑泻热，银花、连翘清热解毒，乳香、没药活血止痛，白芷排脓托毒，生粉草解毒，调和诸药，一剂而愈。

例2

肖某，男，58岁。

下唇肿痛刺痒，黄水频流，饮食困难，经治无效。

审因过食醇酒辛辣刺激之品，以致阳明胃经蓄热，上攻唇际，形成唇风之证。

针刺合谷（双），针刺8~10分深，用烧山火手法，留针20分钟。

按：唇风一证，多生于下唇，形似金针花瓣，严重时则口唇往下如卷，所以俗称“卷疮”。《医宗金鉴》云：“唇风多生在下唇，由足阳明胃经风火上攻所致。”故选用合谷穴，针后患者即感麻胀，直升到下唇际，痛痒即见减轻80%，二诊时肿消而愈。

例3

蒲某，男，10岁，北京市密云县古北口人。初诊日期：1992年10月5日。

患儿自深秋以来，自觉胃热烦闷，口唇干裂疼痛，喜用舌舔，而且越来越重，遂来院就诊。查体：口唇周围皮肤发红，上下唇皆干裂增厚，并可见少许血痕，舌质红，苔黄腻，脉弦滑有力。中医诊断：唇风。证属脾胃积热，上攻于唇。治疗宜以泻脾清胃为法，方选泻黄散合清胃散加减。

藿香10g，山栀5g，升麻5g，防风5g，生甘草3g，黄连2g，当归10g，生地10g，生石膏25g（先煎），灯草1g，制军10g。

7剂，水煎服，每日1剂。

二诊：服药后明显好转，痛痒干裂减轻，二便调，唯纳食稍差，舌质偏红，苔薄黄，脉数。效不更方，上方去制军，加焦三仙。

服14剂而痊愈。

按：小儿唇炎，以口唇干裂，唇周皮肤发红、干痒疼痛为临床特征，以秋冬季节较为多见，属中医学“唇风”的范畴。刘老认为，此病系脾胃积热，风燥外袭所致。唇为脾窍，脾胃热盛，上攻于唇则唇红而干，若复外受风燥侵之，则干裂疼痛。因此，治宜清泻脾胃积热，脾胃积热一清，则唇得气血津液之濡养，而唇自润泽，则干裂自除，疼痛自止，虽有风燥外侵，安能为病乎？此即所谓“正气存内，邪不可干”。治疗始终抓住脾胃积热上攻之关键，采用清泻脾胃积热之法，无不效验。

血风疮案

例1

胡某，男，30岁。

全身布满黄豆大小之疮疹已三四年之久，此起彼伏，奇痒异常，曾经中西医治疗，终未获效。刻下疮面红润隆起，皮肤干燥，搔破流血，饮食、睡眠、二便如常，苔薄色白，脉弦有力。

风热湿毒蕴于血分，治当重剂凉血解毒，佐以祛风。

当归15g，川芎10g，丹参30g，赤芍90g，地丁60g，防风10g，地肤子10g，白鲜皮10g，白蒺藜10g，银花15g，生粉草60g，炒牛蒡子10g。

二诊：药后疹形减小，疮面结痂，奇痒减轻，舌苔白厚，脉弦有力。药证尚符，再以原意增损治之。

当归15g，丹参30g，赤芍90g，地丁60g，银花15g，苍术10g，乌蛇15g，全蝎6g，蜈蚣3条，生粉草60g。

三诊：全身疮形基本消失，宗以前法，小制其剂，以善其后。

按：此案血风疮证，业经四年之久，屡治不效，颇为顽固。自服重剂凉血解毒祛风之品，疗效甚著，药仅六剂，即告痊愈。可见药证相合，就能奏效桴鼓，否则，证重药轻，难收预期效果，因此，临床时必须因病因人因地制宜，灵活施治。

例2

张某，男，25岁。

证经二年，两上下肢内侧流黄水，刺痒难忍，饮食不佳，脉缓而大，经西医诊为湿疹，经用青霉素及其他抗生素，效不显著。

此为风湿怫郁血分，形成血风疮证。

针刺曲池（双）8~10分深。

按：此案经针灸五次而愈，针刺后觉有一股热流，沿面部→迎香→地仓→胃口→下肢患处活动。三诊时刺痒消失，黄水不流，收到80%之疗效，四诊时皮肤干燥，基本治愈。

曲池穴虽为手阳明经穴，但与肺、脾有一定的联系，所以，针刺曲池，可以起到散风邪、清血热、利湿热的作用。

湿热疮疹案

杜某，女，46岁。

三天来背部发生粟米样颗粒红疹，伴见手发脓疱，瘙痒不已，破溃渍流黄水，身热绵绵，夜寐不宁，便干溲黄，饮食尚可，舌苔白，边尖红赤，脉弦细而数。

湿热内蕴，风邪束表，郁而为毒，气血俱病，治当养血疏风，清热利湿。

粉丹皮6g，赤芍10g，细生地12g，当归6g，炒川芎3g，羌独活各6g，净蝉衣3g，防风6g，细木通5g，连翘10g，炒白蒺藜10g，灯心草3尺。

二诊：药后证情好转，湿热疮疹大瘥，唯增心中嘈杂似饥，苔白，脉弦而滑。此为血热稍轻，风邪未尽，痰湿流连，以致嘈杂如饥，再拟清解疏风，佐以利湿豁痰。

当归6g，细木通5g，细生地12g，赤芍10g，黑山栀10g，羌独活各6g，防风6g，蝉衣3g，陈胆星10g，半夏曲10g，炒白蒺藜10g，灯心草3尺。

按：此案湿热羁留气分，故身热便干溲黄；郁遏血分，故疮疹红赤舌红。治疗既需清热利湿，又要养血疏风，气血并调，方能奏效桴鼓。

黄水疮案

张某，女，5岁。

十余天来，后顶部初生细瘰，形如粟米，继而溃破瘙痒，溃流黄水，逐渐蔓延增多，刻已扩展七八处，伴有身热咳嗽，食纳不佳，大便干，小便黄，苔薄白，脉弦数。曾服磺胺药，注射青霉素，外敷三黄散等均未收效。

头为诸阳之首，唯风可到，脾胃失其升清降浊之功，湿热必然内蕴，加以复冒风邪，上窜颠顶，故头部发生黄水痒疮，逐渐蔓延。治当祛风胜湿，佐以清热解毒，宗升麻消毒饮加黄连、苍术法。

升麻6g，羌活3g，香白芷3g，防风3g，牛蒡子3g，桔梗3g，苍术3g，银花6g，连翘10g，归尾6g，红花3g，生粉草3g，黄连3g，生山栀5g。

另：制炉甘石10g，熟石膏10g，赤石脂10g，共研细末，麻油调敷患处。

按：黄水疮一证，多由脾胃浊热内郁，复感风邪所致，颇为顽固，往往不易治愈。此例运用升麻消毒饮内服，外敷三石散，二剂以后疮面未再渍流黄水，破处渐趋愈合，身热咳嗽亦解，疗效尚称显著。唯外搽三石散后，患者自觉局部有刺激性疼痛，临床时应加注意。

癣生骨节案

张某，男，57岁。

证经三年，癣患发生于四肢骨节之处，局部奇痒皲裂，抓破初流黄水，继则结痂成片，小者如钱，大者如掌，时轻时重，经年不愈，重时伴见心烦口渴，大便干结，饮食无味，影响劳动，舌红少苔，脉数无力。

证属营血不足，血燥生风，故奇痒不已。肌肤失其濡润，故干裂生屑。治当养血润燥，佐以清热祛风，宗四物合消风法增减。

生地黄 10g，当归 10g，赤白芍各 10g，川芎 6g，桑叶 10g，菊花 6g，钩藤 10g，僵蚕 10g，蛇蜕 10g，防风 6g，红花 5g，牛膝 10g。

另：癣药水 1 瓶外用。

按：俗云："内科不治喘，外科不治癣。"可见癣患在外科病中是最为难治疾病之一，尤其生于骨节之处，活动摩擦频繁，更不易痊。此案癣生骨节之处，时好时坏，经年累月不愈，治疗最感辣手，采用活血疏风法后，痂去痒止而愈。可见"治风先治血，血行风自灭"的理论，在临床上有其应用价值。

雀斑案

周某，女，20 岁。

最近面部生出黄黑色碎点，压之不退，并无痛感，精神饮食如常，苔白脉缓。

证属雀斑，由于火郁于内，外搏风邪，经络瘀阻不通所致，治当活络开郁，调理气血。

针刺合谷（双），用烧山火手法。二次而愈。

按：雀斑一病，面部多表现为比较密集的淡黄色或淡黑色的碎点，如雀鸟羽毛斑点。其形成因素，多因平素卫生条件不好，或受夏天烈日暴晒，或冬天寒冷，致使经络气血郁滞而成，亦有因遗传或月经病，及肺癌、生疮、梅毒等因素而诱发者。诚如《医宗金鉴》所云："由于火郁于经络与风邪外搏，故发为雀斑。"新起易治，年久日深，较难治疗。

治疗雀斑，刺合谷穴 8～10 分深，采用烧山火手法，有通导气血、活络开郁、调理气血的作用。

粉刺案

关某，女，23 岁。

颜面生大小不等的粉刺，已有八年之久，经治不愈，胀闷烦躁，经事不调。

证由肺胃内热，上蒸头面，气血郁滞而成。

针刺合谷、曲池、迎香。

按：粉刺好发于男女的青春期，多生于颜面，呈黑头丘疹样，刺痒不已，隐隐作痛，挤之有白色粉状物，有时呈红色丘疹或带有脓疱，甚至可形成脂瘤或疖肿及皮损情况，因人而异，影响美观，多有苦恼烦躁之感。

面部为阳明所主，阳明多气多血，此证形成因素，多因肺胃蕴热，或过食炙煿膏粱厚味，或情怀抑郁，五志化火，火性炎上，灼蒸颜面而成。针刺合谷，可以获效。此例经针 30 次，即减轻 60%，60 次后减少 80%，现已基本治愈。

扁平疣案

李某，男，10 岁。

面部两颧及鼻旁，生有扁平疣，其形突出于皮肤，圆形，大者如高粱米，小者如粟粒，颜色比正常皮肤稍黑，且有轻微刺痒，苔白脉缓，饮食如常。

证属肺胃郁热，气血郁滞，拟从太阳阳明治之。

针刺合谷穴，用烧山火手法。

按：针刺二次而愈。《针灸大成》云：“面口合谷收。”又云：“头面纵有诸般证，一针合谷效通神。”可见合谷穴对头面各种证候，在治疗上具有特殊意义。

瘊瘤案

王某，女，24岁。

年余以来，两手生有瘊瘤，逐渐增多，按之有痛感，余无所苦，苔脉如常。

气血流通不畅，肝失血养，经气不荣，风邪蕴积凝滞而成。治当疏通气血，养血益肝，佐以外治蚀之。

郁金10g，当归10g，赤芍10g，桃仁10g，生地10g，川芎6g，陈皮10g，太乙紫金锭1粒。

另：鸦胆子2g，去壳研碎撒患处。

二诊：药后疗效不显，瘊瘤未消，改拟浸洗治之。

木贼草30g，香附30g，加水500ml煎汤浸洗，早晚各半小时。

三诊：瘊瘤已消，再拟原方二剂以巩固疗效。

按：瘊瘤乃气血流通不畅，肝失血养，经气不荣，风邪蕴积凝滞而成，虽无生命之险，但有碍美观。使用活血理气收效不显，改用木贼草、香附煎汤浸洗，用之一剂瘊瘤即消。考木贼草温微甘苦，性能发汗解肌，升散火郁风湿，能入足厥阴少阳血分，益肝胆之气。香附乃血中气药，通行十二经脉，利三焦，解六郁，止诸痛。故木贼草、香附二药能治瘊瘤。但据患者经验，浸洗时宜用针边拨边浸，则疗效更佳。

其 他 类

瘰疬案

朱某，女，13岁。

证经二年，初则颈部两侧各生一核，继则逐渐增多成串，刻下颈部生有四核，肿结如枣大，右侧小核累累，大如蚕豆，隐隐作痛，无活动性，素性肝旺，每因生气而增多，苔白脉弦。

恚怒伤肝，肝气郁结，气滞血凝，痰湿内阻，以致毒气留于络脉，发为瘰疬之证，治当疏肝通络，消肿软坚。

针刺太冲（双）、合谷（双）、中渚（双），采用透天凉泻法。

按：瘰疬一证，多生于耳后、颈项、腋下三阳经处，肿大硬块，延续时间较长，重者破溃，则称为鼠疮。《医宗金鉴》云：“小瘰大疬三阳经，项前颈后侧旁生，痰湿气筋名虽异，总由恣忿郁热成，更审缠绵诸证治，成痨日久不收功。”可见此证多由恚怒忧思，肝气郁结，化火痰凝所致，治当通经络，和气血，疏散结滞，活血软坚。太冲为厥阴肝经穴，有疏肝散结行气之功，配以合谷，称为四关穴，更具燮理阴阳、通调气血作用；中渚为手少阳三焦经穴，三焦主气，故中渚有理三焦之气的效果。临证时取用上穴，施以泻法，往往酸感上沿经络到达患处，以收泻结、散滞、软坚之效。此例经用上法，共针10次基本告愈。

腱鞘囊肿案

张某，女，32岁。

左手腕桡侧生一囊肿，已一年余，如蚕豆大，皮色如常，按之略硬，时而疼痛，饮食、二便如常，脉缓，苔薄色白。曾经西医检查，诊为腱鞘囊肿，建议手术摘除。

证属气血凝滞，经络瘀阻不通，故腕侧囊肿，按之略硬，治宜疏通经络，调和气血。

针刺阿是穴、外关（左）、列缺（左），阿是穴扬刺，局部加灸。

按：此案针后痛减，二次后囊肿变软，五次后基本消失，疗效颇佳。扬刺一法，局部采用五针针尖刺向囊肿中心，形如梅花状，以刺破囊壁为适度，捻转进针，留针20分钟，不时捻转，加强刺激，局部加灸，促其吸收。

医论医话

论《伤寒论·厥阴篇》对小儿闭、厥、脱证治的指导意义

《伤寒论·厥阴篇》的内容比较复杂，曾引起过历代医家的争议，出现在理论上愈研愈奥，临床上无所适从的现象，甚至把厥阴篇列为千古悬案，否定厥阴篇病的存在，如陆渊雷曾云："篇中明称厥阴病者仅四条，除首条提纲有证候外，余三条文略而理不清，无可研索"。但有的注家却认为有其一定的依据，并不是杂凑成章。王肯堂《证治准绳》云："厥阴为三阴之尾，凡太阴少阴之病，皆系厥阴传极，故诸阴证不称名者，皆入其篇。"指出了本篇复杂之由来，说明符合疾病的一般发展规律。

近年来我们以辩证唯物主义的思想方法作指导，认为《伤寒论》六经分证，每一经的证候，都有其共同的特点。仲景把厥逆、吐利等症状归入厥阴篇来讨论，是完全合乎逻辑的科学归类法。并以厥阴病的证治方法指导小儿闭厥脱证的治疗，临床实践充分证明具有一定的实用价值。下面仅从厥阴病的性质、病理变化、辨证论治及预后等方面来探索其对小儿闭、厥、脱证的指导意义。

一、厥阴病的性质与小儿闭、厥、脱证的关系

厥阴病的基本概念，一般多按六经来归纳，根据厥阴所属的经络、脏腑的病理特点加以概括，这样使得厥阴病的范围非常局限。为了深入探讨厥阴病的性质和病位，必须根据《伤寒论·厥阴篇》所记载的内容加以分析，才能窥其全貌。

第338条云："伤寒，脉微而厥，至七八日肤冷，其人躁，无暂安时者，此为脏厥，非蛔厥也，蛔厥者，其人当吐蛔……"

第360条云："下利，脉数，有微热，汗出，今自愈。脉复紧，为未解。"

第366条云："下利，脉数而渴者，今自愈，设不瘥，必圊脓血，以有热故也。"

可见，《伤寒论·厥阴篇》记述了各种各样的病证，既囊括了多种急性感染性热性病，也包含了一些内科常见杂病，病情轻重不一，病位非常广泛，并不局限于肝、心包及其所属经络，几乎遍及各个脏腑，如蛔厥则在肝胆脾胃，下利久利则在胃肠，脏厥则在心肾等，但是，它并不是专门对各种疾病的病因病机诊断治疗，进行系统叙述，而是对各种疾病在发展过程中出现具有共同特性的证候群加以论述，是从异病同证的角度出发，如对各种厥证（蛔厥、脏厥）进行归属，总结其证治规律。因此，对我们临床实践，特别对小儿闭、厥、脱证具有重大的指导意义。

小儿闭证多由邪阻清窍，神明被蒙而起，在温病病变过程中即可出现。如小儿湿温病，由于湿热熏蒸胸中，在透发白瘖期间，常能出现昏闭；小儿瘴疟也易出现昏闭；在小儿内伤杂病如癫狂痫中昏闭亦属常见。

小儿厥证，有因素体阳虚，复感外邪，误汗误下，或吐泻过度，以致阳气不足，阴寒内盛，阳气不达于四末，而呈四肢厥逆者；有因感受温热之邪，里热炽盛，伤津灼液，则阴气不足，或热邪阻遏，气血不得宣通，不能通达四末，而呈四肢厥逆者；有因肝亢气逆，上壅心胸，痞塞气道，蒙蔽窍隧，或元气素弱，气虚下陷而不上承，清阳不得舒展，而突然发生昏厥者；有因血随气厥，清窍为之阻塞，或失血过多，气随血脱，发生昏厥者；有因素体多痰浊，脾失运化，一时上壅气闭，蒙蔽清窍，或食填中脘失于转运，上下痞隔，因而气机受阻，忽然眩仆而厥者；有因脏气寒冷者，蛔不安宫，上扰入膈，以致闷烦不安，得食而呕，手足厥冷者。总之，小儿厥证是气机上逆，阴阳失调的一种疾患，举凡外感六淫、内伤七情以及痰食蛔虫等影响到机体的阴阳偏胜，都可导致本证的发生。

小儿脱证，可见于大吐、大泻、大出血之后，因为大吐大泻，则气衰津伤，大出血后，则精血消亡，均可导致阴阳耗竭，出现暴脱。也可发生于时行疾病重症或热性病的极期，往往因邪盛正虚，正不胜邪，正气内溃，因而产生突然虚脱。此外也有由寒厥或气厥发展而来，或由闭证转变而来。

小儿闭、厥、脱证三者在临床上均属重危之证，都有神志改变或昏迷、四肢发凉现象，因此，闭、厥、脱三者的关系至为密切。从虚实的观点来看，闭证属实，脱证属虚，厥证则有虚有实。经云："邪气盛则实，精气夺则虚。"所以脏腑虚实的转变，是由邪正消长的条件来决定的，闭、厥、脱三者之间的转变，也是以正气溃散的程度为转移的。寒厥与热厥相比，寒厥属虚，如在正气不支的情况下，却可发展成为脱证；热厥属实，在邪毒炽盛，正气未衰的情况下，则可发展为闭证，出现昏迷窍闭，如正气衰竭，则可由实转虚成为厥脱。因此，闭证虽然邪毒嚣张，如果一旦正气耗尽，阴阳气血衰竭，即可由闭转脱。

由此可见，小儿闭、厥、脱证和厥阴病证的性质有很多相似之处，因此，小儿闭、厥、脱证应归属于厥阴病的范畴。

二、厥阴病的病理变化对小儿闭、厥、脱证的指导

厥阴病证是邪正相争的重要阶段，由于患者阴阳的消长和邪势的弛张，病情错综复杂，而且变化很大，以前医家都把阴阳胜复视为厥阴病的病理特点，用"厥"和"热"来形容阴阳消长和阴阳胜复的表现。因为厥阴为阴之极，阳之始，阴中有阳，阳复为向愈的机转，阴盛阳衰是垂危的凶象。

第331条云："伤寒先厥，后发热而利者，必自止，见厥复利。"提示由阴转阳，厥利自止，由阳转阴，厥利复作。

第334条云："伤寒先厥后发热，下利必自止，而反汗出，咽中痛者，其喉为痹。发热无汗，而利必自止。若不止，必便脓血，便脓血者，其喉不痹。"提示阳复太过，邪热上蒸为喉痹，下迫为便脓血。

第336条云："伤寒病，厥五日，热亦五日，设六日，当复厥，不厥者自愈。厥终不过五日，以热五日，故知自愈。"提示厥热平衡，为自愈之候。

第341条云："伤寒，发热四日，厥反三日，复热四日，厥少热多者，其病当愈。

四日至七日，热不除者，必便脓血。”提示热多于厥为病愈，热复太过便脓血。

第342条云：“伤寒，厥四日，热反三日，复厥五日，其病为进。寒多热少，阳气退，厥为进也。”提示厥多于热病进之证。

以上五条说明阴厥热胜复的病机，将其归纳于下：厥胜于热为阴盛主病进；厥热平衡或热多于厥为阳回主病退，疾病向愈；阳不及，阴邪又盛，见厥复利为热熏上焦气分；汗出咽痛，为喉痹，阳复太过；邪从热化，热迫下焦血分，则无汗、便脓血。

这种阴阳偏胜、消长、胜复学说，对判断小儿闭、厥、脱证发展过程中的邪正胜负、阴阳盛衰、病情吉凶起着指导作用。

小儿闭证多属实证，与阴竭阳脱、阴阳离决的脱证判然有别。闭证的出现从病因病理来讲，是由于热、痰、湿的内闭所致，其病变部位在心包。心包为心之外卫，神明出入之所，温热病邪内陷营分，或受夏令暑邪，暑喜归心，最易使窍机闭堵，则属于“热闭”；若痰火鼓动，上扰神明，迷闭清窍，出现昏愦，则属于“痰闭”；若湿浊内蒙，阳邪被抑，清窍闭塞，也可意识丧失，神志障碍，一般昏迷程度较浅，多呈似清似昧，或时清时昧状态，发热大多不高，则属于“湿闭”。热闭、痰闭、湿闭神昏是必有之症，但程度可以不同，若从正邪力量对比来看，这个阶段显然已起了变化，不论是热邪深入更加炽盛，营阴耗损，还是痰火上扰，湿浊内蒙，闭塞清窍，心包功能失灵，神气失守，正气已现不支之势，所以临床上亦有在实邪内闭的同时，因正不胜邪，而伴见虚脱者，则为病进之象。

小儿厥证有寒有热，极为复杂，其厥热胜复之理，上面已多论及，可作指导。如小儿胃痛、腹痛，当痛势剧烈之时，往往手足发凉，阴盛发厥，一旦痛缓阳回，则手足自温而厥逆自解。倘若厥痛未解，伴见唇白，鼻孔发黑，口面俱青，人中吊起，往往一厥不复，因而导致死亡。

小儿脱证系虚寒之极，或气脱之甚。患者体质素虚，元气不足，又感外邪，邪毒既盛，正气易虚，虚极则脱。例如小儿感受温邪，出现高热喘咳，此时病邪在表在肺，属实属热，若治不及时，或因传变，最易出现面色苍白、神倦肢冷、溲清额汗、脉象细促等阳衰表现，如不及时回阳救逆，以固其脱，则必然不治。一旦阳回脱固，正气渐复，邪正相争又剧，往往实证复现。这种邪正消长、虚实转化的情况，临床上非常多见，也就是厥阴病证中的阴阳胜复或厥热胜复之理。

三、厥阴病的辨治原则及对小儿闭、厥、脱证的启示

根据《伤寒论·厥阴篇》的论述，厥阴病的证候，有其一定的特点，既不同于太阳的表寒证，也不同于太阴、少阴的里寒证；既不是阳明里热证，也不是半表半里寒热往来的少阳证。因此，厥阴病的证治和其他五经判然有别。

（一）厥阴病的辨证

厥阴病的常见主要症状为厥和热。

第337条云：“凡厥者，阴阳气不相顺接，便为厥。厥者，手足逆冷者是也。”伤寒邪正交争，导致阴阳失去平衡，严重时就产生厥逆。如寒极阳衰，阳气式微，不能

温布于外而手足逆冷者为寒厥；热极阳郁，阳气内遏而不能向外透达，亦能引起手足厥冷，则为热厥。因此历代很多医家都把厥阴病看做是阴气或阳气衰微的结果，用寒厥和热厥加以对立和比较归属证候，在辨证上以厥和热为焦点。但是，厥阴为阴之极，阳之始，阴中有阳，往往厥热胜复，寒热互见。如第326条云："厥阴之为病，消渴，气上撞心，心中疼热，饥而不欲食，食则吐蛔，下之，利不止。"提示了厥阴为三阴之尾，阴极而下寒，格拒了在上的阳气，因而出现上热的表现，而且下寒愈重，上热也愈甚，这是它独有的特征，故《诸病源候论》云："阳并于上则上热，阴并于下则下冷。"其病机归纳如下：消渴为膈上有热；气上撞心，心中疼热，为邪气上逆；膈上热则饥，胃中寒则不能食，故饥而不欲食；厥阴病，下寒，食则吐蛔，是因强食不纳，与蛔虫一起吐出；若下之，则上热未必去，下寒必加，甚则一利不止。

厥阴病与其他五经病证的不同点正是寒热错杂。由于寒热错杂的表现，时而相错，时而相杂，在复杂的病情变化中，有时以寒的表现为主，有时以热的表现为主，甚至有时寒证表现掩盖了真热，有时热证表现也掩盖了真寒。厥阴病之所以为外感病的一大证候群，正因它具有寒热错杂的证候表现。

如无寒热错杂的证候表现，也就不是厥阴病了。因为阳明病和少阴病都有手足逆冷的症状，与厥阴病有其相似之处。以阳明病为例，如第197条"阳明病，反无汗而小便利，二三日呕而咳，手足厥者，必苦头痛；若不咳，不呕，手足不厥者，头不痛。"此条若不冠以阳明病，与《伤寒论·厥阴篇》第350条"伤寒脉滑而厥者，里有热"的厥阴病热厥有何区别呢？我们认为厥阴病和热厥的阳明病的厥逆，存在着本质的区别。阳明病本属里热，但在发病过程中，由于机体阳气为热邪所郁，故出现手足厥逆，属于假寒现象。外感病如果发展到了厥阴寒热相错杂，"热深者厥亦深"的阶段，往往是病情危笃到一定程度的表现，如中毒性痢疾和感染性休克的一些患儿，这里的"厥"绝不是阳明病的假象。所以厥阴病的热厥，除见热证外，当可见到神疲、面色苍白、唇色紫暗、皮肤花斑样纹等阳气衰微之象，甚至进一步可以出现亡阴亡阳证候。

再以少阴病为例，如第317条云："少阴病，下利清谷，里寒外热，手足厥逆，脉微欲绝，身反不恶寒，其人面色赤，或腹痛，或干呕，或咽痛，或利止脉不出者，通脉四逆汤主之。"此条若不冠以少阴病，则与《伤寒论·厥阴篇》第352条"大汗出，热不去，内拘急，四肢疼，又下利厥逆而恶寒者，四逆汤主之"的厥阴病寒厥，不但症状相似，而且治疗方药也大体相同，很难区分它们。我们认为，厥阴病的寒厥和少阴病的厥逆是有所不同的。因为厥阴病的特点是寒热错杂，有时真寒的症状可以掩盖真热的表现，反之，真热的症状也可掩盖真寒的表现，寒热不但可以相杂，而且也可交错出现，故厥阴病的寒厥，除有少阴病的真寒外，尚有"热不去"症状的表现。少阴病则为寒邪作祟，但有时阴盛于内格阳于外，可以出现"身反不恶寒，其人面色赤"的虚阳外越表现，同时还可出现少阴病三急下证："少阳病，得之二三日，口燥咽干者，急下之，宜大承气汤。少阴病，自利清水，色纯青，心下必痛，口干燥者，急下之，宜大承气汤。少阴病六七日，腹胀不大便者，急下之，宜大承气汤。"此宜与厥阴病相鉴别。一般说来，少阴病从阴化寒为正证，从阳化热为变证，然寒热二者绝对分开，因此，真寒假热应归属于少阴病的范畴。如果少阴病原证消失而出现三急下者，应归属于阳明病的范畴。若少阴病证尚在，兼见阳明证象，则为寒热错杂，应归属于厥阴病的范畴。

（二）厥阴病的治则

厥阴病的病情轻重不一，既有一般上热下寒的寒热错杂证，如蛔厥，也有严重的心肾功能衰竭的寒热错杂证，如脏厥，故在治疗方面宜清上温下，益气行血。如温凉药并用的乌梅丸、干姜黄芩黄连人参汤、麻黄升麻汤都是治疗厥阴病上热下寒的主要方剂。

由于厥阴病寒热错杂的表现，时而相错，时而相杂，在复杂的病情变化中，有时表现以寒证为主，有时则以热证为主，亦应随病情的寒热偏向作灵活处理。故在治疗上有时是寒温并用，有时则专主祛寒，如第351条云："手足厥寒，脉细欲绝者，当归四逆汤主之。""若其人内有久寒者，宜当归四逆加吴茱萸生姜汤。"有时则专主清热，如第350条云："伤寒，脉滑而厥者，里有热，白虎汤主之。"第370条云："热利，下重者，白头翁汤主之。"可资佐证。

总之，治疗厥阴病，寒热并用是其常，纯寒纯热者是其变。因此，在用清热药物时要不忘祛寒，用祛寒药物时，要不忘清热，清热祛寒应随寒热相错相杂，而或先或后，或同时并举，才能效如桴鼓。如果在治疗上不考虑到脏寒病热或脏热病寒的寒热相错相杂情况，在用药方面也不注意到清热与温阳两相照顾，轻则影响治疗效果，重则贻误病机，必将造成严重后果。

（三）厥阴病辨治原则对小儿闭、厥、脱证的启示

小儿闭、厥、脱证多见于各型脑炎、脑膜炎、肺炎等病的极期伴有中毒性脑病时，或者中毒性痢疾及各种休克出现脏器功能衰竭时，因此病情表现极为复杂。由于此时阴阳气血严重失调，不仅会使邪阻清窍，神明被蒙，形成闭证，也可使阳气不能达于四末而致厥证，甚至促使正气溃败，发生脱证，造成寒热时而相错，时而相杂，甚至有时出现寒证掩盖真热，或者热证掩盖真寒的局面，这与小儿易寒、易热、易虚、易实的病理特点有关。因此，临床上有的小儿在意识丧失、神志不清的同时往往伴见手足厥逆的闭厥现象，有的小儿先见四肢清冷、面色苍白，继而出现汗出不温、二便失禁的厥脱现象。有的小儿在实热内闭的同时，每每出现寒胜阳衰的内闭外脱现象。也有的阳回厥转，正气渐复，邪正交争又剧，在外脱的基础上，又出现了内闭之证。这种寒热错杂同时并现，厥热胜复，虚实转化的情况，是屡见不鲜的。因此厥阴病的辨治思想，对小儿闭、厥、脱证具有一定的指导意义。

小儿闭、厥、脱证可以归属于厥阴病的范畴，但是，并不等于就是厥阴病。因此，仅仅使用厥阴病的几个主方来治疗差别悬殊的小儿闭、厥、脱的证候群是有一定局限性的，不用说在张仲景那个时代，就是在目前医疗水平要提出一套完善妥当的治疗方案也很难，因此，厥阴病的辨治精神对小儿闭、厥、脱证的治疗，仍然起到范例作用。

1. 小儿闭证

各种疾病在病变过程中出现昏迷症状，一般多属于闭证。小儿昏闭的成因归纳起

来有热闭、痰闭、湿闭之分。热闭之证多为神昏谵语，甚或昏愦不语，不省人事，高热面赤，气粗不平，舌质红绛，脉象细数，此属邪热炽盛，内传心包，治宜清热解毒，芳香开窍，可用清营汤加减配以至宝丹。高热肢厥，神烦不安者，可用安宫牛黄丸、紫雪丹。诚如吴鞠通云："邪入心包，舌謇肢厥，牛黄丸主之，紫雪丹亦主之。"痰闭之证神昏大多伴有烦躁，时有谵语，高热不退，日晡更剧，痰多脉滑，舌苔黄糙或黑，甚至腹胀便秘，此为痰火上扰心窍，神明无主，以致神昏窍闭，治当清火豁痰通闭，可用清宫汤合温胆汤加菖蒲。如腹胀便秘者，可用礞石滚痰丸加紫丹参、远志、石菖蒲、广郁金以涤痰清火开窍。湿闭之证多呈神昏不语，有时昏睡，发热不高，烦躁不甚，面带垢滞，呼吸有鼾声，舌苔白腻，或灰厚而润，此为湿浊蒙蔽心窍，治以芳香开窍，先用苏合香丸以通窍启闭，然后用菖蒲郁金汤加减以芳香逐秽。如伴见呕恶，可用辟瘟丹或玉枢丹。

热闭、痰闭、湿闭，神昏是必有之症，但程度有深有浅，轻重可有不同。如果神昏窍闭，伴见面色灰白，呼吸气浅，肢冷汗出，脉细而微，则为正不胜邪，病势已经突变，形成内闭外脱、寒热错杂之象。其治疗法则，应开闭固脱并进，凉通温阳兼施，开闭应参照热、痰、湿三证治法，固脱宜用参附龙牡汤加减。其病情变化由厥热胜复决定，若邪热已去，脱证已固，元气仍虚，神衰舌淡者，宜用可保立苏汤加减调治而善其后。

2. **小儿厥证**

小儿厥证可见于多种病变的发生发展过程之中，临床表现既有寒厥、热厥之分，也有闭厥、脱厥之别。寒厥（阴厥）之证，多为四肢逆冷，伴见形寒面青，安静困倦嗜卧，唇白，口中不渴，小便清长，大便泄泻，苔白而润，舌质色淡，脉沉细微，此为内脏虚寒，阳气不能布达四末，严重的可发展成为脱证。治宜温经散寒，补阳回厥，可用理中汤或四逆汤，则寒去泻止，肢温厥回。热厥（阳厥）之证，手足厥冷，一般不过肘膝，常伴身热面赤，畏寒喜冷，口渴引饮，烦躁不眠，气粗喘闷，大便秘结，或泻利下重，小便短赤，呕吐酸臭，或有谵妄，舌苔黄糙，脉象滑数，此为内热郁结，阳气郁而不伸，不能外达四末。此证初起，常有身热头痛，继则壮热烦渴，渐呈四肢逆冷，必须明辨。若二者混淆，寒厥误用寒药，热厥误用热药，则治疗结果适得其反。根据《伤寒论·厥阴篇》第335条"伤寒一二日至四五日，厥者必发热，前热者后必厥，厥深者热亦深，厥微者热亦微，厥应下之"及第350条"伤寒，脉滑而厥者，里有热，白虎汤主之"的原则，热厥的治疗方法，可散可攻，可清可开，重在凉通。轻证者宜用四逆散加味以宣通郁阳。若肢冷转温，温后又冷，反复发作，而且腹胀便秘脉实者，则为"热深厥亦深"，这时必须速战速决，以防病情继续发展，宜用大承气汤或凉隔散以通腑急下，推陈致新，损阳和阴。纵即泄泻，宗"利不因寒，泻下在所不禁"的原则，也可通腑存阴，不能犹豫，如腑气不实，可用白虎汤以清之。

闭厥之证，气逆（气厥）者常在大哭烦吵之后，突然昏倒，不省人事，四肢厥冷，口唇发绀，胸膈喘满，苔薄色白，脉象沉弦，此为阳气被郁不能外达，上壅心胸，蒙蔽神识，治宜顺气降逆，调肝解郁可用五磨饮子或逍遥散加减。血壅（血厥）者常因肝气上逆，血随气升，蒙蔽神识，清窍被阻，多为突然昏厥，面赤唇紫，舌红，脉象沉弦，治宜活血散瘀，顺气宽中，可用通瘀煎加减。痰阻（痰厥）者上闭清窍，大多气闷痰鸣，不省人事，或呕吐痰涎，四肢厥冷，舌苔厚腻，脉多弦滑，治宜行气豁痰，可用导痰汤加减，化其痰则厥逆自解。食滞（食厥）者由于饮食过饱，食填中脘，胃气不行，上闭清窍，故骤然昏厥不醒，脘腹窒闷，舌苔厚腻，脉象滑实，治宜理气和中，消导食积，可用保和丸加减。若便秘不通，腹部胀痛者，则宜荡涤去积，可用小承气汤加减，如神昏窍闭者，宜酌加通窍启闭之品，如石菖蒲、远志、郁金等。蛔扰蛔厥者，其证心腹痛不可忍，或吐涎沫，或吐蛔虫，发有休止，发时手足厥逆，此为脏寒蛔虫攻胃所致，治宜温胃安蛔，可用乌梅丸加减。脱厥之证，突然眩晕昏仆，面色苍白，汗出肢厥，气息微弱，脉象沉细。元气素虚，突受惊恐，一时气机逆乱，中气下陷，清阳不振，卫外不固的气虚脱厥，治宜补气回阳，可用六君子汤加味。如汗多肢厥甚者，可加附子、黄芪温阳固表；如心悸不宁，可加熟地、丹参、远志、枣仁养心宁神。如果由于失血过多，血虚不能上荣，而突然昏厥，面色苍白，四肢震颤而冷，舌淡苔白，脉细无力，则为营气内衰，气血不能达于四末的血虚脱厥之证，严重的则正气不固，汗出口张，成为危殆之证，治宜气血并补，因“气有生血之功，血无益气之理”，所以血脱必须益气，可用人参养营汤加减。

3. 小儿脱证

脱证具有四肢发冷、突然大汗、二便自遗、脉微欲绝的特征。但是“大实有羸状，至虚有盛候”，临床辨证必须仔细审察，分清虚实，判别阴阳，不得将脱证误认为闭证，闭证也不能误为脱证，因两者虚实不同，性质各异，前人早有“误补益疾，反泻含冤”之戒。闭证和脱证，一实一虚，应判别清楚，而且脱证尚有亡阳亡阴之别，也宜辨别清楚，这样在治疗时，才能把握病机，有的放矢。阳脱（亡阳）之证，系虚寒之极，或气脱之甚，或阴脱之甚，损及阳气而成，或由寒厥转变而来。寒厥的症状较轻，不如阳脱来势急暴，在脉微欲绝，亡阳的程度上，也不如阳脱危重，故寒厥发展可成为阳脱，往往为阳脱之先兆。阳脱的临床表现，大多畏寒，身热不扬，面色苍白，唇色淡白，口鼻气冷，呼吸气微，囟门、目眶凹陷，睡则露睛，手足厥冷，汗出如珠，或汗出如油，肌肤松弛，口中不渴，喜热饮，大便溏稀，小便少，有的二便失禁，舌质色淡，苔白润，脉沉细无力，甚至昏迷不醒，多见于婴儿严重吐泻，营养不良，在合并脱水、酸中毒的阶段。其治疗方法，宜用大剂回阳益气，救逆固脱，参附龙牡救逆汤加减。汗多者加黄芪，四肢厥甚者加肉桂，以挽回其垂危之势。阴脱（亡阴）之证，多由吐泻、大热大汗、大失血或高热以致津液大伤，真阴虚竭于下，无根之火飞腾外越，或由阳厥进一步发展而成，所以阳厥往往是亡阴之先兆。其临床表现多为发热烦躁，两颧稍红，呼吸气促，口渴喜冷饮，手足冷，两手足心热、出汗，舌质红干苔黄，或舌质深红少苔，脉细数无力，多见于温热病热入营血的后期阶段。严重的病例可引起气壅痰奔，上蒙清窍，出现痰多气促，神志不清，或昏迷不醒，突发惊厥，也有的病例由于阴损及阳，进一步发展成为阳脱病证。阴脱是因津伤之极，故治疗方法，宜滋阴养液，益气固脱，可用生脉散加味。

阴脱与阳脱二者均为脱证，皆有肢厥、汗出、气息微弱、脉微欲绝等症。但二者一寒一热，病因、主症与治法皆有所不同。由于小儿稚阳未充，稚阴未长，在复杂病变的过程中，往往出现阴阳两脱。阴阳两脱之证，则为阴脱与阳脱的混合，多见于热病传变，或病久虚羸者，症多神志似昏似昧，或高热起伏，或虽有高热，但颜面苍白，汗出淋漓，四肢欠温，舌红而干，脉细而数，此为正不敌邪，阴阳告竭之象。治疗的方法，急宜回阳护阴，可用参附汤合生脉散加味。病儿虚弱，汗多者加黄芪、山萸肉，气虚阳脱甚者，可将人参改用红参，另煎对服。此外，在小儿疾病过程中，可因邪气正盛而正气已衰，同时出现闭证（昏迷窍闭）和脱证（肢厥汗出），或者由闭转脱，也有脱固厥回以后闭证又现，成为寒热虚实错杂之证，治宜开闭和固脱并用，或先或后两相照顾。清心开窍可以选用安宫牛黄丸、至宝丹等；回阳固脱可用四逆汤；如果伴有抽搐，清热息风后宜用紫雪丹；凉肝息风则宜羚角钩藤汤；滋阴息风可用大定风珠。治疗时开窍和固脱，应该根据病情权衡轻重，进行适当应用，以免差之毫厘，谬之千里，影响预后。

四、厥阴病的转归预后及对小儿闭、厥、脱证的示范

厥阴病为六经的最后阶段，是生死存亡的重要关头。

第 344 条云："伤寒发热，下利厥逆，躁不得卧者，死。"

第 345 条云："伤寒发热，下利至甚，厥不止者，死。"

第 346 条云："伤寒六七日不利，便发热而利，其人汗出不止者，死。有阴无阳故也。"

以上三条提示，厥阴病出现汗出不止、躁不得卧、厥利不止，均属于死证。

第 367 条云："下利后脉绝，手足厥冷，晬时脉还，手足温者生，脉不还者死。"

第 368 条云："伤寒下利，日十余行，脉反实者死。"

第 364 条云："下利，脉沉弦者，下重也，脉大者为未止，脉微弱数者，如欲自止，虽发热，不死。"

以上三条提示，厥阴病可从脉象来预测其转归。这些确是张仲景从临床实践中总结出来的宝贵经验，值得我们在临证时作为参考和指导，对小儿闭、厥、脱证的转归预测亦可起到示范作用。

小儿闭证、脱证的出现都离不开厥证，厥和热的病理变化，贯穿于小儿闭厥脱的始终，同厥阴病一样存在着"厥利"、"烦躁"、"发热汗出"等转归的机制问题。以中毒性消化不良来说，初起之时多为实热内闭，表现高热无汗，神烦口渴，泻利不止，小便赤涩，腹膨胀满等症，继而邪实正虚，在实热内闭同时可出现手足厥逆，神昏或烦躁不安。此时如发热，汗出不多，肢温利止，便为阳回微汗而解之象，倘若汗出不止，厥利不减，则属阳气外越之象，势有亡阳之虞。因为阳回则阴退，阴退则厥温利止，阳不回则阴不退，阴不退则厥利不减，故有阴无阳，预后大多不良。烦为阳，躁为阴，此时如见厥温利止而烦，则为阳回之兆；反之，厥利不减，躁不得卧，则阳无所依，为欲脱之证，亦属危象。一般说来，厥还阳回则生，厥不还阳亡则危。阳回之时，厥逆下利必同时或先后消失，倘若临床表现厥温利未止，或利止厥未温，则为阳复不足，如果时间不长而厥还利止，则属向愈之机转，如果阴邪又盛，必将复厥复利，势将脱液而亡。下利自止虽为阳回之象，但是临床上也有利多液脱，无液可利而止的

病例，此时厥必不温，脉沉而伏或无脉则为病情危笃之象。再以小儿肺炎为例，邪闭肺窍，则咳逆痰多，由于肺气贯心脉，肺气闭塞，必将影响到心血的运行，出现颜面苍白或口唇紫绀，严重时则心阳不振，出现手足厥冷逆，大便溏泄，小便清长，汗出，脉微欲绝的虚脱之证，病证至危。其转归预后问题，根据第361条“下利，手足厥冷……不温，若脉不还，反微喘者，死；少阴负趺阳者为顺也”的提示，可以看出有恶化和向愈两个方面。如果小儿肺炎出现心阳欲脱以后，厥不温，脉不还，阳不回，反微喘则为恶化。因为百脉朝会于肺，心阳不振，血脉瘀阻，必将进一步造成肺气闭塞，喘促不已，往往阳随喘脱而死。但是，病至脉微欲绝或者无脉，虽为证情危急的标志，倘趺阳脉尚存，这是胃气未绝之象，还有一线生机，“有胃气则生，无胃气则死”，如能恰当处理，往往又为向愈之机。

此外，《伤寒论·厥阴篇》虽然记述了不少危重症如寒厥、热厥、脏厥等，相当于现代医学的感染性休克和脏器功能衰竭的危重之症，但是，也有不少属于一般的常见病证，如蛔厥、下利、久利等，病情并不十分危笃。小儿闭、厥、脱证，当然很多是外感病的极期和末期的危重证候，但也有不少属于一般证候，因此临床时既要看病，又要看证，进行全面分析，才能对预后作出正确的判断。

通过以上论述，我们可以看出《伤寒论·厥阴篇》对小儿闭、厥、脱证辨治的指导意义，因此要想提高儿科临床辨证论治的水平，不追本溯源，舍去对《伤寒论》的研究，犹如无本之木，无源之水。如果忽视《伤寒论》中理、法、方、药对儿科临床实践的指导价值，就很难说到对中医学术这份宝贵遗产的继承和发扬，所以，我们应该不断地深入研究并密切结合小儿的特点，以提高中医儿科的学术水平，为全世界的儿童健康成长而作出贡献。

浅谈《金匮要略·痉病》对后世温热病痉厥治疗的启发

“痉”，《金匮要略》原文作“痓”。“痓”字据《广雅》注是恶的意思，与《金匮要略》讨论之病证，似乎不相切合，在《巢氏病源》及《千金要方》中都作“痉”，所以，后世很多医家，疑是痉字传写错误所致。“痉”，是一种症状，也可说是一种病名，因为中医往往以证候群中的主症命名。“痉”，就是因为筋脉失养所呈现的一种不柔和的背强反张现象，所以，尤在泾云：“痉者强也，其病在筋，故必兼有颈项强急，头热足寒，目赤头摇，口噤背反张等症。”

古人早在《金匮要略》以前，对痉病即已有相当的认识，如《素问·五常政大论》提到：“赫曦之纪，其病痉。”在《至真大要论》中也谈到：“诸暴强直，皆属于风。”又云：“诸痉项强，皆属于湿。”另外，在《灵枢·热病》篇中更提到：“风痉身反折，先取足太阳及咽中、及血络出血、中有寒，取三里。”《内经》不但提到了痉，并且还说明了痉的症状和病理机转，以及运用针灸治疗的方法。《金匮要略》继承了《内经》的这种理论，再加以发挥和补充，全篇贯穿着辨证论治的精神，所以，《金匮要略》成为我们学习中医的必修课程之一。

一、《金匮要略·痉病》的辨证论治

（一）痉病的形成

痉病的产生原因，根据《金匮要略》的记载，大体上可归纳为两类：

一类由于六淫外感变化成痉。这是发病过程中，高热伤津化燥所致，如《金匮要略》所言的刚痉和柔痉是也。

一类则由于误治成痉，即由误汗伤津所致，或由误下损津所致，如《金匮要略·痉湿暍病脉证篇》云：“太阳病发汗太多，因致痉。”“疮家虽身疼痛，不可发汗，汗出则痉。”前者是本属太阳表证，由于过分发汗其变证轻则伤津，重则亡阳，所谓津液外脱，筋失所养，因此发生痉病，正如章虚谷所云：“本太阳伤风寒，其气血虚者，仲景原有禁汗治虚之例，倘不如法而治，妄发其汗，汗出太多，更伤津液，而筋脉枯燥，遂致拘急成痉，此明误汗而成者也。”后者则由于素患疮疡，长期不愈的病人，平时脓血排流已多，津液本已不足，纵然出现身体疼痛的表证，也不可采用汗法，如果误用，则汗出之后，必然重伤津液，因此筋失所养，也就变为痉病。正如徐忠可所云：“疮家血本虚，以疼痛为风，而发其汗，则液亡津燥，而不能和调，乃亦为痉。”上面是由于误汗伤津成痉的病例。关于误下损津致痉，则多由于太阳中风，医生错误的妄施攻下，伤耗津液，成为项背强急的痉病。《金匮要略·痉湿暍病脉证篇》云：“夫风病下之则痉，复发汗，必拘急。”所以，黄坤载解释云：“风病，木枯血燥，下之津血内亡，则成痉病，复发其汗，津血外亡，必苦拘急。”即是此意。

总之，痉病的形成，不论其为六淫外感在发病过程中，高热伤津，化燥生风所致，或者太阳病、疮家、风病由于误汗误下，伤之津液筋失濡养，变为痉病，归根到底，终究不出“伤亡津液”的主因。

（二）痉病的脉证

《金匮要略·痉湿暍病脉证篇》云：“病者，身热足寒，颈项强急，时恶寒，头热面赤，独头动摇，猝口噤，背反张者，痉病也。”这是从病者症状上来辨认痉病，换句话说，病人一旦出现发热怕冷，颈项背部强直，向后反仰，时时牙关紧急，口张不开，头部动摇，两足寒冷等症，说明痉病已在出现。痉病除了上述的症状外，它的脉象，也是与寻常不同。《金匮要略·痉湿暍病脉证篇》云：“夫痉脉，按之紧如弦，直上下行。”《医宗金鉴》云：“痉之为病，其状劲急强直，故其脉亦劲急强直，且脉形收缩，故多沉伏。”这与《脉经》上所说的“痉家其脉伏，坚直上下”是一致的。根据我们的临床体会，也是如此。表现上述症状病人的脉象，指下确有一种劲急强直而带沉的感觉，这样脉症合参，对痉病的诊断，可以说是确诊而无疑了。

（三）痉病的治疗

上文所谈，是对痉病全方面的辨证，但是，在临床治疗时，仅凭这样是不能解决问题的，因为中医的特点在于辨证论治，分清阴阳寒热表里虚实，然后才好针对病情，施以适当处理，当然痉病也不例外，故《金匮要略·痉湿暍病脉证篇》中说道："太阳病，发热无汗，反恶寒者，名曰刚痉。""太阳病，发热汗出，而不恶寒者，名曰柔痉。"上列条文，已充分反映出中医辨证论治的特点。对于痉病的治疗，首先应从症状中判清刚痉和柔痉，以恶寒无汗的表实现象和汗出而不恶寒的表虚现象作为鉴别的根据。但是，必须具备痉病的特有脉证，才能将痉病确诊，否则，那就是太阳伤寒和太阳中风证的鉴别了，文中虽未说明，但我们应当灵活体会。

由于痉病分刚痉和柔痉两种，所以，在治法上也就有所分别，刚痉的治疗，是使用葛根汤。《金匮要略·痉湿暍病脉证篇》云："太阳病无汗，而小便反少，气上冲胸，口噤不得语，欲作刚痉，葛根汤主之。"我们先将其病情分析一下，无汗而小便反少，这是风寒湿与气夹持，既不能向外透达，又不能向下引行的实证，邪无出路，势必热邪上冲，出现胸痛，口噤不能言语，进一步必然目赤头摇，项背强直，这便是刚痉。由于外在风邪闭阻营卫，内部津液伤耗，经脉失去濡养，故用葛根汤以治之（即桂枝汤加葛根、麻黄）。以麻、桂之辛温开发太阳之表邪，用葛根之甘平疏通经隧而生津，对于刚痉来说，确可收到一定的效果。

柔痉的治疗，使用栝楼桂枝汤（即桂枝汤加栝楼根）。本病是风邪外侵，津液内伤的虚证，故《金匮要略》这样写道："太阳病，其证备，身体强，几几然，脉反沉迟，此为痉，栝楼桂枝汤主之。"我们知道这病就是太阳中风证多了痉的症状，桂枝汤本是治疗太阳中风证的主方，有调和营卫作用，今因津液内伤，筋失所养，而致"身体强，几几然，脉反沉迟"，所以，加用苦平微寒之栝楼根，以泻火清热，解渴滋阴，这对发热有汗而不恶寒之柔痉来说，确能起到退热生津的作用。

此外，在《金匮要略》书中尚有燥实痉病，用大承气汤治疗的实例，原文云："痉为病，胸满口噤，卧不着席，脚挛急，必齘齿，可与大承气汤。"现在根据病情分析一下，"胸满口噤，卧不着席，脚挛急"，正是角弓反张的现象，而又必然出现齘齿的症状，阳明经脉的循行路线是"下循鼻外，上入齿中，还出夹口环唇……循喉咙，入缺盆，下膈，属胃络脾；其直行者，从缺盆下乳内廉，下夹脐，入气冲中"，这显然是一种阳明燥实的现象，正如柯韵伯所云"无燥不成痉"了，根据这种诊断，这样燥实的现象，必然不能让它继续发展下去，唯一的办法就得抢救病者本身已伤的津液，宗"急下存阴"之旨，速与大承气汤急下之，庶几燥实除，邪热清，阴液复，而获痉愈。但是，使用大承气汤治痉，必须是在确有燥实在内，劫灼阴液的情况下，才为合适，假如不见胸满口噤、齘齿等症状，燥实不显著时，仍旧应当慎重斟酌，不宜妄投，免致误下，反伤阴液。

（四）痉病的预后

痉病是一种发作急剧的证候，如果病人正气虚弱，其预后往往是不良的，所以，

《金匮要略·痉湿暍病脉证篇》这样谈道："太阳病，发热，脉沉而细者，名曰痉，为难治。"又云："痉病有久疮难治。"前者的意思是说太阳病发热，不论中风和伤寒，脉象应浮，纵然就是痉病，也应出现紧弦或沉伏一类的脉，今脉象沉而细，是病人正气不足的象征。所以，这种体质的人，一旦患了痉病，治疗时较棘手，预后大多不良。后者的意思，根据尤在泾的见解，认为"有久疮者，脓血久渍，穴腧不闭。"笔者认为，痉病之所以发生在患久疮的病人，正因久疮所在的部位，也是人身的腧穴所在，长久的腧穴不闭，脓血溃流，病人的气血阴阳一定受伤，阴伤就不能胜任风热之邪灼耗，阳伤更不能采用攻伐之药祛邪，所以成为难治之证。

上面所谈，是《金匮要略》痉病的辨证论治概况，在《金匮要略》中，不仅已把临床上所接触到的病因、预后层次井然、很朴实地写出，而且和《伤寒论》的辨证论治精神完全一致，这因为它同样是在《内经》的理论基础上发展起来的。

二、《金匮要略·痉病》对后世温热病痉厥治疗的启发

痉病属于热性病的范畴，这是大家已经公认的。痉病是由于津血枯燥，不能濡养筋脉，没有发挥《内经》"精则养神，柔则养筋"的生理作用所造成的病变，所以，《金匮要略》用以治疗痉病的几个方剂，都以退热生津为原则，但是，这种治痉原则和方剂，只适用于外感痉病，亦即由六淫侵袭以后，津液受伤所致的病变，对于多种疾患的后期，津血枯燥，内风鼓动的病变——痉厥，如仲景所指的各项坏病、张景岳所谓的阴虚痉病，显然不足以应付。后世医家，本着《金匮要略》治痉的基本精神，不断加以扩充和开发，为治痉方法开辟了新的坦途，将治痉原则逐渐转向清热养阴，成为治疗常法，特别到了清代，随着温热病学说的发展，达到了空前阶段。在治疗方面，首重防痉，而治痉之方，亦增补很多，如吴鞠通所著《温病条辨》中的二甲复脉汤（生牡蛎、生鳖甲、炙甘草、干地黄、生白芍、阿胶、麦冬、麻仁）、三甲复脉汤（即二甲复脉汤加入败龟板一味）、大定风珠（生白芍、阿胶、生龟板、干地黄、麻仁、五味子、生牡蛎、麦冬、炙甘草、鸡子黄、生鳖甲）和小定风珠（鸡子黄、真阿胶、生龟板、童便、淡菜）用以滋阴潜镇，俞根初验方羚角钩藤汤（羚羊角片、霜桑叶、京川贝、鲜生地、双钩藤、滁菊花、茯神、生白芍、生甘草、淡竹茹）用以镇肝泄热，这些方剂，都为发病过程中高热伤阴，内风鼓动成痉而设，用之得当，奏效桴鼓。当然，痉病如有外感症状，还是要给予一定的透泄机会，不能一味滋阴，而图快于一时，历代医家也都留意及此。吴鞠通《温病条辨·解儿难》这样写道："风温痉，乃风之正令，阳气发泄之候，君火主气之时，宜用辛凉正法，轻者用辛凉轻剂、重剂，如银翘散、白虎汤之类，伤津液者加甘凉，如银翘散加生地、麦冬，玉女煎以白虎合冬地之类。"若这时神昏谵语，《温病条辨》也谈到："可兼用芳香，以开膻中，如清宫汤、牛黄丸、紫雪丹之类。"假如痉病在发病过程中，兼现里实证者，俞氏经验方中尚有犀连承气汤（犀角汁、小川连、枳实、鲜生地、生锦纹、真金汁），可用以下之。

综观上述，温热病增设治痉的法则，确已弥补仲景治痉之不足，从这里我们更可体会到古今方剂，在形式上虽有改变，但用药的法则还是如出一辙，并非另起炉灶，与仲景分庭抗礼，不过是在仲景的理论基础和治疗法则上进一步发展而已，这些发展

与仲景的启发是分不开的。

可见《金匮要略》一书，是以部分比较突出的综合征为篇次的，与《伤寒论》的六经篇次有所不同，根据仲景六经法则为各病而设的精神，不独伤寒可分六经型证，杂病亦不能脱离六经，如以痉病论，见有表证首先应判清其为无汗恶寒之刚痉，抑为汗出而不恶寒之柔痉，其治疗方法则迥异，正如《伤寒论》太阳伤寒和太阳中风的辨别，是别无二致的。如痉病见到发热，不恶寒，有燥实症状者，则以阳明腑证看待，可与承气下之，足见《金匮要略》的篇次，虽有异于《伤寒论》，但是治疗的先后缓急步骤以及辨证论治的精神是同一体系的。

徐忠可云："《金匮要略》为后世方书之祖，乃有药味有方论之《灵》、《素》也。"足见仲景《金匮要略》一书对杂病论治的观点为后世医家所推崇，但是，仲景的立论是建立在《灵》、《素》的基础上而有所发展的，而后世医家的学说又在仲景的理论基础上不断加以开发，补充仲景之未备，使中医学术渐臻完善。例如后世对温病痉厥的治法，由仲景之"退热生津"而转入"清热养阴"之途，且治痉方剂也层出不穷，应付裕如，这些是和仲景对后世医家的启发分不开的。

温病卫气营血理论对小儿辨证论治的价值

叶天士在《温热篇》中这样谈到："大凡看法，卫之后，方言气，营之后，方言血，在卫汗之可也，到气才可清气，入营犹可透热转气……入血就恐耗血动血，直须凉血散血……否则，前后不循缓急之法，虑其动手便错，反致慌张矣。"这一段文字，充分地指示我们在辨证施治时，必先了解病邪的所在部位，是卫分、气分、营分还是血分，随证治之，方不致动手便错。这是叶氏根据临床上丰富的经验，总结出来的，用以标明病邪的浅深层次，便于临床诊断治疗时掌握与运用。

一、卫气营血在证候分类上的浅深层次与传变

唐宗海云："营者血也，卫者气也，血守于内，如兵家之安营，故曰营，气卫于外，如兵家之护卫，故曰卫。"我们在临床上一般举血可以赅营，举气可以赅卫，也就是营血分深而重，卫气分浅而轻。叶氏的"卫之后，方言气，营之后方言血"则给出了这样的结论。以病邪的层次分，则是由卫→气→营→血，以卫分为最浅，以血分为最深。以病证的程度说，则是由血分→营分→气分→卫分，以血分为最重，以卫分为最轻。再以病证传变的情况看，卫→气→营→血，是由表入里现象，也就是由浅入深，由轻转重的病证，反之，血→营→气→卫，是由里出表现象，也就是由深到浅，由重转轻的病证。我们掌握了这种传变的浅深层次和轻重程度，就有可能合理地改变机体内外环境的条件，引导病邪向着对机体有利的方向传变，而达到治愈的目的。

二、卫气营血理论在温病辨治中的价值

（一）卫分证候

发热恶寒，为必有的现象，这种发热恶寒与伤寒之淅淅恶寒战栗者不同，由于温邪犯肺，肺合皮毛而主表，表为邪侵故微恶风寒，肺经气郁则身热，此不可不辨。其他如头痛、无汗或有汗、咳嗽、口渴、倦怠无力等。多现浮数，舌苔薄白，这些都是卫分受伤的特征。一般规律，外感温病，大多由外入内，必先伤及卫分，治宜辛凉轻剂，以发汗解表，所以叶氏认为“在卫汗之可也”。但是，温病的发汗解表，与伤寒有所不同，伤寒感受寒邪，故宜辛温解表，如麻黄、桂枝、青龙诸汤；温病每多内热，辛温非其所宜，必须辛凉解表，才能避免温燥伤津之弊，达到疏散表邪目的，如吴鞠通《温病条辨》中的桑菊饮、银翘散及俞根初的葱豉桔梗汤，这些都是温病初起，邪在卫分最适合的方剂，可以加减应用。

（二）气分证候

不恶寒，但恶热，舌苔黄，溺色多赤，这是气分的必有现象。若内结胸和胃肠，则有懊侬呕吐，胸腹胀满，大便秘结，或协热下利，潮热谵语等症，这些都是病在卫分不愈，邪传气分，病势转重的象征。治宜辛凉重剂，清热祛邪，宗叶氏“到气才可清气”的治法，如白虎汤、俞氏的新加白虎汤、黄芩汤、竹叶石膏汤等，可以随证化裁使用。若气分热炽，而成里结之证，治宜攻下，通阳明腑气，则又以承气汤方为主了。三承气汤、增液承气汤等，又当根据具体情况予以灵活运用。设若温邪夹湿，滞留气分，又当分消走泄，冀其战汗祛邪，代表方药如杏仁、厚朴、枳壳、黄芩之类。

（三）营分证候

舌质红绛，烦躁不眠，入夜为甚，或斑疹隐隐，甚则神昏谵语，这都是温热之邪传入营分的必有之症。治宜清营透气，宗叶氏“入营犹可透热转气”之治法。凡气营两燔之证，必须气营兼治，如白虎加地黄汤就是非常适用的方剂。设如邪热已经入营，则又当撤去气分之药，清营汤、清宫汤都可以灵活运用。

（四）血分证候

舌色深绛或紫暗，外透斑疹，内则吐衄或便血，昼静夜躁，谵语发狂，甚则痉挛昏厥，这些都是邪入血分病势发展到了极期的现象。但是这些证候，并不须全部出现，只要二三种症状出现，就可称为邪入血分了。这时治法，极其复杂，病证也是极其危险。总的说来，不外清热凉血，育阴潜镇，仍宗叶氏“入血就恐耗血动血，直须凉血散血”之法，如清热透络的化斑汤，清热凉血的犀角地黄汤，清热开窍的牛黄丸、至宝丹，清滋潜阳的黄连阿胶汤，养阴生津的青蒿鳖甲汤等，可根据临床不同见证，灵活选择运用，方才不致偾事。

三、营卫气血对小儿辨证论治的价值

小儿疾病的发病情况，一年四季中多属热病，不是温热，就是湿热，所以，叶香岩先生在《临证指南医案》中曾云：“小儿纯阳，热病居多。”他所创立的一套“卫气营血”的温热病辨证法则，对小儿热病的治疗，也就自然体现出很大价值。现举卫气营血在丹痧辨证过程中的运用以资佐证。

（一）卫分证候

多见于发病之初，淅淅恶寒，身热不甚，为必有之现象，尚有头痛身热，无汗或少汗，咳嗽鼻塞，咽痛不适，苔薄脉数，微有口渴等症，主要由于表邪外束，开阖不利，可以无汗或有汗不畅，兼有恶寒、发热之象。此等见症，根据临床体会，在丹痧中出现时间极为短暂。

（二）气分证候

邪入气分之时，由于表邪入里，郁而不解，里热转盛，所以不恶寒反恶热，汗出气短，口渴溺赤，烦躁呕吐，舌苔白或薄腻而黄，脉洪且数，为必有之象。若热邪内结胸膈或胃肠，则见胸腹胀满，懊侬呕吐，大便秘结，或自利灼热，谵语潮热等症。

（三）营分证候

主要是烦躁不宁，夜不得寐，懊侬烦躁，舌质红绛，脉象细数，咽喉肿痛腐烂，肌肤红晕如斑，甚则汤水点滴难下，痛如刀割，唇燥口干，溺赤如血，热势持续不退，日晡尤甚，或神昏谵语，躁乱惊惕。此为疫邪化火，由气入营之象，根据临床体会，丹痧重症，此现象最为常见。

（四）血分证候

由于血分受了热邪熏灼，故丹痧色紫暗，舌质深绛，若紫而干晦，则病情尤甚。热入血分则迫血妄行，多见衄便血，昼静夜发狂，甚则声粗气急，出现痉挛昏厥之象。这时疾病的发展，已达极期，证情既极复杂，也极危险。

以上是营卫气血在温病过程中各个阶段的一般规律，但是，温热病的传变过程，绝不是像上面所谈的那样机械地由卫入气、由营到血传变，因为感受温邪，有四时气候的不同，体质强弱的差异，在温病的类型方面，也有新感、伏气和伏气兼新感三种的不同，在传变上更有顺传、逆传的区别。顺传是温邪首先犯肺，起于上焦，化热即传中焦胃腑，热伤营阴以后，而传下焦肝肾；逆传乃是温邪犯肺，不通过中焦胃腑，而遂传入心包。大抵新感温病，多系如此传变。至于伏气温病，皆是由里出表，因此，初起即呈现口渴舌绛、心烦少寐、神昏谵语等血分伏有蕴热之象，经投清热养阴之剂以后方见舌苔渐布，而传出气分；然而也有伏热较深，腑邪里结，每经再三通下之后，气分才得宣泄，清彻而解。新感触动伏邪的温病，更是变化多端，可以由气入血，也可由血转气，每多形成气血两燔之证。此外，温病中尚多兼证，如夹湿兼痰，也有误治之弊。因此，温邪的传变是非常复杂的，有初起即见卫分证候的，亦有从不经卫分而进入气分的，有卫分证候短暂出现后而即呈现营血证候的，有长期停留气分的，亦有气分而传入血分的，也有由营分而出气分的。由是可知，温邪传变的过程，不是公式化的，然其见证，总不出营卫气血四者的范畴。因此，我们不能机械地理解传变，而应当掌握卫气营血的辨证与治疗的法则，达到能够灵活运用的目的。

先师孙谨臣治疗小儿湿热病的经验

先师孙谨臣先生临床实践经验丰富，对于湿热病的认识更有独到之处。尝云："热为天之气，湿为地之地，热得湿而愈炽，湿得热而愈横，湿热两分，其病轻而缓，湿热两合，其病重而速，病情不同，证治有别。"

一、湿多热少，则蒙上流下，当三焦分治

先师认为，湿邪为病，其临床特点有四：第一是"重浊"。重的方面如头重、身重、四肢沉重、腰重、背重等；浊的方面如小便浑浊、大便黏臭、湿疹疮疡流水、小儿口角流涎，即分泌或排出浑浊的东西。第二是"滞腻"。如舌苔浊腻，发病缓慢，病程较长，停滞不去，难期速效。第三是"下流"。因湿与水同类，水湿之性趋下，如小溲清长、大便溏泄等。第四是"伤阳"。因湿为阴邪，阴盛则伤人阳气，特别是容易损伤脾胃的阳气，出现运化失健，如纳食呆滞、腹胀形寒等。

在湿多热少的情况下，其主要特点，就是"蒙上流下"。所谓"蒙上"就是湿浊之邪蒙蔽上焦，如表现为憎寒、微热、身重头昏等症；所谓"流下"，就是湿邪通过三焦水道有一个向下流动的特性，所以湿热为病，也就形成了由上焦逐步向中、下二焦次第相传而进展的病程。因此，在治疗原则上需化湿清热，但应根据三焦不同的见证而分别论治，才能奏效。

（一）上焦湿热

上焦湿热是湿热伤人的初起阶段，邪在卫表，阳气为湿所遏，故多恶寒，同时每有身热不扬，伴以头痛身困湿郁之象。先师认为这是上焦湿热的重要标志，与寒邪在表之证截然不同。因胃为水谷之海，脾为湿土之脏，故湿热之邪最易侵犯脾胃，初起即使邪尚在表，亦每多兼有胸脘痞闷、舌苔白腻、渴不欲饮等里湿证候，尤其四肢为太阴之表，肌肉、胸中为阳明之表，故胸痞为湿热必有之症，四肢倦怠、肌肉烦痛，亦必兼见。

上焦湿热伤表，有的则表现恶寒无汗、身重头痛胸痞。湿遏卫阳，性近于寒，在治疗方面，须重芳香辛散，芳香可以燥湿，辛散可以透表，庶几湿热之邪当自外解。

但只宜微表，不可过汗，以免耗伤阳气。最常用的方剂，当推藿香正气散，方中藿香、苏叶、白芷都是芳香燥湿之品，有微发汗解除恶寒头痛的作用，茯苓、白术、厚朴、半夏、大腹皮功能燥湿利湿，可疗身重胸痞，桔梗开提肺气，而使表湿之邪外出于皮毛，共奏表通里和、散邪化湿之功。

如果湿郁则饮内留而不引饮，热蒸则液不升而口渴，临床表现发热比较明显，汗出胸痞，兼见恶寒身重、关节疼痛等症。治疗方面，又应利湿泄热，宗“湿宜淡渗，不宜专用燥药”之旨，让湿邪淡渗下走，以免郁热上蒸，可选用黄芩苡仁滑石汤加减，谨避苦燥散湿之剂，而免耗津，变证蜂起，用药如滑石、清水豆卷、茯苓皮、苍术、藿香、白通草、桔梗、鲜荷叶等，淡渗利湿而清热。

此外，先师对湿热之邪入侵于肺，肃降失司而上逆所致的小儿咳嗽喘促不宁、日轻暮重、胸脘痞塞、口渴而不欲饮之症，又常用葶苈子、炙枇叶泻肺降逆，六一散、车前子清热利湿，往往收到良好的效果。

（二）中焦湿热

先师认为，“温病乃少阴太阳同病，湿热乃阳明太阴同病也”，因此脾胃为湿热病变的中心。

湿热病入中焦，热盛阳明则恶热汗出，湿蔽清阳则胸痞昏重，湿邪内盛则舌苔白腻，湿热交蒸则苔黄舌红。这是湿热病进入中期的表现，也是整个湿热病变过程中的重点。上焦湿热，为时短暂，很快由表入里，这时的临床表现，先师认为有四大特点：第一，热象开始明显起来。早晨发热轻，下午发热重，恶寒现象相对减轻，即为湿热之邪已经入里，由卫到气的标志。第二，由于脾为湿困，运化失职，故胃肠症状特别明显，消化功能受损亦较严重，如不饥纳少、肠鸣便溏、胸痞腹胀更甚；肌肉四肢为脾所主，故此时身重肢困更明显。第三，病程很长，病势缠绵，其证数周数月很少变化。第四，病情表现复杂，既可寒多热少，也可壮热憎寒，或寒热模糊。但是邪气终究不是从阳化热，就是从阴化寒，或者深入脏腑，而使病情发展加重，出现变局。

中焦湿热由于病情复杂，治疗不得要领，往往缠绵难愈。因为中焦湿热各种证情皆由湿邪所致，故化湿也就成为治疗的中心。常用方剂如蒿芩清胆汤或达原饮加减。蒿芩清胆汤中的陈皮、半夏、茯苓，达原饮中的草果、厚朴等均为化湿之品，先师亦常在此类方中加入藿香、苍术、佩兰等。如邪偏于胸膈，介于上、中焦之间，则以蒿芩清胆汤为主，以分消上下之法治之，用青蒿合半夏开上透泄，黄芩合竹茹、茯苓清热导下。先师常在化湿的同时，增加鲜荷梗为引，辛开宣泄，以畅达三焦气化，因为气化则湿化，从而使湿热之邪自解。如果湿热之邪长期盘踞，郁结难解，邪结不开，先师认为一般化湿方法则难收全功，故在化湿开达的同时，常用槟榔、枳壳、青皮、桔梗等，以增强散结之力。

此外，湿热之证，大多兼痰，因脾为生痰之源，肺为贮痰之器。中焦湿热蕴蒸，可以上蒸于肺，出现咳嗽痰多、咯吐不爽，宜用三仁汤加减，杏仁、生苡仁清肺止咳，半夏化痰，滑石、通草利湿，白蔻仁、厚朴芳香化浊。出现湿痰蒙蔽清窍，耳聋不聪，表情淡漠，反应迟钝，或者处在半明半昧状态，先师又常用菖蒲郁金汤加减，药如菖蒲、广郁金、瓜蒌、大贝母、法半夏等，以除痰开窍。

（三）下焦湿热

下焦湿热的主要表现在二便。大、小便为湿热所滞留，造成二便不通，或通而不畅。由于湿热滞留，不能向外排出，故全身湿热症状不易消退，腹胀、胸闷、头昏等症也难消除。其治疗方法，重在利湿。膀胱气化不利，小便不通者用五苓散，方中猪苓、茯苓、泽泻通调水道，泻湿利水，白术燥湿利水，官桂以助膀胱气化，用之多能收效。如果小便淋涩不利，溺管闭塞，多用寒通汤加减，知母、黄柏清下焦湿热，利下窍通淋，滑石、芍药利水渗湿，和血止痛，共奏清化湿热、利水通淋之功。传导失司，大便不通者，则常用二丑末、茯苓、制军导浊行滞，把肠内滞留的湿浊排掉。如果大便利下不畅，里急后重，腹部胀痛痞满者，则用木香槟榔丸燥湿清热，疏通肠胃，往往效如桴鼓。湿流下焦，大便泄泻溲少者，此即所谓“湿胜则濡泄”，常用滑石、茯苓、猪苓、泽泻、萆薢、通草等淡渗利湿之品，以复分清泌浊之职，湿净则便泻自告痊愈。

二、湿热俱盛，则下闭上壅，当开泄清热

湿盛的重点在脾，其症身热稽留，汗出不退，渴不引饮或喜热饮，胸闷泛恶，四肢倦怠，身重头蒙，神志呆钝，小便浑浊，大便溏泄，脉象濡缓，舌苔白腻等。热盛的重点在胃，症见身热增高，口苦作渴，但不欲多饮，胸痞干呕，心烦溲赤，便秘或溏而不爽，舌苔黄腻甚或干燥，舌边尖红，脉象濡数等。湿热俱盛则下闭上壅。所谓“下闭”乃湿热之邪与肠腑积滞相结，传导失司，故便秘或热结旁流，腑气壅塞，则腹满胀痛、拒按，湿热蒸腾则发热、日晡尤甚、舌苔黄腻而干。所谓“上壅”乃湿热蒸腾，正邪剧争，而火邪炎上，故高热恶热，渴饮气粗，呼吸因之增大加快，上扰神明，则可见烦躁昏谵等，形成一派表里上下充斥，三焦俱困之象，最易产生耳聋、干呕、发痉、发厥，而成危殆变局。

下闭上壅是湿热病情在整个发展过程中邪气处于极盛的时期，治疗原则就是开泄清热。先师认为：“毒寓于邪，毒随邪入，热由毒生，变由毒起，湿毒不去则热不除，而变证必生。”基于这一指导思想，偏于上壅者则重用生石膏，因生石膏为治阳明气分高热之主药，先师认为：“湿热郁蒸，阻遏清阳，非石膏不足以制其陷；毒火煎熬，上扰神明，非冰水不足以制其燥。”偏于下闭者则应用大黄以攻下逐邪，先师认为：“毒势深重，火焰沸腾，若不扫尽狂氛，则难存阴液。”在常用方剂中轻证者又常选用甘露消毒丹加减，以清热解毒燥湿。方中黄芩清热燥湿；连翘清热解毒；藿香、白蔻仁芳香化湿；滑石利湿泄热；晚蚕砂、丝瓜络宣气通络；石菖蒲泄浊开闭，以宁心安神。一旦湿热清除，气畅络和，则发热可退，下闭上壅解除，而诸症自愈。热甚者可加用生石膏，增强清热作用；咳嗽未除者可加杏仁以宣肺止咳；兼呕吐者加半夏以和胃降逆；热结旁流者加瓜蒌、黄连以燥湿清热；小儿抽搐惊叫者加钩藤、地龙以息风定惊。重证者则用凉膈散以清热解毒泻火。先师认为：“此方能够开泄清热，导湿下行，对下闭上壅湿热俱盛者有良效。而且对于湿热蒸郁，迫血妄行的吐血、衄血等证，每可一

剂而缓解。”

三、热多湿微，则耗气伤阴，当撤热保津

如湿热蒸酿肌表，症见壮热，有汗不解，心烦，口干欲饮，胸痞泛恶，甚则热盛神昏，谵语妄言，决非邪入心营，实乃胃热亢盛，势必耗气伤阴。斯时治疗，救液则助湿，燥湿则劫阴，先师常用白虎汤清撤阳明胃热，稍加苍术以燥太阴之湿，使湿与邪热各有出路，常收撤热除烦、保阴生津之功。并谆谆告诫切不可辛散发汗，更损阴气；亦不可攻下，损伤阳和；早用滋阴，常有腻滞不解，病情转重之弊。如果呕恶不止，胃火上逆，又常用川连苦寒降逆以清湿热，稍加苏叶性味芳香，通降顺气，两味煎汤，呷下即止。病人热退神清呕止，但多遗有余热伤津，或脾运未复等症，经过适当调理，自可逐渐恢复。

谈钱乙的学术思想及对儿科的贡献

一、钱乙生卒年代考

刘跂《钱仲阳传》：“钱乙字仲阳，上世钱塘人，与吴越王有属，俶纳土，曾祖赟随以北，因家于郓。”可见钱乙祖籍为浙江钱塘人，祖父时北迁，遂为山东郓城（今山东东平县）人，约生于宋景祐二年（公元1035年），卒于政和七年（公元1117年），享年82岁。他的父亲名颢，“善针医，然嗜酒喜游，一旦匿姓名东游海上，不复返，乙时三岁。”母亡，由姑丈收养为子，姑丈姓吕业医，临死时告其家世，寻找亲父五六次方才找到，遂迎以归，是时乙年三十余岁，当时已名著山东。宋神宗时（1078年左右），为长公主治病有功，遂为翰林医官太医丞，后因痹，嗜酒喜寒食，告辞回到山东，病者盈门，累累满庭，近自邻里，远至百数十里，皆请治病，末年挛痹浸剧，遂不复起，他行医四十余年（一说50年），临床经验丰富，是一位杰出的中医儿科大家，后世尊称为中医儿科鼻祖。

二、现存《小儿药证直诀》的基本概况

根据《四库全书总目提要》记载，从《永乐大典》中掇拾排纂，“得论证四十七条，医案二十三条，方一百一十四首，仍为三卷”，故本书共分3卷，上卷论述脉证治法，中卷记病案23例，下卷列诸方。卷末有闫季忠附方，按证法方药的顺序编著，条理分明，为儿科专著之典范。

本书的主要特点是以脏腑学说立论，主要有以下贡献：①归纳了小儿时期五脏六腑成而未全，全而未壮，易虚易实，易寒易热的生理病理特点，为后世研究小儿“稚

阳稚阴”与“纯阳之体”奠下了理论基础；②根据脏腑虚实寒热而立法处方，系统地作出了辨证论治的范例，创立以五脏为纲，配合五腑五官五志等的五脏辨证方法；③注重小儿望诊，如面部和眼的色诊，都有宝贵的经验；④对儿科的发疹疾患，有他的独特见解，指出了水疱、脓疱、斑疹等的形态鉴别；⑤对小儿疳证提出“疳皆脾胃病，亡津液之所作”的精辟论述；⑥在“黄相似”一节中对黄疸、黄病、胎黄等做了细致确切的鉴别诊断；⑦儿科的惊风学说为钱乙首创，记述了急惊风的发病原因和区别高热惊厥的珍贵病案，如23例医案中就有发搐3例，急慢2例，慢惊1例，其余分别为癖积1例，疮疹3例，咳嗽1例，久嗽1例，咳喘1例，咯血1例，吐泻3例，泄泻1例，虚热3例，自汗1例，虫痛1例，有其独到之处，触类旁通，可以从中得到启发；⑧他主张“小儿纯阳，无烦益火”，善用养阴清心法，研制了闻名古今的六味地黄丸、泻白散、导赤散等方，为金元时期滋阴清火派的形成提供了理论和临床依据；⑨他以“小儿脏腑柔弱，不可痛击”为出发点，力戒妄攻峻下，即使有非下不可之证，也必须量大小虚实而下之，下后再用益黄散等调补脾胃，为金元时期的补土派的形成提供了理论依据；⑩制方精实严谨，有理有法，主张轻灵柔润，讲究剂型，量少易服，独具儿科特点。正如《四库全书总目提要》所云：“小儿经方千古罕见，自乙始列为专门，而其书亦为幼科之鼻祖，后人得其绪论，往往有回生之功。”

三、对小儿生理病理特点的阐发

小儿毕竟不是成人的缩影，有其一定的特性，这种特性是使儿科成为独立学科的先决条件。

钱乙在前人学说的启发下，觉察到小儿处于生长发育中，一方面发育很快，一方面功能和脏器均未成熟，所以在生理病理方面和成人有明显的区别。他提出：“小儿在母腹中，乃生骨气，五脏六腑成而未全……全而未壮。”又指出：“自生之后，即长骨脉，脏腑之神智，自内而长，自下而上。”“变者易也，变每毕则性情有异于前，何者？长生脏腑智意故也，此后乃出齿能言，知喜怒，长其经脉，手足并受血手受血故能持物，足受血故能立能行，年壮而蜕齿方周。”钱乙所述，是符合小儿实际情况的，远在八九百年前已能认识到小儿生理特点是难能可贵的。所以钱乙的小儿变蒸学说是婴幼儿发育过程中的正常现象。

在病理特点方面，由于生理方面的两重性，所以闫季忠归纳为“易虚易实，易寒易热”，高度概括了小儿病理特点。由于小儿体质柔弱，生长发育很快，防御疾病功能自然不强，既容易受寒，也容易受热而生病，生病后发病急，病情重，容易出现由实转虚，如能及时控制也容易恢复，因此易寒易热，易虚易实，不仅表现在疾病方面，同时也包括相互转化，这是其生理病理特点决定的。所以钱乙在治疗小儿时强调不可妄攻误下，也不主张峻补，其中心思想是小儿不能既伤于病，又伤于药，提出“世间俗方，多不分别，误小儿甚多”，这是应当师法的。

四、对小儿诊法的体会

钱乙对小儿脉法的论述，执简驭繁，非常精要，他提出“小儿脉法……缓急分表里，浮沉分寒热，脉乱弦急分虚实”。这是由于小儿脉微难见，医为持脉，又多惊啼，而不得其审，所以脉既难测，必资外证。故钱乙对小儿诊法，特别注意望诊，用以审病机，定病位。

钱乙的儿科望诊心得，是在长期的临床观察中归纳出来的。脏腑各有所主，反映到苗窍即为外在表现，因此，可通过望诊从外察内，从现象看本质，以判断疾病的所在。例如他在望五脏所主的面色中指出：“左腮为肝，右腮为肺，额上为心，鼻为脾，颏为肾，”在望目中指出：“赤色属心热，青色属肝热，黄色属脾热，无精光者属肾虚。”他不但注意望面色，察眼神及口鼻舌等外窍，而且还注意观察形体动态，汗吐下物的性质和颜色等，从中找出带有规律性的东西。例如，他在望吐泻物时指出：“吐泻昏睡露睛者胃虚热，不露睛者为胃实热”，“吐泻泻黄伤热乳也，吐泻泻青，伤冷乳也”，“吐泻乳不化，伤食也”，其他如“大小便涩，一身尽黄，面目指爪皆黄，小便如屋漏色，看物皆黄，黄疸也”，又有“自生而身黄者，胆黄也”等。由此可见钱乙重视望诊，为儿科诊法树立了典范。

五、钱乙对儿科脏腑虚实辨证的创立

钱乙根据《内经》五脏五行、五脏病机、五脏虚实等理论，结合小儿机体的特点和临床证候的表现，创立了五脏相胜相乘的五脏虚实的辨证纲领和治疗体系，以五脏为基础，以证候为依据，辨别虚实寒热，作为证治准则。他用五行来阐述五脏之间与气候时令之间的相互关系，立五脏补泻方药作为治疗的基本手段，这种辨证方法执简驭繁，提纲挈领，切实可行，使理论与实践相统一。所以《医学纲目》称它是“扩充《内经》脏气法时论之要旨，实发前人之所未发也”。

六、钱乙对小儿惊风学说的贡献

惊风一名，古典著作中无此记载，故在晋汉以前，小儿病并无惊风之说，即在隋代《巢氏病源·小儿杂病诸候》的惊候中仅云：“小儿惊者，由血气不和，热实在于心，心神不定，所以发惊。”亦只提及惊，未提及风。至北宋《太平圣惠方》中虽有治疗惊风之方和证名，没有理论阐述。而钱乙在继承前人学说的基础上，本《内经》心主惊、肝主风而立论，根据临床见证，把惊风分为急慢两种，认为“急惊由于热甚则生风，风属肝，此阳盛阴虚也，治当凉泻以除其痰热。慢惊是风在脾胃，当去脾间风，治宜温补。”并云：“凡急慢惊，阴阳异证，切宜辨而治之。”这样遂将惊风分为急慢虚实，急惊多属热属实，慢惊多属寒属虚；急惊多由外感风邪热邪，或暴受惊恐，或痰涎壅盛，或饮食积滞所引起，慢惊多由大病之后，或呕吐泄泻，或禀赋虚弱，或误攻妄下所引起；急惊发病急，慢惊发病缓。从理论上及辨治上奠定了基础。后世医家皆循此立论，在他们的著作中均有专门讨论惊风的章节，惊风病名方固定下来，而且深入民间，为一般群众所熟知，成为小儿疾患中的一个通俗病名，至今我们仍然沿用。

值得提出的是，对急惊风的治疗，钱氏认为由于风痰惊热所致，故用泻心汤或导赤散以泻心火，用泻青丸以泻肝热，用大黄丸以泻里热，用利惊丸以降痰泻风，用抱龙丸以开窍醒神，治疗高热神昏惊厥，说明钱氏对温热之邪引起小儿高热神昏惊厥的证治已较为完备。而且闫季忠在小儿方论中已将至宝丹、紫雪丹作为救治小儿温热病的重要药品，遂为清代温病学家治疗邪陷心包，热入营血，蒙蔽清窍，采用清热解毒、芳香开窍的方法开创了先河。

七、钱乙重视小儿脾胃

脾为后天之本，生化之源，脾胃健运是小儿生长发育的物质基础，由于小儿脾常不足，脾胃失调尤为突出，所以钱乙十分重视调理脾胃。他在脉证治法中多处提到小儿脾胃的重要性。例如：脾胃不和，不能食乳，致肌瘦，亦因大病或吐泻后，脾胃尚弱，不能传化水谷。他还说："脾病见四季。"可见小儿脏腑柔弱，脾胃最易受伤，影响受纳运化，以致虚弱羸瘦，最易出现脾胃失调病变。

对于脾胃虚实的辨证，钱乙论述亦详，如"实则困睡身热，饮水，虚则吐泻生风"，"胃气不和，面色㿠白无精光，口中气冷，不思食吐水"，"胃冷虚，面㿠白色，瘦弱腹痛，不思食"，"食不消，脾胃冷，故不能消化"，所有这些皆当补脾，进一步说明小儿的脾胃病一般虚多于实，或久则成疳。

至于疳证，钱乙论述甚为精辟，他认为："疳皆脾胃病，亡津液之所作也。"因大病或吐泻后，或以药吐下，致脾胃虚弱，消亡津液。所以造成疳病的原因与医药不慎有关，他指出："皆愚医之所坏病。""医见潮热，妄谓其实，乃以大黄、牙硝辈诸冷药利之"，利既多矣，不能禁约而津液内亡即成疳也。又说："小儿脏腑柔弱，不可痛击，大下必亡津液而成疳"，"小儿易虚易实，下之既过，胃中津液耗损，渐令疳疾"，"热气内耗，肌肉外消，他邪相干，证变诸端因亦成疳。"所以小儿疳证是胃中津液耗损的一种虚候，是由饮食不节所致，而更多的是由于妄攻大下所形成的。故治疗应当补脾，当生胃中津液，而以痛击、大下为禁忌。所以他说："凡有可下，量大小虚实而下，则不至为疳也。"

钱乙常用的治脾胃的方剂，一般虚则益黄散，实则泻黄散，他如白术散、异功散、温中丸（人参、白术、甘草）、藿香散（藿香、麦冬、半夏、甘草）、橘连丸等，都是行之有效治疗小儿脾胃病的方剂。

此外，钱乙不仅把消瘦、疳病、吐泻、慢惊、虫积等证从脾胃论治，而且把伤风咳嗽、黄疸、肿胀、夜啼等证也从脾胃论治，认为脾胃失调是影响小儿健康的重要因素，调理脾胃是治疗小儿疾病的关键之一。虽然脾胃学说阐发于金元时代的李东垣，其实钱乙已是擅长治小儿脾胃疾患的儿科医家，而东垣脾胃学说不能不说是受到钱乙的影响，在张洁古的启发下而发展起来的。

八、钱乙化裁的古方及创制的新方

《小儿药证直诀》一书中，既有古方，也有钱乙自制方。在古方中有经钱乙根据小儿特点进行化裁的，也有直接应用原方的。而其自制方在立方遣药上既遵古训，而又有所创新。后世医家津津乐道的六味地黄丸便是一例。

（一）化裁古方

（1）地黄丸：原系《金匮要略》中的肾气丸方，去桂、附改为地黄丸，为"壮水之主，以制阳光”之专剂，应用于小儿临床，治疗小儿生长发育不良，如龟背鸡胸，行迟解颐等。他说：“儿本虚怯，由胎气不成，则神不定；目中白睛多，其颅即解；面色晄白……或有因病而致肾虚……肾水阴也，肾虚则畏明，皆宜补肾，地黄丸主之。”后世实践证明，用地黄丸治疗小儿先天不足，囟门不闭，足软行迟，语迟夜尿，大脑发育不良等，确有良好效果。

（2）麻黄汤：本为发汗平喘剂，是仲景治疗太阳表实证方。钱乙将方中桂枝改为肉桂，并减少杏仁用量，以治小儿伤风感冒咳嗽，意在温中散寒，不取桂枝助麻黄发汗。由于小儿肺气嫩弱，故减杏仁用量，不使肺气肃降太过。此为后世医家选用经方治疗小儿疾病作了启发。

（3）异功散：即四君子汤加陈皮而成，橘皮能调中快膈，理气燥湿。《医学正传》六君子汤中用半夏，虽然目标和胃健脾，既补气又行气，但其性燥烈，对体禀纯阳的小儿则非所宜，可见钱乙制方之严谨。

（4）白术散：在四君子补益脾气的基础上，加藿香、木香以醒脾健胃，加葛根以升清止泻，主治脾虚夹湿，胸闷烦呕，饮食不振，大便溏泄等。这是钱乙治疗小儿脾胃病最有代表性的效方，采用补气升提、甘温除热之法，以保胃阴，升提脾阳，解除肌热，利湿止泻，临床应用，确具扶正祛邪的良好效果。

（5）香连丸：黄连苦降清热，木香芳香行气，原是治疗热痢之方。钱乙在此方中加豆蔻以温涩止泻，名豆蔻香连丸，加白附子以祛寒，名附子香连丸，加豆蔻仁、诃子、没石子，名没石子丸，以寒热通涩之性，治腹痛泻痢，随证化裁运用。此外，将此方去木香加橘皮名橘连丸，另加麝香，并入猪胆中煮熟，治小儿疳积，以收理气和中、清火除疳之功。

（二）创制新方

（1）泻白散：桑白皮泻肺化痰，降逆平喘，加地骨皮滋阴退热，粳米、甘草益胃和中，是一张泻实顾虚，泻肺顾脾的方剂，明·李时珍特别推崇此方，认为是泻肺诸方的代表。

（2）补肺阿胶散：阿胶补肺养阴，马兜铃、牛蒡子开宣肺气，杏仁降气止咳，粳米、甘草补脾益肺。它是一张补肺阴兼补脾气的方剂，照顾到母子之间的关系。

（3）泻青丸：栀子、大黄泻肝火下行，羌活、防风疏散风热，当归、川芎养血调肝息风，龙脑散火通窍。此方泻中寓补，清中有温，寒中兼散，为清热醒神、平肝息风之良方。

（4）泻黄散：藿香、防风以散邪热，山栀、石膏清内热，甘草和中，保护胃气。

（5）益黄散：青陈皮、丁香理气燥湿，芳香化浊，诃子涩肠，甘草和中。方中并无补药，实乃补脾，故名补脾散。

钱乙所制之方，精实严谨，有理有法，处处照顾到小儿的生理病理特点，而以妄攻大下为禁忌，力求攻不伤正，补不滞邪，尤其在柔润方面下了工夫，以扭转当时社会滥用香燥药物之弊端。

另外，钱乙对病势危重，邪热壅盛之证，另立有精专之剂，这些方剂都具单刀直入、去秽务尽的特点，为儿科学的发展做出了卓越贡献。如：

（1）大黄丸：大黄、黄芩共泻中焦实热。

（2）玉露散：寒水石、石膏、甘草清泻胃中湿热。

（3）泻心汤：黄连苦寒直折心火。

（4）白饼子：滑石、轻粉、南星、半夏以攻食积，除湿痰。

九、《小儿药证直诀》一书的缺憾之处

钱乙在我国医学史上是位杰出的医学家，他既概括古今，又多自得。他不仅正确地概括了小儿的生理病理特点，并且创造了以五脏为核心的辨证纲领，为易水学派开创者张元素所遵循。对外感热病主张凉解，对神昏惊厥采用芳香开窍法，为清代温病学家所采纳。重视小儿脾胃的学术观点对后世的东垣学说有很大启发。所以钱乙学说的影响远远超出了儿科学的范围，对后世影响很大。

但是，本书距今已有八九百年的历史，其间辗转传抄难免有错简疏漏之处，另有钱乙的著作是由他的门人收采编写的，也可能带有编者的主观见解，更由于历史条件的限制，因此，我们不能毫无批判地兼收并蓄。

（1）他在五脏辨证中详于五脏而忽略六腑，立论叙述较简，有关五脏与气候关系的论述，某些地方有些呆板、机械。

（2）在一些方剂中重用了金石重坠及毒性猛烈之品。

（3）宋代理学盛行，受当时唯心主义哲学思想的影响，书中往往拘泥于阴阳顺逆和五行生克的理论，以此判断疾病和治疗。例如以惊热发搐的时间划分脏腑，以十二地支分属时间和五行，如寅卯属木、巳未属火、申酉属金、戌亥属水等都不切实际。

这些不足之处，毕竟瑕不掩瑜，他的成就仍然是主要的，有其卓越的贡献。

金元四家的学术思想对儿科的影响

一、金元四家学术思想产生的历史社会背景

公元1126年，女真族南侵，汴京失陷，宋王朝南迁，在女真族统治下封建生产遭到巨大破坏，社会经济落后，人民生活非常困苦，饥饿劳役，百病丛生，因而客观上急需解决疾病的治疗问题。当时医家为了满足医疗上新的需要，不得不根据具体情况，深刻地探讨《内经》等古代医著的理论原理，经过不断探索，创造性地发展了许多具有独特见解的医学理论和治疗方法。由于这些理论在临床实践中起到了良好的指导作用，因此，在当时和以后有许多医家师承，并不断地加以阐明和发展，于是就逐渐形成了医学史上具有代表性的、各有特长的四家学说——以寒凉泻火著称的河间学说，

专主攻下祛邪的子和学说，补脾益气的东垣学说，擅长滋阴的丹溪学说。

二、金元四家学说对儿科的指导意义

金元四家学说专论儿科的内容并不多，但其学术思想，对儿科的理论和临床却有极其重要的指导意义。

（一）河间学说对“小儿热病居多”的价值

1. 河间学说特点

刘河间在学术上以倡导“火热论”著称。火热学说的产生，与当时热性病流行有密切关系，因为当时医家多用辛燥之法治疗难以收效，所以他从中领悟到“五运六气有所更，世态居民有所变”，不能机械地把某气主年必然发生某病等法固定起来。并认为五运之中四运各一，独火分君相而有二，六气之中，四气各异，独暑与火邪虽为二气但合而为一，则火与热在运气中居主要地位，因而认为火热是导致多种证候的原因，对病机理论作了精辟的阐发，突破了魏晋以来墨守成规的风气。

他对《内经》钻研极深，认为《素问》病机十九条大都是火热为病。如诸热瞀瘛，皆属于火；诸禁鼓栗，如丧神守，皆属于火；诸胀腹大，皆属于热；诸呕吐酸，暴迫下注，皆属于热等等。同时强调了火热同风、湿、燥、寒诸气的联系，即风、湿、燥、寒诸气在病理变化中，皆化火生热，或火热相兼同化。如风属木，木能生火，积湿成热，秋凉成燥，多与火热同化，寒郁化热。所以后人把这一论点，称为“六气皆能火化”。而火热往往也是产生风、湿、燥的原因，如热则风动，湿为土气，火热能生土湿（火热怫郁，水液不得宣通），热能耗津亡液而成燥，于是他便将火热病机大为倡导，并从表里两个方面提出火热病运用寒凉泻火的一套方法，对后世治疗温病有很大的启示。

由于刘河间对使用寒凉药有独到的研究，因而后人称他为“寒凉派”，但是这不等于说持“火热论”者，只知寒凉，不知其他。《三消论》中特别提到“不必肾水独当寒，心火独当热”，必须分别水火多少，如水多火少为阴实阳虚而病寒，水少火多为阳实阴虚而病热，故治法有泻实补虚的不同。刘完素用药确是如此，如泻利属热则芍药柏皮丸，属寒的用浆水散，治伤寒属实的用石膏汤，属虚的用羌活散。可见刘氏在强调火热二气的同时，仍然注重辨证论治。

2. “小儿热病居多”与河间学说

刘河间对《内经》有关运气学说和病机十九条的内容有深入的研究。他从病因病机的角度，对六气兼化火热为病的原理进行了阐发。他认为火热之邪是导致多种疾病发生的主要原因，同时又指出风、湿、燥、寒诸气在一定条件下大都化火生热。他对小儿病的认识，也是如此，如说：“大概小儿病者纯阳，热多冷少也。”

小儿体禀纯阳，故一旦为病邪所侵，则多从阳而化热。如风邪主升主散，故属阳热之邪；湿邪郁结，可以化热；燥为次寒，亦为热余，而燥未有不从火化者。寒邪入里，亦可化热。故六淫袭人，临床上虽有偏寒偏热的不同，但总以偏热者较为多见。加以小儿饮食不知自节，最易被饮食所伤，饮食积滞，亦能郁蒸化热，上蒸心肺。所以叶天士在《幼科要略》中说："六气之邪皆从火化；饮食停进，郁蒸化热；惊恐内迫，五志动极皆阳"，并指出："襁褓小儿……所患热病最多。"此处所说的"六气之邪皆从火化"，实际上就是对河间火热病机学说的高度概括。

3. 治疗小儿热病使用河间经验的价值

河间重视火热为病，对寒凉药物的使用颇有卓见。由于他对火热病机有深刻的研究，因而对治疗火热病作出很大的贡献。在表证方面，他认为固应汗解，但外感初起，多是"怫热郁结"，辛热虽能发散开结，因病本属热，用热药解表，有时表虽解而热不去，如果解表而不中病，更会使热邪转甚，不如用寒凉药解表为妥。因此他主张用辛凉或甘寒解表，并结合具体病情，分别施用。在季节方面，夏季发病一般不用麻黄、桂枝，而以甘草、滑石、葱豉等寒药发表最妙。表证属于阳热郁遏的，有时虽然表现恶寒战栗，多为阳热郁结而产生的一种假象，应以石膏、滑石、甘草、葱豉等寒凉药物开发郁结。表证依法汗之不解，前证别无变异者，通宜凉膈散调之，以退其热，若汗后热退不净，可用天水散、黄连解毒汤等，以调顺阴阳，荡涤脏腑余热。若汗后不解而下证未全者，可用白虎汤清之。这些治疗热表证的经验对儿科临床具有十分重要的参考价值。

在里证方面，他认为表证已解而里热郁结，汗出而热不退者，都可用下法，指出："不问风寒暑湿……内外诸邪所伤，有汗无汗"，只要有可下之证（腹满实痛、烦躁谵妄、脉沉实）就应用下法，如大承气汤或三一承气汤下其里热。如热毒极深，以致遍身清冷疼痛，咽干或痛，腹满实痛，闷乱喘息，脉象沉细，这是蓄热极深，阳厥阴伤之象，已经影响血分，必须黄连解毒汤、承气汤配合使用。他还指明这种病有时可下四五次，利下一二十行其热方退，不要拘泥古人"三下热不退即死"的说法而有所犹豫。特别是他对表证而兼内热者，运用表里双解的方法，在儿科临床中运用更为广泛。他所制订的防风通圣散、双解散等即是双解表里之剂，他有时也用天水一凉膈半，或天水凉膈各半，以散风壅、开结滞，使气血宣通，郁热也就自然解除。

我们儿科临床可以师其法而不泥其方。例如小儿肺脏娇嫩，易受邪侵，表邪外束，肺气不宣，不仅出现肺经症状。表现发热、恶寒、咳嗽、咽红等，同时往往也影响脾胃功能，导致纳运迟钝，甚至郁热内盛，出现脘腹胀满，纳食不消，作呕作吐，甚或烦热作渴，便秘溲黄等症，或由小儿肠胃脆弱，先为食伤，以致脾胃不和，食积化热，胃火上蒸，影响肺气不清的表里俱见之证，若单用汗法解表，则津伤而热愈炽，纯用下法攻里，则热陷而变证起，均非所宜，只有采用表里兼顾肺胃同治，方为合拍，才能使方药与病情相扣，以收桴鼓之效。

（二）子和学说对小儿易虚易实的指导

1. 子和学说的特点

子和学说主要对于发病学的邪正关系有所创见，着重汗、吐、下三法攻邪治病，是从疾病的发生机制的认识出发的，认为风寒暑湿燥火等在天之邪、雾露冰雹雨泥等在地之邪最易致人生病，其次则为饮食酸苦甘辛咸淡等水谷邪气，亦为致病之因，这些病因或从外来，或从内生，都是人体内所不应有的，一经致病，即应设法驱之外出，不使其停留体内，这乃是张氏治学的中心思想。

这一思想的来源，首先是受河间学说的影响，他宗刘完素之说，仍很重视五运六气变化对疾病的关系，但不像河间主火热病机之说，主要是《素问》“天之邪气感，地之湿气感，水谷之邪寒感”一说的发挥而成。

至于祛邪的具体方法，则以《伤寒论》的汗、吐、下三法为原则，认为：凡是风寒之邪所发的疾病，在皮肤之间和经络之内的可用汗法。凡是风痰宿食，在胸膈或上脘的，可用吐法。凡寒湿痼冷或热客下焦等在下的疾病，可用下法。他在上（外）、中、下三个方面概括病邪所在与《素问》“高者越之，汗之下之随其攸利”的理论是一致的。

他认为辛、甘、淡三味为阳，酸、苦、咸三味为阴，辛、甘发散，淡主渗泄，酸、苦、咸涌泄，发散是汗法，涌是吐法，泄是下法。由于这些理论的指导，所以张氏三法的范围，不是很狭隘的，而是十分广泛。如引涎、流涎、嚏气、催泪，凡上行者皆吐法也。灸、蒸、熏、渫、洗、熨、烙、针刺、砭射、导引、按摩，凡解表者，皆汗法也。催生、下乳、磨积、逐水、破经、泄气，凡下行者，皆下法也。这样拓展三法的范围，丰富了三法的内容，能发挥其所长，确有独到之处。

张氏因力主祛邪而用攻法，因此，后世称他为“攻下派”。但并不等于张氏治病有攻无补，如《儒门事亲》：“余亦未尝以此三法，遂弃众法，各相其病所宜而用之。”同时他对补法含义也有精辟论述，认为凡有助于五脏的均可谓之补，不必限于人参、黄芪诸药，颇有现实指导意义。

2. 小儿易实与子和学说

张子和善用汗、吐、下三法，以“攻邪派”名噪于世。他认为汗法可以开玄府而逐邪气，吐法可以除宿食而涌风痰，下法能使陈莝去而肠胃洁，癥瘕尽而营卫昌，他并指出：“吐中自有汗，下中自有补”，“不补之中有真补存焉。”由于这种学术思想的指导，他十分强调治病要以攻邪为先务，只有祛邪务尽，才能使“邪去而元气自复”。因此，他和刘河间的清解宣透、表里双解都是属于祛邪泻实之法的范畴。

由于小儿处于生机蓬勃、生长发育迅速阶段，往往表现阳常有余，加以幼儿寒暖不能自调，饮食不知自节，故外易为六淫所侵，内易为乳食所伤，因此，临床上表现则表证多、里证多、实证多、热证多，势必用祛邪泻实之法为治。例如：邪气闭郁肌表，阳气不得泄越，因而引起发热、恶风、恶寒、无汗等表证的出现，治疗时就必须轻而扬之，汗而发之，才能使邪随汗解。

小儿饮食不知饱足，每因悦口之食恣啖无度，导致食停上脘，胀满饱闷，恶心欲吐，有上涌之势者，就当因势利导，探喉引吐，使其一吐为快，宿食一出，胃气得平，则诸症自失。张子和用吐自有一套完整的方法，不仅内容丰富而且使用亦有分寸，可惜未为后世医家所重视，所以我们现在采用吐法者较少。

下法在儿科和临床上应用也颇广泛。停食不化积滞胃肠，腑气不通，腹胀便秘者，当用消导积滞之法为治。如郁火上攻，发为乳蛾口疮、头面疮疖等证者，亦可上病下取，以通腑泄热之法治之。损其有余，邪去则正自复，故古有“小儿慎补”之说。因此张子和汗、吐、下三法如能灵活掌握，变通应用，当可收立竿见影之效。

3. 小儿虚实易变与子和学说

张子和对汗、吐、下三法的理论和经验颇多阐发，确有其独到之处。但是他对小儿在使用时却很审慎，并指出：“小儿易虚易实，肠胃嫩弱，不胜其毒。”对儿科医家提出了告诫。

汗、吐、下三法毕竟属于峻烈攻伐，用之得当，可以将邪气一鼓荡平，用之不当，也易戕伤人体正气。如辛温过汗，能伤津劫液，甚至可耗散阳气；吐之不当，可逆伤胃气，耗损津液；下之过猛更可使正虚邪遏，变证蜂起。尤其小儿，虽云阳常有余，实质上其阳气并非真正有余，而是阴阳二气均较幼嫩稚弱，阳气稚弱则卫外不固，阴气幼嫩，则内守之力不足，故抗病能力相对较差。感邪以后，寒热易变，虚实转化，以及寒热夹杂、虚实互见等错综复杂情况远比成人为多，往往朝呈实热，暮转虚寒，或在实热内闭的同时，瞬即出现虚寒外脱的危候。

例如小儿疫毒痢，发病危，病情重，变化快，常见突然高热寒战、烦躁、口渴、腹痛，每于尚未出现下痢之时，即呈手足厥冷，抽风昏迷，甚至汗出如珠，脉微欲绝等内闭外脱之证。

又如小儿感受温邪出现高烧喘咳，此时病邪在表在肺，属实属热，若治不及时，或因传变，最易出现面色苍白，神倦肢冷，溲清额汗，脉象细促等阳衰证矣。及时治疗之关键不在邪之多少，而在真阳欲脱。如不及时回阳救逆，以固其脱，则必变生仓猝。可是一经阳回正复，邪正相争，实证又现。这种邪正消长，虚实转化，在临床上非常多见。因此，儿科使用吐、汗、下法时必须审慎，只有疾病初起，体气壮盛，邪正俱实的情况下方可使用，一般不可轻易使用峻泻猛攻之剂。即使有必用攻法之证，也必须中病即止，不可过剂，以免使患儿一伤于病，再伤于药，而导致变证丛生，甚至一蹶不振。所以子和指出：“凡治小儿之法，不可用极寒极热之药及峻补峻泻之剂。”若误用峻烈克伐之品，必然会导致变证莫测，值得引以为戒。

（三）东垣学说对小儿脾常不足的启示

1. 东垣学说特点

东垣学说以倡言“内伤脾胃百病丛生”而著称，并形成一种具有独创性的“内伤学说”。这种学说是从实践经验总结而来的。由于当时社会环境不安定，因精神刺激、饮食不节、起居不时、寒温不调等因素引起疾病甚多，这些疾病用治伤寒法治疗往往无效，他从实践中深刻地体验到以上这些因素致病均使人元气耗伤，成为内伤病，故倡“内伤学说”，并受张元素脏腑病机学说的启示，结合《内经》“人以水谷为本”、“有胃气则生，无胃气则死”理论，而逐渐形成内伤学说。他认为五脏中的脾、六腑中的胃对人体生理活动至关重要，并从四个方面进行阐发：①人禀天阳之气以生，而此阳气须源于脾胃；②人赖地阴之气以长，而此阴气须化于脾胃；③人赖营血之充以养，而此营血必统于脾胃；④人赖阴精之奉以寿，而此阴精必流于脾胃。

若脾胃受病，人体所需之阳气、阴气、阴精、营血等必先受到损害，则不能维系人体正常，因而提出了“内伤脾胃百病丛生”的观点。脾胃受伤的致病之因：①饮食不节，先伤及胃，胃伤则脾无所受，水谷精气不能运于周身，则气短而精神少，而生火热，有时其火上行独燎其面。②劳役过度。他认为形体劳役过甚，则脾之阳气不能及于肢体，则怠惰嗜卧，四肢不收，大便泄泻。脾既病则其胃不能独行其津液，故亦因之而病。③精神刺激每能资助心火，壮火食气，长期的精神刺激，火胜必乘其土位，而损耗元气。他认为内伤病的形成常常是这三方面因素综合作用的结果，单纯由某一种因素引起的比较少见。他说："皆先由喜悲忧恐为五脏所伤，而后胃气不行，劳役饮食不节继之，则元气乃伤。"说明了精神因素在脾胃内伤的发病过程中，起着先导作用。

东垣学说既以"脾胃论"为主导思想，而脾胃的作用，又以升举清阳之气为先务，因而他治内伤病，采取一整套的以升举中气为主的治疗方法，也就是分别补益上中下三焦元气，而以补脾胃为主。如治肺卫表虚用升阳益胃汤，治脾胃内伤用补中益气汤，治肾阳虚损用沉香温胃丸，均从益胃补中温胃着手，这就是三焦元气以脾胃为本的理论在治疗上的具体应用。

由于东垣善于应用温补脾胃之法，因此后世称为"补土派"或"温补派"，他在治疗上虽然强调升阳补气的重要性，但在某种情况下也常采用苦寒降火之法，并不因为他在学术上有独特主张，而忽略了辨证施治的基本原则。

2. 脾常不足的生理特点与东垣学说

李东垣刻苦钻研医学理论，一生从事临床实践，他对《内经》"土者生万物"的理论有突出体会和重要发挥。他认为脾为阴土，胃为阳土，大地需要阳气蒸腾才能化生万物，人体需要胃中阳气的熏蒸，才能腐熟水谷，也就是说，胃是人身水谷精微的来源和维持生命活动的关键。所以他说："脾全藉胃土平和则有所受而生荣，周身四脏皆旺，十二官神守职，皮毛周密，筋骨柔和，九窍通利，外邪不能侮也。"可见，脾胃的盛衰对人体的生长、发育、衰老、疾病、死亡的发生发展具有十分重要的作用。

历代儿科医家受东垣"脾胃为后天之本，气血生化之源"理论的启示，认为小儿气血之来源，肌肉之丰满，筋骨之健壮，形体之充盛，皆与脾胃密切相关。而小儿时期处于生长发育阶段，脏腑娇嫩，形气未充，而且生机蓬勃，发育迅速，在其生长发育过程中，主要依靠脾胃运化之水谷精微以充养。消化吸收能力是否正常，直接关系小儿的成长。并且他们在长期的临床实践中，还观察到小儿肠胃脆薄，谷气未充，与成人有所不同，提出了"脾常不足"的观点。如万密斋认为："脾常不足者，脾司土气，儿之初生，所饮食者乳耳，水谷未入，脾未用事，其气尚弱，故曰不足，不足者，乃谷气之自然不足也。"这里所说的谷气，是维系人体生命活动的精微。谷气的自然不足属于小儿正常发育状态下的一种生理现象，是对小儿时期脾胃功能尚未健全的高度概括，认清这一特点，对于维护小儿的健康成长，保持脾胃运化功能，并使其日趋成熟完善十分重要。

3. 脾常不足的病理变化与东垣学说

东垣在脾胃的病理方面认为："胃者十二经之源，水谷之海也，平则万化安，病则万物危。"如果饮食不节、劳役过度导致胃气一虚，"则五脏、六腑、十二经、十五络、四肢皆不得营运之气而百病生焉"。

脾常不足在小儿生理上占特殊地位，而这种生理特点又是构成小儿脾胃损伤产生疾病的内在因素，因此由脾胃功能失调所致的疾患在儿科临床上颇为多见。

（1）脾常不足乳食易伤。万密斋云：“儿之初生，脾薄而弱，乳食易伤。”乳食伤胃则为呕吐，乳食伤脾则为泄泻，吐泻既久，则成慢惊，或为疳证。乳食停积，则生湿痰，痰盛生火，痰火交作，则为急惊。痰火结滞，则成疳积，或为喘嗽。

（2）脾常不足，六淫易中。小儿脾胃薄弱，不仅为饮食所伤，且其脾胃又常易为六淫之邪所中。巢元方云：“小儿肠胃娇嫩弱，因解脱逢风冷，乳哺不消，而变吐利。”“小儿脏腑嫩弱，有风冷邪气客之，搏于脏气，则令腹胀。”

（3）脾常不足，伤久辄虚。小儿脾弱易伤，伤之日久，极易致虚。在临床上脾虚失司多致小儿泄泻、呕吐、腹痛、积滞、疳证以及水肿等病。

（4）脾虚生化乏源可致小儿血虚羸瘦；脾虚统摄失权，可以形成肌衄；脾虚中气下陷，可致久泄脱肛。此外，脾虚血少，血不养心，可致心悸；脾虚土不生金，肺脏失养，必致肺虚；脾虚水湿不运，酿成痰浊，使肺气不宣而致咳喘；脾虚不能化生气血，肝失血养，则虚风内动，而成慢惊；脾虚湿聚，日久蕴热，肝胆疏泄不利，形成黄疸；脾虚不能资助于肾，日久即致肾虚等等，不一而足。

（5）脾常不足，卫外力弱。李东垣十分重视脾与元气的关系，认为：“元气之充足，皆由脾胃之气无所伤，而后能滋养元气，若胃气之本弱，饮食自倍，则脾胃之气既伤，而元气亦不能充，诸病之所由生也。”说明脾旺则元气充足，元气足则不易为外邪所侮。

（6）小儿脏腑柔嫩，藩篱薄弱，卫外功能全赖脾胃的资助，然小儿脾常不足，脾胃易伤，所谓“胃气一伤，则诸脏无所禀气而皆伤，诸脏之气皆伤，则正不胜邪，正不胜邪则无以捍御外侮，势必邪气乘虚内陷。”可见，脾常不足是小儿易受外邪侵袭引发疾病的内在因素，因此，小儿外感疾病及时行疾病较多。这些疾病的发生，虽然不可一概责之于脾胃，但与小儿脾胃功能不足，不能充养正气，以致正气不足以抗邪有密切关系。

（四）丹溪学说与小儿生理病理的密切关系

1. 丹溪学说特点

丹溪的主要学术论点是阳有余阴不足论，是在“相火论”的基础上创立的。他所称的阴阳，首先是指气血而言，如“天之阳气为气，地之阴气为血，故气常有余，血常不足”。他认为，天为阳，而天比地大，日为阳，而日圆不缺。人自出生以后，即需要水谷滋养，始能增长阴气而与阳气相配，这种种现象说明阳气常自有余。何况阳主动，阴主静。人体常居于阳动的状态之中，精血阴气，最易耗伤，此示人七情五志不宜妄动，以保持阴精。如因火之妄动而发生疾病，则人身难成易亏的精血，必然受其燔灼，因此，在治疗时就强调阴分的重要性。这一学术思想来源，首先是江南地土卑弱，湿热相火为病最多。丹溪生于其地，看到了当时盛行用辛燥药较多的《局方》与湿热相火凿枘，因此他反对机械地使用《局方》，提倡“阳常有余，阴常不足”之说，谆谆示人勿妄动相火，应注意保存阴精。并受到河间火热论的影响，因为朱丹溪学医于罗知悌，罗为河间的再传弟子，因此丹溪在学术上是师承河间之说的。如他在《格致余论》中说：“而得罗太无讳知悌者为之师，因见河间戴人东垣诸书，始悟湿热相火，为病甚多。”故他对相火颇多阐述，首先认为相火为人身动气，他从阳动阴静的理论中悟出动气即是火的道理。他说："火内阴而外阳，主乎动者也，故凡动皆属火。以名而言，形气相生，配于五行，故谓之君。以位而名，生于虚无，守位禀命，因其动而可见，故谓之相。"所谓"生于虚无"，就是人体内本无可供燃烧之火，但在生理病理变化时，随时都有火的象征，这正是"因其动而可见"的征验。所谓动，即指脏腑的生活功能，如他说："天主生物，故恒于动，人有此生，亦恒于动，其所以恒于动，皆相火所为也。"意思就是人之所以富有生命力，无不根源于相火一气的运动。可见丹溪心目中的相火并不神秘，不过是人体生生不息的功能活动而已。因此，它和心火一上一下，一君一相，皆为生理之常，"人非此火，不能有生"。另外，他认为相火妄动则为贼邪，如果相火反常妄动，则病变丛生。他说："火起于妄，变化莫测，无时不有，煎熬真阴，阴虚则病，阴绝则死"；"相火下焦包络之火，元气之贼也，火与元气不两立，一胜则一负"。这是丹溪综合河间、子和、东垣诸说而提出的，也是对河间火热论的进一步发展。刘河间虽然指出火热致病的普遍性和严重性，但对人体易感受火邪的内在因素却没有明确的阐述，丹溪的相火论，正好弥补了这个缺憾。

由于丹溪善用滋阴降火之剂，故后世认为他是"养阴派"的倡导者。虽然丹溪重视阴精，但他绝非唯阴精论者，相反，他在临证时亦往往使用补阳益气之法，其论证气血痰郁在人体的病变，为后世取法者甚多，对他有很高的评价。如方广说："求其可以为万世法者，张长沙外感，李东垣内伤，刘河间热证，朱丹溪杂病，数者而已，然而丹溪实又贯通于诸君，尤号集医道之大成者也。"

2. 小儿生理特点与丹溪学说

丹溪学说的精髓是"阳常有余，阴常不足"，他认为："天主生物，故恒于动，人有此生，亦恒于动，然阳主乎动，阴主乎静。"由于人体要生存，要维持生命活动，故常居于"阳动"的状态。这个论点在小儿生理方面表现尤为突出。

婴幼儿为初生的嫩芽，自出生直至成人，生长发育很快，尤其3岁以内的婴幼儿更为迅速，所谓"生机蓬勃，发育迅速，犹如旭日之东升，正如草木之方萌"，生机属阳，阳生则阴长，这种生机蓬勃发育迅速的情况，正显示了阳气的生发作用，包含着婴幼儿时期以阳为用的特点，同时也意味着婴幼儿生长发育的重要意义。所以古代医家自《颅囟经》以降，都用"纯阳"的观点概括，"纯"是纯净而旺盛之意，不能误解为有阳无阴，或用"肝常有余"来概括，因肝属木，旺于春，春乃少阳升发之气，草木方长而未已，实即肝之阳用有余之意，因肝为刚脏，体阴而用阳。这说明小儿也是常居于"阳动"的状态下，才能表现其生长发育迅速，生命活动力充沛而旺盛。这和丹溪的"阳常有余"基本是一致的。

但是小儿生理特点另一方面，则表现为脏腑娇柔，形气未充，无论精血津液等物质基础还是体格智力等方面均未成熟，故在"阳动"不已，化气成形的过程中，对水谷精气需求特别迫切，故形成了小儿"动多静少，阳旺阴弱"的"阴常不足"的生理特征。基于以上认识，丹溪的"阳常有余，阴常不足"论，用以说明小儿生理特点、反映小儿生理特征更有意义。

3. 小儿病理特点与丹溪学说

丹溪基于"阳常有余，阴常不足"的论点，在病理方面特别强调"阳易亢，阴易乏”，在儿科方面他曾云：“小儿易怒，肝病最多”，对小儿疾病提出“肝总是有余”的看法，也是据此立论的。

小儿感邪之后，每易嚣张，邪正交争较剧，很易出现高热，热盛又易损耗津液，表现烦渴引饮、唇干口燥、舌绛少津等阴液亏乏的症状。这种阳旺化火、伤津耗液的现象，在小儿疾病中是屡见不鲜的，这和丹溪提出的“阳易亢，阴易乏”是一致的。另外，小儿往往阳旺化火，伤津耗液之后，导致津血不能濡养筋脉，肝脏失于滋涵，出现肝风内动，火热炽盛，真阴内亏，柔不济刚，筋脉失养，故壮热，惊搐昏迷，甚则角弓反张，临床亦颇为常见。因此，在儿科疾病的治疗上，清热养阴、滋阴降火、育阴潜阳、镇肝息风等成为常用之法，其中养阴护津更为儿科医生所重视。

丹溪对火邪亢盛而阴精不足之证，惯用降火之剂，反对滥用辛燥。例如他在《丹溪心法》中说：“阴虚火动难治。火郁当发，看在何经，轻者可降，重者则从其性而升之。实火可泻，黄连解毒之类，虚火可补，小便降火极速……有补阴火即降，炒黄柏、生地黄之类。凡火盛者不可骤用凉药，必兼温散……芩、连、山栀、大黄、黄柏降火，非阴中之火不可用。生甘草缓火邪，木通下行泻小肠火。”这些在儿科临床上有很大的实用价值。

4. 丹溪阳有余阴不足论和万密斋阳有余阴不足论的异同

明·万密斋《婴育家秘》云：“水为阴，火为阳，一水不胜二火，此阳常有余，阴常不足。”认为肾属水，乃天一真精之所生也，人之有肾，犹木之有根，儿之强弱寿夭，尤系于斯。二火者乃君相火也，一水难胜二火，故阳常有余，阴常不足，肾常虚。此为钱氏以唯补肾阴立论作了进一步的阐发，这和丹溪的人之生命活动，常在阳动的状态中进行，由于情欲劳役影响，精血阴气常易损耗的“阳有余，阴不足”理论显然是不同的。

小儿五脏有余与不足

古代医家在长期医疗实践中观察到小儿脏腑的特点，概括地提出“心肝有余，肺脾不足，肾常虚”的生理和病理特点，至今仍指导临床，现就其含义分析如下。

一、肝常有余

古代医家观察到小儿具有生机蓬勃、生长发育迅速的特点，把这种现象称为“肝常有余”。因为肝属木，旺于春，春乃少阳之气，可使万物生发和成长。明代万密斋在《育婴家秘》中说：“盖肝之有余者……乃少阳之气，万物之所资以发生者也。儿之初生，曰芽儿者，谓如草木之芽，受气初生，其气方盛，亦少阳之气方长而未已，故曰肝常有余，有余者，乃阳自然有余也。”说明小儿生机蓬勃如草木之方萌，正是“肝常有余”的体现。

肝为风木之脏，其性刚而喜柔，动辄发生筋急项强，搐搦牵引。尤其小儿感邪之后，正邪相争，最易出现壮热、惊搐等症。

例如：同一痢疾，成人则较缓和，而小儿每多发病急暴，高热抽搐。同一发烧，有的则风火扇动，导致火热炽盛，柔不济刚，筋脉拘急，惊搐神昏不已，甚则角张反张；有的仅是一般发烧，便致抽搐痉挛。因而在病理方面形成了“肝常有余”、“有泻无补”的特点。但是，肝乃少阳之气，赖以养生，所以，肝脏无病，切不可泻，克伐生气，亦不可补，助长风火，故万密斋明确指出：“五脏之中肝有余”，“虽然泻之无用补，少阳生气与春同”，说明了“肝常有余”这一认识，是对小儿生理、病理特点的高度概括。

二、心常有余

小儿“心常有余”是万密斋在《育婴家秘》中提出的。他认为：“心属火，旺于夏，所谓壮火之气也。”从另一方面阐述了小儿生理和病理的特点。心为火脏，位于胸中，开窍于舌，其华在面，主神志。由于小儿初生，知觉未开，见闻易动，往往表现为神怯易惊，易喜易怒，变态反常。然心又主一身之血脉，为人体血液运行的动力。小儿生机蓬勃，活力充沛，色见红润，神清气爽，正是心之气血充盈的表现。故万密斋在《育婴家秘》中云：“心主血脉，色者血之萃，脉者心之合也，如色见红润，脉来大数者，此心气有余，其儿易养。”

小儿神怯易惊，常可导致心神的病变。如心热火盛，则津液干而病渴，神志乱而卧不安。心恶热，与风相搏则哭叫发热，饮水而搐。尤其小儿外感诸病，最易从阳从热，入心入肝，往往壮热不退，因热生痰，因痰生风，肝风得心热而搐作，每每惊厥神昏不已。心属火，火性炎上，舌为心之苗，心热甚则舌破成疮。所以万密斋在《育婴家秘》中明确指出：“心热为火同肝论”，“人皆曰肝常有余……予亦曰心常有余。”

三、脾常不足

小儿“脾常不足”，这是古代医家对小儿脾胃运化功能尚未健全的高度概括。脾为后天之本，生化之源，小儿处于生长发育阶段，肌肉的丰满，筋骨的健壮，皆与脾胃有密切的关系，故对水谷精气（营养物质）的需求，相对比成人高，而小儿脾气尚弱，存在着运化功能不健的现象。所以，万密斋在《育婴家秘》中云：“脾司土气，儿之初生，所饮食者乳耳，水谷未入，脾未用事，其气尚弱，故曰不足。不足者，乃谷气之自然不足也。”可见万氏所说的不足，是指的“谷气自然不足”，即“谷气”不能适应生长发育需要，此脾之所以不足。所谓“自然”，就是指的小儿正常生理现象。故万氏着重指出：“此所谓有余不足者，非经云虚实之谓也。”

小儿处于“脾常不足”生理情况下，如果一旦饮食失调，喂养方法不当，过食过量，或突然改变饮食，超过脾胃的耐受能力，或气候变化，感受外邪，就会出现升降功能失调，消化吸收障碍，产生脾胃的疾病，如呕吐、泄泻、伤食、疳积等。诚如万密斋在《育婴家秘》中云：“幼科方中脾病多，只因乳食致沉疴，失饥失饱皆成疾，寒热交侵气不和。”胃主容纳水谷，脾主运化精微，饥则伤胃，饱则伤脾，一旦发病，又能直接伤害脾胃，影响受纳运化，常使健运功能难以恢复，因此，小儿脾常不足，必须善于调胃，“慎勿犯其胃气”，胃气若伤，则不食而瘦，或善食而瘦，遂成疳病，甚至引起严重后果。故万氏又云：“大抵婴儿脾病多，只因乳食欠调和，知他脏病需调胃，若到成疳受折磨。”以此指导临床，颇有意义。

四、肺常不足

小儿“肺常不足”，首先见于万密斋《育婴家秘》。所谓“肺常不足”，是指肺气娇嫩。由于肺居最上，为五脏之华盖，口鼻相通，为息之出入、气之升降必由之路，故主一身之气，职司呼吸，外合皮毛。小儿初生，对外界的适应能力很差，因而在生理上表现了肺气娇柔、卫外功能不固的特点。

小儿卫外功能较差，最易感邪致病，感邪之后，又常首先犯肺。万密斋云：“天地之寒热伤人也，感则肺先受之。”故邪气不论从口鼻而入，或由皮毛侵袭，均会影响到肺的正常功能，出现感冒、咳嗽、哮喘以及麻疹、水痘等时行疾患。而且肺为清虚之脏，肺为邪束，则气逆为喘为嗽。加以其他脏腑病气，也常波及于肺，于是在病理上也表现了“肺为娇脏，难调而易伤”，经常处于不足状态之中，某些慢性咳嗽以及哮喘等病，往往久而不已，故万密斋在《育婴家秘》中提出“娇肺遭伤不易愈”的论点，是以“肺常不足”为依据的。

五、肾常虚

肾为先天之本，内寄元阴元阳。《素问·灵兰秘典论》指出：“肾者，作强之官，技巧出焉。”肾之所以主作强，出技巧，是因为肾主藏精生髓，髓充骨而又上通于脑，脑为髓之海，故肾精足则智慧聪明，骨髓充则筋骨坚强。万密斋指出：“肾属水，乃天一真精之所生，元气聚会之处”，“人之有肾，犹树木之有根”。小儿初生，“五脏六腑，成而未全，全而未壮”，尻骨不成，则不能坐，髌骨不成，则不能行，因此肾的功能在作用上就相应的感到不足。若因于先天的精气虚衰，加上后天脾气失调，则小儿必出现五迟、五软等禀赋不足之病，甚至出现某些先天缺憾的病证。

脾肾是相互关联的。先天之精要发挥它的生命力，须有后天之精的滋养，而后天之精之所以能够化生，又必须先天之精的资助。因此，古代医家对小儿在生理病理方面提出了“脾常不足肾常虚”的理论。小儿脏腑娇嫩的特点，在五脏六腑中以肺、脾、肾三脏反映得最为突出。因肺主一身之气，脾为生化之源，肾为先天之本，三脏之间相互关联，又相互影响。如脾胃薄弱的小儿，常常肺气虚弱；肺气虚弱之小儿，又常常影响生长发育。

论方剂组成与变化的规律

从方剂学的观点来看“方”字的含义：一是方法，如《荀子·大路》云：“博学而无方”；其次有方术之意，如《左传》云：“昭公二十九年官修其方”；第三就是医方、药方，司马迁云：“扁鹊为医，为方者宗。”又如七方——大、小、缓、急、奇、偶、复。“剂”字的含义：一是和调，谚云“酌盈剂虚”，就是通过调剂，达到平衡之意。故张子和云：“剂者和也”。二是药剂，如十剂——宣、通、补、泻、轻、重、滑、涩、燥、湿。第三就是剂量，如“一剂知，二剂已”。方剂或名处方，处就是决断和处理之意，如《汉书·谷永传》云：“臣愚不能处也。”这一名词，初见于宋·罗泌所撰之《路史》“黄帝初命巫彭与桐君共作处方”。它是药物治病进一步发展的产物，换句话说，也就是运用一味以上的药物，通过一定的配伍法则所组成的多种药物同时应用的形式，是中医用于临床治疗的主要工具之一。

方剂的优点，主要是它能综合诸药功能，以尽其用，所谓“药有个性之特长，方有合众之妙用”。因为单味药仅能表现出个别的作用，若经组合之后，可以产生综合作用。如黄芩单用则清热泻火，配猪胆汁能泻肝火，配桑白皮又能泻肺火，与白术同伍则安胎，与白芍同伍则止痢。又如知母、黄柏并用，则滋阴降火疗效颇高。香附、延胡索并用，则调气和血之功最显。如用知母而不用黄柏，用香附而无延胡索，疗效即不显著。其次，它能提高疗效，减少反应，所谓“药有益而亦有害，方则有利而无弊”。例如，乌头之祛寒镇痛疗效很好，可是毒性太大，所以仲景使用乌头多与白蜜同伍，就能削弱毒性，减少不良反应，发挥其更大的疗效。又如黄连是一味具有泻心火、燥湿、杀虫、调胃厚肠兼治口舌生疮的药物。根据现代文献报道，用治痢有特效，可是就有呕吐恶心等副作用的产生。回溯中医用黄连治痢，早在汉代张仲景《伤寒论》中即有白头翁汤（白头翁、秦皮、黄连、黄柏）治疗热痢下重的记载，但是并无呕吐现象；又如香连丸治痢，从未闻有任何副作用的产生；同时丹溪更用黄连与吴萸同伍，取名“左金丸”，治疗肝火旺盛，吞酸呕吐，左胁作痛之证。第三，单药功力有限，治疗范围狭小，方可制裁随心，临床应变无穷。例如巴豆与干姜、大黄同伍，则为三物备急丸，功主峻下；如巴豆与桔梗、川贝同伍，则为三物白散，其功又专主峻吐了。这些都是单味药所不能达到的功能。正是由于方剂配合具有高度的组织法则，因此，我们只要根据临床四诊所得，就可机动加减，灵活应变，达到调和药物偏性、扩大疗效的目的。然而，当药物的配伍或其剂量改变时，必然地就会产生不同的效果。这些变化，又自有其一定的规律。

一、方剂组成的法制

中医方剂正因具有一定的组成法制，方能使药物相辅相成，相制相依，有利而无害，并应无穷之变。所谓组成法制，或名组织法则，就是规律之意，换言之，即处方的规矩，也就是《内经》所说的君、臣、佐、使。其组织精神，《素问·六元正纪大论》提出了“风淫于内，治宜辛凉，佐以苦甘，以甘缓之，以辛散之”的原则；《至真大要》则更明确地提出了“君臣佐使”的含义，如“主病之谓君，佐君之谓臣，应臣之谓使”。此外，《神农本草经》也有“君臣佐使”的记载，是把药物分为上、中、下三品（上品为君，中品为臣，下品为佐使），按君臣佐使来分，属于药物养生服饵之法，与方剂的组织法则有实质的差异。故李东垣云：“主病者为君……兼见何证，则以佐使药分治之，此制方之要也，本草上品为君之说，亦不过官各从其宜耳”。

至其意义，何伯斋云：“药之治病，各有所主，主治者君也，辅治者臣也，与君相反而相助者佐也，引经及引治病之药至于病所者使也。”“如治寒病用热药则热药君也，凡温热之药，皆辅君者臣也，然或热药之过甚而有害也，须少用寒凉以监视之，使热药不致为害，此则所谓佐也。至于病之所主，各须引导之药，使药与病相遇，此则便谓使也。”因此，君药是方剂组成中的主药，是针对主病主证之专力而宜重用的药物。东垣云：“主病者为君，假令治风则以防风为君，治寒则以附子为君，治湿则以防己为君，上焦热黄芩为君，中焦热黄连为君。”然而君药也往往具有引经报使的作用，如桔梗汤中的桔梗，调胃承气汤的大黄。臣药是指方剂中协助君药治疗主病，加强功效的药物，选药时一般多用相须、相使。至于蔡陆仙在《医药汇海》中把臣药解释为“其治兼病兼证者为臣”，殊失《内经》之原意。佐药的意义有二，一是指方剂中对君药或臣药协助治疗兼证，起到照顾作用的药物，二是对主药起监制作用，取其有利的一面，限制其有害或不利的一面，选药时多以相畏、相恶、相杀为主。前者适用于兼证较多的病例，后者则适宜于主药有毒，或者性质太偏者。使药的解释，也有两种：一种是指方剂中所用的引经药，如羌活是太阳引经药，葛根是阳明引经药，柴胡是少阳引经药，能引诸药直至病所，具有引经报使的作用，如尤在泾《医学读书记》云：“兵无向导，则不达贼境，药无引使，则不通病所。”一种是指方剂中具有协调作用，占最次要地位的药物。以上解释，与《内经》的精神基本相同，唯使药略有出入，这是依据后世学说阐发所作的补充。为进一步说明君臣佐使的意义，兹举例印证如下：

瓜蒌薤白半夏汤：主治胸痹不得卧，而兼心痛彻背的病证。由于痰饮阻结胸中，中阳不畅所致，当以涤痰为急务。故以苦寒性润之瓜蒌为君，以化结痰；辛温利窍之薤白为臣，温中助阳，以开瘀结；半夏为佐，化痰降逆和胃，治不得卧；白酒苦甘辛大热，为使，能散寒滞，开瘀结，且引药上行于胸膈。

香苏葱豉汤：主治素有肝胃气痛，外感风寒，触动而发之证。证属气郁表寒，治宜理气发汗。故以香附、紫苏为君，理气发汗；葱白、豆豉为臣，以助苏叶发汗；陈皮为佐，理气调中；甘草为使，调和诸药。

可见方剂组成具有一定的法度，这些都是四味或四味以上药物的方子，至于某些只有二味或者三味的方剂，是不是也有君臣佐使组成呢？事实上同样具有君臣佐使的意义，兹举例说明如下：

如桔梗汤是主治少阴咽痛的方子。桔梗能清利咽喉，故以为君药，又能载药上行，桔梗一物而兼君、使二用；甘草甘润生津，生用又能清热，甘草一味实兼臣、佐二用。

又如调胃承气汤主治阳明腑实轻证。大黄苦寒，能够荡积泄热，为君，同时又能自入肠胃，则大黄一药，兼具君、使二用；芒硝咸寒，能够软坚润燥，故以为臣；佐以甘草，使调停于硝、黄之间，俾药力不峻，而能达到调和胃气的目的，取名调胃承气者意即在此。

因此，凡是两味以上药物组成的方剂，都离不开君臣使的法则，这种法则，不仅是方剂组成的一种形式，主要在于方剂经过严密合法组成以后，使所用的药物，在临床上更能熨帖细致，切合病情，而免除或防止有害人体的不良作用。古今方剂，无不遵循这个原则。以仲景的方子来谈，他虽未标明每一方剂的君臣佐使，但从每一个方剂的名称，或药物的排列次序，都很明白地反映出这个法则。所以，君臣佐使的方剂组成法制，是古代医家在临床实践中通过不断地经验积累而找出的一种处方规律，成为我们后人配方用药的基本法则。

二、方剂组成的变化

方剂的组成固然有其一定的法则，然而这种组成法则并不是一成不变的，可以进行调配增损。由于四时气候的变化，方土习惯的不同，禀赋强弱的各异，男女老幼的不同，必须根据病情的浅深，邪正的虚实，兼证的有无，予以机动灵活变化，所谓病有千变，方也要千变，因此，我们临床上尚有"同病异治，异病同治"的原则。如《金匮要略·痰饮咳嗽篇》云："夫短气有微饮，当从小便去之，苓桂术甘汤主之，肾气丸亦主之。"同一痰饮病证，又均宜从小便去之，为何一用苓桂术甘汤通阳化饮，一用肾气丸水中补火呢？主要由于致饮之由不一，病理机转各殊。如饮病由于胃阳不足，水停心下者，则宜苓桂术甘汤治之；若由肾虚不摄，水泛心下而成者，则又宜肾气丸治疗了。再如《金匮要略·胸痹心痛短气篇》云："胸痹，心中痞气，气结在胸，胸满胁下逆抢心，枳实薤白桂枝汤主之，人参汤亦主之。"同一胸痹病证，又均气结在胸，何以一则主攻，一则主补呢？主要由于枳实薤白桂枝汤证，属于实证，乃停痰蓄饮所致，故用以荡涤；而人参汤证，属于虚证，乃无形之气痞，补阳之虚，正所以逐阴。此均属于同病异治之范畴。又如大承气汤是一张治疗阳明腑实证的方剂，功能下燥屎、泄结热，同时，也能治疗下利、不饮食、脉数而滑的宿食证。如《金匮要略·腹满寒疝宿食篇》云："脉数而滑者实也，此有宿食，下之愈，宜大承气汤。""下利，不欲食，有宿食也（此由宿食内积，与脾胃虚寒不能食者不同），当下之，宜大承气汤。"这就是异病同治的范例。但是，变化也有一定的要求，所有变化只能于规矩之中，不越乎规矩之外，才能切中绳墨，尽到应变之能事。正如徐灵胎在《医学源流论》所云："能识病情，与古方合者则全用之，有别证则据古法加减之，如不尽合，则依古方之法，将所用之古药方而去取增益之，必使无一药之不对证，自然不背于古人之法，而所投必有神效矣。"因此，方剂的变化具有一定的要求和目的，必须在精通方剂组成法则的基础上加以变化，既不能喧宾夺主，更不能舍本逐末，使它的组成变化，一定要与病情相吻合，达到药证相对，丝丝入扣，才能药到病除，霍然而愈，假使轻举妄动，滥为增损，反自认为灵活变化，不仅不能合乎要求，病人必将受累不浅，甚至造成医疗事故。兹将其变化规律简述如下：

（一）组成方面的变化

方剂的组成，一定要符合君、臣、佐、使的法则，但是，有些方剂用药完全相同，由于君、臣、佐、使的配合不同，而变更了药量上的比例，那么，在性质方面，也就起了变化，因而形成了两张主治重点不同的方剂，例如厚朴三物汤和小承气汤就是同样的药物，由于药量不同，而变更其组方法制（厚朴三物汤是以厚朴为君，小承气汤是以大黄为君），因而所起的作用也就有了变化。

两张方剂组成方面的变化，主要是厚朴三物汤中厚朴是君药，到了小承气汤中，便变为臣药；大黄在小承气汤中是君药，而在厚朴三物汤中，便是佐使药。这样的组合，主要是依据临床见症的不同，病理机制的各异，以及适应病证的需要而制订的。以厚朴三物汤来说，它的腹部满痛，大便闭结，其病理机制主要由于气滞，积实的现象并不太重，尤在泾云：“六腑之气不行矣。”在这种情况下，势必根据“通则不痛，痛则不通”的原理组方，故以厚朴为君，行气除满，枳实为臣，协助君药破气降逆，且枳、朴同伍，则气滞可通，大黄为佐使，疏涤胃肠，且引气药下行，自然胃肠疏畅，而脏腑气通，通则不痛，而闭满遂解。至于小承气则不然，其病理机制由于实邪内传，阳明热结，以致胃中干燥，大便不行，谵语潮热，脉滑而疾，因此，必须用苦寒泄热通结之大黄为君，意在荡涤，且大黄能自入胃肠，复兼使药作用。既已结实，腑气自然也不会通畅，故用厚朴、枳实行气以助攻下，就可达到通便泻热、病去身安的目的。但厚朴性温，且能兼制大黄之苦寒，故厚朴实兼臣佐二用。这种组成变化，严谨合理，非常值得我们进一步研究。

（二）药物方面的变化

不同药物组成的方剂，它的适应对象和治疗效果也就不同，这是大家一致公认的事实。然而也有因为方剂中一二味药物的变更，其适应范围也就随之而异的例子，我们更不可不知。例如《伤寒论》中，虽有113方397法，所用药物却仅有93味，其中除了一大部分是独立的方剂以外，其他都是属于药物加减变化的范畴，或是数方相合而组成的。这类方剂，是在同一疾病过程中，根据不同病理机转所表现的临床症状而制订的。例如《伤寒论》中五张栀豉方剂的运用，它们之间所用药物相差有限，在运用方面，就迥然不同了。

表8　五张栀豉方剂药物变化比较表

方名	药物						
	栀子	豆豉	甘草	干姜	厚朴	枳实	生姜
栀子豉汤	√	√					
栀子甘草豉汤	√	√	√				
栀子生姜豉汤	√	√					√
栀子厚朴汤	√				√	√	
栀子干姜汤	√			√			

从上表中可以看出，仅用药物7味，就变化出五张不同的方剂，现在将其不同作用的适应证候说明如下。

表 9　　五张栀豉方剂作用比较表

方名	病因	适应证候	病理变化	治疗作用	禁忌
栀子豉汤	热性病用汗吐下法后余邪未尽	虚烦不眠，心中懊侬或烦热，胸中窒者	邪热客于胸中，正气虚乏，而见懊侬窒塞	栀子清邪热，豆豉宣泄虚烦	大便溏泄
栀子甘草豉汤		栀子豉汤证兼见少气	中气不足	甘草补益中气	
栀子生姜豉汤		栀子豉汤证兼见呕吐	胃气上逆	生姜止呕降逆	
栀子厚朴汤		心烦腹满，卧起不安	不但邪热在上，而且气滞中阻	枳、朴宽中除满	
栀子干姜汤		身热微烦	误下后上焦之热未除，中焦之寒复起	栀子清上热，干姜祛中寒	

注：①五方皆用栀子，由于均有烦热，栀子厚朴汤、栀子干姜汤未用豆豉，因无懊侬。②其余药皆因证而施。

可见栀豉五方，均为治疗汗吐下后，邪热未清的方剂，但为什么五方都用栀子，对豆豉则有取有舍，更有加草加姜以及干姜、厚朴、枳实的变化呢？不难看出，五方的主症，都有烦热，所以皆用栀子，其余药则皆因证而施。例如邪热客于胸中，而见懊侬窒塞的用栀子豉汤，取栀子清热，豆豉宣泄。若兼见气短，由于中气不足，故加甘草，以补中气。若兼见呕，属于胃气上逆，故加生姜以止呕。至于心烦腹满，不但邪热在上，且有气滞中阻，则去豆豉，加枳、朴以宽中除满。若因用丸药误下，以致身热微烦，是上焦之热未除，中焦之寒复起，故去豆豉而用干姜，一清上热，一祛中寒。于此可以体会到仲景方剂，组织严谨而不拘执，随证化裁而不杂乱，皆有一定的法度可以遵循。此外，后世诸家的方剂，很多是从古方药物发展蜕变而来的。例如金元时代张洁古所创制的芍药汤，实质上也是在《伤寒论》黄芩汤的基础上进一步演变而成的。

表 10　　黄芩汤芍药汤药物变化比较表

方名	药物									
	黄芩	芍药	甘草	大枣	当归	黄连	木香	槟榔	大黄	官桂
芍药物	√	√	√		√	√	√	√	√	√
黄芩汤	√	√	√	√						

（三）剂量方面的变化

这是方剂变化的又一形式，就是在既不变更药物，也不变更组成（君臣佐使）的基础上，由于用量不同会引起疗效上的差异，从而改变治疗方向，进一步适应复杂的病情。

如《伤寒论》中四逆汤和通脉四逆汤，仅因用量的不同，治疗的适应证也就有所区别。

表 11　　四逆汤与通脉四逆汤剂量变化比较表

方　名	药物用量			病理机转	适应证候
	炙甘草	干姜	附子		
四逆汤	二两	一两五钱	一枚	汗下后阳气衰微	下利清谷，恶寒肢厥，脉沉而微
通脉四逆汤	二两	三两	一大枚	里寒外热，寒逼阳于外	下利清谷，手足厥逆，脉微欲绝，面色赤，反不恶寒

从上表中可以看出两方剂量的区别在于姜附，四逆汤仅用干姜一两五钱，而通脉四逆则加倍，两汤虽均用、附子一枚，然有大小之殊。试问通脉四逆汤为什么要加重干姜附子用量呢？主要由于四逆汤是治阴寒气盛，阳气式微，不能外达，以致下利清谷，恶寒肢厥，脉沉而微，而通脉四逆汤证，不仅是里有阴寒，阳气式微，并且阳气被阴寒之邪格拒于外，不得内与阴气相接，于是浮越于外，而见身反不恶寒、面色赤、脉微欲绝、下利清谷、手足厥逆的真寒假热现象，这时孤阳外越，生气已离，危亡就在顷刻，此时势必重用姜、附，以通内外之阳气，使无根失守之浮阳，复接于阴，稍一犹豫便将铸成大错。

不仅如此，在方剂学中，尚有两方合并后变更其剂量，因而适应对象也就不同的范例。如桂麻各半汤、桂二麻一汤就是桂枝汤、麻黄汤二方合并化裁用量而变为两张主治不同的方剂。

表 12　　桂麻各半汤、桂二麻一汤剂量变化比较表

方名	组成							适应证候
	麻黄	桂枝	炙草	杏仁	芍药	生姜	大枣	
麻黄汤	三两	二两	一两	七十个				太阳伤寒表实，头痛身痛腰痛，骨节疼痛，脉浮紧，无汗而喘
桂枝汤		三两	二两		三两	三两	十二枚	太阳表虚，头痛发热，汗出恶风，脉浮缓
桂麻各半汤	一两	一两十六铢	一两	二十四个	一两	一两	四枚	太阳病八九日，一日二三度发如疟状，发热恶寒，热多寒少，不呕，面有热色，身痒
桂二麻一汤	十六铢	一两十七铢	一两二铢	十六个	一两六铢	一两六铢	五枚	太阳中风，服桂枝汤后，大汗出而病不解，如疟状，一日再发，脉洪大

桂麻各半汤，实质上是由麻、桂二汤的1/3所组成，由于表邪怫郁——寒伤营，郁而发热，营热欲汗泄而解，而肌表被外邪困遏，不能外达，故见面赤身痒之症，若

用麻黄汤发汗，则虑营热之象已久，因为病日已深，面有热色，倘单用桂枝解肌，则力有不及，故二方合用，比较两全，小发其汗，因势利导，则祛邪外出矣。桂二麻一汤，实质上是由桂枝汤的5/12、麻黄汤的2/9所组成，由于服桂枝汤虽大汗出而病未解，所谓汗不如法，风寒仍然郁闭肌表，故见形如疟，一日再发，脉虽洪大，而无大渴大烦，此为未入阳明之象。如此证情，还须发汗，然而大汗之后，再汗势非所宜，但又非汗不解，因此，只有将麻、桂二方化裁权变以适应证情，故桂枝汤用量略重，麻黄汤用量较轻，以调和营卫，取微汗出而解。诸如此类，不胜枚举。总之，剂量的变化，对方剂作用具有一定影响，值得我们研究和重视。

（四）剂型方面的变化

关于剂型的变化，根据中医文献的记载，大体上有把汤剂改为丸剂，给病人服用的。例如张仲景自己就把理中汤改制为理中丸，理中汤和理中丸的组成药物，都是人参、白术、干姜、甘草，理中汤本治阴寒内盛，呕利腹痛，病在中焦之证，而理中丸则治疗重病愈后，喜睡经久不愈，胸上有寒之证，作为调理之用。但是，同一方药，同一温中，何以一则以汤，一则以丸呢？此因理中汤的病理机转气虚是由于中寒，上逆抢心，心中痞而胸满，其势迫急，故用汤剂以温中散寒，急切求功。若是大病愈后，喜睡久不了了者，此系大病新愈，真元未复，胃上虽然有寒，却不能急切求功，是以改汤为丸常服，缓缓收效。

也有把汤剂改为散剂，给病人内服或外治的。如《伤寒论》的干姜附子汤，其组成药物系干姜、附子二味，本治太阳病误下之后，复又发汗，以致表里俱虚，出现昼日烦躁不得眠，夜则安静（因为阳主昼，阳虚不能胜邪，夜属阴，阳虚不能与争，此邪正交争之象），不渴不呕（里无热），脉沉微，身无大热之证。而在明《医方考》中把它改为附子散，用以内服，治疗痰色稀白，呕吐脉沉，足寒而逆，心多恐怖的寒痰反胃之证。更在宋《圣济总录》中则以干姜、附子研成细末，入棉中，做成袜状，套足上来预防小儿冻足烂疮，如已溃，即用腊月猪油调涂患处。

此外，尚有汤剂改为丸剂，并变易其剂量，因之适应证也就随之而异者。如抵当汤改为抵当丸，可以佐证。

表13　抵当汤、抵当丸剂型用量变化比较表

方名	组成				煎服法	适应证候
	水蛭	虻虫	大黄	桃仁		
抵当汤	三十个	三十个	三两	二十个	煎成后先服三分之一，不下再服	太阳病六七日，表证仍在，脉微而沉或沉结，身黄，少腹满，小便自利，其人发狂者
抵当丸	二十个	二十个	三两	二十五个	捣，分四丸，先以一丸吞服，一周时当下血，不下再服	同上，但较轻，不发狂，腹满而不硬

从上表中可以看出，抵当汤证是蓄血结于少腹，满而且硬，其人发狂，证势相当险恶，故重用水蛭、虻虫，成为汤剂，汤者荡也，使其很快发挥作用，故服法上采取煎三升，去滓温服一升，不下更服。至于抵当丸证，虽然蓄血结于少腹，但满而不硬，且不发狂，证势确较上证和缓，所以改汤为丸，丸者缓也，在服法上则采取分四丸，用水一升煮一丸，取七合服，当以一周为准。目的虽都下血，实有缓峻之分，可见同一方剂，通过剂型的改变，可以适应同一病因而呈现不同症状的病证。

综上所述，中医方剂是多味药物配合而成，其组成是非常严密的，有其一定的法则，不过，每因配伍和剂量等方面的变化，而产生出不同的效果，这些变化，是多样性的，也是极其复杂的，虽然如此，亦自有其一定的法则可以遵循。但是我们应该知道，为什么要有这样许多的变化，主要目的还是为了更好适应复杂的证情，或便利患者的服用，从而把它们加减变化，灵活运用于临床，以收预期的效果。

药引的妙用

中医处方用药，配伍严谨，尤应重视药引。生姜、大枣、葱白、茶叶、红糖等是常用的药引，已为人知。

用药如用兵，善于用兵者，足智多谋，用兵如神，指挥打仗，方能节节取胜。善于用药的医家，切中病机，用药如神，医治疾病，才能药到病除。大黄能起沉疴，人参可杀人命，古有明训，如果辨证不明，泛泛用药，往往有害无益，用之得当，虽牛溲马勃，败鼓之皮，亦成良药。因此，处方严密，配伍精当，对药引的选用，更为讲究。

一、药引与归经学说

药引与中医方剂的组成有关，其中包含着归经学说。中医的归经学说，是以经络脏腑理论为基础的。经络是人体气血运行的通路，它网络周身，通达表里，内连五脏六腑，外络四肢百骸、筋骨皮毛，使内外表里成为一个统一的整体。因此，不同的药物所发挥的作用，与各脏腑经络有着密切的联系。这是中医辨证论治用药的理论根据，也是药物发挥作用的理论基础。如小儿发生咳嗽、哮喘、肺炎等呼吸道病变时，当用桔梗、杏仁、黄芩、桑白皮等入肺经的药物来组成方剂，能更好地发挥方剂的止咳定喘的疗效。因此，按经用药是中医治病的理论基础之一，也是中医药学积累的宝贵经验，一直指导着临床实践。

二、常用引经药

辨证按经用药，首先要针对病情，使用要讲究科学，既要知常，也要达变。常用的引经药，如木通、黄连入心经，黄柏入小肠经，柴胡入肝经，青皮入胆经，苍术入脾经，石膏入胃经，桔梗、杏仁入肺经，白芷入大肠经，肉桂入肾经，滑石入膀胱经，钩藤入心包经，连翘入三焦；木香入冲脉，王不留行入任脉，黑附子入督脉，川断入带脉；上肢用桂枝，下肢用牛膝，头面用川芎，腰部用桑寄生，命门用破故纸，丹田用砂仁，骨髓用熟地，尿道用甘草梢，胞宫用童便。这是一般原则，而不能错用。如太阳经病应用羌活、防风为引，而不能用阳明经病的升麻、葛根，错用则达不到治疗效果。即使是归同一经的药物，作用也各有别。如黄芩、干姜、百合、葶苈子都是归肺经的药物，而黄芩主要是清解肺热，干姜则温散肺寒，百合能补肺虚，葶苈子则泻肺实，寒热虚实迥然有别。而且同一药物，炮制以后又会有不同的作用，如大黄生用（或后入）则峻泻，熟用则清胃肠之热。甚至同一品种的药物，其不同的药用部分，又有不同的作用，如麻黄发汗，麻黄根则止汗，当归身补血，当归头止血，当归尾破血，全当归则和血。还有同一药物，其用量不同，则作用又有差别，如红花重用则破血，少用则养血。诸如此类，不胜枚举，如“外感误服补药，可致闭门留寇，引邪入里。瘟疫妄投桂附，犹如抱薪救火，益增焰势。虚火误投辛温，则劫津耗液，筋肉失濡。寒客妄用凉剂，则阴翳不去，脾虚气陷。”

三、药引的作用

归经是指某一药物进入某一经而发生疗效。推而广之，临床上任何药物，都可进入体内某一部位而达病所，借以更好发挥其作用。别看药引是处方中的配角，它的作用却不可小看，有时甚至能收“药半功倍”之效。例如：治疗风寒感冒时，在辛温解表剂中加药引生姜 2 片、葱根 3 个，可增强解表发汗的作用；治疗风热咳嗽，在辛凉宣肺方中加药引鲜枇杷叶 2 片，刷去毛布包，可增强肃肺止咳的疗效；治疗暑热病人，在清暑解热方中加用药引鲜荷叶 1 角，可增强清暑药的功效；治疗脾胃虚弱的病人，在健脾益气方中加入煨姜 2 片、大枣 5 枚，可增强调和营卫的作用；治疗肺阴虚损、热病伤津，在养阴补虚方中加入药引银耳 20g，可增强滋补调理的作用；治疗小便不畅或尿频急的病人，在清热利尿药中加入药引鲜车前草 3 株、灯心草 3 根，可增强清心利水功能；治疗白痦常用鲜芹菜为引，可助清热透痦；治疗痢疾常用鲜马齿苋为引，可助清热解毒止痢；治疗神昏窍闭常用鲜菖蒲为引，则增强宣闭通窍之力。

药引尚可起到矫味和减低某些药物毒性的作用。例如在用川乌、草乌方中，加入甘草为引，可以降低乌头的毒性；在用南星、半夏的方中加入生姜同样可以降低其毒性；在方中加用白糖、红糖、冰糖、饴糖等可以矫味，更适合于儿童的服用；如用桂圆肉包裹鸦胆子吞服，米饭包裹二丑末吞服，可以减轻对胃的刺激。

此外，药引在成药中的应用价值也是不可低估的，既可增强成药的疗效，也可使成药更具有多种功能。如用薄荷为引煎汤化丸，可以增加疏风清热的作用；用金银箔为引煎水化丸，可以增强镇惊安神的作用等。

四、药引在儿科疾病中的应用

药引在治疗疾病时应用十分广泛。痧痘惊疳，一向被视为儿科四大要症，药引的妙用更是别开生面。

麻疹北方称疹子，粤人称为痦子，西北称为糠疮，江南一带称为痧子，治疗方面虽有透达、解毒、养阴三大法则，但重点主要在透。为了使麻疹很好透达，不致遗毒逗留，可在清热透疹方中加入新鲜的西河柳（又称观音柳）数条为引，以助透发。尤其在麻疹欲陷之际，常用樱桃核10g为引，使其复透，而免陷伏生变。

惊风是一切抽搐疾患的总称，小儿“无惊不变，无惊不走”，常可迅速夺走小儿的宝贵生命，所以前贤认为“小儿疾患无越惊风之险”。若在清热化痰、镇惊息风的处方中加用金银器1～2件为引煎煮（实验证明含有微量元素），则可增强镇惊定搐的作用。

疳证是小儿一切虚弱疾患变化转归的结果，积为疳之母，积不治可以成疳，但疳证并非全由积而成。在治疳的处方中加用干蟾皮为引，常收清热除蒸、消疳除胀之功。

总之，不同的疾患可以根据不同的证情而选用药引，才能有的放矢，起到增强药效、祛除疾病的目的，有些药引需要病家自己寻找，应当详细说清，以免出错，同时还应注意剂量，决不能喧宾夺主，忽视整个处方的配伍。

“通因通用”临床运用体会

“通因通用”是《内经》的治则之一（《素问·至真要大论》）。在《伤寒论》、《金匮要略》中对此法则的运用例证很多。如《伤寒论》321条：“少阴病，自利清水，色纯青，心下必痛，口干燥者，可下之，宜大承气汤。”《金匮要略·腹满寒疝宿食病脉证治篇》23节云：“下利，不欲食者，有宿食也，当下之，宜大承气汤。”《呕吐哕下利病脉证治篇》38节又云：“下利，脉迟而滑者实也，利未欲止，急下之，宜大承气汤。”39节又云：“下利脉反滑者，当有所去，下之愈，宜大承气汤。”这些论述非常实用。考其渊源，实本《内经》理论，结合临床实践而来。故清·徐灵胎云：“自古言医者，皆祖《内经》，而《内经》之学，自汉而分，仓公氏以诊胜，仲景以方胜，华佗氏以针灸杂法胜，虽皆不离乎《内经》，而师承各别。”我们在《内经》、《伤寒论》、《金匮要略》等的理论指导下，对“通因通用”的治则，更是广泛运用于临床。首先在夏秋季节泄泻和痢疾等肠胃疾病流行时，从治法上最易体现出现。

例1　高某，男，2岁。

三日来，大便泄泻，每日三四次，有酸臭气味，腹部胀痛，痛则思泻，泻则痛止，面黄形瘦，胸闷嗳饱，噫臭恶食，口中作渴，小便短赤，舌苔垢腻。证属脾胃素弱，乳食过饱，复为生冷所伤，以致大便不聚而泻，治当导滞通利。

煨木香3g，黄连1g，猪苓6g，茯苓6g，炒白术6g，黄芩5g，制军5g，枳实3g，神曲10g，泽泻6g，姜皮1g。3剂，水煎服。

二诊：服药后大便正常，腹胀痛已瘥，食欲略振，唯仍面黄口渴，小便短黄，苔腻未退。宿滞未克尽化，湿热内蕴，治再原意增损。

黄连1g，黄芩6g，制军5g，猪茯苓6g，泽泻5g，六一散10g（包），青广皮各3g，焦三仙各10g，车前子10g（包），姜皮1g。

例2　李某，女，3岁。

日来下痢频繁，黏稠热臭而秽，腹中急痛，肛门后重灼热，兼见高热面红，唇燥而渴，喜饮冷水，心烦不安，小便短赤，苔黄舌红。证属外感暑湿，内停食滞结蓄肠胃，蒸腐成痢。亟宜通利清热，宗《内经》"通因通用"之旨。

煨木香3g，槟榔5g，青皮3g，陈皮3g，枳实5g，黄柏6g，黄连1.5g，大黄6g（后下），风化硝3g（化），猪苓6g，马齿苋15g，焦三仙各10g。3剂。

二诊：药后便次大减，一日2～3次，仅夹少许黏液，里急后重减轻，唯内蕴湿热未尽，尚感烦渴，小便不利，食欲不思，入暮微热。治再清利导滞，以希热清积化。

煨木香3g，槟榔3g，黄连1g，制军6g，猪茯苓各10g，泽泻6g，焦三仙各10g，马齿苋15g，葛根5g，益元散10g（包）。

按：例1是积泻，应用香连导滞丸加减；例2是热痢，用木香槟榔丸化裁。只要审证得当，往往一剂知，二剂已，收效很快，治愈率很高。但这两方，虽然主治不同，轻重有别，但在组合方面都用大黄，具有共同的通利作用。泄泻和痢疾均属下利，下利本身就是通利表现，为何还要通利？因为下利是正气和病邪搏斗的一种病理反应，是邪气外泄的表现，临床时最忌遽用涩药，闭门留寇，这和《金匮要略》"夫呕家有痈脓，不可治，呕脓尽自愈"具有同样意义。明·万密斋指出："小儿泄泻初得之，不可遽止。"故宜用通利，因势利导，将病邪及早驱出，当自康复。不过，通因通用运用时有其一定的原则。如清·徐灵胎云："热结注泄，用通药泻结，以止旁流。"绝不能普遍用于一切泻痢病证。笔者认为，凡在"大寒内凝，大热内蕴，积聚留滞，泄注不已"的情况下，很适合，并不一定只限于热结旁流一证。因此，运用通因通用的原则，宜审确有寒凝（以巴豆通利）、热蕴（以大黄通下）、积聚、热结等，方可使用，否则，不可遽投。

由此可见，"通因通用"实质上就是一种因势利导的疗法，可起通闭解结的作用，这就意味着"通因通用"的应用不能局限于下利的范围。因为通具有外泄的含义，通利大便即可谓之通，他如发汗、祛瘀、利尿等等，又何尝不是通泄呢？证之临床，汗证而用发汗解肌方法，血证而用排除瘀血方法，淋证而用通淋清利方法治疗，是屡见不鲜的，故古今医家将此法广泛用于临床。

例3　杜某，男，12岁。

自幼体虚，肺胃气弱。近两天来外感客邪，洒淅恶寒，自汗频出而不解，面色白，口中不渴，纳差，二便如常，苔白脉缓。此为正虚营弱，卫不外护，治当发汗解肌，调和营卫。

桂枝5g，白芍10g，炙草3g，制香附10g（打），苏叶5g，生牡蛎15g（先煎），枳壳5g，郁金10g，焦三仙各10g，生姜2片，大枣5枚。3剂，水煎服。

药后恶寒已解，汗出已敛，身热亦平，胃纳较馨，苔白脉缓。前方既效，治再原意增损，以巩其效。

例4　易某，男，10岁。

努力负重，损伤胃络，两日来吐血，每日三四次，量多色紫，自感胸胁胀痛，吐后反觉轻快，大便未行，小便微黄，口渴喜凉饮，苔白脉涩。唐容川云："平人之血，畅行脉络，充达肌肤，流通无滞。"今既不能流注荣身，致生妄动之患，违背正常循行，必然留滞络脉，出现胀痛之候，治当活血祛瘀，通络止痛。

紫丹参10g，当归6g，赤芍10g，茜草5g，桃仁5g，干藕节30g，侧柏叶10g，三七末1g（冲），红花5g，丝瓜络10g。3剂，水煎服。

药后吐血已止，胸胁胀痛大减，腑气已行，胃纳尚佳，苔仍薄白，脉趋缓和。瘀血已化，证势苟定，再拟和血通络之剂，以防逆而上壅。

例5　赵某，女，12岁。

五日来尿意频数，淋沥不畅，少腹痛而憋胀，溲时有灼热感，苦闷不舒，面黄神疲，日来且增胃痛泛恶，纳食呆滞，舌苔薄白，脉象弦数。证属湿热内蕴下焦，热结膀胱，兼由饮食不节，停滞不运所致，治宜通利湿热，和胃舒中。

川萆薢10g，益智仁5g，石菖蒲5g，猪茯苓各10g，萹蓄10g，瞿麦10g，车前子10g（包），清宁丸10g（包），石韦10g，焦三仙各10g。3剂，水煎服。

药后淋沥大减，溲量增多，少腹憋胀已蠲，胃痛泛恶稍已，精神略振，食纳欠甘，苔薄色白，脉象略数。湿热蕴结尚未尽解，前方既效，无再更张。

按：例3以恶寒汗出为主症，但由外感客邪所致，属于营卫失调，故用桂枝汤加味调和营卫，营卫一和，则诸症自解。例4主症是吐血，吐血亦即失血，不用止血药物，反用茜草、赤芍、丹参、红花等和血祛瘀，竟收排除瘀血、制止胀痛之效。此因瘀血留滞经络，徒用止血，反见胀痛加重，吐血不止，临床颇为常见。故前贤谆谆告诫"见血休止血"，实为经验总结。而在血证中用祛瘀止血法，正体现了"通因通用"的原则。例5的主症是小便淋沥不畅，采用通淋清利，收到了理想的疗效，也是属于"通因通用"的范畴。凡事有常有变，通因通用也不例外，临床上既有其常法，也有其变法。下利而运用通利泻下药，汗出而用发汗解肌药，失血而用活血祛瘀药，淋证而用通淋清利药，这些均属通因通用的常法。临床时不仅要掌握这些常法，使其充分得以运用，更重要的还要掌握其变法，才能将"通因通用"这一法则运用得淋漓尽致。例如下利而用分利小便的方法，或用发汗的方法来治疗，汗证而用通利的方法来治疗，出血而用发汗的方法来治疗等。

例6　张某，男，1岁。

腹泻一日六七次，呈喷射状，泻物皆如黄水，夹以乳瓣，肠鸣辘辘，饮食不思，指纹隐约，苔薄色白。证属湿盛伤脾，清浊混淆而成水泻，治当除湿利水，宗官桂五苓加减，以收化气利湿之效。

卷官桂2.5g，猪茯苓各6g，炒白术6g，泽泻5g，陈皮3g，半夏3g，煨木香3g，砂仁米1.5g（打），炒川朴1.5g，姜皮1g。3剂。

药后泄泻一日两次，质已稠厚，小便趋利，食思略振，腹部不胀，肠鸣已瘥，苔白。此脾运趋复，水湿渐化之征，再拟原方加减，以巩其效。

例7　李某，男，1.5岁。

素有喘咳，近因调护失周，夜袭寒凉，以致身热不解，大便泄泻稀溏，一日三次，夹以不消化物，面黄神疲，苔白。此下利夹表，脾胃功能失调，治以仓廪汤加减。

太子参3g，藿香5g，苏叶3g，陈皮3g，半夏3g，柴胡6g，焦三仙各10g，生姜2片，大枣3枚。

例8　邓某，女，4岁。

夜间盗汗，醒后即收，便干如羊粪，苔腻脉数。证属湿热内蕴，汗液蒸腾而出。治当清解通利，以希热解便通，庶几盗汗可止。

当归10g，生黄芪10g，制军10g，黄芩10g，黄连1g，黄柏10g，生地黄10g，生甘草3g。3剂。

药后便通纳增，盗汗亦止，再拟原方接服，以巩其效。

例9　高某，男，1岁。

三天来鼻衄频流，血色鲜红，伴以咳嗽，咽干痒而红，大便燥结，小便微黄，苔白。证属素体阴虚，感受外邪，郁而化热，血为热迫，逼而上行，故血从鼻出，治以滋阴解表。

肥玉竹6g，嫩白薇5g，连翘10g，桑叶6g，黑山栀3g，侧柏叶10g，鲜茅根30g，淡豆豉10g，胖大海5g，葱头3个。3剂。

药后鼻衄已止，咳嗽较畅，咽干口渴亦已。此郁热趋解，血已正常循行，再从原意加减治之，自可告愈。

按：例6由于水湿过盛，脾运失司，所谓“湿胜则泻”，是病理现象，运用五苓散把后阴水分，引从小便而出，不治其泄泻，而达到泄泻自止的目的。例7由于夜袭寒凉，临床证候除泄泻外并有身热表证，故解其表邪，则下利也就不治而愈，与喻嘉言用人参败毒散治疗痢疾初起而有表证，取其“逆流挽舟”之意，有异曲同工之妙。例8属湿热蕴蒸，心火上冲的盗汗，这是病理现象，而非邪气之出路，故用大黄，借其荡涤之力，将湿热引从下解，所谓釜底抽薪，不治汗而汗自止。例9为病由外邪郁而化热，迫血上逆，故用玉竹、白薇、葱白、豆豉等滋阴解表药物使邪从汗解，撤其热郁迫血之源，故鼻衄遂止，与《伤寒论》中“衄家不可发汗”及“亡血家不可发汗”的禁例是有所区别的。

以上类似病例很多，不胜枚举，都是在辨证论治的前提下灵活运用这一法则的结果，实质上均属于“通因通用”的变法。因此，“通因通用”这一法则是一种采用顺从病象而加以施治的方法，应属于从治法的范畴。

由于临床上病情变化极为复杂，为了针对病情，有的采用从治，有的采用正治，正治的如热病用寒药、寒病用热药，从治的如通因通用、塞因塞用，因此，“通因通用”实质上就是《素问·至真要大论》提出的“必伏其所主，而先其所因”的一种治本方法。由于它与正治法恰恰相反，所以，称为从治。

但是，“通因通用”这种从治方法，既与《伤寒论》中治“少阴病，下利清谷，手足厥逆，脉微欲绝，身反不恶寒，面色赤”的里寒外热证用通脉四逆汤，以及治“脉滑而厥”的热厥证用白虎汤的反治法不同，也与《伤寒论》中治“少阴病，下利脉微，与白通汤反厥逆无脉，干呕而烦，可用白通加猪胆汁汤”的方中用热性姜、附以回阳逐寒，反佐少许苦寒的猪胆汁，以诱导热药下行，防止虚阳格拒而引起干呕心烦症状的反治法的意义和作用不尽相同，临床时应当严格区别，不可混淆。

三黄在儿科临床上的运用

三黄是黄芩、黄连、黄柏之简称，为我们儿科临床上常用的三味中药。日常处方时黄芩、黄连并伍，习惯称为芩连；黄连、黄柏并用，多又呼为连柏。黄芩、黄连、黄柏这三味中药，性味皆属苦寒，具有清热泻火解毒之功，而且临床上彼此还可互用，相互之间有其非常密切的关系。例如：黄连以治疗痢疾而著称，在市场上暂时缺货的情况下，通常可以改用黄芩或黄柏，同样可以取得一定的疗效。如果三者同时并用，更能增强效果。为了方便起见，故以黄字冠称“三黄”。

中药是中医治疗疾病不可缺少的武器，长期以来很多医家积累了极其丰富经验，有效地指导着医疗实践，为中华民族的繁衍和保健事业作出了巨大的贡献。

一、三黄的鉴别及运用

根据马克思主义唯物辩证法的观点，任何事物有它的普遍性——就是共性，也有它的特殊性——就是特性，而普遍性多寓于特殊性之中。因此，应运用辩证唯物主义的观点分析三黄，它们之间既有共同特点，也有其不同特点。

1. 三黄的共性和特性

它们的共同特点主要在于性味、功能和颜色。三者的性味，均属苦寒，苦为火味，寒能胜热，所以都具有清热泻火功能，适用于火毒燔灼的疾病。苦又能燥湿，燥为火之性，故复可适用于某些湿热壅滞疾患。三者的颜色，同具黄色，色黄属土，能入脾胃，以除湿热，因此都能治疗胃肠的一些病证。

三黄之间的不同特点，从颜色上来看，黄芩黄而微青，黄连其色纯黄，黄柏色黄而深。从归经方面来看，黄芩入心、肝、胆、肺、大肠、小肠经；黄连入心、胃、大肠、小肠经；黄柏入肾、膀胱、大肠经。从功能主治作用上看，黄芩能清上焦火，黄连能清中焦火，黄柏能清下焦火。具体地讲，三者除了具有清热燥湿的共同作用以外，黄连擅长清心除烦，黄芩则长于清热止血安胎，黄柏可以泻火，退下焦虚热。由于作用不同，因而在适应证方面也就有所差异。黄芩最善清气分之热，并由肺而下通三焦，达于膀胱，以利小便，因其色黄而微青，青为木之色，故又善入肝胆以清热，用以治疗少阳寒热往来。枯芩中空，可以清除伏热，凡热之伏藏经络，散漫于腠理者，皆可清除之。血得热则行，热清则血止，故凡因热所致的吐血、衄血、便血、血崩、血淋以及胎热不安等疾患都可治疗。根据传统习惯，黄芩分为两类，一为枯芩，又名片芩，即芩之中虚者，一为条芩，又名子芩，即芩之内实者，其作用基本相同，张锡纯在

《医学衷中参西录》指出："治肺病、肝胆病、躯壳病，宜用枯芩，治肠胃病宜用条芩，究之皆为黄芩，其功用原无甚参差也。"黄连则善入心以清热，心中之热清，则上焦之热皆清，故善治眩晕，目疾肿痛，胬肉遮睛以及赤游丹毒，口舌生疮，心火亢盛，烦躁不寐等证。性凉而燥，寒能清热，故治湿热郁于心下，而作痞满，以及肠澼、下痢脓血等证。黄柏因其水液浓稠而滑，故能直入下焦，以治阴虚阳亢而致的骨蒸潮热、痿软等证。李士材云："黄柏苦寒，沉而下降，为足少阴，足太阴引经之剂，肃清龙雷之火，滋润肾水之枯。"因此，并无苦燥伤阴之弊。

总之，三黄的共性是清热燥湿，三黄的特性是：黄芩专于清热止血，清热安胎；黄连长于清心除烦，泻火解毒；黄柏善于清除虚热，苦烦坚阴。这些不同特点的分析，为临床上使用三黄提供了有力的指导原则和充分的理论根据。不过，临床上具体使用时，随着用量的不同，配伍的变化，而作用的发挥也有所不同。

2. 三黄的利和弊

马克思主义哲学认为对立统一规律是宇宙的根本规律，所以，我们"不但要看到事物的正面，也要看到它的反面"。对于三黄芩、连、柏在临床上的应用也不例外，既要看到它们有利的一面，也要看到它们不利的一面，窥其全貌，才能运用自如。

黄芩、黄连、黄柏三者的性味均属苦寒，有其清热燥湿、泻火解毒擅长的一面，举凡以火热燔灼而出现的各种证候，用之得当，往往一剂知，二剂已，收到立竿见影之效。但是，切勿忽视三黄芩、连、柏有其伤阴败胃不利的一面，所谓"苦燥伤阴，苦寒败胃"。举凡以脾胃虚弱而出现的各种证候，虽然需要三黄，亦须谨慎从事，若用量过大，或用之较久，往往脾胃功能难以恢复，影响生化之源。尤其小儿稚阳未充，稚阴未长，形气不足，脏腑脆嫩，一切大苦大寒、大辛大热和有毒峻厉的药物，都可戕贼生气，所谓"辛热足以耗损真阴，苦寒能伐生生之气"。诚如虞抟《医学正传》所说："小儿脏腑脆嫩，而孟浪之剂，与乎峻寒峻热之药，俱不可随便施用。"临床上若徒执小儿"体禀纯阳，无烦益火"而恣用苦寒，取快于一时，往往造成不良后果。例如急惊风一证，本属阳邪实热，如果滥用寒凉攻伐，每能变为慢脾厥逆，即是很好的例证。因此，古代医家曾经提出"苦寒药为儿科大禁"的论点，甚至有人主张不如改用甘寒、甘寒之药，既能滋阴，又能养胃，且起清热解毒作用。殊不知甘寒滋阴，虽有沃焦救焚之功，也有腻恋留邪之弊。正如苦寒清热，既有泻火解毒之功，也有伤阴败胃之弊一样。所以，清代陆九芝曾经指出："滥用滋阴，不敢用芩、连以清热，硝、黄以攻下，以致救人少，而误人多。"此颇具卓见。苦寒和甘寒有利有弊，关键在于如何具体掌握它们的特点，适应哪些证候，它们之间有哪些相同，有哪些不同，有哪些擅长，有哪些不利，如何发挥它们有效的一面，制止其不利的一面。临床时不可率尔操觚，必须细加权衡，运筹帷幄之中，才能决胜于千里之外，达到理想上的要求，取得良好的效果。

二、三黄在儿科临床上的具体运用

1. 三黄共同适应证

（1）时行热病：三黄是治时行热病的圣药，但必须在表邪已解，里热独炽，或在表里俱热的情况下方可应用。如果热病初起，恶寒身痛，三黄则不相宜了。

临床上治疗时行热病，基本上都是三黄同伍。例如三黄石膏汤，其组成药物是芩、连、柏加石膏、山栀、豆豉、麻黄、生姜、大枣、细茶叶而成，实质上是由黄连解毒汤合栀豉汤加味组成。黄连解毒汤中的黄芩泻上焦之热，黄连泻中焦之热，黄柏泻下焦之热，山栀通泻上中下三焦之热，四药合成泻热解毒之剂。栀豉汤能够宣泄除烦，加用石膏则清泄里热的功能更强，这是专为里热炽盛而设。麻黄、豆豉、生姜、大枣、细茶叶在三黄、石膏的配合之下，成为辛凉解表之剂，发汗逐邪，清泄表热，这是专为表实无汗而设，用治时行热病，表里俱热，烦躁不安，口中大渴，面赤鼻干，两目红赤，无汗，身体拘急，脉象洪数，甚或谵语，躁狂，衄血，发斑等症，每获良效。所以《医宗金鉴》对本方组成特别赞赏，认为"麻、豉得石膏、三黄，大发表热，而不助里热。三黄得石膏、麻、豉，大清内热，而不碍外邪"。证之临床，每于感冒流行季节，小儿高烧无汗，多日不解，运用三黄石膏加减，往往收效甚快。可见三黄都能治疗时行热病，不过，就三黄本身来说，除了黄柏一味在时行热病中很少单独应用外，黄芩、黄连其适应范围广泛，却又各有所主。通常认为黄芩是治肺热理想的药物，如治肺炎喘嗽、肺热而咳，则为临床所常用。古代医家如李东垣对此有深切体验，指出："治肺热如火燎，烦躁引饮，而昼盛者，气分热也，宜一味黄芩汤，以泻肺经气分之火。"黄连则对心经有热，症见高烧烦躁者，最为理想。黄芩虽有清心之功，较之黄连，似逊一筹，故在处方中每用黄芩协助黄连，共奏泻火解毒、清心除烦之功。如果温病内陷，邪入心营，症见神昏谵语，斑疹隐隐，则牛黄、朱砂之功却又优于芩、连了。

(2) 痢疾腹泻：痢疾和腹泻形成的原因很多，有湿热或寒湿之邪，侵入肠中，络脉受伤而成的，有饮食不洁，或宿食停滞，碍于肠胃，影响运化而成的，有脾气虚弱，或肾阳衰惫，命火式微，阴寒极盛而成的。所以，临床上既有虚实之分，又有寒热之别。芩、连、柏所适宜治疗的痢疾和腹泻，均以湿热或火毒壅滞肠间，传导失常所形成的热痢和热泻为宜。

在古今医家的处方中，有的芩、连并伍。如《宣明论方》的芍药汤用以治疗湿热下痢，方中黄芩、黄连性味苦寒，能够清热解毒，苦燥湿热；芍药、甘草、当归可以和营，以治脓血；木香、槟榔行气以除后重，所谓"行血则便脓自愈，调气则后重自除"；反佐肉桂一味，取其温热之性，以除芩、连、大黄苦寒之偏。这是一张清泄湿热、调气治痢的专剂。又如治疗湿热下注泄泻的葛根芩连汤，方中芩、连可以清热解毒止利。葛根可以解肌清热，升阳生津，伍以芩、连，则能充分发挥解除阳明肌表之热的作用，而芩、连得葛根配合，则不独清泄阳明里热，而更能解毒，治疗肠胃热性下利。甘草可以解毒，调和诸药。共奏解肌清热、解毒止泻之功，用治小儿身热腹泻，往往一剂知，二剂已。有的连、柏并用，如治疗湿热下痢赤白的白头翁汤，方中白头翁可以清泄血分湿热，黄连、黄柏、秦皮可以消泄肠中湿热，药仅四味，却具有强大的清热止痢功效。从上述方中可以看出，治疗热性痢疾和腹泻，大多配有黄连，以黄连的功效为最好，刘河间曾经赞誉"黄连为治痢之最"，确是经验之谈。现在我们临床上治疗湿热下痢和腹泻，亦多以黄连为主药，黄芩作为协佐。至于黄柏，通常亦与黄连并伍，互相助长疗效。黄芩和黄柏二味，单用不多，但在古代文献中，《肘后方》、《千金要方》中治痢却有“芩独任之”的记载，在《十全博救方》中亦有“单用黄柏焙为末，米汤和丸服”治疗小儿热泻的叙述。

芩、连、柏治疗热痢热泻，疗效卓著，久经证实。但是，临床时切不可滥用无忌，取快一时，忘了它们均是苦燥之品，有损阴血之弊。尤其在泻久津伤，或阴亏患痢的情况下，若无适当配伍，用之更损阴血。如白头翁加甘草阿胶汤，连、柏与阿胶同伍，既能清热止痢，又可滋阴养血，堪可效法。更不能忘了它们性味苦寒，复有伤脾败胃之嫌。特别在泻久中虚或阳衰患痢的情况下，纯投无忌，则脾胃益惫。

古代医家对泻痢的治疗，大法有四，即通、调、补、涩。泻痢初起，湿热积滞，气结较甚，而体气未虚者宜通下，如木香槟榔丸。这是一首行气化积，清热攻下的峻剂。方中木香、香附通理三焦气滞，青皮疏肝气，陈皮理肺气，三棱破血中之气滞，莪术破气中之血滞，枳壳宽肠利气。这大队破气行气药物的使用，既可破结行滞，疏通肠胃，通畅气机，以解除痞满胀痛诸症，又能协助泻下药导滞下行。黄连、黄柏燥湿清热；黑丑、槟榔攻下行滞，配合大黄、芒硝，则泻下更为得力。功专泄热导滞，清除肠中食积湿滞，每获良效。通下后而里急后重仍存在，可用调法，调其气血，如腹痛则必伍以和血止痛药品，轻则甘草、芍药。如黄芩汤，方中黄芩清泄里热，芍药泄肝敛阴，合用则为退热止痛要药，甘草、大枣解毒和中，有利于治疗泻痢。后世很多治利方剂，都是从它演变而来的，如黄芩芍药汤即本方去大枣而成，所以汪讱庵在《汤头歌诀》中说：“此方遂为治痢祖，后人加味或更名”。重则白芍、吴萸，如戊己丸，戊为胃土，己为脾土，这是一张治疗脾胃湿热所引起的下痢良方。方中黄连清脾胃湿热，少佐吴萸辛热，不使黄连苦寒损胃，又能行气疏肝，引热下行，芍药和血敛阴，则腹痛自止。如后重则必伍以调气药品，如陈皮、木香、川朴。方如香连化滞丸，方中黄连、黄芩可以燥湿清热，木香、陈皮、川朴善理气滞，茯苓、白术健脾渗湿，神曲、大黄消食导滞，泽泻渗湿利水，临床用之，每获良效。泻痢久延不愈，阴伤阳衰者，则必补之。如驻车丸，方用当归、阿胶滋阴养血，干姜温中和血，以使阳气得化，阴血不致妄行下走，并用黄连清热坚肠止泻，米醋收敛固涩。如果痢久不食，形成噤口者，又宜开噤散。方中人参、丹参益气和血，黄连、石莲子清热降逆止泻，石菖蒲、冬瓜子、荷叶蒂可以化浊和中，茯苓、陈皮、粳米益气养胃。药后得谷者昌，失谷者亡，如果绝粒不进，则是胃气已败，极为危险。涩法是在治疗泻痢过程中不得已而运用的一种方法。所谓“痢无止法”，这实际上是指痢疾初起，肠内积滞正盛，治宜通积化滞的泻痢证候而言，假若泻痢日久，肠中积滞已去，而呈现虚痢滑脱者，非但禁用通滞之剂，而且必以收涩固脱之剂，始可为功。如河间诃子散，方用诃子涩下，黄连清肠，木香、芍药止痛，白术、甘草补土和中。此方与单纯温中涩肠有所不同，故可适用于泻痢日久不止，脾虚肠热，气机不畅等证。临床时若再伍以乌梅、龙骨、牡蛎等酸收固涩之品，则收效更佳。

（3）吐衄出血：血液本是维持人体生命的宝贵物质之一，周流不息地循环于人体。一旦火热伤络，迫血妄行，或者脾气虚损，不能摄血，或者瘀血阻络，血不归经，均可引起失血，血从上溢则为咳血、吐血、衄血，血从下溢则为便血、尿血。三黄本无直接止血之功，因血得热妄行，三黄能清热泻火，除去出血的原因，从而间接地收到止血的效果。所以，三黄适用于热迫血行导致的各种出血证候。

古代医家对于吐衄出血的治疗，在清热止血方面，颇多赏用黄芩。如张景岳治疗咯血，运用茜根散，方中黄芩可以清热止血，侧柏叶、生地黄可以凉血止血，阿胶、茜草可以和血活瘀，甘草和中解毒。又如庞安时在《杂病论方》中治疗吐衄下血，独用黄芩一物作汤或为丸服。《医宗金鉴》治疗小儿衄血，因内热火盛者，用四物三黄泻心汤，方中四物汤调血理血，黄芩、黄连合用，苦寒清热泻火，配以大黄，疏降火逆，并誉云："四物三黄泻心汤，热盛吐衄功最良。"

黄连除与黄芩配伍治疗吐衄出血外，亦有单用治疗胃热上冲，牙宣出血。如清胃散方中黄连清泻胃火，当归和血养血，生地、丹皮养阴清热，凉血止血，升麻升散阳明之火，火升热降，则诸象可除，临床用治胃火牙痛出血者多效。至于黄柏，在《普济方》中有单用以治下血的记载。闫孝忠治疗小儿下血，多以黄柏配伍赤芍。现在临床上多用以治疗便血尿血，对热盛下血、脏毒有效。如槐角丸，方中黄柏、黄连、黄芩并用，清热止血，在于澄本清源，消致病之因，槐角、地榆专清肠热，凉血止血，侧柏叶、生地、当归清热止血，荆芥、防风散风止血，枳壳宽肠利气，乌梅酸收止血，川芎辛散活血，生姜汁以制三黄苦寒。本方制止便血，确有疗效。

三黄可以清热止血，早已众口皆碑。但是，三黄凉而抑遏，易致瘀血凝滞，苦寒败胃。血以下行为顺，上行为逆，得寒则凝，得温则行，气为血帅，血随气行，气和则血循经，气逆则血越络。上逆之血，由于火升，火之所升，因于气逆，所以，治血应先调气，不宜降火，若用苦寒，反使凝滞，且易伤脾，故治疗时须先辨别阴阳。阳证血色鲜红，阴证血色紫暗。阳证脉洪滑，口渴面红，喘烦溺赤，治宜清降。阴证脉虚数，口干颊赤，烦躁足冷，治宜引火归原，大忌寒凉降火之剂。故缪希雍《先醒斋医学广笔记》重申治血三诀，认为："宜行血不宜止血。血不循经络者，逆上壅也。行血则血循经络，不止自止。止之则血凝，血凝则发热恶食，病曰痼候。宜补肝不宜伐肝。经曰：五脏者，藏精气不泻者也，肝藏血，吐血者，肝失其职也。养肝则肝气平，而血有所归。伐肝虚不能藏血，血愈不止矣。宜降气不宜降火。气有余便是火，气降则火降，火降则气不上升，血随气行，而无溢出上窍之患矣。降火必用寒凉，反伤胃气，胃气伤则脾不能统血，血愈不能归经矣。"此论在临床上有一定的参考价值。我们临床运用三黄组成治疗血证方剂时，常因出血部位不同，而选择不同的止血药，如吐血宜选用黄芩、黄连、生地、乌贼骨、三七、白及，衄血宜选用黄芩、白茅根，咳血宜选用黄芩、阿胶、黛蛤散、侧柏叶，尿血宜选用黄柏、小蓟、血余炭，肠出血宜选用黄柏、黄连、槐角、地榆等。若再配伍防风、荆芥，以收宣散火邪之效，而纠寒凝伤胃之偏。

(4) 目肿赤烂：目为五官之一，与脏腑有密切联系，所以《内经》说："五脏六腑之精气，皆上注于目，而为之精。"在眼科疾患的诊断方面，素有"五轮八廓"之分，惯常将眼部分为五轮，即黑睛为风轮属肝，目眦为血轮属心，眼胞为肉轮属脾，白睛为气轮属肺，瞳孔为水轮属肾。又分为八廓，即瞳孔为水廓属膀胱，黑睛为风廓属胆，白睛为天廓属大肠，眼胞为地廓属胃，内眦上方为火廓属小肠，内眦下方为雷廓属命门，外眦上方为山廓属心包，外眦下方为泽廓属三焦。可见眼病虽然是局部疾患，实每由于内脏病变所引起，根据这些不同部位，可以探知发病的根源，以疾患所在偏重部分，从整体观点出发，进行分经论治，自可获得理想上的疗效。

三黄治疗眼病，从中医理论上讲是无可非议的。但应注意，三黄功能清热泻火，因此，只适宜用于火热炽盛的眼病，要具备目赤肿痛或眦伤泪出等证候。在治疗眼病中，以黄连功效最好。如《外台秘要》用“乳汁浸黄连点眼”以治目赤肿痛。《本草纲目》亦用“鸡子清加黄连水打至泡起，取浮沫点眦内”，以治目赤怕光，流泪多眵，沙涩难开，俗称“赤眼”、“火眼”之证。在内服药方面，有桑菊祛风汤治疗目流泪水、红肿而痛、羞明畏光等风热外乘及肝火外风交郁之疾。方中黄连清热明目，桑叶、菊花、防风疏风明目，银花清热解毒，当归、赤芍清热和营，既可内服，亦可熏洗，往往效如桴鼓。至于黄芩，古代医家亦多赏用。如《卫生家宝方》有“用黄芩、豆豉为末，猪肝煮熟，裹而食之，以治疗肝热生翳”。我们现在临床上对一般眼病用药，散风多用防风、菊花，和血多用丹皮、赤芍，清热多用黄连、黄芩。如目赤眼痛，肿如桃李，名为“蚌合”之证，由于肺脾壅热上攻，热愈壅而肿愈甚，肿愈甚而脾愈实者，治宜清火解毒，方用散热消毒饮，黄连、黄芩性味苦寒，清热泻火，羌活、防风散风解郁，薄荷、连翘疏风清热，牛蒡子宣肺解毒。又如目痒涩痛，羞明难睁，视物昏糊，睑内满布红色细粒，名曰椒疮，一般叫做“沙眼”，治宜清化脾经湿火，宜用除风清脾饮，方中黄连、黄芩苦寒燥湿，清热泻火，荆芥、防风疏风散热，知母、连翘清热泻火，元参、生地甘寒清热，陈皮、桔梗宣利气机，大黄、元明粉通下荡涤，疗效颇佳。至于黄柏，在《小品方》中有“以之浸乳中点婴儿赤目”的记载，但临床上不及黄连应用普遍。在内服方面，从理论上讲，多用以治疗阴虚阳亢的眼病，如知柏地黄丸之类，效果很好，但对小儿来说，临床实际使用的机会甚少。

(5) 疮毒游丹：是小儿时期一切外疮的总称。游丹是指皮肤变红，如染脂涂丹，往往游走无定，或浮肿作痛，伴以寒热头痛，轻者数日即消，重者红肿四周扩散，并有胸闷呕吐，或见神昏谵语。在小儿则与胎毒有关。因此，疮毒游丹都是心火偏旺，火毒内炽，或者湿热壅遏，再加风热乘袭为患。由于三黄均是清热燥湿、泻火解毒之品，从中医理论上来讲，运用三黄治疗疮毒游丹，那是没有疑问的。临床体会，对于一些好发于口舌耳鼻等处窍道之疮疡，以及下肢湿热疮毒，其效更好，既可用于外治，亦可用于内服。在外治方面，有赴筵散，黄芩、黄连、黄柏、山栀、干姜、细辛等分研末外敷，以治口疮实火为患，出现烂斑密布，腮舌俱肿，溲赤便秘等症。如果口疮乃虚火所致，疮色淡红，而无其他热象，可用柳花散，黄柏、青黛、肉桂、冰片，共研细末外搽。张杰所著《子母秘录》载用黄连末敷患处，以治小儿鼻䘌及目蚀。《梅师方》载有用黄芩末水调涂火丹。张杲《医说》载有治冬月向火，两股生疮流黄水者，以黄柏末掺之。《子母秘录》亦载有小儿脐疮，以黄柏末涂之。现在我们临床上运用三黄外治疮毒游丹，大多配成复方，湿盛的伍以枯矾、石膏、炉甘石、龙骨末、牡蛎末、滑石粉，热盛的伍以青黛、朴硝、寒水石，毒盛的伍以轻粉、朱砂、冰片、血竭，疮面干燥的多用植物油或陈茶、白蜜、鸡蛋清调敷，流水多的则以干末掺之。在内服方面，《肘后方》治口舌生疮用黄连煎酒含呷。《深师方》用黄柏水含服，以治口舌生疮。《雷公炮炙药性论》曾赞誉云:“口疮舌折,主愈黄酥。”说明黄柏酥炙用之,其效更佳。古代医家治疗水痘热甚黑烂,用三黄丸每获良效。又如治疗小儿耳内流脓,寒热肿痛,内服栀子清肝汤,方中黄芩、黄连泻火解毒,山栀、生石膏清热泻火,当归、川芎、柴胡疏肝和血,白芍、甘草调中止痛,丹皮清热凉血,牛蒡子宣散解毒,收效亦著。在内消散肿溃坚方面,更有李东垣的散肿溃坚汤,方中黄芩、黄连、黄柏、龙胆草、知母均为苦寒之品,有大泻三焦实火之效,柴胡、连翘、甘草、升麻、葛根可以解毒清热,三棱、当归、莪术、昆布可以活血行瘀散结,桔梗、天花粉可以排脓,芍药、甘草缓解疼痛,具有活血行气、化坚消肿、泻火解毒、化痰散结之效。疮毒游丹多为火毒壅遏,气蒸血腐而成,临床治疗时,宜清热泻火解毒,这是基本法则,运用三黄,往往收药到病除之效。但是,亦须注意三黄苦寒,有抑遏火毒之嫌。经云“火郁发之”,疮毒游丹,治以清热解毒,固然重要,若滥用无忌,往往使火毒凝遏,内逼生变,为了防止变生坏病,复须散结疏壅,伍以荆芥、薄荷、连翘、白芷、天花粉等散结、理气、活血之品,才无冷凝抑遏之患。

(6)湿热盗汗:汗是人的津液,存在于体内阳分的为津,阴分的为液,排泄体外的就是汗。汗出本是人体生理自然的功能,如天气炎热,衣着过厚,以及渴饮热汤,或在运动与劳动后均可出汗,这种出汗,均为正常生理状态。若无故汗出,便为病象,多系人体内阴阳偏胜所致。《医宗金鉴·幼科心法要诀》云:“汗为人之津液,存于阳者为津,存于阴者为液,发泄于外者为汗,无故而出者,乃因阴阳偏胜也。”尤其小儿气血未充,腠理未固,更易患此。

小儿汗证,一般以自汗和盗汗二候为常见,阳虚多自汗,自汗属阳,无故而汗自出;阴虚多盗汗,盗汗属阴,多于睡中冷汗自出,醒后即止。古人云:“汗为心液”,“汗多亡阳”。是以日久不止,其结果则有心虚而阴液亏损,或肌疏而失固护之虞。然而,汗出虽多虚证,但在临床上也有实候的表现。例如,里热自汗者,不恶寒,反恶热,口渴引饮,汗出如蒸,肌肤灼热,脉象洪大,则为阳明经热,热蒸而汗出。心火盗汗者,睡则汗出,身热多烦,舌红溲赤,大便艰难,则为热搏于心,迫液外泄。小儿汗出,根据临床观察,有不少病例属于湿热内羁,逼汗外出者,故在治疗方面,既不同于一般盗汗以养阴清热为主,又不同于一般自汗的偏重益气固表,因此,应用三黄较为适宜,方如当归六黄汤。这是一张通治三焦实热以及内热重而五志之火易动引起的自汗、盗汗的方剂,方中黄芩、黄连、黄柏清泄邪热,当归、地黄滋阴养血,黄芪固表强卫,补气止汗。如汗出甚者,可以加入麻黄根,则止汗的功用更好,正如李时珍所云:“当归六黄汤加麻黄根治盗汗甚捷。”

三黄治疗汗证,审证得当,疗效堪称卓著,但是,不可忘其苦寒败胃。倘若汗多脾胃虚弱,而火不甚者,运用三黄,则须慎重,可加糯稻根、瘪桃干以养胃止汗,较为允当。所以,汪讱庵在《汤头歌诀》中谆谆告诫:“当归六黄治汗出,芪柏芩连生熟地,泻火固表更滋阴,加麻黄根功更异,或云此药太苦寒,胃弱气虚在所忌。”

(7)黄疸热郁:一身皮肤发黄,同时出现目黄,小便深黄,为黄疸病的特征。如《素问·平人气象论》云:“溺黄赤安卧者,黄疸。”“目黄者曰黄疸。”黄疸所以发黄,根据古人见解,认为中央色黄,入通于脾,故黄疸之成,与脾胃有关。脾主湿土,恶湿，脾为湿所困，复兼胃热蕴蒸，久郁而发黄。所以，发病的主要原因，不离乎湿。临床可分为两类：黄色鲜明如橘子色，伴有身热，口渴，胸闷懊侬，腹满，大便秘结，舌苔黄腻的，为“阳黄”，属于胃有湿热。若黄色晦如烟熏，畏寒，食欲不振，大便溏薄，舌苔白腻的，为“阴黄”，属于湿盛于热。小儿黄疸的形成，多属湿热郁蒸，临床上以“阳黄”为多见。其治疗大法，则以清热利湿为主。三黄性味苦寒，能够清除湿热，故前人有用三黄石膏汤（黄芩、黄连、黄柏、生石膏、山栀、麻黄、豆豉、生姜、大枣、细茶）治疗阳黄初起，里热较盛，无汗烦躁，身目俱黄等症者，收效颇佳。近人治疗急性传染性肝炎而身热发黄，亦用本方再加茵陈、龙胆草，借以清泄湿热，消退黄疸。

湿热交蒸，胆汁外溢于肌肤，发为黄疸。因热为阳邪，故黄色鲜明。对于三黄的运用，以黄柏为主，伍以山栀、茵陈，消退黄疸迅速，疗效卓著。在发病过程中，如见阳明热盛，灼伤津液，积滞成实，大便不通，则用黄柏、山栀，伍以大黄、硝石，即为《金匮要略》大黄硝石汤，用以泻热去实，急下存阴。

至于黄芩，《本经》记载能治疗黄疸，但临床使用不多。黄连则更少应用。但据文献记载，《千金要方》有犀角散，可以治疗急黄。急黄为阳黄之重症，发病急骤，病情险恶，症见身目呈红黄色，高热烦渴，胸满腹胀，神昏谵语，衄血便血，或肌肤出现斑疹，舌质红绛，苔黄而燥，脉象弦滑而数，这是由于湿热炽盛，灼伤津液，内陷营血，邪入厥阴所致，方中犀角、黄连、升麻、山栀、茵陈，可以清热退黄，凉血解毒，临床时若再加用生地、丹皮、元参、石斛等药，则清热救阴之功更著，配以安宫牛黄丸或至宝丹以清心开窍，则更为合拍，收效尤宏。

此外，黄疸的发生和消失，与小便通利与否有密切的关系。《金匮要略·黄疸篇》云：“脉沉，渴欲饮水，小便不利者，皆发黄。”又云：“小便当利，尿如皂汁状，色正赤，一宿腹减，黄从小便去也。”说明小便不利，则湿热无从分消，故蒸郁发黄。小便得利，则湿热得从下泄，而黄自消退。因此，运用三黄治疗黄疸热郁，必须注意通利小便，适当伍以猪苓、茯苓、泽泻、车前子等渗利之药，是非常重要的一环。

（8）湿热作痛：疼痛为临床上常见症状之一，疼痛的发生，虽因经络闭阻，营卫凝涩，气滞血瘀等所致，但是，由于湿热引发头痛、心腹痛的亦不少见。例如头痛，如果胀痛剧烈，兼有小便短赤，大便秘结，以及唇鼻生疮等象，是为湿蔽清阳，热扰清空，则宜应用黄连上清丸以苦寒降火，偏重治里，方中黄芩、黄连、黄柏大苦大寒，能清三焦之火，伍以山栀、连翘、天花粉、葛根、元参清里泄热以解渴，薄荷、川芎、菊花以散风热，宗“火郁发之”之旨，当归、姜黄活血止痛，桔梗引药上行，直达病所，大黄以通腑气，荡涤热邪，则内火炽盛之势顿挫，以收上病下取之效。头是人体最高之处，属于清空之位，李东垣制订清空膏，专治肝火上升，湿热上壅的正偏头痛，方中黄芩、黄连苦寒泄热，既合柴胡入肝之品，以清肝解郁，又配羌活、防风升散祛风胜湿之属，以祛头部湿热，并伍以川芎和血理气，甘草缓急，调和诸药，并以茶汤送服，以收清降之功。本方不仅可治湿热头痛，即使时感头痛，表不解而有热者，用之颇亦有效。古人不仅使用三黄治疗头痛，在三黄中尤多赏用黄芩，如《兰室秘藏》小清空膏，即独用片黄芩一物，酒浸研末服，治疗头痛。因为黄芩可以降热除湿，清肝泻胆，故用之有效，但须酒制，以黄芩酒炒则上行，止痛之功更著。

湿热蕴生，其性属火，火性炎上，可以上扰清空，引发头痛如裂，已为上述。如果湿热中阻，气机不畅，亦可产生心腹疼痛。例如，《外台秘要》即有用黄连治疗猝热心痛的记载，但是，黄连本非止痛药物，目前治疗痰热结聚，胃脘作痛，多与瓜蒌、半夏同伍，名为小陷胸汤，方中黄连苦降，能清热消痞，与半夏辛通同伍，功能燥湿清热，泄痞降逆，即半夏泻心之意，与瓜蒌同伍，苦辛荡痰而涤热，为肠胃药中峻快之剂，而有清热宽胸，开结荡痰之功，对于湿热痰火结胸，颇有著效。至于腹痛，《名医别录》载有用黄芩治小腹绞痛，李濒湖亦有“小腹绞痛不可忍，小便如淋，诸药不效，偶有黄芩、木通、甘草三味，煎服遂止”的记载，现在我们临床治疗湿热引发腹痛，多用黄芩、川朴配伍，名为大苦辛法。小儿腹痛，多由饮食不洁，平时能食形瘦，湿热伤脾，造成诸虫生存繁殖的有利条件，形成虫积腹痛。时痛时止，痛时剧烈难忍，痛止又饮食如常，面色萎黄，眼眶及鼻头发青，唇色娇红，或唇内生疮如粟，睡中磨牙，鼻痒喜挖，严重的腹部胀满坚大，面生白斑，脉象细弦，或乍大乍数，治疗常用乌梅丸，方中黄连、黄柏大苦大寒，清热燥湿，且蛔得苦得下，乌梅、川椒性味酸辛，蛔遇酸则静，见辛则伏，可以杀虫驱蛔，肉桂、附子、干姜、细辛温中止痛，党参、当归补气养血，扶助正气。这是一张寒热并用、补泻兼施的方剂，用于驱蛔止痛，有很高的疗效。

2. 三黄分别适应证

（1）痰热火咳：咳嗽为肺系疾患的常见症状之一，咳嗽的发生，有外邪侵袭，肺卫受感，肺气不得宣畅，清肃之令不行，因而引起咳嗽，也可由于其他脏腑有病，脏气相互影响，伤至肺脏而为咳嗽。如脾虚生湿聚痰，不能升清益肺，或肝气郁而化火，气火上乘于肺，均可发生咳嗽。小儿痰热火咳，是因感受温热或秋令燥邪，肺气受伤而成，或因护养不当，衣着太厚，而伤于肺，肺受热迫所致。临床表现为咳嗽频频，面红咽干，咳吐稠黏带有秽气的黄色痰涎，苔黄脉数，指纹色紫。治疗宜清气降火化痰止咳，一般多用黄芩，如清气化痰丸。这是一张治疗热痰致咳的通剂，方用黄芩、瓜蒌、杏仁清热润肺下气，半夏、南星燥湿祛痰，橘红、枳实、茯苓健胃化痰利气，气顺火降，而热痰自消。又如《医学统旨》的清金化痰汤，方中黄芩、山栀、知母、桑白皮清泻肺热，消除致病之因，瓜蒌、贝母、麦冬润燥化痰，桔梗、甘草、茯苓止咳祛痰，共奏清肺化痰之功。但是，黄芩本身，并无祛痰止咳作用，为何用于痰热火咳呢？这是因火热熏扰肺金，上逆作咳，黄芩能够清除火热，致咳之因消失，咳嗽因亦告瘥，诚如朱丹溪所云：“黄芩降痰，假其降火也。”所以临床上治疗痰热火咳，多用黄芩，伍以杏仁、瓜蒌、大贝、知母等，每奏良效。至于连、柏则很少应用。

（2）呕吐痞满：芩、连、柏本非止呕药物，但呕吐原因，有的由于湿热郁滞中焦，或因火热上迫，胃降失和所致，因为三黄性味苦寒，能够清热燥湿，撤其火邪，间接收到止呕之效。如《温病条辨》运用芩、连伍以郁金、豆豉，治疗阳明温病，干呕口苦而渴之证；《温热经纬》应用黄连配伍苏叶，治疗湿温呕恶不止。可见三黄之间比较起来，黄连的止呕效力强于黄芩，黄柏则很少用于止呕。现在我们临床使用，黄连应用较为广泛，常伍以芳香下气或止呕药物，如藿香、竹茹、橘皮之属。典型的方剂，如藿香黄连竹茹汤，清热止呕，收效确凿。又如《医宗金鉴·幼科心法要诀》治疗小儿过吃煎炒炙煿的热性食物，或者乳母平素恣食厚味肥腻，以致小儿胃中蓄热，当食物吃了以后，就上冲吐出，吐出的东西，多是些酸涎，常伴有口渴喜冷饮，小便黄赤，甚则身热唇赤等，应用加味温胆汤以治疗，即在温胆汤（橘皮、半夏、茯苓、炙草、枳实、竹茹）中加入黄连、麦冬以增强清降积热、化痰止呕的功效。

黄连不仅可以治疗热呕，对于寒盛呕吐亦常起治疗作用，因为寒性呕吐，用干姜、半夏等温中止呕药物，临床上往往出现格拒，药不能入，在这种情况下，只要加用少量黄连，即可收到治疗作用，这是一种反佐疗法。《伤寒论》中有白通加猪胆汁汤，就是在以姜、附为主的大剂温热药中，佐以少量的苦寒胆汁作为诱导，即是例证。

心下痞满是胸间气机阻塞不舒的一种自觉症状，多属湿热壅滞胃脘，且常并发呕逆，芩、连本甚适用，但是芩、连仅能苦泄，不能辛开，故临床运用，多与辛香行气之品配伍，借以流通湿滞，则收效更佳。如《伤寒论》中半夏泻心汤，方用苦寒泄热的黄芩、黄连，与辛温散结的半夏、干姜配合，解除胃中寒热之结，以降逆、散痞、止呕，更用人参、甘草、大枣补脾和中，制止虚气上逆，这样，寒热并调，脾胃得和，升降如常，胸痞、呕吐各症也就可以随之而解了。这是一张治疗胃中不和，虚热气逆，心下痞满的典型方剂，临床上如果心下痞满，湿热两盛者，可以芩、连配伍干姜、半夏，辛开苦降并用。如果热盛于湿，心下痞满者，芩、连可伍半夏、枳实、杏仁，重在苦降，辛香行气则较轻。如果痰浊凝聚，心下痞满者，芩、连可伍生姜、半夏、枳实、厚朴，则重在辛香行气散痞，而苦降则较轻，这样更能适合病情，而收立竿见影之效。

（3）消渴尿多：消渴是以口渴引饮，多食消瘦，小便频数量多，或小便浑浊，或有甜味为特征的一种病证。本病是由恣食甘肥，中焦积热，或阳明热盛，蕴结化燥，消灼肺胃津液所致，可见导致的因素不外阴虚和燥热。但是，阴虚和燥热，往往互为因果，热之甚由于阴之虚，而阴之虚又由于热之甚，其始则异，其终则同，故《临证指南医案》指出：“三消一证，虽有上、中、下之分，其实不越阴亏阳亢，津涸热淫而已。”因此，治疗消渴尿多，应当依据临床证情，详辨属于热盛还是阴虚，用药有所侧重，才能效如桴鼓。

三黄治疗消渴，应以热盛者为宜。古代医家有较丰富经验，可供我们借鉴。如《肘后方》独用黄连一物，治疗消渴溲多，每取良效。宋代《独行方》亦有用黄柏一物煎汤，治疗消渴尿多的记载。皆取连、柏苦寒，可解燥热，燥热一去，则不致再伤津液，不过，热盛每每伤津耗液，连、柏虽能清热，却有苦燥阴伤之弊，因此，临床上如再伍以生津滋液之品，如瓜蒌根、生地黄、麦冬之属，则较相宜。以前医家亦有体会，如《易简方》治三消骨蒸，用黄连伍以冬瓜汁，《圣济总录》治消渴用黄连配以猪胆，均可借鉴。现在我们临床治疗口干舌燥、口渴多饮的胃热消渴，应用消渴方，方中黄连、花粉可以清热，止渴生津，生地、藕汁、牛乳可以养血，滋燥降火，以收养阴润燥、清凉止渴之功。如果脉洪无力，其渴不止，尿仍频数者，则为热伤肺气，胃肾阴虚，宜用二冬汤，方中黄芩、知母苦寒清热，天冬、麦冬、花粉养阴生津，人参、甘草益气和中，使气复津生，而收清燥解渴之效。如果热恋伤阴，口渴不止，我们还可采用酸苦泄热、甘酸化阴方法，运用连梅汤，方中黄连味苦，乌梅味酸，合用则酸苦能够清热泄降，乌梅味酸，伍以麦冬、生地、阿胶甘味之药，则为甘酸合化养阴之剂，滋其化源，则消渴自解。以上均为三黄治疗消渴的不同范例，可资参考。

（4）麻痹痿躄：痿证，又称“痿躄”，是指肢体的筋脉弛缓，手足痿软无力而言。初起多见一侧下肢或上肢痿弱，不能随意运动及行走，渐至受病肢体瘦削枯萎，肌肉麻木不仁。致痿之因，不外外感暑湿时邪，邪热灼伤血脉，或阳明湿热伤筋，使筋弛不收，或肝肾亏损，精血不足，使筋失濡养，故痿证大多属热属虚。至于湿热浸淫成痿，乃属虚中有实，治疗又当以清化湿热为主。三黄能够清热燥湿，从理论上讲，是非常合拍的，不过，我们临床上大多常用黄柏，很少运用芩、连，因为黄柏既能清肾热、滋肾阴，又除湿热，故对因热致痿之候，黄柏颇具良效。所以，张元素对黄柏极为推崇，曾云：“凡肾水膀胱不足，诸痿躄脚膝无力，黄芪汤中加用黄柏，使两足膝中气力涌出，痿软即便去也，乃瘫痪必用之药。”张元素治痿采用黄芪和黄柏并伍，一以补益中气，一以燥湿清热，对外感暑湿之邪，内伤元气，阴血不足，筋脉失养，属于虚热者，尤其痿久气血虚弱不能恢复者用之，颇称允当。若痿证初起，湿热流注于下，形成下肢痿弱麻痹者，我们多用黄柏配以苍术，名为二妙丸，黄柏苦寒，清下焦湿热，苍术辛温，能燥湿强脾，合之功能燥湿清热，主治下肢痿躄，故朱丹溪云：“黄柏及苍术，除湿清热，为治痿要药。”临床上若再加牛膝，则名三妙丸，牛膝既能强筋壮骨，又能导湿下行，则药力下达之力更强，除湿清热的作用较二妙丸的疗效则更胜一筹。若肾阴不足，筋骨痿弱不用者，又宜健步虎潜丸治之，方用黄柏、知母、龟板、熟地合成大补阴丸，滋补肾阴，清降虚火，当归、芍药、养血补肝，虎骨益精壮阳，养精润燥，强健筋骨，牛膝引诸药下行，强壮筋骨，陈皮利气，干姜通阳，二药温养脾阳，促进消化吸收，使诸滋阴药滋而不腻，羊肉大补，与上药配合，以使气血调和，阴阳相济，共奏补阴清热、健强筋骨之功。但是，痿证体重跗肿，由于湿热者，则本方又非所宜了。

（5）小便淋闭：淋是指排尿涩痛，淋沥不断而言；闭是指小便不通，下腹胀满而言。多属湿热积于下焦，渗入膀胱，或由肾虚湿浊下注，气化不利所致。三黄本无利尿作用，因《名医别录》载有黄芩能“利小肠”，故后世医家认为黄芩有利尿之功，为治热淋常用药物。如《本事方》中火府丹运用黄芩配以生地黄、木通，以治热淋，小便不通，滞涩作痛之证。又如《证治汇补》治疗肺热上壅，气逆不降，不能通调水道，下输膀胱的小便不通，涓滴不爽之证，运用清肺饮，因其根源在肺，非单治膀胱所能解决，故方用黄芩、桑皮、山栀、麦冬，既清泄肺热于上，又能滋养化源，再用茯苓、车前子、木通等清热通利之品，使上清下利，则小便自通。实皆取其黄芩能清肺热，间接起到利水道的作用而已。

黄连一般不作此用。至于黄柏，根据文献记载，李东垣曾用黄柏治疗一个小便不通病例有验。笔者认为膀胱积热，小便淋闭，一方面水热互结，津液不布，另一方面热积下焦，肾阴必受影响，临床治疗，如果单纯清热而不坚阴，则津液之源不能恢复，虽通利小便，仍难畅行，故用知柏地黄丸，方中黄柏、知母滋肾清热坚阴，山萸、熟地滋肾阴，山药补脾补肾，茯苓、泽泻、丹皮利尿而泻湿热，清热坚阴，更兼利水，标本同治，每获良效。

另外，三黄尚有其他的作用，在此不一一叙述，如黄连可以杀虫，能解巴豆毒等。

总之，三黄适用于小儿很多病证，可以广泛运用于临床，如果用之得当，往往效如桴鼓，立竿见影，否则弊病丛生，贻害无穷。所以，李时珍谆谆告诫我们说："然必少壮气盛者，用之相宜。若中气不足，而邪火炽盛者，久服则有寒中之变。"

苦辛开降在儿科临床的运用

一、苦辛开降的作用

苦辛开降又名辛苦通降，是临床治疗的一个法则，应用非常广泛，散载于历代各科医学著作之中，直到清代叶天士才明确提出"苦降辛通，斯热气痞结可开"，才把它作为一个治疗法则而提出。叶氏的辛苦通降法则的药物组成共计五味：

黄连、黄芩：性味苦寒，一治郁热在上，一疗胃中热，解除内陷之热邪。

半夏、干姜：性味辛温辛热，一去胸中痞满，一疗痰水气滞，宣通内郁之痰浊。

枳实：逐痰水，破结实，直导胸中之滞，使里结客邪无所依附而自解。

用以治疗虚热痞结之证，因痞证具有胃中不和、寒热互结的现象，所以采用苦寒泄热的黄芩、黄连与辛温散结的半夏、干姜配伍，解除胃中寒热之结，降逆散痞止呕，使寒热并调，脾胃得和，升降如常，胸痞呕吐各症也就可以随之而解了。

可见苦辛开降就是应用苦味的芩、连与辛味夏、姜并伍，《内经》云："辛甘发散为阳，酸苦涌泻为阴"，又云："阳味出上窍，阴味出下窍"，所谓辛药则适其升，以散其闭，达邪于外，苦药则适其降，以平其亢，泄邪于里，因此苦辛合用，可以收到升清降浊、调理阴阳的作用。凡人之生，赖于气化，升降相因、高下相召永不停息，《内经》云："出入废则神机化灭，升降息则气立孤危，故非出入则无以生长壮老已，非升降则无以生长化收藏，是以升降出入无器不有。"所以苦辛合用可以升清降浊，调理阴阳，实亦有益于气化功能的畅达，气血运行的流通。而且辛先入肺，肺主气，气为血之帅，气行则血行，凡肺气膹郁，气化不利，以致脏腑不和，必用辛药以通其痹，畅其气，开其毛窍，祛邪外出，所谓辛能疏通，宣导而行之，正合叶氏"辛通其痹"之旨。苦先入心，心主血，统管一身之火，又主神明，总领一身气化，凡邪火有余，火性炎上，必用苦药以降其邪火，平其亢盛，泄邪于内，叶氏所谓"苦降其逆"。由于"辛通其痹，苦降其逆"，则邪火无以逗留，气血流行自然畅通。但是临床运用不宜过量，因为大苦沉寒，能使脾胃阳和受伤，辛温火热，导致口燥咽干之弊，所以叶氏在《临证指南医案》一书中谆谆告诫人们"微苦以清降，微辛以宣通"，其关键在一"微"字。

二、苦辛开降在儿科临床上的运用

小儿机体和功能均较脆弱，对疾病的抵抗力较差，加以幼儿寒暖不能自调，乳食不知自节，故外易为六淫所侵，内易为饮食所伤，往往蕴生痰热，阻塞气机，升降失司，清浊失调，从而百病滋生，变幻莫测。如痰热上壅，肺气失宣，轻则咳逆频作，甚则气逆喘息，形成气管炎、肺炎等症。如痰热停中，阳明通降失司，则呕吐呃逆，大肠传导失司，则便秘或泄泻，清浊混淆肠胃，则上吐下泻，严重者可形成挥霍缭乱之势。如痰热扰心，轻则惕怵，睡卧不安，重则搐搦，抽风瘛疭，导致神经系统一系列的严重证候。如痰热积滞留恋气分，则高烧不退，可以出现阳明经证，也有出现阳明腑证，或者经腑二证并见。如痰热久恋，耗伤阴津，则可产生疳证，出现气血虚惫、脾胃受伤、肠胃虫积三大证候群。我们在临床治疗时，总的指导思想，不外“外邪宜辛胜，里邪宜苦胜”，宗“郁非辛不开，火非苦不降”之旨，运用苦辛开降，疏其邪，除其痰，泄其热，降其气，则气机畅通，升降自如，而诸症自解，往往效如桴鼓，一剂知，二剂已。兹将临床应用归纳如下：

1. 咳逆喘息

外邪侵犯于肺，肺气郁阻生热，熏蒸津液成痰，痰热闭阻，壅塞气逆，不能宣通，往往发热较高，咳逆喘急，呼吸困难，喉中痰鸣，胸闷胀满，舌苔白腻，脉象弦滑。这种外感非时之气，膈有大量之痰，以致热毒壅盛，痰闭肺窍的病证，在治疗上，应用苦辛开降，豁痰宣闭，可用黄连3g、黄芩10g之苦降，干姜1.5g、半夏5g之辛开，加枳壳5g，川郁金5g，宽中降气逐痰，开中焦之痰实，以通宣肺气之闭，易获良效。但是临床时必须掌握痰热内羁，肺胃同病，咳逆痰壅，胸满腹胀，舌苔白腻，脉象弦滑，才可应用，如果喘咳痰鸣，面色青紫，泛吐痰沫，脉象沉细的虚痰上泛之证，又宜温振胃阳，那就不适于苦辛开降了。

2. 呕吐泄泻

小儿体质娇柔，胃肠功能薄弱，易饥易饱，如饮食不当，过热过凉，不正确的护理，生活起居和外界环境天时气候的变化等，都能引起小儿整体不同程度的失调，造成胃肠道功能紊乱，产生呕吐、泄泻的症状，其中乳食不当为主要原因，如秦景明云：“饮食自倍，膏粱纵口，损伤脾胃，不能消化，则成食积泄泻之证。”

中医所谈的脾胃泛指胃肠等整个消化系统，消化吸收又是人体一种正常的生理功能。如胃者仓廪之官也，乃水谷汇聚之所，像人体内的一座仓库，所以胃的功能主要在于消化食物，这种功能又称“胃气”，对人来说，非常重要。张璐云：“胃气旺则五脏受荫，胃气伤则百病丛生”，所谓“有胃气则生，无胃气则死”。胃虽为水谷之海，而散精输布，通调水道，下输膀胱，还要依靠脾的功能，脾不仅助胃消化，又吸收食物中的精华，以濡布四肢百骸，营养全身，所以沈金鳌《幼科释谜》云：“太阴脾脏奠定一身，论其执掌，化宿除陈，滋荣脏腑，灌液布津，上承胃纳，表里相循，下辅大肠，传导频频，土为物母，乃见其真。”可见脾胃为后天之本，胃主受纳水谷之消化，脾主精微、津液之输布，胃最忌热而喜凉，脾最忌湿而喜燥，胃清脾燥则健，胃热脾湿必病，胃为暑伤失清而浊，脾为湿困失燥而热，浊热丛生，则胃纳水谷必为积，脾失输布久则成疳。如果未病未治，已病无从愈，未病已治，已病无从生，因此，平时必须保证脾健胃强，方才不致生病。一旦脾胃功能失调，或者阴阳偏盛，必然产生病态。且脾主湿气，今脾为乳食所困，则湿气过，余邪熏蒸于胃，则热气内郁，湿热熏蒸，则脾胃受困，脾胃受困则湿热愈蒸，这样不断循环，脾土不堪其扰，所以此证拖延日久，则内脏失去平衡，阴阳乖戾，进一步可以产生面色萎黄，精神困顿，气弱懒言，肌肉消瘦，四肢无力，而且既已运化失常，水谷精微不能供养全身，脾胃土亏，势必肝胆乘虚相贼，造成很多变证。所以临床时必乘正气未衰、气血未耗之时，进行除湿导滞，升清降浊，尽快恢复脾胃功能，辛开其痹、升其清，则姜、夏势所必用，苦降其浊，脾苦湿急食苦以燥之，叶天士云“但取苦味坚阴燥湿”，则芩、连势所必用，苦降辛通，畅其气机，则吐泻自解。正如吴鞠通所云“中焦如沤，疏而逐之”，达到“中焦如衡，非平不安”的目的。

3. 惊风昏厥

小儿脏腑娇柔，感受病邪，每易嚣张，邪正交争较剧，最易出现高烧壮热证候，同时小儿神气怯弱，邪易深入，内陷心包则惊悸神昏，肝风内动则抽搐瘛疭。肝风心火交相扇动，灼津炼液成痰，痰热壅闭，窍道不通，神昏惊厥不已。临床时可以见到一些急惊患者，因为大量痰涎停留气道，可以引起喉间痰鸣，其声辘辘，面色苍白，呼吸急促不匀，形成肺气闭绝，或浊痰蒙蔽心窍，神昏加深，四肢厥逆，牙关噤急，手足抽搐不已，甚至痰涎壅盛，阻塞喉间，常有立时窒息致命的危险。这时必须抓紧时机，采用苦辛开降，涤痰宣闭，运用黄连、黄芩苦降以泄邪热，干姜、半夏辛开涤痰宣肺，往往收到清化痰热、制止抽搐之效。

4. 疳羸虫积

小儿恣食甘肥，耗伤形色，渐成积滞，日久必然形成疳羸，朱丹溪云：“小儿脏腑娇柔，饱则易伤，乳哺饮食一或失常，不为疳者鲜矣。”所谓“积是疳之母”，有积不治，可以成疳，而疳并非全由积而来，有的由于各种急慢性疾病治疗护理不当，过伤脾胃之阴，积热耗损气血所致，在临床上出现脾胃受伤、气血虚惫、肠胃虫积三大证候，尤其表现为潮热羸瘦、腹部胀大、青筋暴露、肚脐凸起等症。由于疳积多为脾脏虚损，津液消亡，唯一治疗方法，就必须调饮食，理脾胃，消积杀虫，清热除蒸，因为去其积滞，除其热结，能使津液渐复，脾胃得其健运，就可收到预期的效果。尤其疳胀，临床运用中满分消丸（黄芩、黄连、半夏、干姜、川朴、木香、猪茯苓、人参、白术、甘草、泽泻）常取良效。

三、我对苦辛开降的认识

1. 叶氏所提辛开通降实质是由张仲景五个泻心汤衍化而来的。

2. 中医治疗法则，不外汗、吐、下、和、温、清、消、补八法。苦辛开降能够升清降浊，调理阴阳，叶氏所谓“微辛以宣通”应属于和法范畴，不可列为清法。

3. 苦辛开降，除上述作用外，尚有反佐从治作用，可以根据病情，苦寒的芩、连和辛温的姜、夏，适当调整用量，可以治疗格拒，如用少量黄连以制干姜燥热，用少量干姜以防黄连过于清里而维护胃阳，则格拒自已。

4. 根据苦辛开降的组成原则，不应局限于苦寒的芩、连和苦温的姜、夏，举凡辛味药发散表邪的（辛温表散风寒，或辛凉表散风热）和苦味药燥湿泄热的（苦泄里热，或苦温燥湿）药物同伍，均应属于苦辛开降的范畴。例如桑菊饮中桑叶、菊花辛凉透表，和连翘苦泄里热并伍；清脾饮中柴胡辛凉散邪，和厚朴苦温燥湿并伍；颠倒散中荆芥辛温散邪，和大黄苦寒通降并伍。这些例证，不胜枚举。

小儿外感疾患用辛温剂的经验

余业医六十余载，常喜用参苏饮，此方载于《太平惠民和剂局方》，组成有人参、苏叶、葛根、前胡、半夏、茯苓、陈皮、甘草、桔梗、枳壳、木香、生姜、大枣。功为益气解表，祛痰止咳。适用于体气虚弱，外感风寒，内有痰湿之证。临床上，我以此方加减治疗小儿外感疾患，纠偏救误，不乏其例，用之得当，往往可收立竿见影之效。兹略举数例，以资验证。

例 1　病毒性感冒

王某，男，6 岁。初诊日期：1985 年 11 月 24 日。

3 天来，身热无汗，鼻流清涕，头痛形寒，倦怠乏力，某医院诊为病毒性感冒，给服病毒灵、阿司匹林，服后汗出则热度暂降，须臾汗收则身热复作。又加用速效感冒胶囊、紫雪散，热仍不退，遂来我院治疗。

现症：身热暮重，体温 37.8℃，热前略有形寒，手足微凉，鼻仍流涕，面色苍白，心烦，胸闷气短，形体消瘦，倦怠无力，纳差，口干不欲饮，小便清，大便稀溏，舌苔薄白质淡，脉细无力。

证属素体虚弱，外邪遏表，未得宣散，有里虚邪陷之虞。治当益气解表，和中达邪，宗参苏饮加减。

太子参 10g，苏叶 10g，葛根 10g，前胡 10g，橘皮 5g，半夏 5g，枳壳 5g，葱白 3 个，淡豆豉 10g，神曲 10g。每日 1 剂，水煎，分 3 次服。

二诊：服药 3 剂，身热趋降，晚间体温 37.2℃左右，形寒肢凉已解，心烦气短亦已，面色略转红润，胃口见开，苔白脉缓，余邪尚未尽除，治宗原方化裁。

太子参 5g，苏叶 5g，柴胡 10g，葛根 10g，陈皮 5g，半夏 5g，茯苓 10g，炙草 3g，神曲 10g，生姜 2 片，大枣 5 枚。

又服 3 剂，诸症均解。

按：本例初起，有身热无汗，形寒头痛，鼻流清涕，倦怠无力，食纳不馨等症状，本属风寒感冒之证，当时如能适当投以辛温宣肺、开泄肌腠之剂，可迅速治愈。由于前医选用阿司匹林发汗，继以紫雪清热，过汗则表虚，过清则邪陷，不但身热久延不解，反增大便稀溏、手足微凉、面色苍白等症。患儿素体虚弱，且发热之前，略有形寒肢凉，根据“有一分恶寒，便有一分表证”的辨证原则，仍应以益气解表、和中达邪为上策，采用太子参、炙草益气补正，苏叶、前胡宣肺散邪，葱白、豆豉通阳达邪，宣泄除烦，枳壳、陈皮、半夏畅利气机，葛根、神曲鼓舞胃气，消导和中，使表里俱和，则病邪自除。

例2 支气管肺炎

李某，女，1岁3个月。初诊日期：1984年12月9日。

3天前发烧咳嗽，鼻流清涕，形寒，曾服麦迪霉素、阿鲁片、小儿止咳糖浆等未见好转，体温38.5℃，收住院治疗。症见咳逆鼻扇，咽红，两肺有细小密集水泡音。外周血白细胞15.8×10^9/L。诊为支气管肺炎，给以输氧、输液、维生素及退热药等支持疗法，并肌注射青、链霉素，兼服中药麻杏石甘汤加味。日来复感外邪，体温降而复升，气喘，痰涎壅盛。胸透：两肺炎变未见吸收。遂邀余会诊。

现症：身热不解，汗出肢端微凉，咳痰不爽，气喘不已，面色发青，倦怠嗜睡，不思纳食，大便稀黄，舌苔白而微腻，脉细而无力。

证属病久体虚，阴阳稚弱，湿痰内蕴，肺失宣达，治当扶正祛邪，肃肺涤痰，宗参苏饮加减。

太子参10g，紫苏叶5g，橘皮3g，半夏3g，五味子10g，桔梗3g，苏子10g，枳壳5g，莱菔子3g，淡干姜1g，大枣5枚。每日1剂，水煎，分3~4次服。

二诊：服药3剂，痰化喘平，身热已解，面转红润，精神佳，食纳振。唯尚咳嗽气弱，苔白脉缓，再宗原方加减。

党参10g，苏子5g，茯苓10g，炙甘草3g，橘皮3g，半夏3g，砂仁米1.5g（打），桔梗3g，杏仁10g，生姜2片，大枣5枚。服法同上。

按：肺炎喘嗽一证，其形成原因主要是外邪侵犯于肺，肺气郁闭，痰阻气道，不得宣通，因而上逆所致。由于患儿年龄、体质因素的不同，感邪有风寒、风热的区别，病情有轻重浅深的悬殊，临床上有常证也有变证，贵在审证求因，灵活施治，而不能执一方以应无穷之变。此例肺炎喘嗽初起，本属感受风寒之邪，肺气闭郁，水液输化无权，凝聚为痰，阻塞气道而作喘。若病初投以辛温开肺，如华盖散加减，寒散则表解，肺开则喘定。而此例一味投以麻杏石甘，并且患儿阳虚体弱，湿痰滋生，加以卫外不固，复感表邪，以致邪毒内陷，若再迁延，必将导致心阳不振之变。故运用太子参、干姜、大枣益气温阳，苏叶解散外邪，枳壳、桔梗开提肺气，苏子、莱菔子、橘皮、半夏降气止咳化痰，五味子以定喘，扶正祛邪，表里兼顾。6剂后则诸症告平，胸透肺部炎变明显吸收，继以益气理脾和中之剂，调理半月而愈。

例3 胃肠型感冒

孔某，女，5岁。初诊日期：1986年3月10日。

患儿素体虚弱，平时汗多，经常感冒咳嗽。近五日来，身热憎寒，流鼻涕，咳嗽有痰，头痛剧烈，倦怠无力，胸脘痞闷，呕恶，腹痛作胀，大便一日3次，稀溏不爽，睡中时时惊惕。在某医院诊为胃肠型感冒，应用复方新诺明、阿司匹林，兼服中药汤剂及小儿香橘丹后，诸症未能尽已，遂来我院诊治。

现症：身热，体温37.6℃，略有形寒，头痛，咳痰，大便稀，一日3次，面黄，胸闷气短，倦怠乏力，苔白根腻，脉象缓细。

证属体气虚弱，表里同病，治以益气宣肺，导滞和中，拟以参苏饮加减。

太子参10g，苏叶子各10g，桑叶10g，前胡10g，桔梗3g，橘皮3g，半夏3g，煨木香3g，葛根10g，茯苓10g，神曲10g。水煎，分3~4次服。

二诊：服药3剂，汗出甚畅，身热已解，形寒头痛亦瘥，大便每日一二次，仍感倦乏无力，咳仍有痰，苔脉同上。余邪未尽，体气尚未恢复，再以前方增损治之。

党参10g，苏子10g，茯苓10g，炒白术10g，炙草3g，桔梗3g，前胡10g，陈皮3g，半夏3g，生姜2片，大枣5枚。煎服法同上。

按：体虚外感，本宜益气托邪，宣肺解表，用人参败毒散加减，常可收效。此例属于虚人外感夹滞，表里同病，与单纯体虚外感者有所不同。治疗宜扶正达邪，表里双解，才能切合病机。药用苏叶、桑叶、前胡、葛根解表散邪，以治发热头痛；桔梗、半夏、苏子祛痰止咳；陈皮、木香宽中利气，消胀止泻；神曲消食导滞；太子参、茯苓补虚益胃，扶正祛邪。

小儿高热证治

小儿高热为儿科常见的证候之一，由于小儿质薄娇柔，既不堪时邪之稽留，又难耐高热的燔灼，故每易因高热炽盛，伤津耗液，而引动肝风，导致发痉抽搐，或热深厥深，病情剧变，而危及生命。因此，临床必须详审病机，及时给予恰当治疗。兹举数例，谈谈体会。

（一）病毒性感冒

例1　伍某，男，8岁。初诊日期：1982年11月28日。

证经16天。初起高热无汗，鼻流清涕，头痛形寒，继则高热不退，汗出不透，疲乏无力，食欲不振，小便微黄，大便隔日一次，予阿司匹林口服后热度暂降，俄顷汗收则身热复高，迭经青霉素水剂肌注，中药三黄石膏汤加减和人工牛黄治疗，热仍不解，遂来我院求治。现症：身热日轻夜重，热前略有形寒，手足微凉，面色不华，微有咳嗽心烦，口干不欲饮水，舌苔白而根腻，脉浮数无力。检查：体温39.5℃，咽红，心（-），肺呼吸音略粗。胸透（-）。白细胞$8.2\times10^9/L$，中性粒细胞58%，淋巴细胞42%。

西医诊断：病毒性感冒。辨证：外邪遏表，未得宣散，以致高热不退，形寒肢凉。治当疏散外邪，宣肺解表，宗荆防解表汤加减。

荆芥10g，防风6g，薄荷3g（后下），淡豆豉10g，柴胡10g，黄芩10g，枳壳5g，连翘10g，陈皮3g，炙甘草3g，生姜2片，小葱头3个。3剂，每日1剂，水煎，分3

次服。

另用五粒回春丹，早晚各1瓶。

二诊：药后身得透汗，形寒肢凉已解，身热趋降，白天体温36.7℃，晚间体温37.1℃，面色转红，睡眠安静，食纳转佳，小便略黄，大便正常，舌苔微黄，脉象缓滑。此乃身热趋解，余邪未尽，治当清肃，宗柴胡温胆汤加减。

柴胡10g，黄芩10g，茯苓10g，炙甘草3g，橘皮5g，半夏5g，枳壳5g，竹茹5g，生姜2片，大枣5枚，3剂。每日1剂，水煎，分3次服。

按：外感高热有风寒和风温之别。本例初起表现有高热无汗、形寒头痛、鼻流清涕等，是为风寒遏表之证，治当辛温宣肺，开泄肌腠，以收“体若燔炭，汗出而散”之功。而前医过用寒凉凝滞之品（如人工牛黄、三黄、石膏之类），反使表邪郁遏，不得宣散，以致高热不退。延余诊治之时，虽病程较长，发热较高，但无津伤，且热前有形寒肢凉，根据“有一分恶寒，便有一分表证”的辨证原则，故仍以疏散外邪、宣肺解表为上策。采用荆芥、防风辛温发汗，以散表邪；葱头、豆豉通阳发汗，宣郁除烦；柴胡、薄荷、连翘透邪出表，以清郁热；枳壳、陈皮畅利气机；生姜、炙甘草散邪和中。三剂即收到“轻可去实”的效果。

（二）病毒性肺炎

例2　李某，男3岁，初诊日期：1983年3月16日。

患儿于14日午夜一时许突然发热，无汗，惊惕不安，清晨时身热增高，伴以咳嗽气急，呕吐，烦躁不安。至某医院急诊，收住院诊治。患儿入院后检查：体温40.2℃，呼吸急促，鼻翼扇动，面色苍白，口唇紫绀，咽红，心率140次/分，两肺满布细密湿性啰音。X线检查见两肺有大小不等片状浸润阴影。外周血象：白细胞9.8×10^9/L，中性粒细胞58%，淋巴细胞42%。诊为病毒性肺炎，并发心力衰竭。除给予清热镇静止咳等对症治疗外，并施以输液、给氧等支持疗法。迨至翌日中午，因患儿出现陈-施呼吸，遂邀余会诊。刻诊：壮热（39.8℃），有汗不解，咳憋喘促，鼻扇而干，手足厥冷，神烦嗜卧，哭无涕泪，腹胀而满，二便闭塞，舌苔糙腻，舌质红绛，两脉弦滑数大有力。证属邪热郁肺，气营两燔，治当上病下取，通腑泄热，宗犀连承气汤加减。

犀角粉1.5g（冲），生大黄10g（后下），生地10g，黄连1g，风化硝5g（化），生甘草3g，连翘10g，赤芍10g，淡竹叶10g，生石膏25g（先煎）。1剂，水煎，分3次服。

二诊：药后大便畅泻2次，体温逐渐下降为38.3℃，手足转温，喘促鼻扇显著平定，咳嗽转爽，舌苔化薄，尖仍红赤，脉象尚呈弦滑。证属温邪痰热渐化，余邪尚蕴肺胃，治当清热化痰，宣肺止咳。

南沙参10g，桑叶10g，生石膏25g（先煎），杏仁10g，黄芩10g，黛蛤散10g（包），海浮石10g，炙杷叶10g，大贝母6g，制大黄10g。3剂，每日1剂，分3～4次服。

三诊：身热已解，呼吸平稳，咳嗽轻微，脉弦已和，唯口渴喜饮，倦怠嗜卧，苔薄质红。此为温邪余焰未息，治宜养阴泄热，以善其后。

南沙参10g，麦冬10g，生地10g，石斛10g，玉竹10g，地骨皮10g，黄芩10g，炙杷叶10g，大贝母6g。

1周后经院胸透检查，肺部阴影已吸收，痊愈出院。

按：病毒性肺炎一般多系外邪闭肺、痰热内蕴所致，治疗总以宣肺止咳、清热豁痰为主。但本例来势急暴，邪热不得外泄，因而迅即气营两燔，出现哭无涕泪、咳憋不已、抬肩喘息、摇身撷肚、呼吸短促不均等"肺气垂绝"现象。同时高热不退，手足厥逆，出现热深厥深之象，加重了危殆之势。此时肺之化源将竭，若宣提肺气，开之则愈促其肺气闭绝，故治当釜底抽薪，上病下取，实则泻之。盖肺主一身之气化，通调水道，与大肠相表里，通利大肠，正以减轻肺之壅塞，故用风化硝、大黄、生甘草调胃通下以泻热，犀角、生地、赤芍、黄连、石膏凉营解毒以泄热，药后身热趋降，热深厥深解除，收到"急下存阴"之效。

小儿形体娇柔，一般使用下法，必须正盛邪实，方可使用，否则，将有胃气损伤之虞。正如《温病条辨》指出："热邪最易伤阴"，往往"下后正虚，邪气复聚"。本例主要抓住了舌苔糙腻、脉象弦滑、高热不退、二便闭塞的腑实证，当机立断，下后效如桴鼓。根据笔者经验，如果津伤明显，见口干舌红绛而津少者，可用鲜沙参、鲜石斛、鲜生地、鲜芦根养阴生津，佐以少量苦寒泄热的大黄、黄连、黄芩清热通下，亦常达到"清滋而不碍胃，通下而不伤正"的目的。

（三）胆道感染

例3 尹某，女，10岁，初诊日期：1981年5月21日。

证经三月。初因发热恶寒，伴以恶心呕吐，继则寒热往来，热前恶寒，待体温上升至39℃后，即转为恶热，数小时后汗出则体温自行下降，神疲倦息，上腹部微痛。曾在某医院检查：白细胞15.8×10^9/L，中性粒细胞80%，淋巴细胞20%。转氨酶150U。诊为胆道感染。曾用红霉素静滴，口服新诺明、维生素B_1、维生素C等，症状未见好转，遂来我院求治。现症寒热往来，热有定时（下午体温多高达39.5℃），汗出不畅，面色萎黄无华，精神倦息，食欲不振，强纳则泛恶，腹部胀满，右上腹微痛，大便正常，小便微黄，睡眠不好，舌苔水黄而腻，舌质微赤，脉濡滑。检查：心肺（－），肝未扪及，右上腹有压痛。白细胞10.8×10^9/L，中性粒细胞70%，淋巴细胞28%，单核细胞2%。胸透正常，肝功能正常。血沉20mm/h。证属湿热蕴蒸，气机不畅，治当芳香宣化，清利湿热，宗蒿芩清胆汤加减。

青蒿10g，黄芩10g，鲜藿香10g，鲜佩兰10g，陈皮5g，竹茹10g，马尾连6g，半夏5g，碧玉散10g（包），赤苓10g，枳壳5g。3剂，每日1剂，水煎，分3次服。

二诊：药后遍体微汗，身热渐退，腹部胀满已减，右上腹痛消失，唯略有恶心，食思不振，舌苔微腻，脉仍濡滑。证属湿热阻滞中焦，治拟和中化湿，以肃余邪。

青蒿10g，黄芩10g，马尾连5g，藿香10g，竹茹10g，陈皮5g，半夏5g，六一散10g（包），香稻芽10g，姜皮1g。3剂，每日1剂，水煎，分3次服。

按：湿热之邪犯人，初起大多困阻肌表，病在上焦。若湿热困中，邪归太阴，脾胃受病，则气机升降失调，症见胸脘痞闷，大便溏滞不爽，甚而高热憎寒，倦息乏力，四肢沉重，面色光亮而淡，头晕且胀，舌苔白腻，脉象濡软。往往病程较长，病情相对稳定，叶天士所谓“伤寒多有变证，温热虽久，在一经不移”实即指此而言。本例症经三月，热有定时，仍见寒热往来，伴以腹胀恶心，神疲纳呆，舌苔水黄，脉濡滑，显属湿遏热伏。其治疗关键，主要在于化湿，湿开则热去。此时虽有热邪，亦不可过用寒凉，以免凝滞，诚如章虚谷云：“湿盛而脾不健运，浊壅不行，自觉闷极。虽有热邪，其内湿盛而舌苔不燥，当先开泄其湿，而后清热，不可投寒凉以闭其湿也。”故用青蒿、黄芩、马尾连清泄湿热，鲜藿香、鲜佩兰芳香化湿，陈皮、半夏、枳壳、竹茹消痞降逆，赤苓、碧玉散清利湿热，从而收到湿化中和、高热解除之效。此外高热时间虽长，但正气耗伤并不显著，主要原因是湿邪缠绵所致，临床时切勿误为虚证，纯用补法，以犯“误补益疾”之戒。

（四）变应性亚败血症

例4　栗某，女，12岁，初诊日期：1974年10月18日。

证经10年。每年有2～3次高热，持续3～4个月，每次高热大多伴有寒战，热呈弛张，每日波动在3℃～4℃之间，常自然缓解，经3～5周的间歇，又再次发作。发作时除寒热外，常伴关节疼痛，偶见肿胀。曾经两度来北京检查，按风湿病治疗未效。嗣后又至上海、广州、天津、武汉、南京等地治疗，迭用激素、抗风湿药、抗生素及环磷酰胺等，均未获得显效。两周前因突发高热、关节疼痛、皮肤有大小不等的斑疹，再次来京住入某医院。当时检查：咽红，肺（－），心尖部可闻及Ⅲ级收缩期杂音，肝肋下1.5cm，脾可扪及，颈下淋巴结可触及。白细胞17.8×10^9/L，中性粒细胞80%，淋巴细胞20%，血红蛋白80g/L，血沉80mm/h。胸透（－），心电图示Ⅰ度房室传导阻滞。诊断为变应性亚败血症，应用抗生素及中药乌梅丸加减治疗，效果不佳，遂邀余会诊。当时症见身热不解，体温可达39.8℃，热前寒战，面色白，双足发凉，恶心呕吐，胸脘痞闷，全身酸楚，关节疼痛，舌苔滑腻，脉象沉细。

素体阳虚，感受湿热之邪，邪从湿化而归太阴，遏阻中阳，以致阴阳不相顺接，阳气不能达于四末，治当苦辛微温，以开湿郁，宣畅气机，以通中阳。

桂枝10g，附子10g，干姜1.5g，生苍术3g，炙甘草3g，草蔻10g，陈皮5g，木香3g，茯苓10g，炒白术10g。3剂，每日1剂，水煎，分3次服。

二诊：药后寒战肢厥已解，身热渐退，高热时已不超过38.3℃，恶心呕吐未作，脘闷身痛亦减，两脉渐起，转为濡滑，苔润，舌质略红。此湿郁开化，中阳宣畅之象，暂拟原方增损。

党参10g，炒白术10g，干姜1.5g，炙甘草3g，附子6g（先煎），炒白芍10g，桂枝6g，茯苓10g，陈皮5g。3剂，每日1剂，水煎，分3次服。

三诊：身热已解，面色转润，精神佳，纳食馨，二便调和，苔白脉缓。检查：白细胞10×10^9/L，中性粒细胞70%，淋巴细胞30%，血沉40mm/h，血红蛋白100g/L。上方不可久服，防其增热，改用芳香宣化，以为善后。

藿香10g，炒川朴3g，茯苓10g，半夏5g，陈皮5g，炒白术10g，炒白芍10g，炙甘草3g，生姜2片，大枣5枚。

连服20剂后，身热未作，临床症状消失，体检未发现异常。

按：变应性亚败血症是一种变态反应性综合征，多发生于儿童，本例持续10年不愈，实属少见。根据患儿高热弛张，伴有全身酸楚，关节疼痛，诊为湿热之邪内蕴，阳气郁遏不宣。《证治准绳·幼科》云："若身热沉重，走注疼痛，乃湿热相搏，风热郁而不得伸也。"但湿属阴邪，加以病久体虚，致使寒凉凝滞，遏阻中阳，阴阳不相顺接，出现高热肢厥、脉象沉细之象。因此临床上虽然表现一派高热，但本证实属寒厥，诚如《证治准绳·幼科》所云："热而脉数，按之不鼓，此寒盛格阳，虽形证似热，实非热也。"寒凝涩滞，非辛温不能祛寒开凝通闭，故用四逆汤加桂枝、草蔻辛温散寒，通阳开郁；湿归太阴，唯宣化方可使热邪随湿而去，故用苍术、木香、陈皮、茯苓、白术理气化湿，渗利和中，以冀中焦调和，则阴阳上下庶可顺接。方中干姜、附子虽然偏于辛温燥热，取其收敛阳气，复伍芍药性寒，相互约制，一寒一热，全身阴阳得宜，故药后肢厥即解，身热趋降，收到"厥热平衡"之效。

小儿咳嗽证治

咳嗽是小儿常见病，外感风寒、内伤生冷乳食均会引起咳嗽。按中医的说法，发病是因为肺气不得清肃，气逆为咳；脾湿生痰，痰盛为嗽。由于小儿体质较弱，如果护理不当，饮食失调，皆能影响到肺脾而发生咳嗽。因此在给小儿诊治时，不能见咳治咳，应根据致病原因，治其根本，才能治愈。

一、风寒咳嗽

风寒咳嗽，是指小儿因感受风寒而引起的咳嗽。其症状是咳嗽喷嚏，鼻塞流涕，声重，咳吐痰涎，身热，有汗或无汗，舌苔薄白，脉浮或紧，指纹色红。治疗的方法，应先用苏叶、前胡、陈皮、半夏、枳壳、桔梗、淡豆豉、葱头等疏解表邪。咳嗽较重的宜用金沸草、杏仁、大贝母、炙杷叶、莱菔子等，佐用成药解肌宁嗽丸，早晚各一丸，以祛痰止嗽。若寒邪壅闭，出现肺郁气促现象，当用麻黄、杏仁、生甘草、苏子、橘红、桑白皮等宣肺定喘，散寒止咳。务使风寒之邪外解，气道自然通利，则咳嗽也就痊愈。

二、肺寒咳嗽

肺寒咳嗽，是因小儿本来肺气素虚，加以起居不慎，如感受寒冷，或喜食生冷之类的食物，如酸奶、冰淇淋、雪糕等，以致寒邪伤肺，肺气不宣，发生咳嗽。其主要症状，咳嗽不已，面色发白或泛青，鼻流清涕，喉有痰声，痰多清稀，舌苔薄白质淡。这种形寒饮冷伤肺引起的咳嗽较多，治疗的方法，宜用人参、苏叶、贝母、杏仁、陈皮、桔梗等温肺散寒，祛痰止咳。如果日久不愈，势必肺虚生火，形成肺虚有热的现象，当用马兜铃、杏仁、牛蒡子、蛤粉炒阿胶、炙甘草等止嗽生津，则肺气通顺，痰饮自消，而咳嗽自止。

三、肺热咳嗽

肺热咳嗽，因感受温热之邪或秋令燥气，肺卫受伤而成；或因护养不当，衣着太厚，肺受热迫所致。所以本病的发生，总因火热熏扰肺金而成。其症状表现为咳嗽频频，咯吐稠黏带有秽气黄痰，面红口干，咽红苔黄，脉数，指纹色紫。治疗可用桑白皮、地骨皮、甘草、桔梗、黄芩、川贝母、杏仁、黛蛤粉、炙杷叶等配以妙灵丹，早晚各一丸，以泻肺清热。大便干秘者，加大黄、元明粉以清热通下。热邪一去，则肺气自清，而咳嗽也就痊愈了。

四、食积咳嗽

食积咳嗽，是因小儿伤于乳食，脾胃不能运化，以致积久生热，酝酿成痰，痰热之气上蒸于肺而成。症状表现多为咳嗽痰壅，胸腹膨胀，伴有呼吸气促，脘闷嗳饱，大便溏薄等。治疗宜用山楂、麦芽、神曲、陈皮、半夏、茯苓、甘草、黄连等药，配以小儿百寿丹，早晚各一丸，以消导化积，则咳嗽可愈。如果大便秘结，宜用苏子、葶苈子、大黄、青礞石、黄芩、瓜蒌等攻下痰食，则咳嗽自止。

总之，小儿咳嗽，有肺寒、肺热的区别，和食积、风寒的不同，宜审证求因，才能收效。如果咳嗽反复发作不已者，平时宜常服人参健脾丸，以补脾益气，还要注意胸腹部保暖，防止着凉感冒而加重。如再适当节制饮食，加强体格锻炼，就可减少咳嗽的发生。

小儿泄泻证治

一、发病因素

引起小儿泄泻的原因较多，而且比较复杂，其基本病因，主要是感受外邪、内伤饮食和脾胃虚弱三者。

1. 感受外邪

不论感受何种外邪，凡是风、寒、暑、热、湿邪，均能引起脾胃功能紊乱，导致泄泻。如夏秋季节，暑湿行令，气候炎热，溽暑熏蒸，雨水较多，湿热交蕴，邪热内侵，可迫及肠胃而发病。冬春季节，感受风寒，内干肠胃，脾运失司，造成升降失调而发病。所谓“春伤于风，邪气流连，乃为洞泄。”《医学精要》云：“小儿肌肤柔脆，易感风寒，风寒一入，即犯于脾，脾气受伤，则运化无权，而湿从中生，飧泄之病作矣。”

2. 内伤饮食

在小儿泄泻中伤食最为常见。由于小儿饮食不知自节，如果喂养失当，饮食不慎，过食生冷瓜果或肥甘厚腻等不易消化之物，均能使脾胃损伤，脾伤则运化失职，胃伤则不能消磨水谷，从而宿食内停，清浊不分，混杂而下，并于大肠而成泄泻。

3. 脾胃虚弱

小儿脾胃虚损，则运化无能，水谷不能化生精微，则水化为湿，谷化为滞，湿滞内阻，清浊混淆，则合污下降，不聚而泻。

在这三者之中，气候变化、饮食失调是小儿泄泻发病的重要条件，而脾胃功能薄弱，则为导致小儿泄泻的内在因素。因为泄泻的发生和气候变化有较密切的关系，所以大多数发生在暑热湿重的夏秋季节。这与现代医学认为夏季气候炎热，消化液分泌减少，胃肠功能减低，以致食物消化不全，或者受凉后肠蠕动增强，容易引起腹泻是一致的。但是，也要看到脾为湿土，喜燥而恶湿，湿困脾阳，则运化不健，不能升清降浊，对水谷的消化吸收产生障碍，因而导致泄泻。所以前人有“无湿不成泻”、“湿胜则濡泄”、“湿多成五泻”之说，其关键在于脾不运湿。饮食失调，如人工喂养，过量过食，喂养方法不当，或突然改变饮食，一旦超过脾胃的耐受能力，使其功能紊乱，不能消化食物，则水谷不能正常运行，化生精微，必然造成食滞内停，肠胃受伤，引起泄泻。故《幼科证治准绳》云：“伤食泻乃脾胃虚弱，复为生冷瓜果所伤，故大便不聚而泻。”胃主受纳水谷，脾主运化精微，小儿“脾常不足”，胃气本虚，运化功能尚未完善，加以小儿生机蓬勃，如旭日之东升，发育迅速，如草木之方萌，所需水谷精微，远较成人更为迫切，即小儿本身消化力差，需要量又是相对地增多，这就必然加重脾胃负担，构成发生本病的基本因素。如饮食在质和量方面的变化，气候寒温失常的影响，皆可引起脾胃方面的疾患，临床最多见的就是泄泻。诚如《景岳全书》所云：“泄泻之本，无不由于脾胃，盖胃为水谷之海，而脾主运化，使脾健胃和，则水谷腐熟，而化气化血，以行营卫，若饮食失节，起居不时，以致脾胃受伤，则水化为湿，谷反为滞，精华之气，不能输化，乃致合污下降而泻利作矣。”可见小儿泄泻的发生与脾胃关系密切，而且泄泻的转归也在脾胃。因为，泄泻一旦发病，往往又能直接伤害脾胃，影响受纳和运化，在临床上造成恶性循环，出现往复不已的局面。所以，小儿泄泻的病变原因多由湿，病变部位在脾。必须随时注意保护脾胃之气，因为对小儿的健康影响至大。

二、辨证与分类

（一）辨证

辨证提供治疗的依据，疗效衡量辨证的准确性，辨和治的关系，是密切联系的。因为不同的证候，有不同的治法，治疗效果如何关键在于辨证。儿科辨证有其独到之处，如动态静态结合辨证，主症次症结合辨证，局部整体结合辨证，一般特殊结合辨证等，自成一套。至于小儿泄泻，临床上应该如何辨证？辨证方法上有哪些规律？这是非常值得我们探讨的一个问题。

小儿泄泻的症状，主要表现在大便的变化，在其发病过程中，大便的性状、色泽、气味等变化为临床辨证提供依据，但必须综合全身症状加以辨析，才较可靠。因此，对于小儿泄泻的辨证，多采用局部和整体相结合的方法。例如，大便在性状上的表现"暴迫下注"，即急剧地、刻不容缓地泻出大量黄水，或"溏黏垢秽"，或"如筒吊水，泻过即止"，或"夹泡沫"，这些均属热象。"大便泄泻，形如败卵"，"腹痛思泻，泻则痛止"，这些均属实证。"粪便清稀如水"，"泄泻澄澈清冷"，"肠鸣泄泻，水谷不分"，这些均属寒象。"食后思泻，泻物不化"，"下利清谷"，"完谷不化"，这些均属虚证。大便在色泽上的表现，古人多以粪便颜色的深浅为辨别寒热的依据，认为大便色深属热，色浅为寒。如《诸病源候论》云："色黄者，为热利也"，"其色白，是为冷利也"。《小儿药证直诀》云："伤热……泻色深黄。"《小儿卫生总微论方》云："泻色白者，冷泻也。"《幼科全书》云："如泄泻青白……此寒湿也。"但近年有人在《上海中医药》报道，曾经统计648例湿热泻患儿的大便，颜色深黄者228例，占35.2%，色淡黄者273例，占42.9%，淡黄色便竟多于深黄色便，提出大便颜色的深浅并不能作为辨别寒热的可靠依据。这一问题，早在《幼幼集成》中就已提到，"老黄色属心脾肺实热……淡黄色属虚热……青色属寒……白色属脾虚……酱色属湿气"，是非常符合临床实际的。大便在气味上的表现，"大便气味腥而奇臭"者属热，"气味不显"者为虚寒，"气味馊酸"者为伤食。

以上是从大便性状、色泽、气味、局部症状的表现来辨别证情的寒热虚实，先有一个初步印象。临床时还应再从整个临床表现来分辨寒与热，审察虚与实，看其是否相符。凡发病急，病程短暂，暴泻身热，口渴心烦者，多属实证、热证。病程迁延，反复不愈，久泻神疲，面黄肌瘦者，多属虚证、寒证。腹胀疼痛而泻者，多为实证。腹部膨隆，如鼓中空，或凹陷成舟状者，多属虚证。舌苔白腻，偏湿居多；舌苔黄腻，多为偏热。阳虚有寒者，舌质多见色淡而胖，且舌边有齿痕；阴虚生热者，以舌质红绛而干有刺为多。如果局部和整体不尽相符，则多为虚中夹实，或寒热夹杂之证。这样不仅寒热虚实洞若观火，而且病轻病重也了如指掌。轻证者，泻次不多，大便溏薄，或如糊状，或如蛋花汤样，身热不高，或不发热，饮食如常，精神尚可。重证者，泄泻严重，次数频多，常伴身热，频频欲吐，精神萎靡，或烦躁不安，面色苍白，口唇色红，呼吸加深加快，甚者可见目眶凹陷，尿量明显减少，苔少舌干而绛。如果不能进食，更应引起重视，以防病情骤变。

以上是小儿泄泻辨证时的一般规律，临床时如再掌握一些特殊经验，则辨证就更为准确了。我对小儿泄泻，经常观察患儿肛门情况，作为辨证参考。凡肛门肿胀、灼热、潮红、皱褶变粗者多为热证。肛门色淡、皱褶潮黏者，多属寒泻。肛门肿胀而痛，周围淡红者，多为伤食泄泻。肛门不肿不红者多为虚泻。另据《中医杂志》1984年第10期报道，有观察患儿上腭来定虚实的经验，如腭弓呈深红色，上臼齿处颊部为黄或红色，中柱淡白，为实热型。腭弓粉红，两臼齿处颊部乳白，中柱乳白，为虚寒型，可供参考。

（二）分类

关于小儿泄泻的分类，历来比较复杂，如《小儿药证直诀》分为伤食、胃虚热、胃实热、伤风和夏秋吐泻等，《幼幼新书》分为积泻、惊泻、疳泻、渴泻、伤泻、冷泻和热泻等，《幼科发挥》分寒、热、积三种，《幼幼集成》分为寒、热、虚、实、积五种，《医宗金鉴·幼科心法要诀》分为伤乳食泻、中寒泻、火泻、惊泻、脐寒泻、脾虚泻、飧泄和水泻等。分类极不统一，归纳起来，不外如下几个方面：

（1）以病因分类的，如暑泻、湿泻、痰泻、食泻、积泻、惊泻、风泻、中寒泻、疳泻、伤食泻、伤乳泻、脐寒泻等。

（2）以时间分类的，如暴泻、久泻、五更泻、鸡鸣泻等。

（3）以临床特点分类的，如飧泻、溏泻、洞泻、濡泻、鹜泻、火泻、食后泻、滑泻、交肠泻、水泻等。

（4）以证候性质分类的，如寒泻、冷泻、火泻、热泻、湿热泻、虚泻、实泻、脾虚泻等。

1978年第七届中华全国儿科学术会议，曾建议分为外感（偏寒、偏热）、伤食、正虚（脾气虚、脾阴虚、脾肾阳虚）三类。亦有将本病分为伤食、暑热、湿热、寒湿和脾肾阳虚五个类型者。但暑多夹湿，暑热和湿热很难截然分开，故又有分为风寒型、湿热型、伤食型、脾虚型四类者。也有分为脾胃虚寒、脾肾阳虚、土虚木乘、脾虚湿阻、夹滞、津伤兼夹表邪六类。儿童医院则分虚寒、湿热二型。

临床实践证明，引起小儿泄泻的原因很多，而且小儿脏腑娇柔，形气未充，往往证情复杂多变，固定分类，机械执行，很易挂一漏万，难以概括全貌。我认为分类的目的，在于辨清病情的寒、热、虚、实，以便指导治疗，故临床上可分为中寒泄泻、湿热泄泻、伤食泄泻、脾肾虚泻四类。

（1）中寒泄泻：多因外感寒邪，内伤生冷，寒邪入侵，中阳被伤，故临床表现为大便稀薄如鸭粪，乳食不化，肠鸣腹痛，面色淡白，精神委顿，四肢欠温，或有恶寒流涕，苔白舌淡。

（2）湿热泄泻：多因湿热之邪，蕴结脾胃，传化失职，下注大肠，故症见暴迫下注，肛门灼红，口渴溲赤，烦躁啼哭，或见身热，苔黄舌红，脉象弦数。

（3）伤食泄泻：多因喂养不当，积滞肠胃，清浊混淆，并走大肠，故症见大便酸秽，臭如败卵，腹满胀痛，嗳气厌食，啼哭不安，苔黄厚腻，脉象弦滑。

（4）脾肾虚泻：素体脾虚，禀赋不足，阴寒内盛，水谷不化，故症见食后即泻，泻物不化，或澄澈清冷，粪便清白，面黄形瘦，神倦纳呆，四肢逆冷，小便清长，舌淡苔白，脉缓弱沉细。

这是临床辨证的最基本类型，但是小儿泄泻尚有几种特殊类型。例如惊泻，发生在6个月以内的婴儿，大便泻下青稠不化，有沫，水分较多，每天少则四五次，多则十余次，便时有不畅感，平素胆怯易惊，寐时多汗，容易罹患外感，多有湿疹病史，精神尚可，胃纳欠佳，舌苔薄白或腻。若不注意调治，往往缠绵难愈，与肝木横逆，乘脾犯胃有关。虫泻的特点，发病缓慢，时发时止，时轻时重，常可不药而愈，但数日又发，缠绵不已，四季均可发生，发时大便次数增多，每日泻下一般为二三次，或四五次不等，量亦较少，多为水样，夹有不消化乳食残渣，有时可便出蛔虫，伴以腹痛、呕吐、纳少，部分患儿可有异嗜，平素面自萎黄，消瘦神疲，或烦躁不安等，与脾虚虫积有关。脚气型泄泻，又称胎泻，出生后不久，即有泄泻，色青，夹有乳块，次数频多，小便如常，饮食尚可，但面白神萎，或烦吵不安，或有眼皮下垂，甚至抽搐易惊，有时可表现纳差，呕吐，烦躁，憋气发绀，脉数，甚至凝视抽搐，如果停哺母乳，往往泻止，继哺即发，反复不已，这与小儿脾常不足有关。秋季腹泻，多发生在10~11月份，二岁以下多见，起病急，泻下每日四五次至二十余次不等，水样便或蛋花汤样便，带有少量黏液，不甚腥臭，恶寒流涕，发热，或烦躁口渴，舌质偏红或淡红，苔薄白或微腻。有与泄泻患者接触史，新生儿多以呕吐开始，随即出现泄泻。秋季腹泻多与湿盛有关。以上各种类型，虽有它一定的特性，但在辨治时，仍然不能离开寒热虚实的范畴。

三、治疗

（一）治则治法及用药

历代医家对于本病治疗，积累很多的实践经验，有的总结为八法——疏解表邪、消食导滞、健脾益气、温中散寒、清热利湿、利水渗湿、涩肠止泻、温补脾肾，有的归纳为十法——清肠泄热法、淡渗分利法、辟秽燥湿法、健脾运化法、益气升提法、和中消导法、酸收固涩法、温阳祛寒法、酸甘化阴法、回阳救逆法，还有人以膈下逐瘀汤加减治疗病程在两个月以上的小儿久泻，获得较好疗效。由于历来并无统一分类标准，大多根据各自经验施治，但是治疗总的原则，仍然是“风胜解表，寒胜温中，湿胜淡渗，滑脱止涩，虚弱补益，食积消导，陷则升举，散则酸收”，所以我对普通类型的小儿泄泻，大多采用淡渗、甘缓、升提、固涩、酸收、消导、温燥、寒凉、通下、利气十法，合参使用，收效甚捷。例如：湿热泄泻，临床表现热重于湿者，应用寒凉的黄芩、石膏、寒水石，淡渗的猪茯苓、泽泻，利气的陈皮、木香，甘缓的白术、甘草，与传统治法使用葛根芩连汤合四苓汤相比，清热利湿功效毫不逊色。湿重于热者，应用温燥的苍术、厚朴、藿香，寒凉的芩、连，淡渗的茯苓、泽泻、姜皮，与传统治法使用藿朴夏苓汤相比，清热燥湿、宣畅气机之功，如出一辙。中寒泄泻，则应用温燥的藿香、佩兰、苍术、桂枝，利气的陈皮、大腹皮，甘缓的甘草、大枣，泻甚者可用升提的桔梗，与传统治法使用藿香正气散相比，散寒化湿、理气和中之功并无异样。伤食泄泻，则应用消导的焦三仙、莱菔子、鸡内金，通下的大黄、槟榔，利气的陈皮、青皮、枳实，寒凉的连翘，淡渗的茯苓、泽泻，与传统治法使用保和丸、香连化滞丸相比，理气散结、消导和中之功基本相同。脾肾虚泻，则应用甘缓的党参、黄芪、扁豆、山药、莲子、苡仁，温燥的肉桂、附子、干姜，中气下陷者，则应用升提的柴胡、升麻、葛根，日久不止者，则应用酸收的乌梅、白前、五味子，滑脱不禁者，则应用固涩的肉蔻、诃子，与传统治法使用参苓白术散、附子理中汤相比，益气健脾、温扶肾阳之功有过之而无不及。可见小儿泄泻普通类型的治疗，总不越出上述十法的范畴。至于特殊类型的治法，惊泻主要由于脾胃虚弱的小儿，突然受到惊吓，每致肝木横逆乘脾犯胃而引起泄泻，但溯本求源，还是与脾气虚弱有关，故治以健脾扶运，柔肝镇惊，可用痛泻要方加减。虫泻治当驱除蛔虫以治标，然后调理脾胃以固本。脚气型泄泻与脾虚湿盛有关，治当健脾助运以胜湿，可用土茯苓汤加减，儿母同治。秋季泄泻则当根据具体病情表现而施治。

（二）治疗中应注意的问题

小儿泄泻的治法要领，已如上述，如能灵活掌握，自当得心应手。但在治疗过程中尚有几个值得注意的问题。

1. 泄泻夹表的治疗问题，在临床上比较常见，到底应该疏表清里，还是健脾扶运，佐以清宣，古人对此曾有运用仓廪汤或人参败毒散以逆流挽舟的经验。我认为在治疗上应该遵循“先病而后泄者，治其本，先泄而后生他病者，治其标”的古训，必须辨析两者发病的先后次序及两者的虚实关系而定。

2. 一般认为，虚泻治以健脾补气，但近年来，有人发现用参苓白术散治疗小儿脾虚泄泻疗效不显，而以“脾健不在补，贵在运”的观点，改用运脾法治疗，药用苍术、陈皮、苡仁、焦山楂、神曲运脾，加党参、白术、乌梅、山药、麦芽益气健脾，具有补中寓消，消中有补，补不碍滞，消不伤正的特点。

3. 一般认为，“治泻不利小便，非其治也”，但我认为，小儿泄泻有寒热虚实之分，湿滞久暂之别，其中有可利者，亦有不可利者。如实热闭涩着可利，小腹胀满水道痛急者可利，形气强壮者可利，口腹不慎者可利。津液耗伤者不可利，渴而欲冷饮者不可利，形气虚弱者不可利，阴虚者不可利。临证时不可一见泄泻，即以淡渗为法。

4. 固涩应用的迟早，何时为宜？利无止法，古有明训，如果固涩应用过早，则有闭门留寇之弊，往往会造成邪留而使疾病缠绵难愈。在通常情况下，应在邪去正虚、收摄无权时应用为当。但近有临床报道，对于急性婴幼儿腹泻泻下次数频繁的湿热证型患儿，在清利湿热的同时，酌加少量诃子、罂粟壳等，并未发现有明显的副作用。亦有人对伤食泻、湿热泻、伤风泻的患儿，在早期即加用石榴皮、罂粟壳等固涩之品。因此，对固涩药物的应用，似可灵活掌握，不必拘泥旧说了。

四、饮食将养

小儿消化能力薄弱，患病后饮食不当，往往助长病势，延长病程，甚至使病情恶化，危及生命。小儿泄泻的发生，与饮食不节，脾虚失运有关，故在治疗过程中，必须注意饮食的调理，适当加以节制，尤其素体虚弱之儿，更应注意。凡是得病之最初几日，应速减其膳食以利调治。中医治病，固然主张忌食，但也绝不是对任何证候都一味强调禁忌饮食。尤其对某些重症病例，或慢性病例，亦常费尽心思，设法增进营养，使其体力恢复，达到尽快治愈的目的。如体虚久病，宜进牛乳，以补虚养胃。脾虚泄泻，日久不愈，或病情稳定之时，可以应用苡仁粥（即用苡仁和米同熬稀粥）、莲子粥（即用莲子和米同熬稀粥）、山药粥（即用山药泥和米同熬稀粥）或八珍糕（党参、白术、陈皮、茯苓、怀山药、莲子肉、苡仁、扁豆、芡实、糯米、粳米，共研细末，用白糖和匀制糕蒸熟），作为辅助治疗。

肝炎的治疗

肝炎分黄疸型和无黄疸型两类，多据黄疸的辨证施治为主。至于无黄疸型者，亦颇不少，主要临床证候为肝脏肿大，季胁部痛，胃纳不佳，倦怠无力，体重显著减轻，间有潮热脾肿，病程大多缠绵，根据临床体会，认为可从中医所谓“胁痛”、“痞结”、“肝气郁滞”等证候中进行探索。今分别就本病的黄疸型及无黄疸型谈谈辨治经验。

一、黄疸型肝炎的论治

黄疸型肝炎的主症是面目发黄。进入黄疸期时，大多出现面目色黄，而且迅速加深，小便浑黄不利，上腹部疼痛不适，肝可触及。中医根据这种面、目、皮肤出现黄的颜色，统称为黄疸。

《内经》云：“溺黄赤，安卧者黄疸，目黄者黄疸。”《小儿药证直诀》云：“小儿身皮目皆黄，黄病也”；“面目爪甲皆黄，此疸病也”。这些记载提供了早期辨认黄疸的办法。

中医学认为，黄疸的原因主要由于湿热和寒湿，在小儿方面，劳倦七情之伤极少，多由食积伤脾所致。

黄疸的分类辨治，其实分为阴黄、阳黄足以尽其义，而寒热虚实，总括于此二者之中，所以《幼科集要》说：“小儿黄病，唯辨其阴阳而已。”肝炎的黄疸型又多属阳黄之范畴。大抵阳黄之证，必周身皮肤、目睛发黄，黄如橘色，色鲜而润，伴有身热面红，口渴腹满，心中懊侬，小便短赤，大便或有闭结，舌苔薄黄，脉象滑数，治疗则以清利湿热为主，用药如栀子柏皮汤，热清湿去，短期即可告愈。正如朱丹溪所云：“黄疸乃脾胃经有热所致，分利为先，解毒次之，小便利白，其黄自退矣。”临床上如表实无汗或少汗，发热脉浮者，则又宜疏散，如茵陈麻黄汤、麻黄连翘赤小豆汤可以选用，使黄从汗解。如里实二便秘结，腹满者，又宜清利兼佐通下治之，用药如茵陈蒿汤，或栀子大黄汤，使黄从里解。若无表里证，仅见小便不利者，可着重利小便，用药如茵陈五苓散，使黄从水道而解。所以罗谦益指出：“身热，不大便，发黄者，治用仲景茵陈五苓散。”

至于阴黄之证，临床上虽然皮肤发黄，但色幽暗枯瘁，口不作渴，神思倦怠，言语轻微，四肢发凉，腹痛泻利，小便清，身不发热，苔白脉迟，治疗当以温中燥湿为主，用药如茵陈、附子、干姜、厚朴、苍术、官桂、蔻仁、木香、广皮、茯苓之类。不过，还宜审其属脾寒、肾寒，脾寒者宜予温脾，可用茵陈理中汤或六君子汤加茵陈以治之，肾寒者宜予温肾，可用茵陈四逆汤或茵陈附子汤，命门火衰微者，可用八味丸。黄疸阴黄、阳黄的辨治见表14。

表14　　黄疸证候分类与治法

分类	病因	证候		治法	方药
阳黄	湿热郁遏	身热面赤，口渴烦躁，黄色鲜明如橘如金，小便短赤，大便秘结，脉象洪滑	表实无汗或少汗，脉浮者	疏散	茵陈麻黄汤（茵陈蒿、麻黄、酒）、麻黄连翘赤小豆汤（麻黄、连翘、赤小豆、甘草、生梓白皮、杏仁、大枣、生姜）
			里实便秘，腹满者	通下	茵陈蒿汤（茵陈、栀子、大黄）、栀子大黄汤（栀子、大黄、枳实、豆豉）
			无明显表里证者	分利	茵陈五苓散（茵陈、赤苓、猪苓、泽泻、白术、肉桂、灯心草）
阴黄	寒湿或气血亏虚	皮黄色暗枯瘁，口不作渴，神思倦怠，言语轻微，四肢发凉，腹痛泻利，小便清，身不发热，苔白脉迟	脾寒	温脾	茵陈理中汤（茵陈、人参、白术、炙甘草、干姜）、茵陈六君子汤（即六君子汤加茵陈）
			肾寒	温肾	茵陈四逆汤（茵陈、附子、干姜、炙甘草）、茵陈附子干姜汤（茵陈、附子、干姜）、八味地黄丸（官桂、附子、茯苓、泽泻、山药、熟地、山萸肉、丹皮）

此外，复有上中下三焦之治，如初起症见寒热往来，口苦咽干，胸胁苦闷，呕吐，脉弦等证，则主以小柴胡汤加减。这是偏重于少阳之治法。若水谷不消，时邪外受。由黄疸而成肿胀者，则当用苦辛淡法，以二金汤加减。此偏重于太阴之治法。若湿夺热退，造成湿热两伤者，则不能调治，徒清热则湿不祛，继祛湿则热愈炽，当两解之，以苦辛寒法，用黄芩滑石汤加减，此湿热两治之法。若外感邪已尽，内渍寒湿，脾气久虚，不能自运，则当应用芳香化气，辛淡渗湿法，如藿香正气散加茵陈之类。若三焦俱病，症见中痞恶心，二便不利，则当以统治之法，用杏仁石膏汤加减，以利肺气，开中焦，宣泄下热。可见黄疸既有阴阳寒热虚实之分，复有上中下三焦之别，故其治法则有芳香、辛淡、苦寒等之异，临床上应该灵活运用。

二、无黄疸型肝炎的证治

无黄疸型的肝炎，据中医辨证概念，古人多以“肝气”、“痞结”论治，如《素问·大奇论》即有“肝满，肝脉之气实满也”的记载，《灵枢·胀论》亦有“肝胀，胁下满而痛引小腹”的记载。此病之治疗，苦寒方剂，一般不适用，而且也非短期所能治愈。兹据临床体表现，结合辨证论治的原则，介绍几种治法。

1. 清疏湿热法

这一法则适用于体表无黄疸，而脘腹痞胀，肝区压痛，四肢疲倦，大便或溏的湿阻气滞之证，宜用藿香正气散加减，用药如藿香、苍术、黄芩、炒山栀、飞滑石、赤苓、猪苓、茵陈、豆蔻、薏苡仁、香附、郁金、青皮、厚朴之属。

2. 疏肝实脾法

此法适用于肝区压痛，或缓或甚，形容瘦弱，头眩心跳，胃部或感痞满，小便或黄，舌苔薄净，或微黄腻，肝功能不正常的脾虚肝郁之证，宜用逍遥散加减，用药如当归、芍药、白术、甘草、柴胡、黄芩、山栀、薄荷之属，或用柴胡六君子汤化裁，用药如柴胡、黄芩、广皮、半夏、党参、白术、鸡内金、丹参、茯苓、当归、白芍、枳壳等药。

3. 滋水柔木法

古人对此病治疗，高鼓峰每用六味地黄汤（茯苓、熟地、山萸肉、泽泻、丹皮、山药）加当归、白芍、柴胡、山栀，或逍遥散加生地以治之，而清代叶天士则以调理肝胃见长，观其《临证指南医案》治疗此证，多采用滋水柔木之法，用柴胡的方例则甚少。近人颇赏用魏玉璜一贯煎方（北沙参、麦门冬、金铃子、归身、栀子、干地黄），以此方有养肝阴、滋肝血、泄肝气之效，不过，临床应用，亦需加减变化。如胃纳不佳者则宜去麦冬，加入麦芽、鸡金；肝区痛甚者，则宜加入白芍、姜黄；如果潮热不退，可去当归，加入石斛；肝肿大不消者，宜参软坚化瘀法治疗。

4. 软坚化瘀法

凡胁下坚硬作痛，肝部不舒，四肢疲乏，食后胀满者，均可予此法治之，用药如紫丹参、当归、桃仁、红花、三棱、莪术、柴胡、生牡蛎、鳖甲等药，随证用之，恒收伟效。

关于肝炎病，在中医学文献中有非常丰富的内容和治疗经验，如能早期诊断，不论其为黄疸型肝炎或无黄疸型肝炎，以中医药治疗，都可以获得良好的疗效。但临床上亦偶有少数患者，由于治疗或护理不当，虽经过较长时期，不能恢复体力，黄疸虽退，形体依然日渐消瘦，虽能饮食，不为肌肤，右肋隐痛，牵掣不舒，甚则五心烦热，胸腹痞胀，夜卧不安，心中抑郁，是为肝郁气滞，营血失调之证。病因木郁侮土，中焦气化不能通调，经脉阻滞，阴阳升降之道路失常，所以，饮食入胃，不能游溢精气，上输于脾，敷布五脏，洒陈六腑，通行四末，以泽皮毛而荣筋骨。更有久延不愈者，面呈灰暗熏黑，皮肤枯槁，形体羸瘦，甚则甲错，腹渐膨大，将成鼓胀，时或鼻衄，齿龈出血，胃气不振，纳食衰少，此证最为难治。急宜乘其正气尚未极度衰颓，投以疏肝通络、健运中土、益阴和营、柔养经脉之法，每能获得一定的效果。若已出现腹水，又当审其阴阳虚实，分别应用祛瘀逐水或实脾健土之法治之，处理得当，亦能挽垂危而复健康。

川崎病的治疗经验

川崎病，又称皮肤黏膜淋巴结综合征（MCLS），首次报告于日本，为一种病因不明的急性发热出疹性小儿疾病，其主要特点是持续发热，皮肤多形斑丘疹，眼结膜充血，口腔及咽部黏膜充血，口唇潮红皲裂，手足硬肿，颈淋巴结肿大，严重者可损害冠状动脉，目前尚无特效疗法。我根据患儿的临床特点，抓住主要矛盾，运用温毒时邪发疹的理论进行辨证论治，收到良好效果，现介绍如下。

一、温毒发疹，气营两燔证

例1　席某，男，6个月。

因发热4天、皮疹1天，于1988年7月2日急诊入院。患儿4天前开始发热，体温波动在38.5℃～42℃，曾服用红霉素等抗生素，效果不显著，入院当天发现左颌下肿胀，皮肤出现皮疹，体温高达42℃。入院查体：体温39℃，呼吸32次/分，心率164次/分，急性病容，烦躁不安，前囟稍凸，张力较高，全身皮肤散在充血性皮疹，形态大小不一，背部较多，部分融合成片，双足背及外侧跖面有红斑，手掌面皮肤潮红，手背有不规则红斑及轻度硬肿，肛门周围及阴茎、阴囊皮肤潮红，原接种卡介苗部位明显充血，中心紫暗，眼结膜充血，口唇鲜红皲裂，杨梅舌，口腔黏膜及咽部充血，扁桃体Ⅱ度肿大，无渗出，左颌下淋巴结约2.5cm×2cm，触痛，心律齐，心音有力，双肺（－），肝右肋下1.5cm，舌苔黄腻，指纹浮紫达气关。血象：血红蛋白59g/L，白细胞18×10^9/L，中性粒细胞80%，淋巴细胞19%，单核细胞1%，血小板458×10^9/L，血沉56mm/h，抗链“O”1∶200，乳酸脱氢酶200U/L。微电脑心电图示心肌炎改变。心电图：窦性心动过速。超声心动图：四腔心，左心室大于右心室，主动脉内径比值大于左房。

西医诊断：川崎病。中医辨证为温毒发疹，气营两燔。以清热生津，解毒透疹为法，方宗白虎地黄汤加味。

生石膏25g（先下），知母5g，生地10g，生甘草3g，天竺黄5g，元参10g，蝉衣3g，赤芍10g，黄连1g，山栀2g。3剂，水煎服。

服药后体温降至37.2℃，第二、三诊均以上方出入，共服药9剂后体温正常，皮疹及掌跖肿胀消退，指趾开始呈膜样脱皮，眼结膜充血消退，各项检查均恢复正常，继以养阴清热法善其后。

按：本例因感受温毒时邪，蒸腾肺胃，气营两燔甚为显著，亟当清热生津，解毒透疹，以希由营转气，邪从外达。故用生石膏、知母大清气分之热，元参、生地、赤芍清解营分之毒，黄连、山栀清心泻火，蝉衣宣肺透邪，天竺黄清热豁痰，生甘草解毒和中，迅即收到“清解未犯寒凉，养阴而不滋腻，透疹未伤津液”之效。

二、疹毒内郁，湿热氤氲证

例2　柳某，男，8岁。

因发热10天，于1988年12月5日入院。

10天前出现高热（体温39℃），面红，头晕，恶心，纳呆，翌日全身出现淡红色皮疹，高出皮面，旋即皮疹消退，而高热未解，近1周来体温在37.5℃~38.8℃之间，胸胁胀痛，口苦反酸。查体：体温37.8℃，呼吸24次/分，心率118次/分，眼结膜轻度充血，口唇潮红皲裂，舌尖边红，苔白腻，咽红，扁桃体Ⅱ度肿大，无渗出液，颈部两侧各触及一肿大之淋巴结，右1.5cm×1.5cm，左1cm×1cm，双侧腹股沟有数个黄豆大小之淋巴结，触痛，活动好。双手指呈膜状脱皮。心肺（-），肝右肋下1cm，边缘钝，有触痛及叩击痛，脉弦滑。血象：血红蛋白126g/L，白细胞19.8×10^9/L，中性粒细胞82%，淋巴细胞18%，血小板180×10^9/L。超声心动及心电图正常。

西医诊断：川崎病。中医辨证为疹毒内郁，湿热氤氲。以清热化痰，宣中利湿为法，方选蒿芩清胆汤加减。

青蒿10g，黄芩10g，柴胡10g，枳壳10，陈皮5g，六一散10g（包），赤茯苓10g，郁金10g，半夏10g，生石膏25g（先下）。

3剂后体温恢复正常，自觉症状消失，口唇微红，眼结膜（-），咽微红，颈淋巴结明显缩小，肝肋下未及，无叩击痛，继服上方3剂后痊愈出院。

按：本例初起，邪在上焦，出现高热恶心，身发皮疹。因疹未透发致湿热内蕴，肝胆失于疏泄，气机不畅，郁而生痰。用青蒿、石膏、柴胡、黄芩清泻胆热，引邪外出，枳壳、郁金、陈皮、半夏消痞化痰，和胃宣中，六一散、赤茯苓利小便，清湿热，取得满意效果。

三、疹出不畅，阳热内郁证

例3　龚某，男，4个月。

因发热4天，于1988年5月30日入院。

4天前发热，体温39℃以上，服退热药后汗出热稍解，可降至38℃，很快出现四肢冰凉，继而高热，烦躁不安，咳嗽有痰，口渴喜饮，大便不调，入院当日颈部出现皮疹。查体：体温40.1℃，呼吸46次/分，心率200次/分，神志清，烦躁哭闹，面赤，颈部散在粟粒样红色丘疹，口唇红干皲裂，舌质红，呈杨梅状，口腔黏膜充血，咽部充血，扁桃体Ⅱ度肿大，右颈部可触及一个2cm×2cm大小的淋巴结，质硬拒按，活动度差，眼结膜充血，指纹淡紫在风关，心肺（-）。血白细胞16.8×10^9/L，中性粒细胞84%，淋巴细胞16%，血小板400×10^9/L，血沉14mm/h，肌酸磷酸酶、乳酸脱氢酶、谷草转氨酶均明显增高。微电脑心电图：①左心室电压偏高；②心肌炎。心电图示窦性心动过速。超声心动图示左室与右室比值偏大。

西医诊断：川崎病。中医辨证为疹出不畅，阳热内郁。以泻热解郁，达邪透疹为法，方宗四逆散加减。

柴胡6g，枳壳6g，赤芍10g，炙甘草3g，生石膏30g（先下），野菊花15g，升麻6g，黄芩10g，蝉衣3g，灯心草10g。3剂，水煎服。

药后体温降至38℃，颈淋巴结明显缩小，但全身皮疹遍布，背部、阴囊部皮疹融合成片，压之褪色，大便每日5~6次，稀水便。上方去枳壳、野菊花、黄芩，加葛根、煨木香、黄连，服2剂后身热解，皮疹消退，指趾膜样脱屑，肿胀消退，食欲可，苔脉正常。半月后复查各项指标均正常。

按：本例初起，寒凉解热强行遏邪，以致阳气内郁，高热肢厥，疹出不畅，心烦渴饮，大便不调，与阴寒内盛的阴厥截然不同，故用柴胡解郁升清、调燮寒热，枳实利气消滞、泄热降浊，芍药和血敛阴，甘草和中益气，生石膏、黄芩轻宣肺胃，蝉衣、升麻透疹，野菊花解毒，以希解郁泄热，达阳于表。再诊时身热趋降，皮疹遍布，毒从下泄，故大便泻利，加用葛根升提，香、连宽中厚肠，以使清升浊降，阴阳调畅而愈。

四、时邪瘾疹，协热下利证

例4 陈某，男，3岁。

因发热伴腹泻13天，于1988年7月15日来我院就诊。

13天前开始发热，体温38.5℃~40℃，伴腹泻，每天4~5次，9天前发现右颈部肿胀，皮肤出现风团样皮疹，体温达40.5℃，外院治疗无效而来我院。查体：体温39℃，呼吸32次/分，心率132次/分，急性病容，烦躁易哭，眼结膜充血，口唇红干，舌质红，苔黄腻，脉滑数，咽充血，扁桃体Ⅱ度肿大，无渗出液，全身散在皮疹，右胸一片密集粟粒样皮疹，压之褪色，肛门周围潮红，双手掌稍肿胀，指趾呈膜样脱皮，右颈部有一蚕豆大小淋巴结，活动度好。心肺（-）血白细胞16.4×10^9/L，中性粒细胞80%，淋巴细胞20%，血小板360×10^9/L。超声心动图示冠状动脉扩张。大便常规：稀便，白细胞2~3个。

西医诊断：川崎病。中医辨证为时邪瘾疹，协热下利，治予清热透邪，佐以升提，方宗葛根芩连汤加减。

葛根10g，黄连1.5g，黄芩10g，生石膏25g（先煎），寒水石10g，薄荷3g（后下），升麻5g，蝉衣3g，鲜芦根30g，神曲10g。3剂，水煎服。

药后大便减少至每日2~3次，身热趋降，皮疹时隐时现，其他症状明显好转，再拟原方加减。

葛根10g，升麻5g，黄连1.5g，黄芩10g，蝉衣3g，赤芍10g，细木通10g，生山楂10g，灯心草1g。

服3剂后诸症均解，体征消失，实验室检查正常。

按：本例初起症见高热、发疹伴泄泻，及时辛凉宣透，本可迅速获愈，由于用退热药强行退热，热势虽有所下降，但邪毒已陷阳明之里，致使泄泻加重，疹反隐约不透，迁延不愈。故用葛根、升麻解肌升提，鼓舞卫气，配以黄芩、黄连、石膏、寒水石清泻阳明里热，薄荷、蝉衣、芦根宣邪达疹，神曲导滞和中，终于收到解肌清肠、表里双解之功。

五、疹毒郁结，痰凝阻络证

例5　程某，男，6岁。

因发热、颈部肿胀10天，于1989年11月12日来院就诊。10天前开始发热，伴右颈部肿胀、疼痛，第二天出现皮疹，抗生素治疗无效。查体：体温37.5℃，呼吸24次/分，心率108次/分，右颈淋巴结2.5cm×2cm，质硬，有压痛，活动度差，眼结膜轻度充血，口唇红，舌质红，苔薄黄，指趾端呈膜状脱皮，脉滑数，心肺（－），腹（－）。血白细胞16.7×10^9/L，中性粒细胞80%，淋巴细胞16%，单核细胞3%，血小板210×10^9/L。心电图正常。

西医诊断：川崎病。中医辨证为疹毒郁结，痰凝阻络，以清热豁痰，软坚散结为法，方宗元参牡蛎汤加减。

元参10g，生牡蛎15g（先煎），生石膏25g（先煎），海藻10g，昆布10g，薄荷3g（后下），天花粉10g，穿山甲10g，山慈菇3g，黄连1g，灯心草1g。3剂，水煎服。

同时予梅花点舌丹2瓶，早晚各服1粒。

药后体温正常，颈淋巴结明显缩小，继服上方3剂后，症状、体征均消失。

按：本例由于疹毒透发不畅，余毒郁结化火，火热灼津，炼液成痰，痰凝气结，经久不散，故结肿不消，大如果核。故用元参、石膏、薄荷、黄连清热解毒，生牡蛎、海藻、昆布豁痰软坚，穿山甲、山慈菇、天花粉消肿散结，灯心草引毒下行，加用梅花点舌丹，增强解毒泻火、活血消肿之力。

先天性胆管闭锁的治疗经验

先天性胆管闭锁，在两万个初生儿中可见一例，似为胚胎期空化不全的结果，根据胎黄治则加用通利试治一例获得成功。中医认为本病属胎黄范畴，由于母体湿热传儿，感受以后，失于疏泄，胆汁不能循其常道排流，淤积不去，以致浸渍蒸腾，迫溢肌肤而形成。

詹某，男，3个半月。初诊日期：1978年5月20日。

患儿初生时无黄疸，胎粪色泽正常。于出生后52天时，始发现全身皮肤、眼目黄染，呈进行性加重。曾在北京某医院诊治，检查尿胆红素（＋），尿胆原（－），黄疸指数100U以上，确诊为"先天性胆管闭锁"。并服中西药治疗，未见明显效果，最后确定进行手术治疗，但不能保证绝对成功。因此，家长不愿手术，经朋友介绍，特来我院就诊。来诊时遍身面目黄染，色泽鲜明，两侧眼睑红赤，啼哭雄壮响亮，小便不利，呈深黄色，大便灰白而稀，一日泄泻五六次，苔色黄腻干焦，舌红，指纹颜色深红紫暗，并在气关，腹部膨胀，肝脏肿大，在季肋下3cm，脾未扪及，心肺正常。

儿禀母气以生，感受湿热之气，阻遏中焦，滞于肝胆，疏泄失常，郁而为黄，形成胆疸之候。治以清热解毒，通利渗湿，使黄从里解。宗《医宗金鉴》生地黄汤合犀角散化裁。

犀角粉 1g（冲），生地黄 10g，茵陈 15g，山栀 1.5g，黄柏 10g，当归 10g，穿肠草 10g，金钱草 10g，大腹皮 10g。5 剂，每日 1 剂，水煎频服。

二诊（1978 年 5 月 25 日）：药后黄疸明显减轻，目黄转淡，肤黄亦浅，全身症状改善，腹部平软，大便成形，色转淡黄，饮食增加，苔尚黄腻，小便仍黄，纹色紫红，肝大肋下 2cm，脾未扪及，心肺正常。脾胃运化趋复，肝胆疏泄湿热功能已展，再拟原方增易，以希接效，使黄从里解。

犀角粉 1g（冲），生地黄 10g，茵陈 15g，山栀 1.5g，黄柏 10g，当归 10g，穿肠草 10g，金钱草 10g，大腹皮 10g，六一散 10g（包）。3 剂，每日 1 剂，水煎频服。

三诊（1978 年 5 月 28 日）：连进 3 剂，全身面目黄染已消，眼睑红赤亦解，面色红润，精神转佳，活泼嬉笑，乳食正常，大便每日 1 次，成形，颜色黄，小便正常，肝大肋下 1cm，脾未扪及，心肺正常。尿检三胆阴性。黄疸指数 5U。肝功能：TTT4U，TFT（-），GPT 正常。湿热郁阻已解，肝胆疏泄功能已复，再拟原方加减，以巩效疗。

茵陈 15g，山栀 1.5g，黄柏 10g，当归 10g，泽泻 10g，生地 10g，赤芍 10g，猪茯苓各 10g，炒白术 10g，穿肠草 10g。3 剂，每日 1 剂，水煎频服。

按：本例由于母体湿热传于患儿，湿热之邪迫溢肌肤，故身目俱黄，色泽鲜明。湿与热合，从阳化热，故眼睑红赤，哭声洪亮。阻遏气分则腹胀便溏，溲黄苔腻。郁于血分，胁下结块，舌红纹暗。急宜清热解毒，通利气分血分之湿热，使黄从里解。犀角性味咸寒，有清热凉血解毒之功。当归、生地可以和营清热，与犀角同伍，以解血分之瘀结湿热。茵陈苦平微寒，寒能清热，苦能燥湿，既能发汗，使湿热从汗而出，又能利水，使湿热从小便而去，是治疗黄疸的要药。它与苦寒泻火、通利小便的山栀同用，则能直导肝胆湿热由小便外泄。黄柏清利湿热的功能甚强，与茵陈、山栀同伍则相得益彰，利导湿热之功更卓。大腹皮下气宽中，除湿导滞，卷柏凉血清热，破瘀散结，则气分血分之湿热瘀结，无以羁留。加以穿肠草通利泻热，有穿肠之功，金钱草清热利胆，破瘀散结。气血兼顾，通利并施，则湿热自清，而黄疸也就迅速清退。根据现代医学研究，茵陈有促进胆汁分泌的利胆作用，金钱草有促进胆汁分泌，利于胆汁排出的作用，故服五剂以后，即明显奏效，肝胆疏泄功能渐复，临床症状改善，再加用六一散以清利湿热，增强疗效，使黄从里解。三诊时临床症状消失，血尿化验正常，基本告愈。

烟雾吸入反应后遗症的治疗经验

1989 年某地地铁电缆、塑料等着火，引起浓烟弥漫，在现场工作的几位同志因吸入烟雾产生呛咳，胸闷，呼吸困难，严重缺氧，不省人事，甚至抽搐、窒息等反应。经某医院采用抢救措施及综合治疗（如高压氧舱、激素及抗炎等）而出院，但后遗胸闷、心悸、头晕、耳鸣失聪，甚至失衡、不能自己独立行走、全身疲乏无力等症。服用西药四五个月未能缓解，后经我治疗，获得痊愈。

案例

例 1

范某，女，35 岁，初诊日期：1989 年 8 月 2 日。

神疲乏力，心慌胸闷，气不接续，反应迟钝，答非所问，头晕时欲摔倒，浮肿，周身麻木，血压时高时低，头颈转动不利，口唇发紫，苔白而腻，舌暗体胖，有瘀斑，脉细无力。证属气虚血瘀，心失所养，神不守舍。治宜益气活血，宁心开窍。

黄芪 15g，紫丹参 15g，当归 10g，川芎 10g，生地 10g，赤白芍各 10g，桃仁 10g，红花 10g，石菖蒲 10g，五灵脂 10g，五加皮 10g，枳壳 10g。7 剂，每日 1 剂，水煎 2 次，分 3 次服。

二诊：药后头晕心悸减轻，周身麻木浮肿渐消，精神好转，思维较前敏捷，能独立行走，舌苔薄白，仍有瘀斑，脉沉细无力。病久气虚渐复，络脉血瘀未化，再拟原方增易治之。

黄芪 15g，当归 15g，川芎 10g，赤芍 15g，生地 15g，紫丹参 15g，桃仁 10g，红花 10g，五灵脂 10g，郁金 15g，丝瓜络 10g。14 剂，每日 1 剂，水煎服。

三诊：上方服后，诸症消失，唯尚健忘，记忆力差，夜寐不安，苔薄舌胖，尖边有齿痕，脉象濡缓。再拟和血益气以善其后。

紫丹参 15g，红花 10g，生山楂 15g，党参 15g，黄芪 15g，鸡血藤 15g，夜交藤 15g，陈皮 10g，生谷麦芽各 10g，五味子 10g，生姜 2 片，大枣 5 枚。20 剂，每日 1 剂，水煎服。

例 2

赵某，女，32 岁。初诊日期：1989 年 8 月 2 日。

面色苍白，神疲乏力，心悸气短，胸闷，四肢麻木，大便干，舌质淡，苔薄，尖边有齿痕，脉数无力。证属气血两虚，经脉失养，治宜益气养血，疏经活络。

太子参 15g，麦冬 10g，五味子 10g，当归 10g，川芎 10g，枳壳 10g，桔梗 10g，地鳖虫 10g，黄芪 15g，桂枝 10g，茯苓 10g，生姜 2 片。7 剂，每日 1 剂，水煎服。

二诊：药后诸症好转，微有头晕，呼吸以深长为快，舌苔薄，尖有齿痕，脉沉细。仍属气血两虚，再拟益气活血治之。

党参 15g，黄芪 15g，茯苓 15g，炒白术 15g，白芍 15g，炙甘草 5g，五味子 10g，当归 10g，枳壳 10g，桔梗 10g，旋覆花 10g（包），代赭石 15g（先煎），焦三仙各 10g。14 剂，每日 1 剂，水煎服。

例 3

董某，男，42 岁。初诊日期：1989 年 9 月 13 日。

憋气，时有咳嗽，腹胀纳呆，面色晦暗，口唇暗紫，苔色白腻，舌紫暗，有瘀斑，脉弦涩不利。证属血瘀阻络，气机不利。治宜活血通络，理气止咳。

紫丹参 15g，红花 10g，生山楂 15g，当归 10g，川芎 10g，枳壳 10g，郁金 10g，桔梗 10g，丝瓜络 10g，杏仁 10g，降香 5g，旋覆花 10g（包）。7 剂，每日 1 剂，水煎服。

二诊：药后收效显著，诸症好转，尚有胸痛咳嗽，苔脉如上，再拟原方增易治之。

紫丹参15g，红花10g，生山楂15g，薤白10g，瓜蒌15g，桂枝10g，制半夏10g，枳壳10g，郁金10g，降香5g，紫菀10g，炙杷叶10g。14剂，每日1剂，水煎服。

例4

姜某，女，32岁。初诊日期：1989年9月13日。

性急心烦，头晕头痛，胸闷，叹气则舒，两胁胀痛，咽喉不利，干咳无痰，苔色白腻，脉象沉弦。证属肝郁气滞，肺络失宣。治宜疏肝理气，宣肺利咽。

柴胡15g，茯苓15g，赤白芍各15g，炒白术10g，当归10g，青陈皮各10g，制半夏10g，枳壳10g，桔梗10g，牛蒡子10g，川楝子10g，元胡10g，紫菀10g。7剂，每日1剂，水煎服。

二诊：药后胸闷胁胀趋解，头晕头痛亦减，性急心烦好转，唯自觉咽干而痒，咳嗽不爽，苔白咽红，脉象细弦。证属肺气郁滞，宣降失司，治当通宣肺气，利咽止咳。

元参10g，板蓝根10g，桔梗10g，牛蒡子10g，山豆根5g，锦灯笼10g，黄芩10g，枳壳10g，炙杷叶10g，紫菀10g，杏仁10g，川郁金10g。14剂，每日1剂，水煎服。

例5

高某，女，35岁。初诊日期：1989年10月4日。

耳鸣耳聋，头晕胀痛，失眠多梦，大便干，小便黄，记忆减退，腰膝酸软，乏力，舌质红，苔根腻，脉弦细微滑。证属肝阳亢逆，肾精亏虚。先泻肝胆之火，平其阳亢之邪，然后随证酌治。

龙胆草10g，柴胡10g，山栀10g，黄柏10g，生地15g，当归10g，车前子10g（包），泽泻10g，细木通10g，制军10g，川牛膝10g，7剂，每日1剂，水煎服。

二诊：药后头晕胀痛大减，大便通利，耳聋消失，尚有耳鸣多梦，健忘心悸，腰酸无力，舌苔薄白，脉象细数。治当补益肾阴，佐以平肝潜阳。

盐知柏各10g，熟地10g，山萸肉10g，茯苓10g，怀山药10g，粉丹皮10g，泽泻10g，灵磁石15g（先煎），女贞子10g，旱莲草15g，生牡蛎15g（先煎），川牛膝10g。14剂，每日1剂，水煎服。

按语

心主血，肺主气，由于肺气贯通于百脉，故能协助心脏主持血液循环。只有使心肺两脏相互协调，才能使人体气血周流不息。心肺同居上焦，既可相辅相成，又能相互影响。烟雾直接吸入，首先影响肺气的升降，出现呛咳、胸闷、憋气，继则血脉不能贯通，则神明失其主宰，出现不省人事，小便失禁，甚至窒息而死。本组例案以心肺病变为主，又引起肝肾等脏的其他一些病证，病程较长，恢复较慢。本组例案虽然病因相同，但烟雾的浓淡、吸入的多寡、人体的耐受程度、体质的强弱以及防护措施的有无不同，因而损害的程度有所不同。因此，只有针对不同的病理变化，辨证施治，方可收到预期的疗效。

例1：所幸抢救及时，方得复苏。唯烟雾吸入达半小时之久，严重损害心肺功能，胸闷憋气，头晕不能自持，时欲跌倒，脉细无力，历时五个月未能改善。病久气虚，故神疲乏力，心慌胸闷，气不接续；心主神明，窍道不利，故反应迟钝；血脉不畅，故周身麻木，浮肿，头颈转动不利，口唇发紫，舌暗，有瘀斑。方用黄芪益气，桃、红、四物养血化瘀，丹参、菖蒲宁心安神，枳壳、五加皮理气消肿，五灵脂行血止痛。二诊时诸症均减，继守原意接治，调理三月而安。

例2：因持续吸入烟雾20分钟，除呛咳、憋气、有窒息感外，并有面色青紫，全身颤抖，两手呈鸡爪样抽搐，是由肺气不利，影响血脉流行，出现筋脉躁急所致。虽经抢救缓解，但气血未复，经络失养，故面色苍白，胸闷气短，四肢麻木，使用生脉散益气养阴，黄芪、当归、补血养血，枳壳、桔梗宣通肺气，桂枝、生姜、土鳖虫等温通经脉，调理三月，面色红润，诸症均解，收到了益气养血、疏经通络的效果。

例3：在烟雾现场历经7个小时，虽然自用湿毛巾捂鼻2~3小时，采取了一定防护措施，终难免烟雾的吸入，影响气机的升降，有碍血脉的流通，出现心慌呛咳、胸闷憋胀、口唇青紫等症。经用抗炎、化痰止咳及维生素等药，呛咳虽有缓解，血脉流通未得改善，而且日益阻滞，舌有瘀斑，脉涩不利，并仍有咳嗽，形成血瘀阻络、气机不利的局面。故用丹参、红花、当归、川芎活血化瘀，降香、丝瓜络、生山楂通络止痛，杏仁、旋覆花肃肺止咳，枳壳、桔梗、郁金理气宽胸。二诊时加用薤白、桂枝、瓜蒌温通血脉，有利胸痹的解除，收到良好的效果。

例4：素体强壮，持续烟雾吸入达30分钟之久，当时虽然头晕呛咳，呼吸困难，小便失禁，经综合措施抢救后，心肺损害并不严重。由于患者素性肝旺，性情急躁，以致木失条达，出现胸闷胁胀，一派肝郁气滞表现。肺主气，气滞则肃降失司，故咽喉不利，干咳无痰。是以应用柴胡、白芍、青陈皮疏肝养肝，当归、赤芍、川楝子、元胡和血止痛，枳壳、桔梗、牛蒡子、紫菀宣肺利咽，茯苓、白术、半夏扶正和中。迅即诸症趋解，收到"木郁达之"效果。嗣因咽干而痒，咳嗽不爽，故用元参、板蓝根、桔梗、牛蒡子、山豆根、锦灯笼等清热利咽而获愈。

例5：由于肝阳亢逆于上，肾精亏虚于下，形成耳鸣、耳聋等症。本例持续吸入烟雾，烟雾为火气，壅于肺则呛咳胸闷，逆于肝则头晕痛而抽搐，闭于耳则清窍失灵，耳鸣耳聋失聪，扰动心神则心烦而夜寐不安。经综合措施抢救后，仍见耳鸣耳聋、头晕胀痛、失眠多梦、便干溲黄等症，显属肝胆之火上逆，故用龙胆草、山栀、黄柏苦寒泻火，木通、车前、泽泻、川牛膝、制军导热下行，共奏清肝泄热之功。由于兼见腰膝酸软乏力，脉弦而细，与肾虚密切相关，故再诊时改用知柏地黄加灵磁石、生牡蛎、女贞子、旱莲草等补益肾阴、平肝潜阳而愈。

小儿血友病的治疗经验

血友病是现代医学的一个病名，属于遗传性凝血障碍的出血性疾病，因与凝血活酶形成有关的凝血因子缺乏所致。此病患者在生活中必须坐安行稳，稍有不慎而损伤肌肤就会出现难以遏止的出血现象。就是没损伤，也会不时出现膝、踝、髋、肘及肩关节反复内出血。并且这种局部红肿热痛，容易被误诊为急性关节炎。这种现象持续数月或数年后，可产生关节滑膜骨质破坏、关节纤维化及强直畸形，并出现肌肉萎缩、功能丧失，还有可能因皮肤及肌肉出血呈广泛性瘀斑或血肿，因口腔齿龈、咽喉、消化道、尿道、肺脏、胸膜腔及颅内出血而出现各种各样的症状，甚至危及生命。

中医典籍虽无血友病名，据其临床表现，中医认为凡离经之血溢于体外者皆属于“血溢”范畴。在正常情况下，血赖气的推动，沿着经脉运行，内注脏腑，外充皮肤，渗透肌肉，滋养筋骨。因经脉贯穿于人体上下、左右、前后、内外，或深或浅地把五脏六腑、头面、躯干、四肢、九窍等联系成一个整体，所以运行无微不至，循环灌注，五脏六腑各司其职地统摄、输布、宣泄于其间，而维持机体正常的新陈代谢，因此，血液的循环功能，与气的作用是不可须臾相离的，气血相互依存，相互为用，气离开血，或血离开气，则不能发挥其应有的功能，因为血的运行赖于气之统帅，才能输布营养于全身，阳气宁谧才能维持人体正常的活动，若血不运行，便成瘀血，气不宁谧便成躁气，瘀血和躁气都是病理性产物。血之所以瘀阻，在于气的不行，气之所以不能温煦，在于血之不濡。气盛气乱时，可以逼血妄行，血瘀血滞时，也可使气郁遏，因此气的盛衰能影响到血，血的瘀阻也影响到气，气为血之帅，血随之而运行，血为气之守，气得之而宁谧，气结则血凝，气虚则血脱，气迫则血走，故气血相互影响，和则俱和，病则俱病，二者之间，只能相得，不能相失。如气血调和，升降有序，则身体自然健康。若气留而不行，血壅而不濡，内外郁滞，不能流行，以荣于身，必有妄动之患。尤其小儿气血未充，经脉未盛，易虚易实，各种因素皆能使血不能安于经脉而妄行，随气上下内外而流溢，如逆而上壅，则为吐血衄血，外溢肌表，则为瘀斑肌衄，离而下行，造成便血溺血。

病例

王某，男，3.5 岁。

患儿自初学走路时，经常因轻微碰撞出现皮下瘀血或血肿，历时很久方才消失，有时鼻衄不已。曾在附近诊所检查血液，出凝血时间在 1~3 分钟，血小板计数 $100\times10^9/L$，服维生素 C、维生素 K 后出血停止，与常儿无异。家长初未介意，嗣因自发性出血表现愈趋愈重，甚则流血不止。尤其近一月来，初因轻微外伤，膝、踝关节部位青紫、肿胀、疼痛不消，皮下、肌肉多处发现瘀斑，难以活动，继则腹痛尿血，大便色黑光亮，入暮身热，体温 38℃左右，遂入某医院急诊，收住院救治。入院后检查：咽红，血压 90/60mmHg（8.0/12.0kPa），心尖部有收缩期杂音，肺听诊正常，肝脾可扪及。尿检：蛋白（-），红细胞 30~50 个。大便潜血试验阳性。血液检查：血红蛋白 50g/L，红细胞 $1.8\times10^{12}/L$，白细胞 $13\times10^9/L$，中性 75%，淋巴 25%，凝血时间在 30 分钟以上，血小板 $80\times10^9/L$。毛细血管脆性试验阴性，凝血活酶生成试验异常，抗血友病球蛋白含量 20%。诊为血友病，曾先后口服路丁、维生素 C、红卫一号，肌肉注射青霉素，并多次输血浆和新鲜血液，症状有所缓和，但新的出血仍时在发生，遂邀余会诊。

现症：面色萎黄，精神疲惫，下午低烧（37.6℃，）手足微凉，时有鼻衄，肌肤瘀斑毕见，青紫与棕黄夹杂，两膝关节肿胀疼痛，伸屈不利，小便颜色黄赤，大便正常，切腹微有胀痛，食欲缺如，舌苔薄白质淡，脉沉细微数。证属中气虚寒，血不归经，治以温中益气摄血，宗参附汤合黄土汤加减，以希气补血摄，而免气随血脱之变。

红人参20g（微火另煎对服），附子10g（先煎），灶心土15g（煎汤代水），生地10g，炒白术10g，清阿胶10g（化服），炙甘草5g，元胡10g，仙鹤草10g，生姜2片，大枣5枚。3剂，每日1剂，水煎频服。

二诊：药后身热已解，手足转温，两膝关节肿痛稍减，肌肤未再出现新的瘀斑，精神略振，苔脉如上。证情有所稳定，再宗原意佐以活瘀，以希肿消痛定，而免关节机化畸形生变。

党参10g，黄芪10g，附子10g（先煎），炒白术10g，炒白芍10g，炙甘草5g，当归10g，红花5g，川芎5g，川断10g，鸡血藤10g，清阿胶10g（化服），茜草10g。30剂，每日1剂，水煎，分3~4次服。

三诊（1982年7月6日）：迭进益气活血之品，肌肤瘀斑大部分消失，膝、踝关节肿胀亦消，活动已无痛感，二便如常，精神转佳，面黄好转，食思稍振。检查：心脏仍有轻微杂音，肺（-），肝脾可扪及。血象：血红蛋白80g/L，红细胞3×10^{12}/L，白细胞9×10^{9}/L，中性粒细胞68%，淋巴细胞32%，凝血时间5分钟，血小板计数138×10^{9}/L，尿检（-），大便（-）。唯日来肌肤又见少量瘀斑，口腔牙龈渗血，舌苔薄白，脉沉缓。证属气血循行尚未安谧平静，治当益气宁血，以希血行归经而免妄动生变。

白人参10g，黄精10g，黄连1.5g，当归10g，赤白芍各10g，旱莲草10g，生地10g，紫丹参15g，丝瓜络10g，干藕节30g，清阿胶10g（烊化）。30剂，每日1剂，水煎，分3~4次服。

四诊（1982年8月15日）：服上方后诸状消失，精神、饮食如常，关节活动自如，肌肤未再出血，血象检查基本正常，患儿家长要求出院，遂拟调养心脾以为善后之治。

党参10g，黄芪10g，茯苓10g，炒白术10g，炒白芍10g，当归10g，酸枣仁10g，龙眼肉10g，清阿胶10g（烊化），生地10g，生姜2片，大枣5枚。

本方先后加减应用四年，服药近千剂，有时虽然少有出血，但很快即止，现已入学，活动如常。

按：本例患儿自周岁起开始发病，每因轻微外伤引起长期甚至致命的流血不止，肌肤瘀斑累累，膝踝关节出血肿痛。血浆中抗血友病球蛋白减少，凝血活酶的生成不良，不能使凝血酶原转变为足够的凝血酶，以致血液的凝固延迟，凝血时间在30分钟以上，故遇轻微外伤即渗血不止，本例在诊断上是正确的。患儿初因外伤脉络，血渗脉外留于肌肤，继则血壅气滞，上逆则鼻衄，内窜关节故膝踝渗血肿痛，下走大肠则便血，渗入小肠则溺血，以致血不归经，随处溢出，反复出血以后，导致阴血亏虚。由于出血量多，血去气伤，反而转为气虚不能摄血，既见面色萎黄、精神疲惫、舌质淡白、脉象沉细，又见渗血不已，且有气随血脱之势，值此证情危急之际，不暇究其出血原委，唯以止血为第一要法，故用人参、附子补其阳气，灶心土、阿胶摄其阴血，炒白术、炙甘草健脾和中，生地、仙鹤草益阴止血，元胡理气止痛，生姜、大枣调和营卫，补其无形之气，摄其溢出有形之血，药后竟然收到了导血归于经脉之功，而且防止了经脉中未曾溢出之血。当血脱益气，补气摄血之后，其离经未出之血，已失去生理作用，若不及时祛除，必将壅而为患，结而为痛，历时既久仍会变证百出，故治法上必须在益气摄血的基础上及时转入活血，加用当归、川芎、鸡血藤、红花、茜草之品，以达到祛瘀生新的目的。治疗血溢一证，在血止瘀化之后并不意味着气血循行已经安谧平静，往往隔一段时间后，又复出血，必须及时安定气血，才能巩固疗效，故用白参、黄精、丝瓜络益气通络以和阳，当归、丹参、赤白芍、干藕节补血调脉以和阴，黄连、生地、阿胶、旱莲草清热除蒸以宁血，使血安于经，可免妄动之患。由于血所主在心，统化在脾，藏血在肝，宣布在肺，输泄在肾，故当运用止血消瘀宁血等法，出血得到控制以后，还应调养脾或补其肝肾，才能竟全功而获愈。本例调养心脾先后曾治疗四年之久，终于收到理想的效果。

小儿斜视的治疗经验

小儿斜视是由双眼视觉紊乱所形成，开始往往是间歇性的，在疲劳时出现，休息后消失，逐渐成为固定性。按斜视的方向分为内斜、外斜、上斜，按注视的性质可分为单侧性和交替性，还有共同性的非共同性的区别，不仅有碍美观，而且影响生活，学习和身心健康。

在正常的情况下，眼睛看东西时，无论注视点位于远处还是近处，两眼的视轴都集中于注视点，两眼的黄斑部分别接受的物象，在脑内被综合成单一的印象，叫做双眼单视。如果不能综合分别接受的物象，那就形成复视了。小儿斜视，早期可有复视，但多不能自觉，为了排除这种干扰，斜视眼则在视觉方面发生抑制，日久则形成弱视，甚至影响双眼单视，因此小儿斜视要早期发现，及时防治。

小儿斜视，中医称为“目偏视”或“风牵偏视”。其病因主要由于正气不足，脉络空虚，风痰乘虚上扰，或阳亢风动夹痰阻滞经络，气血运行不利，眼带失养而弛缓不用，舒缩功能失常，导致拘急牵引眼珠偏向健侧，所以，小儿斜视风痰阻络最为多见，病位在肝，常与气滞血瘀或气血俱虚相关。治疗时应祛除风痰，佐以活血通络，同时必须注意扶正，常可获得理想的效果，较之戴镜矫正和手术治疗有其一定的优势。

近年来门诊经常遇到一些严重斜视戴镜而不能矫正的患儿，每获良效，兹举一例，以资佐证。

蔡某，女，9岁，初诊日期：1989年9月21日。

患儿于两年前初因高热不解，热退后逐渐发现患儿两眼内斜，开始时斜度不稳定，晨起不显，入暮则斜视显著，曾至某医院眼科检查诊为共同性斜视、弱视，并配镜矫正，迄今年余，症状未见好转，斜视越趋严重，视力下降，右眼0.1，左眼0.2，视物困难，影响学习，成绩直线下降，性情急躁，舌苔薄白，舌质红，脉弦滑。证为风痰阻络，目失所养，遂拟白附子10g，钩藤10g，僵蚕10g，全虫3g，当归10g，茯苓10g，防风5g，木瓜10g，大白芍15g，半夏5g等祛风豁痰、活血通络之品，并嘱摘除矫正眼镜，迭经治疗3个月，双眼斜视已正，视力检查右1.0，左1.2，视物正常。

至于小儿斜视的预防，首应注意儿童的眼部卫生，避免视力疲劳，在读书写字时，必须有适当的照明，采取柔和的光线，自后面或左旁照射，避免耀眼的闪光，眼不要距离书本太远或太近，一般应在30cm左右。并教育儿童避免眼外伤，对于刀、剪、针、竹签等用具及玩具提高警惕。在小儿发热、出牙、断奶时应加强护理。发现稍有眼位分离现象时应立即去医院进行屈光检查，尤其对有斜视家族史的小儿更应予以特别注意。

养胎护胎知识

古今中外，凡是父母，都希望生育健康聪颖的孩子。

中医认为，能否优生往往与母亲怀孕期间的心理状态、周围环境等有着密切的联系。胎儿时期的营养，生长发育完全依赖母体，因此母亲的饥饱劳逸、喜怒忧惊、食饮寒温、起居慎肆均可影响胎儿的发育。古代医家对孕妇的健康和胎儿的护养，非常重视，认为妇女在妊娠期间阴阳平衡，则气质完备。如果母体气血失调、阴阳乖张，则可导致胎儿禀赋异常，出现先天气形之变。可见养胎护胎对优质生育是何等的重要。

从胚胎到胎儿降临人间的十个月，是人的精神功能的基础——脑发育的重要时期。胎儿在母腹内是有感觉的小生命，对外界的刺激和变化能够作出一定的反应。因此，孕妇应当随时注意调养心神，陶冶和修养自己的性情，经常保持心情舒畅，情绪安宁，尽量减少刺激，才能五脏安和，气血调顺，确保胎禀充足，促使胎儿正常发育。若孕妇喜怒无常或遭受精神创伤，则能引起脏腑功能失调，造成新陈代谢紊乱，必将影响到胎儿的正常生长发育。实践证明，妊娠期间，如能多多接触美好的事物，诸如聆听轻松的音乐，欣赏优美的风景，观看花卉和美术作品，阅读有益身心的文艺著作等，从而陶冶性情，开拓胸襟，旷怡心神，创造美好精神意境，将有助于胎儿身心健康。

妊娠期间，由于体表形质、脏腑气血变化，代谢增加，身体抵抗力降低，外邪容易乘虚侵入，引起孕妇发生疾病，往往直接影响到胎儿的发育，甚至寒热之气，迫伤于胎，可致损动。因此，妊娠期必须谨避寒温，顺应四时气候的变化，春暖、夏热、秋凉、冬寒，随时序而适其寒温，少去公共场所，防止气候或环境的不良变化，影响母子的健康。

为了增强孕妇的体质，提高抗病能力，历来主张劳逸适度，有劳有逸，提倡参加一定的活动，不可过度安逸。过逸则气血运行不畅，脾胃功能呆滞，食欲不振，反使机体抵抗力降低。宜经常户外散步，多呼吸新鲜空气，多晒太阳，进行适当柔和的体育锻炼，以流通气血，舒展百脉，避免造成胎肥难产。但应避免过度劳累，过劳则伤气耗血，气少血衰，精神疲惫。特别在妊娠前三个月，尤当慎重，切勿搬抬举重，不可登高涉险，动伤气血。注意节制房事，保护胎气，以免引起流产或早产。因胎儿在母腹中，全靠母体肾气维系，肾气足则冲任固，肾气亏则冲任损。

孕妇的饮食营养与胎儿的生长发育有着密切的关系，因为胎儿的生长发育，全赖母亲气血的濡养，其气血盈亏，又直接与饮食营养及脾胃功能有关。一般来说，孕妇的饮食应该清淡平和而富有营养，饥饱适中以便消化吸收。古人认为孕妇早期“饮食精熟，酸美受御”，孕中期其“食稻麦，羹牛羊，调五味，食甘美”，但应注意少吃干硬刺激性食物，禁烟酒，以保证胎儿正常发育。如果孕妇饮食过少，或偏食异食，则营养不足，往往会导致胎萎不长，胎儿体重不增，生后体弱多病或智力低下，甚至夭亡。

药物对孕妇及胎儿的影响，越来越被人们关注。由于药物性味都有偏胜，用之不慎，会使机体阴阳失衡，尤其对孕妇不能乱投药石，以免妄伐无辜。前代医家对孕妇用药提出了62种中药需要禁忌，如巴豆、芫花、大戟、甘遂、牵牛、斑蝥、商陆、麝香、三棱、莪术、桃仁、红花、水蛭、虻虫、枳实、大黄、肉桂、附子、牛膝、蜈蚣、干姜、代赭石、丹皮、茅根、苡米等，这些药物大都是辛热滑利、苦寒沉降、芳香走窜、攻坚消积、活血化瘀、药性猛烈、毒性较强之品，妨碍胎元，对胎儿发育不利，轻则动胎，重者引起流产、早产、堕胎、死胎甚至导致胎儿畸形。

此外，古代医家在养胎护胎保证优生的同时，还很重视遗传因素，反对近亲结婚，提出“男女同姓，其生不蕃”。并主张晚婚及适龄结婚，认为“男必三十而娶，女必二十而嫁，此皆阴阳之气实……孕而育，育而为子，坚壮强寿”。这些均是保证培养优秀后代、提高民族素质的宝贵经验，具有一定的科学价值。

儿童保育知识

历代儿科医家通过长期医疗实践，积累了丰富的儿童保育知识，现在仍然具有一定的指导意义。简介如下：

一、饮食营养

小儿时期，生机蓬勃，发育迅速，需要营养物质较多。但其肠胃脆弱，消化功能尚未健全。因此，小儿的饮食，既要营养丰富，又不能损伤脾胃，这就需要喂养得当，不可过饥过饱。过饥则啼哭不宁，日久影响全身营养，或使发育障碍；过饱则呕吐溢乳，产生积滞不运，伤害肠胃。可见合理的喂养，对小儿的健康，甚为重要。

母乳是婴儿最好的养料，明代儿科医家万密斋曾说过："乳为血化美如饧。"所以，人乳喂养婴儿，最为适宜。哺乳量的多少，则要求乳母根据小儿个体的不同、食量的大小以及生长发育的需要灵活掌握。乳母在未给乳以前，应先用温开水将奶头洗净，以保持清洁卫生，并把蓄存于乳头部分的宿乳挤去，还要求将乳房按揉几下，可使乳汁流畅，有利于乳儿的吸吮和消化。哺乳时应将乳儿斜抱怀中，不宜躺在床上喂奶，以免乳房填塞小儿口鼻，发生吞咽不利，甚至引起窒息。哺乳期间，乳母应注意饮食营养、生活起居和精神情绪，保持身体健康。因为儿母相应，乳母的健康状况，对乳儿可以产生一定的影响。乳母饮食最好多样化，一切辛热寒滞之品，不宜多食。既不可偏食，以免乳质变异，影响小儿营养，也不可饮酒，因为酒性走窜，最能伤神耗血，而且助湿生热，母醉乳儿，更属不利。乳母应该注意性情修养，保持心情舒畅，使其乳汁清和，有利小儿营养。否则，七情过度，喜怒无常，便将影响乳汁的分泌和质量，对小儿营养不利。此外，母病之后，不可乳儿。因为病乳质量变异，能生诸疾，令儿黄瘦、骨蒸、盗汗、夜哭，影响小儿健康。

如果母乳不足，或因病不能喂养时，可用牛乳或羊乳喂养，或增用代乳品，如豆浆、奶粉、米粉、奶糕、代乳粉等。白天每4小时一次，夜间每6~8小时一次，要求定时定量，做到"乳贵有时，食贵有节"。小儿悲啼未定，不可便与乳食，否则，气与食并，轻则发生呕吐、粪青，重则伤害脾胃。还要注意不可"乳食杂并"。所谓"乳食杂并"，是指乳后即食，食后即乳，这样很易发生乳癖或食癖，甚至形成疳证，影响小儿生长发育。

小儿3~6个月，除喂乳外，应有计划地逐渐增加辅食，如稠粥、烂饭、面条、面片汤、藕粉、鸡蛋黄、菜泥等，以助长中气，作为断乳的准备。

小儿周岁后，便当断乳。如果喂乳时间过长，不进其他食品，易致营养不足，造成脾胃虚弱，影响生长发育。小儿断乳以后，往往饮食不知自节，食已不知饱足，这时必须适当控制饮食，宁饥勿饱，尽量避免投其所好，更不能一闻哭声，急以食物纳入儿口，或喂甘肥油腻之品、难以消化之物。纵儿恣啖，必将造成脾胃损伤，健运功能失职而产生疾病。因为"甘能令人中满，肥能产生内热"，故应加注意。此外，正常小儿也不宜服食补品，小儿虽然生机蓬勃，发育迅速，需要营养物质较多，但只要喂养得当，调理适宜，自能正常生长发育，不必依靠补品。因为补品性能有所偏胜，滥用或过用，都足以产生弊端。

二、寒温调节

小儿气血未充，脏腑娇柔。穿着衣服要求轻软、宽松、整洁，使四肢活动自如，以有利于生长发育。鞋袜、帽子大小要适中。尿布以质软、吸水性强的棉布为宜，要勤换勤洗勤晒。

至于衣着的厚薄，历代儿科医家，大多主张"薄衣"，谆谆告诫"不可暖衣"。所以，小儿衣服不可穿得过多，夜间盖被要适宜，不可过厚，这样可以锻炼小儿耐受风寒、增强抗病的能力。但是，小儿肺气娇弱，卫外不固，衣服穿着多少，还应随着气温的升降而增减，尤其春秋气候易变，更应注意，不可过多过少。过少则感冒风寒，腠理闭塞，容易发生伤风寒热等证；过多则睡眠不安，汗出伤阴，肌肤不健，反致体弱多病。

此外，古代儿科医家为了调节小儿寒温，适应四时气候的变化，并根据脏腑腹背阴阳的特点，在主张“薄衣”的同时，又提出了“背腹足膝要暖，头部要凉”的观点。因为背部受了风寒，能使皮肤闭塞，发生恶寒、发热、喘咳等症；腹部受冷，可以影响消化功能，食物不能蒸腐，发生呕吵、腹痛、肠鸣、泄泻等症；足膝受冷，可以影响到脾肾功能，出现腹痛、下利清谷、腿膝关节疼痛，甚至发生寒热，俗话说“寒从下起”，就是这个道理；头为诸阳之会，脑为髓海，灼热则髓溢汗泄，可使头部生疮，或发生目疾。所以，头部要凉、背腹足膝要经常保持温暖，才不致生病。这是古人的临床实践经验，可供我们参考。

三、起居游息

起居适当，游息有时，是小儿保育工作中不可忽视的一环。历代儿科医家早就认识到大自然的日光和空气对小儿健康的作用。如巢元方在《诸病源候论·养小儿候》中说：“宜时见风日。若都不见风日，则令肌肤脆软，便易伤损。”因此，小儿居处，室内应空气流通，日光充足，冷暖燥湿要适宜。如非气候严寒或骤变，不宜紧闭窗户，注意经常通风换气。但是新生儿和婴儿应当注意保持一定的室温，尤其早产儿体温调节机能差，对外界环境的适应能力低，往往出现体温不升，四肢发凉，故保温更为重要。

锻炼身体可以增强抵抗力，提高机体对自然环境的适应能力，是增进小儿健康水平的积极措施。因此，凡天和日暖无风之时，气候冷暖适宜之季，可以常抱小儿到户外活动，接触暖和的阳光，呼吸新鲜的空气，但应避免日光直射头部。平时可用温度较低的水洗脸、洗手、洗脚、擦身等，进行锻炼，增强体质。但须注意，锻炼要从小开始，循序渐进，不可要求过高，不要任意中断，“自然血凝气刚，肌肉硬密，堪耐风寒，不致疾病”。千万不可深居室内，忽略锻炼。历代儿科医家认为这样“反致肌肉软脆，筋骨薄弱，易为六淫之邪入侵。犹如阴地草木，不见风日，软脆不任风寒，易致夭折”，应予重视。

小儿起居睡眠也要有规律。足够的睡眠是保证小儿健康的重要条件之一。从小就应养成开门睡眠、早睡早起以及自动入睡的良好习惯。小儿年龄长幼不同，需要睡眠时间的长短亦有差异。大抵年龄越小，需要睡眠的时间越长。如初生小儿每日所需的平均睡眠时间为20小时，2~3月为16~18小时，4~8月为15~16小时，9~12月为14~15小时，1~2岁为13小时，3~5岁为12小时，6~7岁为11小时，7岁以上为9~10小时。上述睡眠时间，包括日间睡眠时间在内。睡前不可使之过度兴奋，以免影响入睡。如果睡眠不足，就会出现烦躁易怒、纳食减少、体渐消瘦等情况。在睡眠时也要尽量避免抱在怀中摇动以及口含乳头等入睡方法。

幼儿渐长，也应有适当的游戏活动，使其筋骨坚强，呼吸畅利，促进食欲，增进健康和智力发育。但是，小儿精神脆弱，易受惊恐，尤其是体质较弱的幼儿在游戏活动中，要防止突然惊恐，引起神志不宁，夜卧不安。也要注意安全，以免跌倒摔伤等意外情况。

四、养教结合

为使小儿健康地成长，并在德育、智育、体育儿方面得到全面发展，必须对小儿进行适时而合理的教育。古代许多思想家、教育家、医学家，对小儿的教育很重视，都主张从婴幼儿开始，要“养教结合”、“及时而教”。因为人生幼小，精神专一，及时进行教育，犹如草木及时灌溉雨露，就能迅速生长。否则，小儿长成以后，思想散逸，习惯成性，一般就不易教好。

根据小儿具有天真、活泼、好奇、好动，模仿性强，自尊心强，精力充沛的特点，不可错过对其进行早期教育的黄金时段，应做好合理、正确的引导教育工作。当小儿懂事时，首先要遇物而教，培养其好学钻研精神；要教以诚实，不能欺骗，培养其实事求是精神；与左邻右舍和兄弟姐妹要和睦相处，关心别人，培养其团结友爱精神；要教以尊老敬友，举止言行文明，培养其讲究文明礼貌。幼儿要经常洗头、洗澡、换衣、修指（趾）甲，饭前便后洗手，3~4岁时要训练其学会自己洗脸、刷牙等，培养其良好的个人卫生习惯。

教育的方法，宜循循善诱，讲故事，讲道理，耐心教导，而不能偏袒偏爱，打骂恐吓等，以免影响小儿身心健康。

儿科护理知识

历代儿科医家对小儿护理都很重视，并且积累了很多宝贵的经验，内容十分丰富。兹将护理小儿知识，简介如下：

一、初生护理

小儿初生，乍离母腹，由于生理上的变化，对外界环境有一个适应过程，因此，需要精心护理。首应重视断脐护脐。早在宋代就已认识到新生儿破伤风是由断脐不慎或脐带处理不当所致，对断脐护脐进行了细致的研究，创造了种种方法。如“隔衣咬断法”、“刀剪裹脐法”、“烙脐法”等，对预防感染，保护初生儿的健康，起到了积极作用。清代则采取“先用剪刀向火烘热，剪断脐带，次用火器绕脐带烙之，当以六寸为度，末用胡粉散敷”。此外，主张脐带脱落前应注意勤换尿布，不使尿液浸渍脐部；脐带脱落后仍渗湿水者，可用渗湿散外敷脐部，或煅牡蛎炉甘石粉撒之，以渗其湿。

婴儿初生保持一定的体温，古今都很重视。要经常观察婴儿面色和皮肤的温度，注意保暖。若面色皖白，皮肤发凉，表明温度不够，应加盖棉被或用热水袋保暖。反之，若面色潮红，皮肤燥热，环境气候闷热，应给予充足水分，适当散热。

洗浴能为初生婴儿去除污秽，清洁皮肤，防止发生疮疖或预防其他皮肤病。洗浴的水，中医传统方法一般是用桃枝、槐枝、桑枝、梅枝、柳枝五枝熬汤，洗浴小儿，具有“解胎毒，辟疫疠，利关节，祛风湿”的作用。临浴时要选择在避风的房间，洗浴时间长短要适可而止，不可久坐水中，恣意洗浴，以防着凉感冒。此外，根据古代医家的经验，如洗浴水中再加少许猪胆汁，不仅可以除污去秽，而且能够滋润肌肤，更能起到清热解毒，预防发生疮疡的作用。

二、病时护理

小儿患病除应积极治疗外，护理是非常重要的，俗谓“三分医药，七分调理”，调理就是护理的意思。护理小儿应当从各方面注意，如病室内外的环境，以及对患儿的精神安慰和寒热、饮食的照顾，做好消除患儿的心理恐惧，取得护理上的合作等。治疗操作时，如针灸、推拿、捏脊、拔罐等，动作要迅速轻稳。

中医护理有许多独特之处，具有辨证而进行护理的意义。例如，对麻疹患儿必须结合气候的寒暖来进行护理，在严冬时，除要避风之外，病室内还要安置火炉，提高室温（但室温不宜过高），以利于麻疹的透发。相反，在春暖之时，对麻疹患儿的护理，即不宜生火助温。再如，慢性虚弱患儿大多形瘦，面色皖白，脉弱，气血两亏，阳气不足，在护理方面，应当注意保暖，清晨及夜间的室温均宜稍高。因为这类病儿，正气不足，卫外能力不强，很易受凉感冒。相反，对高热、神烦、口渴、苔黄、脉数的患儿，在护理方面，注意室内要通风，在夏令适当降低室内温度。此外，尚需结合医疗上的处理来进行护理。例如，当给患儿服发汗剂时，就应当给予避风保暖的护理；如汗已经出得太多时，就可以调节室内温度，但不宜使病儿直接被风吹着，以免影响疗效，或病热再作。因此，必须全面掌握病情，灵活护理，尤其小儿病情变化很快，时症变化更快，观察特别要勤，要仔细，才能真正做好护理工作。

小儿苦于服药，故药量不宜过多，宜浓缩，少量、多次分服。温补药宜空腹温服，以利药物吸收；驱虫攻下药也须空腹服，以利于排泄；消导药宜饭前服，有助于消化；解表药应该热服，有利于邪从汗解。有些丹剂、散剂，还可调在乳汁或汤粥内服食。服药前必须仔细查对，避免差错。服药后应随时密切观察病情变化。如患儿睡眠是否安静，睡中有无惊惕，汗出与否，腹痛喜按还是拒按，对乳食的喜恶，服药后的反应等，均为判断小儿病情变化和治疗效果的有力佐证，可作为下一步治疗措施和护理工作的依据。如果患儿身热悠悠，气息和平，饮食、二便如常，便是疾病将愈的征象，只需一般护理，尽量设法增加病儿的食欲和安适的睡眠。如果患儿表情淡漠，或烦躁不安，面色苍白，身出冷汗，四肢厥逆，脉细欲绝，则为阳虚欲脱的征兆，应当积极抢救。在护理方面，应绝对保持室内安静，使患儿平卧，并将卧床足端抬高，解除约束身体的衣带，注意保温，护理人员不能离开患儿，并随时注意观察面色、呼吸、脉象、血压变化诸方面的情况。

中医对小儿在疾病发生发展过程中的饮食宜忌十分重视。由于疾病的类型不同，对于饮食要有一定的选择，有利于治疗的宜食之，有弊的必须禁忌。例如，瓜果、生冷蔬菜，这类食物性味多寒，能清热解渴，适用于温热时症、便秘、喉痛、牙痛等疾病。油脂厚味性滑而润，不易消化，虽有通腑作用，但有损脾胃健运，对外感诸病、黄疸、大便滑泻者均应禁忌。葱、蒜、韭、姜、辣椒，性味辛热，少食有通阳健胃作用，适宜于胃病、腹痛、泄泻、水肿等属于寒性疾病；多食则能生痰助火，散气耗血，对于时症温病、咳嗽、疮疡等及阴虚阳亢之体者均须禁忌。鱼虾海鲜等水产食物，性味咸寒，多食容易伤脾，诱发疾病，故宿有旧疾及脾胃虚寒者，亦属禁忌。尤其小儿消化能力薄弱，患病后饮食不当，或吃所忌之物，往往助长病热，延长病程。因此，凡遇高热或其他疾病，必须结合具体病情进行合理调节，加以护理。一般认为，外感病或热性病在发病过程中，宜食少量清淡易于消化的食物，如稀粥、藕粉等，忌食油腻，尽量少吃多餐。咳嗽有痰者，忌食荤腥甜腻。疖腮、疮疡、疖肿等疾患，忌食油腻发物。麻疹在发疹过程中，宜食芫荽、菠菜、竹笋、黄花菜等，以助疹形外达。腹痛泄泻忌食生冷、油腻、煎炸或豆类难以消化之物。如久泻脾虚，宜用莲子、山药、苡仁米熬粥食之，既可消食开胃，健脾补虚，又能以药佐膳，充长气血，促进恢复。

三、病后护理

病后护理是祛除余邪，尽快恢复元气的有力措施。如果护理得宜，往往恢复很快，否则，调护不当，不仅体力恢复很慢，甚至出现复发或新感的可能，尤易出现“风复”或“食复”。

所谓“风复”，是指疾病初愈，因受风而复发。小儿病后气血尚未恢复，或余热未清，感受风邪，最易导致疾病复发。所谓“食复”，是指久病或大病初愈，或在休养时期，脾胃运化尚未正常时，不注意应忌的饮食，以致脾胃不能运化，而引起疾病的反复。因此，小儿病后护理的方法，首先要注意气候的冷暖，适当增减衣服，不要着凉受风而复发。还需根据患儿的具体情况，谨慎地给予适当的饮食，以防纳谷太骤，致运化不及，余邪夹食滞而复发。

此外，小儿病后尚需注意充分休息，以更有利于健康的恢复。安静的环境，不但使患儿情绪愉快，身体舒适，且能使其睡眠充足和食欲增加。

小儿预防知识

预防，就是采取一定措施，防止疾病的发生和发展，达到“未病防病，已病防变”的目的。小儿年幼无知，生活必须依赖大人，而且阴阳稚弱，肌肤娇嫩，体力未充，卫外功能未固，养育稍忽，就易成病，因此必须重视预防，做好养育工作，才能保证健康成长。

历代儿科医家，对小儿预防都很重视。如《儒门事亲》提出“薄衣，淡食”。《古今医统》提出“避免八邪之害”，所谓“八邪”，即温、热、风、寒、惊、积、饥、饱是也。明·刘锡《活幼便览》更提出“防微杜渐”的主张。《幼科发挥》云：“小儿病有三：因衣太厚则热，太薄则冷，冷热之伤，此外因也。乳多则饱，乳少则饥，饥饱之伤，此内因也。客忤中恶，坠仆折伤，此不内不外因也。顺乎天时，适其寒温，则不伤冷伤热矣；慎择乳母，节其饮食，则不伤饥饱矣；调护之法，爱惜之深，必无纵弛之失矣。”万密斋根据这些见解，提出“上工治未病，十得十全”的论点。天花在历史上曾猖獗一时，为害惨烈，宋时就发明了鼻苗接种法，嗣后相继发明了痘衣法、旱苗法、水苗法以及痘浆法等人痘接种法，用以预防天花。据《三冈识略》记载，安庆张氏用痘浆染衣，让未出痘的小儿穿着，可诱发轻证的天花。程从周《茂先医案》和周辉《金陵琐事剩录》都有种痘的记载。《博集稀痘方论》载有稀痘方，“间以饮未痘儿，辄饮辄效。”可见16世纪的中叶，中医已很重视天花的预防，并已推广盛行种痘法。这种人痘接种法，比牛痘接种法，要早几百年，实为“人工免疫法”的先驱。

1. 初生预防

小儿预防，首先要做好胎前谨节，胎后调护，出生后必须急拭口中恶秽。《千金要方》云：“若不急拭，啼声一发，即入腹成百病矣。”《婴童百问》云：“初生拭口不前，恶秽入腹，则腹满气短，不能饮乳。”故初生拭口，是预防小儿疾患的重要措施。拭口后又宜下胎毒，如《婴童百问》云：“临产落草时，浓煎淡豆豉汁服，极好。”初生后尤要注意预防脐风，脐风撮口是初生儿的危恶证候，《小儿卫生总微论方》首先提出“亦如大人因破伤而感风”，是由断脐不慎所致。《断脐论》谓切戒用冷刀断脐，主张用烙脐饼安脐上，并烧灸脐带，再用封脐散敷裹以消毒。《保婴撮要》根据当时脐风病死率很高的情况，提出预防脐风，是儿科第一要紧事。发明了烧灼断脐法，以预防脐风。

2. 寒温预防

小儿脏腑柔嫩，气血未充，若养育不当，缺乏锻炼，抵抗力差，则不能适应四时气候的变化，最易发生寒温诸证。多数医家都主张小儿衣着宜少不宜多，提高小儿耐受风寒、增强抗病的能力。如《大生要旨》云：“初生小儿，未剃胎头，不与帽戴，则自幼至长，难于伤风，永无鼻塞拖涕之疾。”否则，衣着过多，多则令儿汗出，汗多则致虚损，反而风邪易感。《千金要方》指出：“儿衣绵帛，特忌厚热。”又云：“宜时见风日。”说明平时要多让小儿到户外活动，多晒太阳，多呼吸新鲜空气，增强体质，自可收到预防的效果。小儿时期，寒温失调，易被风邪侵袭，在不同季节里，易患不同时行疾患，如春冬季节易患感冒、春温、麻疹等病，夏秋季节易患暑温、泄泻、痢疾等病，秋末易患白喉。每于流行期间，宜预先防范，可以减少发病。如预防麻疹，可服紫草根煎剂，或服胎盘粉、贯众粉。预防春温，可用金银花、蒲公英、夏枯草、大青叶等煎汤代茶。预防暑温，可服伸筋草、大青叶、板蓝根煎剂。秋末气候干燥，天久不雨，易致白喉流行，宜生吃白萝卜或青果，可以清解燥气，保护咽喉，预防白喉的发生。冬春季节可用贯众、大青叶煎汤代茶，或用白菜根、青萝卜水煎服，夏秋季节可用藿香、黄菊花、荷叶煎汤代茶饮用，均可起到预防四时感冒的作用。此外，夏天可用金银花露代茶，有散热解毒凉血之功，可预防暑疖、疮疡。冬天气候寒冷，可用生姜经常轻轻摩擦小儿皮肤暴露的部位，促进气血流通，可预防冻疮的发生。

3. 饮食预防

小儿肠胃绵脆，易饥易饱，过饥则营养不足，影响生长发育，过饱则易伤食，初则作呕作泻，久则成积癖，故宜“忍三分饥，吃七分饱”。《古今医统·养子日用法》云：“四时欲得小儿安，常带三分饥与寒，但愿人皆依此法，自然诸病不相干。”所谓“饥”，是指节其饮食，“寒”，是指适其寒温，不可太饱太暖，自能防止疾病的发生，至于节制饮食的方法，《育婴家秘》云：“儿在母腹之时，赖血以养，既生之后，饮食之乳，亦血之所化也。虽有谷物，不可与之，以伤其肠胃中和之气。至于能食，尤当节之，不可纵其所好，以快其心。”《医学正传》亦云：“唯务姑息，不能防微杜渐，或未满百晬，而遂与之酸咸之味，或未敷周岁，而竟取与肥甘之物，百病由是而生焉。”尤其夏秋季节，肠胃疾患流行，均应节制饮食，不可乱吃生冷瓜果，否则最易发生痢疾。每餐吃生紫皮大蒜2～3瓣，可预防痢疾的发生。

4. 病后预防

小儿患病后，传变最速，快如奔马，疾如电掣，有的朝呈实热，暮现虚寒，因此必须掌握疾病发生发展的规律，及时有效地治疗，才能防其传变。如小儿素患五迟五软，体气虚弱，抗病力差，最易继发肺炎喘嗽，往往邪气既盛，正气易溃，可突然出现心阳不振，因此一面祛邪不可太过，一面注意适当益气，以防猝变。又如肝病可以传脾造成脾虚难复、肝病转甚的恶性循环病势，必须在治肝的同时，配以健脾和胃，方可达到既病防变的目的。此外，小儿大病渐愈，亦须注意祛除余邪，尽早恢复元气，防止“食复”和“风复”。

5. 意外伤害预防

小儿神气怯弱，忽见非常之物，忽见未识之人，或闻鸡鸣犬吠，或见牛马禽兽，或闻人叫呼、雷霆轰爆之声，易成客忤、中恶。因心主藏神，肾主藏志，惊则神伤，恐则志失，暴受惊恐，可使小儿突然神气昏乱，形成客忤、中恶等证。小儿骨质脆弱，嬉戏不慎，易致坠仆折伤。不可玩水弄火，以免溺水、烧伤。尤其南方江河密布，湖泊纵横，更须注意。《育婴家秘》指出：“小儿玩弄嬉戏，常在目前之物，不可去之，但勿使之弄刀剑、衔铜钱、近水火。”防止发生意外伤害。

6. 避疫辟秽

用苍术、雄黄熏烟，或用艾叶、菖蒲熏烟，或将石烧红，用醋煅淬气雾，可以避秽避疫。民间每于端阳节时，用雄黄、大蒜捣烂浸于酒中，涂擦小儿皮肤及头面等处，以防疮疖发生。

用药心得

第一章　解　表　药

第一节　发散风寒药

麻　黄

麻黄味辛性温而质轻，辛能发散，温能祛寒，体轻升浮，入肺、膀胱经。肺主气司呼吸，外合皮毛；膀胱经主一身之表。风寒外束，则恶寒、发热、无汗，肺气失宣，则为喘咳。麻黄善于宣肺气，开腠理，透毛窍，散风寒，为辛温发汗之峻品，风寒外解则表证可除，肺气宣畅，则喘咳自止。故本品为外感风寒所致的表实无汗，及外邪犯肺，肺气不宣，气喘咳嗽的常用要药。由于麻黄既能发汗，又可通调水道、下输膀胱而利水，故治水肿而兼有表证者也较适宜。《神农本草经疏·草部中品之上》称麻黄“轻可去实，故疗伤寒，为解肌第一。”《本草正义·草部》曰：“麻黄轻清上浮，专疏肺郁，宣泄气机，是为治感第一要药，虽曰解表，实为开肺，虽曰散寒，实为泄邪。风寒因得之而外散，即温热亦无不赖之以宣通。”

（一）麻黄配伍桂枝，用治风寒表实证

麻黄发汗解表以散风寒，桂枝温经散寒而解表。桂枝常与麻黄相须为用，以加强发汗解表之功，以治疗外感风寒表实无汗证。诚如柯韵伯说：“麻黄……为卫分祛风寒第一品药，然必借桂枝入心通血脉，出营中汗，而卫分之邪乃得尽去而不留。”

病案举例

（1）风寒感冒案

张某，女，5岁，初诊日期：1989年12月2日。

时值隆冬，天气严寒，因夜间踢被冒寒，邪从皮毛而入，日来憎寒壮热，周身无汗，头痛体怠，面色红赤，苔色白薄，脉来浮数紧。此属寒邪伤营，邪气郁而不达，形成表实之证，经云：“体若燔炭，汗出而散。”治当疏散发汗，以解表实。

麻黄3g，桂枝3g，防风5g，苏叶5g，羌活3g，焦三仙各12g，橘皮3g，法半夏5g，黄芩3g，葱头3个，生姜2片。

药进3剂而愈。

按：刘老认为，小儿感冒，在辨清风寒、风热的基础上，还要进一步明辨虚实，

如发热、恶寒、无汗则为表实，发热、恶风、有汗则为表虚。本案属于风寒表实之证，故用麻、桂、羌、防之类，辛温发汗，以解表邪。但又为何运用黄芩苦寒清热？此缘小儿肌肤薄弱，又为纯阳之体，外感六淫之邪，容易化热化火，故佐以黄芩，监制麻黄之辛温，实与《医宗金鉴·幼科心法要诀》治疗小儿伤寒不用麻黄汤的单纯辛温来发表，而用九味羌活汤（内有黄芩、生地）等复方来治疗具有同样意义。

（2）寒湿遏表案

陈某，女，9岁，初诊日期：1987年10月12日。

日来气候转凉，因身着短裙，复又冷水洗浴而感邪，以致突觉恶寒头晕，身热不退，腋下体温38℃，关节酸楚，周身乏汗，苔白脉浮。显由寒湿之邪，从皮毛入侵，遏于表分，故见洒淅恶寒，关节疼痛，身体倦怠。治当辛温解表，以祛寒湿之邪，宗以麻黄加术汤。

水炙麻黄3g，桂枝3g，炒白术10g，炙甘草3g，杏仁10g，生姜2片，大枣3枚。

按：麻黄加术汤是为湿之属表而无汗者设，方中麻黄得术，虽发汗而不多，术得麻黄，行里湿而兼行表湿，只此一味加入，所谓“方外之神方，法中之良法”，益其一药而愈。

（二）麻黄配伍杏仁，治疗寒喘证

麻黄除了辛温发汗、解表散寒以外，并有明显的宣肺平喘作用。凡是风寒外侵、毛窍束闭而致肺气不得宣通的外感喘咳，都可用麻黄治疗。刘老指出，即使是表证已解，但仍喘咳的，还可以继续用麻黄治疗，这时可改用炙麻黄。生麻黄发汗解表的效力大，炙麻黄发汗力小而平喘止咳的效果较好。用麻黄治疗喘咳，最好配伍杏仁。麻黄宣通肺气以平喘止咳，杏仁降气化痰以平喘止咳，麻黄性刚烈，杏仁性柔润，二药合用，可以增强平喘止咳的效果，所以临床上有“麻黄以杏仁为臂助”的说法，用以治疗外感风寒咳喘、胸闷、气短、苔白、脉浮者。

病案举例

崔某，女，14岁。

本患哮喘，每年冬季则反复发作不已，近日感受风寒，以致喘咳复作，夜间尤剧，痰多白沫，胸痞憋闷，汗出恶风，饮食不香，口中无味，大便正常，小便不黄，苔白而滑，脉象浮数。素患喘咳，寒饮内伏，久则肺内蕴热，近又重感风寒。热为寒郁，肺气胀满，清肃失司，以致痰随气逆，咳嗽不已。证属外寒内热，治当宣表清里。

麻黄6g，杏仁10g，桂枝5g，杭白芍5g，干姜3g，细辛2g，五味子3g，法半夏10g，炙甘草5g，生石膏25g（先煎），厚朴6g。

二诊：药后喘咳减轻，恶风汗出消失，唯觉口干舌燥，发黏作酸，苔转水黄而腻，寒从热化，邪气将除之象，再拟原方，佐加清肺化痰之品治之。

蜜炙麻黄6g，桂枝5g，杭白芍5g，干姜3g，细辛3g，五味子3g，粉丹皮10g，法半夏10g，炙甘草5g，杏仁10g，厚朴6g，瓜蒌20g，生石膏25g（先煎）。

按：此例喘咳，运用麻杏石甘清里定喘，小青龙汤宣表化饮，加厚朴宽胸理气，以除胸闷不舒。药后感觉口干舌燥，苔色转黄，此里热已著，寒从热化，病候将愈之兆，故加用瓜蒌、丹皮，以清热润肺，化解凝痰而愈。

（三）麻黄配石膏，用于痰热闭肺证

麻黄宣肺平喘而泄邪热，石膏辛甘大寒，清泄肺热，而且在应用时，其用量常倍于麻黄，以其寒凉之性制约麻黄的温热之性，使宣肺而不助热。二者配用，辛凉宣泄，清肺平喘，适宜于肺热壅盛，高热喘急者。症见发热较高，呼吸困难，咳嗽而喘，气急鼻扇，口唇发绀，口渴面赤，喉中痰鸣，舌红苔黄，脉滑数。代表方为麻杏石甘汤加味〔麻黄3g，杏仁10g，生石膏25g（先煎），甘草3g，黄芩10g，连翘10g，莱菔子5g，葶苈子5g，川贝母3g〕。

病案举例

（1）肺炎喘嗽案

邱某，男，1岁，初诊日期：1983年12月7日。

发热咳嗽，痰吼有声，喘促不平，已经3日，经某医院诊为肺炎，注射抗生素后收效不显。刻下仍壮热不解，腋下体温39℃，咳嗽痰鸣，气喘不平，面颊红赤，心烦不安，口干唇红，大便干秘，小溲短少，苔色微黄而腻，指纹色紫，现于气关之上。辨证为外邪闭郁，痰热内恋，气机阻塞，宣展失司，肺郁则咳，上逆则喘。治宜宣肺化痰，宗麻杏石甘汤加味。

水炙麻黄2g，杏仁10g，生石膏25g（先煎），生甘草3g，连翘10g，苏子3g，莱菔子3g，炙枇杷叶5g，象贝母5g，桔梗3g，焦三仙各12g。

二诊：药后身热已退，腋下体温36.8℃，喘促亦平，唯咳痰减而不撤，睡卧欠实，口干尚欲饮，舌苔黄，脉仍数。此为肺气已经开提，痰热尚未尽化之证，再拟原方进退治之。

水炙麻黄2g，杏苡仁各10g，生石膏25g（先煎），甘草3g，海浮石10g，净蛤粉10g，胖大海5g，天竺黄5g，炙枇杷叶5g，黄芩5g，焦三仙各12g。

（2）猩红热案

薛某，男，4岁，1978年11月21日就诊。

发热2天，伴咳嗽，咽痛，流涕喷嚏，面色红赤，唇焦口渴，心烦不安，小便微黄，大便干燥。查体：咽红，双侧扁桃体肿大，可见脓性分泌物，躯干、四肢皮肤潮红，细小红色疹点密布，苔薄色白，脉象浮数，指纹色紫。外感时邪，内伏痰热，发为猩红热重症，亟当清透，宗麻杏石甘汤加味，以希速效，而免阳明、三焦郁火炽盛，酿成燎原之势。

水炙麻黄3g，杏仁10g，生石膏25g（先煎），甘草3g，葛根5g，牛蒡子5g，连翘6g，蝉衣3g，桔梗3g，山楂10g，鲜芦根30g。

按：猩红热初起，最宜清散透痧，俾使汗畅则邪达，邪达则痧透，痧透则毒火自消，而喉烂亦止。《素问·六元正纪大论》所谓"火郁发之"，即是此意。此案应用麻杏石甘汤加味，而收效甚速，就是很有力的证明。

（四）麻黄配桂枝、白芍、细辛、五味子，治疗寒饮内停证

麻黄、桂枝发汗散寒以解表邪，且麻黄又能宣发肺气而平喘咳，桂枝化气行水以利里饮之化；细辛温肺化饮，兼助麻、桂解表祛邪。然而素有痰饮，脾肺本虚，若纯用辛温发散，恐耗伤肺气，故佐以五味子敛肺止咳，芍药和营养血，二药与辛散之品相配，一散一收，既可增强止咳平喘之功，又可制约诸药辛散温燥太过之弊，诸药配合，共治外感风寒，寒饮内停之证。症见恶寒发热，头身疼痛，无汗，喘咳，痰涎清稀而量多，胸痞，或干呕，或痰饮喘咳不得平卧，或身体疼重，头面四肢浮肿，舌苔白滑，脉浮等。

病案举例

王某，男，15岁。

半月来咳嗽吐痰，色白，清稀夹沫，量多，形寒无汗，微热，体温37.9℃，背部发凉，口和不渴，纳食无味，二便尚调，苔薄质胖而淡，脉弦滑。风寒外束，卫外失和，则形寒无汗而微热。素体阳虚，气不布津，饮邪内盛，上逆犯肺。肺为五脏之华盖，主清肃，饮邪上逆，肃降失司，故咳嗽，吐清稀痰沫。治当温化水饮，外解表寒，法仲景小青龙汤。

炙麻黄5g，川桂枝6g，大白芍10g，细辛3g，五味子5g，半夏10g，炙甘草3g，生姜3片。

按：大凡饮邪，多因阳虚阴盛所致，法当温药和之，此案运用仲景成法，两剂而愈。可见临床只要辨证准确，病因病机分析得当，往往可获满意效果。

（五）麻黄配五皮饮、赤小豆等，治疗水肿证

麻黄除了解表平喘之外，还可以行水消肿。主要用于上半身水肿明显，或头面四肢水肿，或急性水肿兼有表证的治疗。麻黄可以温宣肺气、开发腠理、助上焦水气宣化而达到行水消肿的作用。刘老指出，用麻黄治水肿，可能出现以下情况：水从汗解而消肿；小便增多而消肿；大便水泻而消肿；身有微汗出而小便明显增多而水肿消退。这与肺主皮毛，肺布津液下输膀胱，肺与大肠相表里，水肿病其本在肾、其标在肺等理论有关。刘老常用越婢汤合五皮饮加减、麻黄连翘赤小豆汤等治疗水肿证，收效颇佳，现举两例。

病案举例

（1）风水肿案

王某，女，3岁半，初诊日期：1963年12月23日。

日来眼胞浮肿，晨起为甚，发热无汗，咳嗽不爽，鼻流清涕，小便不利，大便如常，苔白脉数。风水相搏，横溢上泛，以致眼肿溲少，发热咳嗽。急拟开鬼门、洁净腑治之，宗越婢汤合五皮饮加减。

水炙麻黄3g，生石膏25g，带皮茯苓10g，桑白皮6g，橘皮5g，姜皮1.5g，大腹皮10g，防风5g，防己6g，炒川椒目2g，干浮萍2g，泽泻6g。

二诊：进宣肺发汗、分利小便法后，眼胞浮肿大消，身热亦解，咳嗽轻微，小便趋利，苔白脉缓。风水向消，再拟原方增损治之。

水炙麻黄3g，杏仁10g，带皮茯苓10g，桑白皮6g，橘皮5g，旋覆花5g（包），猪苓6g，大腹皮10g，泽泻6g，姜皮1.5g。

按：此案为风湿之邪外束，肺气失肃，水湿不行所形成的风水肿证，故用疏风开肺、分利小便之法而愈。如果水气射肺，咳嗽发热，呼吸气急者，可用麻黄连翘赤小豆汤合葶苈大枣泻肺汤，收效亦甚卓著。

（2）风湿肿案

王某，男，12岁，初诊日期：1994年10月8日。

证经八日，初则周身发生疙瘩，刺痒异常，旋即下肢肿胀，小便不利，日来一身尽肿，无分上下轻重，按之凹陷不起，时而发热无汗，咳嗽少痰，腰腹不痛，小溲短少，苔色白腻，脉象浮数。此为外感风邪，肺卫不宣，水湿内聚，不能运行，相搏肌表，发为风湿肿证。治当疏风宣透，渗湿利水，以希表解肿消为佳。

水炙麻黄3g，连翘10g，生石膏25g（先煎），赤小豆10g，猪茯苓各10g，炒白术10g，泽泻6g，车前子10g（包），六一散10g（包），炒川椒目2g，姜皮1g。

二诊：药后肿势大减，小溲量多，身热已退，纳谷亦增，唯风湿之邪尚未尽退，以致仍有咳嗽，入暮肿势略增，苔白脉浮。前方既效，再拟原方增损服之。

水炙麻黄3g，连翘10g，赤小豆10g，猪茯苓各10g，桔梗3g，大腹皮10g，泽泻6g，橘皮3g，炒川椒目2g，姜皮1g。

三诊：肿势已消，咳嗽亦解，唯纳食尚少，苔白脉缓。风湿虽去，脾运尚未恢复，治当健脾助运，以杜生湿化水之源。

党参10g，黄芪10g，茯苓10g，怀山药10g，炒白术10g，扁豆10g，青广皮各5g，炒半夏5g，老木香3g，砂仁米1.5g，焦三仙各12g，煨姜2片，小红枣3枚。

（六）麻黄配射干、细辛，治疗急性喉炎

麻黄配射干、细辛是取射干麻黄汤之意，共奏宣肺祛痰、下气止咳之功。射干麻黄汤与小青龙汤同属解表化饮方剂，但前方主治风寒表证较轻，证属痰饮郁结、肺气上逆者，故于小青龙汤基础上减桂、芍、草，加入祛痰利肺、止咳平喘之射干、冬花、紫菀等药。小青龙汤治表为主，解表散寒之力大，射干麻黄汤则治里为主，下气平喘之功强，主治痰饮郁结，气逆喘咳证，症见咳而上气，喉中有水鸡声者。

病案举例

刘某，女，3岁，初诊日期：1983年10月31日。

1个月来音嘶声哑，哭声不扬，入暮咳甚痰涌，出气喘憋，声如水鸡，又如破竹，苔白脉数，二便如常，曾在某大医院检查，诊为喉炎。前贤云："金空则鸣，金实则无声"，显属外邪痰热壅遏气道。治当清咽解毒，佐以肃肺涤痰，宗《金匮》"咳而上气，喉有水鸡声，射干麻黄汤主之"之意。

水炙麻黄2g，射干5g，细辛1.5g，甘草3g，桔梗3g，牛蒡子5g，薄荷2g（后下），锦灯笼5g，儿茶5g，青果核5g，木蝴蝶5g，灯心草1.5g。

二诊：药后音哑好转，咳嗽轻微，水鸡声消失，苔白，脉微数。治再原方增损。

水炙麻黄2g，射干5g，细辛2g，桔梗3g，牛蒡子5g，蝉衣3g，凤凰衣5g，板蓝根10g，青果核5g，木蝴蝶5g，灯心草1.5g。

再进5剂而愈。

（七）麻黄配伍熟地、鹿角胶、白芥子，用治阴寒流注

麻黄温通发散，气味轻清，外可宣透皮毛腠理，内可深入积痰凝血，温散寒滞；熟地温补阴血；鹿角胶为血肉有情之品，既生精补髓，又养血助阳；白芥子祛皮里膜外之痰。诸药合用，则温阳补血，散寒消痰，以治阴疽之证。《外科全生集·煎剂类》的阳和汤（麻黄、熟地、白芥子、鹿角胶、炮姜炭、肉桂、甘草）就是把麻黄、熟地同用，来消散阴疽、痰核、流注结块的最好例子，并摸索出了“麻黄得熟地而不表，熟地见麻黄而不腻”的经验。

病案举例

吴某，男，7岁，初诊日期：1988年11月12日。

早晨突觉右侧大腿疼痛如刺，步履艰难，痛处以水湿之，隐隐露青，大如卵块，外无寒热，内无呕泻，舌苔薄白，脉象沉弦。审由卧中气血运行之时，起床突受寒侵，以致血凝于脉，内不得入于脏腑，外不能越于皮毛，闭于营卫之间，阻于肌肉之内，发为阴寒流注。治当温散和血，宗阳和汤加减。

水炙麻黄3g，细辛1.5g，白芥子5g，熟地黄10g，当归6g，赤芍10g，官桂5g，鹿角霜15g，制乳没各5g。

另冲和膏30g，陈茶汁调敷患处。

二诊：服温散和血方后，右腿疼痛已解，敷药后局部出现红晕如盘，食欲欠佳，苔白脉缓。阴寒外散，营卫趋和，再拟原方增损治之。

蜜炙麻黄3g，细辛1.5g，官桂5g，熟地黄10g，当归6g，赤芍6g，鹿角霜15g，制乳没各5g，青陈皮各3g，焦山楂10g，炒谷麦芽各10g。

按：流注一证的成因，有因感寒邪入于筋络，有因湿气逆于肉腠，有因湿痰阻于经隧，有因瘀血注于关节，有因病后余邪发散未尽，皆由真气不能运行，邪气壅滞为患，治疗时必须详审阴阳虚实。阳证、实证者，宜发汗消散，以泄其邪，邪泄以后，元气自然来复；阴证、寒证者，必须祛其寒湿，调其营血，不可骤用寒凉克伐之品，致蹈虚虚之戒。此案由于阴寒凝结而成，运用阳和，药仅四剂，病即霍然告愈。

（八）麻黄配伍附子、细辛，治疗麻疹寒闭证

附子温肾助阳；麻黄发汗解表；细辛通彻表里，协附子内温肾阳、散少阴寒邪，助麻黄外解表寒。三药相合，共奏助阳散寒，发汗解表之功，以治疗素体阳虚，复感风寒，恶寒无汗，发热，脉反沉者。刘老用其曾治一例素体阳虚，麻疹寒闭，疹出不畅的病人，效如桴鼓。

病案举例

王某，男，6岁，初诊日期：1965年12月15日。

麻疹见已两日，疹点暗淡不红，胸背虽现，不能尽起，面色青白，身热不扬，精神疲惫，昏睡倦卧，肢厥不温，大便溏泄，舌苔薄白质淡，脉象沉微无力。时值隆冬，天气严寒，加以体质薄弱，元气虚乏，不能托毒外出，形成寒闭之证。治当温经散寒，以开闷闭，宗麻附细辛汤加味，应效乃吉。

水炙麻黄3g，川附片10g（先煎），细辛1.5g，苏叶5g，防风5g，西河柳15g，芫荽1棵，桃仁6g（打），紫背浮萍2g，蝉衣2g，全当归3g，赤芍5g，葱头3个。

另：芫荽2棵，樱桃核10g，西河柳30g，煎水熏浴。

二诊：昨进温经散寒之品，肢厥倦卧已瘥，神疲略振，疹点色泽转红，继续透布，已至下肢。身热不甚，大便仍溏，苔薄色白，脉象缓滞。寒闭已开，疹已渐透，再以益气透达治之，参人参败毒之意，慎调为要。

人参2g，川芎3g，前胡3g，枳壳3g，桔梗3g，升麻3g，葛根5g，茯苓6g，炙甘草3g，川附片5g（先煎），煨姜2片，大枣3枚。

按：刘老认为：疹毒郁闭，不能外发，其证最险。但其所以郁闭不发，必有原因：有因火闭，有因痰闭，有因食闭，有因寒闭。治疗时必先其所因，伏其所主，而郁闭方开。开则毒邪外出，而疹自发，病始转危为安。此案由于体质素弱，时值严寒，毒邪内郁，不能外发，属于寒闭现象。故拟以麻附细辛汤，疏散寒邪，温经固正，而疹自透，坏象一扫而空，此亦不得已而用之，临床时必需辨证准确，方可使用。

桂　枝

桂枝辛、甘，温，入膀胱、心、肺经。功能为发汗解肌，温通经脉，助阳化气，平冲降气。常用于风寒感冒，脘腹冷痛，血寒经闭，关节痹痛，痰饮，水肿，心悸，奔豚等。刘老指出：肺主皮毛属卫，心主血脉属营，膀胱经外主肌表，内司小便。桂枝辛散温通，能振奋气血，透达营卫，可外行于肌表以解肌腠风寒，横走四肢，温通经脉而利关节。借其温通之性，又可温通血脉，散寒止痛。故为治外感风寒、风寒湿痹以及痛经、经闭等证的常用要药。因其发汗作用和缓，故凡风寒外感不论有汗无汗皆可应用，尤对体虚感冒、上肢肩臂疼痛尤为适宜。水湿为阴邪，得阳则化，取其温通作用以通阳化气，故可增化湿利水之效，以治阳气不运，水湿内停的停饮、水肿。桂枝温通胸阳之功亦较突出，故又常用于胸痹之胸痛及心动悸、脉结代之证。由于桂枝辛温发表，甘温助阳可行里达表，有温通一身之阳气的功能。向上向外，解肌发汗而散风寒，温通胸阳而解胸痹，温通心脾之阳而消除痰饮水湿，温通经脉以散寒止痛，温通血脉以行瘀通经。古人曾谓桂枝“无汗能发，有汗能止”，实际上是指通过不同配伍所产生的不同效果而言，其自身并无双向作用，仅有“无汗能发”之功。刘老常用桂枝治疗以下病证。

（一）桂枝配麻黄，用治风寒表实证

麻黄发汗解表以散风寒，桂枝温经散寒而解表。桂枝常与麻黄相须为用，以加强发汗解表之功，治疗外感风寒表实无汗证。《汤液本草·草部》曰：“夫麻黄治卫实之

药，桂枝治卫虚之药。桂枝、麻黄，虽为太阳经药，其实荣卫药也……肺主卫，心主荣……故麻黄为手太阴之剂，桂枝为手少阴之剂。故伤风、伤寒而嗽者，用麻黄、桂枝，即汤液之源也。”

病案举例

陈某，男，12岁，初诊日期：1983年12月12日。

证经两日，恶寒发热，周身无汗，头痛体怠，骨节烦疼，二便如常，食欲尚可，苔白质淡，脉象浮紧。证属外寒束于表分，营卫循序失常。治拟辛温散寒，以解表邪，宗麻黄汤加减。

水炙麻黄2g，桂枝3g，防风5g，橘皮3g，法半夏5g，淡豆豉10g，茯苓10g，生姜2片，葱头3个。

服药3剂即愈。

（二）桂枝配伍白芍，用治风寒表虚证

桂枝辛甘而温，温经散寒而解肌表，白芍苦酸微寒，敛阴和营，二者相配，一散一收，于散寓收，寓收于敛。既有辛温透汗之力，但又不致强烈发汗，可使风寒散而营阴不伤，自汗止而不留外邪，以治表虚风寒外袭，发热恶风，头痛身痛而有汗者。

病案举例

杜某，男，12岁，初诊日期：1980年1月18日。

患儿自幼体虚，肺胃气弱，近两日来由于感受外邪，出现发热不高，微恶寒，自汗出，纳食差，口中不渴，面色白，二便如常，苔薄色白，脉象浮缓。证属正虚营弱，卫不护外。治当发汗解肌，以调营卫，宗桂枝汤加减。

桂枝5g，大白芍6g，炙甘草3g，制香附6g，苏叶3g，生牡蛎10g（先煎），枳壳5g，郁金5g，焦三仙各12g，生姜2片，大枣3枚。

二诊：进桂枝汤加味后，身得微汗，恶寒已解，身热亦已，胃纳较馨，苔仍薄白，脉象缓滑。前方既效，再从原意增减，以巩其效。

桂枝5g，大白芍6g，炒白术10g，茯苓10g，生牡蛎10g（先煎），陈皮5g，炒半夏5g，砂仁2g，焦三仙各12g，煨姜2片，小红枣3枚。

按：运用桂枝汤必须辨清风寒外感表虚之证，方可投用。吴鞠通虽有桂枝汤治疗风温之例，究应慎用，尤其小儿如果用之不当，在上者往往轻则失音，重则咳血，在下者往往轻则泄泻，重则痉厥，每致不救。

（三）桂枝配葛根、白芍，治疗太阳伤寒证

此取仲景桂枝加葛根汤之意，诸药配伍，共奏解肌发表，升津舒经之功，用于风寒客于太阳经腧，营卫不和证，桂枝汤证兼项背强而不舒者。

病案举例

胡某，男，16岁。

两天来头痛恶寒，鼻塞流清涕，不发热，项背强几几，苔薄色白，脉象浮弦。证

属外感风寒，邪侵太阳经腧，脉络失其宣和所致。治当解表发汗通络，桂枝加葛根汤主之。

川桂枝10g，杭白芍10g，干葛根10g，炙甘草5g，生姜3片。

按：此案运用仲景伤寒成法，一剂而愈，药简效高，组织严谨，与集凑成方、不讲配伍者奚啻天壤。因此，临床时切不可视经方为畏途，而束之高阁不用也。

（四）桂枝配伍附子，治疗风湿痹痛

桂枝解肌表之风寒，而温通经络；附子祛风除湿，温经散寒止痛。两药同用，共奏散风寒、除寒邪、止痹痛之功，以治外感风寒湿邪侵袭人体所致的痹痛。刘老曾受邀治疗一例变应性亚败血症的患儿，收到不错的效果。

病案举例

栗某，女，12岁，初诊日期：1974年10月18日。

证经10年，每年2~3次高热，持续3~4月，每次高热大多伴有寒战，呈弛张热。每日波动在3℃~4℃之间，常自然缓解，经3~5周的间歇，又再次发作，发作时除寒热外，常伴关节疼痛，偶见肿胀。曾经两度来北京检查，按风湿病治疗未效。嗣后又至上海、广州、天津、武汉、南京等地治疗，迭用激素、抗风湿药、抗生素及环磷酰胺等，均未获得显效。两周前因突发高热、关节疼痛、皮肤有大小不等的斑疹，再次来京住入某医院。当时检查：咽红，肺（-），心尖部可闻及Ⅲ度收缩期杂音，肝肋下1.5cm，脾可扪及，颈下淋巴结可触及，白细胞17.8×10^9/L，中性粒细胞0.80，淋巴细胞0.20，血红蛋白80g/L，血沉80mm/h，胸透（-），心电图示Ⅰ度房室传导阻滞。诊断：变应性亚败血症。应用抗生素及中药乌梅丸加减治疗效果不佳，遂邀刘老会诊。当时症见身热不解，体温可达39.8℃，热前寒战，面色苍白，肢足发凉，恶心呕吐，胸脘痞闷，全身酸楚，关节疼痛，舌苔滑腻，脉象沉细。辨证为素体阳虚，感受湿热之邪，邪从湿化而归太阴，遏阻中阳，以致阴阳不相顺接，阳气不能达于四末。治当苦辛微温，以开湿郁，宣畅气机，以通中阳。

桂枝10g，附子10g，干姜15g，生苍术3g，炙甘草3g，草蔻10g，陈皮5g，木香3g，茯苓10g，炒白术10g。

3剂，每日1剂，水煎，分3次服。

二诊：药后寒战肢厥已解，身热渐退，高热时已不超过38.3℃，恶心呕吐未作，脘闷痛亦减，两脉渐起，转为濡滑，苔润舌质略红。此湿郁开化，中阳宣畅之象，暂拟原方增损。

党参10g，炒白术10g，干姜15g，炙甘草3g，附子6g（先煎），炒白芍10g，桂枝6g，茯苓10g，陈皮5g。

3剂，每日1剂，水煎，分3次服。

三诊：身热已解，面色转润，精神佳，纳食馨，二便调和，苔白脉缓。检查：白细胞10×10^9/L，中性粒细胞0.70，淋巴细胞0.30，血沉40mm/h，血红蛋白100g/L。上方不可久服，防其增热，改用芳香宣化，以为善后。

藿香10g，炒川朴3g，茯苓10g，半夏5g，陈皮5g，炒白术10g，炒白芍10g，炙

甘草3g，生姜2片，大枣5枚。

连服20剂后，身热未作，临床症状消失，体检未发现异常，住院观察半年后出院。

按：变应性亚败血症，是一种变态反应性综合征，多发生于儿童。本例持续10年不愈，实属少见。根据患儿高热弛张，伴有全身酸楚，关节疼痛，故诊为湿热之邪内蕴，阳气郁遏不宣。正如《证治准绳·幼科》所云："若身热沉重，走注疼痛，乃湿热相搏，风热郁而不得伸也。"但湿属阴邪，加以病久体虚，致使寒凉凝滞，遏阻中阳，阴阳不相顺接，出现高热肢厥、脉沉细之象。因此临床上虽然表现一派高热，但本证实属寒厥。诚如《证治准绳·幼科》所云："热而脉数，按之不鼓，此寒盛格阳，虽形证似热，实非热也。"寒凝涩滞，非辛温则不能祛寒开凝通闭，故用四逆汤加桂枝、草蔻辛温散寒，通阳开郁；湿归太阴，唯宜化方可使热邪随湿而去，故用苍术、木香、陈皮、茯苓、白术理气化湿，渗利和中，以冀中焦调和，则阴阳上下庶可顺接。方中干姜、附子虽然偏于辛温燥热，取其收敛阳气，复伍芍药性寒，相互约制，一寒一热，故药后肢厥即解，身热趋降，收到"厥热平衡"之效。

（五）桂枝配附子、六味地黄丸，治疗怔忡证

桂枝配附子、六味地黄丸，实乃仲景济生肾气丸之意，本方功能为温肾化气，利水消肿，用于肾虚水肿，腰膝酸重，小便不利，痰饮喘咳等症。刘老用其曾治愈一例怔忡自汗伴有浮肿患儿，在此录之共享。

病案举例

许某，女，10岁，初诊日期：1983年9月4日。

证经3年，本患风湿性心脏病，平素心慌自汗，四肢浮肿，咳嗽不爽，饮食、二便尚可，面色萎黄不泽，苔薄色白，脉细无力，虚里动悸栗栗。此脾肾之阳衰微，水饮浮泛横溢，上激于肺则咳嗽，灌注肌腠则浮肿，水气凌心则悸动自汗。阴霾弥漫，真阳埋没，证势如此，颇为棘手。拟以温振肾阳，以祛水湿，健运太阴，而化浊邪，宗济生肾气丸加减。

桂枝5g，熟附子10g（先煎），熟地黄10g，山茱萸5g，怀山药10g，茯苓10g，泽泻6g，怀牛膝10g，车前子10g（包），五味子3g，清阿胶10g（烊化）

二诊：药后怔忡自汗已减，肢肿渐消，面色微有华润，咳嗽亦减，苔白脉濡。证象显有进步，当再温养治之。

肉桂3g，熟附子10g（先煎），熟地黄10g，吴茱萸5g，怀山药10g，茯苓10g，五味子3g，清阿胶10g（烊化），人参6g，菟丝子10g。

（六）桂枝配桃仁、红花、水蛭，治疗血瘀证

桂枝温经散寒、通络止痛，配桃红、水蛭活血祛瘀，共治血瘀诸证。

病案举例

郭某，女，9岁，初诊日期：1984年11月6日。

关节肿胀疼痛，已经1年有余，迭经针灸中药治疗，证未减轻。刻下低热不解，腹中隐痛作胀，大便黑而滑利，小便自调，面色紫滞，舌红有瘀点，脉来沉滑。大便化验：潜血强阳性。证属风湿久郁，痹阻经络，凝涩不通，不通则胀痛；郁久化热，热胜则血行。证属血痹，治当活血祛瘀，以逐经络之蓄血。

桂枝5g，水蛭5g，当归5g，桃仁6g，红花2g，赤白芍各10g，制川军6g，炙甘草3g，地龙5g，川牛膝6g。

二诊：活血祛瘀之品共进6剂，大便由黑转黄，腹中胀痛已除，面色紫滞转润，关节痛楚亦瘥，精神已振，病去八九，唯感食欲缺乏，纳食尚少。经络血瘀渐去，脾胃运化失健，治再活血通络，佐以健胃和中。

桂枝3g，当归6g，生地黄10g，川芎3g，赤白芍各10g，黄芪10g，桃仁6g，红花2g，生谷麦芽各10g。

（七）桂枝配龙骨、牡蛎，治疗惊悸证、阳浮发热证

桂枝配龙骨、牡蛎，取仲景桂枝龙骨牡蛎汤之意，桂枝温阳气、助气化、通营血，加龙骨、牡蛎重镇固涩，潜阳入阴。诸药配合，通畅心阳，治心阳不振，潜镇阳亢，敛虚浮之阳，则阴阳相济，心肾交通，诸症可解。刘老曾用治阳浮发热和产后惊悸案，效果甚佳。

病案举例

张某，女，10岁，初诊日期：1984年1月6日。

病程4个月，低热不解，每于中午时作，发时四肢发凉，而面颧发赤，胃纳不振，周身困乏，睡时则多梦纷纭，苔色淡黄，脉数无力。前医迭投清热之剂不应，再投甘温之药不效。根据证情，既无外感之状，亦无里虚之征。中午为阳，阳气旺则热，但又肢厥梦多，显属阴不敛阳，阳浮发热之象，治当潜阳泄热，以敛浮越，宗桂枝龙骨牡蛎汤加减。

川桂枝3g，大白芍10g，生龙牡各10g（先煎），炙甘草3g，橘皮5g，炒半夏5g，茯苓10g，生姜2片，大枣5枚。

按：阳浮发热一证，在儿科方面极为少见。本案在诊断上是根据中午发热，面颊发赤，脉数无力，显属一派阳浮不能潜藏之象，故采用《金匮》桂枝龙骨牡蛎汤加味治之。因为桂枝汤既能解肌祛邪，又能调和阴阳；加龙骨牡蛎有潜阳涩精，收敛浮越之效；茯苓、橘皮、半夏有化痰健胃和中之功。

（八）桂枝配伍茯苓、白术，治疗痰饮证

茯苓健脾，渗利水湿，桂枝温阳化气，配合茯苓以温化水饮，白术健脾燥湿。三药伍用，共奏温化水湿之功，以治脾虚水停所致的痰饮、水肿病证。

病案举例

张某，女，17岁。

痰饮宿恙，业已7年，举发无定，刻因气候骤变，宿疾又发，证见咳嗽气喘，吐

痰清稀，夹以泡沫，伴有心跳动悸，四肢倦怠无力，饮食无味，睡眠、二便尚可，脉来沉弦，舌苔水滑。脾主四肢，职司运化。脾阳不足，则健运无权，水湿凝聚，化为痰饮，上激娇脏则咳嗽气喘，水气凌心则心跳动悸，运化失司则纳呆肢怠。《金匮要略·痰饮咳嗽病脉证并治》云："病痰饮者，当以温药和之。"理宜苓桂术甘汤加味。

茯苓10g，桂枝10g，炒白术10g，炙甘草6g，陈皮10g，半夏10g，淡干姜2g，五味子6g，细辛1.5g。

按：痰与饮，本同而标异，清稀者为饮，稠厚者为痰。体内阴气凝聚则痰可化饮，阳气煎熬饮亦可成痰，故痰与饮可以转化，临床时应辨证施治。此案吐痰质稀有泡，加以饮食无味，四肢无力，脉沉而弦，虽有咳嗽，实为水饮射肺所致。故宗仲景治饮不治咳之例，投以温化饮邪之品。药后吐出大量痰涎，咳喘减轻，病去大半，连进6剂而愈。

（九）桂枝配柴胡、白芍，治疗营卫失调证

桂枝配柴胡、白芍，宗仲景柴胡桂枝汤意。柴胡桂枝汤是《伤寒论》中治疗太阳和少阳并病的方剂，是由小柴胡汤合桂枝汤各半量而组成，主要用于太阳少阳合病引起的发热恶寒、肢体疼痛等症。临床中柴胡桂枝汤最常用于外感病，或为虚人外感，或是外感后过用寒凉而成坏病，日久不愈。证见身热，微恶风寒，全身关节酸楚不适，呕恶纳呆，胸胁满闷，舌苔腻微黄或白腻。对照六经辨证的提纲证，是太阳经表证与少阳证同见。故使用本方调和营卫，解肌疏风，和解少阳，疏散邪热，即桂枝汤调和营卫，以散未尽之表，小柴胡汤和解枢机，而祛少阳之邪，令太阳与少阳之邪同时而解。刘老用其曾治营卫失调，药效显著。

病案举例

常某，女，13岁。

证经五日，始则寒战颤抖，久而不解，继则发热汗出，伴有头痛欲裂，曾用针灸疗法而好转。昨日下午复又恶寒汗出，头痛体息，交替而作，但无定时，口中不渴，二便正常，苔色白腻，脉象浮缓。据病人回忆，病系汗出当风而得。证属表邪郁遏不宣，营卫失调，以致恶寒头痛，汗出脉缓，形成似疟非疟（血液化验未找见疟原虫）。治当调和营卫，宗柴胡桂枝汤。

桂枝10g，大白芍10g，炙甘草3g，柴胡5g，生姜3片，大枣5枚。

二诊：药后遍身汗出，头痛已解，寒战亦罢，精神转佳，微觉头晕，苔白脉缓。此营卫趋调，余邪未撤，药方既效，无再更张，佐以镇静治之。

桂枝10g，白芍10g，炙甘草3g，柴胡5g，生龙牡各15g（先煎），生姜3片，大枣5枚。

按：此案初诊时由于证经五日，表现前额痛甚，好似外邪传里，阳明头痛之证。但细察之，既有恶寒汗出，口中不渴，又有恶寒交作，似疟非疟，而无定时，非唯阳明头痛之证不能成立，同时少阳经证亦可否定。俗云："有一分恶寒，即有一分表证。"病既得之汗出当风，证现恶寒汗出，头痛欲裂，口和不渴，苔白脉缓。其为表邪壅遏不宣，营卫失其和调，当无疑义。故用桂枝汤加柴胡，一剂即平，二诊时加生龙牡以

镇静止晕，基本告愈。

（十）桂枝配黄芪、干姜、芍药，治疗虚寒胃痛证

桂枝配黄芪、干姜、芍药，取黄芪建中汤意。桂枝汤外证得之，解肌和营卫，内证得之，化气调阴阳。今以桂枝汤加倍芍药加胶饴，更以黄芪补脾益气，即成建中实脾、调补气血之良方。

病案举例

张某，女，12岁，初诊日期：2004年11月20日。

几日来脘痛牵引两胁，游走不定，或上或下，或左或右，痛则喜按，渴喜热饮，大便稀溏，一日两次，饱食则痛缓作胀，微饥则痛剧泛恶，苔白而滑，脉弦数无力。证属脾胃虚寒，中州不健，虚寒气滞则为痛，肝木来侮则为胀，且食后痛缓，亦为中虚之象。治当建中助运，以散虚寒，宗黄芪建中汤加减。

炙黄芪10g，桂枝5g，大白芍12g，炙甘草6g，淡干姜1.5g，老木香3g，砂仁米3g（研），橘皮5g，炒半夏5g，大枣5枚，饴糖30g（烊化）。

二诊：药后脘痛已瘥，食欲亦佳，二便如常，苔白脉细。法宗原意，毋须更方。

炙黄芪10g，白芍12g，炙甘草6g，淡干姜2g，陈皮5g，炒半夏5g，大枣5枚，饴糖30g（烊化），炒白术10g，茯苓10g，肉桂3g。

（十一）桂枝配伍党参、炙甘草、阿胶，治疗病毒性心肌炎

炙甘草益气养心，党参补脾而安神增智，阿胶滋阴养血，桂枝温阳通脉，诸药合用，共奏益心气、养心血、振心阳、复血脉之效，以治阴阳气血不足所致的心动悸、脉结代。

病案举例

吕某，女，11岁，1978年5月20日初诊。

1年多前患感冒后自觉心悸汗多，气短神疲，咳嗽少痰，睡后易惊，惊则汗出心慌。曾做心电图检查，为窦性心律不齐，偶见期前收缩。诊为病毒性心肌炎，口服普萘洛尔、维生素B_6、维生素C、地西泮等。1年多来，服药后心悸好转，停药后心悸又作，甚则汗出，面色苍白，不能活动，来门诊求医。诊见：心悸面白，自汗出，气短神倦，口渴咽干，舌红脉细，心率100次/分，偶有早搏。血常规：白细胞9.8×10^9/L，血红蛋白110g/L。血沉18mm/h。X线检查心肺正常，心电图示窦性心律不齐。证属病久气虚，汗多阴伤，气阴两亏，则血少虚羸。治当气阴两补，宗炙甘草汤加味，缓图为佳，不求速效。

党参10g，麦冬10g，五味子10g，炙甘草6g，桂枝10g，黄芪10g，白芍10g，阿胶10g（烊化），生姜2片，大枣5枚。

10剂，水煎服。

二诊（1978年6月8日）：药后精神转振，心悸气短好转，汗出已少，证情稳定。再从原方治之，先后共进60余剂，临床症状消失，心电图大致正常，基本告愈。

按：此例由于病久，心悸汗多，耗损心血。血为阴类，阴虚盗汗，汗多不仅耗伤津液，而且也能耗散心气，形成气阴两伤，延久未复，以致机体功能严重失调，久而不愈。故用生脉散两补气阴，炙甘草汤以治“心动悸，脉结代”。调治两个多月，病久气虚，血少虚羸基本恢复。

紫　苏

紫苏辛、甘，微温，入肺、脾、胃经。紫苏辛温行散，叶轻入肺，能发散风寒，宣肺止咳；梗入脾胃，善于行气和中，理气安胎。紫苏既能发汗散寒以解表邪，又能宣肺理脾，行气宽中，故对风寒表证而兼见咳嗽或胸闷呕吐者，使用本品最为适宜，或无表证而有气滞不畅症状的，也可用之宣通。现代药理研究发现其有缓和的解热作用，并可增加肠蠕动，促进消化液的分泌，从而达到解表和行气的目的。唯本品发汗作用不及麻黄、桂枝，故以外感风寒的轻证为宜。其治胎动不安，亦是由脾胃气滞、呕恶食少引起，其能疏通气滞、宽中和胃，服后则呕止食增，胎儿得养，胎动自安。若属血热胎漏或气虚胎元不固而胎动者，则非所宜。此外，紫苏又解鱼蟹之毒，主治食鱼蟹中毒之呕吐、腹泻。

（一）苏叶配防风、薄荷，治疗鼻吹

病案举例

李某，女，20天，初诊日期：1963年8月19日。

婴甫20天，4天来鼻塞不通，微有身热，体温37.4℃，咳嗽吐白沫，二便如常，纳乳不香，舌苔薄白，指纹不明。证为婴儿夜卧，乳母抱持，鼻风吹入囟门所致。证属鼻吹，治当宣散。

苏叶2g，防风2g，薄荷2g，杏仁3g，前胡2g，桔梗2g，生姜2片，葱头3个。

另：淡豆豉12g，麻黄5g，生南星3g，葱头3个，共研细末，白酒少许调匀，捣烂成饼，贴儿囟门。

用药两天即愈。

（二）苏梗配银花、连翘，治疗时行感冒

时行感冒（又称流行性感冒）与风热感冒相似，唯全身症状较明显，病情较重，并有流行趋势。体温较高，多不出汗，发热2~3天后，面目微肿赤，眼结膜充血，咽舌偏红，苔黄白或白腻或少苔，脉弦数或浮数，易出现营（血）分证候。刘老经验，用辛凉透表解毒法，每收良效。基本方药如银花、连翘、青黛、菊花、黄芩、葛根、升麻、苏梗。便干加大黄炭；发热或无汗加鲜芦根；对疫毒之邪加用葛根、升麻，收效最佳。

病案举例

沈某，男，2岁，1988年1月13日初诊。

患儿发热2天余，体温39℃，咳嗽有痰，大便黏稠，面目肿赤，咽红，苔白厚，脉细数。证属时行感冒，肺气失宣。治以辛温解表，清热解毒。

银花10g，连翘10g，青黛3g，菊花6g，鲜芦根15g，苏梗10g，黄芩6g，葛根5g，升麻6g。

二诊：服上方2剂热退，仍咳嗽痰不多，大便2日未行，咽舌微红，苔少，脉微数。继清余热止咳。

桑皮6g，地骨皮6g，紫菀6g，冬花10g，百部6g，蝉衣3g，牛蒡子10g，制大黄6g。

服药3剂而愈。

（三）紫苏配桑叶、桔梗等，治疗失音

紫苏、桑叶宣散外邪，桔梗、蝉衣、玄参、胖大海等清利咽喉，共奏宣肺散邪、清咽利喉之功。刘老曾治一例外感风寒、余邪未尽的失音案，效果显著。

病案举例

魏某，女，15岁。

咳嗽、声音嘶哑10天。病初恶寒发热，咳嗽咽痛，周身无力。经用解表剂后，寒热虽罢，咳嗽咽痛不已，继服养阴清肺之剂，则音哑无声，再加硝、黄通下之品，效果仍然不显。现证失音，咳嗽胸痛，周身瘙痒，纳食不甘，舌苔薄白尖红，脉象浮数而滑。此为表邪未解，余邪入内，蕴遏于肺，肺气失宣，以致咳嗽胸痛而音哑，所谓“金空则鸣，金实则无声”。肺与皮毛相表里，邪郁于肺，故周身瘙痒。治当宣肺亮音，清肃余邪。

苏叶10g，桑叶10g，炙杷叶10g，前胡10g，淡竹叶10g，桔梗10g，枳壳6g，天花粉15g，蝉衣6g，天麦冬各10g，胖大海10g，玄参10g，桑皮10g，葛根5g，薄荷5g（后下），甘草10g。

按：此例共进上方4剂而愈。可见表邪未尽，切忌滋腻苦寒之品。至于养阴清肺汤虽然能治咽痛，但应辨证准确，不宜一见咽痛就用，免贻后患。

（四）紫苏配藿香、陈皮、川朴，治疗暑湿泄泻

藿香芳香化湿，和中止呕，并能发散风寒；紫苏辛香发散，助藿香外散风寒，兼可芳香化浊；厚朴、陈皮行气燥湿，和中消滞。诸药合用，共奏解表化湿、理气和中之功，主治外感风寒，内伤湿滞，发热恶寒，头痛，胸膈满闷，脘腹疼痛，恶心呕吐，肠鸣泄泻，舌苔白腻等。

病案举例

李某，男，1岁半，初诊日期：1984年9月5日。

本患喘咳，时愈时发，近因调护失周，过食生冷，夜袭寒凉，以致昨发身热，迄今未解，喘咳虽未举发，而大便泄泻稀溏，每日3次，夹以不消化物，面黄神疲，苔白脉缓。时值夏令，显属暑湿痰滞内蕴，脾胃升降机能失调所致。治当祛暑利湿，佐

以芳香化浊，宗藿香正气散加减。

藿香 5g，苏叶 2g，大腹皮 6g，炒川朴 2g，鸡苏散 10g（包），青广皮各 3g，泽泻 6g，焦三仙各 12g，姜皮 1g，猪苓 6g。

二诊：昨进祛暑利湿，佐以芳香化浊之品，身热得汗而解，大便泄泻一次，溏薄不秽，面黄欠华，精神尚感疲惫，食思不甘，苔白脉缓。此属余邪未尽，脾运未健之证，再从原法增损，自可豁然告愈。

藿梗 5g，佩兰梗 5g，苏梗 5g，炒苍术 2g，茯苓 6g，炒川朴 2g，陈皮 3g，炒半夏 5g，煨木香 3g，砂仁米 2g（打），焦三仙各 12g。

（五）紫苏配太子参、前胡、桔梗，治疗体虚外感

紫苏配太子参、前胡、桔梗等，方取《太平惠民和剂局方》参苏饮之意。该方由人参、苏梗、桔梗、前胡、半夏、葛根、陈皮、枳壳、杏仁、木香、甘草、茯苓组成，功为益气解表，宣肺化痰，用于体气虚弱，外感风寒，内有痰湿之证。症见恶寒发热，头痛鼻塞，咳嗽痰多，胸膈满闷；或痰积中脘，眩晕嘈杂，怔忡哕逆；及伤寒汗已，发热不止者。刘老临床常喜用参苏饮，以此方加减治疗小儿外感疾患，纠偏救误，不乏其例。用之得当，往往可收立竿见影之效。

病案举例

李某，女，1 岁 3 个月，初诊日期：1987 年 12 月 9 日。

3 天前发热咳嗽，鼻流涕，形寒，曾服麦迪霉素、阿司匹林鲁米那片、小儿止咳糖浆等未见好转，体温 38.5℃，症见咳逆鼻扇，收住院治疗。检查：咽红，两肺有细小密集水泡音。血常规白细胞 15.8×10^9/L。诊为支气管肺炎。给以输氧及退热药等对症支持疗法，并肌注青霉素、链霉素，兼服中药麻杏石甘汤加味。日来复感外邪，体温降而复升，气喘，痰涎壅盛。胸透：两肺炎变未见吸收。遂邀刘老会诊。现症：身热不解，汗出肢端微凉，咳痰不爽，气喘不已，面色发青，倦怠嗜睡，不思纳食，大便稀黄，舌苔白而微腻，脉细而无力。证属病久体虚，阴阳稚弱，湿痰内蕴，肺失宣达。治当扶正祛邪，肃肺涤痰，宗参苏饮加减。

太子参 10g，紫苏叶 5g，橘皮 3g，半夏 3g，五味子 10g，桔梗 3g，苏子 10g，枳壳 5g，莱菔子 3g，淡干姜 1g，大枣 5 枚。

每日 1 剂，水煎，分 3～4 次服。

二诊：服药 3 剂，痰化喘平，身热已解，面转红润，精神佳，食纳振，唯尚咳嗽气弱，苔白脉缓，再宗原方加减。

党参 10g，苏子 5g，茯苓 10g，炙甘草 3g，橘皮 3g，半夏 3g，砂仁米 1.5g（打），桔梗 3g，杏仁 10g，生姜 2 片，大枣 5 枚。

服法同上。

按：肺炎喘嗽一证，其形成原因主要是外邪侵犯于肺，使肺气郁闭，痰阻气道，不得宣通，因而上逆所致。由于患儿年龄、体质因素的不同，感邪有风寒、风热的区别，病情有轻重浅深的悬殊，临床上有常证也有变证，贵在审证求因，灵活施治，而不能执一方以应无穷之变。此例肺炎喘嗽初起，本属感受风寒之邪，肺气闭郁，水液

输化无权，凝聚为痰，阻塞气道而作喘。若病初投以辛温开肺，如华盖散加减，寒散则表解，肺开则喘定。而此例一味投以麻杏石甘，乃致患儿阳虚气弱，湿痰滋生，加以卫外不固，复感表邪，以致邪毒内陷。若再迁延，必将导致心阳不振之变。故运用太子参、干姜、大枣益气温阳；苏叶解散外邪；枳壳、桔梗开提肺气；苏子、莱菔子、橘皮、半夏降气止咳化痰；五味子以定喘，扶正祛邪，表里兼顾。6剂后则诸症告平，胸透肺部炎变明显吸收，继以益气理脾和中之剂，调理半月而愈。

生　姜

生姜辛，微温，入肺、胃、脾经。《名医别录·中品》言："主治伤寒头痛，鼻塞，咳逆上气，止呕吐……去痰，下气……除风邪寒热。"《珍珠囊·药象气味主治法度》称其"益脾胃，散风寒"。《本草纲目·菜部一》称其"生用发散，熟用和中，解食野禽中毒成喉痹，浸汁点赤眼，捣汁和黄明胶熬，贴风湿痛甚妙"。生姜味辛性温，入肺经，散风寒以解表，并能温肺以化痰止咳。可用于外感风寒表证，恶寒发热、鼻塞、喷嚏及咳嗽痰多等。但由于其发表之力较弱，故多用于感冒之轻证，常伍红糖煎汤热服。若外感风寒之重证，常加入辛温解表剂中，作为辅助药，以增强发汗作用。其又入胃经，能温中降逆止呕，被孙真人称为"呕家之圣药"，虽宜治胃寒之呕吐，但随配伍之不同，可用于胃气上逆的多种呕吐之证。本品止呕效著，可单独应用，"频嚼生姜，即止"（《应验良方》）。生姜还可解毒，主解半夏、南星、鱼蟹之毒。如《本草纲目·禽部二》载："按唐小说云：崔魏公暴亡，太医梁新诊之曰：中食毒也。仆曰：好食竹鸡。新曰：竹鸡多食半夏苗也。命捣姜汁折齿灌之，遂苏。"

（一）生姜配半夏、吴茱萸，治疗虚寒呕吐

半夏辛温性燥，善燥湿化痰，降逆止呕；生姜温中止呕，且能制半夏之毒，二药配伍，相制相使，一散一降，能增强温中和胃、降逆止呕之功；吴茱萸散寒止痛，降逆止呕，助阳止泻，共治胃寒或痰饮内停所致的呕吐、泄泻、吐涎等症。

病案举例

（1）虚寒吐泻案

平某，男，3岁，初诊日期：1983年5月10日。

昨日下午突然大便泄泻，始则大便稀黏，带有奶白色不化之物，继转便泻清水，肠鸣有声，夜间共泻8次。入晚复增呕吐，吐出物皆系食物残渣，精神不振，面色无神，灰白而青，两目有凹陷之势，四肢不温，苔白脉沉。审属风凉外受，内食生冷，脾胃升降机能失常，以致脾失升清则泄泻，胃失和降则吐逆。颇虑邪气杂糅交病之中，正不能堪，导致虚脱下陷，亟当温阳救逆治之，以免歧变。

炙甘草6g，淡干姜2g，制附片6g，吴茱萸2g，人参6g，炒白术6g，青陈皮各6g，炒半夏5g，猪茯苓各6g，煨木香3g，生姜3片。

另：针灸天枢、足三里、长强、内关。

二诊：进温阳救逆佐以针灸后，入夜四肢厥象已回，吐泻渐止，唯面色仍呈灰滞，

精神殊感疲乏，苔白脉缓。证情已趋稳定，再拟原法进退治之，慎调为安。

炙甘草6g，淡干姜1.2g，吴茱萸2g，人参6g，砂仁米1.5g（打），炒白术6g，青陈皮各3g，炒半夏5g，猪茯苓各6g，煨木香3g。

（2）口吐涎沫案

张某，女，10岁，初诊日期：1997年4月14日。

多日来口吐涎沫，不思饮食，伴有胃痛，面色苍白，舌淡苔呈水滑，脉象弦沉而细。据云平素嗜食生冷，体质较弱。此为中寒伤胃，脾阳被遏，运化失司，津液不能输布而营周身，以致停蓄成水，上泛口吐涎沫。寒气入胃，气血凝滞不通，经脉拘急不利，故胃痛频作。证属胃寒脾阳不化，治当温运和中，散寒止痛，以希寒散则阳复，阳复则津化，而涎沫自止。

吴茱萸3g，干姜3g，炙甘草6g，枳实5g，苍白术各10g，良姜6g，制香附10g，槟榔6g，焦山楂10g，生姜3片，大枣5枚。

二诊：药后口吐涎沫大减，胃痛亦缓，治当温补脾胃，上方继服，并予针灸治之。针刺中脘、天枢、内关、足三里、太白。

按：此案寒气阻遏脾阳，口吐涎沫。舌淡苔滑，素食生冷为临床辨证依据，治当温运和中，故宗仲景吴茱萸汤加减，佐以针灸，收效颇速。

（二）生姜配黄连、竹茹，治疗胃热呕吐

黄连苦寒清泄胃火，竹茹性微寒善清胃热而止呕吐，生姜药性微温，为止呕圣药，三药相伍后，寒多热少，仍不失寒凉之性和清热止呕之功，以治胃热呕吐之证。

病案举例

张某，女，2岁，初诊日期：1987年3月24日。

呕吐一日3～4次，食入即吐，量多味酸，口干引饮，身热暮作，胸腹膨热，夜卧不安，面赤气粗，大便干秘，小便正常，苔白脉数。经云：“诸逆冲上，皆属于热。”今呕逆口干，胸腹作热，便秘心烦，显系湿热蕴蓄阳明，胃失和降所致，证属热吐。治当清热止呕，宗黄连竹茹汤加味。

川连1.5g，姜竹茹2g，生石膏25g（先煎），寒水石10g，橘皮3g，法半夏3g，炙杷叶5g，黑山栀3g，枳壳3g，川郁金3g，生姜5片，灶心土15g（煎汤代水）。

二诊：服药3剂后，呕吐未作，身热亦解，唯日来胃纳不振，唇红欠润，大便秘结，苔白脉数。此儿素禀薄弱，发稀骨软，脾胃运化不健，消化吸收功能失常，最近呕吐伤中，气液未复。治当开胃和中，佐以导滞。连续调理，使其气血逐渐增长，脾能为胃行其津液，则可使肌肤充润。

茯苓6g，姜竹茹3g，炙甘草3g，橘皮3g，姜半夏3g，炒枳实3g，炒白术6g，炙黄芪6g，当归5g，焦三仙各12g，生姜3片。

（三）生姜配吴茱萸、乌药，治疗胃脘胀痛

吴茱萸温中理气，散寒止痛；乌药具顺气开郁，散寒止痛功效；生姜和胃止呕，共奏温胃散寒，理气止痛之功。

病案举例

许某，男，15岁。

素有胃脘胀痛史，近因饮食失节，胀痛又发两日，痛时喜熨喜按，时泛清水。平时以热食为快，日来因痛胀不敢多食，食后胀满加甚，小溲黄浑，大便正常，苔白而厚，脉象弦紧。脾胃素虚，饮食不节，中焦运化失权，气机为之窒塞，流行不通，不通则痛，故胃脘胀痛不已。《医宗说约》云："痛则不通多成郁，郁久因而热熏。"故呈现溲黄。治当温中调气，健脾助运。

台乌药10g，吴茱萸5g，高良姜6g，生姜3片，草豆蔻6g，陈皮10g，木香5g，厚朴6g，苏梗10g，半夏6g，枳壳6g，炒栀子6g，焦三仙各10g。

按：中焦为后天之本，水谷之海，气血之源。人之中焦昌盛，气机通达，输津布液，生化气血，以营周身，则病无由生。此案由于脾胃素虚，中运失职，气滞不通，故胃脘胀痛。临床治疗时，苦寒败胃之品，固不宜用，阴柔滋补之品，亦非所宜。故用加减调中汤变通治之，3剂而愈。

（四）生姜配伍杏仁、苏叶，治疗肺寒咳嗽

杏仁能宣降肺气，止咳平喘；苏叶能发散风寒而解表；生姜可助苏叶散外寒，又能温肺止咳。三药同用，共奏发表散寒、化痰止咳之功，以治外感风寒，咳嗽痰多等症。

病案举例

张某，男，6岁，初诊日期：1987年10月19日。

证经半月，咳嗽不已，鼻流清涕，形寒恶风，曾服西药不效。刻下面泛青紫，憎寒畏风，咳嗽痰多清稀，形体瘦弱，纳谷不多，二便尚调，舌苔薄白，脉象缓滑。审由冷饮过度，体质素薄，不能营运，以致形寒饮冷伤肺，证属肺寒咳嗽，治当温肺散寒，化痰止咳。

苏叶3g，苏子2g，杏仁10g，炙紫菀5g，橘皮3g，砂仁2g，法半夏3g，莱菔子3g，桔梗3g，生姜3片，葱头3个。

二诊：进服3剂温肺散寒之品，咳嗽已愈大半，早晚略有微寒，食纳增加，痰质变稠，面色趋华，不欲饮水，二便如常，舌苔滑白，脉象缓滑。肺寒尚未散尽，中气亟待恢复，仍当温肺散寒，佐以调中为治。

苏梗3g，苏子3g，杏仁10g，炙紫菀5g，橘红3g，砂仁2g，法半夏3g，莱菔子3g，桔梗3g，茯苓6g，炒白术6g，焦三仙各12g，小红枣3枚，煨姜2片。

继进5剂，基本痊愈。

香薷

香薷辛、微温，入肺、胃经，功能发汗解表，和中利湿。《滇南本草·香薷》称其"解表除邪，治中暑头痛，暑泻肚肠疼痛，暑热咳嗽，发汗，温胃，和中"。《本草纲

目·第十四卷·草部》谓之“下气，除烦热，疗呕逆冷气（《日华子本草》）”。香薷质地轻扬，性温辛散而芳香，能开腠理而达皮毛，所以能发汗解表，以治夏日因乘凉所引起的恶寒发热、无汗。刘老认为，其虽发汗解表，并非夏日一切表证均可应用，根据“夏月之用香薷，犹冬月之用麻黄”推断，临床用以祛暑解表，必须是因外感阴寒之邪，具有怕冷及无汗的症状，不能视本品为通治一切暑证之品。若夏伤暑热引起的壮热、烦渴、大汗等“阳暑”病证，非其适用范围，则应忌用。

为什么夏月外感风寒不用麻黄呢？刘老指出，因夏月腠理疏松易于开泄，微发汗即可除表，而香薷比麻黄发汗力弱，所以在夏月外感风寒用香薷即可发汗而解表。若用发汗力峻的麻黄，则致大汗淋漓，易伤气阴。这就是夏月用香薷而不用麻黄的原因。

暑多夹湿，又因其发表，既可使湿从汗而解，又能疏利小便，使湿邪从小便而出，故其治暑湿所致的泄泻，是取其利小便而实大便之意。由于其能使湿邪从汗及小便而出，所以因风水或脾虚所致的水肿、小便不利用之有效。

（一）香薷配伍厚朴、白扁豆，用治暑湿感冒

三药伍用，名为香薷饮（散）。香薷发表散寒，祛暑化湿；厚朴化湿，行气宽中；白扁豆健脾和中，消暑化湿。三药同用，共奏解表透邪、散寒祛暑、化湿畅中之效，以治疗夏日感受风寒暑湿之邪所致的恶寒发热、头重头痛、无汗、胸闷、呕吐、腹泻等症。

病案举例

钟某，男，5岁，初诊日期：1996年8月12日。

时值盛夏，溽暑熏蒸，感受外邪，夹以痰滞互遏，以致身热4日不解。刻下仍发热，体温37.9℃，咳嗽汗出，鼻流清涕，咽干微红，舌苔薄白，脉象浮大而数，证属暑日感冒。治当疏表和中，佐以清利暑湿，宗四物香薷饮加味。

香薷3g，白扁豆10g，炒川朴2g，薄荷3g（后下），连翘6g，防风3g，淡豆豉10g，六一散10g（包），焦三仙各12g，灯心草1.5g，川连1.5g。

进服3剂即愈。

按：香薷辛温发散，乃暑月解表之药，前人喻为夏令的麻黄，适用于暑邪夹寒的证候，如系单纯暑邪而无兼感寒邪者应当配伍使用。

（二）香薷配银花、连翘，治疗暑热外感

香薷发汗解表，和中利湿，银花、连翘疏风清热解表，共治暑热内蕴，复感外邪的感冒病证。

病案举例

李某，女，7岁，初诊日期：2006年7月18日。

患儿2天前因夜卧受凉，随即发热，体温最高达40℃，曾用西药退热剂，汗出热可暂退，复又升高。现症发热，体温39℃，无汗，纳差，伴腹痛，便稀溏，气味酸臭，咽舌微红，苔黄白厚，脉浮数。证属暑热内郁，复感外邪，治当清热利暑，佐以透邪。

银花10g，连翘9g，香薷10g，白芷6g，云苓10g，扁豆花10g，六一散10g（包）。

二诊：服药3剂汗出溱溱，热有退势，体温降至38℃，精神好转，腹痛减，腹泻止。仍继前方加减，用银花、连翘、青黛、地骨皮、黄芩、香薷、六一散，3剂热退，食欲好转而愈。

按：刘老认为，暑热感冒必发生在夏暑炎热之季。暑为阳邪，易夹湿，故临床有偏热偏湿之分。此例患儿夏暑炎热之季，夜卧贪冷，暑热内郁复感，风寒外束，肺失清宣，故发高热。小儿脾常不足，易为饮食所伤，感受外邪，多夹食滞，故有腹痛、腹泻、大便酸臭、舌尖红、苔黄白、脉浮数。俗有“停食着凉”之说，此例患儿即是。感邪之后郁而化热，用银花、连翘、香薷、白芷、六一散以清暑热，加苏梗透邪。复诊时体温虽减，仍38℃，故加地骨皮、青黛、黄芩以增强清利暑热之力，继服3剂脉静身凉，病告痊愈。

荆　芥

荆芥辛、微温，入肺、肝经，功能祛风解表，透疹止血。荆芥芳香轻扬，其性虽温，但温而不燥，辛而不烈，性较平和，以辛散疏风为特点，既能用于发散风寒，又可配伍辛凉解表之品发散风热，故外感表证，不论风寒、风热皆可配用。主治外感风寒，恶寒发热，头痛，无汗等证。现代药理研究发现，其水煎剂可促进汗腺分泌，增强皮肤血液循环，并有较弱的解热作用。又因其轻扬疏散，故疹透不畅用之，具有透疹止痒之效，可用于麻疹透发不畅及风疹之皮肤瘙痒等症。荆芥入血分，能疏散血中风热，而且炒炭后，味变为苦涩，又有止血作用，可治吐血、衄血、便血、尿血、崩漏等证。如《妇人良方》载，治产后鼻衄，用荆芥焙研末，童子小便服二钱；治崩中不止，用荆芥穗于麻油灯上烧焦，为末，每服二钱，童子小便服。又如《经验方》治大便下血，用荆芥炒为末，每次饮服二钱，妇人用酒下，亦可拌面作饵炖食之。《本草汇言·草部·芳草类》云：“荆芥，轻扬之剂，散风清血之药也（甄权）……凡一切失血之证，已止未止，欲行不行之势，以荆芥之炒黑，可以止之。大抵辛香可以散风，苦温可以清血，为血中风药也。”

（一）疏风透达，治疗风疹

风疹，古称“风痧”，是外感风热时邪而引发的一种发热出疹性疾病，多见于5岁以内的小儿。临床以发热、全身出现玫瑰色皮疹伴枕后淋巴结肿大为特点。

病案举例

张某，男，3岁，初诊日期：1994年5月18日。

发热3日，时作时退。昨日身发细颗粒样的小疹，无痒感，头面胸背皆齐，肢足尚未透达。刻下身热已微，鼻流清涕，微咳不爽，口干咽红，苔白质赤，脉数。查体：口腔内侧黏膜光滑无斑点。证属时邪外受，郁而不达，蕴于肺胃，肺主皮毛，邪从毛窍外出，故发为风痧之证。治当疏达，以希透齐而免隐伏生变。

荆芥5g，防风5g，连翘6g，葛根5g，川芎5g，蝉衣3g，细木通5g，赤芍5g，炒白蒺藜5g，橘皮3g，炒谷麦芽各10g，灯心草1.5g，炙僵蚕10g。

2剂，水煎服。

二诊：药后胸背红疹已隐，头面仍见，涕泪频流，咳而痰多，声音嘶哑，身热不甚，咽红且痛，大便干秘，小溲色浑，脉象小数，苔薄色白。此为肺胃痰热壅遏，清肃失司所致，治当肃肺清解，而免喘变。

生石膏25g（先煎），黄芩3g，白前5g，甘草3g，桔梗3g，川贝母5g，板蓝根6g，净蛤粉10g，海浮石10g，炙杷叶5g。

服3剂而愈。

（二）荆芥配伍防风，治疗风寒感冒

荆芥、防风皆为辛温之品，均能祛风邪而除表证，经常相须配用，以加强其祛风解表之功，治疗外感风寒、恶寒发热、头痛、无汗等症。

病案举例

李某，男，8岁。

恶寒壮热，体温39.1℃，汗出头痛，鼻塞流涕，苔薄白，脉浮数，饮食、二便尚可。肺主皮毛，开窍于鼻，风寒外袭，营卫失调，故恶寒发热；肺气失宣，降令不行，故鼻塞流涕。证属感冒，治当辛温解表，荆防败毒散加减。

荆芥5g，防风5g，川芎3g，香白芷5g，前胡5g，葱头3个，桔梗5g，陈皮5g，法半夏5g，大独活5g，黄芩5g，生姜2片。

按：此案风寒表证甚为明显，但壮热汗出，脉象浮数，似非辛温解表所宜。由于证起一二日间，恶寒头痛，鼻塞流涕，风寒表证仍在，故用辛温解表，佐以黄芩清热，服后得汗而解。可见临床辨证宜抓住主流，掌握主要矛盾，即可药到病除。

（三）荆芥配伍银花、连翘，用治风热感冒

银花、连翘辛凉轻宣，透泄散邪，清热解毒；荆芥性微温而不热，善于解肌散风。诸药配合，共成辛凉解肌，宣散风热之功，以治疗外感风热表证。刘老认为，小儿感冒，其原因主要为外感时邪所致。由于小儿冷暖不知调护，加以肌肤嫩薄，腠理空疏，卫外功能不固，特别容易罹患。受病以后，因脏腑嫩弱，故传变迅速。且神气怯弱，脾肺不足，故最易兼夹痰鸣、食滞、惊吓等，因而证候变化，往往与成人有所不同。临床治疗时，首先必须辨清寒热，如感冒时邪，风寒外束，肺卫受邪，邪郁太阳经脉，证多表现发热、恶寒、头痛、流涕、舌苔薄白、脉象浮数、指纹浮红，治疗方法以辛温解表为主；如感冒外邪，风热犯肺，邪在卫表，或中太阳经脉，证多表现寒轻热重、头痛鼻塞、喷嚏咳嗽、咽部干红、苔白质赤、脉象浮数、指纹浮露红活，治疗方法则以辛凉解表为主。由于小儿体属纯阳，稚阴未充，受邪以后，容易化燥化热。叶天士在《幼科要略上篇·总论》中强调指出：“襁褓小儿，体属纯阳，所属热病居多。”所以小儿感冒属于风热类型者，尤为多见。

病案举例

阮某，男，6岁，初诊日期：1994年2月18日。

身热不扬，体温37.2℃，鼻塞流涕，咳嗽不爽，咳吐黄痰，咽痛微红，口渴欲饮，苔白质赤，脉来浮数。证属外感风邪，郁而化热，宣降失司，清肃不行。小儿纯阳之体，化热最速，治当辛凉解表，以散风热。

银花6g，连翘6g，荆芥5g，淡豆豉10g，薄荷3g（后下），研牛蒡子5g，鲜芦根30g，淡竹叶5g，甘草3g，桔梗3g，炙杷叶6g。

进服3剂而愈。

（四）荆芥配薄荷，治疗睑腺炎

荆芥配薄荷可透疹止痒，除一身风邪，解表发汗治头面有湿，常用于外感风寒，麻疹不透，湿热瘙痒等症。刘老用其配合清热解毒之品治疗小儿睑腺炎（麦粒肿），亦获良效。

病案举例

冯某，女，3岁，2007年5月25日诊。

患儿1周前发现左眼睑肿胀，现左下眼睑麦粒肿，腹胀便干，小便正常，舌质红，舌苔薄黄。中医诊断：麦粒肿，证属热毒内蕴。西医诊断：睑腺炎。治法：辛凉清散。

荆芥10g，薄荷3g（后下），防风10g，银花10g，连翘10g，蒲公英10g，紫花地丁10g，黄连2g，车前子10g（包），蝉蜕3g，当归10g，赤芍10g，川木通5g，灯草1g。

水煎服，5天后痊愈。

（五）荆芥配茯苓、白术、木香，治疗腹泻夹表证

荆芥疏风解表，茯苓、白术健脾利湿，木香行气导滞，共奏解表利湿止泻之功，用于腹泻兼有表证者效果立显。

病案举例

汤某，男，2月半，初诊日期：1989年7月6日。

患儿腹泻已5天，日三四次，利下之物，为不消化之奶瓣，及带有青绿色的黏冻。日来身有微热，体温37.3℃，鼻塞喷嚏，纳乳较差，腹部稍胀，面色山根露青，小便不利，舌苔薄白，纹紫。大便化验：有大量脂肪球。证属乳滞内停，脾不健运，肠胃传导失司，不能分清泌浊，以致水谷黏垢，混杂而下。乳儿质薄，泄泻中虚，卫外无权，故冒受风邪，形成腹泻夹表之证。治当疏风解表，佐以理脾渗湿。

荆芥5g，银花炭6g，猪茯苓各5g，炒白术5g，煨木香3g，炒川朴2g，宣木瓜5g，鸡苏散6g（包），焦三仙各12g，姜皮1g。

二诊：药后身热已解，体温36.5℃，腹泻一日2次，尚带不消化物，腹胀已宽，纳乳稍香，口角流出清涎，湿润衣襟，苔白脉缓，小溲尚利。此为脾虚失运，外邪虽解，中阳仍困，不能收摄津液，前哲云："脾寒则流涎。"治当温运和中，宗益黄散加味。

青陈皮各5g，丁香1g，诃子肉5g，炙甘草3g，炮姜炭2g，炒白术5g，煨木香2g，

砂仁1.5g（研），神曲10g。

防　风

防风，辛、甘，温，入膀胱、肺、脾经。防风辛甘微温，性浮升散，善行全身，以祛风邪，既祛外风，又能息内风，为治风通用之品。因其微温不燥，甘缓不峻，发汗之力不如麻、桂，辛燥之性不及羌活，药力和缓，所以有“风药中润剂”之称。不仅用于风寒外感，而且通过配伍又可用于风热外感、风疹瘙痒、风寒湿痹等多种风病，应用范围较广。正如《本草汇言·草部·山草类》论述防风配伍应用时说：“与芎、芷上行治头面之风，与羌、独下行治腰膝之风，与当归治血风，与白术治脾风，与苏、麻治寒风，与芩、连治热风，与荆、柏治肠风，与乳、桂治痛风……大人中风，小儿惊风，防风尽能去之。”至于祛风解痉方面，则力量较弱，如用治破伤风，不能独任其功，只作为辅助药物。

防风祛风止痛、止痒、止痉作用，与荆芥近似，但防风祛风并能胜湿，止痛作用较好，为治风湿痹痛的常用药。而荆芥能散风热，并入血分，故多用于风热头痛及妇女产后之病。刘老用防风常治以下病证。

（一）祛风解表，治风寒感冒

防风温而不燥，善祛风邪，并能止痛，为治疗风寒表证所常用，对头痛身疼较甚者尤为适宜，常配荆芥、羌活等，亦可入辛凉解表剂而治风热表证。

病案举例

（1）风寒感冒

何某，女，11岁，初诊日期：1983年9月29日。

鼻流清涕，微恶风寒，伴有咳嗽，头痛，声重不扬，面黄纳呆，苔白脉浮。证由外感风寒，邪郁表分，治当疏散风寒，辛温解表。

荆芥5g，防风5g，薄荷5g（后下），淡豆豉10g，羌活10g，青广皮各6g，法半夏5g，枳壳5g，焦三仙各12g，川郁金5g，葱头3个。

上方服3剂即愈。

（2）病毒性感冒

伍某，男，8岁，初诊日期：1982年11月28日。

证经16天。初起高热无汗，鼻流清涕，头痛形寒，继则高热不退，汗出不透，疲乏无力，食欲不振，小便微黄，大便隔日一次。予阿司匹林口服后热度暂降，俄顷汗收则身热复高，迭经青霉素水剂肌注，中药三黄石膏汤加减和人工牛黄治疗，热仍不解，遂来我院求治。现症：身热日轻夜重，热前略有形寒，手足微凉，面色不华，微有咳嗽心烦，口干不欲饮水，舌苔白而根腻，脉象浮数无力。查：体温39.5℃，咽红，心（-），肺呼吸音略粗，胸透（-），白细胞8.2×10^9/L，中性粒细胞58%，淋巴42%。拟诊为病毒性感冒，证属外邪遏表，未得宣散，以致高热不退，形寒肢凉。治当疏散外邪，宣肺解表，宗荆防解表汤加减。

荆芥10g，防风6g，薄荷3g（后下），淡豆豉10g，柴胡10g，黄芩10g，枳壳5g，连翘10g，陈皮3g，炙甘草3g，生姜2片，小葱头3个。

3剂，每日1剂，水煎，分3次服。

二诊：药后身得透汗，形寒肢凉已解，身热趋降，白天体温36.7℃，晚间体温37.1℃左右，面色转红，睡眠安静，食纳转佳，小便略黄，大便正常，舌苔微黄，脉象缓滑。此乃身热趋解，余邪未尽，治当清肃，宗柴胡温胆汤加减。

柴胡10g，黄芩10g，茯苓10g，炙甘草3g，橘皮5g，半夏5g，枳壳5g，竹茹5g，生姜2片，大枣5枚。

3剂，每日1剂，水煎，分3次服。

按：外感高热有风寒和风温之别。本例初起根据临床表现有高热无汗、形寒头痛、鼻流清涕等，是为风寒遏表之证，治当辛温宣肺，开泄肌腠，以收“体若燔炭，汗出而散”之功。而前医过用寒凉凝滞之品（如人工牛黄、三黄、石膏之类），反使表邪郁遏，不得宣散，以致高热不退。请刘老诊治之时，虽病程较长，发热较高，但无津伤，且热前有形寒肢凉。根据“有一分恶寒，便有一分表证”的辨证原则，故仍以疏散外邪，宣肺解表为上策。采用荆芥、防风辛温发汗，以散表邪；葱头、豆豉通阳发汗，宣泄除烦；柴胡、薄荷、连翘透邪出表，以清郁热；枳壳、陈皮畅利气机；生姜、炙甘草散邪和中。3剂即收到“轻可去实”的效果。

（二）防风配川芎、白芷，用治风寒头痛

川芎、白芷均疏风止痛，防风疏散风邪，各药相合，共奏疏风止痛之功，用以治疗外感风邪头痛，颇有良效。刘老指出，治偏正头痛，本品可与白芷共研末蜜丸服之，亦可收效。

病案举例

石某，男，8岁，初诊日期：1994年6月20日。

头痛2日，恶寒身热，鼻流清涕，腹胀纳少，汗出不彻，苔白脉浮。头为诸阳之会，唯风可到，风邪客于阳位，袭入太阳之经，故头痛、恶寒、身热。治当解散风寒，则头痛自止。

荆芥5g，防风5g，桂枝3g，川芎3g，香白芷5g，藁本5g，薄荷3g（后下），橘皮3g，焦三仙各12g，葱头3个，生姜2片，钩藤6g。

二诊：药后周身得汗，寒热已解，头痛亦除，唯鼻涕尚流，纳食不甘，苔薄色白，脉象浮缓。风寒尚未尽解，治再疏表散邪，佐以健胃和中。

荆芥5g，防风5g，枳壳3g，淡豆豉10g，香白芷5g，茯苓6g，薄荷3g（后下），橘皮3g，焦三仙各12g，葱头3个，生姜2片，桔梗3g，法半夏3g。

共进5剂而愈。

（三）防风配伍荆芥、苦参等，治疗多种皮肤病

荆、防除在表之风邪，苦参清热燥湿，三药配用，有祛风清热、燥湿胜湿之能，以治疗风疹、湿疹所致的皮肤瘙痒等症。凡皮肤瘙痒，多为风邪所致，即“痒自风来，

止痒则要祛风”，祛风则能止痒，故防风是治疗各种皮肤病的常用药。

病案举例

(1) 风疹虫扰案

邹某，男，8岁半，初诊日期：1983年12月23日。

风疹连续发出不已，皮肤刺痒异常，历经两旬而不愈，咳嗽，胸闷不展，脐腹疼痛阵作，面色时赤时白，痛剧则自汗频出，苔薄色白，脉象弦数。大便化验蛔虫卵(卌)。证属湿热内蕴，化生虫聚。病非一日，又兼风邪郁入血分，以致疹发不已。治当凉血祛风，佐以渗湿杀虫，应效乃吉。

防风6g，钩藤10g，苦参10g，炙僵蚕6g，蝉衣3g，粉丹皮5g，赤白芍各10g，乌梅5g，川连2g，黄柏10g，川楝子10g，雷丸10g，鹤虱10g。

(2) 黄水疮案

邱某，男，1岁，初诊日期：1993年6月7日。

十余日来腹部后背及大腿等处，遍生丘疹，大如粟粒，色泽较红，瘙痒异常，抓破后渍流黄水，此起彼落，浸淫不已。饮食、二便尚正常，睡眠欠佳，苔薄色白，脉象稍数。此为内蕴湿热，外受风邪，郁于肌表，不得宣泄所致，法以祛风化湿治之。

荆防各3g，羌活2g，苦参6g，蝉衣2g，炒苍术3g，黄芩5g，粉丹皮6g，赤芍5g，海桐皮6g，炙僵蚕5g，六一散6g(包)。

另：四圣散30g，植物油调敷患处，3小时1次。

(3) 湿疮案

孙某，女，2岁，初诊日期：1992年8月6日。

素本湿热内盛，耳轮右侧发生癣样浸淫湿疮，迄今半载不愈。日来又增眼睑浮肿，大便秘结，鼻流清涕，苔白。证属风热上干所致，治当清散。

荆芥5g，防风5g，薄荷3g(后下)，苦参6g，连翘6g，蝉衣2.5g，炒僵蚕6g，黄连1.5g，黄柏6g，赤芍6g，灯心草1.5g。

另：黄柏末3g，炉甘石粉6g，青黛末6g，冰片6g，研匀，植物油调敷患处。

(四) 防风配伍黄芪、白术，治疗阳虚外感

黄芪益气固表，白术补脾而实肌，防风走表而祛风邪，并能升脾之清阳，以助芪、术实肌固表。三药相伍，共奏祛风固表止汗之功，使补而不恋邪，祛风而不伤正，以治疗气虚自汗及虚人易患外感者。

病案举例

张某，女，11岁，初诊日期：1994年4月14日。

肾炎愈后1年多来，体力一直欠佳，经常汗出频频，面色苍白，形寒畏冷。日来外感表邪，身热暮重，微有鼻塞，苔白脉缓弱，大便不实，胃纳呆滞。体虚卫气不固，贼邪乘虚入克，证属表里俱虚，阳气式微，势防厥逆之变。治当实卫敛汗，温阳解表。

黄芪6g，炒白术6g，防风5g，桂枝3g，川附片6g(先煎)，甘草3g，橘皮3g，郁金5g，神曲10g，葱头3个，淡豆豉10g。

二诊：进实卫敛汗、温阳解表之品后，身热已解，憎寒亦已，自汗稍瘥。唯面色依然苍白，纳谷不馨，大便仍然欠实，苔白，脉弱无力。此表邪趋解，脾阳不振之证，治当温中散寒，理中汤加味。

党参10g，川附片6g（先煎），炮姜炭2.5g，炒白术10g，炙甘草3g，小红枣3枚，青广皮各6g，生牡蛎10g（先煎），麻黄根6g，神曲10g，煨姜2片。

按：阳虚之体，感受风寒，绝不宜单行发汗。因为阳虚气弱，没有鼓邪外出的能力，徒事发表，使正气愈伤，阳气愈虚，轻则病势转增，重则大汗亡阳，危亡可以立见。尤其小儿身体功能，除纯阳易于化热的一面，也有稚阳未充，容易衰竭的一面，更须注意。

（五）防风配银花、当归等，治疗肛门痈

金银花性味甘寒，最善清热解毒疗疮，前人称之为“疮疡圣药”；当归行气活血通络，消肿止痛，清热解毒，消肿溃坚，活血止痛。疮疡初起，其邪多羁留于肌肤腠理之间，更用辛散的防风相配，通滞而散其结，使热毒从外透解，诸药合用，共奏清热解毒、消肿溃坚、活血止痛之功。

病案举例

赵某，女，15岁。

外痔多年，半月前曾施行手术治疗。刻下伤口不愈，流脓不已，局部红肿热痛，伴有形寒身热，心烦不安，坐立不宁，食欲不振，大便干秘，苔白脉数。湿热不清，下注大肠，传导变化乏力，气血壅遏不通，形成红肿热痛，流脓不已。证属肛痈，仍宜消散清解为先，仙方活命饮加减。

银花30g，防风6g，当归20g，赤芍15g，山甲10g，皂刺10g，天花粉10g，元明粉10g（化），黄连6g，甘草3g，黄柏10g。

另：大黄末15g，植物油调敷患处。

按：阳证痈疡多为热毒壅聚，气滞血瘀痰结而成。《灵枢·痈疡》说：“营卫稽留于经脉之中，则血泣不行，不行则卫气从之而不通，壅遏不得行，故热。大热不止，热盛则肉腐，肉腐则为脓，故命曰痈。”热毒壅聚，营气郁滞，气滞血瘀，聚而成形，故见局部红肿热痛；邪正交争于表，故身热凛寒；正邪俱盛，相搏于经，则脉数有力。肛门为足太阳膀胱经所主，湿热聚结之腑，此处生痈疼痛，多由湿热下注而成。此案服药两剂后，诸症大减，创口已不流脓，共进4剂告愈。

羌活

羌活辛、苦，温，入膀胱、肝、肾经，功能散寒、祛风、除湿、止痛。羌活气雄而散，上升发表作用较强。入膀胱经，长于散肌表风寒、寒湿之邪，治风寒表证，或夹湿邪的头痛身痛较佳。又入肝、肾经，善除筋骨间之风寒湿邪、通利关节而止痛，对风湿痹痛偏于人体上半身者尤为适宜。刘老认为，羌活一药，既能散寒解表，又可祛风湿而止痛。如果用作解表药时，应将它的发散与止痛两种功效密切联系起来，即

在临床上用于风寒表证时，必须兼有头痛或骨节酸痛等症，才考虑使用。至于用治风湿痹痛，不论有无表证，都可使用。根据多年来临床体会，本品退热的功效很好，可配合清热药如蒲公英、银花、板蓝根等治风热表证，而且一般在热退后无再度发热现象。现代药理证实，本品有解热、发汗、镇痛的作用。

（一）羌活配防风，祛风散寒除湿，治风寒湿诸证

羌活辛散而苦燥，能散风寒并燥湿，且能止痛，故外感风寒夹湿，症见恶寒发热、头痛、肢体疼痛者尤为适宜。防风与羌活均能祛风，外风证两者每同用。但防风的祛风作用较好，性温不燥，发散力较强；羌活性偏温燥，散寒燥湿作用较防风为强。

病案举例

（1）风寒头痛案

朱某，男，12岁。

本患头晕，经治已瘥，近因气候异常，冒受外邪，以致3日来头痛剧烈，痛在两太阳处，痛甚则两目出泪，自感恶风怕冷，鼻部微塞，苔白舌红，脉浮而数。证属风邪外束，清阳不得泄越，舞动上扰，故头痛如劈。风为阳邪，治当辛以散之，凉以清之，宗清空膏合川芎茶调散加减。

羌活5g，防风5g，川芎3g，荆芥5g，香白芷6g，钩藤10g，僵蚕10g，菊花6g，川黄连1.5g，黄芩5g，整葱1支，细茶叶1撮（入煎）。

3剂，水煎服。

二诊：药后头痛大减，仍有恶风之感，两天来均于黎明之前阵作，移时即瘥。纳食尚可，小溲略黄，舌质红，苔薄白，脉浮缓。肝胆旺于黎明之时，显为风热蕴遏少阳，治仍清泄风热。

柴胡3g，羌活3g，防风5g，桂枝5g，明天麻3g，川芎3g，钩藤10g，生龙牡各10g（先煎），川黄连1.5g，黄芩6g，桔梗3g，葱头3个，细茶叶1撮（入煎）。

再进3剂而愈。

（2）瘾疹案

许某，男，9岁，初诊日期：1994年3月7日。

证经两日，胸腹发生疹块，弥漫成片，大如云头突起，有下趋肢足之势，刺痒不已，难以入寐，自用烧酒外擦，痒患始得暂缓片刻。昨日曾一度发热，刻下已消退，体温正常，面黄不华，大便稀薄，一日三四次，苔白脉数。湿胜则泻，风胜则痒，显属风湿之邪，怫郁血分。治当祛风胜湿，宗以消风散加减。

羌活3g，防风5g，荆芥5g，炙僵蚕10g，蝉蜕3g，灯心草2g，炒川朴2g，茯苓10g，橘皮3g，六一散10g，钩藤10g，赤芍6g，细木通6g。

服药2剂即愈。

（3）鼻齆案

谢某，男，6岁，初诊日期：1983年12月3日。

双侧鼻孔堵塞，气不能通，已延日久，加以经常感冒，鼻塞日渐加重，近来通气甚感不畅，大多张口呼吸，苔薄腻而滑，脉象缓弱。脾肺素虚，腠理不密，风邪外侵，

以致肺气不宣，失于调和，清窍壅塞，鼻道受堵，是以通气不畅，治当散邪通窍。

羌活3g，防风5g，黄芩6g，香芷5g，葛根5g，水炙麻黄2.5g，生甘草3g，升麻3g，生苍术3g，赤芍6g，大独活3g，黄芪6g，生姜2片，大枣3枚。

二诊：药后自感双侧通气已畅，鼻涕已能流出，不用张口呼吸，其他情况良好，再拟原法治之。

羌独活各3g，葱头3个，防风5g，香芷5g，葛根5g，桔梗3g，生甘草3g，升麻3g，细茶叶1撮（入煎），茯苓6g，炒白术6g。

按：鼻齆就是鼻子窒塞不通的证候，经云："五气入鼻，藏于心肺，心肺有病，而鼻为之不利。"所以鼻齆应从心肺论治。但由于鼻为肺窍，临床又多从肺入手，治时应分寒热。如肺为风冷所伤，津液凝滞，鼻气不宣者，宜辛温散邪；如肺有伏热，外感风寒而发者，宜外散风寒，兼清肺热，无有不效。此外，尚有四时鼻塞，不闻香臭者，又宜降火清金消痰治之。治疗鼻齆，除了内服汤丸以外，还可用通草、细辛、附子共为末，蜜调棉裹塞鼻中；或用瓜蒂、细辛研末，棉裹塞鼻中，可助通气，以佐药物提高疗效。

（二）羌活配伍独活，用治风湿头痛、痹痛

羌活善祛人体上半身的风寒湿邪，宜治风湿痹痛偏于人体上部者；独活善祛人体下半身的风寒湿邪，宜治风湿痹痛偏于人体下部者。两药常相须为用，共奏祛风散寒，胜湿止痛之功，以治风寒湿痹，一身尽痛者。

病案举例

王某，男，3岁，初诊日期：1993年9月10日。

近日来右腿疼痛，下午为甚，伴有咳嗽，小便色黄，大便正常，纳食尚佳，睡眠欠实，苔薄脉滑，唇红且干。曾经按摩及外敷药治疗，疼痛略轻，尚未痊愈。儿体素弱，时值阴雨连绵，外感寒湿之邪，中肺则咳嗽，侵络则腿痛。治当祛风胜湿，佐以宣肺止咳。

羌独活各3g，防风5g，忍冬藤6g，宣木瓜5g，川牛膝5g，络石藤10g，杏苡仁各10g，大贝母5g，橘皮3g，橘络1.2g，炙杷叶5g。

二诊：药后得汗，咳嗽、腿痛均瘥，别无不适，苔白脉缓，再拟原方增损，以巩其效。

忍冬藤6g，桑叶5g，桑枝6g，大独活3g，川牛膝5g，茯苓6g，炒白术5g，橘皮3g，橘络1.2g，焦三仙各12g。

白　芷

白芷辛温芳香，入肺、胃、大肠三经。《本草汇言·草部·芳草类》称："白芷上行头目，下抵肠胃，中达肢体，遍通肌肤以至毛窍，而利泄邪气。"说明其功效广泛，具有祛风、散寒、除湿、通窍、消肿、止痛之功。可用于感冒头痛，鼻塞，鼻渊疼痛，眉棱骨痛，痈肿疮疡，皮肤瘙痒，赤白带下等。刘老临床常用治鼻炎、头痛、疮疡等

疾病。

（一）白芷配辛夷、苍耳子，治疗各型鼻炎

刘老认为，鼻炎虽有寒热之分，皆因外感六淫之邪，侵袭肺窍所致。主要表现为鼻部疾患，辨其涕之清、稀、白或黄、黏、稠为要点，参其舌苔、脉证以别寒热而治之。用药虽有辛温与辛凉之不同，其共同点都是以辛开宣肺、通窍祛邪为主。无论寒热鼻炎白芷均可用治，常与辛夷、苍耳子同用，唯风寒型加用祛风寒药物如荆芥、防风，风热型加用清热解毒药物如黄芩、青黛，使邪去而病除。

病案举例

（1）鼻炎案

孙某，男，5岁，初诊日期：2003年3月19日。

鼻流涕3~4天后，近1周来为黄浊涕，鼻塞不通，鼻孔肿痛而红，全身不适，伴低热37.6℃，大便偏干，舌尖偏红，苔薄白微黄，脉浮微数。辨证为风热袭肺，鼻窍不利，治以辛凉散风，宣肺利窍。

白芷10g，桑叶10g，菊花10g，桔梗6g，辛夷6g，青黛6g，黄芩10g，苍耳子10g。

服上药6剂而愈。

（2）鼻鼽案

张某，男，3岁，初诊日期：1987年9月4日。

双侧鼻孔经常流涕，鼻前庭轻度潮红，左鼻道红糜，结有脓痂，日来自感头痛，苔白脉数，小溲微黄。肺胃郁热不清，风邪外乘，郁遏不通，以致常流清涕。治当疏风清热通络为主，败毒散加减。

香芷5g，羌活3g，前胡3g，防风5g，葛根5g，桔梗3g，生甘草3g，升麻3g，当归6g，赤芍6g，连翘6g，黄芩5g。

（3）鼻渊案

常某，女，15岁。

证已2年有余，鼻流浊涕，色黄味腥，量多鼻塞，头昏不清，时或前额疼痛，每因外感风寒，则证情加重，舌淡红，苔薄白，脉浮弦稍细。脉证合参，属于风热上扰脑中，清阳不能上升故鼻塞，浊阴不能下降故流涕。证经2年不解，气阴为之耗伤，乃呈虚实夹杂之候。治拟疏风散热，佐以益气养阴法，辛夷散加减。

辛夷10g，薄荷3g（后下），白芷10g，防风5g，党参15g，黄芪15g，生地黄10g，麦冬10g，甘草6g。

针刺：迎香、风池、合谷。

二诊：针药兼施后诸症有所减轻，但仍鼻塞流涕，舌苔薄，舌尖红，咽干，脉弦细。风热上扰清窍，气阴不足之证，前方既效，勿用更张。

辛夷10g，薄荷3g（后下），白芷10g，防风5g，党参10g，黄芪15g，生地黄15g，麦冬10g，甘草6g，川贝母10g。

针刺：迎香、风池、合谷。

按：鼻渊一证，是指鼻流浊涕不止而言，有虚实寒热之分。一般鼻流浊黄臭涕而前额疼痛者属实热，清涕长流或鼻流白水、淋漓难闻者属虚寒。此例据证分析，病属风热上扰，故用辛夷散风热、通九窍，白芷祛风通窍，薄荷、防风疏肝泄肺、清利头目。但证久不愈，气阴耗伤，故用参、芪补气固表，麦、地养阴。太阳主表，肺合皮毛，开窍于鼻，胃足阳明之脉，起于鼻中，故治疗鼻渊，首取阳明原穴合谷疏之，迎香散之，配风池以祛风散热，故收效较佳。前后共针五次，效果异常明显，证情基本告愈。

（二）白芷配羌活、川芎，善治头痛

刘老认为川芎善治少阳经头痛（头项两侧痛），羌活善治太阳经头痛（后脑、前额痛），白芷善治阳明经痛（眉棱骨痛）。诸药合用，共成疏风散寒止痛之剂，以治风寒所致的各个部位的头痛。亦可单用一味白芷研末蜜丸或煎汤服之，亦可研末搐鼻取效。

病案举例

刘某，男，7岁，初诊日期：1994年3月20日。

2日来头痛身痛，恶寒身热，鼻流清涕，腹胀纳少，微有汗出，苔白脉浮。头为诸阳之会，唯风可到，风邪客于阳位，侵犯太阳之经，故头痛不已；风寒束表，则见恶寒身热。治当疏散风寒，解表止痛。

荆芥5g，防风5g，羌活5g，川芎3g，白芷5g，藁本5g，薄荷3g（后下），橘皮3g，焦三仙各12g，葱头3个，生姜2片，钩藤6g。

3剂，水煎服。

二诊：药后周身得汗，寒热已解，头痛亦消，唯鼻涕尚流，纳食不馨，苔薄色白，脉象浮缓。风寒尚未尽解，治再疏表散邪，佐以健胃和中。

荆芥5g，防风5g，枳壳3g，淡豆豉10g，白芷5g，茯苓6g，薄荷3g（后下），橘皮3g，焦三仙各12g，葱头3个，生姜2片，桔梗3g，法半夏3g。

再进3剂告愈。

（三）白芷配伍银花、当归、穿山甲，治疗疮疡案

银花清热解毒，善治热毒疮疡；当归活血，散瘀止痛；穿山甲既透经络，又溃坚排脓，穿山甲、白芷相伍，其排脓之力更胜；白芷消肿排脓，为外科常用药品。诸药合用，可使热清毒解、血畅肿消而痛止，以治疮疡肿毒，不论已溃未溃者，均可使用。临床常用的善消痈肿的外用方如意金黄散中就有白芷。

病案举例

王某，男，1岁，初诊日期：1978年4月12日。

日来小儿右臂生一疮疡，大如铜钱，破溃流脓，啼哭不已，发热。证属火毒内蕴，外发疮疡，治当活血解毒，以希速解。

当归3g，白芷5g，赤芍5g，银花6g，连翘6g，黄芩5g，生地黄6g，淡竹叶3g，炮山甲5g，皂刺3g，炙黄芪6g，灯心草1.5g。

另：九一丹1g，陶丹2g，赤石脂1g，冰片2g，血竭1g，共研极细末，搽于患处。用药1周即愈。

辛夷、苍耳子

辛夷辛，温，入肺、胃经，具有散风寒、通鼻窍之功。辛夷辛温气香，轻浮上升，入肺经善散肺经风邪而通窍，入胃经而能引胃中清阳之气上达头部而止头痛，为治鼻渊，头痛鼻塞，不闻香臭，浊涕常流等证的常用药。

苍耳子辛、苦、温，有毒，入肺、肝经。辛以散风，苦以燥湿，能上达颠顶，下走足膝，内通筋骨，外达皮肤，具有疏散宣通之性，可散风寒，通鼻窍，祛风湿，止疼痛。凡是风邪上攻的头痛、鼻渊流涕以及痹痛拘挛等证，均可应用。

辛夷、苍耳子散风寒、通鼻窍作用相似，临床常相须为用。刘老更是习惯将两药一起使用，故将两者一并介绍。

刘老临床擅用辛、苍二药，除了传统的治疗各种鼻炎、风寒头痛以外，近年来，更是独创从肺论治理论，主张切断病邪入侵的途径，防止疾病的传变，以安未受邪之地。而“鼻为肺之窍”、“咽喉为肺之门户”，自拟“辛苍五味汤”，以辛夷、苍耳子宣肺通窍畅气机，玄参、板蓝根、山豆根清热解毒利咽喉，祛邪护肺安内宅，免伤它脏。从肺论治方法应用于多系统、多疾病的治疗，屡收良效。总结刘老近年来的病例，可以发现辛夷、苍耳子是使用频率较高的药物之一。

（一）散风通窍，治疗鼻炎

鼻炎在中医学中称为鼻渊，是儿科常见的外感疾病，年龄越小发病率越高，多因外感风寒，侵袭肺窍所致。在急性期往往突然发作，以鼻塞、流清涕、打喷嚏为主症，或郁而化热，邪热上蒸，灼伤鼻窦而成鼻渊。由于治疗不及时，反复发作则迁延日久成为慢性鼻炎。过敏性鼻炎多伴有过敏性体质，如曾有荨麻疹、过敏性哮喘等病史，临床常表现有鼻痒、揉眼、涕多、喷嚏多等。近年来此类患儿越来越多。刘老指出，辨证中观察患儿流涕的颜色、稀稠、气味等甚为重要，按此特点临床可分为风寒型和风热型。常以辛夷、苍耳子、桑叶、菊花、桔梗、白芷为基本方。风寒型选加辛温宣肺透表药，如荆芥、防风、苏梗、羌活、藁本等；风热型选加辛凉苦寒之品以疏风清热，药如连翘、桔梗、牛蒡子、青黛、黄芩、薄荷等；若过敏性鼻炎选加蔓荆子、五味子、地肤子、蝉衣、白蒺藜等。

病案举例

（1）鼻炎案

张某，男，5岁，1983年3月初诊。

鼻塞流涕4~5天，涕清稀白，量多，鼻尖有冷感，打喷嚏，同时伴轻度头痛，无发热，舌淡，尖部有少许散在红点，苔薄白，脉浮缓。此乃风寒袭肺，鼻窍不利。治宜辛温散寒，宣肺通窍。

辛夷10g，苍耳子10g，荆芥10g，防风10g，桑叶10g，白芷10g，菊花6g，桔梗6g。

服上药6剂而愈。

(2) 鼻窦炎案

丁某，男，10岁。初诊日期：1992年11月30日。

7岁时鼻腔即流脓性液体，迄今未瘥，经常头痛头晕。去岁冬季面部曾发生浮肿，现在每早面部胖甚，周身乏力，口干欲饮，苔薄白，脉缓滑。小便化验：尿蛋白(–)。证属肺胃蕴热，外受风邪，风热上干，阻塞鼻窍，以致鼻渊不瘥；日久脾运失健，故增浮肿，周身乏力。治当疏风通窍，佐以清热调脾。

苍耳子5g，辛夷5g，桑叶6g，薄荷5g（后下），连翘10g，菊花6g，香白芷5g，炙僵蚕10g，猪茯苓各10g，泽泻6g，姜皮3g。

二诊：药后鼻渊减轻，头晕作痛已除，浮肿亦消，唯小便黄浑，微有口干，苔色水黄，脉来微数。风热尚未尽散，再从原意增损治之。

辛夷5g，苍耳子5g，薄荷5g（后下），连翘10g，菊花6g，细辛1.5g，细木通5g，黄芩5g，葱头3个，生石膏15g（先煎），细茶叶1撮（入煎）。

三诊：自服苍耳子散加减以来，头晕头痛、鼻流浊涕均瘥，食饮、眠卧皆佳。证情基本已瘥，再拟清解，佐以丸方，以巩其效。

苍耳子5g，辛夷5g，薄荷5g（后下），生地黄10g，细辛15g，香白芷5g，细木通5g，黄芪5g，葱头3个，六一散10g（包），细茶叶1撮（入煎）。

丸方：苍耳子60g，辛夷60g，薄荷30g，香白芷60g，藁本30g，细辛10g，黄芩30g，生地黄60g，菊花60g，大白芍60g，细木通60g，龙胆草30g。

上药共研细末，炼蜜为丸，每丸重10g，每日2次，每次1丸，葱茶汤送服。

(二) 宣肺通窍，治疗哮喘

小儿哮喘，一般认为是外因诱发，触动伏痰，痰阻气道所致。而刘老提出，小儿哮喘，内因风痰内伏，外因感受风邪，外风引动内伏之风痰所致。诱发小儿哮喘的因素较多，但主要是感受风邪。这主要是由于小儿肺常不足，寒温不能自调，易感外邪，而风为百病之长，故本病以感受风邪为主，感受风邪后引动内伏之风痰作祟。痰的生成是因肺、脾、肾三脏功能失调所致，而与脾失健运最为密切相关，所以说“脾为生痰之源”、“肺为贮痰之器”，说明痰生成后易内伏于肺。又小儿脾常不足，肝常有余，脾虚肝旺，内风易起，正如清·尤在泾所云“土虚木必摇”。由此可见，风痰内伏是小儿哮喘发病的主要内因。哮喘的发作，每遇外感风邪，一触即发，外风从皮毛而入，或由口鼻上受，引动内伏之风痰。痰阻气道，气机升降不利，则气息喘促；肺若悬钟，痰随风动，木摇痰撞，故哮鸣有声。

刘老针对痰涎伏于肺，内风伏于肝，外风始受于肺的病机，积多年临床经验，匠心独运，创制治疗小儿哮喘的基本方，其方药组成：辛夷10g，苍耳子10g，玄参10g，板蓝根10g，山豆根5g，钩藤10g，地龙10g，紫石英15g，秦皮10g。该方具有调肺平肝、温肾降气、化痰平喘的功效。方中辛夷、苍耳子、玄参、板蓝根、山豆根五味药，最能体现刘老从肺论治的学术思想，具有宣肺通窍畅气机、祛邪护肺安内宅的作用。

发作期用之宣散外邪，调畅气机；缓解期则能切断病邪入侵的途径，防止外风引动内伏之风痰。据《本草汇言》记载，钩藤能祛风化痰。地龙具有清热息风、止痉平喘之功，为治疗哮喘的要药。秦皮归肝、胆、大肠经，《本草纲目·木部二》言其“气寒，味苦，性涩”，苦寒可清利大肠，性涩又可防止宣散太过，有清热燥湿、平喘止咳之效。紫石英降逆平喘，温养肾阳，《药性论》言其主养肺气。刘老认为，小儿肺常不足，肾常虚，痰虽源脾驻肺，与肾阳虚而不能暖土息息相关。故用紫石英温养肾阳，以蒸运脾土，土旺则金生，无区区于保肺，有治哮求本之意。钩藤、秦皮、紫石英三药是刘老推崇的治哮良药。全方配伍巧妙，标本兼顾，小儿哮喘发作期和缓解期均可用此基本方加减治疗。

（三）调肺养心，治疗小儿病毒性心肌炎

刘老认为，小儿病毒性心肌炎是由于小儿正气虚弱感受外邪所致。心主血，肺主气朝百脉，心肺相邻，同居上焦，合主一身之气血。外邪侵袭，或从皮毛而入，或从口鼻上受，侵犯心脉，影响血行或扰动心神，出现心悸、胸闷、脉结代等。病程日久，肺虚正弱，极易外感而加重病情，或使之迁延。外邪犯肺后，由肺袭心而发生心脏病变。慢性阶段由于病程日久，肺气虚弱之象甚为明显，卫外功能进一步减弱，因而也更易感受外邪，形成恶性循环，导致病情反复或加重，迁延难愈。因此，在急性期从肺论治，一方面可以祛邪清肺，使邪去正复；另一方面切断了外部由肺传心的传变途径，使心不受邪侵而自安。在慢性期从肺论治，一方面继续清除余邪，使邪去正安；更主要的是补益肺气，增强机体抵抗外邪的能力，以利气血化生而养心复脉。常用方：辛夷10g，苍耳子10g，玄参10g，板蓝根10g，山豆根5g，黄芪15g，麦冬15g，五味子10g，丹参15g，苦参15g，蚤休10g，阿胶10g。本方宣肺通窍，畅气机，行气血，祛邪护肺，逐寇外出，清除原发病灶，切断病邪入侵及传变途径，配合益气养阴宁心之品，心神岂有不安之理。

病案举例

张某，男，6岁，初诊日期：1998年8月25日。

1周前突发胸痛、身痛、咳嗽、发热，经某医院检查期前收缩20～30次/分，心电图提示室性期前收缩，胸片报告心影丰满，左肺门有炎症，诊断病毒性心肌炎、肺炎。经该院用激素与抗感染治疗后症状略有缓解，今转求刘老诊治。刻下症：流涕，咳嗽，咽红，心音低纯，律不齐，心率100次/分，期前收缩频率15次/分，双肺呼吸音清，舌红苔薄，脉细数。证属邪毒袭肺，由肺传心，治宜清肺利咽，解毒调心。

辛夷10g，苍耳子10g，玄参10g，板蓝根10g，连翘10g，牛蒡子10g，丹参15g，苦参15g，竹叶6g，荆芥6g，山豆根5g，芦根20g，桔梗3g，生甘草3g。

二诊：服5剂后，咳嗽、流涕止，但有低热，盗汗，烦躁，纳呆，大便干，晚间期前收缩增加，10～20次/分。证属余热未清，邪郁咽喉，治宜清肺利咽，解毒复脉，方以玄参升麻汤加减。

玄参10g，黄芩10g，挂金灯10g，制大黄10g，升麻3g，桔梗3g，甘草3g，丹参15g，苦参15g。

三诊：服7剂后，低热已退，仍有盗汗，烦躁，眠差，纳呆。查：咽红，心率100次/分。期前收缩10次/分，证属余邪留恋而气阴已虚，治宜清热祛邪，养阴敛汗，方用当归六黄汤加减。

当归10g，黄芩10g，黄柏10g，黄芪10g，生地10g，丹参10g，苦参10g，五味子10g，阿胶10g（烊化），浮小麦10g，煅龙骨10g（先煎），煅牡蛎10g（先煎），黄连2g，生甘草3g。

服上方2周后盗汗已止，期前收缩基本消失，改以生脉散和炙甘草汤益气养阴。半年后复诊，患儿诸症悉除，复查心电图、超声心动图、心肌酶谱均在正常范围。

（四）调肺平肝，治疗小儿抽动－秽语综合征

抽动－秽语综合征以多发性抽动、爆发性发声与猥秽言语为主要特征，近年来在儿童中发病率明显升高，其病因尚未明了。刘老认为，本病本源在肝，病发于肺，风痰鼓动，横窜经隧，形成阳亢有余，阴静不足，动静平衡失制的基本病机。应以疏肝调肺、涤痰通络、燮理阴阳为治则，以求阴平阳秘，精神乃治。辨证求因，治病求本，使其内外之风平息，火清痰化，肺气肃清，筋脉通润，心静神宁，则病自缓解。常用方：辛夷10g，苍耳子10g，玄参15g，板蓝根10g，山豆根5g，半夏5g，木瓜10g，伸筋草15g，钩藤10g，全蝎3g。全方共奏清肺化痰、利咽通窍、息风通络之功。常用加减法：伴眨眼、耸鼻、口角抽动、摇头等头面部异常动作时加黄连、白附子、菊花；烦躁易怒、秽语骂人者加柴胡、枳壳、白芍、甘草；注意力不集中、学习困难者加丹参、菖蒲、远志、郁金；肢体抽动明显加蜈蚣；上肢抽动明显加姜黄；下肢抽动明显加牛膝；颈肩部动作明显者加柴胡、葛根；喉部异声、清嗓者加蝉衣、僵蚕、青果、射干、锦灯笼清利咽喉；喉中痰鸣辘辘者加胆南星、天竺黄加强化痰之力；动作幅度大、频率快者加生龙牡、灵磁石、珍珠母镇静息风，或加白芍、甘草柔肝缓急。

病案举例

李某，男，15岁。

无明显诱因挤眉弄眼、思想不集中6年。1989年以来，经常出现不自主的摇头晃脑，眨眼身动。1990年后，病情加重，因喉中怪鸣而休学，遂至当地某医院检查，脑电图正常，诊为抽动－秽语综合征，服用氟哌啶醇、苯海索、硫必利等，初则有效，继用则收效不显，近2年来病情加重。现症：多言多语，吵闹，时出秽语污言，摇头耸肩，挤眉弄眼，缩鼻张嘴，少腹时而向前挺动，伴以喉中异常出声，怪相频作，小便短赤，大便干结，舌红，苔黄腻，咽峡红赤，脉弦滑。证属痰热内扰，肝亢风动，亟当豁痰通窍，柔肝息风。

辛夷10g，苍耳子10g，玄参10g，板蓝根10g，山豆根5g，木瓜10g，半夏10g，伸筋草15g，黄连3g，石菖蒲10g，钩藤10g，全蝎3g，制大黄10g。

20剂，每日1剂，水煎服。嘱忌食海鲜发物，稳定情绪，避免精神紧张。停用其他一切药物。

二诊：上药服后，诸症明显减轻，精神愉快，饮食、二便正常，唯仍时有轻度摇头眨眼，喉中吭吭有声，咳痰不爽，舌苔薄黄，脉弦滑。豁痰通窍见功，阳亢风动未

平。再守原方，略作增减，以图根治。

玄参10g，板蓝根10g，山豆根5g，天麻3g，钩藤10g，菊花10g，蝉衣3g，僵蚕10g，木瓜10g，伸筋草15g，全蝎5g，黄连3g，栀子5g。

20剂，每日1剂，水煎服。

前后治疗5个多月，症状消失，继以调理脾胃以善其后。随访2年未复发。

（五）调肺健脾，用治小儿厌食症等

小儿肺常不足，复因脾虚不运，气血生化无源，正气不足，更易为外邪所伤，常致肺脾合病，出现反复感冒或咽炎、厌食等。肺脾合病互相影响，调肺有利于健脾，健脾有利于护肺，故调肺健脾，效显法妙。常用方：辛夷10g，苍耳子10g，玄参10g，板蓝根10g，山豆根5g，青陈皮各5g，半夏5g，枳壳10g，郁金10g，焦三仙各10g，鸡内金10g，香稻芽10g。随症加减。

（六）调肺固肾，用于肾病综合征的治疗

治疗肾病综合征，补脾肾者较多，而刘老认为小儿肾病属阳水者居多，这是其与成人不同之处，盖因小儿为“纯阳”之体，水液代谢异常，所生之水湿极易从阳化热，致湿热弥漫三焦。故治疗当清热利湿，只有病变日久出现脾肾虚方用调补之法，否则补反病甚。刘老认为，有相当数量的肾病患儿其发病是由感受外邪引起，早期多伴有流涕、咳嗽、发热等肺系表现，往往伴有咽喉不利、咽红痛痒等症状。恢复期的患儿往往由于感受外邪而导致肾病的复发和加重。因此，刘老提出从肺论治小儿肾病综合征，从清肺祛邪入手，配合清热利湿，使湿热清、病灶除，则肾自固，尿浊、浮肿、血尿自除。常用方：辛夷10g，苍耳子10g，玄参10g，板蓝根10g，山豆根5g，益母草15g，鱼腥草15g，车前草15g，倒扣草30g，白茅根15g，半枝莲15g，灯心草1g。血尿者加女贞子15g，旱莲草15g；血压高、头晕者加钩藤10g，菊花10g。

病案举例

孙某，男，5岁半，初诊：1999年10月15日。

患儿自1997年2月10日出现咽喉不利，红肿疼痛，尿量减少。2日后出现颜面浮肿，数日后阴囊及双下肢均出现水肿，经外院确诊为肾病综合征，用抗生素及正规服用泼尼松2个月，浮肿有所减轻，尿蛋白降为（++）。两年多来，病情多次反复。刻下：全身浮肿，咽喉不利，声音嘶哑，纳差，大便可，小便量少，每日约100ml。查体：颜面肿胀，咽红，心肺（-），腹部膨隆，腹围66cm，移动性浊音（+），阴囊明显水肿，呈半透明状，双下肢可凹性水肿，舌质红，苔白腻，脉弦滑。实验室检查：尿蛋白（++++）。证属外邪久恋于肺，不能通调水道，致水液泛滥而发水肿。治宜清咽泻肺，利水消肿。

辛夷10g，苍耳子10g，玄参10g，板蓝根10g，猪苓10g，桑白皮10g，大腹皮10g，鱼腥草15g，车前草15g，益母草15g，倒扣草15g，山豆根5g，灯心草1g，生姜皮1g。

服药3周后，浮肿消退，尿量正常，唯咽喉不利，声音嘶哑，汗出较多。查体：

咽稍红，扁桃体不大，心肺（-），腹平软，腹围63cm，移动性浊音（-），舌红少津，苔薄，脉弦细。实验室检查：尿蛋白（-）。此为利尿后阴液受损，不能濡润咽喉。治当继用原方加减。为防进一步损伤阴液，上方去灯心草、大腹皮、生姜皮、猪苓，加蝉衣3g，凤凰衣、钩藤各10g，以增清利咽喉之力。

服药1月后，病情平稳，咽清音正，浮肿无反复，汗亦有所减少。查体：面色红润，咽（-），舌淡红，苔薄白，脉滑。尿蛋白（-），继用上方随症加减治之。

服药2个月病情平稳，病情再无反复。

葱根

葱根为百合科植物葱的须根。性平，主治风寒头痛、冻伤。《名医别录·中品》称此药“主治伤寒头痛”，孟诜《食疗本草·葱》称“葱白及须，主伤寒头痛。又：治疮中有风水肿疼”。刘老在临床上常选用葱根治疗过敏性鼻炎、腺体样肥大（打鼾）及外感风寒头痛等症。

（一）葱根配豆豉，用于外感头痛之证

外感头痛之证为小儿常见之病证，表现为小儿鼻塞流涕，头痛发热恶寒，倦怠无力等症。葱根配豆豉，出自《肘后方》葱豉汤，用于治疗感冒初起，头痛鼻塞，邪轻病微者，又可治疗温病初起，而有恶寒者。二者合用，可代替麻黄之用，因麻黄过于发汗，有伤正之弊。清代张璐云：“本方药味虽轻，功效最著，凡虚人风热，伏气发温，及产后感冒，靡不随手获效。”二药合用，通阳发汗而不伤阴，更无寒凉遏邪之虑。

病案举例

王某，男，6岁，初诊日期：1985年11月24日。

3天来，身体无汗，鼻流清涕，头痛形寒，倦怠乏力，曾在某医院诊为病毒性感冒，予吗啉胍、阿司匹林等药，服药汗出则热渐降，须臾汗收则身热又起。又加用速效感冒胶囊、紫雪丹等，热仍不退，遂来就诊。刻下症见：身热暮重，体温37.8℃，热前略有形寒，手足微凉，鼻仍流涕，面色苍白，心烦，胸闷气短，形体消瘦，倦怠无力，纳差，口干，不欲饮，小便清，大便稀溏，舌质淡，苔薄白，脉细无力。证属素体虚弱，外邪遏表不得宣散，有里虚邪陷之虞。治疗宜以益气解表、和中达邪为法，方选参苏饮加减。

太子参10g，苏叶10g，葛根10g，前胡10g，陈皮5g，半夏5g，枳壳5g，葱根3个，淡豆豉10g，神曲10g。

5剂，水煎服。

二诊：服上药5剂后，身热趋降，晚间体温37.2℃左右，形寒肢冷已解，心烦气短亦除，面色略转红润，胃口渐开，苔白脉缓。余邪尚未尽除，治用前方化裁。

服上药3剂后，体温即正常，纳食佳，诸症均解，病告痊愈。

（二）葱根配细辛，用于鼻塞、打鼾之证

刘老认为，因小儿肺常不足，易感外邪，导致肺气失宣，“肺开窍于鼻”，咽喉又为肺之门户，故患儿外感后会出现鼻塞流涕，咽部不适；清阳不升，则会出现头痛；肺气失和，则不闻食香，故纳食欠佳，甚则出现打鼾现象。

病案举例

李某，男，7岁，初诊日期：2006年3月15日。

患儿近两个月来鼻塞流涕，经常头痛，打鼾不断，咽部不适，咽红，食纳较差。家长给予“鼻渊舒”等药治疗，症状没有明显的改善，遂找刘老诊治。患儿舌质红，苔白，脉数。证属肺气失宣，治疗以宣肺通窍、解毒利咽为法。

川木通3g，升麻5g，黄芩15g，芦根30g，竹叶10g，牛蒡子10g，焦三仙各10g，葱梗3个，绿茶1撮（入煎）。

7剂，水煎服，每日1剂。

二诊：服药后，头痛基本已解，鼻塞和咽部不适症状明显改善，夜间打鼾现象明显减少，纳食转佳，舌脉基本如前。既已见效，效不更方，上方加鹅不食草15g，再服半月，诸症消失。

第二节 发散风热药

薄　荷

薄荷，味辛，性凉，入肺、肝经，又名蕃荷菜、南薄荷、猫儿薄荷、夜息药、仁丹草、见肿消、水益母、接骨草等，为唇形科多年生宿根性草本植物薄荷属的全草或叶，可散风热，清头目，利咽喉，透疹，辟秽，解毒，疏肝解郁。《本草纲目·草部三》中指出：“薄荷，辛能发散，凉能清利，专于消风散热。故头痛，头风，眼目、咽喉、口齿诸病，小儿惊热及瘰疬疮疥为要药。”《本草新编·角集》中也提到：“薄荷……尤善解忧郁，用香附以解郁，不若用薄荷解郁之更神也……薄荷入肝胆之经，善解半表半里之邪，较柴胡更为轻清。”《本经续疏·卷五》中还指出：“吐下则胀满应減，下气则宿食应行，即不减不行，亦宜以宽中理气消导顺降为治，何取于薄荷？不知薄荷之凉，大有似乎豆蔻辈，原能宽中理气，消导顺降者也。特其芳烈外发，不似豆蔻辈内藏，所以重在散发，而治内不专耳。设使恶气宿食既已内扰，仍复托根于表，则非薄荷之内解其结，外剷其根，何以使表里尽除，略无遗患耶。”刘老在临床上常选薄荷用于外感风热，温病初起，头痛目赤，咽喉肿痛，麻疹不透，风疹瘙痒，肝郁胁痛及食滞气胀，鼻炎，牙痛等症。

（一）薄荷配银花、连翘、牛蒡子、荆芥等，用于风热感冒，温病初起

刘老指出，由于小儿体属纯阳，稚阴未充，受邪以后，容易化热化燥，故小儿感冒多属于风热类型。温病初起，邪在卫分，卫气被郁不畅，开合失司，则发热，微恶风寒，无汗或有汗不畅；风热上扰，则头痛；上乘咽喉，致咽喉肿痛；风热犯肺，肺气失宣，则致鼻塞、喷嚏、流涕、咳嗽；温邪易伤津液，故口渴；邪在卫表，故舌苔薄白或微黄，脉浮数。治疗上以辛凉解表为主。刘老还强调，小儿体质柔弱，脏腑未坚，消化能力弱，感冒后极易停食不化，形成感冒夹滞之证。同时，小儿神气怯弱，易受惊恐，往往感冒夹惊。薄荷辛以发散，凉以清热，清轻凉散，为疏散风热常用之品，正如《药品化义·风药》中所云："薄荷，味辛能散，性凉而清，通利六阳之会首，祛除诸热之风邪。"

病案举例

耿某，男，2岁半，2007年2月27日就诊。

发热1天，伴喷嚏、流涕、鼻塞，咽痛微咳，口渴欲饮，大便干，小便黄。查体：咽充血，双侧扁桃体Ⅱ°肿大，充血，双肺呼吸音清，心脏（－），舌质红，苔薄黄，指纹浮紫至风关。证属风热感冒，治以辛凉解表，疏风散热，方用银翘散加减。

银花10g，连翘10g，荆芥10g，薄荷3g（后下），淡豆豉10g，鲜芦根30g，淡竹叶10g，牛蒡子10g，枇杷叶10g，紫菀10g，百部10g，焦三仙各10g。

7剂，水煎服。

服药3剂后，热退，服药7剂后，症状及体征消失。

（二）薄荷配白芷、细辛、川木通、升麻等治疗鼻炎、鼻咽炎

刘老根据小儿脏腑娇嫩、形气未充的生理特点，认为其腠理疏薄，表卫未固，冷暖不能自调，卫外功能较弱，极易被风邪所伤。鼻为肺窍，若外感风邪，风热上干，则苗窍闭塞，气道不利，致鼻塞、流涕、喷嚏；咽喉为肺胃之门户，风热上乘咽喉，可致咽喉肿痛。薄荷轻扬升浮、芳香通窍，功善疏散上焦风热，可清头目、利咽喉。

病案举例

李某，女，15岁，2007年7月27日就诊。

鼻塞、流涕两周余，微咳有痰，咽痛，偶伴头痛，无发热，口干欲饮，大小便正常。查体：咽部轻度充血，双侧扁桃体无肿大，双肺呼吸音清，心脏（－），舌质红，苔白，脉滑。证属风热袭肺，清窍不利，治以疏风清窍。

辛夷10g，苍耳子10g，玄参10g，板蓝根10g，山豆根5g，炙菰笋10g，贯众10g，薄荷3g（后下），白芷10g，细辛2g，川木通5g，升麻3g，当归10g，菖蒲10g，黄芩10g，焦三仙各10g，葱根1根，茶叶1撮（入煎）。

7剂，水煎服。

服药7剂后，症状好转，继服上方5剂，症状消失。

（三）薄荷配蝉蜕、荆芥、牛蒡子等治疗风热束表，麻疹不透

麻疹是因外感麻疹时邪，侵袭肺卫，正邪相争，肺失宣降所致，故麻疹初期，有发热、流涕等肺经之证。后正邪相争，驱邪外泄，邪毒出于肌表，则出疹。

病案举例

耿某，男，3岁。

发热3天，咳嗽，流涕，目赤羞明，眼泪汪汪，烦躁哭闹，口干，大便溏泄，小便黄浑。查体：两眼结膜充血，咽充血，近臼齿处可见麻疹黏膜斑，舌质红，苔白，脉浮数。刘老认为，肺主皮毛，此患儿外感温热之邪，郁于肺卫，温邪外越，疹之将发，为麻疹初期，治当辛凉透疹，方用葛根解肌汤加减。薄荷质轻宣散，有疏散风热，宣毒透疹之功，故在麻疹初期，可加用薄荷，以疏风解表透疹。

葛根5g，连翘6g，荆芥5g，防风5g，薄荷3g（后下），牛蒡子10g，桔梗3g，赤芍5g，细木通5g，蝉衣3g。

3剂，水煎服。

牛蒡子

牛蒡子，味辛、苦，性寒凉，归肺、胃经。味辛能散，味苦能泄、能降，寒凉则能清热，故有疏散风热、透疹利咽、解毒散肿之功效。且其性偏滑利，兼可通利二便。《药品化义·火药》中亦描述了牛蒡子功用："牛蒡子能升能降，力解热毒。味苦能清火，带辛能疏风，主治上部风痰，面目浮肿，咽喉不利，诸毒热壅，马刀瘰疬，颈项痰核，血热痘疮，时行疹子，皮肤瘾疹，凡肺经郁火，肺经风热，悉宜用此。"《珍珠囊补遗药性赋·主治指掌》亦指出，牛蒡子"其用有四：主治风湿瘾疹盈肌，退风热咽喉不利，散诸肿疮疡之毒，利凝滞腰膝之气。"刘老在临床上常选牛蒡子治疗风热感冒，咽喉肿痛，麻疹不透，痈肿疮毒，或兼有便秘，痄腮喉痹等证。

（一）牛蒡子配银花、连翘、荆芥、桔梗等，用于风热感冒，咽喉肿痛

刘老强调，小儿为纯阳之体，外感风寒，易从热化，故小儿感冒多属于风热型。牛蒡子辛散苦泄，寒能清热，故有疏散风热、宣肺利咽之功效，临床用其治疗小儿风热感冒、咽喉肿痛。

病案举例

徐某，男，5岁半，2007年4月2日就诊。

发热1天，伴流涕，鼻塞，咽痛，口渴，大便干，小便黄。查体：咽充血明显，双侧扁桃体Ⅱ°肿大，充血，双肺呼吸音清，舌质红，苔薄黄，脉浮数。证属风热感冒，治以辛凉解表，疏风散热，方用银翘散加减。

银花10g，连翘10g，荆芥10g，牛蒡子10g，薄荷3g（后下），淡豆豉10g，鲜芦根30g，淡竹叶10g，桔梗3g，蝉衣3g，玄参10g，焦三仙各10g。

5剂，水煎服。

（二）牛蒡子配薄荷、荆芥、蝉蜕等，用于小儿麻疹初期

《本草正义·草部·湿草类上》中描述了牛蒡子的重要功效："牛蒡之用，能疏散风热，起发痘疹，而善通大便，《别录》主治皆除热通利之意。盖其功力本与子相近，而寒凉疏通之性过之，故皆以清热宣导为治，凡非实火未可轻投……凡肺邪之宜于透达，而不宜于抑降者，如麻疹初起，犹未发透，早投清降，则恒有遏抑气机，反致内陷之虞。唯牛蒡则清泄之中，自能透发，且温热之病，大便自通，亦可少杀其势，故牛蒡最为麻疹之专药。"刘老也强调，牛蒡子可清泄透散，能疏散风热，透泄热毒而透疹，用治麻疹不透或透而复隐，如透疹汤。

病案举例

张某，女，7岁。

发热4天，体温39.5℃以上，高热不降，咳嗽，流涕，眼泪汪汪，咽喉疼痛，口干烦躁，大便溏泄，小便黄。查体：两眼结膜充血，头面肌肤疹点隐隐，咽充血，近臼齿处可见麻疹黏膜斑，舌质红，苔白，脉浮数。患儿疹点具外透之机，治当清透。

葛根10g，连翘10g，赤芍10g，荆芥5g，牛蒡子10g，薄荷3g（后下），桔梗3g，桑叶10g，蝉衣3g，鲜芦根30g。

3剂，水煎服。

（三）牛蒡子配玄参、黄芩、黄连、板蓝根等，用于痈肿疮毒、痄腮喉痹等证

痄腮主要因邪毒壅阻足少阳经，循经上攻腮颊，与气血相搏，凝滞于耳下腮部，致腮部肿胀疼痛。刘老认为牛蒡子辛苦性寒，于升浮之中又有清降之性，能外散风热，内泄其毒，临床可用治火毒内结之痄腮。

病案举例

李某，男，10岁。

左耳下腮部硬肿，灼热烦痛，无发热，纳差，大便干，两日未行，小便黄，舌质红，苔白根黄腻，脉数。证属热毒蕴结之痄腮，治以清热解毒消肿。

银花10g，连翘10g，牛蒡子10g，紫花地丁6g，蒲公英10g，黄芩10g，板蓝根10g，玄参10g，柴胡3g，山慈菇5g，夏枯草6g，川贝母5g，酒大黄3g。

5剂，水煎服。

另：如意金黄散1袋，醋调敷患处。

蝉　蜕

蝉蜕味甘性寒，归肺、肝经。味甘能补、能和、能缓，有补益、缓急止痛、调和药性、和中的作用。故蝉蜕有宣散风热、透疹利咽、退翳明目、祛风止痉之功效。《本

草纲目·虫部三》中对蝉蜕功能有所描述："治头风眩晕，皮肤风热，痘疹作痒，破伤风及疔肿毒疮，大人失音，小儿噤风天吊，惊哭夜啼，阴肿。"张寿颐曰："蝉蜕，主小儿惊痫。盖幼科惊痫，内热为多，即《素问》之所谓血与气并，交走于上，则为薄厥。治以寒凉，降其气火，使不上冲，此所以能治癫痫之真义也。甄权谓蝉蜕治小儿壮热，其意亦同。目之翳膜，儿之痘疮，实热为多，寒能胜热，是以主之。濒湖又谓治痘疹作痒，则实热有余者宜之，如其气虚作痒，勿混用。"刘老在临床上常选用蝉蜕治疗风热感冒、咽痛、音哑、麻疹不透、风疹瘙痒、目赤翳障、惊风抽搐、破伤风等症。

（一）蝉蜕配银花、连翘、菊花等，用治风热感冒，咽痛音哑

刘老指出，蝉蜕甘寒清热，质轻上浮，浮表发散，有升阳发表、祛风散寒、开窍等功效；又入肺经，故擅长于疏散肺经风热，宣肺疗哑，多用治风热感冒，或温病初起，亦可治风热上攻，咽痛音哑。

病案举例

高某，女，6岁半。

咽痛音哑2天，加重伴发热半天，流涕，鼻塞，口渴，大便干，小便黄。查体：体温38.5℃，咽充血明显，双侧扁桃体Ⅱ°肿大，充血，双肺呼吸音清，舌质红，苔薄黄，脉浮数。证属风热感冒，治以疏散风热，辛凉解表，方用银翘散加减。

银花10g，连翘10g，桔梗3g，蝉衣3g，荆芥10g，牛蒡子10g，薄荷3g（后下），淡豆豉10g，鲜芦根30g，淡竹叶10g，菊花10g，玄参10g，焦三仙各10g。

3剂，水煎服。

服药后，诸症消失。

（二）蝉蜕配牛蒡子、紫草、荆芥、防风等，用治麻疹透发不畅，风疹瘙痒等

刘老认为，蝉蜕具有疏散风热、宣散透疹、祛风止痒的功效，故对于风热外束，麻疹不透，以及风湿热相搏所致风疹湿疹、皮肤瘙痒等症有良好的疗效，如透疹汤、消风散。

病案举例

张某，男，10岁。

经常外发风疹，屡治不愈，疹点遍布全身，颗粒成片，高出皮肤，瘙痒异常，不能安寐，表皮有灼热感，纳可，二便调，舌质红，苔微腻，脉微数。患儿湿热内蕴，风邪外搏，邪郁化火，内入营血，外达肌腠，故发风疹。治当祛风凉血，清热渗湿。

苦参10g，防风5g，赤芍10g，当归5g，生地黄10g，丹皮6g，蝉衣3g，僵蚕10g，车前子10g（包煎），猪茯苓各10g。

7剂，水煎服。

（三）蝉蜕配菊花、谷精草、白蒺藜、决明子等，用治目赤肿痛、翳膜遮睛等

刘老指出，蝉蜕入肝经，善于疏散肝经风热，有明目退翳作用，善治风热上攻引起的目赤、翳障及麻疹后目生翳膜等证。

病案举例

于某，男，5岁。

近日双目红赤，晨起分泌物多，目不能睁，纳可，腹胀，大便秘结，舌质红，苔黄腻，脉弦滑。肝开窍于目，该患儿饮食不节，食积之火上扰清窍而致目赤。证属肝经风热，治当清肝明目，和中导滞。

薄荷3g（后下），菊花10g，蝉衣3g，川黄连1.5g，枳实5g，车前子10g（包），通草1.5g，焦三仙各10g，六一散10g（包），姜皮1g。

5剂，水煎服。

（四）蝉蜕配钩藤、僵蚕、全蝎等，用治破伤风、小儿惊风、夜啼等

小儿为纯阳之体，感受外邪之后，邪易入里化热，热极则生痰生风；食滞痰郁亦可化火，火盛炼液生痰，痰盛则发惊，惊盛生风，其病变主要是在心肝二经。蝉蜕甘寒，入肝经，既能祛外风，又能息内风，定惊解痉，对感冒夹惊、小儿惊风、夜啼出现惊痫不安，破伤风出现四肢抽搐等均有效。

病案举例

赵某，男，1岁。

两日来夜间啼哭，惊烦不安，睡则易醒，纳差，口渴，溲黄，便干，舌质红，苔薄白，指纹紫滞。治当宁心镇惊。

蝉衣3g，薄荷3g（后下），钩藤6g，天竺黄5g，麦冬5g，生牡蛎10g（先煎），生龙骨10g（先煎），益元散10g（包），灯心草1g。

5剂，水煎服。

桑　叶

桑叶，味苦、甘，性寒，归肺、肝二经，有疏散风热、清肺润燥、清肝明目之功效。《神农本草经疏·木部中品》曰：桑叶“甘所以益血，寒所以凉血，甘寒相合，故下气而益阴，是以能主阴虚寒热及因内热出汗。其性兼燥，故又能除脚气水肿，利大小肠。原禀金气，故又能除风。经霜则兼得天地之清肃，故又得能明目而止渴。发者血之余也，益血故又能长发，凉血故又止吐血。”《本草经解》又曰：“桑叶气寒，禀天冬寒之水气，入足太阳寒水膀胱经；味苦甘，有小毒，得地中南火土之味，而有燥湿之性，入手少阴心经、足太阴脾经。气味降多于升，阴也。太阳者，行身之表，而为一身之藩者也，太阳本寒标热，所以太阳病，则发寒热。桑叶入太阳，苦能清，甘

能和，故降寒热。汗者，心之液，得膀胱气化而出者也，桑叶入膀胱而有燥湿之性，所以出汗也。”刘老于临床中常用桑叶治疗风热感冒，风温初起，发热头痛，汗出恶风，咳嗽胸痛，或肺燥干咳无痰，咽干口渴，风热及肝阳上扰、目赤肿痛等证。

（一）桑叶配菊花、连翘、杏仁等，用于风热感冒，头痛咳嗽

刘老指出，小儿脏腑娇嫩，形气未充，易感受外邪，尤易受风邪，邪犯肺卫，肺气不宣，清肃失司，肺气上逆，则发生咳嗽。桑叶味甘性寒，质轻，善于凉散风热，清肺止咳，故用其治疗风热感冒，风热咳嗽，或温病初起，温邪犯肺所致之发热、头痛、咳嗽等证。

病案举例

徐某，男，5岁。

咳嗽2天，咳黄痰，流涕，头痛，口渴，大便干，舌质红，苔薄黄，脉浮数。证属风热咳嗽，治以疏风解热，宣肺止咳，方用桑菊饮加减。

桑叶10g，菊花10g，薄荷3g（后下），连翘6g，牛蒡子10g，贝母5g，姜竹茹2g，炙杷叶10g，杏仁10g，鲜芦根30g，全瓜蒌15g。

5剂，水煎服。

（二）桑叶配杏仁、沙参等，用于肺热燥咳

《得配本草·木部·灌木类》曰：桑叶“甘，寒，入手足阳明经。清西方之燥，泻东方之实。”刘老指出，小儿脏腑娇嫩，易外受风邪，风为百病之长、六淫之首，可夹燥邪犯肺；或外感咳嗽，日久不愈，肺津受损生燥，致肺失宣降而发生肺燥咳嗽。刘老认为，桑叶苦寒可清泄肺热，甘寒益阴，故可用治肺热燥咳。

病案举例

李某，女，9岁。

咳嗽3天，干咳少痰，痰不易咳出，咽喉干痒痛，口干，大便干，舌红少津，苔薄黄，脉浮数。证属风燥伤肺，治以疏风清肺，润燥止咳，方用桑杏汤加减。

桑叶10g，杏仁10g，淡豆豉10g，贝母5g，南沙参10g，山栀5g，麦冬10g，玉竹10g，菊花10g，焦三仙各10g。

5剂，水煎服。

（三）桑叶配菊花、石决明等，用于肝阳眩晕，目赤昏花，风火目疾等证

《本草求真·泻火》言其“清肺泻胃，凉血燥湿，祛风明目”。刘老指出，桑叶苦寒，入肝经，有平降肝阳之效，既能疏散风热，又可清泄肝火，益阴，凉血明目。故可治疗肝阴不足、肝阳上亢引起的头痛眩晕、目赤昏花等证。

病案举例

高某，男，8岁。

眼睑红肿疼痛4天，畏光羞明，鼻流清涕，鼻塞，不发热，舌红，苔薄白，脉

浮数。

桑叶6g，黄芩10g，菊花10g，连翘10g，薄荷3g（后下），山栀3g，赤芍5g，黄连1.5g，石决明15g（先煎），蝉蜕3g，灯心草1g。

5剂，水煎服。

菊　花

菊花，味辛、甘、苦，性微寒，归肺、肝二经。辛能散、能行，有发散、行气、行血的作用；甘则能补、能缓、能和；苦能泄、能燥。故菊花有疏风清热、平肝明目、解毒消肿等功效。《神农本草经疏·草部上品之上》中说："菊花专制风木，故为祛风之要药。苦可泄热，甘能益血，甘可解毒，平则兼辛，故亦散结。苦入心、小肠，甘入脾、胃，平辛走肝、胆，兼入肺与大肠。其主风头眩、肿痛、目欲脱、泪出、皮肤死肌、恶风、湿痹者。诸风掉眩，皆属肝木，风药先入肝，肝开窍于目，风为阳邪，势必走上，血虚则热，热则生风，风火相搏故也。腰痛去来陶陶者，乃血虚气滞之候，苦以泄滞结，甘以益血脉，辛平以散虚热也。其除胸中烦热者，心主血，虚则病烦，阴虚则热收于内，故热在胸中，血益则阴生，阴生则烦止，苦辛能泄热，故烦热并解。安肠胃，利五脉，调四肢，利血气者，即除热，祛风，益血，入心、入脾、入肝之验也。"刘老在临床中主要用菊花治疗外感风热或风温初起，发热头痛，眩晕，目赤肿痛，眼目昏花，疔疮肿毒等症。

（一）菊花配桑叶、连翘、薄荷、桔梗等，用于风热感冒

菊花体轻达表，气清上浮，能疏散风热，且微寒清热，又归肺经，故常用于治疗风热感冒，或温病初起，温邪犯肺而致的发热、头痛、咳嗽等症。菊花疏风较弱，清热力佳，用于外感风热时常与桑叶配伍。

病案举例

徐某，男，5岁半。

发热恶寒，头痛，鼻流浊涕，口渴咽干，咳嗽不爽，痰黄不易咳出，大便干，小便黄，舌质红，苔薄黄，脉浮数。证属风热咳嗽，治以疏风解热，宣肺止咳，方用桑菊饮加减。

桑叶10g，菊花10g，连翘10g，薄荷3g（后下），大青叶10g，杏仁10g，桔梗3g，玄参10g，鲜芦根30g，银花10g，黄芩6g，生甘草3g，焦三仙各10g。

5剂，水煎服。

（二）菊花配桑叶、决明子等，用于目赤肿痛昏花

《神农本草经百种录·上品》曰："凡芳香之物，皆能治头目肌表之疾。但香则无不辛燥者，唯菊得天地秋金清肃之气而不甚燥烈，故于头目风火之疾，尤宜焉。"刘老指出，菊花善于疏风清热，归肝经，故可清肝泻火，益阴明目，可治肝经风热、肝火上攻所致的目赤肿痛，或肝肾不足的目暗昏花。

病案举例

徐某，男，3岁。

素体较弱，近3月时常腹泻，为不消化食物残渣。近几日，夜间视物不清，白天不喜睁眼，两眼干燥，口渴心烦，舌尖红，苔薄黄，脉数。先天不足，脾失健运而泄泻，泻久脾肾阴亏，木失水养，治以滋水涵木，佐以调脾和中。

熟地黄10g，山萸肉10g，枸杞6g，菊花10g，怀山药10g，茯苓10g，丹皮5g，泽泻5g，麦冬10g，五味子5g，大白芍10g。

5剂，水煎服。

（三）菊花配钩藤、天麻、僵蚕等，用于惊厥抽搐

《本草正义·草部·芳草类》曰："凡花皆主宣扬疏泄，独菊则摄纳下降，能平肝火，息内风，抑木气之横逆。"菊花性寒，入肝经，能清热平肝，故可用于治疗肝阳上亢、头痛眩晕、惊厥抽搐之肝风证。

病案举例

高某，男，2岁半。

3月前曾患急惊风，证已治愈。但此后睡眠前出现惊惕悸动不安之状，愈来愈剧，身无热，饮食、睡眠可，舌苔白，指纹淡。小儿肝常有余，邪郁化热，易动肝风，故小儿感邪之后，正邪相争，最易出现壮热惊搐等症。而急惊风迁延失治，或温热病后期，阴液亏耗，以致虚风内动，形成慢惊风。此患儿病惊风后，邪未清彻，阴液亏耗，治以息风定惊，养阴清热。

钩藤10g，天麻3g，炙僵蚕6g，菊花6g，大白芍10g，黑山栀3g，天竺黄6g，益元散10g（包），细木通5g，灯心草1g。

5剂，水煎服。

蔓荆子

蔓荆子，味辛、苦，性微寒，归肝、胃、膀胱经，有疏散风热、清利头目之功效。《本草纲目》曰："蔓荆实，气轻味辛，体轻而浮，上行而散，故所主者皆头面风虚之证。"《神农本草经疏·木部上品》曰："蔓荆实，味苦，微寒，无毒；《别录》加辛、平、温。察其功用，应是苦温辛散之性，而寒则甚少也。气清味薄，浮而升，阳也。其主筋骨间寒热、湿痹拘挛、风头痛、脑鸣、目泪出者，盖以六淫之邪，风则伤筋，寒则伤骨，而为寒热，甚则或成湿痹，或为拘挛；又足太阳之脉，夹脊循项而络于脑，目为厥阴开窍之位，邪伤二经，则头痛、脑鸣、目泪出。此药味辛气温，入二脏而散风寒湿之邪，则诸症悉除矣。邪去则九窍自通……阳明客风热，则上攻牙齿，为动摇肿痛，散阳明之风热，则齿自坚矣。去白虫、长虫者，假其苦辛之味耳。"刘老在临床中常用蔓荆子治疗风热感冒、头昏头痛、齿龈肿痛、目赤肿痛、目昏多泪、头晕目眩、湿痹拘挛等症。

（一）蔓荆子配防风、菊花、川芎、钩藤等，用于风热感冒、头痛头风等

《本草汇言·木部·灌木类》曰："蔓荆子，主头面诸风疾之药也（孙思邈）。前古主通利九窍，活利关节，明目坚齿，祛除风寒风热之邪。其辛温轻散，浮而上行，故所主头面虚风诸证。推其通九窍、利关节而言，故后世治湿痹拘挛，寒疝脚气，入汤散中，屡用奏效，又不拘于头面上部也。"刘老指出，风为阳邪，为百病之长，六淫之首，若夹热邪，上犯清窍，清窍不利则头痛。蔓荆子辛能散风，微寒能清热，轻浮上行，有散头面之邪、祛风止痛之功效。

病案举例

郝某，男，14岁。

头晕头痛3天，头痛剧烈，发热，自觉恶风，口渴欲饮，便干溲黄，舌质红，苔黄，脉浮数。证属风热头痛，治以疏风清热。

川芎5g，白芷6g，菊花10g，羌活5g，生石膏25g（先煎），蔓荆子10g，薄荷3g（后下），黄芩10g，黄连1.5g，钩藤10g，僵蚕10g，焦三仙各10g。

5剂，水煎服。

（二）蔓荆子配菊花、龙胆草等，用于目赤肿痛、头目昏暗多泪等

《药品化义·风药》曰："蔓荆子，能疏风、凉血、利窍，凡太阳头痛，及偏头风、脑鸣、目泪、目昏，皆血热风淫所致，以此凉之，取其气薄主升，佐神效黄芪汤，疏消障翳，使目复光，为肝经胜药。"刘老指出，蔓荆子有疏散风热、清利头目之功效。

病案举例

古某，女，5岁。

眼睑红肿疼痛3天，畏光羞明，鼻流清涕，小便微黄，苔薄白，脉浮数。证属肝经风热，治以疏风清热，清利头目。

荆芥5g，防风5g，连翘10g，蝉蜕3g，蔓荆子10g，龙胆草5g，木贼草6g，谷精草6g，生石膏25g（先煎），灯心草1g。

5剂，水煎服。

柴　　胡

柴胡味辛、苦，性微寒，归肝、胆经，有疏散退热、疏肝解郁、升阳举陷之功效，尤其善于疏散少阳半表半里之邪。柴胡主升，如《医学启源·药类法象》中所言："柴胡……此少阳、厥阴引经药也。妇人产前产后必用之药也。善除本经头痛，非此药不能止。治心下痞、胸膈中痛，引胃气上升，以发散表热。"《本草纲目》中也对柴胡的功效有较为详细地描述："劳有五劳，病在五脏。若劳在肝、胆、心及包络有热，或少阳经寒热者，则柴胡乃手足厥阴、少阳必用之药；劳在脾胃有热，或阳气下陷，则柴胡乃引清气退热必用之药；唯劳有肺肾者不用可尔。然东垣李氏言诸有热者宜加之，

无热则不加。又言诸经之疟，皆以柴胡为君；十二经疮疽，须用柴胡以散结聚。则有肺疟肾疟、十二经之疮有热者，皆可用之矣。但要用者精思病原，加减佐使可也。”刘老在临床上常选柴胡用于寒热往来的感冒发热，肝郁气滞、胸胁疼痛，气虚下陷、久泻脱肛等症。

（一）柴胡常与黄芩、半夏、石膏等同用，用于寒热往来、感冒发热等证

《神农本草经疏·草部上品之上》中谈到：“柴胡，为少阳经表药。主心腹肠胃中结气，饮食积聚，寒热邪气，推陈致新，除伤寒心下烦热者，足少阳胆也。胆为清净之腑，无出无入，不可汗，不可吐，不可下，其经在半表半里，故法从和解，小柴胡汤之属是也。其性升而散，属阳，故能达表散邪也。邪结则心下烦热，邪散则烦热自解。”刘老根据柴胡的性味归经，以及它的芳香疏泄，尤其善于疏散少阳半表半里之邪的特点，在临床治疗小儿外感发热中，大量应用。对于寒热往来、胸胁苦满、口苦咽干、大便不通等邪在少阳之证，常配以黄芩、半夏等，如小柴胡汤；对于外感发热，热邪较甚，多配以葛根、黄芩、石膏等，如柴葛解肌汤。刘老还强调，柴胡具有良好的疏散退热作用，小柴胡汤加石膏治疗小儿发热，有药到病除之功效，解热之速，尤其出人意料。小柴胡汤是和解的主要方剂，只有邪在半表半里之时才适用，加用石膏，主要是协助黄芩清半里之热，用量大小，对退热起到很大的作用。

病案举例

徐某，男，11 岁半。

恶寒伴高热 1 天，腋下体温最高达 39.5℃，伴头痛恶心，微有咳嗽，扁桃体Ⅱ°肿大，双肺呼吸音清，舌苔薄白而干，脉弦滑数。患儿外感表邪，内传少阳，故午后寒热交作，表散之后，内热未撤，是以恶寒虽罢，热烦不已。拟和解治之，以撤半表半里之邪，方用小柴胡汤加石膏。

柴胡 10g，黄芩 10g，法半夏 5g，炙甘草 3g，生姜 3g，淡豆豉 10g，焦山栀 3g，生石膏 25g（先煎），党参 5g，蝉衣 3g，大枣 3 枚。

3 剂，水煎服。

服药后，热退。

（二）柴胡与当归、白芍、香附、郁金等药同用，用于肝气郁结、胁肋疼痛等证

《本草正义·草部·山草类下》提及：“柴胡能疏泄外邪，则寒郁解而肝胆之气亦舒，木既畅茂，斯诸症自已。乃或又因此而谓柴胡能平肝胆之横，凡遇木火上凌，如头痛耳胀、眩晕呕逆、胁肋胀痛等症，不辨是郁非郁，概投柴胡，愈以助其鸱张，是为虎傅翼，则又毫厘之差，千里之谬矣。”刘老指出，肝喜条达，恶抑郁，为藏血之脏，主疏泄，其经脉布胁肋。若情志不畅，木失条达，肝失疏泄，而致肝郁血虚。肝木为病，易于传脾，脾胃虚弱，故神疲食少。小儿形气未充，肝脏同样未曾充盛，功能未健。如若情志抑郁，肝失条达，横逆犯于脾胃，则会出现两胁作痛，口燥咽干，神疲食少，或往来寒热等证候。

病案举例

徐某，女，9岁半。

患儿曾病咳嗽，已愈，刻下两胁作痛，胸闷神疲，食欲不振，二便如常，面色青黄，舌红苔白腻，脉弦无力。证属肝郁脾虚，治以疏肝解郁，养血健脾。

柴胡10g，杭白芍10g，茯苓6g，炒白术10g，当归10g，枳壳5g，川郁金5g，青陈皮各5g，半夏5g，鸡内金10g，焦三仙各10g。

5剂，水煎服。

（三）柴胡配党参、黄芪、升麻等，用于气虚下陷、久泻脱肛、重症肌无力等病证

刘老指出，婴幼儿脾常不足，易伤乳食，饮食不节，或先天脾肾亏虚，均可致脾病湿盛而生泄泻。泄泻者，常先耗脾气，继伤脾阳，日久及肾，造成脾肾阳虚。阳气不足，气虚下陷，故易气短、脱肛。治宜升阳举陷，温补脾肾，固涩止泻。

病案举例

（1）脾虚泄泻案

于某，男，2岁。

泄泻不止1月余，大便清稀，量多溏薄，常伴脱肛，精神疲乏，胃纳欠佳，活动后常气短，舌苔薄白，指纹淡。证属脾虚泻，方用补中益气汤加减。

党参10g，炙黄芪10g，茯苓6g，炒白术10g，炙甘草3g，当归5g，升麻3g，柴胡5g，陈皮3g，炒苡仁10g，益智仁3g（打），煨姜2片，小红枣3枚。

5剂，水煎服。

（2）脾虚肌痿案

张某，男，4岁。

右眼睑下垂伴斜视1年，朝轻暮重，眼球内斜，固定不移，视物必须仰面，面黄体倦，懒于行动，纳可，舌淡苔白。证属脾肾阳虚之重症肌无力。

党参15g，黄芪10g，茯苓10g，炒白术10g，炙甘草3g，白附子10g，钩藤10g，柴胡10g，升麻5g，葛根10g，制马钱子0.2g（冲），木瓜10g。

14剂，水煎服。

升　　麻

升麻，味辛、甘，性微寒，归肺、脾、大肠、胃经，有清热解毒、发表透疹、升阳举陷之功效。《本草汇言·草部·山草类》曰："升麻，散表升阳之剂也（李东垣）。疗伤寒解阳明在表（发热、头额痛、眼眶痛、鼻干、不得眠）之邪……发痘瘄于隐密之时，化斑毒于延绵之际……所以风寒之邪，发热无汗；风热之邪，头风攻痛，并目疾肿赤、乳蛾喉胀，升麻并皆治之。又如内伤元气，脾胃衰败，下陷至阴之分；或醉饱房劳，有损阳气，致陷至阴之中；或久病泻痢，阳气下陷，后重窘迫；或久病崩中，

阴络受伤，淋沥不止；或胎妇转胞下坠，小水不通；或男子湿热下注，腰膝沉重；或疮毒内陷，紫黑胀痛；或大肠气虚，或肛坠不收，升麻悉能疗之。此升解之药，故风可散，寒可祛，热可清，疮疹可解，下陷可举，内伏可托，诸毒可拔。又诸药不能上升者，唯升麻可升之。观其与石膏、甘草治齿痛，与人参、黄芪补上焦不足，与桔梗、款冬治肺痈脓血，意可见矣。”刘老在临床中常取升麻用于治疗时疫火毒，口疮，咽痛，麻疹不透，头痛寒热，痈肿疮毒，中气下陷，脾虚泄泻，久痢下重等症。

（一）升麻配葛根、薄荷、黄芩等，用于治疗风热头痛、麻疹不透

升麻辛甘微寒，性能升散，有发表宣毒透疹之功，尤对麻疹透发不畅疗效佳。

病案举例

王某，男，6岁。

麻疹已2日，一诊药后，精神略振，肢厥倦卧已瘥，疹点色泽转红，继续透布至下肢，身热不甚，大便溏，苔薄白，脉缓滑。此患儿属疹为寒闭，一诊服温经散寒药后，寒闭已开，疹已渐透，应再以益气透达之法继治之。

人参2g，川芎3g，前胡5g，枳壳3g，桔梗3g，升麻3g，葛根5g，茯苓6g，炙甘草3g，川附片5g，煨姜2片，大枣5枚。

3剂，水煎服。

（二）升麻配黄芪、柴胡、葛根等，用于治疗气虚下陷，重症肌无力

刘老指出，小儿重症肌无力，大多属于脾气虚弱，中气下陷，脉络失和。脾主肌肉，脾虚失运，水湿内蕴，湿为阴邪，易伤阳气，脾阳受损，则升降失常，清阳不能上升，浊阴必将凝聚，致肌肉筋脉失养而弛缓不用。此病病位在脾，具有病在肌肉、症在无力的特点，治以补气升提，佐以祛风通络。

病案举例

耿某，男，11岁。

眼睑下垂3年，晨起稍轻，午后加重，无复视，面色无华，食欲不振，舌淡苔白。易感冒，常因此而诱发或加重。证属脾气虚弱，以补脾升提之法治之。

党参15g，黄芪15g，茯苓10g，炒白术10g，当归10g，柴胡10g，升麻5g，葛根10g，制马钱子0.5g（冲服），黄精15g，焦三仙各10g。

7剂，水煎服。

（三）升麻配黄芪、柴胡等，用于气虚下陷，久泻脱肛

《本草正义·草部·山草类下》曰：“升麻，其性质颇与柴胡相近，金元以来，亦恒与柴胡相辅并行，但柴胡宣发寒邪郁窒之少阳，而疏达肝胆之抑遏，升麻宣发肌肉腠理之阳明，而升举脾胃之滞气，其用甚近，而其主不同，最宜注意。故脾胃虚馁，清气下陷诸证，如久泄久痢，遗浊崩带，肠风淋露，久痔脱肛之类，苟非湿热阻结，即当提举清阳，非升麻不可，而柴胡尤为升麻之辅佐，东垣益气升阳诸方，亦即此旨，

并非以升、柴并辔而驰也。”刘老指出，升麻入脾胃经，善引清阳之气上升，而为升阳举陷之要药，故可用治久泻脱肛。

病案举例

石某，男，5岁半。

腹泻1月余，大便清稀，量多溏薄，偶伴脱肛，精神疲乏，体形消瘦，胃纳食差，苔薄白，脉缓细。患儿素体脾虚，久泻及阳，造成脾阳虚，气虚下陷，故引发脱肛。治以温脾止泻，升阳举陷。

党参10g，炙黄芪10g，茯苓6g，炒白术10g，炙甘草3g，升麻3g，柴胡5g，陈皮3g，炒苡仁10g，当归5g，益智仁3g（打），煨姜2片，大枣3枚。

7剂，水煎服。

（四）升麻配黄连、石膏等，用于口疮齿痛、咽喉肿痛等症

《本草纲目·草之二·山草类》曰：“升麻，发散阳明风邪，升胃中清气，又引甘温之药上升，以补卫气之散而实其表，故元气不足者，用此于阴中升阳。又缓带脉之缩急。凡胃虚伤冷，郁遏阳气于脾土者，宜升麻、葛根以升散其火郁……引葱白，散手阳明风邪；引石膏，止足阳明齿痛；人参、黄芪，非此引之，不得上行（李杲）。”刘老指出，牙龈为阳明经脉循行之地，胃有积热，循经上炎，则牙龈红肿热痛，火盛伤津，则口咽干燥，故治当以清胃泻火，佐以凉血生津。

病案举例

李某，男，15岁。

牙龈肿胀疼痛3天，口渴欲饮，头晕咽干，身热面赤，小便黄，舌红，苔黄，脉数。

黄连3g，黄芩10g，生石膏25g（先煎），山栀10g，生地10g，升麻3g，当归10g，赤芍10g，丹皮10g，知母6g，荆芥6g，川木通6g。

3剂，水煎服。

葛　根

葛根，味甘、辛，性凉，归脾、胃经，有解肌退热、发表透疹、生津止渴、升阳止泻之功效。《神农本草经疏·卷之八·草部中品之上》曰：“葛根，解散阳明温病热邪之要药也，故主消渴，身大热，热壅胸膈作呕吐。发散而升，风药之性也，故主诸痹。伤寒头痛兼项强腰脊痛，及遍身骨痛者，足太阳也，邪犹未入阳明，故无渴证，不宜服。”《本草汇言·草部·蔓草类》亦有详细记载：“葛根，清风寒，净表邪，解肌热（《别录》），止烦渴，泻胃火（《开宝》）之药也。……而葛根之发散，亦入太阳，亦散风寒，又不同矣，非若麻、桂、苏、防，辛香温燥，发散而又有损中气之误也；非若藁本、羌活，发散而又有耗营血之虞也。《神农本草经》谓起阴气，除消渴，身大热，明属三阳表热无寒之邪，能散之、清之之意也。如伤风伤寒，温病热病，寒邪已

去，标阳已炽，邪热伏于肌腠之间，非表非里，又非半表半里，口燥烦渴，仍头痛发热者，必用葛根之甘寒，清肌退热可也，否则舍葛根而用辛温（如麻、桂、苏、防之类），不唯疏表过甚，而元气虚，必致多汗亡阳矣。然而葛根之性专在解肌，解肌而热自退，解肌而渴自止，解肌而汗自收。而本草诸书又言能发汗者，非发三阳寒邪在表之汗也，又非发风湿、湿热在经之汗也，实乃发三阳寒郁不解，郁极成热之汗也。又如太阳汗出不彻，阳气怫郁，其人面色缘缘正赤，躁烦不知痛之所在，短气，更发汗则愈，宜葛根汤治之，郁解热除，汗出而邪自退，此所以本草诸书言能发汗者此也。”刘老在临床中也经常使用葛根用于治疗外感发热，头项强痛，麻疹初起，疹出不畅，温病口渴，消渴病，泄泻，痢疾等症。

（一）葛根与柴胡、黄芩等同用，用于外感表证

《景岳全书·本草正·蔓草部》曰：“葛根，用此者，用其凉散，虽善达诸阳经，而阳明为最，以其气轻，故善解表发汗。凡解散之药多辛热，此独凉而甘，故解温热时行疫疾，凡热而兼渴者，此为最良，当以为君，而佐以柴、防、甘、桔极妙。”刘老亦指出，葛根甘辛性凉，轻扬升散，有发汗解表，解肌退热之功效，故可用于外感表证，如柴葛解肌汤。

病案举例

徐某，女，10岁。

夜间低热盗汗，咽痛，鼻塞，流涕，喜冷饮，手足心热，舌红，苔薄黄。治以宣肺解郁，解热除烦。

贯众10g，柴胡10g，葛根10g，薄荷3g（后下），连翘10g，山栀3g，淡豆豉10g，芦根30g，淡竹叶10g，牛蒡子10g，茅根30g，辛夷10g，苍耳子6g，玄参10g，焦三仙各10g，生姜2片，大枣5枚。

7剂，水煎服。

（二）葛根与升麻、芍药、薄荷、蝉蜕等同用，用于麻疹不透

《药医学丛书》曰：“葛根，斑疹为必用之药，亦并非已见点不可用，痧麻均以透达为主，所惧者是陷，岂有见点不可用之理。唯无论痧麻，舌绛且干者，为热入营分，非犀、地黄不办，误用葛根，即变证百出，是不可不知也。又凡伤寒阳明证已见，太阳未罢，得葛根良。太阳已罢，纯粹阳明经证，得葛根亦良。唯温病之属湿温及伏暑、秋邪者不适用，此当于辨证加之注意。若一例横施，伏暑、秋邪得此，反见白，则用之不当之为害也。”刘老指出，麻疹主要由于脾肺素蕴伏热，感触天行不正之气而引发，而肺主皮毛，脾主肌肉，邪毒由里外达，疹点从肌表透发而形成麻疹。葛根有解肌退热、发表散邪透疹之功效，故可用于麻疹初起，表邪外束，疹出不畅。

病案举例

赵某，男，11岁。

证经5日，初恶寒身热，咳嗽痰多，继则高热不降，咽喉红肿疼痛，呼吸困难，

刻见头面胸背肌肤出现红色疹点，高出皮肤，抚之碍手，三五成簇，大便泄泻，脘腹作痛，神烦不安，谵语溲赤，舌质红绛，苔黄根腻，脉细数。

葛根5g，连翘10g，元参10g，生石膏25g（先煎），赤芍10g，生地30g，淡竹叶10g，鲜芦根30g，细木通5g，紫花地丁10g，蝉衣3g，紫草根10g。

5剂，水煎服。

（三）葛根与黄芩、黄连等同用，用于湿热泻痢

《本草正义·草部·蔓草类》曰："葛根，气味俱薄，最能升发脾胃清阳之气……葛根黄芩黄连汤方，则主阳明协热下利。貌视之，颇似专为里有实热而设，故任用芩、连之苦寒，则葛根似亦为清里之品。抑知本条为太阳病桂枝证医反下之之变，邪热因误下而入里，里虽宜清，而利遂不止，即以脾胃清阳下陷之候，葛根只以升举陷下之气，并非为清里而设，此皆仲师选用葛根之真旨。"刘老指出，小儿脏腑娇嫩，易感外邪，而诸邪常与湿邪相合而致泻，盖因脾喜燥而恶湿，湿困脾阳，运化失职，湿盛则濡泄。长夏多湿，故小儿外感泄泻以夏秋多见，其中又以湿热泻最为常见。葛根清透邪热，升发清阳，有鼓舞脾胃清阳之气上升而奏止泻止痢之效，故可治疗表证未解，邪热入里之湿热泻痢证。

病案举例

石某，男，2岁。

腹泻已5日，日约10次，泻时腹痛肠鸣，大便色黄，夹不化之物，脘腹胀满，口唇干红，心烦少寐，口渴气粗，小便短赤，肛门灼热，舌红苔白，指纹紫滞。此患儿为湿热郁蒸，内蕴肠胃，传导失司，水趋大肠，形成热泻之证，故治当以清热利湿止泻。

葛根5g，黄芩5g，川连1.5g，益元散10g（包），车前子10g（包），泽泻5g，广皮3g，姜皮1g，猪茯苓各6g，煨木香3g。

5剂，水煎服。

（四）葛根与升麻、柴胡、制马钱子等同用，治疗重症肌无力

刘老指出，小儿重症肌无力大多属于脾气虚弱，中气下陷，脉络失和。葛根可鼓舞脾胃清阳之气上升，升阳举陷，故可用于治疗重症肌无力。

病案举例

刘某，男，2岁。

患儿因感冒后发现眼睑下垂半年，朝轻暮重，心烦口渴不已，食欲不振，大便干秘，舌红苔白，中心剥脱。患儿属脾胃气阴虚弱，治以健脾益气，佐以养阴通络。

西洋参6g，生黄芪10g，茯苓10g，石斛10g，生白术10g，柴胡10g，葛根10g，玉竹10g，制马钱子0.2g（冲服），当归10g。

10剂，水煎服。

淡 豆 豉

淡豆豉，味辛、甘、微苦，性凉，归肺、胃二经，有解肌发表、宣发郁热、除烦之功效。《本草纲目》言："黑豆性平，作豉则温。既经蒸罨，故能升能散；得葱则发汗，得盐则能吐，得酒则治风，得薤则治痢，得蒜则止血；炒熟则又能止汗，亦麻黄根节之义也。"《神农本草经疏·米谷部中品》也描述了其功效："经云，味苦寒无毒，然详其用，气应微温。盖黑豆性本寒，得蒸晒之气必温，非苦温则不能发汗、开腠理，治伤寒头痛、寒热及瘴气恶毒也。苦以涌吐，故能治烦躁满闷，以热郁胸中，非宣剂无以除之，如伤寒短气烦躁，胸中懊侬，饥不欲食，虚烦不得眠者，用栀子豉汤吐之是也。又能下气调中辟寒，故主虚劳、喘吸及两脚疼冷。"刘老在临床中常选淡豆豉用于感冒头痛，胸中烦闷，虚烦不眠等症。

（一）淡豆豉配以葱白、桔梗等，用于外感风寒、感冒初起

刘老指出，小儿感冒初起，从表面症状来看，很是轻浅，易被忽略。殊不知感冒伤风，并不仅限于单纯的外感风邪，往往还概括着四时时气，稍一疏忽，传变极易。又因小儿乃纯阳之体，稚阴未充，感冒后易化燥化热。因此，感冒常是一切急性热病的先导。故感冒从早期就要及时治疗。发汗是治疗伤风感冒的总则，只宜微汗，不可过汗。淡豆豉有升散发汗的功效，药味虽轻，功效最著，对小儿感冒初起最为合适。

病案举例

刘某，男，8岁半。

鼻流清涕、鼻塞1天，微恶风寒，大便偏干，小便微黄。查体：咽充血，双肺呼吸音清，苔白，脉浮。证属风寒感冒，治以疏散风寒，辛温解表，方用葱豉汤加减。

葱白10g，淡豆豉10g，荆芥5g，防风5g，薄荷3g（后下），辛夷10g，苍耳子5g，桔梗3g，蝉衣3g，玄参10g，焦三仙各10g，生姜2片。

3剂，水煎服。

服药后，上症消失。

（二）淡豆豉配以银花、连翘、薄荷等，用于风热感冒，恶寒头痛

《本草汇言·谷部·造酿类》提到："淡豆豉，治天行时疾，疫疠瘟瘴之药也(《药性论》)。王氏曰：此药乃宣郁之上剂也。凡病一切有形无形，壅胀满闷，停结不化，不能发越致疾者，无不宣之，故统治阴阳互结，寒热迭侵，暑湿交感，食饮不运，以致伤寒寒热头痛，或汗吐下后虚烦不得眠……寒热，头痛，呕逆，胸结，腹胀，逆气，喘吸，蛊毒，脚气，黄疸，黄汗，一切沉滞浊气抟聚胸胃者，咸能治之。"刘老认为，淡豆豉辛散轻浮，能疏散表邪，而且其发汗解表颇为平稳，故无论风寒还是风热表证，均可应用。

病案举例

张某，男，9岁半。

发热1天，伴流涕，咽痛，恶寒，头痛，大便干，小便黄。查体：咽充血明显，双侧扁桃体Ⅱ°肿大，充血，双肺呼吸音清，舌质红，苔薄黄，脉浮数。证属风热感冒，治以辛凉解表，疏风散热，方用银翘散加减。

银花10g，连翘10g，荆芥10g，牛蒡子10g，薄荷3g（后下），淡豆豉10g，鲜芦根30g，淡竹叶10g，桔梗3g，蝉衣3g，焦三仙各10g。

5剂，水煎服。

服药后，热退，余症消。

（三）淡豆豉与栀子等同用，用于烦躁胸闷，虚烦不眠

《本经疏证·卷九》中讲道淡豆豉“治烦躁满闷也，非特由于伤寒头痛寒热者可用，即由于瘴气恶毒者亦可用也。盖烦者阳盛，躁者阴逆，阳盛而不得下交，阴逆而不能上济，是以神不安于内，形不安于外，最是仲景形容之妙，曰‘反复颠倒，心中懊侬’。唯其反复颠倒，心中懊侬，正可以见上以热盛，不受阴之滋，下因阴逆，不受阳之降，治之不以他药，止以豆豉、栀子成汤，以栀子能泄热下行，即可知豆豉能散阴上逆矣。”刘老指出，淡豆豉既能透散外邪，又能宣散邪热，可与清热除烦的栀子同用。

病案举例

李某，女，1岁半。

发热5天，鼻流清涕，咳嗽不爽，汗出而身热不解，心烦不宁，精神躁急，夜卧不安，唇红，大便干，小便黄。查体：咽充血明显，双侧扁桃体Ⅱ°肿大，充血，双肺呼吸音清，舌红，苔腻，脉细数。刘老指出，此患儿素体不足，阴虚津少，感受时邪，表郁不解，郁而化热，治以滋阴存津，佐以解表。

生地黄10g，淡豆豉10g，生石膏25g（先煎），薄荷3g（后下），连翘6g，桔梗3g，橘皮10g，枳壳3g，山栀3g。

5剂，水煎服。

木　贼

木贼，味甘、苦，性平，归肺、肝二经，有疏散风热、明目退翳、凉血止血之功效。《本经逢原·湿草部》曰：“木贼专主眼目风热，暴翳，止泪，取发散肝肺风邪也。”《本草正义·草部·湿草类下》云：“木贼，治疗肝胆木邪横逆诸病，能消目翳，破积滞，皆消磨有余之用也。然则为目科要药者，固不仅取其克木，能摩擦障翳，亦含有疏风行血、泄化湿热、升散郁火诸义。其治喉痹、血痢、泻血、血痔、血崩、月事淋漓、疝气等症，固皆气滞血瘀，肝郁不疏为病，疏泄窒滞，升散郁热，兼以伐肝木之横，而顺其条达之性，木贼之用，尽于此矣。要知克削之力甚强，即治下血、血痢、血崩、血痔诸症，皆唯有余之体为宜，苟其气虚，皆当审慎，而血痢、便血、崩中及月事淋沥诸症，则气虚不能摄血者为多，尤不可不知所顾忌也。”刘老在临床中常应用木贼以治疗风热目赤、目生云翳、迎风流泪、肠风下血、痔血、血痢等症。

（一）木贼配蝉蜕、谷精草等，用于外感风热之目赤多泪，目生翳膜等

《本草求真·卷四·平散》曰：木贼“书云形质有类麻黄，升散亦颇相似，但此气不辛热，且入足少阳胆、足厥阴肝，能于二经血分祛散风热，使血上通于目，故为去翳明目要剂，初非麻黄味辛性燥，专开在卫腠理，而使身汗大出也。”《神农本草经疏·卷之十一·草部下品之下》曰：“木贼草，首主目疾，及退翳膜，益肝胆而明目也。”刘老认为木贼甘、苦，入肺、肝二经，有疏散风热、发汗解表、明目退翳之功效，故可治疗外感风热之目赤翳障多泪，兼有表证者，以及外障目赤，翳膜遮睛肝虚者。

病案举例

古某，男，3岁。

双眼睑红肿疼痛2天，畏光羞明，鼻流清涕，小便微黄，苔薄白，脉浮数。

霜桑叶10g，菊花5g，连翘10g，蝉蜕3g，车前子10g（包），黄连1.5g，木贼草6g，赤芍5g，生石膏25g（先煎），细木通5g。

5剂，水煎服。

（二）木贼配黄芩、地榆、槐角等，用于便血、痔血等

《本草求真·卷四·平散》曰：“木贼……是以疝痛脱肛，肠风痔漏，赤痢崩带，诸血等证，审其果因风热而成者，得此则痛止肛收，肠固血止，而无不治之证矣。”刘老指出木贼甘苦，具有止血凉血之功效，故可治疗肠风下血、痔血、血痢等症。

病案举例

徐某，女，12岁。

素来便秘，近几日，大便干燥带血，面色黄滞无华，纳食尚可，舌红苔黄，脉数。患儿湿郁化热入营，迫血妄行，血渗大肠，故大便带血，治以清热凉血止血。

黄柏5g，黄连1.5g，木贼6g，当归6g，赤芍6g，生地黄10g，地榆炭6g，槐花炭6g，侧柏炭6g，血余炭6g。

5剂，水煎服。

第二章　清　热　药

第一节　清热泻火药

石　膏

石膏，味辛性寒，寒能泻胃火，生津液，辛能走经表，解肌热，有清里热、散表热之功。《名医别录·中品》称石膏“除时气，头痛，身热，三焦大热……解肌，发汗，止消渴，烦逆，腹胀暴气喘息，咽热”，为临床清热泻火的代表药物。刘老常言石膏宜生用，且量宜重。和田东郭云：“石膏非大剂则无效，故白虎汤、竹叶石膏汤、其他石膏诸方，其量过于平剂，世医不知此意，为小剂用之，譬如一杯水救一车薪，宜乎无效也。”故临证时，对于周岁小儿，刘老应用石膏多为25～30g，看似骇然，但服至二三剂后，往往热势霍然，诸症亦解。刘老将生石膏广泛应用于小儿里热证、痰热闭肺证、感冒热化证、口糜、胃热滞颐等，收效甚佳。

（一）石膏配大黄，用于湿热俱盛，下闭上壅证

刘老根据小儿“脾常不足”及“体禀少阳，相火易动”的生理特点，认为小儿每多湿热之证，脾胃湿热是导致多种儿科疾病的重要病机环节，因而临床上擅长清利脾胃湿热治疗小儿多种疾患。尤其对于湿热俱盛，下闭上壅证，刘老擅用石膏配大黄清热泻下，疗效甚著。刘老认为，所谓“下闭”乃湿热之邪与肠腑积滞相结，传导失司，故便秘或热结旁流，腑气壅塞，则腹满胀痛、拒按，湿热蒸腾，则发热，日晡尤盛，舌苔黄腻而干。所谓“上壅”乃湿热蒸腾，正邪剧争，而火性炎上，故高热恶热，渴饮气粗，呼吸因之增大加快，上扰神明，则出现烦躁昏谵等证，形成一派表里上下充斥、三焦俱困之象。偏于上壅者重用石膏（40～60g），因石膏为治阳明气分高热之主药。正如《温热经纬·余师愚疫病篇·疫证条辨》所云：“缘火毒熬煎干内，非冰水不足以救其燥，非石膏不足以制其焰。”偏于下闭者则应用大黄以攻下逐邪。

（二）石膏配麻黄、杏仁，用于喘咳病痰热闭肺证

刘老认为，临床最多见的小儿疾患之一为喘咳证，所谓喘咳证是指小儿身热，呼吸困难，气急痰壅，咳嗽鼻扇，甚则张口抬肩、摇身撷肚的一种病证。多继发于上呼

吸道感染或急慢性传染病之后，相当于现代医学中的肺炎。小儿喘咳证多数辨证为痰热闭肺证，属热毒壅盛，痰闭肺窍，肺胃同病之证。临床表现为发热较高，呼吸困难，咳嗽而喘，气急鼻扇，口唇发绀，口渴面赤，喉中痰鸣，舌红苔黄，脉滑数。代表方为麻杏石甘汤加味。

麻黄3g，杏仁10g，生石膏25g（先煎），甘草3g，黄芩10g，连翘10g，莱菔子5g，葶苈子5g，川贝母3g。

病案举例

患儿苏某，男，2岁，2007年8月24日就诊。

咳嗽3天，加重伴发热1天。咳嗽，气喘，喉间痰鸣，夜间尤甚，口渴喜饮，大便干结，小便黄。查体：咽红，扁桃体无肿大，双肺呼吸音粗，可闻及中小水泡音，心（-），舌尖红，苔薄黄，指纹紫滞。证属痰热闭肺，治以清热宣肺，化痰定喘，方用麻杏石甘汤合苏葶丸加味。

炙麻黄3g，杏仁10g，生石膏25g（先煎），甘草3g，苏子5g，葶苈子5g，黄芩10g，莱菔子10g，瓜蒌仁10g，川贝母3g，制大黄10g，焦三仙各10g。

7剂，水煎服。

服用3剂后，热退，咳减喘平，大便通畅，但痰多。服完7剂后，咳嗽、喉间痰鸣消失。

（三）石膏配细辛，治疗胃火牙痛

胃火牙痛多由外感风邪，入于肌腠，郁而化火，循经上炎，郁于齿部，而致齿部红肿热痛。刘老认为，治疗胃火牙痛，当防其成痈，治宜清散。

病案举例

患儿王某，男，4岁。

本患龋齿，近来牙痛不已，牙龈焮肿红赤，拒食，烦躁哭闹，色红苔黄，脉细数。治以清热降火散邪。

生石膏30g，细辛1.5g。

3剂，水煎服。

服药后，牙龈肿痛消而愈。

按：方中生石膏气寒味辛，入胃经，寒以清热，辛以散邪，专攻清胃中气分热邪，胃火清，热毒解，痛可止。细辛为辛散轻升之品，发散风邪，外祛热毒，其辛温，用细辛之辛散引生石膏之甘寒直达上焦以清其热。两药合用，清胃热，解火毒，散风邪，从而达到制止牙痛的目的。刘老此案处方味少药轻，足以可见临床只要辨证准确，用药精当，即可达到药少力宏、妙手回春的效果。

（四）生石膏治疗外感发热证

张锡纯曰："盖石膏生用以治外感实热，断无伤人理，且放胆用之，亦断无不退热之理。"《本草备要·金石水土部》认为，生石膏"寒能清热降火，辛能发汗解肌，甘能缓脾益气”。故凡是外感表证，只要有热象存在，而又不是脾胃虚寒之人，皆可用之。刘老认为生石膏体重而气轻，辛凉开腠，但辛而不燥，如以解肌透表为主，取其气轻和卫，剂量不宜过大；如以清热降火为主，取其体重潜镇，剂量可加倍。刘老注重时时顾护小儿胃气，常加用焦三仙健脾调胃，为防止大剂量石膏损伤胃阳，嘱药后给稀粥以调养胃气。

病案举例

患儿刘某，女，3岁。2006年6月28日就诊。

发热2天。患儿因受凉而发热，最高体温40.1℃，流涕，烦躁哭闹，昼夜不安，曾用头孢克洛及退热剂等未见好转。就诊时症见高热，鼻塞，流清涕，口渴，烦躁哭闹，手足有时微掣动，皮肤灼手，颜面鲜红，疲惫乏力，食欲不佳，口唇干燥，大便2日未解，舌红苔黄，指纹紫滞。此为外邪未解，入里化热，胃热津伤，腑气不通，且有火热伤肝，引动肝风之征象。治宜清热解毒，苦寒泻火，方用三黄石膏汤加减。

黄芩10g，黄连10g，栀子10g，生石膏30g（先煎），寒水石30g，生地10g，薄荷10g（后下），连翘10g，芦根30g，竹叶6g，制大黄10g，焦三仙各10g。

3剂，水煎服。

服用1剂后，大便通，热度降至37.8℃，再服2剂后热退，神清气爽。

二诊：发热已退，流涕，咳嗽，有痰，食欲欠佳，二便调，舌淡红，苔薄白，指纹紫。方用麻杏石甘汤合止嗽散加减。

炙麻黄3g，杏仁10g，生石膏25g（先煎），甘草3g，桔梗5g，前胡5g，炙紫菀10g，炙百部10g，橘皮6g，莱菔子6g，焦三仙各10g。

3剂，水煎服。

寒水石

古方寒水石为硫酸盐类矿物芒硝的天然晶体，近代寒水石分为北寒水石和南寒水石，北寒水石主要成分为硫酸钙，尚含有铁、铝等杂质，南寒水石主要成分是碳酸钙，尚含镁、铁、锰、锌等杂质。寒水石性寒，味辛、咸，归心、胃、肾经，具有清热泻火、利窍、消肿之功。《名医别录·中品》云寒水石功效为“除时气热盛，五脏伏热，胃中热，烦满，止渴，水肿，少腹痛”。故刘老临床常选用寒水石配生石膏治疗小儿邪在气分，壮热不退。临床常用中成药“清音丸”及“清咽片”，均选用寒水石清热泻火治疗咽喉肿痛证而取效，因此刘老以清咽利膈汤加寒水石治疗小儿急性咽炎伴高热、化脓性扁桃体炎，每获良效。

（一）烂喉丹痧

病案举例

患儿路某，女，6岁，2006年4月12日就诊。

发热2天，皮疹1天。初起高热恶寒，最高体温达39.3℃，咳嗽不爽，咽痛不适，精神倦怠，食欲不振，发热1天后，皮肤起疹，如鸡皮样，弥漫成片，口干欲饮，尿赤，大便2日未解。查体：颜面、躯干皮肤弥漫充血，躯干、四肢可见粟粒样细小红疹，压之退色，咽部充血明显，双侧扁桃体Ⅱ°肿大，有白色脓点，心肺（-），舌尖红起刺，形如草莓，苔中白厚，脉滑数有力。化验血常规：白细胞 15.6×10^9/L，中性粒细胞0.84，淋巴细胞0.14。诊为烂喉丹痧，此证为感受痧毒疠气，热入气分，邪犯肺胃。手太阴之脉上从肺系，肺火上冲，故高热，咳嗽不爽；足阳明之脉上循咽喉，邪火充斥，熏灼咽喉，故咽喉肿痛糜烂。治宜清热泻火，解毒利咽，方用清咽利膈汤加减。

寒水石20g，生石膏20g（先煎），黄连5g，黄芩10g，栀子10g，银花10g，连翘10g，牛蒡子10g，玄参10g，大青叶10g，鲜芦根30g，赤芍10g，生大黄6g（后下），芒硝6g（冲），甘草6g。

3剂，水煎服。

另用锡类散1瓶，频频吹喉。

二诊：药后身热已退，皮疹减退，咽喉肿痛减轻，脓点消失，大便已通，舌红苔少而干，脉象细数。刘老认为疠邪虽退，蕴热尚盛，虑及小儿阴未充足，故拟清热解毒，养阴生津。

寒水石20g，生石膏20g（先煎），生地10g，玄参10g，鲜石斛10g，银花10g，连翘10g，牛蒡子10g，鲜芦根30g，赤芍10g，生苡仁10g，甘草6g。

5剂，水煎服。

按：刘老强调烂喉丹痧属丹痧重症，为疫火灼伤脏腑。病初虽用清热泻火，佐以疏风透达，然而痧出鲜红，咽喉糜烂，是为阴液素亏，不耐疫火之熏蒸，治疗时必须参以甘寒养阴，正如清代陈耕道在第一部烂喉痧专书《疫痧草·疫痧辨论章·辨论疫痧正阴不足》中所言："阴虚疫盛者，无汗灼热，神昏喉烂，痧隐成片，而舌绛且光短而强，阴液燥涸，毙甚速……正阴者，人之赖以为生也。"本证清热泻火与养阴生津并用，因而收效甚速。

（二）风热乳蛾

患儿张某，男，4岁，2008年3月7日就诊。

高热3天，最高体温39.8℃，咽痛口渴，鼻塞流涕，精神不振，纳呆。查体：咽部充血，双侧扁桃体Ⅲ°肿大，有白色脓点，心肺（-），舌红，苔白腻，脉浮数。刘老诊为风热乳蛾，证因外感风热之邪，上焦宣展失司，邪郁不达，故而高热不退，喉核红肿糜烂。治当辛凉解表，佐以清热泻火，方用银翘散加减。

银花10g，连翘10g，牛蒡子10g，淡竹叶10g，桔梗10g，鲜芦根30g，寒水石25g，射干10g，僵蚕10g，板蓝根10g。

3剂，水煎服。

另用六神丸1瓶，早晚各5粒，开水送服。

二诊：药后身热已退，偶有咳嗽，精神转佳，但咽部仍红赤，双侧扁桃体Ⅱ°肿大，纳少，腹胀便秘，舌红，苔中白厚腻，脉滑数。刘老认为上焦风热之邪未彻，中焦尚有余滞未清，守上方加行气消食导滞之品。

银花10g，连翘10g，牛蒡子10g，桔梗10g，玄参10g，射干10g，板蓝根10g，陈皮10g，厚朴10g，枳壳10g，黄连2g，焦三仙各10g。

3剂，水煎服。

（三）烧烫伤

《本草求真·泻热》记载寒水石功效有“敷烫火水伤”。对于轻度烫伤烧伤者，以寒水石30g，生石膏30g，地榆炭30g，黄柏20g，大黄10g，共研细末，用麻油调敷患处，一般2～3天可见好转。此法具有清解火毒、燥湿消肿之功。

知　母

知母，性寒，味苦、甘，归肺、胃、肾经。《神农本草经·中品》谓其“主消渴，热中，除邪气，肢体浮肿，下水，补不足，益气”。刘老喜用知母配伍生地、麦冬、石斛等养阴生津，清热除烦，治疗各型消渴病。然而，针对儿科病种特点，刘老擅用该药治疗小儿外感热病、阴虚咳嗽、口疮、牙痛等疾病，多收佳效。

（一）治疗传染性单核细胞增多症

传染性单核细胞增多症属温病范畴，多表现为高热不退、口渴咽痛等症。刘老以知母配生石膏，清气解热，加用黄芩、淡竹叶、鲜芦根、牛蒡子等，疗效显著。

病案举例

患儿蒋某，男，1岁半，2006年6月5日就诊。

发热3天。高热持续不退，体温波动在39℃～40℃之间，唇红口渴，咳嗽不爽，大便稀，每日2～3次，小便黄。查体：咽红，扁桃体Ⅱ°肿大，颈部淋巴结肿大，心肺（－），舌尖红，苔白腻，指纹紫。血常规检查：白细胞11.2×10^9/L，中性粒细胞0.34，淋巴细胞0.66，异型淋巴细胞0.26。诊断为传染性单核细胞增多症。本证系风温上受，肺胃失宣，宗白虎汤加味以清气解热，泻火润燥。

生石膏25g（先煎），知母10g，粳米6g，甘草3g，六一散10g（包），黄芩10g，桑叶6g，连翘10g，青蒿10g，淡竹叶10g，鲜芦根30g，牛蒡子10g。

5剂，水煎服。

二诊：服用3剂后，热退汗出，小便较利，精神略振，微有咳嗽。查体：咽红，扁桃体Ⅰ°肿大，舌红，苔薄白。血常规检查：白细胞8.5×10^9/L，中性粒细胞0.43，淋巴细胞0.57，异型淋巴细胞0.14。再拟原方加减。

生石膏25g（先煎），知母10g，六一散10g（包），黄芩10g，南沙参10g，橘红5g，杏苡仁各30g，炙枇杷叶10g，焦三仙各10g。

5剂，水煎服。

三诊：服上药后诸症消失，患儿精神好，玩耍如常。查体：咽淡红，扁桃体无肿大，舌淡红，苔薄白。血常规检查：异型淋巴细胞0.06。

（二）治疗阴虚咳嗽

《本草纲目·草部一》云："知母之辛苦寒凉，下则润肾燥而滋阴，上则清肺金而泻火，乃二经气分药也。"刘老常用知母与川贝母配伍，清肺润燥，使肺之肃降功能恢复正常，用于阴虚咳嗽的久咳、干咳，痰少质黏，咳痰不爽等症。

病案举例

患儿刘某，女，8岁，2008年4月25日就诊。

咳嗽1月余。干咳痰少，头晕，偶有鼻衄，咽干暮甚，形体偏瘦，渴喜凉饮，大便干结，两日一行。舌红苔白，脉细数。

知母10g，川贝母5g，生地10g，当归10g，白芍10g，桑白皮10g，炙紫菀10g，炙枇杷叶10g，炒栀子10g，黄柏10g，杏仁10g。

7剂，水煎服。

按：刘老言脉证合参，本证显然无外感之象，实为肺肾阴虚，虚火上炎，冲击华盖所致，治当滋阴润肺，以复升降之常。

二诊：服药后咳嗽大减，虚火上炎之象稍杀，唯偶有头晕，晨起干咳，脉细数。效不更方，守上方加减。

知母10g，川贝母5g，生地10g，当归10g，白芍10g，麦冬10g，炙紫菀10g，杏仁10g，阿胶10g（烊化），生谷芽10g，生牡蛎20g。

7剂，水煎服。

（三）治疗口疮、牙痛

小儿口疮、牙痛多为脾胃积热化火，循经上炎所致，常伴流涎、拒食、溲赤、便干等症。刘老常用知母配黄连、生地、六一散等，疗效显著。

病案举例

患儿关某，女，1岁半，2007年5月11日就诊。

口舌生疮，流涎湿透衣襟，拒食，烦躁哭闹，小便色黄味臊，大便偏干，舌尖红苔黄。

生地10g，知母10g，黄连1.5g，川木通3g，淡竹叶10g，六一散10g（包），茯苓10g，猪苓10g，泽泻10g，白术10g，灯心草1g，连翘10g，焦三仙各10g。

3剂，水煎服。

另：吴茱萸末6g，醋调睡前外敷足心。

按：本案所用方药为导赤散合五苓散加减，有清解心脾火热的作用，配合外治法吴茱萸醋调敷足心，引火下行，用药3剂即愈。

芦　根

芦根为禾本科植物芦苇的根茎，而芦苇的秆茎称为苇茎。《本草经集注·草木下品》曰："芦根，味甘，寒，主治消渴，客热，止小便利。"《医学衷中参西录·药物》

云："《千金》苇茎汤，释者谓苇用茎不用根者，而愚则以为不然。根居于水底，是以其性凉而善升……是其上升之力可至脑部而况于肺乎。"刘老认为芦根、苇茎是同一植物的不同药用部位，两者因来源极为接近，全国大部分地区均认为两者是同一药材，只用芦根冠名，在处方给付上都是配给芦根。芦根、苇茎两者功效相近，芦根有清热生津、利尿之效，而苇茎更善清泄肺热。

（一）芦根配竹叶治疗风热咳嗽

对于风热犯肺，肺失肃降所致的风热感冒证和风热咳嗽证，临床症见发热、咳嗽、有痰、鼻塞、流涕等，刘老常用止嗽散加鲜芦根30g、竹叶10g以疏风宣肺，止咳化痰。若诊为急性支气管炎者，则选用麻杏石甘汤加鲜芦根30g、竹叶10g以清热宣肺，止咳化痰。芦根鲜品疗效更佳，宜大剂量，用量多为30g。

病案举例

患儿宋某，女，6岁，2007年12月4日就诊。

咳嗽、流涕6天。晨起咳嗽明显，有痰，鼻塞，流涕，无发热，纳少，二便调。查体：咽红，扁桃体无肿大，心肺（－），舌尖红，苔薄白，脉浮滑。证属风热感冒，治以疏风宣肺，止咳化痰，方用止嗽散加减。

前胡10g，桔梗3g，紫菀10g，百部10g，杏仁10g，苏子5g，鲜芦根30g，竹叶10g，牛蒡子10g，枇杷叶10g，焦三仙各10g，香稻芽10g。

5剂，水煎服。

服用3剂后，咳嗽减轻，无流涕。服完5剂后，咳嗽消失，食欲正常。

（二）芦根配竹茹治疗呕逆吐酸

芦根性味甘寒，《唐本草·草部下品》记载其"疗呕逆不下食、胃中热、伤寒患者弥良。"竹茹甘微寒，《本草蒙筌·木部》记载其功效为"主胃热呃逆殊功，疗噎膈呕哕神效。"两药皆入肺、胃经，善清肺胃之热。刘老在临床上见患儿因胃热出现呕吐、吐酸者，常加用鲜芦根30g，竹茹10g，疗效颇佳。

（三）芦根代苇茎治疗痰热壅肺证

治疗肺痈的名方苇茎汤，出自《备急千金要方·肺脏·肺痈第七》，由苇茎、生薏苡仁、瓜瓣（冬瓜子代）、桃仁四味药组成。《成方便读·外科之剂》曰："桃仁、甜瓜子皆润降之品，一则行其瘀，一则化其浊，苇茎退热而清上，苡仁除湿而下行，方虽平淡，其散结通瘀、化痰除热之力，实无所遗。"临床上刘老常用芦根代替苇茎，并根据儿科特点，以苇茎汤治疗小儿肺炎痰多，证属痰热壅肺者。

病案举例

患儿刘某，男，6岁，2007年6月8日就诊。

咳嗽9天。病初高热，最高体温39.5℃，咳嗽，夜间尤甚，有痰，在外院拍胸片诊为支气管肺炎。静脉滴注头孢曲松5天后，发热退，仍咳嗽，痰多，吐黄脓痰，咳甚胸痛，纳呆，二便可。查体：咽红，扁桃体无肿大，双肺呼吸音粗，两肺底可闻及中小水泡音，心（-），舌质红，苔黄腻，脉滑数。诊为肺炎喘嗽，痰热壅肺证，治以清热利湿，化痰止咳，方用苇茎汤加减。

鲜芦根 30g，薏苡仁 15g，冬瓜子 10g，桃仁 10g，鱼腥草 15g，杏仁 10g，黄芩 10g，枇杷叶 10g，桑白皮 10g，桔梗 10g，丹参 10g。

7 剂，水煎服。

服用 7 剂后，咳嗽、咳痰大减。继守上方，去鱼腥草、丹参，加焦三仙各 10g，砂仁 2g，再进 5 剂后，咳嗽消失，食欲正常。

竹叶、淡竹叶

竹叶为禾本科常绿竹状乔木的干燥叶片，而淡竹叶是禾本科多年生草本植物淡竹叶的干燥茎叶。竹叶与淡竹叶性味归经相同，功效相近，但并非一物。两者均性寒，味甘淡，归心、肺、胃经。《名医别录·中品》记载竹叶功效为“主除烦热”；《本草纲目·草部五》记载淡竹叶功效为“去烦热，利小便，清心”。因此刘老常言竹叶长于清心肺之热，淡竹叶长于清热利尿。

（一）竹叶配石膏用于麻疹咳嗽

刘老认为麻毒为阳邪，易伤津耗气，早期治疗宜清、宜透，后期疹退，余热未尽，治宜养阴生津，清解余热。早期不宜辛温或苦寒太过，以防伤阴，后期不宜滋腻，以免留邪。

病案举例

患儿王某，男，4 岁，2005 年 3 月 12 日就诊。

发热 5 天，皮疹伴咳嗽 4 天。现热退，咳嗽频繁，鼻流浊涕，口干唇燥，红疹满布全身，精神食欲欠佳，尿黄，便干。查体：神清，全身皮肤满布暗红色斑丘疹，咽部充血，双肺呼吸音粗，未闻及干湿啰音，心腹未见异常，手足心可见稀少红疹。舌红少津，苔黄，脉数。刘老认为本证属于麻疹后期，余毒未清，痰热恋肺，气阴两伤。治当清热化痰，益气养阴，宗竹叶石膏汤意，以防咳喘生变。

竹叶 10g，生石膏 30g（先煎），黄芩 10g，栀子 10g，生地 10g，玄参 10g，麦冬 10g，连翘 10g，知母 10g，丹皮 10g，鲜芦根 30g。

3 剂，水煎服。

二诊：服药后，咳嗽减轻，皮疹消退，精神转佳，唯口渴思饮，纳食欠佳，小便短赤，苔白脉缓。刘老认为此为痰热久恋，津液亏伤之象，前方既效，无需更方。

竹叶 10g，生石膏 30g（先煎），黄芩 10g，栀子 10g，生地 10g，杏苡仁各 10g，连翘 10g，知母 10g，生谷芽 10g，炙枇杷叶 10g。

3 剂，水煎服。

（二）淡竹叶配黄连用于小儿夜啼

夜啼又称“惊啼”，是指小儿不明原因的入夜啼哭不安而白天如常的一种病证，主要见于小婴儿。《幼科发挥·心所生病·诸疮》曰：“心属火恶热，心热则烦，多夜啼。”小儿夜啼多为内有蕴热，积热上炎，扰于心神，出现烦啼。刘老治疗夜啼常用淡竹叶配黄连，加蝉蜕、生地、灯心草、栀子、生牡蛎等，清心泻火，安神除烦。

病案举例

患儿夏某，男，4个月，2006年5月23日就诊。

近1周患儿夜间睡眠不安，间断啼哭，烦躁，汗多，乳食差，大便干结，小便短黄，舌尖红，苔薄白微黄，指纹青紫。刘老辨证为心经积热，治以清心导赤，泻火安神，选用黄连导赤散加减。

生地8g，淡竹叶6g，川木通3g，黄连1.5g，栀子5g，知母8g，丹皮5g，蝉蜕5g，生牡蛎15g，灯心草3g，生麦芽10g。

3剂，水煎服。

二诊：服3剂后，小儿未再夜啼，盗汗减少，二便调。继守原方3剂，调理而愈。

栀　子

栀子，性苦、寒，入心、肺、胃、三焦经，具有泻火除烦、凉血解毒功效。《名医别录·中品》载栀子“大寒，无毒。主治目热赤痛，胸心大小肠大热，心中烦闷，胃中热气”。《本草纲目·木部三》载栀子“治吐血、衄血、血痢、下血、血淋、损伤瘀血，及伤寒劳复、热厥头痛、疝气、汤火伤”。刘老云栀子清热凉血除烦，可泻三焦之火，外感、内伤杂病用之多获良效。此外，栀子还善治各经之火，心火者加黄连3g；肺火者加黄芩9g；胃火加石膏15g；肾火者加知母9g，黄柏9g；大肠火者加地榆9g；小肠火加天冬、麦冬各9g。

（一）治疗反流性食管炎

栀子、淡豆豉配伍为栀子豉汤，源于《伤寒论·辨太阳病脉证并治》，为治疗阳明病经证和太阳病变证的方剂。“发汗吐下后，虚烦不得眠，若剧者，必反复颠倒，心中懊侬，栀子豉汤主之。”刘老临床应用栀子豉汤治疗反流性食管炎。反流性食管炎从临床表现烧心、泛酸、胸痛、舌红苔黄、脉弦来看，属于热扰胸膈证。栀子质禀轻浮，能上入心胸而清热除烦，性属苦寒，能迫热下行而利小便；豆豉气味俱轻，既能清表宣热，又能和降胃气。二药相伍，降中有宣，宣中有降，为清宣胸膈郁热之良方。

病案举例

患儿王某，女，14岁，2005年10月12日就诊。

近1年来时感胃脘部不适，腹胀嗳气，食少泛酸，咽痛咳嗽，心烦不安，曾在北京市儿童医院进行胃镜检查，诊断为反流性食管炎。现嗳气泛酸，咽痛咳嗽，心烦不安，大便偏干，舌红少苔，脉弦细。

栀子10g，淡豆豉10g，丹参10g，郁金10g，天冬10g，麦冬10g，全瓜蒌12g，法半夏6g，黄连3g，石斛10g。

7剂，水煎服。

二诊：服药后嗳气泛酸消失，二便正常，偶有咳嗽，仍胃纳少，舌质偏红，苔薄白，脉弦。守上方去半夏、黄连，加陈皮10g，炒莱菔子10g，香稻芽10g，再进14剂巩固。

（二）治疗胃火牙痛

牙龈属胃，牙痛多属胃火上炎，熏蒸齿龈，则疼痛不已，多表现为齿龈红肿、口干、便秘、舌红、苔黄等。刘老常以栀子配伍石膏、知母、大黄、黄连等，石膏、知母清热泻火；大黄清热通便，使邪热有出路，随大便而去；黄连主清心火而兼清胃火；栀子通泻三焦之火，并导热下行。诸药相伍，其清泻胃火之功更著，用于治疗胃火牙痛，疗效显著。

（三）治疗鼻衄

病案举例

患儿高某，男，4岁，2006年9月25日就诊。

患儿有鼻衄史，平素喜食油炸及膨化食品，近1周来鼻出血频繁，出血量不多，点滴而出，血色红赤，冷敷头额即止，唇红口干，大便秘结，舌尖红，苔薄白，脉细数。刘老认为小儿稚阴不足，阳气为之偏盛，饮食辛燥炙煿，日久易郁而化火，火性炎上，迫血妄行，溢出清道，故为鼻衄，法当清热凉营止血。

生地10g，赤芍10g，丹皮10g，炒栀子10g，黄芩10g，白茅根30g，藕节10g，全瓜蒌10g，生大黄6g（后下），茜草根10g，侧柏炭10g。

5剂，水煎服。

二诊：服药3剂后，未再出现鼻衄，大便通畅。近日出现干咳少痰，咽干口渴，小便微黄，舌质淡红，苔白，脉数。刘老认为此患儿郁热趋解，血已循经，现干咳少痰为感受温燥，肺失清肃所致。温燥灼液，最易出现鼻干、鼻衄，故宜清宣温燥，拟桑杏汤以治之。

桑叶8g，杏仁10g，沙参10g，浙贝母10g，黄芩10g，炒栀子10g，白茅根30g，海浮石15g，炙枇杷叶10g。

3剂，水煎服。

第二节　清热燥湿药

黄　芩

黄芩，味苦性寒，归肺、胃、肝、胆、大肠经。苦为火味，寒能胜热，故黄芩具有清热燥湿、泻火解毒、凉血止血、除热安胎之功效。《医学启源·药类法象·寒沉藏》中对黄芩的主治作用论述道："黄芩，治肺中湿热，疗上热目中肿赤，瘀血壅盛，必用之药。泄肺中火邪，上逆于膈上，补膀胱之寒水不足，乃滋其化源也。"《主治秘要》云：黄芩"性凉，味苦甘，气浓味薄，浮而降，阳中阴也。其用有九：泻肺经热一也；夏月须用二也；去诸热三也；上焦及皮肤风热风湿四也；妇人产后，养阴退阳五也；利胸中气六也；消膈上痰七也；除上焦及脾诸湿八也；安胎九也。单制、二制、不制，分上中下也。又云：苦，阴中微阳，酒炒上行，主上部积血，非此不能除。肺苦气上逆，急食苦以泄之，正谓此也。"刘老指出，黄芩最善于清气分之热，并由肺而下通三焦，达于膀胱，以利小便，因其色黄而微清，故又善入肝胆以清热，用以治疗少阳寒热往来。故在临床中，刘老用黄芩治疗肺热咳嗽、热病高热神昏、肝火头痛、目赤肿痛、湿热黄疸、泻痢、热淋、吐衄血、痈肿疔疮等症。

（一）黄芩配黄连、干姜、半夏等，用于痞满呕吐等症

刘老指出，黄芩苦寒，有清热燥湿之功，尤善清中上焦湿热，故可用于湿温暑湿，湿热郁阻，或湿热中阻等出现胸脘痞闷、恶心呕吐等。

病案举例

徐某，女，7 岁半。

夜半自觉肢冷，继则身热头痛，神疲不振，脘满泛恶，晨起呕吐 2 次，伴腹痛，身热未退，面黄咽肿，口干欲饮，苔薄黄，脉浮数。刘老指出，此患儿证属秋凉外束，暑湿内蕴，邪郁不达，热迫上冲所致，治以辛凉泄热，苦降和中。

银花 10g，薄荷 3g（后下），连翘 10g，生石膏 25g（先煎），藿香 5g，淡竹茹 3g，益元散 10g（包），黄芩 5g，枳实 5g，川连 2g，泽泻 6g。

3 剂，水煎服。

（二）黄芩配葛根、黄连等，用于大肠湿热泄泻痢疾等

刘老指出，黄芩可与葛根、黄连配伍，如葛根芩连汤，治疗湿热下注之泄泻，方中黄芩、葛根、黄连共奏清热解毒止痢之功。

病案举例

胡某，男，5 岁。

晨起腹泻，色黄黏腻，味腥秽，已经5次，泻时腹痛下坠，伴呕吐发热，汗出嗜睡，口渴欲饮，溲黄而短，心烦气粗，苔薄白，脉数。刘老指出，此患儿外邪夹滞，内陷阳明，治当以清化和中，佐以导滞，方用葛根芩连汤加减。

葛根5g，马尾连5g，黄芩5g，槟榔3g，煨木香5g，炒川朴5g，薄荷3g（后下），生甘草3g，泽泻5g，猪茯苓各6g，焦三仙各10g。

3剂，水煎服。

（三）黄芩配连翘、黄连等，用于痈肿疮毒、咽喉肿痛等

刘老指出，痈肿疮毒多为火毒内炽，黄芩有较强的泻火解毒之力，故可用于治疗火毒炽盛的疮痈肿毒、咽喉肿痛。

病案举例

刘某，女，3岁。

右耳后连颈部红肿，形如桃核，按之痛甚，壮热形寒，有汗不解，口干心烦，小便黄涩，苔薄白，指纹紫。刘老指出，此患儿少阳胆火内炽，风邪外袭，气血怫郁，凝结不散，治当清热解毒，以消痈肿。

荆芥5g，防风5g，柴胡10g，川芎3g，黄芩5g，连翘6g，银花6g，赤芍5g，山栀3g，甘草2g，龙胆草5g。

5剂，水煎服。

（四）黄芩配生地、白茅根、三七等，用于血热吐衄等

刘老指出，黄芩具有清热凉血止血之功效，故可治疗火毒炽盛迫血妄行的出血证，如吐血、衄血、便血等。

病案举例

韩某，男，9岁。

咳嗽已3周，近因多食油腻，咳嗽愈来愈剧，痰堵胸闷，咳则带血，胸胁牵痛，颧赤唇红，大便干结，小便黄，苔白，脉数。刘老指出，此患儿属久咳伤肺，痰热内恋，化火上升，血随气逆，故咳血不已，治当清肺涤痰，以制上炎之火。

南沙参6g，桑叶10g，海浮石10g，净蛤粉10g，川贝母5g，胖大海5g，黄芩5g，黄连1.2g，生石膏25g（先煎），白茅根15g，侧柏叶10g，茜草5g。

7剂，水煎服。

（五）黄芩配桑叶，用于肺热咳嗽

刘老指出，黄芩善清肺火及上焦之实热，肺失清降，咳嗽痰稠，即可用之。

病案举例

阎某，男，6岁。

咳嗽月余未解，近2日咳嗽愈剧，痰咳不出，鼻流浊涕，入暮身热，颧红，口干欲饮，胃纳不振，有时夜间鼻衄，舌红苔白，脉弦数。刘老指出，此患儿属外邪束肺，

郁而化热。

南沙参6g，桑叶6g，杏苡仁各10g，黄芩5g，黑山栀3g，胖大海3g，净蛤粉10g，炙杷叶6g，川贝母5g，白茅根15g。

7剂，水煎服。

黄　连

黄连，味苦性寒，归心、肝、胃、大肠经。苦能燥湿，燥为火之性，故黄连具有清热泻火、燥湿解毒之功效，可用于火毒燔灼、湿热壅滞之多种疾病，尤长于清心除烦。《本草汇言·草部·山草类》对黄连则有较为详细的描述："黄连，解伤寒疫热……退心脾郁热，祛下痢赤白后重之恶疾。又如惊悸、怔忡、烦乱、恍惚而神志不宁，痛痒、疮疡、斑毒痞痘而邪热有余，黄连为必用也。若目痛赤肿，睛散羞明，乃肝之邪热也；呕逆恶心，吞吐酸苦，乃脾之邪热也；胁痛疝气，心下痞满，乃肝脾之邪热也；舌烂口臭，唇齿燥裂，乃心脾之邪热也。均属火热内甚，阳盛阴衰之证，非此不治。设或七情之火，聚而不散，六郁之火，结而不舒，用二陈以清之可也，然无黄连之苦寒，则二陈不能独清；吐血衄血，妄奔于上，溲血淋血，妄泄于下，用四生以止之可也，然无黄连之少佐，则四生不能独止。又有肠风下血，用之可以厚肠胃而止血。小便热闭，用之可以清内热而行便。又能退伏热而消蓄暑，其功专于泻火。清湿热而治疳热，其味在于苦寒。若胃虚不足，苦寒有不可投，姜汁制炒可也。阴分之病，苦寒有不能入，醇酒制炒可也。按法乘机而用，药至病自除矣。"刘老指出，黄连善入心以清热，心中之热清，则上焦之热皆清，故善治眩晕，目疾肿痛，口舌生疮，心火亢盛，烦躁不寐等症。性凉而燥，寒能清热，故治湿热郁于心下，而作痞满，以及下痢脓血等症。刘老在临床治疗中常芩、连同伍使用。

（一）黄连配黄芩、连翘、柴胡、桔梗、石膏等，用于时行热病，表邪已解，里热独炽，或表里俱热等

刘老指出，黄连对心经有热，证见高热烦躁者最为理想。黄芩虽有清心之功，较之黄连，稍逊一筹，故在处方中常用黄芩协助黄连，共奏泻火解毒、清心除烦之功。

病案举例

徐某，男，5岁半。

恶寒高热，耳下疼痛，腮部红肿，烦躁不安，睡眠不实，咳嗽痰响，目赤羞明，口渴，大便干，小便黄，舌质红，苔薄黄，脉浮数。刘老指出，此患儿因温热时毒，夹少阳相火上攻，治当以清热解毒，使上焦之温毒，从速消散，方用普济消毒饮加减。

柴胡3g，薄荷3g（后下），连翘10g，生石膏25g（先煎），大青叶15g，黄连1.5g，黄芩5g，玄参6g，马勃3g，桔梗3g，甘草3g。

3剂，水煎服。

（二）黄连配黄芩、葛根、黄柏、芍药等，用于湿热或火毒壅滞肠间，传导失常所致的热痢热泻等

刘完素曰："古方以黄连为治痢之最，盖治痢唯宜辛苦寒药，辛能发散，开通郁结，苦能燥湿，寒能胜热……诸苦寒药多泄，唯黄连、黄柏性冷而燥，能降火祛湿，而止泻痢，故治痢以之为君。"刘老也指出，在古今医家的处方中，均有芩、连共伍，如《宣明论方》的芍药汤用以治疗湿热下痢，方中黄芩、黄连能够清热解毒，苦燥湿热。又如治疗湿热下注泄泻的葛根芩连汤，方中黄芩、黄连能够清热解毒止痢。

病案举例

胡某，男，8岁。

近日大便骤利3次，均为黏液脓血便，伴腹痛、发热、口渴，精神可，无恶心、呕吐，苔白根腻，脉数。刘老指出，此患儿外受秋凉，内伤生冷，阳明积滞内凝，浊邪下注成痢。治以解外感表邪，疏中焦之积滞，方用葛根芩连汤加减。

葛根5g，黄连1.5g，黄芩5g，六一散10g（包），木香3g，炒川朴2g，枳实5g，银花炭10g，焦苡仁10g，焦三仙各10g，秦皮1g。

3剂，水煎服。

（三）黄连配黄芩、半夏等，用于痞满呕吐、胃脘痛等

黄连清热燥湿之力胜于黄芩，尤长于清中焦湿火郁结，故可用于湿热中阻，气机不畅，脘腹痞满，恶心呕吐等症。

病案举例

孙某，女，3岁。

呕吐一日3~4次，食入即吐，量多味酸，口干喜饮，身热暮作，夜卧不安，面赤气粗，大便干，舌红苔白，脉数。此患儿系湿热蕴蓄阳明，胃失和降所致，证属热吐，治以清热止呕，方用黄连竹茹汤加减。

黄连1.5g，姜竹茹2g，生石膏25g（先煎），寒水石10g，橘皮3g，法半夏3g，炙杷叶5g，黑山栀3g，枳壳3g，川郁金3g，灶心土15g（煎汤代水）。

3剂，水煎服。

（四）黄连配黄芩、黄柏、连翘等，用于痈肿疮毒、咽喉肿痛等

《本草纲目·草之二·山草类》曰："诸痛痒疮疡，皆属心火，凡诸疮宜以黄连、当归为君，甘草、黄芩为佐。"痈肿疮毒多为心火偏旺，火毒内炽，或湿热壅滞，外加风热承袭为患。临床上多用黄芩、黄连配黄柏以清热燥湿，解毒泻火。尤其对好发于口、舌、耳、鼻等窍道的疮疡，及下肢湿热疮毒，疗效更好，既可外用亦可内服。

病案举例

刘某，男，9岁。

咽喉肿痛3日，饮食难下，大便干，小便黄，舌红，苔黄腻，脉弦数。此患儿喜

食肥甘厚腻，胃肠积热，上熏咽喉，故致咽喉肿痛，治以清热解毒，以消痈肿。

黄连2g，黄芩10g，黄柏6g，甘草3g，桔梗3g，连翘10g，当归5g，赤芍6g，薄荷3g（后下），灯心草1g。

3剂，水煎服。

龙胆草

龙胆草，味苦性寒，归肝、胆二经，有清热燥湿、泻肝定惊之功效。《景岳全书·本草正·山草部》曰："龙胆草，乃足厥阴、少阳之正药，大能泻火，但引以佐使，则诸火皆治……凡肝肾有余之火，皆其所宜。"《本草新编·角集》曰："龙胆草，其功专于利水，消湿，除黄疸，其余治目、止痢、退热、却肿，皆推广之言也。但此种过于分利，未免耗气败血，水去血又去，湿消气又消，初起之水湿黄疸，用之不得不亟，久病之水湿黄疸，用之不可不缓，正未可全恃之为利水神丹，消湿除痹之灵药也。或谓龙胆草治湿热尤利，瘅病正湿热之病也，然用龙胆草以治黄疸，多有不效者何也？黄疸实不止湿热之一种也，有不热又成黄病者，非龙胆草所能治也。尤胆草泻湿热，不能泻不热之湿也。"刘老在临床中常选龙胆草用于治疗湿热黄疸，小便淋痛，阴肿阴痒，湿热带下，及肝胆实火之头胀头痛，目赤肿痛，耳聋耳肿，胁痛口苦，热病惊风抽搐等症。

（一）龙胆草配柴胡、黄芩、木通等，用于肝火头痛，目赤肿痛，耳聋耳肿，胁痛口苦等症

《医学启源·药类法象·寒沉藏》曰："治黄目赤肿，睛胀，瘀肉高起，痛不可忍，以柴胡为主，龙胆为使，治眼中疾必用药也。"刘老指出，龙胆草大苦大寒，与芩、连同功，苦寒沉降，专泻肝胆实火。

病案举例

（1）肝阳头痛案

李某，女，8岁。

头痛阵作1月余，前额重，筋脉掣起，连及眼珠，以致哭闹不安，性情急躁，食欲欠佳，便干溲黄，两眼轻度浮肿，苔白厚，脉弦滑。此患儿证属木郁化火，肝阳鼓动，夹以痰浊上冲颠顶，而为头痛，治当平肝清热，佐以涤痰。

生石决明18g（先煎），钩藤10g，杭菊花6g，大白芍10g，龙胆草5g，黑山栀5g，黄芩6g，枳壳5g，夏枯草5g，半夏曲10g，灯心草1g。

7剂，水煎服。

（2）耳目肿痛案

邹某，男，6岁。

12天前出疹，毒热泄而未畅，近4天，右眼突发红肿，羞明多泪，分泌物多，右耳门红肿起泡，耳道流脓，入夜恶寒微热，夜半始退，急躁爱哭，口干喜饮，小便黄赤，苔白，脉数。此患儿疹毒未清，余热逗留肝肺，循经上炎，故耳目肿痛，治当清

热解毒。

龙胆草5g，黄芩5g，生石膏25g（先煎），知母5g，粉丹皮5g，生地黄10g，菊花5g，连翘6g，黄柏6g，灯心草1g。

5剂，水煎服。

（二）龙胆草配黄连、钩藤等，用于肝经热盛，热极生风所致急惊风、抽搐等症

刘老指出，急惊风多因外感时邪，内蕴痰热而发病。小儿为纯阳之体，感邪之后，易从热化，热极则生痰生风，食滞痰郁亦可火化，火盛生痰，痰盛发惊，惊盛生风，其病变主要在心、肝二经。龙胆草苦寒沉降，专泻肝胆实火。

病案举例

（1）肝阳抽搐案

张某，男，2岁。

2天前，因高热突发抽搐，口吐白沫，四肢强直，至医院就诊，诊为上呼吸道感染、高热惊厥。2天来，仍有高热，心烦不安，精神躁急，四肢不温，面赤唇红，舌尖红，苔白腻，指纹紫。此患儿证属邪郁化热，热极生风，肝风内动而抽搐，治当清肝泻火。

柴胡3g，白芍6g，枳实5g，生甘草3g，黑山栀3g，薄荷3g（后下），钩藤6g，龙胆草5g，通5g，石菖蒲3g。

5剂，水煎服。

（2）肝亢风动案

徐某，男，8岁。

频发点头眨眼，耸肩张口，四肢抽动已半年，确诊为抽动－秽语综合征。烦躁不安，性情固执，便干溲黄，舌红，苔白厚，脉弦数。此患儿证属肝亢化火，厥阴风动，治当泻肝清火，息风镇惊。

龙胆草10g，山栀5g，制军10g，羌活5g，防风5g，蜈蚣1条，当归10g，川芎5g，钩藤6g，菊花10g，大白芍10g，全蝎3g。

14剂，水煎服。

（三）龙胆草配黄柏、苦参等，用于阴肿阴痒、带下湿疹、黄疸尿赤等证

刘老认为，龙胆草大苦大寒，与芩、连同功，能清热燥湿，尤善清下焦湿热，故可治疗湿热下注之阴肿阴痒、带下湿疹等。

病案举例

高某，女，14岁。

半年来，带下淋漓不断，色淡微黄，伴有阴痒，纳食可，面黄无华，小便浑，舌苔黄，脉濡缓。刘老指出，此患儿证属脾虚生湿，湿郁化热，湿热流入带脉，带脉约束无权，治当清利湿热，佐以燥脾。

苍白术各10g，黄柏10g，生地10g，柴胡10g，龙胆草10g，泽泻10g，山栀10g，细木通8g，车前子10g（包），灯心草1g。

5剂，水煎服，余药水煎后外洗会阴部。

苦　参

苦参，味苦性寒，入肝、心、肾、大肠经、膀胱经，具有清热燥湿、祛风杀虫、利尿之功效。《神农本草经·中品》曰：“主心腹结气，癥瘕积聚，黄疸，溺有余沥，逐水，除痈肿，补中，明目止泪。”《名医别录·中品》也对其功效有记载：“养肝胆气，安五脏，定志益精，利九窍，除伏热肠澼，止渴，醒酒，小便黄赤，治恶疮，下部䘌，平胃气，令人嗜食。”但此药苦寒伤胃、伤阴，《本草汇言·草部·山草类》中亦讲道：“苦参，祛风泻火（李时珍），燥湿去虫之药也（陶弘景）。前人谓苦参补肾补阴，其论甚谬。盖此药味苦气腥，阴燥之物，秽恶难服，唯肾气实而湿火盛者宜之。若火衰精冷，元阳不足，及年高之人，胃虚气弱，非所宜也。”刘老临床上主要用苦参治疗湿热泻痢、肠风便血、黄疸、小便不利、水肿、疥癣、皮肤瘙痒、湿毒疮疡等症。

（一）苦参用于湿热下痢、肠风便血、黄疸等

《神农本草经百种录·中品》曰：“苦参，专治心经之火，与黄连功用相近。但黄连似去心脏之火为多，苦参似去心腑小肠之火为多，则以黄连之气味清，而苦参之气味浊也。”刘老指出，苦参性味苦寒，有清热燥湿之功效，故对于湿热蕴结肠胃，腹痛泄泻，下痢脓血；湿热便血，肠风便血；湿热蕴蒸，黄疸尿赤等湿热病证有良好的疗效。

病案举例

胡某，男，16岁。

腹泻5天，腹痛阵作，暴泻不止，日十余行，泻下清水，肛门灼热，重坠不适。身热唇红，口干饮冷，胸闷脘胀，食欲不振，小便黄，苔白，脉滑。此患儿湿热夹滞内阻，脾胃运化失常，清浊混淆，以致热蒸于上，湿注于下，发为泄泻，治当清利湿热。

葛根10g，黄芩10g，黄连3g，藿香6g，陈皮6g，枳实6g，苦参6g，木香5g，泽泻10g，蝉衣3g，茯苓10g，炒川朴3g，焦三仙各10g。

5剂，水煎服。

（二）苦参配蛇床子、黄柏等，用于带下病、湿疹

苦参苦寒开降，可清下焦湿热，并可通利小便，又有杀虫止痒的功效。故苦参对湿热下注，带下色黄，阴肿阴痒，以及湿疹、皮肤瘙痒均疗效显著，既可内服亦可外用。

病案举例

（1）湿热带下案

胡某，女，12岁。

1年来，带下淋漓不断，色淡微黄，伴有阴痒，纳食可，面黄无华，小便浑，苔黄，脉濡缓。此患儿证属脾虚生湿，湿郁化热，湿热下注，治当清利湿热，佐以燥脾。

苍白术各5g，黄柏5g，龙胆草5g，生地6g，柴胡3g，泽泻5g，苦参6g，山栀3g，蛇床子5g，车前子10g（包），灯心草1g。

5剂，水煎服。

（2）湿疹案

李某，女，8岁。

双下肢对称性湿疹2月余，瘙痒，纳食可，舌淡，苔薄黄。刘老对此患儿治以疏风清热，活血化湿止痒。

苦参10g，防风10g，黄连3g，蝉蜕5g，当归10g，赤芍10g，露蜂房10g，蚤休15g，半枝莲15g，刺猬皮10g，蛇床子10g，甘草3g。

7剂，水煎服。

第三节　清热解毒药

银　花

银花，味甘性寒，归肺、胃、心经。甘寒芳香疏散，善散肺经邪热，又可清解心胃之热毒，故为散热解毒之良药，用治外感风热、热病初起、疮痈肿毒。炒炭则入血分，以治热毒血痢，则有凉血止痢之能。《重庆堂随笔·卷下·论药性》："清络中风火湿热，解瘟疫秽恶浊邪。"刘老以之为疏散风热、清热解毒之良品，遇小儿风热、暑热感冒及痈疖肿毒之症每每选用。

（一）银花配连翘、薄荷、香薷、藿香等治疗小儿外感性疾病

外感性疾病具有很强的时令性。小儿风热感冒居多，刘老每以银花配合连翘、牛蒡子、薄荷等治之；对于暑热外感则以银花配合香薷、连翘、藿香、六一散等治之。

病案举例

（1）外感夹滞案

王某，男，5岁。初诊日期：1963年10月23日。

昨起始觉身热恶寒，夜间曾来门诊急诊，今早虽然汗出不彻，热降未平，但精神良好，哭吵闹叫，食后腹部即胀作痛，脘痞，恶心欲吐，二便秘涩，呼吸微显粗喘，口唇焦红，苔色微黄，舌质发赤，脉数不靖。此属外感秋凉，加以饮食失节，中运无

权，表里互阻。在表则发热恶寒，在里则脘胀胸痞。治当解肌泄邪，佐以和中导滞，以希表解里消，内外趋和。

银花6g，连翘10g，薄荷3g（后下），黑山栀3g，淡豆豉10g，橘皮3g，枳壳3g，川郁金3g，焦三仙各12g，川连2g。

2剂，水煎服。

另：太极丸4粒，早晚各1粒。

二诊：身热已和，腹胀亦轻，大便溏泻两次，小便仍浑，食思不佳，面黄唇红，苔仍微黄，脉来微数。此外邪趋解，里滞宿食未尽，肺胃转输失利，拟和中化滞法。

薄荷3g（后下），黑山栀3g，淡豆豉10g，六一散10g（包），葛根5g，川连1.5g，枳壳3g，神曲6g，焦山楂10g，炒谷麦芽各10g。

2剂，水煎服。

另：太极丸4粒，早晚各1粒。

（2）暑热感冒案

翟某，男，1岁1个月。初诊日期：1987年7月20日。

患儿昨晚始发热，不咳，恶心欲吐，纳差，烦躁，溲黄，便溏，夹有不消化食物。查体：体温39.2℃，咽轻度充血，双肺呼吸音粗，心（-），腹（-）。舌红苔白，指纹浮紫。中医诊断：暑热感冒；西医诊断：急性上呼吸道感染。证属暑热外侵，内犯肺脾，治以清暑化湿。

银花10g，连翘10g，香薷5g，扁豆10g，炒川朴2g，姜竹茹5g，焦三仙各10g，黄连1g，山栀1.5g，淡豆豉10g。

3剂，水煎服。

药后患儿热退神爽，纳好便调，告愈。

（二）银花配乌梅、紫菀、五味子、紫石英等治疗小儿哮喘

刘老认为，哮喘的成因很多，病情复杂。每因感触外邪而发，故疏散宣肺为常用之法，而喘发既久则肺气为之耗散，故又当配合酸收之品。因此在中医理论基础上结合现代药理研究成果，在本病治疗上独辟蹊径，临证常以疏散肺经郁热之银花配以宣肺止咳之紫菀、敛肺止咳之乌梅、敛肺滋肾之五味子、纳气平喘之紫石英，疗效甚著。

病案举例

丁某，男，5岁。初诊日期：1988年2月5日。

因咳喘反复发作1年，此次发作2天来诊。患儿自1年前起每因“感冒”诱发咳喘，曾在外院住院治疗，诊断为“支气管哮喘”。2天前外出受凉后又发咳喘，喉中嗞鸣，不发热。双肺可闻哮鸣音，未闻及湿性啰音，舌质红，苔薄白，脉浮滑数。中医诊断：哮喘；西医诊断：支气管哮喘。证属内有宿痰，复感外邪，痰热内阻，气道不畅，治以疏解表邪，降逆平喘。

银花10g，乌梅10g，紫菀10g，杏仁10g，钩藤10g，全蝎3g，浙贝母5g，蝉衣3g，莱菔子5g，炙杷叶10g。

5剂，水煎服。

二诊：药后患儿咳喘减轻，仍有痰鸣，活动后明显，双肺偶闻哮鸣，舌质淡红，脉滑。效不更法，上方去全蝎、蝉衣，加黛蛤散10g（包），五味子10g，紫石英10g。

5剂后，患儿咳止喘平痰净。

（三）银花配薄荷、芦根等治疗小儿出疹性疾病

风热之邪蕴郁血分是小儿出疹性疾病的重要成因，故刘老治疗出疹性疾病每借疏散风热以祛邪，邪去血安，斑疹自消。

病案举例

王某，女，6岁。初诊日期：1964年3月24日。

证经3日，初起高热恶寒，咳嗽喷嚏，浑身倦怠，胸闷呕逆，食欲不振。继而身发微细红点，如粟米样，先由头面胸背，刻已周身密布，融合成片，而不隆起，弥漫为一片猩红云彩，状如涂丹，以手压之，立即退色，去指又复出现。咽部红赤，喉核肿大，有黄色脓点，口干欲饮，便溏溲黄，苔根厚腻，舌尖光红起刺，形如杨梅，脉滑数有力。

证由感受时疫疠气，直犯肺胃，肺胃之火上冲，故咳嗽呕逆；熏灼咽喉，故肿痛将溃。盖手太阴之脉，上从肺系，足阳明之脉，上循咽喉，邪火充斥，证势匪轻，治宜疏表清热，佐以甘寒养阴，宗犀羚二鲜汤化裁。

金银花10g，连翘10g，薄荷3g（后下），生石膏60g（先煎），鲜生地15g，赤芍10g，玄参10g，白茅根15g，鲜芦根30g，犀角片2.5g，大青叶15g。

另：羚翘解毒丸4粒，早晚各1粒。锡类散1瓶，频频吹喉。

二诊：药后身热已退，红痧渐回，咽肿红赤已淡，烦闷渴饮亦和，呕逆已止，小溲尚浑，苔红光而干，脉象尚数。邪疠虽退，蕴热尚盛，童年阴未充足，拟以生津清化，尚希加意谨慎，勿变为妥。

玄参10g，生地黄10g，生石膏30g（先煎），鲜石斛10g（先煎），鲜芦根30g，连翘10g，金银花10g，甘草3g，生苡仁10g，灯心草3尺。

连翘

连翘，味苦，性微寒，归心、小肠经。苦能泻火，寒能清热，轻清上浮，善清心火而散上焦之热，常用于外感风热及温邪发热。连翘心尤长于清泻心火，为治邪入心包，烦热神昏之良药。连翘既清心火，又能消散血气结聚，而有泻火解毒、消肿散结之功，可治疮毒痈肿、瘰疬等症。此外，兼有清热利尿作用，可用于热淋、小便不利。《珍珠囊·药味口诀》云："连翘其用有三：泻心经客热，一也；去上焦诸热，二也；疮疹须用，三也。"《药性本草》云："除心家客热。"《本草求真·泻热》云："连翘味苦微寒，质轻而浮，书虽载泻六经郁火，然其轻清气浮，实为泻心要剂，心为火主，心清则诸脏与之皆清矣。"刘老喜其寒可清热，轻可疏散，又可解郁，临床应用颇多。

（一）与银花、牛蒡子、玄参等相配治疗小儿风热感冒

病案举例

何某，女，6岁。就诊时间：1986年9月15日。

患儿发热、咽痛1天。伴头晕头痛，无咳，纳差，便干。查体：体温39℃，咽充血，双扁桃体Ⅱ°，心肺（－），舌尖红，苔白厚，脉浮数。中医诊断：风热感冒；西医诊断：急性咽炎。证属风热侵袭，肺卫受邪，治以疏风清热，解毒利咽。

银花10g，连翘10g，荆芥5g，豆豉10g，薄荷3g（后下），牛蒡子10g，板蓝根10g，竹叶5g，生石膏25g（先煎），锦灯笼10g。

3剂，水煎服。药后热退咽爽，诸症全消。

（二）与犀角、生地等相配治疗小儿重症肺炎

小儿重症肺炎喘嗽往往呈现气营两燔之候，刘老在清气凉营的同时注重透邪，即叶天士所主张的“透营转气”，一般选用连翘担此重任。

病案举例

王某，男，5岁。

患儿于午夜1时许突然发热，无汗，惊惕不安。清晨时身热更增，伴咳嗽气急，呕吐，烦躁不安，到某医院急诊收住院治疗。患儿入院后检查体温为40℃，呼吸急促，鼻翼扇动，面色苍白，口唇发绀，咽红，心率140次/分，两肺满布细密湿性啰音。X线检查：两侧肺叶见有大小不等的片状阴影。血象：白细胞9.8×10^9/L，中性粒细胞0.58，淋巴细胞0.42。诊断为病毒性肺炎并发心力衰竭，给予清热镇静止咳等对症治疗，并施以输液、给氧等支持疗法。至翌日中午，因患儿出现潮式呼吸，遂邀刘老会诊。症见身热，体温39.8℃，有汗不解，咳嗽，喘促，憋气，鼻扇而干，手足厥冷，神烦嗜睡，哭无涕泪，腹胀而满，二便闭结，舌质红绛，舌苔糙腻，两脉弦滑，数大有力。证属温邪化火，火毒逼近气营，形成热深厥深之证，治以通腑泄热，宗犀连承气汤加减。

犀角粉1g（冲），生地10g，黄连1g，芒硝5g（化服），生大黄10g（后下），生甘草3g，连翘10g，赤芍10g，淡竹叶10g，生石膏25g（先煎）。

1剂，水煎，分3次服。

二诊：药后大便畅泻2次，体温逐渐下降为38.3℃，手足转温，喘促鼻扇显著平定，咳嗽转爽，舌苔化薄，舌尖仍红赤，脉象尚呈弦滑。证属温邪痰热渐化，余邪尚蕴肺胃。治当清热化痰，宣肺止咳，方用桑叶石膏汤加减5剂。

1周后胸透检查肺部阴影已吸收，痊愈出院。

（三）与荆芥、白蒺藜等相配治疗小儿出疹性疾病

小儿出疹性疾病初期多由于风热邪毒侵犯肺卫，后期则多属风热或风湿热邪气蕴郁血分，刘老在小儿出疹性疾病的早期多以疏风清热、解表透疹为主旨，以连翘配合

荆芥、牛蒡子、白蒺藜、蝉衣等疏风清热，后期则以连翘配合荆芥、赤芍、当归等疏风凉血，疗效甚佳。

病案举例

（1）风疹案

崔某，女，8岁半。初诊：1994年3月24日。

近来风疹流行，患儿昨起发热，无流涕，咳嗽，纳可，二便调。今晨起周身出现红色小丘疹。查体：周身见有玫瑰色高粱米粒大小的丘疹，稍突出于皮肤，触之碍手，尤以颜面、胸背部皮疹较多。舌质红，苔薄白，咽红，心肺（-），耳后及枕后淋巴结肿大如蚕豆，活动度较差，明显压痛，局部皮温不高，脉浮数。诊断：风疹。证属风热邪毒，侵犯肺卫而发皮疹，治宜疏风清热，解表透疹。

荆芥10g，连翘10g，牛蒡子10g，白蒺藜10g，竹叶10g，蝉衣3g，薄荷3g（后下），赤芍15g，芦根30g，灯心草1g。

3剂，水煎服。

二诊（1994年3月26日）：服2剂后热退，3剂后皮疹消退。唯有轻微咳嗽。查体：咽红，舌略红，苔薄白，心（-），双肺呼吸音略粗糙。耳后及枕后可触及黄豆大小的淋巴结，活动度良好，无压痛，脉滑。此为邪气已退，肺热未清，治宜清泻肺热，利咽止咳，方用泻白散加减，以善其后。

（2）过敏性紫癜案

张某，女，11岁。初诊：1991年11月24日。

患儿半月前咽痛发热，3天后双侧下肢及躯干部出现大小不等的点片状出血斑块，在某医院治疗未见缓解而转求中医治疗。查体：躯干及下肢均可见有针尖及黄豆大小的出血斑点，尤以两小腿内侧为多，压之不退色。咽红，舌红，苔黄腻，心肺（-），脉滑数，纳可，二便调。西医诊断：过敏性紫癜；中医诊断：紫癜。证属湿热动血，迫血妄行，外发于肌肤，治宜解表清里，凉血止血。

荆芥10g，当归10g，牛蒡子10g，木通10g，竹叶10g，黄芩10g，连翘15g，赤芍15g，生地15g，生山楂15g，蝉衣3g，灯心草1g，黄连1.5g。

7剂，水煎服。

二诊（1991年12月1日）：服7剂后未再出现新的出血斑点。查体：两小腿内侧见暗淡的点片状斑点，舌质红，苔薄白，脉滑。上方去黄芩、黄连，加白茅根30g，藕节10g。

继服1周，斑点消退，观察1月未再复发。

（3）顽固性荨麻疹案

刘某，男，6岁。初诊：1994年4月5日。

患儿皮肤反复出现斑片状丘疹2个月，瘙痒难耐，虽经多方求治，遍服中西药物而未效。查体：全身布满斑片状丘疹及抓痕，舌质红，苔黄腻，咽稍红，心肺（-），脉滑数。西医诊断：顽固性荨麻疹。证属风热怫郁，外发肌表，治宜疏风清热，凉血止痒。

荆芥10g，白蒺藜10g，当归10g，牛蒡子10g，生地10g，木通10g，僵蚕10g，钩藤10g，连翘15g，赤芍15g，生山楂15g，蝉衣3g。

2剂，水煎服。

二诊（1994年4月12日）：2剂后，皮疹完全消退，且无其他任何不适，舌脉平和。上方加减继进7剂以巩固疗效，追访1月未再复发。

（4）顽固性湿疹案

王某，女，8岁，初诊：1993年2月17日。

患儿自1991年2月起周身出现米粒状红色丘疹，剧烈瘙痒，遍用中西内服和外用之药，均未效。每于入冬则稍有缓解，尚可忍受。立春之后复又加剧，夏秋尤甚。纳可，小便黄，大便调。查体：周身皮肤满布粟粒状红色丘疹，顶部见有白尖，皮疹融合成片，满布搔痕及血痂。舌质红，苔黄腻，脉滑数。西医诊断：顽固性湿疹。证属风热内蕴，外发肌肤，治宜解表清里，祛风止痒。

荆芥10g，连翘10g，僵蚕10g，白蒺藜10g，葛根10g，刺猬皮10g，当归10g，竹叶10g，木通10g，蝉衣3g，露蜂房6g，赤芍15g，灯心草1g，黄连1.5g。

3剂，水煎服。

二诊（1993年2月24日）：3剂后，瘙痒已止，皮疹减轻，颜色转淡。查体：皮肤见有暗淡的粟粒状丘疹及疹痂，未见搔痕，舌质红，苔薄白，脉滑。风热渐退，余邪未尽。

上方去黄连、葛根、刺猬皮、露蜂房，加生地、生山楂各15g，钩藤10g。水煎服，每日1剂。

三诊（1993年3月16日）：服上方半月，皮疹全部消退，皮肤正常，二便调，舌脉平和。为防止复发，原方加减继进半月以固疗效。追访2个月，未再复发。

（四）用于清脾胃积热

刘老在治疗小儿厌食、积滞等脾胃疾病时，对于具有脾胃积热征象的病例，在调理脾胃的基础上，常喜加用连翘，他认为连翘性凉气轻，可疏散郁热，正可用于食积生热。常谓："保和丸中用连翘即为此义，连翘用于此处较黄连、石膏更优。"

病案举例

沈某，男，5岁。初诊日期：1988年1月8日。

患儿自幼纳少，常有口臭，便干，盗汗，烦躁。查见面黄，形瘦，腹胀气，舌红，苔白，脉细滑数。中医诊断：厌食（脾虚夹积）；西医诊断：厌食证。首以清热导滞法祛其积滞。

藿香10g，黄连3g，生石膏25g（先煎），知母10g，制大黄10g，山栀3g，焦三仙各10g，枳壳5g，炙鸡内金10g。

7剂，水煎服。

二诊（1988年1月18日）：患儿用药后食欲稍增，口臭、盗汗、烦躁依旧，便调。舌红，苔白，脉细滑。刘老认为患儿内有郁热，非石膏、黄连之类清热峻品可效，而当以轻清之药散郁除热，且病之本在于脾虚，故应辅以健脾助运之品。

神曲10g，生山楂10g，茯苓10g，陈皮5g，连翘10g，半夏5g，莱菔子10g，马尾连3g，枳壳10g，炙鸡金10g，炒白术10g。

7剂，水煎服。

三诊（1988年1月26日）：药后患儿食欲显增，口臭消失，盗汗、烦躁减，舌淡红，脉细滑。以上方去马尾连再服7剂，诸症皆愈。

板蓝根

板蓝根味苦性寒，归心、肾经，为清热凉血解毒之品。刘老临床主要用其治疗小儿外感风热所引起之发热咽痛，是其调肺法之主药之一，常与玄参、山豆根、牛蒡子、大青叶等同用，共奏疏风透邪、清热解毒、防邪传变之效。

（一）板蓝根配玄参、山豆根治疗烂乳蛾

烂乳蛾即现代医学之急性化脓性扁桃体炎，由外感风热邪毒，侵犯肺胃两经，热毒蕴结于咽喉，热腐成脓所致。治当清热解毒，利咽消肿。刘老常以自拟之玄参板蓝根汤治疗此疾。

病案举例

张某，女，12岁。初诊日期：1996年12月21日。

患儿因发热咽痛4天来诊，曾自服“感冒清热冲剂”、“百服宁”（对乙酰氨基酚）等不效。刻下症见：发热，咽痛明显，轻咳，纳差，便干，体温39.9℃，咽充血，双扁桃体Ⅱ°肿大，可见脓性分泌物。心肺检查未见异常，腹部检查未见异常。舌红，苔黄，脉滑数。血常规检查：白细胞$20.2\times10^9/L$，中性粒细胞0.80，淋巴细胞0.20。西医诊断：化脓性扁桃体炎。中医诊断：烂乳蛾（毒热蕴结）。治以清热解毒，利咽散结。

玄参10g，板蓝根15g，山豆根5g，升麻5g，牛蒡子10g，生石膏30g（先煎），黄芩10g，芦根15g，薄荷3g（后下），竹叶10g，山栀5g，淡豆豉10g，制大黄10g。

3剂，水煎服。

二诊：药后体温渐至正常，咽痛减轻，大便调畅，唯轻咳少痰。舌红，苔薄黄，脉滑数。

玄参10g，板蓝根15g，山豆根5g，升麻5g，牛蒡子10g，黄芩10g，芦根15g，青果10g，锦灯笼5g，玉蝴蝶10g，杏仁10g。

7剂，水煎服。

药后诸症皆消。

按：方中板蓝根配玄参、山豆根、牛蒡子清热解毒，利咽消肿；生石膏、山栀、淡豆豉、薄荷散外清内，清邪热；黄芩、芦根清泻肺热；竹叶泻心火，利小肠，使热自小肠而出；制军通腑泄热，使热从大便而去，毒热自撤。二诊加用青果、锦灯笼、玉蝴蝶、杏仁解毒利咽，润肺止咳，病告痊愈。

（二）板蓝根配辛夷、苍耳子治疗鼻咽炎

鼻咽为肺之门户，往往同时受邪，表现为鼻塞流涕，咽痛咽痒。对此刘老常以清热利咽之板蓝根配伍疏风通窍止鼻渊之辛夷、苍耳子，宣肺解毒，通窍利咽，治疗鼻渊顽疾。

病案举例

郝某，女，14 岁。初诊日期：2007 年 5 月 8 日。

患者因鼻塞反复发作 3 年就诊。现鼻塞，流清涕，咽红，舌质红，舌苔白，脉浮滑。中医诊断：鼻渊（风热郁肺）；西医诊断：鼻炎。治以祛风通窍，辛苍五味汤加减。

辛夷 10g，苍耳子 10g，山豆根 5g，玄参 10g，板蓝根 10g，薄荷 3g（后下），白芷 10g，细辛 1.5g，川木通 5g，升麻 3g，当归 10g，石菖蒲 10g，黄连 3g，黄芩 10g，防风 10g，鹅不食草 15g，焦三仙各 10g，葱管 1 根，茶叶 1g。

7 剂，水煎服。

药后鼻塞除，流涕止，继服上方 7 剂，随访半年未见复发。

（三）板蓝根配蚤休、苦参治疗病毒性心肌炎

病毒性心肌炎属中医“心悸”、“怔忡”、“胸痹”等范畴。刘老认为，本病初起具有温病的特点，往往外感风热或湿热邪毒，先犯肺胃，继而入里扰心，或因邪毒鸱张，逆传心包所致；内因责之于正气不足。临床以心悸、胸闷、胸痛、脉来无定数等为主要表现。本病早期多有外感症状，在恢复期由于感受外邪每易复发或加重，致使病情迁延。故刘老主张治疗早期以祛邪为先，施以疏风清热、化湿解毒、护心安神之法；后期以扶正养心为主，辅以疏风散邪之品，截断邪毒入侵及传变之径。常用药为板蓝根、蚤休、苦参、万年青等。

病案举例

张某，男，5 岁。初诊日期：1990 年 4 月 2 日。

患儿因反复发作心悸、胸闷 1 年余来诊。病初曾在首都儿科研究所住院治疗，诊为病毒性心肌炎，经大剂量维生素 C 治疗后病情缓解出院。但每于感冒后发作心悸、胸闷。此次又发 3 天，伴见低热，咳嗽，有痰，疲乏，自汗，面色白，纳差，便干。查体：咽充血，双扁桃体Ⅱ°，心率 92 次/分，心音稍低钝，期前收缩每分钟 5～6 次，双肺呼吸音稍粗，未闻及干湿性啰音。舌边尖红，苔薄白，脉结。心电图示单源性室性期前收缩。心肌酶：除乳酸脱氢酶（273U/L）高于正常外，其余均在正常范围。诊断：小儿病毒性心肌炎（迁延期）。

辨证属素体心肺不足，复感风热邪毒，内袭于肺，扰动心神。治疗首以疏散风热、解毒利咽法急去其标，方以银翘散加减。

银花 10g，连翘 10g，板蓝根 10g，丹参 10g，苦参 10g，蚤休 10g，牛蒡子 10g，杏仁 10g，薄荷 6g（后下），桔梗 3g，前胡 10g，生甘草 3g，芦根 15g，制大黄 10g。

7剂，水煎服。

二诊：药后热退咳平，心悸、胸闷减轻，精神转佳，大便顺畅，仍有自汗，早搏2~3次/分，舌质略红，苔薄白，脉结。表邪已大解，里热未全清，正气已虚，治宜扶正去邪并施，益肺养心，解毒复脉，方用玉屏风散加减。

生黄芪15g，炒白术10g，炒白芍10g，防风6g，炙甘草5g，玄参10g，板蓝根10g，黄芩10g，万年青10g，紫丹参15g，苦参15g，全当归10g。

7剂，水煎服。

三诊：药后自汗大减，心悸、胸闷基本消失，神情活泼，嬉戏如常，心音有力，心率88次/分，偶闻期前收缩。继守前方，用药14剂，复查心电图及心肌酶正常，随访1年无复发。

（四）板蓝根配玄参、鱼腥草、倒扣草等治疗肾病

小儿肾病综合征的发病与感受外邪有密切关系，本病早期往往伴有流涕、咳嗽、发热、咽喉不利等肺系症状，恢复期则以脾肾两虚症状较为明显。刘老认为小儿肾病综合征与肺脏关系极大，提出从肺论治。采用清肺利咽、清肺通窍等方法，清除肺中之邪气，截断邪气下传脾肾的通道，使脾肾不受邪侵，可保持水液代谢功能的正常。特别强调清肺要彻底，而关键在于清利鼻咽，使肺之门户得清，不使邪气留恋。常用药物为板蓝根、玄参、鱼腥草、倒扣草等。

病案举例

卢某，男，10岁。初诊日期：1990年4月5日。

患儿因反复浮肿3年，此次发作2天来诊。患儿自3年前始反复出现颜面及双下肢浮肿，曾在当地医院诊为肾病综合征，迭经肾上腺皮质激素和环磷酰胺治疗，可获缓解，但多次复发。2天前患儿因外感又出现眼睑及双下肢浮肿，尿少，疲乏，咽痛，欲求治于中医故来诊。现服用泼尼松20mg，每日3次。查体：双眼睑浮肿，双下肢可凹性水肿，咽充血，扁桃体Ⅱ°，心肺（-），腹水征（-）。舌质红，苔白腻，脉象浮滑。尿常规检查：尿蛋白（++++），镜检（-）。血生化检查：血浆总蛋白44g/L，白蛋白18g/L，球蛋白26g/L，胆固醇13.2mol/L。

证属脾肾素虚，复感外邪，肺失清肃，脾失制化，风水泛溢，发为水肿。首以疏风宣肺、利水消肿急治其标，方以玄参板蓝根汤加减。

玄参10g，板蓝根10g，连翘10g，山豆根5g，鱼腥草15g，车前草15g，益母草15g，倒扣草20g，灯心草1g，生姜皮1g，茯苓10g。

7剂，水煎服。

二诊：药后咽痛除，尿量增多，浮肿明显减轻，舌质淡红，苔白微腻，脉滑。尿蛋白（++）。继予利水消肿。

鱼腥草15g，车前草15g，益母草15g，倒扣草20g，灯心草1g，生姜皮1g，猪茯苓各10g，泽泻10g，川椒目3g。

14剂，水煎服。

三诊：药后浮肿完全消失，唯疲乏，自汗懒言，舌淡红，苔白，脉沉细。尿蛋白

阴转。观其病象，属邪气已尽，虚象显露，当予扶正固本为法，玉屏风散加减。

黄芪15g，炒白术10g，防风6g，茯苓10g，苡仁15g，生龙牡各20g（先煎），熟地10g，山药10g，泽泻10g，车前草10g，倒扣草10g。

14剂，水煎服。

四诊：浮肿无反复，精神好，体力增，自汗减，舌质淡红，脉细滑，尿检（-），血浆总蛋白60g/L，白蛋白36g/L，球蛋白24g/L，胆固醇5.5mol/L。继用上方增损治疗，泼尼松逐渐减量至停药，随访1年无复发。

鱼 腥 草

鱼腥草又名蕺菜，味辛，性微寒，归肺经，功能清热解毒消痈，适用于热毒痈肿。用于痰热壅滞，肺痈吐脓，肺热咳喘，均获良效，为治疗肺痈要药。《神农本草经疏·菜部下品》："治痰热壅肺，发为肺痈吐脓血之要药。"《本草纲目·菜部二》："散热毒痈肿，痔疮脱肛，断痁疾，解硇毒。"《本经逢原·菜部》："鱼腥草方药罕用，近世仅以煎汤熏涤痔疮，及敷恶疮白秃。又治咽喉乳蛾，捣取自然汁，灌吐顽痰殊效。"《备急千金要方·风毒脚气·汤液第二》言："脚弱，特忌食……蕺菜，犯之一世治不愈。"《本草分经·不循经络杂品》："辛，微寒。泻热解毒，治疮，断痁疾（路途中住店所染疾病）。"

现代药理研究显示鱼腥草具有广谱抗菌、抗病毒作用，可影响人体免疫功能，具有抗炎、抗过敏作用，并可利尿、抗癌。

刘老积多年临床经验，总结发掘民间验方，拟定以鱼腥草为主药的鱼腥草汤，用于治疗湿毒、风邪郁遏导致的水肿、尿血，屡获佳效。

病案举例

宋某，女，9岁。初诊日期：1996年3月1日。

患儿于半年前感冒后出现血尿，经肾穿刺诊断为IgA肾病，每遇感冒或劳累则血尿发作。刻下症见：小便色赤如浓茶，咳嗽，低热，鼻塞，流涕，无喘憋，易汗出，纳可，便调。查体：体温37.2℃，脉搏94次/分，呼吸22次/分，血压120/80mmHg，无浮肿，咽充血，扁桃体Ⅱ°肿大，舌红，苔薄白，脉滑数。血液检查：血红蛋白135g/L，白细胞6.8×10^9/L，中性粒细胞0.62，淋巴0.38，血IgA3.8g/L。尿常规：蛋白1.5g/L，镜下红细胞满视野。中医诊断：尿血（湿热型）；西医诊断：IgA肾病。证属湿热动血，复外感风热邪毒，治以清热利湿、凉血止血为主，佐以宣肺通窍，解毒利咽。

辛夷10g，苍耳子10g，玄参10g，板蓝根10g，山豆根5g，鱼腥草15g，益母草15g，车前草15g，倒扣草30g，白茅根30g，半枝莲15g，灯心草1g，三七粉3g（分冲）。

15剂，水煎服。

二诊：药后表证已解，小便色黄略赤，舌红，苔黄微腻，脉滑数。治以清热利湿，凉血止血。

鱼腥草15g，益母草15g，车前草15g，倒扣草30g，白茅根30g，半枝莲15g，灯心草1g，三七粉3g（分冲），大蓟10g，小蓟10g，玄参10g，板蓝根10g。

15剂，水煎服。

药后小便外观已近正常，上方继服15剂。余无不适，唯感腰痛，乃其脾肾虚弱之本证已现，遂以六味地黄汤化裁，健脾益肾。15剂后腰痛显减，复查尿常规正常。随访半年未复发。

射　干

射干，味苦性寒，入肺经。苦能泄降，寒能清热。为散血消肿，解毒利咽之品，常用治咽喉肿痛之症，兼可消痰散结。《神农本草经·草（下品）》云："主咳逆上气，喉痹咽痛，不得消息，散急气，腹中邪逆，食饮大热。"《本草衍义·第十一卷》云："今治肺气、喉痹为佳。"《本草纲目·草部六》言："射干能降火，故古方治喉痹咽痛为要药。"

刘老主要用其清热解毒、消肿利咽、消痰散结之功，与玄参、山豆根、锦灯笼等相配，治疗小儿因风热或毒热上攻所致咽喉疾患。

病案举例

李某，男，5岁。初诊日期：1987年6月19日。

患儿咳嗽1周，咽痒，痰黏难咳出，无热，纳可，便干。查体：咽充血，双扁桃体Ⅱ°，未见脓性渗出物，心肺（-），舌尖红，苔薄白，脉浮滑数。西医诊断：急性扁桃体炎；中医诊断：风热乳蛾。证属风热上攻咽喉，治以疏风清热，解毒利咽。

玄参10g，升麻3g，甘草3g，桔梗3g，牛蒡子10g，黄芩10g，锦灯笼10g，山豆根5g，射干10g，青果核10g，芦根20g。

5剂，水煎服。

二诊：药后咳嗽、咽痒显减，无痰，大便畅快，继予原方5剂。治愈。

山豆根

山豆根，味苦性寒，归心、肺、胃经，能清心、肺、胃之火，而有解毒利咽消肿之功，为治喉症要药。《本草备要·草部》谓其"泻热解毒，去肺、大肠之风热，治喉痈喉风、龈肿、齿痛，含之咽汁。"刘老以之作为调肺法的主药之一，临床常以之配伍玄参、板蓝根、蝉衣等治疗小儿外感风热或肺胃火毒上攻所致的咽喉肿痛，并截断邪气内传之途径，疗效甚佳。

（一）山豆根配板蓝根、连翘等治疗小儿风热感冒

风热感冒是小儿最常见的肺系疾病，虽为小恙，但如不迅捷处理，邪气入里则可成重疾。刘老善用调肺之法快速宣通肺窍，清利咽喉，解除病灶，以防生变。

病案举例

刘某，女，3岁。初诊日期：2006年5月10日。

发热、咳嗽3天，自服头孢克洛及退热药后热势减。来诊时低热，咽痛，咳嗽，喉中痰鸣，纳差，便干。查体：体温37.6℃，咽充血，双扁桃体Ⅱ°，心肺听诊未见异常，舌红，苔黄，脉浮数。西医诊断：上呼吸道感染；中医诊断：风热感冒。治以疏风清热，利咽止咳。

玄参10g，板蓝根10g，山豆根5g，连翘10g，生石膏25g（先煎），黄芩10g，浙贝母3g，莱菔子10g，前胡10g，杏仁10g，淡竹叶10g，焦三仙各10g，制大黄6g。

3剂，水煎服。

二诊（2006年5月12日）：药后热退，咽痛消，咳止，痰净，舌淡红，脉平。症已告愈。

（二）山豆根配板蓝根、苦参、蚤休等治疗小儿病毒性心肌炎

刘老认为，心肺相邻，肺卫受邪，邪气由肺侵心是小儿病毒性心肌炎的重要发病机制。“肺开窍于鼻”，“咽喉为肺之门户”，鼻咽部病灶不除是病毒性心肌炎缠绵难愈、病情反复及加重的主要因素，因此在治疗小儿病毒性心肌炎时特别注重清热疏风，解毒利咽，截断病邪内传之机。

病案举例

王某，女，12岁。1990年3月4日就诊。

因心悸2月余，外院诊断为病毒性心肌炎。刻下症见气短，乏力，动则汗出，咽痛，食欲不振，时轻时重，面色苍白，咽红，扁桃体Ⅲ°肿大，未见脓性分泌物。舌质淡红，苔白腻，脉代。心尖部位可闻及第一心音低钝，频发期前收缩，心率110次/分，心电图示：ST－T在Ⅱ导联上上移，T波在Ⅱ、aVF导联低平，Ⅲ导联倒置，频发室性期前收缩。周围血象：白细胞12.5×10^9/L，中性粒细胞0.60，淋巴细胞0.40。血生化：谷草转氨酶48U/L，谷丙转氨酶37u/L，乳酸脱氢酶157U/L，肌酸激酶99U/L，γ－羟丁酸脱氢酶273U/L。证属邪毒内陷，心脉失养，治以清咽利喉，养血复脉。

辛夷10g，苍耳子10g，玄参10g，板蓝根15g，山豆根5g，黄芪15g，麦冬10g，丹参15g，苦参15g，蚤休15g，阿胶10g（烊化），青果10g，锦灯笼10g，焦三仙各10g。

7剂，水煎服。

二诊：服药后咽痛明显减轻，纳食增，心悸略减，仍动则汗出。

上方去青果、锦灯笼，加生姜3片，大枣5枚，7剂，水煎服。

三诊：诸症明显减轻，效不更方，继以前方加减服用3个月而痊愈，随访未复发。

（三）山豆根配鱼腥草、车前草等治疗小儿肾病

刘老认为，外感风热邪毒是小儿罹患肾系疾病的重要发病因素之一，也是导致病

情反复或加重的重要因素，因此疏散风热、利咽解毒是治疗小儿肾病必须关注的环节。

病案举例

陈某，女，13岁。初诊日期：1990年5月12日。

患儿近1个月出现血尿，眼睑浮肿。查体：血压120/90mmHg，双眼睑浮肿，咽部充血，扁桃体Ⅲ°肿大，心肺（-），肾区叩痛（+），舌红，苔白水滑。实验室检查：周围血象：白细胞$21.0\times10^9/L$，中性粒细胞0.84，淋巴细胞0.16，血沉70mm/h；尿常规：蛋白（++），红细胞10~15/HP，颗粒管型4~5/HP。中医诊断：水肿（风水）；西医诊断：急性肾小球肾炎。证属邪毒下传，热灼膀胱，肾失气化，治以宣肺利咽，利湿消肿。

玄参10g，板蓝根15g，山豆根5g，鱼腥草15g，倒扣草30g，益母草15g，白茅根15g，车前草15g，半枝莲15g，灯心草1g。

14剂，水煎服。

药后诸症明显减轻，效不更方，继以上方化裁。治疗3个月痊愈，随访1年无复发。

（四）山豆根配钩藤、全蝎等治疗小儿抽动-秽语综合征

刘老认为，抽动-秽语综合征患儿多伴有鼻腔不利，鼻腔黏膜发红，鼻塞或痒，鼻流浊涕，及咽喉不利，咽干咽痛，咽部红肿等鼻咽部症状，且于感受外邪后症状加重，系因风痰鼓动，外风引动内风所致，宜采用疏风宣肺、清肺化痰、利咽通窍等法治之，使风邪得散，痰浊得清，则抽动、秽语自然消失。

病案举例

孙某，女，9岁。

患儿自1991年8月起出现颈部阵发性抽动，先后求治于当地医院，诊为抽动-秽语综合征，给予氟哌啶醇、硫必利、苯海索等药物口服，初服疗效较好，抽动症状明显减轻，但服药至半个月时，无任何诱因，抽搐突然加重，并出现挤眉弄眼，耸鼻，喉中发出吭吭的奇特叫声，腹部及四肢也不自主抽动。继服上药1个月，未能控制症状而自行停药，转求中医治疗，症状有所缓解，但始终未能控制其发作。近1年来，症状时轻时重，各部位抽动症状交替出现，从未间断，尤其在感冒发生前后，抽动明显加重，感冒过后抽动症状则随之缓解。

现症：挤眉弄眼，耸鼻挖鼻，口角、颈部、腹部及四肢不自主抽动，喉中吭吭作声，鼻塞不通，纳稍差，二便调。查体：面色苍白，眼结膜无充血，鼻腔黏膜发红，咽红，扁桃体Ⅱ°肿大，未见分泌物，颈软，无抵抗，生理反射存在，病理反射未引出。脑电图大致正常。头颅CT扫描未见异常。类风湿因子阴性。抗链球菌溶血素“O”1:250。证属风痰恋肺，经久不去，外风引动内风所致。风痰上扰清窍则挤眉弄眼，鼻塞耸动；风痰流注经络则口角、颈部、腹部及四肢不自主抽动。治宜清肺豁痰，利咽通窍，佐以搜风通络，方用苍耳子散加味。

辛夷10g，苍耳子10g，木通10g，白芷10g，玄参10g，板蓝根10g，钩藤10g，山

豆根5g，半夏3g，全蝎3g，蜈蚣1条。

水煎服，每日1剂。

二诊（1993年2月9日）：服上药1个月后喉中怪声消失，各部位基本不抽动，唯食纳较差。查：面色萎黄无华，舌质淡，苔薄白，脉细滑。此为风痰渐去，肺脾之虚象已显，治宜补土生金，健脾益气，方用六君子汤加减。

党参10g，茯苓10g，炒白术10g，炒白芍10g，钩藤10g，鸡内金10g，焦三仙各10g，炙甘草5g，陈皮5g，半夏5g，全蝎3g。

三诊（1993年2月16日）：食纳转佳，未再抽搐及发怪声，唯觉心烦，手足心热。面色转润，舌质红，苔腻微黄，脉弦滑。此为肺脾之气渐复，唯运化之力尚差，故虽食欲转佳，但进食稍多则易导致停食而生内热。上方去全蝎，加连翘10g以清积热。服药后诸症悉除，病情无反复。

半 枝 莲

半枝莲，味辛、微苦，性寒，归肺、胃、肝经，具有清热解毒、化瘀消癥、利尿作用。《中药大辞典·半枝莲》："破血通经（《南京民间草药》）。""清热，解毒，祛风，散血，行气，利水，通络，破瘀，止痛。内服主血淋、吐血、衄血，外用治毒蛇咬伤、痈疽、疔疮、无名肿毒（《泉州本草》）。"

刘老临证用其与鱼腥草等相配，清热解毒，活血利尿，治疗小儿湿热内蕴，下注膀胱引发的肾系疾病；与白花蛇舌草、露蜂房等相配，清热解毒，化瘀消癥，治疗小儿毒热蕴结，气血瘀阻导致的血管瘤等疾病。

（一）半枝莲配鱼腥草、车前草治疗小儿肾系疾病

病案举例

刘某，女，11岁。初诊日期：1987年6月22日。

患儿因发现镜下血尿2个月来诊。曾在外院行全面检查，除镜下血尿外余无阳性发现。刻下无明显不适感。体检：体温36.5℃，脉搏80次/分，呼吸22次/分，血压110/70mmHg，无浮肿，咽轻度充血，扁桃体无肿大，舌尖红，苔薄白，脉滑细数。查尿常规：蛋白（-），红细胞8~10/HP，白细胞（-），管型（-）。西医诊断：单纯性血尿；中医诊断：尿血（湿热伤络）。治以清热凉血，利湿解毒为法。

鱼腥草15g，倒扣草30g，半枝莲15g，益母草15g，车前草15g，白茅根30g，猪茯苓各10g，阿胶10g（烊化），女贞子10g，旱莲草10g，黄精15g，大小蓟各10g。

7剂，水煎服。

二诊：患儿无不适。尿检：蛋白（-），红细胞3~6/HP，白细胞（-），管型（-）。

上方继用7剂。

三诊：患儿2天前"感冒"，咽痛，轻咳，无热，无浮肿。查体：咽充血，扁桃体I°，心肺（-），舌红，苔薄白，脉浮数。尿检：蛋白（-），红细胞10~12/HP，白

细胞（－），管型（－）。证属外感风热，内袭于肺，肺热下移，再伤血络，治以疏风清热，凉血宁络。

银花10g，连翘10g，山豆根5g，锦灯笼10g，赤芍10g，鱼腥草15g，倒扣草15g，半枝莲15g，益母草15g，车前草15g，芦根30g，白茅根30g，泽泻10g，茜草炭10g，女贞子10g，旱莲草10g，大小蓟各10g。

7剂，水煎服。

四诊：药后患儿咽痛除，咳已平，咽轻度充血，扁桃体I°，心肺（－），舌略红，苔薄白，脉滑。尿检：蛋白（－），红细胞1~2/HP，白细胞（－），管型（－）。外邪已除，单以凉血宁络。

鱼腥草15g，倒扣草15g，半枝莲15g，益母草15g，车前草15g，芦根30g，白茅根30g，泽泻10g，茜草炭10g，女贞子10g，旱莲草10g，大小蓟各10g，生地10g。

7剂，水煎服。

五诊：无自觉不适，尿检：蛋白（－），红细胞（－），白细胞（－），管型（－）。方已见效，继宗原法。以上方加阿胶10g，黄精10g，加强扶正之力。

此方服用约2个月，镜下血尿未再反复。

（二）半枝莲配白花蛇舌草、露蜂房等治疗小儿血管瘤

血管瘤属小儿难治性疾病，临床多采用手术方法治疗。但对于有些前来寻求保守治疗的患儿，刘老采用清热解毒、化瘀散结法也取得了一定疗效。

病案举例

李某，男，10岁。初诊日期：1987年8月28日。

患儿1岁时发现舌根左侧肿物，5岁时发现右颊部黏膜肿物，在外院诊断为“海绵状血管瘤”，建议手术治疗，家长拒绝，前来寻求中药治疗。刻下症见：舌根部左侧约1.5cm×1.5cm、右侧颊黏膜近齿龈处约0.6cm×0.6cm大小肿物，色青紫，口渴思饮，纳可，便调。舌尖红，苔薄白，脉弦略数。西医诊断：海绵状血管瘤。中医辨证属毒热内结，阻滞气血，治以清热解毒，理气活血。

当归10g，川芎5g，赤白芍各10g，生地10g，半枝莲15g，白花蛇舌草15g，露蜂房10g，红花10g，五灵脂10g，水蛭15g，瓜蒌10g。

30剂，水煎服。

二诊：1987年9月28日。患儿用药后血管瘤颜色变浅，并有所缩小，但服药期间间断出现鼻衄，量少，自行填塞可止。舌淡红，苔白，脉弦滑细。继以上法治之，酌减活血化瘀之峻品。

半枝莲15g，白花蛇舌草15g，露蜂房10g，蚤休10g，当归10g，赤白芍各10g，白茅根30g，穿山甲10g，山慈菇5g，水蛭5g。

30剂，水煎服。

三诊：1987年11月13日。药后未再鼻衄，血管瘤有所缩小，颜色变淡，舌根部左侧血管瘤约1.1cm×1.2cm，右侧颊黏膜近齿龈处血管瘤约0.4cm×0.3cm大小，色淡紫。舌淡红，苔薄白，脉弦滑细。继以上法治之。

半枝莲 15g，白花蛇舌草 15g，露蜂房 10g，蚤休 10g，当归 10g，冰片 0.4g（冲服），白茅根 30g，穿山甲 10g，山慈菇 5g，水蛭 5g，红花 10g，生牡蛎 15g（先煎）。

30 剂，水煎服。

山慈菇

山慈菇，味甘、微辛，性寒，有小毒，归肝、胃经。寒以解毒，辛散痈肿，用于实热性的疮痈肿毒、瘰疬结核等症。《本草新编·徵集》："山慈菇正消痰之圣药，治痰而怪病自除也。或疑山慈菇非消痰之药，乃散毒之药也，不知毒之未成者为痰，而痰之已结者为毒，是痰与毒，正未可二视之也。"《本草拾遗·草部》："主痈肿疮瘘，瘰疬结核等，醋磨敷之。"《滇南本草·山慈姑》："消阴分之痰，止咳嗽，治喉痹，止咽喉痛。治痔疮，漏下脓血，攻痈疽毒疮，红肿不出头者，有脓出头，无脓即散。"刘老常用山慈菇配合清热化痰、软坚散结之品治疗小儿扁桃体炎、淋巴结炎、腮腺炎、血管瘤等具有热毒蕴结、痰核积聚证象的疾病。

病案举例

陈某，男，6 岁。初诊日期：1992 年 11 月 19 日。

患儿因发现左侧颈部肿痛 1 天就诊。此前 3 天曾有发热、流涕、咽痛症状，经服用阿莫西林及双黄连口服液等热退，但发现左颈部包块，伴疼痛。查体：左颈部可触及一 2.5cm×2.8cm 和一 1.5cm×2cm 大小的淋巴结，光滑，质地中等，活动度可，触痛明显，咽充血，双扁桃体未见脓性渗出，心肺听诊未见异常，肝脾肋下未触及。舌红，苔薄黄，脉滑数。中医诊断：痰核（痰热蕴结）；西医诊断：急性颈淋巴结炎。治以清热解毒，软坚散结。

辛夷 10g，苍耳子 10g，玄参 10g，板蓝根 15g，山豆根 5g，山慈菇 10g，蒲公英 10g，牛蒡子 10g，海藻 10g，昆布 10g，生牡蛎 30g（先煎），穿山甲 10g（先煎）。

7 剂，水煎服。

二诊：药后颈部疼痛减轻，包块略小，纳食不佳，舌红，苔白略厚，脉滑数。治以清泻余热，化痰散结。

柴胡 5g，黄芩 10g，陈皮 5g，制半夏 5g，茯苓 10g，枳壳 10g，竹茹 10g，山慈菇 10g，海藻 10g，昆布 10g，生牡蛎 30g（先煎），穿山甲 10g（先煎）。

7 剂，水煎服。

服药后诸症消失，左颈部淋巴结恢复正常大小，病告痊愈。

青果

青果又名橄榄，甘、酸，平，归肺、胃经，清热解毒，利咽，生津。《随息居饮食谱·果实类》："河豚、鱼鳖诸毒，诸鱼骨鲠，橄榄捣汁，或煎浓汤饮。"本品又有解毒醒酒之效，《本草汇言·果部·夷果类》："治酒伤昏闷，用橄榄肉十个，煎汤饮。"刘老临床主要取其清热解毒、利咽生津之功，用于治疗小儿咽喉疾患。

病案举例

关某，男，2 个月。初诊日期：1987 年 n月 13 日。

喉鸣 1 月，咳嗽 3 天，咳声如犬吠，泛吐痰涎，夜间喘憋，无热，纳乳少，便调。查体：三凹征（+），咽轻度充血，颊黏膜可见白色斑块状附着物，心（-），双肺呼吸音粗，可闻及干鸣音。舌质红，苔白厚腻，指纹浮紫。西医诊断：①急性喉炎；②先天性喉喘鸣；③鹅口疮。中医诊断：急喉暗。辨证属外感风寒化热，风热上攻，治以疏风清热、解毒利咽为法。

玄参 5g，升麻 3g，生甘草 3g，桔梗 3g，射干 5g，白前 5g，研牛蒡子 5g，山豆根 3g，锦灯笼 5g，青果核 5g，黄连 1g。

5 剂，水煎服。

二诊：药后患儿咳嗽、口腔白斑消失，喉鸣减轻，纳增，偶于吃奶后吐奶，内夹有痰涎。查体：咽（-），口腔黏膜未见白斑，心（-），双肺呼吸音粗，偶闻干鸣。继宗前法，上方去黄连、山豆根，加莱菔子 5g，半夏 3g，3 剂，水煎服，调理善后。

玄　参

玄参，味苦、甘、咸，性寒，归肺、胃、肾经。寒能清热解毒，甘能滋阴降火，咸能散结消痈。《名医别录·中品》称玄参“下水，止烦渴，散颈下核，痈肿”。《本草纲目·草部一》称玄参“滋阴降火，解斑毒，利咽喉，通小便血滞”。玄参是刘老在临床上最常用的药物之一，主要用以治疗咽喉炎、淋巴结炎、小儿病毒性心肌炎、抽动-秽语综合征等病证。

（一）治疗咽喉炎

小儿肺常不足，腠理不密，卫外不固，容易感受时邪。朱震亨基于“阳常有余，阴常不足”的论点，在病理方面特别强调“阳易亢，阴易乏”的特点。《医学正传》说：“小儿……真水未旺，心火已炎。”这些理论都说明了小儿疾病多热证的生理特点。咽喉为肺卫之门户，外邪侵袭，首当其冲，在小儿外感疾病中常常会出现咽喉红肿疼痛。刘老大多用玄麦甘桔汤为主方灵活加减：风热外感引起者常配伍银花、牛蒡子、薄荷、升麻；热毒炽盛者则配伍生石膏、黄芩、黄连、蒲公英；大便干结者配伍制大黄、风化硝；声音嘶哑者配伍蝉衣、凤凰衣、木蝴蝶。

病案举例

患儿王某，男，6 岁。1991 年 6 月 26 日就诊。

咽痛、声音嘶哑 1 周，口服阿莫西林、小儿清咽冲剂效果不显，且咽痛较前加重，伴发热 2 天，体温在 37℃～38℃之间。咽干，时有咳嗽，无痰，大便干结，小便黄。查体：体温 37.5℃，咽充血，扁桃体Ⅱ°肿大，心肺（-），舌质红，苔黄，脉数有力。血常规：白细胞 7.5×10^9/L，中性粒细胞 0.55，淋巴细胞 0.45。证属热郁肺卫，治以清热解毒，利咽消肿，方用玄麦甘桔汤合白虎汤加味。

玄参10g，麦冬10g，桔梗5g，山豆根6g，生石膏20g（先煎），知母10g，牛蒡子10g，升麻3g，薄荷3g（后下），连翘10g，制大黄10g，甘草5g。

3剂，水煎服。

二诊：服3剂后热解，咽痛明显减轻，大便正常，声音嘶哑略有减轻，纳食不馨，舌质淡红，苔薄黄，脉和缓。仍继用上方加减。

玄参10g，麦冬10g，桔梗5g，山豆根6g，板蓝根10g，牛蒡子10g，蝉衣3g，凤凰衣3g，木蝴蝶5g，焦三仙各10g，生甘草3g。

4剂，水煎服。

（二）治疗淋巴结炎

淋巴结炎属于中医瘰疬的范畴。《幼幼集成·瘰病证治》云："小儿瘰疬，由肝胆二经风热血燥而成。盖二经常多气少血，倘怒则肝火动而血热，肾阴虚则不生木而血燥，燥则筋病，累累然结若贯珠。"《疡科心得集·辨瘰病瘿瘤论》云："其候多生于耳前后，连及颈项，下至缺盆及胸胁之侧。其初起如豆粒，渐如梅李核，或一粒，或三五粒，按之则动而微痛，不甚热，久之则日以益甚，或颈项强痛，或午后微热，或夜间口干，饮食少思，四肢倦怠，或坚而不溃，或溃而不合，皆由气血不足，故往往变为痨瘵。"刘老认为瘰疬的生成，一是由于肝经膹郁，郁而化火，火热灼津，炼液成痰，痰有热则肿，气遇痰则凝，痰凝气结，经久不散，颈腋为肝胆经所过之处，故结肿不消，大如果核。二是由于素体虚弱，聚湿为痰，或肾阴亏损，阴虚火动，炼液成痰，痰凝于筋，则结成肿核。刘老常用消瘰丸加味，常组方：玄参10g，浙贝母5g，生牡蛎10g（先煎），柴胡3g，夏枯草5g，海藻5g，昆布5g，山慈菇2g。

（三）治疗病毒性心肌炎

小儿病毒性心肌炎多由感受外邪引起，先有发热、咽痛、咳嗽等肺卫症状，而后才出现心悸、胸闷或隐痛、倦怠乏力等症状。临床上许多患儿经常出现咽喉不利，红肿疼痛，鼻塞，流涕反复不愈，在发病初期或慢性阶段的病程中往往因外感致病或使病情加重或反复发作。刘老认为病毒性心肌炎病位虽在心，实应责之于肺卫。他从20世纪80年代提出从肺论治的观点，从肺卫着手进行灵活辨治，常能迅速获效，其中清热利咽为主要治法之一。咽喉为肺之通道，呼吸之门户，少阴经脉环绕咽喉，外邪侵袭或热郁心肺，每从咽喉部位反映出来。病毒性心肌炎患儿在病程的发生发展演变中，常出现急慢性咽炎、扁桃体炎而加重心肌的损害，使病情辗转难愈。临床上患儿常感咽痛或咽喉不适，或咳或音哑或无自觉症状仅有咽红或肿。治疗以清热利咽为主，有利于阻止病邪内侵和传变，逐寇外出，实为针对病因而设。养血活血、扶正固本为辅，既病防变，实为病机而设。根据"治心不专治心，调理他脏以治心"的原则，刘老还专门创立了"调肺养心冲剂"。1993年"从肺论治小儿病毒性心肌炎"课题获北京中医药大学科研进步二等奖。

调肺养心冲剂主要药物组成：玄参、板蓝根、山豆根、苦参、五味子、黄芪、丹参、阿胶。

病案举例

刘某，女，9岁，1991年7月20日就诊。

3周前发热，咽痛，咳嗽，继而出现乏力，胸闷，憋气，长出气，面色苍白。在其他医院诊断为病毒性心肌炎，予青霉素、维生素C、二磷酸果糖治疗。刻下无发热，仍觉咽喉不适，胸闷，憋气，长出气，倦怠，活动后加重，面色无华，食欲不佳，二便正常。查体：咽红，扁桃体I°肿大，肺部听诊未闻干湿啰音，心率88次/分，心律不齐，心音稍弱，未闻及杂音，舌质红，苔薄黄。血常规：白细胞5.7×10^9/L，中性粒细胞0.47，淋巴细胞0.40，单核细胞0.13。心肌酶：肌酸磷酸激酶同工酶（CPK-MB）45U/L。心电图：ST段下降，T波低平。证属热郁肺卫，心气受损，治以清热利咽，益气养心，方用玄参升麻汤合生脉汤加味。

玄参10g，升麻5g，山豆根5g，牛蒡子10g，苦参10g，黄芪15g，麦冬10g，五味子10g，紫丹参10g，郁金10g，焦三仙各10g，阿胶10g（烊化）。

14剂，水煎服。

二诊：胸闷、憋气、倦怠明显减轻，偶有长出气，纳食正常，面色好转，舌质淡红，苔薄白。心电图：ST段恢复正常，T波略低平。予调肺养心冲剂巩固治疗3个月后自觉症状完全消失，心电图和心肌酶均恢复正常。

（四）治疗抽动-秽语综合征

抽动-秽语综合征的发病率有逐年增多的趋势，已成为儿科的常见病，刘老认为本病的发生与肝肺二经失调有着密切的关系，本源在肝，病发于肺，由于风、痰、火、气四者互为因果，风痰鼓动横窜经隧，形成阳亢有余，阴静不足，动静变化，平衡失调。临床上往往标本同病，虚实并存，以致阴阳乖戾，变异多端，怪相频出，反复无常。在临床上大部分患儿都存在着上呼吸道的慢性病灶，病情的变化常又随着这些慢性病变的轻重为转移，在治疗过程中可因感冒而使病情加重或发作，刘老亦提出从肺论治的观点，遣药组方每能切中病机，取得满意疗效。以玄参、板蓝根、山豆根、僵蚕、蝉衣清热利咽，控制异常发声；菖蒲、半夏、郁金豁痰开窍疗秽语，伸筋草、钩藤、全蝎疏肝息风止抽动。并随症灵活加减。

（五）治疗其他疾病

治疗各种出疹性疾病，小儿出疹性疾病较为多见，刘老认为小儿疹病是由于肺经热邪窜于营分，从血络外发而成。故疹病初期常用玄参配伍银花、连翘、薄荷等药清热透疹，中后期则玄参配伍生地、赤芍、粉丹皮等清热凉血。刘老还常用玄参治疗阴虚性便秘，代表方即增液承气汤。

生 地 黄

生地，味甘、苦，性寒，归心、肝、肾经，能清热凉血，养阴生津，是治疗热入营血引起的各种出血证和温热病后期余热未尽、津液已伤所致各证的良药。刘老常用生地黄治疗如下疾病。

（一）治疗出血诸证

由于小儿“阳常有余”的生理特点，临床上热病居多。在治疗出血证时，刘老遵从《景岳全书·血证》所云：“凡治血证，须知其要，而血动之由，唯火唯气耳。故察火者但察其有火无火，察气者但察其气虚气实，知此四者而得其所以，则治血之法无余义矣。”强调治疗此类病证首先要辨清出血的部位和所属脏腑，其次要辨清证候的虚实，然后提出“治火、治气、治血”三个原则。治火：实火当清热泻火，虚火当滋阴降火；治气：实证当清气降气，虚证当补气益气；治血：灵活应用凉血止血、收敛止血、活血止血的药物。因以热迫血妄行者居多，所以凉血止血之品为首选，而生地尤为重要。

1. 治疗鼻出血

鼻为肺窍，鼻出血主要与肺关系密切。热邪犯肺、肺内积热、阴虚肺燥均可致血热妄行，上循清窍而发生鼻出血。热邪犯肺用桑菊饮疏风清热；热积于肺用泻白散清泄肺热，加生地、粉丹皮、侧柏叶等凉血止血；阴虚肺燥者用增液汤滋阴清热，加粉丹皮、侧柏叶、白茅根等凉血止血。有鼻炎者常在辛夷苍耳散中加入本品。足阳明胃经之脉上交鼻额，胃火上炎，热迫血行，可致鼻出血，治以清胃泻火，凉血止血，用玉女煎加味。此类病人往往兼有大便干结，刘老常加大黄、风化硝通腑泄热，每获良效。因小儿“肝常有余”，肝火上炎，火热迫血上溢清窍，也会导致鼻出血，用龙胆泻肝汤清肝泻火、凉血止血的同时，刘老特别注重调理脾胃。

病案举例

患儿付某，女，7岁。1991年5月17日就诊。

鼻出血5天，每天2~3次，量时多时少，色鲜红，大便干，纳食正常，舌质红，苔薄白，脉数有力。血常规：白细胞 $8.3\times10^9/L$，中性粒细胞0.65，淋巴细胞0.35，血小板 $191\times10^9/L$。证属热郁肺胃，迫血妄行，治以清热止血。

桑白皮10g，黄芩10g，山栀5g，玄参10g，生地黄10g，赤白芍各10g，白茅根30g，侧柏叶10g，藕节10g。

7剂，水煎服。

二诊（5月29日）：服5剂后出血次数和出血量明显减少，服7剂后偶有少量出血，但不是每天发作，大便正常，舌淡红，苔薄白，脉平和。守原方去山栀、玄参，加当归、阿胶珠和血养血善后，5剂，水煎服。

2. 治疗齿龈出血

手、足阳明经脉均行经齿龈，胃火炽盛或热结阳明都可使热毒上熏，损络血溢，以致齿龈出血红肿。治以清胃泻火，凉血止血，用加味清胃散。方中以生地黄、粉丹皮、犀角（用水牛角代）为主清热凉血，黄连、连翘、升麻清热泻火，当归、甘草养血和中，加白茅根、藕节凉血止血。刘老喜加黄芩，取其泻热止血之双重功效。小儿“肾常不足”，肾主骨，齿为骨之余，肾阴不足，虚火上浮，热迫血行也可致齿龈出血。治以滋阴降火，凉血止血，用滋水清肝饮，方中以生地黄为君药清热凉血，滋养肾阴。

病案举例

关某，男，17岁。

齿龈时有出血半年余，加重2周，牙龈红肿。平素食欲佳，喜食油腻生冷之品，大便经常干结，2～3日一行，常有口臭，舌红，苔黄腻，脉弦滑。证属胃肠积热，治以清胃凉血，通腑泄热，方用清胃散合调胃承气汤加减。

生地黄15g，当归10g，粉丹皮10g，赤芍10g，山栀5g，川黄连3g，生石膏30g（先煎），升麻3g，生大黄10g，风化硝10g（化服），生粉草3g。

5剂，水煎服。

另：冰硼散敷牙龈红肿处。

二诊：药后出血及牙龈红肿明显减轻，早上刷牙时还有少许渗血，口臭亦减，大便正常，每日一行，舌淡红，苔薄黄，脉弦。肠热已解，胃热未尽解，当再清降胃火以巩固。

生地黄10g，生石膏25g（先煎），川黄连3g，赤芍10g，当归10g，升麻3g，山栀5g，灯心草1g。

5剂后诸症皆瘥。

3. 治疗尿血、紫癜

尿血的病位在肾、小肠和膀胱，病机是热伤脉络，血渗膀胱。其中又有实热和虚热之分：实热者治以清泻实热、凉血止血，用导赤散和小蓟饮子加减；虚热者治以滋阴降火、凉血止血，用知柏地黄丸加减。

小儿肌腠不密，卫表不固，易感外邪并化热化火，热毒炽盛，内传营血，迫血妄行，灼伤脉络，则血溢渗于脉络之外，留于肌肤，积于皮下，形成紫癜。《景岳全书·杂证谟·血证》说："血本阴精，不宜动也，而动则为病。……盖动者多由于火，火盛则逼血妄行。"实火如此，虚火亦然。小儿稚阴稚阳，若久病失调，更易使肝肾阴亏，虚火内生，虚火乘扰则血随火动，以致离经妄行，形成紫癜。实火者治以清热解毒、凉血止血，方用犀角地黄汤加味（犀角用水牛角代）；虚火者治以滋阴降火、凉血止血，方用知柏地黄丸或大补阴丸。

（二）治疗阴虚诸证

1. 治疗盗汗

盗汗是小儿的常见病证，小儿"阴常不足"，阴精亏虚，可致虚火内生，热逼津外泄，或津液被扰，不能自藏而外泄，则出现盗汗，治以滋阴降火，用当归六黄汤加味。方中当归、生地黄、熟地黄滋阴养血，壮水之主以制阳光；黄连、黄柏苦寒清热，泻火坚阴；黄芪益气固表。当归六黄汤是刘老最常用的方剂之一，为治疗小儿盗汗之首选。若汗出频频者加麻黄根、生牡蛎、浮小麦；若纳食不佳者加焦三仙、香稻芽、白术；若兼低热者加地骨皮、葛根、银柴胡。

病案举例

刘某，女，4岁。1991年4月12日就诊。

夜间出汗半年余，近1个月汗出频频，纳呆，常烦躁哭闹，时有低热，不超过37.5℃，大便干，小便短赤，舌质红，苔薄黄，脉细数。病属阴虚盗汗证，治以滋阴降火，清热敛汗。

当归10g，生黄芪10g，生熟地各10g，黄连2g，黄芩10g，黄柏10g，麻黄根10g，浮小麦20g，白术10g，焦三仙各10g，灯心草1g。

7剂，水煎服。

二诊：出汗大瘥，发热未作，纳食稍增仍欠佳，二便正常，舌红，苔薄白，脉细。守原方去麻黄根、浮小麦、灯心草，加麦冬10g，香稻芽10g，鸡内金10g，7剂，巩固治疗。

2. 治疗厌食

厌食症是小儿的常见病、多发病，临床上胃阴不足证或肺胃阴虚证颇为常见，刘老治疗此类病证时多用益胃汤加味滋养胃阴。基本方：北沙参、麦冬、生地黄、鲜石斛、玉竹、天花粉、生麦芽、白术、焦三仙。可依据不同兼夹证而酌情加减。

3. 治疗便秘

由于人们生活水平不断提高，便秘颇为多见，甚至新生儿亦不少见，其中津亏肠燥是常候，刘老多以增液承气为主方随证加味，养阴润燥，通腑泄热。基本方：生地黄、玄参、麦冬、制大黄、风化硝。对血虚便秘者则用润肠丸加减，滋阴养血，润肠通便。

4. 治疗久咳不愈

肺为娇脏，喜润而恶燥，肾藏阴精，肺肾阴虚可致久咳不愈，刘老治疗此类患儿常用百合固金汤、养阴清肺汤或当归六黄汤酌情加减。生地黄在这几个方中均为君药。

5. 治疗口舌生疮症

鹅口疮和口腔溃疡是小儿的常见病和多发病，刘老常用导赤散加竹叶、灯心草等药治疗属于心经热盛或心热移于小肠证见小便赤涩淋痛者。

丹皮、赤芍

丹皮味苦、辛，性微寒，归心、肝、肾经。赤芍味苦，性微寒，归肝经。二者均能清热凉血，活血散瘀，为治疗热在血分的良药。刘老在治疗各种出疹性疾病的中后期和出血性疾病时，常常两药一起使用，不偏不倚，不分伯仲。刘老常用它们治疗如下疾病。

（一）治疗各种出疹性疾病（热在气营或热入营血证）

1. 治疗水痘

水痘是小儿的常见病，传染性强，对于热毒重证，热入营血，疹色红赤或紫暗者，刘老常在辨证用方中加粉丹皮、赤芍。

病案举例

秦某，男，11岁。1992年11月7日就诊。

发热4天，皮疹3天，在其他医院就诊后予解热剂和抗病毒口服液治疗效果不显，发热，皮疹加重。刻下症见发热，体温38℃，头面、躯干皮肤密布暗红色皮疹和疱疹，疱浆混浊，部分破溃，大便干结，3日未解，小便黄，舌红苔黄，脉弦数。证属热毒炽盛，内入营血，治以清热解毒，凉血活血。

生石膏30g（先煎），银花10g，连翘10g，蒲公英10g，紫花地丁10g，黄连2g，黄芩10g，粉丹皮10g，赤芍10g，生大黄6g（后下），木通6g，竹叶3g。

4剂，水煎服。

二诊：服2剂后体温降至37.5℃，服4剂后热解，大便通畅，体温正常，大部分痘疹已结痂，少许痘疹仍红赤，食欲欠佳，舌红，苔薄黄，脉弦。证属余热未尽。

银花10g，连翘10g，黄芩10g，沙参10g，玄参10g，生地黄10g，丹皮10g，赤芍10g，生山楂10g，生麦芽10g。

5剂，水煎服。

2. 治疗皮肤黏膜淋巴结综合征

皮肤黏膜淋巴结综合征又称川崎病，1967年日本首次报告本病，是一种婴幼儿常见的病因未明的急性发热出疹性疾病。其主要特点是：持续发热5天以上，皮肤多形性红斑皮疹，双眼结膜充血，四肢末端急性期充血、硬肿，口唇充血、干裂，杨梅舌，口腔及咽部黏膜充血，颈淋巴结急性非化脓性肿大。部分严重患儿有冠状动脉扩张或冠脉瘤。

病案举例

吴某，男，2岁。

因发热7天，皮疹及颈部肿物3天于1991年11月23日收住院。患儿7天前出现发热，体温在38.5℃～40℃之间波动，3天前出现皮疹及两颈部肿块，曾在其他医院静脉注射青霉素5天效果不显。入院时查体：体温39.7℃，全身皮肤散在充血性皮疹，形状大小不一，部分融合成片，以躯干为著；双眼球结膜充血，口唇干红皲裂，指（趾）末端红肿略硬，肛门周围皮肤潮红；两颈部各触及2cm×2.5cm大小的淋巴结，质硬，边界清，无波动感，表皮不红，有触痛；心律140次/分，律齐，心音有力，未闻及杂音，双肺（－），肝、脾（－）；杨梅舌，苔黄，指纹紫达气关。血常规：白细胞$15.6\times10^9/L$，中性粒细胞0.68，淋巴细胞0.23，单核细胞0.09，血小板$435\times10^9/L$，血沉72mm/h。心电图：窦性心律，心动过速。超声心动图：冠状动脉轻度扩张。西医诊断：川崎病。中医辨证为温毒发疹，气营两燔。治以清热解毒，凉血透疹，方用白虎汤合犀角地黄汤加减。

生石膏25g（先煎），知母10g，生地黄10g，水牛角10g，玄参10g，粉丹皮10g，赤芍10g，山栀5g，黄连1.5g，生甘草6g，蝉衣3g。

5剂，水煎服。

二诊：服药后体温降至37.5℃，皮疹和球结膜充血消退，颈部淋巴结缩小，指（趾）末端呈膜样脱皮，舌红，苔薄黄，指纹紫。继用上方去水牛角、蝉衣、山栀、黄连，加黄芩10g，葛根10 g，生山楂10g，5剂，水煎服。

三诊：体温正常，颈部淋巴结明显缩小，指（趾）末端仍有少许脱皮，纳食不馨，舌红，苔薄白，指纹紫。查血常规白细胞数正常，血小板 412×10^9/L。

黄芪 10g，玄参 10g，沙参 10g，浙贝母 10g，麦冬 10g，丹参 10g，赤白芍各 10g，怀山药 10g，生山楂 10g，生麦芽 10g，焦三仙各 10g。

14 剂，水煎服。

1 个月后复查各项指标均正常。

3. 治疗猩红热

猩红热也是小儿最常见的出疹性疾病，属于中医丹痧的范畴，在急性期症见壮热不解，咽喉肿痛，皮疹密布，色红如丹，甚至色紫如瘀点，证属毒在气营者，治宜清气凉营，泻火解毒，方用凉营清气汤加减，常用药：生石膏、玄参、连翘、牛蒡子、粉丹皮、赤芍、蝉衣、葛根、生粉草。

4. 治疗其他出疹性疾病

刘老在治疗幼儿急疹、麻疹、风疹等疾病时，在疹出期间，常在处方中加入丹皮、赤芍。刘老认为斑和疹均为热邪深入营血的征象，疹是因邪热郁肺，内窜营分，从肌肤血络而出所形成，故治疗时要加清营凉血之品，丹皮、赤芍、生地黄为首选。

荨麻疹在临床上也颇多见，小儿和成年人都常发生，皮疹如云团样或为局限性水肿，此起彼伏，瘙痒明显，反复发生。刘老认为此类病证多属风客肌肤，血分有热所致，治疗应以凉血为主，祛风为辅。常用药：生地黄、粉丹皮、赤白芍、川芎、荆芥、防风、蝉衣、钩藤、羌独活。

（二）治疗出血证

刘老善于应用丹皮、赤芍治疗各种血热所致的出血证，如鼻出血、齿龈出血、便血、紫癜等。刘老认为幼儿之体，稚阴不充，阳气为之偏盛，火为阳，火性炎上，迫血妄行，上溢清道，而为鼻出血，法当清营止血，常用方：生地黄 10g，粉丹皮 5g，赤白芍各 6g，白茅根 30g，藕节炭 10g，黑山栀 5g，玳瑁末（用代用品）1.5g（冲），茜草根 5g，侧柏炭 10g。齿龈红肿出血多属胃火上炎，治当清胃降火，常用方：升麻 1g，川黄连 1.5g，生石膏 25g，山栀 5g，当归 5g，生地黄 10g，粉丹皮 5g，赤芍 5g，生粉草 3g，灯心草 1g。对于便血，尤其是兼痔疮的便血，丹皮、赤芍既可清热凉血，又可活血散瘀，消肿止痛，常用方：槐花 5g，地榆炭 6g，当归 5g，生地黄 10g，粉丹皮 5g，赤芍 5g，川连 1.5g，秦皮 5g，黄柏 6g。无论是血热妄行还是瘀血阻滞所致的紫癜，刘老都会用丹皮、赤芍。刘老说："丹皮、赤芍不仅清热凉血，而且活血散血，能取得止血而不留瘀的效果，是治疗紫癜的必备良药。"血热性紫癜的常用方：水牛角 15g，鲜生地 10g，粉丹皮 6g，赤芍 10g，黑山栀 5g，仙鹤草 10g，茜草根 5g。血瘀紫癜的常用方：当归尾 6g，桃仁 10g，红花 3g，川芎 5g，粉丹皮 6g，赤芍 10g，郁金 5g，藕节炭 10g。

病案举例

于某，女，5 岁。1992 年 5 月 9 日就诊。

近半个月来大便表面有鲜血，有时便后滴流鲜血，有一蚕豆大小的肿块凸出。平素大便干结，2～3 日一行，无腹痛，食欲佳，喜食肉类食品，厌食蔬菜。舌红，苔黄腻。此为过食油腻肥甘之品，日久湿郁内蕴化热，下注大肠，搏于血分，肠有瘀浊，形成痔疮，治当清热通便，凉血散瘀。

生地黄10g，制大黄10g，风化硝10g（冲），当归6g，粉丹皮6g，赤芍10g，槐花6g，川连1.5g，黄柏6g，地榆炭6g。

10剂，水煎服。

服5剂后大便调畅，出血停止，10剂后大便时痔核未再脱出。

（三）治疗疔疮痈疖和跌仆损伤

小儿皮肤薄嫩，若调护不当，会发生多种皮肤病，最常见有皮肤疖肿、脓疱疮、化脓性淋巴结炎、痤疮甚至丹毒。现在患湿疹的小儿越来越多，湿疹严重的亦多并发不同程度的皮肤感染。刘老认为这类病证多因湿热内蕴，火毒结聚，郁蒸营血，或外邪侵袭，蕴蒸肌肤，气血凝滞所致，治疗时虽以清热解毒为主，但同时要注意凉血化瘀才会取得满意疗效，而丹皮、赤芍自当担其重任。常用方：皮肤疖肿：银花10g，连翘10g，白芷6g，山栀5g，当归6g，粉丹皮6g，赤芍6g，穿山甲5g，灯心草1g。若有化脓则加紫花地丁10g，蒲公英10g。黄水疮：荆芥5g，防风5g，粉丹皮6g，赤芍6g，羌活3g，黄芩10g，蝉衣3g，炒苍术6g，六一散10g（包）。脓疱疮：银花10g，连翘10g，生地黄10g，粉丹皮6g，赤芍6g，蝉衣3g，僵蚕6g，紫花地丁10g，六一散10g（包）。渗出性湿疹：荆芥3g，防风3g，连翘6g，蝉衣3g，粉丹皮5g，赤芍6g，黄连1g，黄柏3g，灯心草1g。

病案举例

郝某，男，8个月。1991年8月6日就诊。

患儿自出生后1个月面部出现湿疹，涂抹湿疹药膏时好转，不用则又出现，近2月湿疹加重潮红，部分形成痂癣，部分有黄液渗出，涂药膏后亦无好转，大便干，舌红，苔黄，指纹紫。证属湿热内盛，血热瘀滞，治当清热利湿，凉血活血。

荆芥3g，银花6g，连翘6g，蝉衣3g，生地黄10g，赤芍5g，粉丹皮5g，黄连1g，黄柏3g，炒苍术5g，灯心草1g，六一散6g（包）。

7剂，水煎服。

另：黄连粉1g，黄柏粉3g，冰硼散3g，用水调敷患处，每天2次。

治疗3天后潮红明显减轻，不再有渗出，7天后湿疹完全消退。

（四）治疗月经病

刘老还常用丹皮、赤芍配伍黄芩、生地黄、山栀等治疗血热所致的经期提前，配伍柴胡、郁金、当归、蒲黄、五灵脂、川楝子等治疗血瘀气滞引起的闭经、痛经。代表方：加味逍遥散、栀子清肝汤、膈下逐瘀汤。

病案举例

李某，女，14岁。1993年4月23日就诊。

自13岁初潮就痛经，时轻时重，近2月疼痛较以前加重，有血块，平素大便秘结，舌红，苔薄黄，脉弦。证属血热，气血瘀滞，冲任不调，治以清热凉血，调畅气机，活血止痛。

柴胡10g，生地黄10g，粉丹皮10g，赤白芍各10g，当归10g，枳壳10g，生大黄6g，郁金10g，川楝子10g，益母草10g。

7剂，水煎服。

服7剂后疼痛明显缓解，大便正常，继用上方去大黄，服14剂后未再疼痛，追访3个月无复发。

（五）丹皮的其他功用

1.《本草纲目·草部三》言其“和血，生血，凉血，治血中伏火，除烦热”。丹皮配伍青蒿、鳖甲等药治疗阴虚发热，代表方为青蒿鳖甲汤。

2. 配伍熟悉地黄、山萸肉、山药等治疗肝肾阴虚所致的五迟五软，肾虚喘咳，代表方为六味地黄汤、七味都气丸。

3. 配伍大黄、冬瓜仁、桃仁等治疗早期肠痈，代表方为大黄牡丹皮汤。

病案举例

谢某，男，10岁。1993年3月6日就诊。

3周前因高热、咳嗽诊为肺炎住院治疗2周，出院后每天晚上低热，体温37.2℃～37.5℃，干咳无痰，不思饮食，大便干，舌红而干，脉细数。证属热邪伤阴，余热未尽，治以养阴清热，润肺止咳。

青蒿10g，炙鳖甲15g（先煎），生地黄10g，粉丹皮10g，沙参15g，麦冬12g，知母10g，杏仁10g，银柴胡6g，生山楂10g，生麦芽10g。

7剂，水煎服。

药后低热退，有时干咳，食欲较前增加，继用上方5剂善后。

（六）赤芍的其他功用

1.《滇南本草·白药赤芍》言其“泻脾火，降气，行血，破瘀血，散血块，止腹痛，散血热，攻痈疽”。配伍白头翁、黄连、银花、木香等治疗湿热痢疾，泻下脓血。配伍当归、红花、桃仁、川芎等活血祛瘀，行气止痛，治疗瘀血诸证，代表方有血府逐瘀汤、通窍活血汤。

2.《药品化义·血药》曰：赤药“泻肝火”。配伍柴胡、当归、枳实、栀子、黄芩等清热疏肝解郁，治疗肝郁气滞诸证，代表方有四逆散、柴胡疏肝散、枳实芍药散、龙胆泻肝汤等。

病案举例

许某，女，14岁，1992年7月26日就诊。

发热2天，腹痛，痛则欲泻，泻后疼痛略减，大便不畅，每天7～10次，有脓血，肛门灼热，恶心欲呕，小便短赤。查体：体温38.5℃，心肺（－），脐周有压痛，舌红，苔黄腻，脉数。血常规：白细胞11×10^9/L，中性粒细胞0.73，淋巴细胞0.21，单核细胞0.06。大便常规：白细胞50个/HP，红细胞30个/HP。证属湿热痢疾。是因饮食不慎，湿热蕴滞肠中，熏灼肠道，气机不畅，脂络受伤，气血瘀滞，化为脓血所致。治疗以清热通利，调气行血为主，用芍药汤加味。

白头翁15g，赤白芍各10g，木香6g，川连2g，槟榔10g，黄柏6g，制大黄10g，马齿苋20g，猪苓10g，半夏10g。

3剂，水煎服。

二诊：药后热解，大便畅快，次数减少，有少许黏液，腹痛明显减轻，食欲不振。继用前方去制大黄，加焦三仙各15g，5剂。

第四节　清虚热药

地骨皮

地骨皮，甘，寒，入肺、肝、肾经，功能凉血除蒸，清肺降火。常用于阴虚潮热、骨蒸盗汗，肺热咳嗽、咯血、衄血，及内热消渴等。王好古称其“泻肾火，降肺中伏火，去胞中火，退热，补正气”，《食疗本草》言其“去骨热消渴”。刘老临床常用治以下疾病。

（一）地骨皮配桑白皮、甘草、粳米，治疗肺热喘咳证

以上四药组成“泻白散”，出自钱乙的《小儿药证直诀》，是一张泻实顾虚、泻肺顾脾的经典方剂，也是刘老临床治疗咳嗽的常用之方。方中桑白皮甘寒性降，专入肺经，清泻肺热，平喘止咳；地骨皮甘寒入肺，清降肺中伏火，对于阴虚有热者尤宜。两药相合，清泻肺热，以使金清气肃。炙甘草、粳米养胃和中以扶肺气。四药合用，共奏泻肺清热、止咳平喘之功，清热而不伤阴，泻肺而不伤正，使肺气清肃，则咳喘自平。刘老指出：本方之特点是清中有润，泻中有补，既不是清透肺中实热以治其标，也不是滋阴润肺以治其本，而是清泻肺中伏火以消郁热，对小儿“稚阴”之体具有标本兼顾之功，与肺为娇脏、不耐寒热之生理特点亦甚吻合。肺经热重者，可加黄芩、知母等以增强清泄肺热之效；燥热咳嗽者，可加瓜蒌皮、川贝母等润肺止咳；阴虚潮热者，加银柴胡、鳖甲滋阴退热；热伤阴津，烦热口渴者，加花粉、芦根清热生津。

病案举例

郭某，女，6岁。初诊日期：1983年1月27日。

咳嗽月余未解，最近二三日来，咳嗽增剧，痰咳不出，鼻流浊涕，入暮身热颧红，口干欲饮，胃纳不振，有时夜间鼻腔流血，苔白质赤，脉象弦数。证属外邪束肺，久羁不解，郁而化热，治节失职，以致咳嗽、鼻衄频仍，治当清肃肺金，而解郁热，以希肃降之令得行，庶几咳衄自已。

桑白皮10g，地骨皮10g，南沙参5g，杏苡仁各10g，黄芩5g，黑山栀3g，胖大海

3g，净蛤粉10g，炙杷叶6g，川贝母5g，白茅根15g。

二诊：药后咳嗽大瘥，鼻衄仅1次，色红量多，入暮身热未作，仍有口干欲饮，小溲黄浑，胃纳尚可，苔白脉数。此肺热化而未尽，降令功能未复之象，治当清解。

桑白皮10g，南沙参5g，杏苡仁各10g，黄芩5g，黑山栀炭6g，侧柏炭10g，胖大海5g，炙蛤壳10g，炙杷叶6g，鲜茅根30g。

三诊：药后鼻衄已止，咳嗽轻微偶作，诸症已解，拟以清热和中，以为善后。

桑白皮6g，南沙参5g，杏苡仁各10g，黄芩5g，炒白术6g，云苓6g，枳壳5g，川郁金5g，炒谷麦芽各10g。

（二）地骨皮配当归、生地，治疗盗汗

刘老认为，盗汗证多以阴虚为主，常有兼证，治疗用当归六黄汤，随证加减。方药：当归、黄芪、黄芩、黄连、黄柏、生地、熟地。兼脾胃不和，纳呆消瘦者，加香稻芽、鸡内金、焦三仙，调和脾胃；兼自汗者，加生牡蛎或浮小麦，收敛止汗；内热明显，手足心热或五心烦热者，加地骨皮、粉丹皮，清气血之热，《纲目》称地骨皮“去下焦肝肾虚热”，在此用其加强退骨蒸、清虚热之功；脾弱胃强者，加煨丁香、炒川朴、生姜皮。

病案举例

刘某，男，5岁。

患儿3年多来汗出较多，夜眠时尤为明显，伴有消瘦，不思饮食，手足心热，易烦躁，大便干，舌质红，苔腻，脉滑数。证属阴虚兼有湿热，治宜滋阴清热化湿。

当归10g，生黄芪10g，生地10g，熟地10g，黄连1.5g，黄芩10g，黄柏10g，知母10g，生牡蛎15g，粉丹皮5g，地骨皮10g，焦三仙各10g，鸡内金10g。

服药7剂，汗出明显减轻，食欲增加。继服上方10剂病愈。

（三）地骨皮配柴胡、防风，治疗风火牙痛

地骨皮清肺降火；柴胡归肝、胆经，能疏散退热，疏肝和胆；防风疏风止痛。牙齿为肝胆经循行之处，三药合用，共奏清肝降火、散风止痛之功，故可治疗风火牙痛。

病案举例

魏某，女，16岁。

证经1月，牙齿作痛，由右侧连及左侧，不能咀嚼，伴有身热，口干欲饮，患处得凉疼痛稍减，小溲微黄，大便略燥，舌苔薄白，脉沉弦。此由风热外邪，侵犯牙体，以致牙齿作痛。宣散未能及时，引动肝胃之火上亢，故痛由右及左，身热口渴不已。治当平肝散风，清热止痛。

地骨皮10g，柴胡10g，防风6g，大独活6g，细辛3g，丹皮10g，大白芍12g，大黄10g，甘草3g，竹叶3g，生石膏25g（先煎）。

另：地骨皮10g，独活10g，柴胡10g，良姜10g，煎水500ml，漱口。

药后牙痛大减，大便自利，且有肠鸣，上方去大黄，加用陈皮10g。

（四）地骨皮配银柴胡、生地、太子参，治疗地图舌

地图舌是小儿比较常见的一种症状表现。地图舌出现时，常伴有纳食不好，面黄肌瘦，盗汗夜惊，手足心热，便溏或便秘，易患感冒等症状。刘老认为：舌苔的颜色、厚薄可以反映邪气的盛衰、病情的轻重，而舌苔的有无则反映胃气的盛衰。脾胃为后天之本，因此舌苔的有无也就反映了人体正气的情况。小儿舌苔出现剥脱，多属于脾胃阴虚及脾胃气虚。地骨皮、银柴胡清除虚热，生地黄滋阴增液，太子参益气养阴，共奏益气滋阴、养胃增液之功。

病案举例

钱某，女，5岁。初诊日期：1986年7月23日。

舌面斑驳，形如地图，口干唇红，手心作热，大便干秘，小溲黄浑，入暮颧红，脉来细数。此为气分不足，阴又耗损之象，治当益气养阴。

地骨皮6g，银柴胡5g，胡黄连3g，生地黄10g，太子参6g，黄芪6g，茯苓6g，炒白术芍各10g，当归6g，连翘6g，生稻麦芽各10g。

二诊：药后地图舌大瘥，手心作热轻微，大便一日2次，口不作渴。此阴液趋复，气分尚虚，拟以益气调胃治之。

党参10g，黄芪10g，茯苓10g，炒白术10g，炒白芍10g，扁豆10g，怀山药10g，青广皮各3g，老木香3g，生熟苡仁各10g，生稻麦芽各10g。

（五）地骨皮配南沙参、桑叶、杏仁，治疗麻疹合并肺炎心衰

地骨皮退虚热，更善清降肺中伏火；南沙参养阴清肺，化痰益气；桑叶清泄肺热，甘寒益阴，凉润肺燥；杏仁宣肺止咳。诸药合用，具有清热润肺、化痰止咳之效。刘老曾应邀治疗一例麻疹合并肺炎心衰病人，收效颇佳。

病案举例

吕某，男，3岁。初诊日期：1978年12月27日。

2周前开始发热，发病第5天后曾出麻疹，3日隐退，本应热解神安，反而持续高烧，咳嗽不畅，精神不振，食欲不佳。曾注射青霉素、链霉素无效，于12月24日住院治疗，入院时体温38.5℃，轻度鼻扇喘憋，两肺呼吸音粗，肺底部及腋下有少量中小水泡音。血常规检查：白细胞总数5×10^9/L，中性粒细胞0.54，淋巴细胞0.43，单核细胞0.03。胸透：两肺野纹理增强。诊断为病毒性肺炎。住院后病情渐趋恶化，次日高烧达39.6℃，出现喘憋，面色青紫，精神不好，肺水泡音增加。12月27日出现心衰征象，除给予洋地黄、氧气吸入、输血外，下午进行会诊，采用中药治疗。当时患儿高烧咳嗽，呼吸喘粗，鼻翼扇动，舌红纹暗，面色青紫。证属疹后邪热羁留气分所致，治按温病清解气热法治疗。

地骨皮6g，南沙参5g，霜桑叶5g，杏仁10g，生苡仁10g，连翘壳6g，川贝母3g，黄芩3g，橘皮3g，橘络1.2g，六一散6g（包），炙杷叶5g，灯心草3尺。

水煎100ml，分次服，每4小时1次。

二诊：药后体温趋降，体温36.7℃，咳嗽不剧，鼻扇已不明显，诸症均较缓和，两肺水泡音较昨天减少，心跳不快。温邪痰热尚未尽解，再拟原方治之。

南沙参5g，霜桑叶5g，杏仁10g，地骨皮6g，生苡仁10g，连翘壳6g，炙甘草5g，黄芩3g，橘皮3g，橘络1.2g，六一散6g（包），炙杷叶5g。

三诊：体温正常，喘粗鼻扇均瘥，食欲亦佳，血常规检查：白细胞总数$8.9\times10^9/L$，中性粒细胞0.65，淋巴细胞0.35。肺炎基本告愈，拟以健胃和中，兼清余热，以善其后。

南沙参5g，桑叶5g，茯苓6g，地骨皮5g，杏苡仁各10g，连翘壳6g，川贝母3g，橘红3g，橘络2g，六一散6g（包），生谷芽10g。

胡黄连

胡黄连，性味苦寒，入肝、胃、大肠经，具有清热燥湿、凉血消疳之功，可用治小儿疳积、惊痫、泻痢、劳热骨蒸、自汗、盗汗、吐血、衄血、疮疡、目赤、潮热、黄疸、痢疾、痔疮等。《唐本草》谓其“主骨蒸劳热，补肝胆，明目”，《本草纲目·草部》称其“治久痢成疳，小儿惊痫，寒热，不下食，霍乱下痢，伤寒咳嗽，温疟，理腰肾，去阴汗（《开宝本草》）”。刘老善用之治疗疳积诸证。

（一）胡黄连配四君子汤，治疗疳气证

疳气证是指小儿因内伤乳食、停滞不化、气行受阻所形成的一种慢性消化功能紊乱的综合征，以不思饮食、食而不化、形体消瘦、大便不调甚则面色萎黄及头发枯黄无泽等为主症。胡黄连消除疳积，配合四君子益气健脾，用于脾胃虚弱、积滞不运的疳气诸症最为相宜。

病案举例

陈某，女，2岁。初诊日期：1968年10月13日。

体质素弱，发育缓慢，身躯清瘦小巧，头颅上宽下窄，行走软缓少劲，面色苍白，近来食少便多，情急性躁，肚腹胀大，尚未坚膨，体重不增，睡卧不实，苔白脉缓，指纹淡紫。此乃先天不足，脾胃虚弱，积滞不运，已成疳气，治当调脾消疳，以复脾运。

党参6g，黄芪6g，茯苓6g，炒白术6g，陈皮3g，老木香3g，炒川朴2g，大腹皮6g，胡黄连3g，炙鸡金5g，焦三仙各12g。

另：捏脊疗法，每天1次，做一疗程（6天）。

二诊：上方连进3剂，睡眠、二便均好，腹胀较松，体质渐趋康复，但食欲仍然欠馨，面仍苍白。脾运功能未复，当再健脾开胃，以希饮食增进，气血滋生，则体质当可趋复。

党参6g，黄芪6g，茯苓6g，炒白术6g，炙甘草3g，鸡内金5g，枳壳3g，保和丸6g（包），煨姜2片，小红枣3枚，青陈皮各3g，砂仁1.5g（研）。

三诊：经捏脊、服药以来，面色转红，腹胀已消，二便如常，唯生来小巧，一时

难望丰腴，只有纳食增进，气血滋生，方可趋华。诸症既消，当再调养气血治之。

党参6g，茯苓6g，炒白术6g，当归5g，橘皮3g，小红枣3枚，炒半夏3g，老木香3g，白蔻仁2g（后下），焦山楂10g，神曲10g，炒稻麦芽各10g，煨姜2片。

（二）胡黄连配三棱、莪术，治疗疳积证

疳积多因饮食不节、乳食喂养不当，损伤脾胃，运化失职，营养不足，气血精微不能濡养脏腑，或因慢性腹泻、慢性痢疾、肠道寄生虫等病，经久不愈，损伤脾胃等引起，是以神萎、面黄肌瘦、毛发焦枯、肚大筋露、纳呆便溏为主要表现的儿科病证。多见于1～5岁儿童。疳积重在消积，故用胡黄连清热消疳，配合三棱、莪术破血行气，消积除疳。

病案举例

梁某，女，1岁半。初诊日期：1978年10月23日。

证经两月余，大便日行1～2次，腹膨且硬，青筋隐露，面黄肌瘦，发稀作穗，食纳不甘，卧中汗出，身热时作时退，小便时浑时清，苔薄色白，指纹紫暗。患儿自幼缺乳，饮食失调，脾胃损伤，运化不利，气血津液，无以资生，以致形体日瘦，肚腹日膨，而成疳积之证，治当消疳理脾。

胡黄连3g，京三棱5g，蓬莪术5g，青陈皮各3g，广木香3g，炒川朴2g，大腹皮6g，槟榔5g，炙蟾皮5g，鸡内金5g，焦三仙各18g，制大黄5g。

二诊：药后精神稍觉好转，食欲尚可，大便仍泻，每日2次，腹胀尚未显减，手足心热，口渴欲饮，发焦而稀。心脾疳热未清，治当清热健脾，佐以消膨宽中，尚希节食为要。

芦荟3g，胡黄连3g，秦艽5g，炙鸡金5g，干蟾皮5g，姜川朴2g，大腹皮6g，蓬莪术5g，茯苓6g，炒白术6g，青陈皮各3g，老木香3g。

三诊：药后腹胀大宽，便泻正常，食欲转香，精神振作，唯面色仍感黄而不华，形体瘦弱，苔白脉缓。疳证大愈，亟当健脾调中，以复气血，拟以丸剂长服。

党参15g，黄芪15g，茯苓15g，炒白术15g，当归15g，大白芍15g，炙甘草15g，怀山药15g，扁豆15g，炒苡仁15g，橘皮10g，炒半夏10g，砂仁10g，炙鸡金10g，炙蟾皮6g，炒川朴6g，地骨皮6g，胡黄连6g，焦三仙各30g，老木香10g。

上药共研细末，炼蜜为丸，每丸重6g，早晚各服1粒，开水化服。

按：疳气和疳积，在病程上疳气多属初期，疳积多在中期，在症状上疳气和疳积有轻重的不同，因此，在治疗上疳气多着重调和脾胃，疳积则重在消运，消运以后，即当调脾，以助恢复。此外，疳积证中如夹有虫证，古人名为疳蛔，可加入驱虫药如芜荑、鹤虱、雷丸、使君子等药治之。

（三）胡黄连配使君子、贯众等，治疗蛲虫病

胡黄连清热燥湿，使君子肉、贯众等驱虫药杀虫止痒，可治各种虫证。

病案举例

杨某，男，2岁。初诊日期：1975年9月18日。

素有蛲虫之疾，每于夜晚则肛门奇痒，有小细虫于肛门周围活动。由于肛痒异常，患儿以手搔之，局部破溃流水。性急肝旺，影响睡眠，面色黄，腹稍胀，苔薄色白，脉象缓滑。蛲虫为患，亦因脾胃运化失职，仓廪之官无权，湿热郁蒸所致，治拟清热渗湿，苦辛杀虫。

胡黄连5g，使君子肉10g，贯众10g，槟榔5g，苦楝根皮10g，川椒3g，百部6g，榧子肉10g，芦荟3g。

另：百部15g，蛇床子15g，黄柏6g。每晚煎水200ml，候温，于晚9时灌肠，连续三晚。

二诊：经服药3剂并灌肠3次后，蛲虫消失，继以健脾益气之品调治2周而获痊愈。

青　蒿

青蒿，味苦辛，性寒，入肝、胆经，功能清热解暑，除蒸截疟，用于暑邪内热，阴虚内热，夜热早凉，骨蒸劳热，疟疾寒热，湿热黄疸等。《本草新编·角集》言其"尤能泄暑热之火"。《本草纲目·草部四》称其"治疟疾寒热"。《滇南本草·青蒿》云："祛湿热，治痰火嘈杂，消痰，眩晕，利小便，凉血，止大肠风热下血，退五种劳热，发烧怕冷。"

（一）青蒿配金银花、藿香，用于暑湿感冒

青蒿清热解暑；金银花清热解毒，疏风解表；藿香解表和中。共奏解暑祛湿健脾胃、清热透表除呕逆之功，用治中暑发热，头晕呕吐，胸闷等。

病案举例

张某，女，3岁半。初诊日期：1992年7月。

发热2周，在外服桑菊饮、麻杏石甘汤加减数剂未效。病初口服抗生素3天无效。曾疑肺炎收住某院，用抗生素输液3天仍未见效，遂慕名求治于刘老。就诊时体温38.8℃，精神困倦，不思饮食，大便溏稀，次数不多，舌淡，舌尖红点密布，苔白腻，脉细数。证属湿热交蒸，湿重于热，兼感外邪，治当清暑化湿，佐以透邪。

藿香9g，桔梗6g，云茯苓10g，川厚朴9g，青蒿10g，苏梗9g，银花10g，六一散10g（包）。

服上方6剂病愈。

按：本病发生于长夏，即将入秋，为湿热交蒸季节。吴鞠通说："湿温者，长夏初秋温中生热，即暑病之偏于温者也。"湿性黏滞，湿䝉热蒸，不易转化，故病程较长。因湿盛见苔白腻，湿困热郁，故发热缠绵不解，其人困倦乏力，大便稀溏。方中藿香、青蒿、苏梗、六一散芳香化湿，清暑退热；加用桔梗、六一散、云苓、川厚朴温中燥湿，健脾利尿；银花以透湿中之热邪。服3剂病情减轻，继服3剂，湿去热清而告愈。

（二）青蒿配生石膏、连翘，治疗暑温证

生石膏清气分之大热；连翘清热解毒，善清卫表之邪；青蒿解暑清热。共奏祛暑清热之功，用治夏暑季节高热不退、头痛泛恶之证恰如其分。

病案举例

铁某，女，5岁。初诊日期：1988年9月5日。

发热4日，自汗出，头痛不已，脘满泛恶，口渴引饮，大便燥结，小便黄赤量少，面容晦滞，神志清明，无谵语，咽部红赤，舌苔白厚，舌尖红，脉数有力。此为暑热之邪，盛于阳明，郁蒸于外，肠胃燥结之象，治当祛暑清热，佐以化浊和中，以防热盛伤津。

青蒿5g，藿佩叶各5g，生石膏25g（先煎），连翘6g，黄芩5g，川黄连2g，姜竹茹3g，冬瓜皮12g，鲜芦根30g，六一散10g（包），通草2g。

2剂，水煎服。

二诊：药后身热已解，头痛亦瘥，唯乃脘痞作恶，咽痛且红，苔白，脉微数。此为暑热未清，中焦湿蕴，治仍清解化湿，宗黄芩滑石汤加减。

黄芩5g，六一散10g（包），猪茯苓各6g，泽泻6g，白蔻仁2g，大腹皮10g，通草2g，桔梗3g，生苡仁10g。

再进3剂而愈。

（三）青蒿配鳖甲、银柴胡，治疗阴虚发热证

青蒿配鳖甲、银柴胡，凉血清虚热，搜血除骨蒸，治阴虚发热，潮热盗汗等症。刘老曾用治一例低热不退伴咳嗽患儿，收效甚著。

病案举例

崔某，男，10岁。初诊日期：1973年2月10日。

午后低热，腋下体温37.2℃，多日未解，干咳咽红，呼吸正常，时有恶心，心烦且悸，入暮口渴欲饮。曾在儿童医院疑为肺炎，迭用抗生素无效，自服桑菊片而症状依然如故。苔色水黄，脉来细数。本为外邪束肺，肺气不宣，上逆为咳。由于邪郁日久化热，热灼阴虚，虚而生热，是以低烧不解。治当养阴清热，佐以止咳。

青蒿10g，炙鳖甲12g（先煎），银柴胡5g，南沙参6g，黄芩5g，白前5g，白薇5g，杏苡仁各10g，炙杷叶5g，生地黄10g。

3剂，水煎服。

二诊：药后低烧已不明显，咳嗽较爽，心烦口渴均解，舌苔白，脉微数。再拟原方增减，以收全功。

青蒿6g，炙鳖甲10g（先煎），生地黄10g，炙杷叶6g，杏苡仁各10g，桔梗3g，川贝母5g，胖大海6g，炒谷芽10g。

再进5剂获愈。

（四）青蒿配半夏泻心汤，治疗湿温证

半夏泻心汤寒热平调，消痞散结，为治疗中气虚弱、寒热错杂、升降失常而致肠胃不和的常用方，又是体现调和寒热、辛开苦降治法的代表方。临床应用以心下痞满、呕吐泻利、苔腻微黄为辨证要点。青蒿能清暑解热，共治湿温之证。

病案举例

高某，女，1岁。初诊日期：1964年6月23日。

旬日前曾患吐泻身热，经治吐泻已止，迄今身热不解，腋下体温38℃，时有烦躁，精神萎靡不振，5天来食欲极差，脘满泛恶，小溲不利，甚则一昼夜无尿，口唇干焦，舌苔黄厚，纹紫。此属湿热氤氲，兼夹食滞不化，中州困遏，湿蒸热郁不已，有热滞偏重之象。病属湿温重候，治以辛开苦降，佐以化湿，盖辛能开气，气化则湿化，苦能泄热，热去则湿孤。

青蒿6g，薄荷3g（后下），黄芩5g，黑山栀3g，大豆黄卷10g，碧玉散10g（包），川连2g，淡干姜1g，姜半夏3g，姜竹茹3g，焦三仙各12g。

二诊：药后脘满泛恶已止，食欲稍振，唯身热不解，腋下体温37.5℃，舌苔黄腻。势属湿温痰滞蕴遏，逗留中焦阳明，仍当清解和中为治。

黑山栀3g，淡豆豉10g，薄荷3g（后下），青蒿6g，黄芩5g，六一散10g（包），生石膏25g（先煎），川黄连2g，通草2g，焦三仙各20g，车前子10g（包）。

三诊：药后身热已解，腹部膨胀亦松，大便1次，偏溏，头项腰部发出针尖样晶珠点，抹之消失，苔腻已化。此邪气外达，里滞渐化之象，证情颇佳，已入坦途，再拟清透治之，可冀邪去正复。

黑山栀3g，大豆黄卷10g，薄荷3g（后下），青蒿10g，银花6g，研牛蒡子5g，六一散10g（包），焦三仙各12g，生石膏25g（先煎），灯心草3尺，冬瓜皮10g。

按：刘老认为，湿温之为病，有湿遏热伏者，有湿重热轻者，有湿轻热重者，有湿热并重者，有湿热俱轻者，且有夹痰、夹水、夹食、夹气、夹瘀之不同。临床时首要辨明湿与温之孰轻孰重，有无兼证，然后对证用药，随机应对，庶可用药精当，而确收卓效。

本例为热重于湿之典型，湿重于热一般微微恶寒，温温发热，是热处湿中，邪难转化。头目胀痛昏重，如裹如蒙，正如《素问·生气通天论》“因于湿，首如裹”之谓。汗出多黏，四肢倦怠酸痛，身重难以转侧，乃湿着于肌腠之故。胸膈痞闷，是阴湿窃居胸中。口淡微腻，不渴或渴不欲饮，或喜热饮，为湿饮痰浊内留。面色黄滞，乃太阴湿盛，盖太阴为阳明之里，由里病影响于表所致。舌苔白滑或黄腻而厚，为湿邪内盛之征。大便溏或水泻，由于湿盛脾虚。小便浑浊不清，乃湿邪内盛，州都气化失司。脉多濡缓，则由于病邪属湿的缘故。至于热重于湿，则与湿重于热在症状上有明显的不同，一般是不恶寒，即恶寒亦极轻微，发热较甚，甚或壮热，汗出热臭，由于阳明热盛，湿中生热。头眩痛或掣痛，头为诸阳之首，湿热上攻之故。嘈杂似饥不思食，阳明热盛所致。口苦或烦渴喜冷饮，口秽喷人，因口气通于胃，胃热与湿热交盛使然。胸腹热满，按之灼手，是病在阳明、太阴部位，湿中生热，阳明热甚，故胸

腹热满灼手。面红有垢腻，因面主阳明，阳明夹湿，故面红而见垢腻之状。大便秘或下利垢腻，小便短赤，俱为内热充斥之象。舌边尖红，苔黄腻或厚燥欠润，是湿热在胃，交争于上。脉濡数或弦数，则属湿轻热重之象。临床时如能仔细辨认，自能切中病情，投药无有不效。

第三章 祛风湿药

蕲蛇

蕲蛇别名棋盘蛇、祁蛇，为脊椎动物门爬行纲有鳞目蝮蛇科动物五步蛇除去内脏的干燥蛇体。蕲蛇性温，味甘、咸，归肝经，具有散风通络、镇痉、攻毒的功效。临床主要用于半身不遂，四肢拘挛，关节酸痛，疥癞恶疮等症。刘老常常配伍健脾益肾之品及制马钱子，用于治疗小儿进行性肌营养不良。

病案举例

患儿周某，男，6岁，河南省洛阳人。初诊日期：1993年5月20日。

患儿生后走路较其他正常小儿晚，5岁时家长发现走路不稳，容易跌跤，逐渐加重，行走不稳，呈“鸭步”左右摇摆。曾到北京协和医院诊断为进行性肌营养不良，建议中药治疗，遂慕名来院就诊。刻下症见：行走不稳，容易跌跤，纳食差，大便溏薄。查体：面色萎黄，行走呈鸭步，翼状肩，腓肠肌假性肥大，Gordon征阳性。舌质淡，苔白，脉细无力。证属脾肾两虚，治疗宜以调补脾肾、强筋通络为法。

党参10g，黄芪10g，熟地10g，山茱萸10g，山药10g，茯苓10g，白术10g，白芍10g，蕲蛇肉10g，蜈蚣1条，川断10g，杜仲10g，牛膝10g，制马钱子0.2g（分冲），焦三仙各10g。

30剂，水煎服，每日1剂。

二诊：面色已略见红润，纳食较前明显好转，大便基本成形，舌质淡红，苔薄白，脉细无力。效不更方，上方30剂继服。并嘱其加强功能锻炼，配合按摩治疗。

三诊：患儿肌肉较前有力，摔跤次数明显减少，面色转红润，纳食正常，二便调。予自制复力冲剂每次1袋，每日3次，长期服用，缓以图功。

按：进行性肌营养不良是一组遗传性疾病，一般均有家族史，表现为骨骼肌进行性无力和萎缩，最后完全丧失运动能力，儿童以假性肥大型为多见，根据其四肢无力、萎弱，似属中医的“痿证”的范畴。本病预后较差，患儿最终可因受累肌肉萎缩，不能行走，卧床不起，发生呼吸道感染或心力衰竭而死亡。刘老认为，本病主因先天禀赋不足，后天调养失宜所致，治疗宜以调补脾肾、强筋通络为法。脾主肌肉，故以党参、黄芪、茯苓、白术健脾益气养后天之本，则肌丰而有力；肾为先天之本，故以熟地、山茱萸、山药、川断、杜仲、牛膝、白芍滋补肝肾，强腰壮骨；蕲蛇肉、蜈蚣、制马钱子活血通络；焦三仙消食健胃，以增进食欲。由于本病为慢性疾患，治疗宜注意守方，必要时可用散剂或冲剂，缓以图功，亦应当注意加强锻炼，配合按摩疗法，才能收到较好的疗效。

木　瓜

木瓜为蔷薇科落叶灌木贴梗海棠和木瓜的成熟果实，前者习称“皱皮木瓜”，后者习称“光皮木瓜”。性温，味酸，归肝、脾经，具有舒筋活络、化湿和胃的功效，临床主要用于风湿痹痛、筋脉拘挛、脚气肿痛等症。《名医别录·中品》：“主治湿痹邪气，霍乱大吐下，转筋不止。”《本草拾遗·卷第十》：“下冷气，强筋骨，消食，止水痢后渴不止，作饮服之。又脚气冲心，取一颗去子，煎服之，嫩者更佳。”《本草纲目·果部二》：“木瓜所主霍乱吐利、转筋脚气，皆脾胃病，非肝病也。肝虽主筋，而转筋则由湿热、寒湿之邪袭肺伤脾胃所致，故转筋必起于足腓，腓及宗筋皆属阳明。”

（一）木瓜配伍调肺平肝法，治疗小儿多发性抽动，贵在理脾而伏肝

治疗小儿多发性抽动症，刘老主张从肺论治，采用调肺平肝法，临证常常配伍木瓜治疗，效果显著。木瓜，《雷公炮制药性解》言其“入肺、脾、肝三经”，《本草纲目·果部二》云：“木瓜治转筋，非益筋也，理脾而伏肝也，土病则金衰而木盛，故用酸温以收脾胃之耗散，而借其走筋以平肝邪，乃土中泻木以助金也。木平则土得令而金受荫矣。”《海药本草》言其有“敛肺和胃，理脾伐肝，化食止渴”之效。

病案举例

王某，男，8岁，湖北省武汉市人。初诊日期：1996年3月6日。

患者于2年前由于精神过度紧张而出现眨眼、耸鼻，而后出现耸肩、摇头、喉中吭吭出声，遂到当地省医院就诊，曾做头颅CT、脑电图等均无异常，诊为“抽动－秽语综合征”，给予氟哌啶醇等治疗，症状时好时坏。今慕名来京求刘老诊治。刻下症：眨眼，耸鼻，耸肩，摇头，喉中吭吭出声，性情急躁，骂人，纳可，二便调，舌红，苔黄腻，脉弦滑数。诊为肝风证，证属风痰鼓动，治宜调肺平肝，息风化痰。

辛夷10g，苍耳子10g，玄参10g，板蓝根10g，山豆根5g，木瓜10g，半夏5g，伸筋草15g，天麻3g，钩藤10g，黄连3g，蝉衣5g，僵蚕10g，大白芍30g，全蝎3g。

20剂，并嘱停服西药。

二诊：诸症明显减轻，唯大便秘结，二日一行，上方加制大黄10g。

以上方加减治疗3个月，痊愈。

按：刘老认为，抽动－秽语综合征属肝风证，本源在肝，病发于肺，系风痰鼓动，横窜经隧，形成阳亢有余，阴静不足，平衡失制所致。治疗宜采用调肺平肝、息风化痰之法。方中辛夷、苍耳子宣肺通窍畅气机，玄参、板蓝根、山豆根清热解毒利咽喉，祛邪护肺安内宅，防止外风引动内风，更重要的是使肺金保持正常的功能状态。调肺可佐金平木，又可防肝木有余乘脾土，脾土不虚，痰湿难生。配合天麻、钩藤、白芍、蝉衣、半夏、僵蚕、全虫等平肝息风化痰之品，更配木瓜，缓肝理脾，相得益彰，风痰何以鼓动？本例收效，妙在调肺平肝。

(二) 木瓜配伍苍术、防风、防己等祛风燥湿药物，治疗小儿水湿脚气肿痛

病案举例

丁某，男，10岁。初诊日期：1964年7月18日。

右足掌后脚跟先起水疱，后则溃破流水，大小如铜钱，已有两周。近日来除了蔓延至左足以外，且感觉足胫肿大重着，软弱麻木无力，行动不便，脚丫生有小核，压之觉痛。苔色白腻，脉象濡缓。此乃水湿外受，邪袭经络，壅遏气血，不得疏通，形成脚气重症。治疗当逐湿通络，调气舒筋，方宗鸡鸣散加减。

宣木瓜10g，苏叶5g，防己6g，陈皮5g，炒苍术5g，猪茯苓各10g，吴茱萸2.5g，槟榔6g，姜皮1g，赤芍6g。

7剂，水煎服。

另：黄连膏30g外敷。

二诊：服药后足胫已感有力，无酸麻之感，足掌溃破之处已有新肉生长，苔白脉缓。邪壅经络趋散，气血流行将利之兆，再拟原方增损治之。

宣木瓜10g，吴茱萸2g，槟榔5g，陈皮5g，炒苍白术各6g，炒苡仁10g，泽泻6g，茯苓10g，姜皮1g。

7剂后而告痊愈。

寻骨风

寻骨风为马兜铃科多年生攀缘草本植物绵毛马兜铃的干燥根茎或全草。性平，味辛、苦，归肝经，具有祛风湿、通络、止痛的功效。

(一) 寻骨风配伍小苦辛汤清利湿热，治疗湿热内蕴之儿童类风湿病

病案举例

高某，男，8岁，北京顺义人。初诊日期：1993年1月19日。

患儿反复发热3年，曾多次在顺义医院、北京儿童医院住院治疗，均诊断为儿童类风湿病全身型，经服用阿司匹林、激素等药治疗，症状有所缓解，但未根治，3年来反复发作。近日来患儿复又发热，体温最高达40℃，伴恶心呕吐，胸腹胀满，肌肉酸痛，骨节疼痛。为求系统诊治，遂来院就诊，收入院治疗。入院查体：面色潮红，形体肥胖，咽红，扁桃体Ⅱ°，未见分泌物，舌质红，苔黄腻，心肺（-），腹部膨隆，无压痛，肝肋下可及，无触痛，四肢活动正常，关节未见异常，皮肤（-）。证属湿热内蕴，湿热犯胃，胃失和降，则恶心呕吐。湿热流注关节，浸淫肌肉，则关节疼痛，肌肉酸痛。湿热内盛，则高热不退。治宜辛开苦降，清热利湿，方以大、小苦辛汤合用加减。

黄连1.5g，黄芩10g，干姜1.5g，半夏3g，厚朴3g，藿香10g，枳壳5g，秦艽

10g，木瓜10g，寻骨风10g，透骨草10g。

二诊：1993年2月16日。服上方半月后体温降到正常，未再呕吐，肌肉酸痛、关节疼痛、腹胀等症均除，唯汗出较多。查体：面色潮红，舌红苔薄，脉滑数。此为湿热势减，但未根除，湿热蒸腾，逼汗外出。治宜清热利湿以止其汗，方用当归六黄汤加味。

当归10g，生地10g，熟地10g，黄连1.5g，黄芩10g，黄柏10g，黄芪10g，焦三仙各10g，鸡内金10g，香稻芽10g，生姜2片，大枣5枚。

三诊：1993年3月1日。患儿服上方后汗出明显减少，体温一直在正常范围，无其他不适。舌质红，苔薄白，脉滑。为防湿热深伏，一遇机会则死灰复燃，继用上方加减治之，以巩固疗效。

按：儿童类风湿病全身型是一种长期间歇性持续发热、皮疹、关节痛，血培养阴性为主要特征的变态反应性疾患，多采用水杨酸制剂和肾上腺皮质激素治疗，但副作用较大，而且易于复发。中医认为属于湿热病或温热病的范畴，为湿热所致。湿性黏腻重浊，常固定于一经而不移，因此病程较长；湿热深伏，难于根除，则病易复发；湿热入血外发肌表则出皮疹，湿热流注关节则关节肿痛。由于该病在临床上常易出现胸腹胀满、二便不爽的临床表现，因此，刘老常用辛开苦降法，方选大、小苦辛汤加减。方中黄芩、黄连燥湿清热降火；厚朴除湿散满，以姜、夏之辛开，祛满止呕。若兼由恶心呕吐者，加藿香、竹茹；兼有皮疹者，加用蝉衣；兼有关节肿痛者，加秦艽、木瓜、寻骨风、透骨草。诸药合用，收效显著。

（二）寻骨风配伍阳和汤温阳化痰，舒筋活络，治疗小儿痰瘀痹阻经络之儿童类风湿病

病案举例

张某，女，6岁。初诊日期：1991年12月9日。

关节疼痛已2年余，以小关节为主，现双手指关节肿大成梭形，低热，面色淡白，精神倦怠，大便正常，尿清长，舌质淡红，苔薄腻，脉滑数。曾经某医院诊为类风湿性关节炎。证属痰瘀闭阻经络，致关节肿痛，属顽痹范畴。治当温阳化痰，舒筋活络，方用阳和汤加减。

麻黄3g，鹿角霜10g，细辛5g，桂枝10g，当归10g，红花10g，白芥子5g，炮姜3g，透骨草15g，寻骨风10g，追地风10g。

水煎服，每日1剂。

并配合醒消丸内服。治疗数月后，诸症明显减轻。

按：《素问·痹论》云："风寒湿三气杂至，合而为痹也。"明确指出痹证的病因病机。本案乃寒湿凝滞经隧，阻于关节所致。刘师立以阳和汤，此方出自《外科全生集·煎剂类》，原为阴疽而设，功能温散寒凝，化痰散结。刘师移用于本案，正所谓"异病同治"也。方中鹿角霜、桂枝、炮姜温阳散寒；麻黄、白芥子化痰散结；当归、红花养血活血，正符合"治风先治血，血行风自灭"的原则。透骨草、寻骨风、追地风祛风胜湿，疏通经络。值得指出的是细辛一味，入肾经，散寒湿，通关窍，古人有

“细辛不过钱”之说，而刘师初诊竟用至5g之多，以后复诊，陆续递减为3g、2g、1g，道理安在？清末医家张锡纯指出：“四肢之作疼，亦必有痹而不通之处也”，“所以不见效者，大抵少开痹通窍之药耳。”刘师之所以如此应用细辛，正是此意，刘师可谓善用细辛者也。

海风藤

海风藤为胡椒科常绿攀缘草本植物风藤的藤茎。性微温，味辛、苦，归肝经，具有祛风湿、通经络的功效。《本草再新》言其“行经络，和血脉，宽中理气，下湿除风”。用于风湿痹痛、关节不利、筋脉拘挛、腰膝疼痛等症。

（一）海风藤配伍桑寄生、独活祛风湿，通经络，治疗小儿痛痹症

病案举例

徐某，男，13岁。初诊日期：1964年11月24日。

两膝关节肿痛，已历4月，寒则加重，暖则痛减，局部不红不肿，内旋外展、屈伸均利，舌苔薄白，脉来濡缓。平素喜游泳，加以居处潮湿之地，寒湿之气入侵，闭阻经络，《素问·宣明五气论》云：“邪人于阴则痹。”今既以邪入而血痹于外，阳亦以血痹而痹于中，是以两膝关节疼痛，着而不移。治当活血通络，以行凝滞，则痹痛自止。

海风藤10g，桑寄生10g，大独活6g，当归6g，黄芪10g，红花2.5g，干地龙5g，川牛膝10g，路路通10g，汉防已6g。

二诊：进活血通络之品后，两膝疼痛基本告愈，唯当气候骤变之时，两膝微作酸，走路无力，苔白脉缓，再拟原方增损治之。

炙虎骨10g，大独活6g，当归6g，黄芪10g，秦艽6g，宣木瓜10g，川牛膝10g，川续断10g，大白芍10g。

另嘱自燃艾条灸两膝眼。

（二）海风藤配伍当归、白芍、川芎以养血和营，祛风化湿通络，治疗小儿行痹症效果显著

病案举例

原某，男，14岁。初诊日期：1964年5月12日。

素有心跳过速，经常低热，近来肢节作痛，上下左右，游行无定，曾经某医院治疗，诊为风湿性心脏病，治疗效果不佳。刻诊脉象弦细，苔色薄自，二便如常，食欲尚可，唯稍事活动，则气喘心跳自汗不已。患儿素本阴亏，邪风乘虚入络，营卫不能流通，不通则痛。风窜经络，其性善走，发为行痹。治当和营祛风，化湿通络。

海风藤10g，当归6g，川芎3g，大白芍10g，炙黄芪10g，干地龙5g，秦艽5g，全蝎1.5g，延胡索6g，红花3g，威灵仙5g。

二诊：药后心跳悸动减轻，肢节疼痛已愈，唯活动以后，仍作气喘自汗，二便如常，苔白脉缓。久病体虚，荣卫欠和，痹痛虽然未作，仍有再发之虞，治宗前法。

海风藤10g，炙黄芪10g，当归6g，川芎3g，大白芍10g，桂枝2g，鸡血藤10g，干地龙5g，全蝎1.5g，炙甘草6g，大枣3枚。

秦　艽

秦艽为龙胆科多年生草本植物秦艽、麻花秦艽、粗茎秦艽或小秦艽的根。秦艽性微寒，味苦、辛，归胃、肝、胆经，具有祛风湿、舒经络、清虚热的功效。临床主要用于治疗风湿痹痛、周身或关节拘挛以及手足不遂等，也可用于骨蒸潮热。

秦艽配伍独活、荆芥、防风、肉桂温经散寒，祛风止痛，治疗小儿寒凝鼠蹊痛肿症。

病案举例

丁某，男，7岁。初诊日期：1963年5月13日。

患儿昨因洗澡着凉，血凝筋膜之间，以致晚间右腿不能抬动，自觉酸痛，鼠蹊部发现一核肿大如豆，按之疼痛，外观无红肿。苔白脉沉。经云："血得寒则凝，得热则行。"治疗当温散，自可核消痛解。

秦艽6g，大独活5g，荆芥5g，防风5g，肉桂2.5g，川牛膝5g，荔枝核5g（打），小茴香5g，川楝子10g，延胡索6g，葱头3个。

7剂，水煎服。

再配以局部热敷。

二诊：药后汗出甚畅，右腿抬举自如，核肿已散，活动时稍觉酸痛。此筋脉通利，寒邪未净之证，再以原方加减。

大小茴香各6g，吴茱萸2.5g，肉桂3g，川楝子10g，延胡索5g，炒川朴2g，制川乌5g，荔枝核5g（打），川牛膝6g。

5剂，水煎服。

桑　枝

桑枝为桑科落叶乔木桑树的嫩枝。性平，味苦，归肝经，具有祛风通络的功效。桑枝有祛风通络、利关节的作用，可以用来治疗痹证，尤其擅长治疗上肢的痹痛。如《本事方》单用桑枝治疗风热臂痛，《景岳全书》中的桑枝膏即单用桑枝熬膏服用，治疗筋骨酸痛、四肢麻木。

（一）桑枝配伍桂枝、红花、川牛膝通络活血，治疗婴儿髋痛

病案举例

王某，女，18天。初诊日期：1963年7月6日。

婴甫十有八日，每于换尿布及移动左腿时，即啼哭不安。检查左髋关节无红肿，伸屈自如，外展内收，亦未见异常，两肢等长，吮乳正常，精神亦佳。此因婴儿骨脆肉弱，寒湿内侵，经络失利所致，拟通络活血治之。

桑枝3g，桂枝2g，红花2g，赤芍5g，制乳没各3g，络石藤5g，宣木瓜5g，川牛膝5g。

3剂，水煎服。

另：桑枝6g，秦艽6g，当归6g，赤芍6g。

水煎洗浴局部。

（二）桑枝配伍桂枝、补中益气汤，补中益气，营运通阳，治疗小儿卫虚肢麻

病案举例

王某，女，3岁。初诊日期：1963年11月4日。

经常手足麻木，面色黄而不华，便溏一日三行，食纳异常不振，舌苔薄白，脉缓无力。《素问·逆调论》云："荣气虚则不仁，卫气虚则不用。"根据证情，显属卫气行阴，不能统运于外，达于四末，是以肢麻不用。治当补中益气，营运通阳。

嫩桑枝15g，桂枝3g，党参6g，黄芪6g，炒白术6g，当归6g，炙甘草3g，升麻3g，柴胡3g，大白芍10g，陈皮3g，茯苓10g，黄酒少许。

二诊：迭进补中益气、营运通阳之剂，症状大见减轻，日来未见麻木，胃纳精神俱佳。前方有效，再宗前法。

嫩桑枝15g，桂枝3g，党参6g，黄芪6g，炒白术6g，当归6g，炙甘草3g，升麻3g，柴胡3g，大白芍10g，陈皮3g，茯苓10g，小红枣3枚，煨姜2片。

豨莶草

豨莶草为菊科一年生草本植物豨莶、腺梗豨莶或毛梗豨莶的地上部分。性寒，味苦，归肝、肾经，具有祛风湿、通经络、清热解毒的功效。《本草正义·草部·湿草类上》云：豨莶草"凡风寒湿热诸痹，多服均获其效，洵是微贱药中之良品也。"豨莶草配伍生石膏、生地、黄连、金银花、连翘等清热解毒凉血之品，治疗小儿热痹效果显著。

病案举例

于某，男，11岁。初诊日期：1963年9月5日。

本患风湿痹证，经治未瘥。日来又增热，腋下体温39.3℃，四肢皮肉之内，生出蚕豆粒样大小之硬结，相互串连，外观红赤，按之疼痛，手不能抬举，食欲略差，苔薄色白，脉象弦数。风湿流连血分，夹痰窜入经络，络热血瘀不通，形成结节疼痛，证属热痹，治当清热透络，热清则风自息，风静则痛自止。

豨莶草15g，银花10g，连翘10g，生石膏25g（先煎），薄荷5g（后下），生地黄

10g，川黄连3g，粉丹皮6g，赤芍10g，地龙5g，灯心草3尺。

另：犀黄丸10g，分4包，每日2次，每次1包，开水送服。

二诊：药后身热已解，腋下体温36.5℃，四肢皮内结节已消，红赤亦退。刻仅关节微有疼痛，余无不适，苔腻脉缓，络热清而不彻，再拟原方增损治之。

豨莶草15g，银花10g，连翘10g，生石膏25g（先煎），黄芩5g，生地黄10g，川黄连1.5g，粉丹皮6g，赤芍10g，干地龙5g，桑寄生10g，大独活6g。

另：犀黄丸10g，每日两次，每次1.5g，开水送服。

三诊：连进清热通络之剂，结节肿痛已消，诸症亦瘥，络热已清，风静火平。治疗再宗原意，以巩其效。

豨莶草10g，当归6g，生地黄10g，粉丹皮6g，赤芍10g，桑寄生10g，大独活5g，银花藤10g，干地龙6g。

另：犀黄丸6g，每日2次，每次1.5g，开水送服。

老鹳草

老鹳草为牻牛儿苗科植物牻牛儿苗、老鹳草或野老鹳草的干燥地上部分，夏秋二季果实近成熟时采割，晒干。老鹳草性平，味辛、苦，归肝、肾、脾经，具有祛风湿、通经络、止泻痢的功效。《本草纲目拾遗·草部下》谓其“祛风，疏经活血，健筋骨，通络脉。损伤，痹症，麻木，皮风，浸酒常饮。”临床主要用于风湿痹痛、麻木拘挛、筋骨酸痛等病证。刘老常用老鹳草配伍桂枝、白芍、知母、生石膏等清热利湿，养血通络，治疗小儿湿热痹阻之幼年型类风湿性关节炎。

病案举例

丁某，男，12岁，辽宁鞍山人。初诊日期：1996年12月18日。

患儿近5年来关节肿痛，双腕、指、趾、膝、踝关节均肿痛，局部稍有热感，曾在当地儿童医院诊断为“幼年型类风湿关节炎（多关节型）”，曾用西药治疗，效果不满意，今慕名来求刘老诊治。查：舌质红，苔白腻，脉滑数。证属湿热留恋，痹阻经络，治疗当以清利湿热、养血通络为法。

忍冬藤10g，海风藤10g，威灵仙10g，独活10g，桂枝5g，白芍10g，生石膏30g（先煎），知母10g，桑枝10g，丝瓜络10g，老鹳草10g，薏米30g，牛膝10g，甘草3g。

二诊：服药1个月后，关节肿痛明显减轻，食欲稍差，舌质淡红，苔白，脉弦。湿热已清，痹证日久，易耗气伤血，损脾碍胃，故拟祛风通络，益气养血，健脾和胃为法。

独活10g，桑寄生10g，杜仲10g，牛膝10g，白术10g，白芍10g，党参10g，黄芪10g，薏米30g，老鹳草10g，当归10g，川断10g，川芎5g，焦三仙各10g，甘草3g。

上方加减坚持治疗约半年余，家长电告病已基本治愈。

穿山龙

穿山龙为薯蓣科植物穿山龙薯蓣的干燥根茎，春秋二季采挖，洗净，除去须根及皮晒干。穿山龙性温，味甘、苦，归心、肺、肝经，具有祛风湿，止痛，舒筋活血，止咳平喘祛痰的功效。临床主要用于风湿性关节炎、腰腿疼痛、麻木、跌打损伤、咳嗽气喘等病证。刘老经常用于小儿风湿痹证的治疗。如穿山龙配伍黄柏、苍术、牛膝等药，治疗小儿湿热痹阻之风湿性关节炎。

病案举例

郝某，男，11 岁。初诊日期：1990 年 1 月 15 日。

3 周前感冒发热，现仍低热不退。两膝关节及肘关节红肿，局部灼痛，步履艰难，在首都儿科研究所诊为“风湿性关节炎”。查体：双膝关节红肿发热，呈对称性，咽充血，舌淡苔白腻，脉滑数，心肺（-），体温 37℃。实验室检查：抗链球菌溶血素“O” 1∶800。血沉 100mm/h。血象：白细胞 17.5×10^9/L，中性粒细胞 0.68，淋巴细胞 0.32。辨证属湿毒入络，流注关节，治宜清热除湿，宣肺通络。

玄参 15g，板蓝根 15g，山豆根 5g，穿山龙 10g，生甘草 5g，桔梗 5g，桑枝 10g，黄柏 10g，牛膝 10g，苍术 10g，寻骨风 10g。

服上方 30 余剂，诸症消失，病告痊愈，随访 1 年未复发。

按：风湿性关节炎现代医学认为与溶血性链球菌的感染有关，常常有咽炎、扁桃体炎、鼻炎等慢性病灶的存在。刘老认为其病机为风热与湿邪相合，留居三焦，流注关节，治疗必须清热化湿，宣肺通络，使风湿热邪从上下内外分消走泄，故用桔梗、玄参、板蓝根、山豆根清热利咽，苍术、黄柏清热化湿，桑枝通络止痛，甘草和中解毒，牛膝强壮筋骨，共奏宣痹通络、消肿止痛之功。刘老指出：“湿邪通过三焦水道有一个向中、下焦次第相传、进展的病程。在治疗原则上均应化湿清热，但应根据三焦不同的见症而分别论治才能奏效。”本例为三焦风热之邪借湿邪而留居，其为患有蒙上流下的特点，故上见发热、咽痛，下见两膝关节红肿热痛。方中桔梗为舟楫，载药上行，牛膝则引药下行，一升一降，开肺气，利关节，使邪无留居之所而迅速取效。

丝瓜络

丝瓜络为葫芦科一年生攀缘草本植物丝瓜的果络，即成熟果实中的维管束。性平，味甘，归肝经。具有祛风通络，解毒化瘀的功效。临床主要用于风湿痹痛，筋脉拘挛或胸胁疼痛，乳汁不通，痈疽疮肿等症。

（一）丝瓜络配伍白附子、僵蚕、全蝎等豁痰息风通络，治疗小儿口眼㖞斜

病案举例

丑某，男，3 岁。初诊日期：1963 年 12 月 10 日。

左侧口眼㖞斜已历年余，曾经某儿童医院检查诊为小儿麻痹后遗症，迭经针灸、服药未效。刻下口眼㖞斜，尤其嘴歪更为明显，每于说笑之时，肌肉颤动，口旁流溢涎水，潮红且破，面红唇赤，苔白脉数。患儿病起热病之后，阴血大亏，内风上扰，痰热阻络，灵窍堵塞，是以口眼㖞斜。治当清解风热，豁痰通络，仿清络饮合牵正散加减。

丝瓜络10g，炙僵蚕6g，白附子3g，大白芍10g，干地龙5g，全蝎1.2g，黄芩5g，川连1.2g，生地黄10g，桔梗3g，番木鳖0.3g。

二诊：上方连进20余剂，口眼㖞斜基本告愈，说笑之时，口角微有牵动，若不细心留意，难以察觉。精神饮食如常，苔白脉缓。内风痰热向解，经络有通利之象，拟以丸剂，以巩其效。

丝瓜络30g，党参30g，黄芪30g，茯苓30g，炒白术30g，炒白芍30g，当归15g，川芎15g，钩藤30g，炙僵蚕30g，菊花30g，白附子12g，干地龙15g。

上药共研细末，炼蜜为丸，每丸重6g，每日2次，每次1丸，开水送服。

（二）丝瓜络配伍当归、桃仁、红花、忍冬藤、威灵仙等以活血化瘀，清热通络，治疗小儿损伤流注

病案举例

曲某，男，10岁。初诊日期：1963年6月27日。

昨因跌仆以后，发现右股箕门穴处疼痛，外观不肿，抚之微热，步行疼甚，苔白而滑，脉象弦数。跌仆伤损，瘀血所中，势成流注，治当活血化瘀，佐以清热通络。

丝瓜络10g，当归6g，赤芍10g，粉丹皮6g，桃仁10g，红花6g，大独活5g，威灵仙10g，忍冬藤10g，怀牛膝10g，伸筋草5g。

7剂，水煎服。

另：醒消丸6g，每日2次，每次1.5g，温开水送服；并用紫金锭4粒，研末，醋调敷患处。

二诊：服药后右股箕门疼痛消失，行步矫健如常，苔白脉缓，再拟活血通络治之。

炙黄芪10g，当归6g，紫丹参6g，赤芍5g，川芎3g，桃仁泥10g，红花2.5g，嫩桑枝10g，丝瓜络10g，怀牛膝10g，灯心草3尺。

7剂，水煎服。

另：醒消丸6g，每日2次，每次1.5g，温开水送服。

五加皮

五加皮为五加科落叶小灌木细柱五加的根皮，习称“南五加皮”。性温，味辛、苦，归肝肾经，具有祛风湿、强筋骨的功效。另外，五加皮还有利水的作用，常用于治疗水肿。五加皮配伍猪苓、茯苓、泽泻、白术等温运分消，治疗湿肿。

湿肿是因脾湿不能运化，水气溢于皮肤所致。水湿之邪，浸淫肌肤，壅阻不行，水性趋下，故肢体下部浮肿。水湿内聚，三焦决渎失司，膀胱气化不利，所以小便不

利，短少黄赤。水湿日增而无出路，故肿势日甚，按之凹陷没指，甚则男孩阴囊肿若晶球。治宜通阳利水，方选五苓散合五皮饮加减。

病案举例

张某，女，10 岁。

浮肿已经 1 月，曾经某医院诊断为肾炎，多方治疗不效。刻下肿势较前增重，腰部以下尤为明显，晚间更甚，以手按之，形成凹陷，腹部胀满，小便不利，稍一活动，气促喘粗，苔色白腻，脉象沉滑。

此为湿浊凝聚，困于脾土，脾阳不振，泛滥肌表。脾为太阴，湿为阴邪，故肿势半身以下为甚。治当温运分消，方选五苓散合五皮饮加味。

五加皮 10g，肉桂 3g，带皮苓 10g，猪苓 10g，泽泻 6g，炒白术 10g，大腹皮 10g，陈皮 6g，炒川椒目 2g，陈葫芦瓢 30g，炒川朴 2g，姜皮 3g。

3 剂，水煎服，每日 1 剂。

二诊：迭进五苓五皮方，小便较利，肿势消退不够明显，大腹仍然胀满，腿肿尤甚，大便 3 天未行，呼吸气逆，不能平卧，苔色由白转黄，脉沉实有力。此为湿郁阻滞，三焦决渎无权，治当逐水荡涤，舟车丸合疏凿饮子加减。

二丑末 5g（冲），生锦纹 10g（后下），槟榔 6g，商陆 15g，赤小豆 10g，川椒目 3g 带皮苓 10g，大腹皮 10g，泽泻 6g，姜皮 3g，老木香 3g。

3 剂，水煎服，每日 1 剂。

三诊：药后大便通利 5 次，所下皆水，腹满大松，肿胀显消，睡能平卧，纳谷较甘，苔黄已退，脉象沉缓。湿水渐退，仍防复起，治当健脾燥湿，佐以逐水，接效乃佳。

党参 10g，怀山药 10g，炒白术 3g，炒川朴 3g，带皮苓 10g，大腹皮 10g，青广皮各 5g，槟榔 6g，商陆 15g，舟车丸 6g（包），姜皮 3g。

按：湿水肿证是由寒水浸渍肌肤，三焦气化失司所致，临床多采用通阳利水法治疗，以五苓散合五皮饮为主方，五苓散温阳利水，五皮饮行水消肿，二方合用，行水消肿之功更大。下半身肿重难于行动者，可加川椒目、防已、厚朴行气化湿消肿；神倦脘满而喘者，加麻黄、杏仁以宣肺平喘；如怯寒肢冷，脉沉迟者，再加干姜、附子以助阳化气而行水湿。

桑寄生

桑寄生为桑寄生科常绿小灌木槲寄生或桑寄生的带叶茎枝。性平，味苦，归肝、肾经，具有祛风湿、补肝肾、强筋骨、安胎的功效。《神农本草经·木》：“主腰痛，小儿背肿，痈痛，安胎，充肌肤，坚发齿，长须眉。”《本草蒙筌·木部》：“凡风湿作痛之证，古方每用独活寄生汤煎调。川续断与桑寄生气味略异，主治颇同，不得寄生，即加续断。”

（一）桑寄生配伍独活、杜仲、党参、当归、白芍等药，祛风湿，止痹痛，益肝肾，补气血，治疗痹证日久不愈

刘老认为，痹证乃风、寒、湿三气杂至合而为痹，痹证痹着日久，肝肾不足，气血两虚。邪气流连，病久入深，或着于肌骨，荣卫凝涩不通，气血运行不畅。久而久之，肝肾失养，气血失荣，而成肝肾不足，气血两虚之证。故其病除痹着重痛外，还可见腰膝酸软，麻木不仁，甚则屈伸不利等症。正如《素问·痹论》所说："痹在骨则重，在于脉则血凝而不流，在于筋则屈不伸，在于肉则不仁。"《素问·逆调论》云："营气虚则不仁，卫气虚则不用，荣卫俱虚，则不仁且不用。"正气既虚，邪气深伏，治当搜风祛湿，止痹痛，益肝肾，补气血，扶正以祛邪，方剂常选独活寄生汤加减。

病案举例

卢某，女，17 岁。

两腿疼痛，已有二三载之久，行走不便，自述病系经期淋雨淌水所得，由于家境困难，未经治疗，患病半年以后，始请医生诊治，服祛风利湿药，效果不显。刻下除两腿疼痛外，上肢关节亦痛，上下左右走窜，偶见心悸气短，饮食尚可，舌苔薄白，脉弦细。

桑寄生 30g，川乌 10g（先煎），肉桂 6g，羌独活各 10g，防风 10g，生黄芪 30g，秦艽 10g，牛膝 10g，杜仲 10g，党参 10g，茯苓 15g，桑枝 60g，当归 10g，川芎 6g，生地 10g，赤白芍各 10g，细辛 3g，炙甘草 6g。

药后即感腿部温暖出汗，行走轻便，并未疼痛，心跳气短亦解，共服 4 剂而愈。可见治疗痹证，初起之时，应予祛风利湿，通络止痛，久病应着于温补肝肾，养血祛风，自可收效。

按：《素问》云："所谓痹者，各以其时，重感于风寒湿而成痹也。"《济生方》指出："皆因体虚，腠理空疏，受风寒湿而成痹也。"今因素体不健，气血不足，加之经期血脉空虚，阳气不足，腠理疏泄，卫阳不固，风寒湿三气，得以乘虚而入，流走络脉，因而产生痹痛。病经三载，为时已久，必然涉及肝肾，肝主筋，肾主骨，肝肾两亏，经脉失其荣养，故痹痛不已。治当温补肝肾，佐以养血通络，以收温通行血、血行风灭之效。本方祛邪扶正，标本兼顾，可使气血足而风湿除，肝肾强而痹痛愈。

（二）桑寄生配伍川断、生地、当归、白芍益肾理脾，以固冲任，治疗小儿月经不调

病案举例

靳某，女，10 岁。初诊日期：1964 年 10 月 13 日。

儿甫十龄，今年 8 月份，月经初潮，迄今未断，每隔半月或两旬即来一次，三四日即止，来时经量不多，颜色紫红，腹痛微作。大便正常，胃纳尚佳，舌苔薄白，脉象弦细。证属肾虚，冲任失养，以致经行乱期，提前来潮，治拟益肾理脾，以固冲任。

桑寄生 10g，川断 10g，生地黄 10g，大白芍 12g，当归 6g，乌贼骨 10g，川楝子

10g，茜草炭5g，黄芩5g，阿胶珠6g，炙甘草3g。

二诊：上方投服5剂，月经来时量仍不多，颜色紫红略淡，夹以血块，腹痛微作，二便正常，苔白脉濡，再拟益肾调经治之。

桑寄生10g，川断10g，生地黄10g，大白芍12g，当归6g，川芎2g，制香附10g，清阿胶10g（烊化），陈艾绒5g，炙甘草3g。

千年健

千年健为天南星科植物千年健的根茎。性温，味辛、苦，归肝、肺、肾经，具有祛风湿、壮筋骨、止痛、消肿的功效。临床主要用于治疗风湿痹痛，肢节酸痛，腰膝冷痛，筋骨痿软，下肢拘挛麻木，胃痛，痈疽疮肿。《本草纲目拾遗·草部下》："壮筋骨，浸酒；止胃痛，酒磨服。"《本草正义·草部·山草类下》："千年健，今恒用之于宣通经络，祛风逐痹，颇有应验。盖气味皆厚，亦辛温走窜之作用也。"刘老主要用于治疗小儿风寒湿痹证。

千年健配伍独活、豨莶草、川乌、桂枝等药，祛风散寒除湿，治疗小儿风寒湿痹证。

病案举例

张某，男，13岁。初诊日期：1997年11月16日。

患儿关节疼痛3年余，每于受寒则加重，有晨僵，曾在北京市儿童医院诊断为儿童类风湿病，曾服泼尼松、萘普生等药治疗1年余，由于家长担心药物的副作用已经停用西药1个月。今慕名求治于刘老，症见：舌质淡红，苔薄白，脉弦紧。诊断为儿童类风湿病，证属风寒湿痹，治疗当祛风散寒，通经活络。

川乌5g（先煎），千年健10g，豨莶草10g，桂枝5g，白芍10g，川芎5g，荆芥5g，防风10g，桑枝10g，甘草3g。

30剂，水煎服。

二诊：服药后关节肿痛减轻，唯食欲较差，乃痹证日久，脾胃气血虚损，治疗宗前法，去川乌，加党参10g，茯苓10g，白术10g，当归10g，焦三仙各10g，以增健脾益气、养血之效。

三诊：服药后，关节疼痛基本消失，食欲好转。效不更方，以前方出入治疗半年，病告愈。

第四章　化 湿 药

藿　香

藿香为唇形科多年生草本植物广藿香或藿香的地上部分。性温，味辛，归脾、胃、肺经，具有化湿、解暑、止呕的功效。《本草图经·木部上品》："治脾胃吐逆，为最要之药。"临床主要用于暑湿感冒、湿阻中焦所致的脘腹胀满、恶心呕吐、食欲不振等症。

（一）藿香配伍香薷、银花、连翘、厚朴、扁豆，治疗小儿外感暑湿证

刘老认为，暑为火热之气，故夏月感受暑邪，则见发热头痛，口渴面赤，脉浮而数等症，甚者也可见恶寒，所以吴鞠通《温病条辨》论暑温有"形似伤寒"之说。但暑为阳热之邪，热则腠理开，津液外泄，本应有汗，但因冒受风露，外感寒凉，腠理闭塞，所以见恶寒无汗、胸闷苔腻之湿困之象。故治疗宜外解表寒，内清暑热，兼以化湿为法，方选新加香薷饮加藿香。用藿香、香薷芳香化湿，祛暑解表，配以鲜扁豆花、金银花、连翘之辛凉解表。"湿为阴邪，非温不解"，故以辛温之厚朴，合香薷、藿香以化湿除满而解胸闷。

治疗外感暑湿证的关键是把握好辛温和辛凉的配伍，使邪从外解，即所谓"辛温复辛凉"。

病案举例

田某，女，7岁。初诊日期：1995年8月12日。

患儿3天前因天气太热，睡眠时吹电扇过度，次日晨起感周身乏力不适，发热，体温最高达39.3℃。家长予服"百服宁"（对乙酰氨基酚）、"小儿感冒冲剂"等药，体温可降至正常，数小时后体温复升，遂来院就诊。刻下症见：发热，周身酸痛不适，倦怠纳呆，头昏重，小便短赤。体温38.8℃，咽红，双扁桃体不大，心肺（-）。舌质红，苔白腻，脉滑数。证属外感暑湿，治宜清暑解表，方选香薷饮加减。

香薷10g，藿香10g，厚朴5g，扁豆10g，生石膏25g（先煎），山栀5g，淡豆豉10g，芦根15g，竹叶10g，苏梗10g。

3剂，水煎服，每日1剂。

二诊：服药后体温已正常，周身酸痛明显减轻，神情转佳，头昏重、倦怠乏力症状基本消除，唯感不思饮食，口渴喜饮，小便短赤，舌质红，苔薄白少津，脉细数。证属暑湿碍脾伤阴，治宜清暑益气，滋阴养胃。

西瓜翠衣30g，太子参10g，麦冬10g，玄参10g，竹叶10g，芦根15g，生谷麦芽各10g，生山楂10g，天花粉10g，五味子10g，茯苓10g，扁豆10g。

5剂，水煎服，每日1剂。

服上药后，诸症消失，胃纳转佳，二便调，病告痊愈。

按：本例患儿正值暑令外感，暑为阳邪，其性炎热，暑性升散，易耗气伤阴，故出现发热，小便短赤；暑多夹湿，故而出现周身酸痛不适，倦怠纳呆，头昏重。而舌质红，苔白腻，脉滑数，均为外感暑湿之象。治疗以香薷、藿香、苏梗芳香化湿解表；湿易阻遏气机，故以厚朴、扁豆健脾理气；暑邪伤人直至气分，故以生石膏、山栀、淡豆豉清解气分郁热；芦根、竹叶轻清郁热从小便而解。诸药合力，使郁热得解，则热退身凉。由于暑邪易耗气伤阴，故用清暑益气养阴以善其后，消食健胃以调后天之本。因抓住了疾病的要害，所以临证之时屡试屡验。

（二）藿香配伍佩兰、生石膏、金银花、连翘等，清暑解热，以达伏邪，治疗小儿伏暑夹湿证

病案举例

邹某，男，8岁半。初诊日期：1963年9月4日。

暑热内蕴，秋凉外束，引动伏邪，以致患儿连日来身热起伏，波动不定，腋下体温最高39℃，汗出不解，兼见口渴喜饮，面色黄困，今早曾鼻衄1次，二便如常，舌苔薄白，脉象弦数。邪正交争，病势鸱张，治拟清暑解热，以达伏邪。

藿佩梗各5g，金银花6g，连翘10g，生石膏15g（先煎），薄荷3g（后下），淡豆豉10g，黄芩5g，鲜芦根30g，天花粉5g，青蒿5g，黑山栀3g。

3剂，水煎服，每日1剂。

二诊：发热绵作不解，大便溏泻，质清无味，伴有腹痛，面仍黄滞，精神疲惫，时欲思寐，苔仍薄白，脉数已静。此暑中兼湿，湿郁热遏，儿体虚弱，脾运失司，以致仓廪失职，传导乖张，所谓“湿盛则泻也”。治当芳香化浊，佐以健脾和中。

藿香5g，茯苓10g，炒白术10g，扁豆衣10g，怀山药10g，煨木香3g，炒薏苡仁10g，鸡苏散10（包），泽泻5g，炒川厚朴2g，姜皮1g。

3剂，水煎服，每日1剂。

按：暑为湿遏，初起邪在气分，即当分别湿多热多。湿多者，治以轻开肺气为主。肺主一身之气，气化则湿自化，即有兼邪，亦与之俱化。湿气弥漫，本无形质，宜用体轻而味辛淡者治之。辛如薄荷、半夏、厚朴、藿梗，淡如苡仁、通草、茯苓、泽泻之类，启上闸，开支河，导湿下行以为出路。湿去气通，津布于外，自然汗解。热多者，当以泄热为首要，清透伏热，自可脉静身凉。此案初起，湿盛现象似不明显，但投用清暑解热两剂之后，则夹湿证象，昭然若揭，经用芳香化浊，解决尚称顺当。不过刘老认为，伏暑夹湿病势较伏暑化火为缠绵，往往一层解后，停一二日再透一层。且每有后一层之邪，更甚于前，病势缠绵难愈。发表则汗不易出，过清则肢冷呕恶，直攻则便易溏泄，辛散则唇焦燥裂，淡渗则阴液亏，用药亦极困难，诚如王孟英《温热经纬·叶香岩外感温热篇》所谓“抽蕉剥茧，层出不穷”。

（三）藿香配伍六一散、厚朴、半夏等治疗湿温证

病案举例

刘某，男，5岁。初诊日期：1961年9月1日。

证经旬余，身热不解，精神不振，曾服清利导滞之品多剂，而收效不显。刻下身热，腋下体温37.5℃，面色发黄，腹胀溲浑，大便溏实不一，苔白脉缓。此为暑湿外受，恣食生冷，两相搏结，蕴酿成温，证颇缠绵，势难骤减。根据证情，属于湿邪偏重，治当理气渗湿，佐以清热，宗藿朴夏苓汤加减。

藿香5g，炒川厚朴2g，炒半夏3g，朱茯苓6g，炒苡仁10g，广陈皮3g，生苍术3g，六一散10g（包），姜皮1g。

二诊：进理气渗湿佐以清热之品后，身热已解，腹胀亦宽，二便如常，精神颇佳，食思尚感不振，苔白脉缓，治再原方增易。

藿苏梗各5g，炒川厚朴2g，青广皮各6g，炒半夏5g，制香附5g，炒苡仁10g，茯苓6g，六一散10g（包），神曲10g，姜皮1g。

（四）藿香配伍黄连、白芍、川楝子等，清热和中，理气止痛，治疗湿热胃痛

病案举例

周某，男，13岁。初诊日期：1963年10月14日。

近日来胃痛频作，痛则自汗，胸闷泛恶，面赤气粗，溲黄便秘，口干欲饮，兼之口频糜破，苔白脉数。此由湿热积滞中州，胃失和降，故气逆则痛作，治当清热和中，理气止痛。

藿香6g，川黄连2.5g，姜竹茹5g，生石膏25g（先煎），黑山栀5g，川郁金5g，金铃子10g，大白芍10g，橘皮5g，六一散10g（包）。

5剂，水煎服。

二诊：药后胃痛已止，呕恶已蠲，口颊糜破也愈，二便如常，胃纳亦甘。拟以健胃和中，以善其后。

藿香5g，佩兰梗5g，炒白芍10g，枳壳5g，川郁金5g，川黄连1.5g，炒稻麦芽各10g，茯苓10g，炙甘草3g。

按：前哲云："暴痛属寒，久痛属热，暴痛在经，久痛在络。"这是指一般规律而言，此案正属暴痛，并无寒象表现，所表现的却全是一派热象，故用清热和中，理气止痛之品而愈。因此，临证时必须根据具体证情加以施治。

（五）藿香合防风升散脾中伏火，配伍生石膏、山栀清上彻下，善治小儿脾胃伏火之唇风

刘老认为，唇风系脾胃伏火所致，症见口疮口臭，烦渴易饥，口唇干燥，舌红脉数。治疗当泻脾胃伏火，方选泻黄散加减。方中生石膏辛寒以治其热，山栀苦寒以泻

其火，共奏清上彻下之功。脾胃伏火与脾胃实火不同，仅用清降，难撤此中伏火积热。故方中重用防风，其可升散脾中伏火，也属“火郁发之”的典范；更与石膏、山栀同用，是清降与升散并进，能使清降不伤脾胃之阳，升散能解伏积之火。藿香芳香醒脾，一是可以振复脾胃气机，二是可以助防风升散脾胃伏火；配以甘草泻火和中。正如王旭高所谓：“盖脾胃伏火，宜徐而泻却，非比实火当急泻也。”治疗此证的关键，是要抓住脾胃伏火的特点，采用清泻与升散并用，配以醒脾和中，以防泻脾所伤。验之临床，效果显著。

病案举例

蒲某，男，10岁，北京市密云县古北口人。初诊日期：1992年10月5日。

患儿自深秋以来，自觉胃热烦闷，口唇干裂疼痛，喜用舌舔，而且越来越重，遂来院就诊。查体：口周皮肤发红，上下唇皆干裂增厚，并可见少许血痕，舌质红，苔黄腻，脉弦滑有力。中医诊断：唇风，证属脾胃积热，上攻于唇。治疗宜以泻脾清胃为法，方选泻黄散合清胃散加减。

藿香10g，山栀5g，升麻5g，防风5g，生甘草3g，黄连2g，当归10g，生地10g，生石膏25g（先煎），灯心草1g，制大黄10g。

7剂，水煎服，每日1剂。

二诊：服药后明显好转，痛痒干裂减轻，二便调。唯纳食稍差，舌质偏红，苔薄黄，脉数。效不更方，上方去制大黄，加焦三仙各10g，服14剂而痊愈。

（六）藿香配伍厚朴、半夏、茯苓化湿宣气，佐以益肾平肝治疗，小儿情感交叉摩擦症

病案举例

顾某，女，7岁。初诊日期：1993年6月30日。

患儿双腿紧夹摩擦，肌肉僵硬，面红赤，身大汗出，尿意频作5年余。曾经多方求治，诊为情感交叉摩擦症，收效甚微，病势日趋加重，遂请刘老会诊。仍时有两腿摩擦，日发数次，每次持续时间30～60min，伴有尿意频作，点滴不爽，乱跑尖叫，急躁不安，遍体抓痕，血迹斑斑。舌苔黄厚腻，脉濡缓。血、尿常规检查各项指标均正常。证属肾虚于下，肝亢于上，湿阻中焦，气机不得宣散。治疗先化湿宣气，佐以益肾平肝，宗藿朴夏苓汤加减。

藿香10g，炒川厚朴5g，半夏5g，茯苓10g，桑螵蛸15g，补骨脂10g，怀山药15g，黄芩10g，菖蒲10g，五味子10g，生龙牡各15g（先煎）。

7剂，每日1剂，水煎，分3次服。

二诊：药后双腿摩擦等诸症大减，唯尿频仍作。拟温补下元，固涩缩尿法，方选缩泉丸加味。

益智仁10g，台乌药10g，桑螵蛸15g，补骨脂10g，黄芪15g，党参10g，怀山药15g，五味子10g，鸡内金10g，菖蒲10g，白果10g，生龙牡各15g（先煎）。

7剂，水煎服，每日1剂。

三诊：情感交叉摩擦已解，谨守病机，以期巩固疗效。

熟地10g，山茱萸10g，茯苓10g，怀山药15g，丹皮10g，泽泻10g，半夏5g，伸筋草15g，钩藤10g，全蝎3g，鸡内金10g。

以上方加减化裁，服用20剂后，尿频未作，临床诸症消失，随访半年未见复发。

按：情感交叉摩擦症是一种比较复杂的神经性综合症候群。根据中医理论，摩擦为肝经风动所致。本例患儿前医多从肝肾不足论治，而投以六味地黄汤加减，或用牡蛎散、玉屏风散加减，以固表止汗，或以桑螵蛸散加菟丝子、金樱子、覆盆子之属固涩收尿，由于未能切合病机，效总罔然。刘老认为，本案肾虚肝亢为本，湿阻气机为标。时值暑月，湿热昭然，故先以藿朴夏苓汤化湿宣气治其标，而后活用六味地黄汤化裁治其本，继用缩泉丸加参、芪取金水相生，益气补肾，钩藤配全蝎、生龙牡平肝潜阳息风止痉，更入菖蒲赖以祛痰秽之浊，借以宣心思之结而通神明。

（七）藿香配伍绿豆衣、六一散、西瓜翠衣等清暑解热，治疗小儿夏季痱毒

病案举例

裘某，女，3岁。初诊日期：1963年9月11日。

暑热外受，营血被灼，以致小儿全身发出疹点，密集异常，颗粒大小不齐，均带有水黄色的脓点，刺痒而痛，身热不解，体温38℃，小溲黄浑，腹按稍胀，舌苔薄白，脉数。此为痱毒，治当清暑解热。

藿香3g，连翘6g，薄荷5g（后下），冬瓜皮10g，绿豆衣10g，六一散10g（包），川黄连1g，生石膏25g（先煎），西瓜翠衣10g，通草2g，姜皮1g。

另：滑石粉3g，生牡蛎粉6g，黄柏粉1g，外扑。

佩　兰

佩兰为菊科多年生草本植物佩兰的地上部分。性平，味辛，归脾、胃经，具有化湿、解暑的功效。《素问·奇病论》：“津液在脾，故令人口甘也，此肥美之所发也……治之以兰，出除陈气也。”

（一）佩兰配伍藿香、陈皮、半夏、川朴等药，芳香化湿，温中理气，治疗寒湿阻滞中焦所致胃脘痛

病案举例

陈某，男，16岁。

两天来胃脘疼痛，胸闷不适，无压痛及呕吐吞酸，口干不欲饮，纳食欠馨，二便如常，苔白微腻，脉弦。此为饮食生冷不节，寒湿内侵，中阳受遏，脾胃升降失常之象。盖寒主收引，胃寒不运，湿浊中阻，气机不利，故胸闷纳呆。治宜温中理气，芳香化浊，藿香正气散加减。

藿香10g，佩兰叶10g，法半夏10g，大腹皮10g，木香6g，枳壳10g，炒川厚朴

6g，陈皮6g，蔻仁3g（后下），神曲10g，生姜2片。

二诊：药后脘痛消失，胸闷亦愈，饮食稍增，苔色微黄而腻，脉象弦滑，呼吸气粗，口干不欲饮，二便如常。此寒湿之邪渐化，中阳渐复之征，仍宗前法治之。

藿香10g，佩兰叶10g，法半夏10g，木香6g，枳壳10g，陈皮6g，全瓜蒌15g，薤白10g，生姜2片，泽泻10g，茯苓10g。

按：胃脘痛一证，临床极为多见，有虚寒、寒湿、寒饮、郁结、瘀血、胃阴不足等型，可以辨证论治。此例属于寒湿中阻，病由寒湿内侵，中阳不宣而成，故见胸闷、口干不欲饮、舌苔白腻等寒湿阻滞之症。运用芳香化浊，温中理气之法，疗效颇佳。

（二）佩兰配伍藿香、青蒿、黄芩，芳香宣化，清利湿热，治疗小儿胆道感染之湿热蕴结

病案举例

尹某，女，10岁。初诊日期：1981年5月21日。

证经三月，初因发热恶寒，伴有恶心呕吐，继则寒热往来，热前恶寒，待体温上升至39℃后，即转为恶热，数小时后汗出则体温自行下降，神疲倦怠，上腹部微痛，曾在某医院检查：白细胞$15.8\times10^9/L$，中性粒细胞0.80，淋巴细胞0.20，谷丙转氨酶150U。诊断为胆道感染。经用红霉素静脉点滴，口服复方新诺明、维生素C等治疗，症状未见好转，遂来我院求治。刻下症见：寒热往来，热有定时（下午体温多可高达39.5℃），汗出不畅，面色萎黄不华，精神倦息，食欲不振，强纳则泛恶，腹部胀满，右上腹微痛，大便正常，小便微黄，睡眠不好，舌苔黄腻，舌质微赤，脉濡滑。查：心肺正常，肝脾未及，右上腹有压痛。血常规：白细胞$10.8\times10^9/L$，中性粒细胞0.70，淋巴细胞0.28，单核细胞0.02。胸透正常，肝功能正常，血沉20mm/h。证属湿热蕴蒸，气机不畅，治当芳香宣化，清利湿热，宗蒿芩温胆汤加减。

青蒿10g，黄芩10g，鲜藿香10g，鲜佩兰10g，陈皮5g，竹茹10g，马尾连6g，半夏5g，碧玉散10g（包），赤苓10g，枳壳5g。

3剂，每日1剂，水煎，分3次服。

二诊：药后遍体微汗，身热渐退，腹部胀满已减，右上腹疼痛已消失，唯略恶心，食欲不振，舌苔黄腻，脉仍濡滑。证属湿热阻滞中焦，治拟和中化湿，以肃余邪。

青蒿10g，黄芩10g，马尾连3g，藿香10g，佩兰10g，竹茹10g，陈皮5g，半夏5g，六一散10g（包），香稻芽10g，姜皮1g。

3剂，每日1剂，水煎，分3次服。

按：湿热之邪犯人，初起大多困阻肌表，病在上焦。若湿热困中，邪归太阴，脾胃受病，则气机升降失调，症见胸腹痞满，大便溏滞不爽，甚则高热憎寒，倦怠乏力，四肢沉重，面色光亮而淡，头晕且胀，舌苔白腻，脉象濡软。往往病程较长，病情相对稳定。正如叶天士所云："伤寒多有变症，温热虽久，在一经不移。"实即指此而言。本例症经3个月，热有定时，仍见寒热往来，伴以腹胀恶心，神疲纳呆，舌苔水黄，脉象濡滑，显然属于湿遏热伏。刘老认为，其治疗关键在于化湿，湿开则热去，此时虽有热邪，亦不可过用寒凉，以免凝滞。诚如章虚谷云："湿盛而脾不健运，浊壅不

行，自觉闷极，虽有热邪，其内湿盛而舌苔不燥，当开泄其湿，而后清热，不可投寒凉以闭其湿也。”故用青蒿、黄芩、马尾连清泄湿热；鲜藿香、鲜佩兰芳香化湿；陈皮、半夏、枳壳、竹茹消痞降逆；赤苓、碧玉散清热利湿，从而收到湿化中和、高热解除之效。此外高热时间虽长，但正气耗伤并不显著，主要原因是湿热缠绵所致，临证之时切勿误为虚证，纯用补法，以犯“误补益疾”之戒。

（三）佩兰配伍藿香、厚朴、浙贝等以芳香化湿，清肺止咳，治疗湿热壅肺之顿咳

病案举例

李某，男，9岁。初诊日期：1990年8月10日。

其母代诉：咳嗽月余，加重2周。患儿1个月前因外感而致咳嗽，自服感冒药未效。近2周来逐渐加重，呈阵发性痉咳，每次咳嗽，患儿面红目赤，气短喘息，胸中憋闷，咳吐大量痰涎方止，每天发作数次。经中西医解痉镇静药治疗无效。患儿舌红，苔滑色白，脉弦数。刘老诊断为顿咳，证属湿热壅肺，湿重热轻，治用芳化湿浊，清肺止咳，处以甘露消毒丹加减。

藿香6g，佩兰6g，白蔻仁6g，连翘6g，通草6g，滑石10g，射干10g，菖蒲10g，厚朴10g，浙贝母10g，薄荷3g（后下），黄芩5g，茵陈9g。

5剂，水煎服，每日1剂，分3次服。忌食油腻、甜食、辛辣之物。

二诊：服药5剂，咳嗽止，诸症均已消除，舌苔薄白略腻，脉弦略数，仍以原方加川贝母8g，杏仁9g巩固疗效。

苍　术

苍术为菊科多年生草本植物茅苍术或北苍术的根茎。在《神农本草经》中苍术与白术统称为术，后世医家将两者区分开来，《经史证类备急本草》有了苍术之名。苍术性温，味辛、苦，归脾、胃经，具有燥湿健脾、祛风湿的功效。《珍珠囊·药味口诀》：“其用与白术同，但比之白术气重，及治足胫湿肿。”《药品化义·湿药》：“味辛主散，性温而燥，燥可祛湿，专入脾胃，主治风寒湿痹，山岚瘴气，皮肤水肿，皆辛烈逐邪之功也。统治三部之湿，若湿在上焦，易生湿痰，以此燥湿行痰；湿在中焦，滞气作泻，以此宽中健脾；湿在下部，足膝痿软，以此同黄柏治痿，能令足膝有力。取其辛散气雄，用之散邪发汗，极其畅快。”刘老认为，苍术性偏温燥，易于伤阴，以湿浊内阻、舌苔厚腻者用之为宜。如阴虚有热、大便燥结及多汗者，不宜应用。

（一）苍术配厚朴、陈皮以健脾燥湿，治疗小儿湿阻中焦证

苍术芳香燥烈，具有较强的燥湿健脾的作用。临证之时常配伍厚朴、陈皮等行气、健脾燥湿的药物，治疗湿阻中焦、脾胃运化功能失常所致脘腹胀满，食欲不振，恶心呕吐，倦怠乏力，舌苔浊腻之症。常用平胃散加减。

病案举例

陈某，男，10岁。初诊日期：1999年6月12日。

患儿近1周来脘腹胀满，食欲不振，时有恶心，倦怠乏力，大便溏，自服保和丸治疗，效果不好。舌苔白厚腻，脉缓。证属湿滞脾胃，治当燥湿运脾，行气和胃，方选平胃散加减。

苍术10g，白术10g，茯苓10g，白芍10g，陈皮5g，法半夏5g，厚朴10g，生姜1片，大枣5枚。

水煎服，每日1剂。7剂而愈。

（二）苍术配伍黄柏等清利湿热，佐以燥脾，治疗小儿湿热带下阴痒症

病案举例

徐某，女，6岁。初诊日期：1964年8月20日。

半年来带下淋漓不断，其色淡黄，伴有阴痒，素有蛔、蛲虫病史。近经西医某医院检查无滴虫，食纳可，面黄不华，小溲色浑，苔色水黄，脉象濡缓。证属脾虚生湿，湿郁化热，湿热流入带脉，带脉约束无权，治当清利湿热，佐以燥脾。

苍白术各5g，黄柏5g，生地6g，柴胡3g，龙胆草5g，泽泻5g，黑山栀3g，细木通5g，车前子10g（包），灯心草3尺。

另：苦参10g，蛇床子10g，黄柏10g，水煎外洗阴处。

二诊：药后黄带已减，前阴仍有瘙痒，余状如上，仍属肝旺脾虚，湿郁化火，治当养营清火，佐以扶土渗湿，盖郁火易清，清火必佐养营，蕴湿宜渗，渗湿必兼扶土。拟以丸方长服。

党参30g，黄芪30g，生地黄30g，茯苓30g，炒白术30g，炒白芍30g，黑山栀15g，黄柏30g，柴胡12g，荆芥穗12g，炒杜仲30g，菟丝子30g，乌贼骨30g，芡实30g。

共研细末，炼蜜为丸，每丸重6g，每日3次，每次1丸，温开水送服。

（三）苍术配伍厚朴、陈皮、藿香、佩兰等药，芳香化浊，和中醒胃，治疗小儿厌食症

病案举例

卢某，女，3岁。初诊日期：1963年9月16日。

小儿近1个月来，食欲不振，精神疲乏，大便干燥，小便色黄，掌心灼热，面色黄滞，腹胀不舒，苔白脉细。证属食滞内停，中焦失运，治当芳香化烛，和中醒胃，宗平胃散加减。

焦苍术3g，炒川厚朴2g，藿香5g，佩兰梗3g，陈皮3g，半夏曲5g，猪茯苓各6g，泽泻5g，焦三仙各10g，莱菔子3g。

5剂，水煎服。

二诊：服药5剂后，精神转振，食纳较甘，腹胀稍松，唯面色仍黄，脘满嗳饱，

舌苔黄腻，脉象转滑。脾困趋解，停积未化，治当消运宿滞，宗保和丸加减。

神曲10g，山楂炭10g，焦麦芽10g，莱菔子3g，砂仁米2g（研），枳壳3g，川郁金3g，连翘6g，青陈皮各3g，茯苓10g，木香3g。

5剂，水煎服。

按：刘老认为，胃主受纳，脾司运化，胃为湿滞所困，脾失健运之职，则胃纳脾运必然失司，中焦枢机失利则纳少，脾气不振则困乏，脘腹胀满。故用苍术为君药，以其苦温而燥，最善除湿运脾；以厚朴为臣，行气化湿，消胀除满；以陈皮、茯苓、半夏曲理气化滞，健脾燥湿；藿香、佩兰芳香化浊，醒脾和胃；猪苓、泽泻淡渗利湿；焦三仙、莱菔子消食导滞，运脾开胃。二诊之时，湿困脾趋解，停积尚未化解，故用保和丸收功。

（四）苍术配伍黄柏等药，清热利湿，治疗小儿脚气

病案举例

卢某，女，3岁。初诊日期：1964年11月9日。

患儿上午曾经跌倒，当时无不适感，突于下午2时起哭闹不止，叫左脚疼痛，家长方始发现两足红肿，向上延伸，局部热而触痛，伴有身热，腋下体温38.6℃，面色红赤，口唇殷红，苔薄色白，脉来洪数。旋经骨科检查，行X线检查，无异常发现，化验血和尿常规均正常。中医辨证属于湿热之邪，下注足胫所致，证属脚气，来势颇急，幸无上冲心腹之状。治疗当清热利湿，以消肿痛，方选三妙丸加味。

苍术3g，黄柏10g，川牛膝5g，黄芩5g，川连1.5g，生石膏25g（先煎），金银花6g，连翘10g，甘草3g。

7剂，水煎服。

另：如意金黄散1袋，醋调敷患处。

二诊：进三妙丸加味法后，身热已退，两足红肿热痛亦解，步行跑跳，矫健如常，饮食、睡眠、二便均佳。收效甚速，再从原意，以巩固疗效。

苍术3g，黄柏10g，川牛膝5g，黄芩5g，川黄连2g，猪茯苓各6g，泽泻3g，赤芍5g，当归5g，苦参5g，六一散10g（包）。

服7剂后病告痊愈。

肉豆蔻

肉豆蔻为肉豆蔻科高大乔木植物肉豆蔻树的成熟种仁。别名肉果、玉果。性温，味辛，归脾胃、大肠经，具有理中行气、涩肠止泻的功效。临床主要用于泄泻的治疗。

肉豆蔻配伍补骨脂、吴茱萸、五味子及附子理中汤，温补脾肾，涩肠止泻，治疗小儿慢性腹泻，效果显著。

病案举例

张某，男，6岁。初诊日期：1996年7月12日。

患儿腹泻长达2个月余，饮食稍有不慎即泄泻，时轻时重，曾服思密达（十六角蒙脱石）、金双歧等药治疗，效果不明显，今来求刘老诊治。刻下症见：患儿面色萎黄，神疲乏力，畏寒肢冷，脘腹胀满，食少纳呆，每日大便4～5次，多则7～8次，不成形，常有不消化的食物。舌质淡，苔薄白，脉沉细。证属脾肾虚寒，治疗当温补脾肾，涩肠止泻，方选四神丸合附子理中汤加减。

补骨脂10g，吴茱萸5g，肉豆蔻10g，五味子5g，炮附子5g，太子参10g，白术10g，白芍10g，茯苓10g，干姜2g，炙甘草3g。

7剂，水煎服。

二诊：服药后，大便次数减少，大便每日2～3次，食欲已振，腹胀减轻，精神好转。再以上方增损治之。

补骨脂10g，吴茱萸5g，肉豆蔻10g，五味子5g，太子参10g，白术10g，白芍10g，茯苓10g，炙甘草3g。

7剂，水煎服。

三诊：服药后，大便已成形，每日1～2次，精神转佳，食欲大增。予启脾丸2丸，每日3次，服药2周，以巩固疗效。随访未复发。

草　果

草果为姜科多年生草本植物草果的干燥成熟果实。性温味辛，归脾、胃经，具有燥湿、温中、截疟的功效。《本草纲目·草部三》引李杲云："温脾胃，止呕吐，治脾寒湿、寒痰；益真气，消一切冷气膨胀，化疟母，消宿食，解酒毒、果积。兼辟瘴解瘟。"《本草纲目·草部三》："草果，与知母同用，治瘴疟寒热，取其一阴一阳无偏胜之害，盖草果治太阴独胜之寒，知母治阳明独胜之火也。"临床主要用于疟疾以及寒湿阻滞脾胃所致的脘腹胀满、吐泻等症。

（一）草果和常山配伍柴胡、桂枝，和解少阳截疟，治疗小儿间日疟

病案举例

李某，女，5岁。初诊日期：1964年7月21日。

疟疾间日一发，已经三潮，每次发作，多在下午5时半开始恶寒，约半小时后即发壮热，大汗淋漓，迄至晚上10时左右，方始退热，面黄不华，周身无力，苔薄色白，脉象弦滑。血常规检查：白细胞9.5×10^9/L，中性粒细胞38%，淋巴细胞61%，单核细胞1%，找见疟原虫。

此出暑月贪凉淋浴，感受寒邪，伏于少阳，经气不舒，不能外出，阴欲入而阳拒之，阳欲出而阴遏之，阴阳相搏，是以寒热往来，发为正疟。徐忠可云："疟者半表半里病"，治当和解少阳，佐以截疟，宗柴胡桂枝汤合截疟七宝饮加减。

柴胡3g，桂枝3g，大白芍10g，常山12g，煨草果仁3g（打），槟榔5g，炒川朴2g，青陈皮各3g，焦三仙各12g，午时茶6g，煨姜2片，小红枣3枚。

7剂，水煎服，每日1剂。

二诊：7剂药后疟疾已止，寒热未作，唯面色黄而不华，周身仍乏力，纳食转佳，脉缓苔白。良由疟作时久，气血耗伤，再拟原法，佐以益气和中，以善其后。

柴胡3g，人参6g，茯苓10g，炒白术10g，炒川朴2g，青陈皮各3g，炒半夏5g，午时茶6g，煨姜2片，小红枣3枚，焦山楂10g。

7剂，水煎服，每日1剂。

按：疟疾一证，古人多认为与触受山岚瘴气，邪气郁滞，阴阳不和有关。邪气与卫气相争于少阳，入于阴则寒，出于阳则热，邪气与卫气相离，则发作休止。现代医学则认为系受疟蚊传染而得，发作时有先寒后热、先热后寒、寒多热少、热多寒少、但热不寒和但寒不热的不同。临证之时用煨草果仁配伍常山截疟，如寒重者，宜用桂枝温阳散寒，热重者，宜用石膏清热达邪。另外，在小儿方面，还要注意到痰和食，痰重的宜用槟榔、半夏，食重者，宜加焦山楂、谷芽、麦芽等。如疟热过盛，热盛生风，每易引发惊风，临证之时不可不晓。

（二）草果配伍常山、槟榔、焦山楂，清导涤痰、截疟，治疗小儿痰食疟疾

病案举例

王某，男，8岁。初诊日期：1963年9月17日。

三日来每日傍晚先觉恶寒，继发高热，汗出热解，面色黄滞，胸闷痞塞，腹膨胀满，口干欲饮，痰涎上泛，温温欲吐，大便秘结，苔色黄腻，脉象弦滑。暑湿外受，痰滞内伏，表里邪争，阴阳交搏，发为疟疾。此即前人所谓“无痰不成疟”及“小儿以食疟居多”之证，治当清导涤痰，佐以截疟。势防寒热不退，痰食交阻，发生痉厥。

槟榔5g，青陈皮各5g，枳实5g，煨草果仁3g（研），焦山楂10g，黄芩5g，炒川厚朴2g，常山12g，制大黄6g。

1剂，水煎服。

二诊：药后下午寒热未作，腹膨较宽，大便已解，痰涌较已，苔垢已退，脉象尚弦。痰食尚未尽化，再拟槟榔汤加减治之。

槟榔5g，青陈皮各5g，枳实5g，川郁金5g，黄芩5g，焦三仙各12g，茯苓10g，炒川厚朴2g，生姜2片，炒白术10g。

3剂，水煎服。

丁　香

丁香为桃金娘科常绿乔木植物丁香的干燥花蕾及果实，因其气味芳香而得名，其花蕾称为公丁香，果实称为母丁香。公丁香气味较浓而力优，母丁香气味较淡而力薄，故临床一般选用公丁香入药为佳。丁香性味辛温，归脾、胃、肾经，具有温中散寒、降逆止呕、温肾助阳的功效。常用于治疗胃寒呕吐及肾阳不足等证。《医经小学·十九畏》记载“丁香莫与郁金见”。丁香温中散寒，降逆止呕；郁金行气疏肝。刘老在临床上常将丁香与郁金同用治疗虚寒性胃痛，疗效显著，且从未见有不良反应。故临床上不必拘泥于“丁香莫与郁金见”之说。

（一）胃寒呕吐

病案举例

患儿王某，女，7岁。初诊日期：2007年6月5日。

呕吐4天。4天前进食过多生冷饮食而致呕吐，食入即吐，腹部胀满，吐时伴腹痛，吐后稍觉舒适，纳呆。舌质淡，苔中白厚腻，脉沉细。刘老认为本证系饮食伤中，脾阳受困，寒湿中阻，胃失冲和，以致寒凝气滞而为痛，升降失常而为呕。治当温中化滞，佐以苦辛通降，方用丁香柿蒂散加减。

丁香2g，柿蒂6g，党参10g，干姜1.5g，川黄连1g，半夏5g，陈皮6g，木香5g，砂仁5g，藿梗10g，神曲10g，焦山楂10g，厚朴10g。

3剂，水煎服。

二诊：药后患儿呕吐止，腹满胀痛感消失，但仍食欲不振，面色不华，苔白厚，脉沉。刘老认为此为寒食尚未尽化，拟再进温中行气和胃，方用平胃散加减。

苍术5g，厚朴5g，陈皮6g，炙甘草3g，姜半夏5g，木香3g，砂仁5g，茯苓6g，焦三仙各10g，生姜2片，红枣3枚。

5剂，水煎服。

按：丁香药轻，气味芳香辛窜，用量不宜过大，内服一般为2~3g。

（二）胃寒呃逆

单纯性膈肌痉挛属中医“呃逆”范畴，临床以胃寒呃逆多见。刘老治疗小儿胃寒呃逆，常选用丁香散以温中散寒、降气止呃，方药组成：丁香3g，柿蒂6g，高良姜4g，郁金6g，炙甘草3g，共研细末，每次4g，温开水送服，每日3~4次。

（三）肠痉挛

小儿肠痉挛是由于多种原因导致肠壁平滑肌强烈收缩的疾病，根据其临床特征，属于中医学“腹痛”范畴。刘老根据多年临床经验，认为小儿肠痉挛多为腹部受寒或乳食伤胃，导致寒凝经脉，气血凝滞不通，不通则痛。治当温经散寒，解痉止痛，方用丁香散加减。

丁香5g，肉桂5g，吴茱萸5g，木香6g，白芍10g，鸡内金6g，槟榔10g。

共研细末备用，每次取药粉少许，用食醋调成糊状敷于脐部，用胶布固定，每次敷脐6~8小时，每天换药1次。

第五章　利水渗湿药

茯　苓

茯苓甘淡，性平，归心、脾、肾经。本品味甘而淡，药性平和，既能祛邪，又可扶正。茯苓淡渗利湿，能利水消肿，凡身体各部出现水湿停留的证候，皆可用茯苓治疗。茯苓味甘益脾，能助脾运化水湿，可治疗脾虚湿盛引起的水泻。此外，茯苓对以湿邪为患的咳喘亦有良好的止咳祛痰效果。因此，茯苓为治水肿、腹泻、痰饮等湿邪为患之疾病的要药。刘老在临床上常以茯苓为主药，治疗婴儿腹泻、痰湿咳喘等以湿邪为患的疾病，在临床具体应用中根据不同的证候采用不同的配伍，常收到满意的效果。

（一）茯苓配车前子，用于婴儿湿泻

刘老十分重视小儿脾常不足的生理特点，善治小儿脾胃病，尤其强调运化脾胃，健脾利湿。刘老认为，小儿时期脾胃功能未全，运化功能未健，外易为湿邪侵袭，内易为湿所困，湿盛则濡泄，因此湿泻比较常见。婴儿湿泻的主要表现是腹泻次数多，量多，泻出之物如水。刘老认为，婴儿湿泻多系外感湿邪，湿盛困脾，使脾胃运化功能失常，治疗当以利水渗湿之法。《景岳全书·杂证谟·泄泻·分利治法》指出："治泻不利小水，非其治也。"刘老在临床治疗婴儿湿泻多以茯苓之类利水之品，常收立竿见影之效。

病案举例

李某，男，1岁。

以腹泻5天来诊。患儿每天腹泻六七次，大便呈喷射状，泻出之物皆为黄水，夹以消化不良之乳瓣，肠鸣辘辘，饮食不思，舌苔薄白，指纹隐约。分析其病因，由湿气过盛，伤于脾胃，以致清浊不分而成水泻之证。治当除湿利水，以茯苓、猪苓之类，以收化气利湿之效。

茯苓10g，车前子6g，猪苓5g，炒白术6g，炒薏米6g，卷官桂3g。

3剂，水煎服。

二诊：药后腹泻次数明显减少，一日2次，质已稠厚，小便趋利，食思略振，腹部不胀，肠鸣已止，苔白脉缓。此脾运趋复，水湿渐化之象，治再原方增易，以巩其效。

（二）茯苓配附子，用于婴儿寒泻

婴儿寒泻系脾阳被困，升降功能失常，不能腐熟水谷，湿浊下注大肠所致。临床主要表现为泻下清水，便中有泡沫或食物残渣，无明显臭气，且伴有腹痛肠鸣、四肢不温等症状。刘老治疗婴儿寒泻多采用温中利湿止泻之法，用茯苓、附子之类。刘老认为，茯苓味甘而淡，药性平和，味甘益脾，能助脾运化水湿，配附子辛甘温煦，合之可使湿得以利，寒得以解，脾得以运。

病案举例

患儿王某，男，1岁。

来诊时证经一月，泄泻不已，水谷不分，小溲不利，每日泻下六七次，泻下清水，腹痛肠鸣，肢足时厥，溲清不渴，舌苔淡白。此为寒滞内凝，脾阳被困，升降功能失常，湿浊下注大肠，治当温中利湿止泻。

茯苓10g，附子2g，猪苓6g，炮姜炭3g，泽泻5g，炒白术5g。

3剂，水煎服。

二诊：药后泄泻次数明显减少，效不更方，继以上方3剂，以固疗效。

（三）茯苓配半夏，用于婴儿痰湿咳嗽

痰湿咳嗽临床比较多见，尤多见于较肥胖的婴儿。主要表现为咳嗽痰多，痰白质稀，喉中痰鸣，有的患儿咳嗽轻微，只是喉间痰声，痰鸣辘辘。由于小婴儿不会吐痰，痰郁积于肺中，致使咳嗽痰鸣经久不愈。刘老根据小儿脾常不足之理论，认为小儿湿咳，其本在脾。脾为生痰之源，湿因脾生，痰缘湿聚，善治者治脾而不治咳，盖脾旺自能胜湿，湿去则咳痰自消矣，常用茯苓配半夏之类。茯苓能健脾利湿，为治痰祛湿之要药，半夏味辛性温，能燥湿化痰，尤善治脏腑之湿痰，二药合用，治疗婴儿痰湿咳嗽，恰相得益彰。

病案举例

患儿马某，男，2岁。

两周前即闻喉间痰鸣辘辘，继之咳嗽频作，晨起咳嗽加重，遂而呕恶清稀痰水。患儿平素体胖，易出汗，大便濡，舌淡红，苔中根白腻，指纹隐约不明。证属体胖多湿，湿聚成痰，为脾虚不运之象。治以健脾利湿，佐以化滞祛痰。

茯苓10g，制半夏5g，陈皮6g，炒苍术5g，炒白术6g，甘草3g。

5剂，水煎服。

服上方3天，痰涎大减，咳嗽稀疏，大便已实。药尽后，咳痰均愈。

猪苓

猪苓甘淡渗湿，药性沉降，入肾、膀胱经，善通利水道，利水作用较强，是利水消肿之佳品。刘老治疗小儿各种水肿必用猪苓，同时配合茯苓、泽泻等健脾渗湿之品。

刘老认为，猪苓与茯苓虽均具有利水消肿之功，但猪苓利水作用更强，消肿作用迅速，而茯苓则比较平和，能补能利，二者相伍为用，其效甚佳。

（一）猪苓配茯苓，用于小儿各类水肿

猪苓和茯苓临床常相伍为用，尤其治疗小儿各类水肿最常用之。小儿脾常不足，肾常虚，脾肾不足，运化无力，水湿内停，就会产生全身浮肿。因脾虚湿盛，凝闭渗道，道不得通，故水湿之邪随气流注经络之中，则一身浮肿。《小儿药证直诀·虚实腹胀肿病黄疸》指出："脾胃虚而不能制肾，水反克土，脾随水行，脾主四肢，故流走而身面皆肿也。"《景岳全书·杂证谟·肿胀·水肿论治》曰："凡水肿等证，乃肺、脾、肾三脏相干之病。盖水为至阴，故其本在肾；水化于气，故其标在肺；水唯畏土，故其制在脾。今肺虚则气不化精而化水，脾虚则土不制水而反克，肾虚则水无所主而妄行。"刘老宗古代医家之说，认为水湿内聚，脾为湿困，三焦州渎失司，膀胱气化失常，致使水湿日增而无出路，泛滥横溢肌肤，所以导致水肿。治疗水肿必先利之，给邪以出路，待水去肿消再行调理，以治其本，巩固疗效。

病案举例

李某，男，8 岁。

因 1 个月来全身浮肿、尿少而入院。入院时全身高度浮肿，按之没指，小便短少，腹胀大，阴囊肿大，体倦乏力，胸闷纳呆，恶心，大便溏。查体：精神不振，颜面及眼睑浮肿，下肢指压痕明显，腹水征阳性，阴囊肿大，舌苔白腻，脉沉缓。西医理化检查尿蛋白增高，血胆固醇增高，血浆白蛋白降低，确诊为肾病综合征。

茯苓 10g，猪苓 10g，车前子 10g（包），泽泻 10g，炒白术 6g，炒薏米 10g，陈皮 10g，甘草 5g。

7 剂，水煎服。

二诊：尿量增多，颜面及眼睑浮肿减轻，下肢仍浮肿，腹水及阴囊未见明显消退。

茯苓 15g，猪苓 15g，车前子 10g（包），泽泻 10g，炒白术 6g，炒薏米 10g，大腹皮 15g，陈皮 10g，甘草 5g。

7 剂，水煎服。

三诊：药后全身浮肿明显消退，精神好转，食欲增进，大便正常，继以健脾利水固肾之法治疗。

（二）猪苓配荔枝核，用于婴儿水疝

睾丸鞘膜积液一般属婴儿水疝范畴，本病是指睾丸或精索的鞘膜腔内积存液体，临床以阴囊胀大光亮为特点。刘老认为，本病是因为先天不足，肾气不固，水液下注所致，治当行水利湿。猪苓利水作用较强，能导水下行。荔枝核主入肝经，有行气散结之功，为治疝之要药。二者配合使用，共奏行气利水之功效。

病案举例

患儿张某，男，1 岁。

阴囊胀大，状如晶球，光亮明润，微有疼痛，在某医院检查，诊断为鞘膜积液。患儿素体肥胖，多湿多痰，时常喉中痰鸣，经常腹泻。此为脾虚健运失常，水湿停聚，下焦气化不利，水湿下流阴囊，故囊肿若晶球，治当行水利湿。

猪苓10g，茯苓6g，泽泻6g，荔枝核10g，甘草3g。

10剂，水煎服。

服上方5天，阴囊水肿大减，药尽而愈。

车前子

车前子甘寒而利，善通利水道，既能利湿消肿，治疗水湿停滞之水肿，又能清膀胱热结，治疗湿热下注而致小便淋沥涩痛。同时，车前子尚能利水湿、健脾胃、分清浊而止泻。刘老在临床上常选以车前子为主，配滑石、瞿麦等清热利湿药治疗小儿泌尿系感染，与猪苓、茯苓等药同用治疗各种原因所致的水肿。尤其更常以本品单用或与茯苓、猪苓等其他药伍用，治疗小便不利之水泻、脾虚湿盛之泄泻及暑湿泄泻。

（一）车前子配滑石，用于婴儿热淋

热淋主要见于婴幼儿泌尿系感染，尤其多见于女婴。临床以小便频数短涩，淋沥涩痛，甚或小便癃闭，不尿自滴，点滴难下，欲尿不出或欲出未尽，小腹拘急引痛，尿道疼痛为主要症状。热淋的发生主要是由于感受湿热之邪，蕴结下焦，使膀胱气化功能失常所致，一般多见于泌尿系感染的急性期。刘老认为婴儿热淋多有湿邪，系湿邪郁而化热，湿热蕴结膀胱所致。治疗应以利湿清热为法，常用车前子之类。车前子甘寒滑利，性善降泄，能利湿清热，为治疗婴儿热淋的常用药。刘老在临床具体应用中常以车前子与滑石、瞿麦、萆薢、茯苓等药同用，效果甚佳。

病案举例

患儿高某，女，2岁。

1周来小便频数，不得畅解，每日排尿二三十次，甚至有时每两三分钟即要排尿一次，尿行点滴，小便淋沥涩痛，溲时且有灼热之感，周身无浮肿，面黄神疲，化验检查尿常规白细胞增高，未见红细胞。诊为泌尿系感染，服药后症状未见减轻。来诊时面色红，眼睑及下肢均无浮肿，舌苔薄白，脉弦数。证属湿热内蕴下焦，热结膀胱，治宜采用清利下焦湿热之法。

车前子10g（包），滑石15g，川萆薢10g，瞿麦6g，茯苓10g，竹叶5g，甘草5g。

5剂，水煎服。

二诊：药后小便淋沥涩痛症状消失，排尿灼热感消失，小便次数明显减少，但仍稍频，溲量增多。以上方继服5天病愈。

（二）车前子配茯苓，用于婴儿水泻

婴儿水泻多因感受湿邪，脾为湿邪困，湿盛则发为濡泻。外湿内侵，饮食内伤，水湿不化，脾运失司，水湿下流，偏走大肠，致成水湿泄泻。刘老认为，小儿时期的生理

特点是脾常不足，消化功能未全，运化功能未健，外易为湿邪侵袭，内易为湿邪所困，所以婴儿水泻在临床比较常见。治疗水泻当以宣化分利为大法。古人云："治湿不利小便非其治也。"若证见腹满肠鸣作泻，泻下量多如水，小便量少，舌苔白腻，脉象濡缓，此水湿内蕴所致，治当化气利水，方用五苓散加减。在临床应用中，常加以车前子一味入方中，此药利水而不伤阴，利小便以实大便，临床用之，每每收效甚捷。

病案举例

黄某，男，6个月。

患儿近3天腹泻，每天泻十余次，大便如清水，夹以消化不良之乳瓣，大便排出呈喷射状，肠鸣辘辘，尿量极少，饮食不思，精神不振。大便常规检查未见红细胞及白细胞，仅见少量脂肪滴。查体见面白无华，皮肤干燥，舌淡红苔白，脉象沉细无力，指纹隐约。病由湿盛伤脾，脾胃运化功能失常，以致清浊不分，并走大肠而成水泻之证，治以除湿利水为法。

车前子6g（包），茯苓10g，泽泻5g，猪苓6g，炒薏米6g，竹叶3g。

3剂，水煎服。

二诊：药后2剂腹泻次数即明显减少，大便水量减少，便质已稠，小便趋利，肠鸣已止，但仍不欲进食，苔白脉缓。此脾运趋复，水湿渐化之象，治疗以健脾利湿之法。

车前子6g（包），茯苓10g，白术5g，苍术6g，炒薏米6g，陈皮5g，白扁豆10g。

3剂，水煎服。

三诊：药后腹泻肠鸣均止，大便正常，食欲增进。

（三）车前子配黄连，用于婴儿湿热泻

刘老对小儿脾胃病的诊治有着丰富的临床经验，提出一整套小儿脾胃湿热病的病因病机、辨证论治的理论。认为"小儿每多湿热之证，脾胃为湿热之病变的中心"，并提出"脾虚湿停是湿热形成的关键"。小儿在生理上，素有五脏六腑成而未全，全而未壮，兼之"脾常不足"的生理特点，脾胃功能未臻完善，摄纳运化之力皆有限，同时小儿乳食不能自节，寒温不能自调，故容易造成脾胃损伤。对于脾胃湿热病之治疗，提出了"辛开苦降，分消走泄，乃治疗脾胃湿热之大法"，认为治疗小儿脾胃湿热的最终治疗目的在于调复脾胃功能，而辛开苦降法的最大特点在于调复脾胃的生理特性，分消走泄的意义在于给邪以出路。具体治疗方法包括化湿调气、淡渗利湿等法。化湿调气即所谓"气化湿亦化"；淡渗利湿则主要通过通利小便，助湿邪外出。湿热泄泻一般多见于夏秋之季，因感受暑热时邪而成。夏季气候炎热，湿与热合，影响脾胃之运动功能，以致脾失升清，胃失和降，清浊不分，下注大肠而为泄泻。其特点是泻下急迫，滞下不爽，便色青黄相兼，气味恶臭，肛门灼热，烦渴溲赤，治宜清肠泄热。车前子运化湿热，分消走泄，黄连清热祛湿，二药合用，可以帮助恢复脾胃升清降浊之功，以达到湿去泻止的目的。因此，不论是湿重于热还是热重于湿之湿热泄泻证皆可用之。

病案举例

夏某，女，10个月。

腹泻5天，粪色深黄而臭，水分较多，每日腹泻6~10次，肠鸣腹痛，肛门灼热发红，哭闹烦躁，口渴，尿少而黄，舌红苔黄。曾服胃苓汤加减未效而来就诊。

车前子10g（包），黄连2g，黄芩5g，茯苓6g，滑石5g，竹叶3g，甘草2g。

3剂，水煎服。

二诊：药后腹泻次数明显减少，继以车前子、黄连二药共煎，服药3天，泻止病愈。

滑　石

滑石甘淡性寒，性滑利窍，既能利水湿，又能解暑热，外用尚有收湿敛疮的作用。《本草纲目·石部三》云："滑石利窍，不独小便也。上能利毛腠之窍，下能利精溺之窍，盖甘淡之味，先入于胃，渗走经络，游溢精气，上输于肺，下通膀胱。肺主皮毛，为水之上源。膀胱司津液，气化则能出。故滑石上能发表，下利水道，为荡热燥湿之剂。"刘老在临床上常以滑石为主药，治疗小儿尿频、湿疹等疾患。

（一）滑石配萆薢，用于小儿湿热尿频

小儿尿频是临床常见的一个症状，多为感受湿邪或者湿热之邪，内蕴下焦所致。刘老认为，治疗此类疾病宜清导疏利，方能使下焦湿热得以清解。滑石利水湿，通淋滑窍，下通膀胱，配萆薢加强清解之力，更加健脾利水之品，治疗小儿湿热尿频切中病机。

病案举例

患儿白某，女，3岁。

5日来小便频数，不得畅解，每十余分钟即排尿一次，溲时且有灼热之感，化验检查尿常规未发现异常，诊为神经性尿频，建议服中药治疗。来诊时查体：面黄神疲，无浮肿，舌苔薄白，脉弦数。证属湿热内蕴下焦，热结膀胱，治宜清导下焦湿热。

滑石15g，川萆薢10g，茯苓10g，车前子10g（包），竹叶5g，甘草5g。

5剂，水煎服。

二诊：药后尿频大减，溲时灼热感消失，溲量增多。上方继服5天，病愈。

（二）滑石配苍术，用于婴儿湿疹

婴儿湿疹在临床的主要特征是皮肤表面出现细粒红疹，奇痒流水，反复发作，蔓延迅速，任何部位都可发生，小儿湿疹以面部为多。本病发生的原因，多由禀受胎毒及外感湿邪所致。小儿湿疹发病多在出生后1~3月，大多为肥胖婴儿，临床分湿性湿疹和燥热湿疹。湿性湿疹，多有水液及脓性渗出，皮肤起粟，瘙痒难忍，黄水浸淫，重者可融合成片，延及全身，治宜清热解毒化湿。燥热湿疹，皮肤干燥甲错，治宜养血疏风，清热利湿，佐以祛毒止痒。

病案举例

患儿田某，女，5个月。

生后两个月皮肤出现细粒红疹，开始仅见于面部，逐渐遍及全身，红疹糜烂，渗出较重，瘙痒难忍，伴有反复腹泻。舌淡红，苔白厚，指纹紫。证属湿热内蕴，外发肌肤，治宜清热利湿。

滑石10g，苍术5g，地肤子6g，白鲜皮10g，茯苓10g，白术5g，甘草3g。

5剂，水煎服。

二诊：服药5剂后，红疹糜烂减轻，渗出减少，腹泻止，守方加减。

滑石10g，苍术5g，茯苓10g，地肤子6g，白鲜皮10g，竹叶3g，甘草3g。

5剂，水煎服。

三诊：皮疹逐渐消退，以六一散继服5天，巩固疗效。

（三）滑石配甘草，用于婴儿暑湿泄泻

夏秋季节，暑热下迫，湿热内蕴，加之乳食不洁，或过食生冷，均易引起脾胃气机紊乱而致泄泻。其症状特点为大便暴注下迫，其味秽臭，大便色绿或黄，或如水样，肛门灼热且赤，小便少而色黄。刘老治疗暑湿所致小儿各种证候多用滑石配甘草，即六一散。刘老认为，滑石清热解暑，与甘草同用可加强其清热利湿之力，用于婴儿暑湿泄泻其效甚佳。

病案举例

患儿姜某，女，9个月。

病初始为发热，3天后开始腹泻，大便如水样，日泻二十余次，其味酸臭，色黄，肛门周围灼热且赤，小便少而色黄，伴呕吐，不欲进食，烦躁不安，舌红苔黄，脉象濡滑，指纹紫滞。

滑石10g，苍术5g，竹叶2g，麦冬5g，茯苓10g，马齿苋5g，焦山楂5g，甘草3g。

3剂，水煎服。

二诊：服药3剂后热退，腹泻止。

地肤子

地肤子苦寒降泻，既能清利湿热而通淋，又能清皮肤之湿热与风邪而止痒，《滇南本草》称地肤子“利膀胱小便积热，洗皮肤之风”，故用于膀胱湿热，小便不利，淋漓涩痛之证。同时又是治疗小儿风疹、湿疹的常用药。本品可以内服，也可以外洗。刘老在临床上常以地肤子治疗小儿风疹、湿疹等以湿热之邪为患的皮肤疾患以及湿热泄泻等疾病，利湿效果显著，止痒收效迅速，临床疗效满意。

（一）地肤子配白鲜皮，用于婴儿湿疹

病案举例

林某，男，7个月。

生后3个月即面部及全身出现湿疹，面部湿疹密集，胸背皮疹亦较多，严重时皮

疹融合成片，有水液渗出，作痒心烦，夜眠不安。舌质红，苔薄黄，指纹紫。经用多种外用西药，用时症状减轻，停用即湿疹复现，且日渐加重。证属血分湿热蕴结，外发肌肤所致的湿性湿疹，治宜清热利湿、凉血解毒之法。

地肤子10g，白鲜皮10g，车前子6g，连翘5g，滑石5g，甘草3g。

7剂，水煎服。

服上方3剂后症状减轻，服药7剂全身湿疹消退。停药4日后湿疹复起，症状基本如前。考虑为血分湿热不净，照原方再服药7剂，疹退病愈，随访1个月未见复发。

（二）地肤子配马齿苋，用于小儿湿疹泄泻

在婴幼儿腹泻中，湿疹性久泻的病例较为常见。小儿湿疹泄泻的特点是腹泻兼有湿疹，患儿头面湿疹反复发作，此起彼伏，往往在头面湿疹干涸之后辄发腹泻，大便次数多，便质时而稀薄时而黏稠，腹胀，舌苔白腻。病虽缠绵，但精神如常，此种泄泻即为"湿疹泻"。刘老认为，此类患者属于脾虚兼有湿热，单用参、苓、术、草之益气健脾之类而不祛除湿热，往往无济于事，应加用清利湿热之品，使湿去而泻止。因此，在治疗小儿湿疹泄泻时主要应该抓住一个"湿"字，在处方用药上常用地肤子配马齿苋。湿热明显者加淡茯苓、川连；奶癣作痒者加白鲜皮、蝉衣。方中地肤子既能清利湿热，又能清皮肤之湿热与风邪而止痒，为治本型泄泻必用之药。马齿苋味酸性寒，既能清热解毒，收敛止泻，又可治疗湿疹。

病案举例

患儿李某，男，4个月。

患儿头面湿疹已久，疹隐则泄作。腹泻开始时泻下稀薄，便中多水，日久则色青黏腻，日便五六次，舌苔白腻。此系肌表之湿邪郁伏于内，脾失健运，湿滞相兼以致泄泻。治当清肠化湿，调理脾胃为法。

车前子10g（包），马齿苋5g，炒白术3g，茯苓5g，川黄连2g，白鲜皮5g，炒苡仁5g，木香2g。

5剂，水煎服。

服药5剂而泻止，唯大便略溏，原方继服5剂，大便正常，湿疹亦未发作。

灯心草

灯心草甘淡微寒，归心、肺、小肠经。甘淡可以渗湿，性寒则能清热，所以灯心草既能入心清心火，又能利尿泄热以引导心火下降，并且其味甘淡，泄热又不伤脾胃，很适合小儿服用。刘老认为，小儿五脏之中以心、肝二脏偏旺，心火容易上炎，小儿夜啼、口疮、心烦不寐、小便灼热涩痛等疾患往往多由心火过旺所致，故在临床上常以灯心草治疗此类疾患。

（一）灯心草配竹叶，治疗小儿夜啼

夜啼是指小儿白日如常，入夜啼哭不安，或每夜定时啼哭，甚则通宵达旦的一种

疾病，主要见于初生婴儿。刘老认为，小儿夜啼发生的原因主要是因为孕母性情急躁，或嗜食香燥炙煿之物，火伏热郁，至胎儿出生后即内有蕴热，出生后又吮母乳，蕴热尤甚，热踞心经，或因重衣厚被，室内闷热，小儿受热，热积于心所致。心主火属阳，日属阳而夜属阴，至夜阴气盛而阳气衰，阳衰则无力与伏热相争，热扰神明，故入夜心烦而啼。灯心草甘淡微寒，性寒则能清热，且能入心清心火，故治疗小儿夜啼用之常可取效。

病案举例

陈某，男，2个月。

患儿白天一般状态良好，亦能安静入睡，入夜熄灯即哭闹不安已十余天，哭声响亮。面赤唇红，身腹俱暖，大便秘结，小便短赤。舌尖红，苔薄黄，指纹紫。详问病史，其母平素喜食香辣，患儿生后一直母乳喂养。证系其母之火移热于儿，导致患儿热积于心，热扰神明，治宜清心导赤，安神除烦。

灯心草2g，竹叶3g，钩藤5g，蝉蜕2g，茯苓5g，甘草2g。

5剂，水煎服。

二诊：服药后入夜哭闹明显减轻，便秘缓解。

灯心草2g，竹叶3g。

5剂，开水泡服。

经上述治疗后，患儿入夜哭闹症状基本停止，夜夜均能入睡安静，便畅尿清，1月后随访未再复发。

（二）灯心草配黄连，治疗小儿口疮

口疮是婴幼儿时期比较常见的一种口腔疾病。《诸病源候论·唇口病诸候》云："脏腑热盛，热乘心脾，气冲于口与舌，故令口舌生疮也。"心经通于舌，脾气通于口，小儿口疮主要是因为心脾湿热熏蒸于上所致，或因阴虚火旺，虚火上炎所致。主要表现为口内两颊、舌面、上腭等处发生溃疡，局部疼痛，甚至遍及咽部，口生溃烂。除口腔症状外，还可见流涎拒食，心烦急躁，尿黄便干等表现。刘老根据小儿的生理特点，结合小儿口疮的证候辨证分析，认为小儿口疮以心脾积热居多，治疗应该清热泻火，导热下行，常用泻心导赤汤加减，尤其每选灯心草配黄连之类。刘老认为，灯心草能清心火，又能利尿泄热，可以导心火下降，并且质轻味淡，不伤脾胃，适合小儿服用，配合黄连更能加强清热泻火之力。

病案举例

患儿李某，女，2岁。

自1岁时起反复发生口腔溃疡，每隔1~2个月即发一次，平素偏食，大便干燥，三四天排便一次，手足心热，急躁易怒，经常感冒发热。本次发病口内溃疡均较多，灼热疼痛，口臭流涎，拒食，心烦，哭闹不已，尿黄便干，舌质红，苔白且厚，指纹色紫。

灯心草2g，黄连2g，生地5g，竹叶3g，甘草3g。

3剂，水煎服。

二诊：服药3剂后大便通，口腔溃疡明显减轻，食欲明显增进，白厚舌苔已去，精神转佳。守方加减，巩固疗效。

灯心草2g，竹叶3g。

5剂，开水泡服。

1月后随访未再复发。

茵陈

茵陈味苦，性微寒，归脾、胃、肝、胆经，本品苦泄下降，性寒清热，善清利脾胃肝胆湿热，使之从小便而出，为治黄疸之要药。《名医别录·上品》称茵陈善治"通身发黄，小便不利，除头热，去伏瘕"。刘老认为，黄疸的原因主要由于湿热和寒湿，多由食积伤脾所致。黄疸的分类辨治，其实分为阴黄、阳黄足以尽其义，而寒热虚实，总括于此二者之中。所以《幼科集要》说："小儿黄病，唯辨其阴阳而已。"大抵阳黄之证，必周身皮肤、目睛发黄，黄如橘色，色鲜而润，伴有身热面红，口渴腹满，心中懊憹，小便短赤，大便或有闭结，舌苔薄黄，脉象滑数。治疗则以清热利湿为主，热清湿去，短期即可告愈。正如朱丹溪所云："黄疸乃脾胃经有热所致，分利为先，解毒次之，小便利白，则黄自退矣。"刘老在临床上常选以茵陈为主药，治疗新生儿黄疸、新生儿肝炎、病毒性肝炎以及先天性胆管闭锁等以黄疸为主要症状的疾病。在临床具体应用中，根据不同的疾病和证候采用不同的配伍，使黄或从汗解，或从尿解，或从大便而解，每收佳效。

（一）茵陈配五苓散，使黄从小便而解

刘老认为黄疸的原因主要由于湿热和寒湿，临床上如表实无汗或少汗、发热脉浮者，宜宣发疏散，可以选用茵陈麻黄汤，或麻黄连翘赤小豆汤，使黄从汗解。如里实二便秘结、腹满者，又宜清利兼佐通下治之，用药如茵陈蒿汤，使黄从里解。若无明显的表里之证，仅见小便不利者，可着重于利小便，用药如茵陈五苓散。诸病黄家，但利其小便，这是治疗黄疸的重要大法。茵陈为治黄疸的要药，既能发汗又能利小便，使内蕴之湿得以清泄。五苓散健脾利湿，与茵陈合之可利尿退黄，给湿邪以出路，使黄从水道而解。

病案举例

患儿吴某，男，2个月。

生后5天出现黄疸，1周后黄疸消退，3周后黄疸复现，且日渐加重。面色发黄，黄色不鲜明，巩膜亦黄，体重不增，腹胀，小便色黄，大便溏而灰白，舌淡红苔白。西医检查诊断为胆汁淤积综合征。中医辨证属脾虚失运，肝胆疏泄不利，胆汁为湿所阻，泛溢皮肤所致。治疗采用健脾利湿退黄之法，给湿邪以出路，使黄从水道而解，方选茵陈配五苓散。

茵陈15g，茯苓10g，白术6g，泽泻5g，猪苓5g，甘草3g。

7 剂，水煎服。

服药 3 剂黄疸即见减轻，服药 7 剂后黄疸消退，大便成形且颜色转黄，病愈。

（二）茵陈配理中汤，使黄从温而化

刘老认为，阴黄的形成，多因寒湿伤人，或素体脾胃虚寒，病后脾阳受伤，湿从寒化而成。阴黄之证临床上虽然皮肤发黄，但色幽暗枯瘁，口不作渴，神思倦怠，言语轻微，四肢发冷，腹痛泻利，小便清水，身不发热，苔白脉迟。治疗阴黄当以温中化湿为主，方选茵陈理中汤加减，温运脾阳则湿化，而黄疸自退。

病案举例

患儿胡某，女，3 岁。

2 个月前无明显诱因突然神疲乏力，时时困倦欲睡，不欲玩耍，食少纳呆，时时泛恶，继之面色发黄而灰暗，巩膜亦黄，日渐消瘦。经西医化验检查诊断为病毒性肝炎，给以多种保肝药治疗效果不显著，遂来求治于中医。来诊时见：面黄而灰暗，小便色黄，大便溏，四肢发冷，舌淡红，苔白，脉沉迟无力。中医辨证属脾寒阴黄之证。脾虚失运，水谷之湿内生，湿从寒化，阳不运行，胆汁为湿所阻，浸淫肌肉，泛溢皮肤，故身发黄疸。阴黄之证，缠绵之至，当以温中化湿为主，方选茵陈理中汤加减。

茵陈 15g，熟附片 3g，淡干姜 2g，白术 6g，茯苓 10g，薏苡仁 10g，甘草 3g。

7 剂，水煎服。

二诊：药后黄疸减轻，全身症状改善，食欲增进，大便成形。再拟原方加减，以巩固疗效。

茵陈 15g，淡干姜 2g，炒白术 6g，茯苓 10g，山药 10g，薏苡仁 10g，青广皮各 5g，甘草 3g。

7 剂，水煎服。

金钱草

金钱草甘咸微寒，既能清肝胆之火，又能除下焦湿热，有清热利湿退黄之效。刘老认为，金钱草清利作用较强，能破瘀散结，故以金钱草配茵陈等药治疗小儿湿热黄疸，并以金钱草配穿肠草、茵陈等药治疗小儿先天性胆管闭锁症数例，均收到满意疗效。

（一）治疗先天性胆管闭锁症

刘老认为，先天性胆管闭锁症在临床以遍身面目黄染、大便灰白为主要证候，系由母体湿热传儿，感受以后，失于疏泄，致使胆汁不能循其常道排流，淤积不去，致浸渍蒸腾，迫溢肌肤而形成，因此本病属胎黄范畴，治疗应以清热利湿退黄为法，药用金钱草、茵陈、穿肠草之类。金钱草甘咸微寒，能够清热利胆，破瘀散结；茵陈苦平微寒，寒能清热，苦能燥湿，既能发汗使湿热从汗而发，又能利水使湿热从小便而去；穿肠草通利泻热，有穿肠之功。三药相合，气血兼顾，通利并施，则湿热自清，

而黄疸也就迅速消退。

病案举例

患儿詹某，男，3个半月。

出生后52天时始发现全身皮肤、眼目黄染，呈进行性加重，曾在北京某医院诊治，确诊为“先天性胆管闭锁症”并服中药治疗，未见明显效果，最后建议手术治疗，家长不愿手术，特来就诊。来诊时遍身面目黄染，色泽鲜明，两侧眼睑红赤，啼哭响亮，小便不利，呈深黄色，大便灰白而稀，每日泄泻5~6次。查体：腹部膨胀，肝脏肿大在肋下3cm，脾未扪及，心肺正常，舌苔黄腻干焦，舌红，指纹颜色深红紫暗，并在气关。儿禀母气以生，感受湿热之气，阻遏中焦，滞于肝胆，疏泄失常，郁而为黄，形成黄疸之候。治以清热解毒，通利渗湿，使黄从里解。

犀角粉1g（冲），生地黄10g，茵陈15g，金钱草10g，穿肠草10g，黄柏10g，山栀1.5g，当归10g，大腹皮10g。

3剂，水煎频服。

二诊：药后黄疸明显减轻，目黄转淡，肤黄亦浅，全身症状改善，腹部平软，大便成形，色转为淡黄，饮食增加，苔尚黄腻，小便仍黄，纹色紫红，肝肋下2cm，脾未扪及。脾胃运化趋复，肝胆疏泄湿热功能已展，再拟原方加减，以希接效。

犀角粉1g（冲），生地黄10g，茵陈15g，金钱草10g，穿肠草10g，黄柏10g，当归10g，大腹皮10g，生地黄10g，六一散10g（包）。

3剂，水煎频服。

三诊：全身面目黄染已消，眼睑红赤亦解，面色红润，精神转佳，活泼嬉笑，乳食正常，大便成形，每日1次，颜色黄，小便正常，湿热郁阻已解，肝胆疏泄功能已复。仍以上方加减。

（二）治疗胆汁淤积综合征

刘老认为湿热是黄疸的主要原因。清肝胆之热，利内蕴之湿，是治疗黄疸的重要方法。金钱草能清热利胆，利湿退黄。治疗胆汁淤积综合征在中医辨证的基础上加用金钱草，常常可以收到推波助澜的良好效果。

病案举例

患儿李某，男，2个月。

生后4天出现黄疸，10天后黄疸消退，3周后黄疸复现，且日渐加重。面色发黄，黄色鲜明，巩膜亦黄，体重不增，腹胀，小便色黄，大便溏而灰白，舌红苔白，指纹紫。西医检查诊断为胆汁淤积综合征。证属肝胆湿热，疏泄不利，胆汁为湿所阻，泛溢皮肤所致，治疗采用清热利湿退黄之法。

茵陈15g，金钱草10g，茯苓6g，白术6g，泽泻5g，竹叶3g，甘草2g。

5剂，水煎服。

服药3剂黄疸即见减轻，服药5剂后黄疸消退，大便颜色转黄，病愈。

薏 苡 仁

薏苡仁淡渗甘补，能渗除脾湿，健脾止泻，尤宜治疗脾虚湿盛之泄泻。《本草纲目·谷部二》指出："薏苡仁属土，阳明药也，故能健脾益胃。虚则补其母，故肺痿、肺痈用之。筋骨之病，以治阳明为本，故拘挛筋急、风痹者用之。土能胜水除湿，故泄利、水肿用之。"薏苡仁既利水消肿，又健脾补中，临床常用于治疗脾虚湿盛所致的水肿、腹胀及泄泻。

生薏苡仁不但能利湿，并有清肺肠之热、排脓消痈的效果，用于治疗小儿肺脓疡。刘老认为，薏苡仁味甘健脾，淡渗利湿，尤宜治疗小儿脾虚湿盛之泄泻，同时又能清热排脓；入肺则治肺痈、胸痛、咳吐脓痰，入脾肺经则能治疗肠痈，且甘淡平和，无苦寒攻伐之弊，很适合儿科应用。

（一）薏苡仁配茯苓，治疗脾虚泄泻

脾虚泄泻是小儿腹泻中很常见的一个证型，其发病主要是由于小儿在生理上具有"脾常不足"的特点。乳食调摄稍有不慎则易致饮食内停，水谷不能转化为精微，水反为湿，谷反为滞，水湿合污而下，并走于大肠则致成腹泻，故治疗小儿脾虚泄泻当以利湿助运为要。刘老十分赞同《景岳全书·杂证谟·泄泻·分利治法》"治泻不利小水，非其治也"的观点，治疗脾虚泄泻常以薏苡仁、茯苓、白术等健脾利湿之品，待湿去便实，再以健脾益气、升举清阳之法治之。

病案举例

牛某，女，8个月。

2个月前患秋季腹泻，当时泻下如水，日便十余次，出现中度脱水，经静脉补液，口服思密达等治疗后腹泻减轻，但大便一直稀溏，日便2~3次，多于食后即泻，大便色淡，臭气不甚。伴食欲不振，消瘦，喜卧多眠，不爱活动。经继服思密达、妈咪爱（枯草杆菌、肠球菌二联活菌多维颗粒剂）、乐托尔（乳酸杆菌）等药物治疗不见好转，求诊于中医。查体见舌淡红，苔白而腻，指纹淡红。分析其病因，患儿系暴泻伤脾，脾虚则健运失司，水谷并走于大肠，而致久泻不止。故针对其病因，采用健脾利湿之法。

薏苡仁15g，茯苓10g，白术5g，车前子6g（包），白扁豆6g，砂仁3g（打），山药10g，甘草3g。

5剂，水煎服。

二诊：服药后大便逐渐成形，每日排便1~2次，食欲增进，精神好转，面色转红润，腻苔减少。继用参苓白术散服用，以巩固疗效。

（二）薏苡仁配鱼腥草，治疗小儿肺脓肿

肺脓肿在临床以发热、胸痛、咳吐脓血为主要证候，属中医学"肺痈"范畴。中医学认为，本病的发生是由于痰热壅滞于肺，蕴酿成痈，血败肉腐化脓所致。中医治

疗本病一般以清热解毒、化痰排脓为主。刘老认为，肺痈之初期，多属毒热壅盛，治疗应以清热解毒、散结消肿为法，以削减其毒热。病势发展至中期，即脓成破溃期，肺络已被毒热所伤，血败肉腐，化脓成痈，治疗应在清热解毒的基础上，加强托里排脓。后期正虚邪实，余毒未尽，则应在益气养阴的基础上进一步祛除余邪。刘老对小儿肺脓肿的治疗皆以解毒排脓之法贯穿整个疗程，在各阶段治疗用药中均重用薏苡仁、鱼腥草之类。

病案举例

陈某，男，6岁。

1周前发热，咳嗽，咳吐黄痰，自服红霉素多日未效，热势不退，且夜间热甚，咳嗽亦日渐加重，痰多且黏，渐成脓臭痰，伴胸痛，气短，烦躁，便秘。经胸部X线检查，诊断为肺脓肿。患儿对多种抗生素过敏，求诊于中医。经中医四诊合参，辨证属热壅于肺，肺络被毒热所伤，化脓成痈，治疗采用清热解毒，托里排脓之法。

薏苡仁15g，鱼腥草15g，金银花15g，败酱草10g，生石膏30g（先煎），杏仁10g，芦根15g，苇茎10g，甘草5g。

7剂，水煎服。

二诊：服药后热势渐退，咳嗽减轻，咳痰减少，胸痛减轻，病情好转。上方去生石膏、金银花，加桃仁10g，瓜蒌12g，冬瓜仁10g，进一步清热排脓。

三诊：病情明显好转，胸部X线检查基本恢复正常。

虎　杖

虎杖微苦微寒，归肝、胆、肺经，有清热利湿之功，能利湿退黄，清热解毒，散瘀止痛，化痰止咳。本品苦寒，能治湿热黄疸，亦能治湿热蕴结于膀胱之小便涩痛。同时，虎杖还有清热止咳化痰之功效，可治肺热咳嗽。本品可单用煎服，亦可与其他药相伍为用。虎杖与茵陈、栀子、黄柏配伍，治湿热黄疸；与黄芩、枇杷叶、杏仁等配伍，能化痰止咳。本品还有泻热通便作用，可用于热结便秘。虎杖清热解毒、利湿退黄作用较强，用于治疗小儿急性黄疸型肝炎，恰中病机。刘老治疗小儿急性黄疸型肝炎多用虎杖，利湿退黄效果迅速，每收佳效。

急性黄疸型肝炎系天行传染，由于湿热熏蒸所致，如潮湿多雨的夏季，易于聚湿生热，湿热蒸腾，内瘀不化，必多发黄。尤其小儿脾常不足，抗病力差，最易感受暑热时邪，故因传染致黄；湿热毒邪壅积不得外泄，故起病较急，突发黄疸。急性黄疸型肝炎属于中医阳黄范畴，《金匮要略·黄疸病脉证并治》指出："黄家所得，从湿得之。"由于湿困中焦，湿郁化热，湿热蕴结于肝胆，致使胆液外泄，浸及肌肤，发生黄疸。刘老治疗小儿黄疸型肝炎，从阳黄论治，采用解毒退黄法，用虎杖清热解毒，透邪退黄，以茵陈利湿退黄，使热毒清解，湿热清利，则黄疸自行消退。

病案举例

赵某，男，6岁。

患儿于2周前无明显原因发热，恶心呕吐，腹泻，不欲进食，经某医院诊为胃肠型感冒，服用抗生素等药治疗无好转，1周后面目出现黄疸，尿色如浓茶，腹痛腹胀，肝区痛，倦怠乏力。经西医化验检查，谷丙转氨酶及谷草转氨酶均增高，诊断为急性黄疸型肝炎。来诊时面目皆黄，尿色深黄，热势已退。查体见肝脏肿大伴压痛，舌红苔黄腻，脉弦滑有力。证属湿热毒邪壅积，治宜采用清热解毒、利湿退黄之法。

虎杖10g，茵陈10g，黄柏6g，山栀子10g，连翘10g，赤芍10g，竹叶3g，酒军6g，通草5g，甘草3g。

7剂，水煎服。

二诊：服药3剂，黄疸即减轻，服7剂后黄疸明显消退，尿色转清，仍有腹胀，厌食，便溏，肝区不适，采用健脾利湿法治之。

茵陈10g，茯苓10g，猪苓6g，苍术10g，白术6g，厚朴10g，陈皮10g，竹叶5g，白芍10g，甘草5g。

7剂，水煎服。

服药7剂后黄疸完全消退，便实尿清，腹胀缓解，食欲增进，复查谷丙转氨酶及谷草转氨酶均恢复正常。

第六章　温　里　药

干　姜

干姜，味辛，性热。辛热燥烈，主入脾胃而长于温中散寒，健运脾阳，且有回阳通脉、温肺化饮之功。《本草纲目·草部一》：“元素曰：干姜……其用有四：通心助阳，一也；去脏腑沉寒痼冷，二也；发诸经之寒气，三也；治感寒腹痛，四也。”刘老在临床上常选用干姜治疗小儿脘腹冷痛、寒呕、冷泻等。另外刘老善用干姜配半夏宣通内郁之痰浊，干姜配五味子温肺化饮。

（一）干姜配党参、白术治疗脾胃虚寒，脘腹冷痛，呕吐泄泻

脾胃虚寒，脘腹冷痛，呕吐泄泻，刘老认为多由于小儿过食生冷瓜果，或乳母当风取凉，使寒气入于乳房，小儿食后导致胃中停寒，上逆作吐。其症暮食朝吐，或朝食暮吐，吐出清稀，或腹泻清稀有泡沫，肠鸣腹痛，面唇清白，舌淡苔白。治疗应温中散寒，用干姜配党参、白术温中散寒、健运脾阳。呕吐较甚，可加丁香、吴茱萸温胃散寒，降逆止呕。

（二）干姜配半夏、黄芩、黄连辛开苦降治疗胸腹胀满，泛吐痰涎

刘老在多年临床的基础上创建了小苦辛汤，由干姜、半夏、黄芩、黄连四味药组成，主要治疗上、中焦之湿热，并在临床具体应用时注意药物的剂量。叶天士《临证指南医案》告诫我们：“微苦以清降，微辛以宣通。”因此刘老在应用时考虑小儿脾常不足，在保证临床疗效的基础上取其最小剂量，使祛邪不伤正。故干姜 1g，半夏 3g，黄芩 10g，黄连 1.5g。用药轻灵、量少而力宏是刘老的显著特点。

病案举例

患儿刘某，女，11 个月。初诊时间：2005 年 1 月 20 日。

患儿 5 天来高热不退，休温持续 38.5℃以上，咳嗽喘促，喉间痰鸣。昨日开始腹泻，大便黏腻不爽，日行 4～5 次，小便黄短。查体：面色红赤，咽充血，扁桃体Ⅱ°，未见分泌物。心（－），双下肺可闻及中小水泡音。腹胀满，无压痛，肝脾未及。舌质红，舌苔黄腻，指纹紫滞至风关。X 线检查示：双肺纹理增强，可见小斑片状阴影。西医诊断：支气管肺炎。中医诊断：肺炎喘嗽。证属湿热内蕴，上泛于肺，炼液成痰，痰热互结，壅阻气道，故发热不退，咳嗽喘促。肺与大肠相表里，湿热下注大肠，则大便黏腻不爽而泻下。治宜辛开苦降，上病中取，清热利湿止泻，化痰定喘止咳。

黄芩10g，黄连1.5g，干姜1g，半夏3g，桑叶10g，牛蒡子10g，桔梗3g，炙杷叶10g，生石膏25g（先煎），莱菔子10g，焦三仙各10g，厚朴3g。

5剂，水煎频服，每日1剂。

二诊：患儿服上方后体温渐降至正常，痰去咳喘平，大便正常，纳食转佳。舌质偏红，指纹隐隐于风关。效不更方，再服5剂，诸症消失。

（三）干姜配麻黄、细辛、五味子治疗寒饮咳喘

刘老认为，小儿肺常不足，外感寒凉，内食生冷，可致水寒射肺，出现恶寒微热，头晕作眩，温温欲吐，咳吐稀沫，喉间痰鸣辘辘，面色青灰，口唇淡白，舌苔薄白而滑，脉象弦细。小青龙汤证已具，应用干姜配麻黄、细辛、五味子散寒蠲饮。

病案举例

李某，男，9岁。初诊日期：1964年12月6日。

患儿患哮喘，经多次割治未愈，每年入冬则反复发作不已。近因外感寒凉，过食生冷，出现恶寒发热，体温37.5℃，头晕欲呕，咳吐稀沫，喉间痰鸣，面色青灰，口唇淡白，舌苔薄白而滑，脉象弦细。治用小青龙汤散寒蠲饮。

炙麻黄3g，桂枝3g，白芍10g，细辛1.5g，干姜2g，五味子3g，炙甘草3g，橘皮5g，杏仁10g，半夏5g，葱头3个，生姜2片。

3剂，水煎分服，每日2次。

二诊：寒热已解，咳喘亦定，眩晕泛吐未作，仍痰多微咳，苔白脉弦。表虽解，肺蕴寒痰未化，治宜温化以防哮喘复作。

炙麻黄3g，杏仁10g，细辛1.5g，干姜2g，五味子3g，炙紫菀5g，莱菔子5g，旋覆花5g（包），橘皮5g，半夏5g，焦三仙各10g。

5剂，水煎服，每日2次。痰尽，咳喘止。

小茴香

小茴香，味辛，性温。辛能散寒，温能温肾暖肝。临床刘老用来治疗胃寒气滞的脘腹胀痛及寒疝腹痛。

（一）小茴香配肉桂、炮姜，用于盘肠气痛证

刘老认为小儿脾常不足，外感寒邪，搏结小肠，气机失调，易致凝聚不宣，发为盘肠气痛。治疗当先温通理气。

病案举例

患儿，女，22天。初诊日期：1964年3月17日。

生后六七天，腹痛多啼，延今未解，就诊时不时痛啼，啼则屈腰，两手挛急，大便如常，粪呈绿色，面色露青，舌苔白腻。证属胎寒内凝，外受寒邪，搏结小肠，气机失调，凝聚不宣，发为盘肠气痛。治宜温中理气，散寒止痛。

肉桂 1g，炮姜 1.2g，小茴香 2.5g，木香 1.5g，元胡 3g，当归 3g，白芍 5g，丁香 1.5g，乌药 3g，川楝子 6g，钩藤 5g。

3 剂，水煎频服。药后痛止。

（二）小茴香配乌药用于寒疝腹痛、睾丸痛

病案举例

李某，男，2 岁。初诊日期：1964 年 9 月 21 日。

患儿近 3 日来因坐卧潮湿之地，阴囊肿硬而冷，控睾而痛，形寒足冷，苔白脉沉。证属寒湿疝气，治宜温肝散寒。

肉桂 2g，小茴香 2g，附子 5g，乌药 3g，干姜 1g，吴茱萸 2g，胡芦巴 5g，当归 5g，木香 3g，乌药 3g，荔枝核 5g，橘核 5g。

3 剂，水煎频服。药后痛止。

吴 茱 萸

吴茱萸，味辛、苦，性热。辛散苦泄，性热祛寒，既散肝经之寒邪，又解肝气之郁滞，为治肝寒气滞诸痛之要药。刘老善用吴茱萸治疗小儿寒疝腹痛、寒凝腹痛、寒湿脚气肿痛及胃寒呕吐、虚寒泄泻。

（一）吴茱萸配肉桂、小茴香等治疗寒湿疝气证

小儿素体不足，因坐卧水湿之地，寒湿内侵，阳气不布，可见肝经受寒少腹冷痛、寒疝腹痛、睾丸痛等。治疗用吴茱萸配肉桂、小茴香、荔枝核、橘核等药物温肾暖肝，散寒止痛。

（二）吴茱萸配乌药、木香等治疗寒凝腹痛证

刘老认为小儿脾常不足，过食生冷，或腹部受寒，腹痛绵作，拒按便秘，脉沉苔白，考虑中焦寒凝，当用温中散寒、理气止痛之品，治疗用吴茱萸配乌药、木香、元胡等药。

病案举例

高某，男，5 岁。初诊日期：1963 年 9 月 10 日。

1 天前患儿出现绕脐腹痛，痛作绵绵，按之痛甚，胃纳不思，大便未行，面色黄滞，神疲不振，苔薄色白，脉象沉滑。证属中焦寒凝，气机施展不通则痛，治当温散寒邪，佐以理气止痛。

乌药 5g，木香 3g，吴茱萸 2.5g，香附 10g，元胡 6g，肉桂 3g，炒川厚朴 3g，青陈皮各 3g。

1 剂，水煎频服。

二诊：昨进温中散寒、理气止痛之品，大便已通，腹痛告止。中焦寒凝得温已化，

再拟温胃调中，以善其后。

官桂3g，吴茱萸2.5g，山药10g，白术10g，木香3g，砂仁2.5g，乌药5g，青陈皮各3g，炒半夏6g，焦三仙各10g，煨姜2片，小红枣3枚。

3剂，水煎频服。

（三）吴茱萸配干姜、附子等治疗虚寒吐泻

刘老认为，小儿脾常不足，外感风寒，内伤生冷，脾胃升降机能乖常，以致脾失升清则泄泻，胃失和降则吐逆，治当温阳救逆。

病案举例

平某，男，3岁。初诊日期：1963年5月10日。

1天前突然大便泄泻，始则大便稀黏，继转便泻清水，肠鸣有声，夜间腹泻8次。晚上开始呕吐，呕吐物为食物残渣，精神不振，面色无神，灰白而青，两目凹陷，四肢不温，苔白脉沉。证属吐泻导致虚脱下陷，当温阳救逆。

炙甘草6g，干姜2g，制附片6g，吴茱萸2g，人参6g，炒白术6g，青陈皮各6g，炒半夏5g，猪茯苓各6g，煨木香3g，姜皮1g。

1剂，水煎频服。

二诊：进药后，入夜四肢厥象已回，吐泻渐止，唯面色仍灰滞，精神疲乏，苔白脉缓，上方加减继服。

炙甘草6g，干姜1.2g，吴茱萸2g，人参6g，砂仁1.5g（后下），炒白术6g，青陈皮各3g，炒半夏5g，猪茯苓各6g，煨木香3g。

2剂，水煎频服。

药后吐泻止，面色转佳。

高良姜

高良姜辛热，辛散温通，善散寒止痛，为治胃寒脘腹冷痛之常用药，常与炮姜相须为用。若治胃寒肝郁，脘腹胀痛，则多与香附合用，以疏肝解郁，散寒止痛，如良附丸。刘老独辟蹊径，取高良姜辛热，功善散寒止痛之意，治疗牙痛，疗效甚佳。

病案举例

夏某，15岁。

证经三日，初患外感，继现牙痛，就诊时外感未解，牙痛不休，饮食入口，触之则痛剧，口干不欲饮，小溲黄，大便干，苔薄白，舌微红，脉浮微数。刘老认为寒邪郁而化火，循阳明经脉上炎，故见牙痛口干，溲黄便干。经云“火郁发之”，理宜散邪清解，佐以止痛。

细辛3g，生石膏25g（先煎），高良姜10g，乌梅10g，赤白芍各10g，灯心草3尺。

经用上方一剂而愈。该方系一经验良方，适用范围很广，可治风火、寒火牙痛，还可治疗虫蚀齿痛。

细　辛

细辛味辛，性温，辛能祛风散寒，达表入里。辛香走窜能通鼻窍，止疼痛。温能温肺化饮，下气消痰。

（一）细辛配辛夷、苍耳子、薄荷、白芷宣肺通窍

刘老认为，肺开窍于鼻，鼻与喉相通而连于肺，鼻与咽喉是呼吸的门户，即“鼻为肺窍”，“喉为肺之门户”。凡外邪袭人，或从皮毛而入，或从口鼻而入，肺皆首当其冲，所以感冒的患儿常常表现鼻咽的症状，故常选用细辛配辛夷、苍耳子、白芷宣肺通窍。

（二）细辛配金沸草、前胡、桔梗散寒下气止咳

盖风寒中人，必先客于皮毛，皮毛为肺之合，肺受邪束，必然宣豁失司，形成肺气不利则为咳。治当疏宣，肺宣则风寒散，风寒散则气道利，气道利则咳自止。

（三）细辛配半夏、干姜、五味子温肺化饮

外邪束肺，肺失宣降，其气郁闭而咳逆上犯。其病位在表，不必定喘，只需发散，治以宣肺解表。采用温宣法，细辛配麻黄、半夏、干姜、五味子温肺化饮。

（四）细辛配生石膏清胃泻火治疗胃火牙痛

病案举例

吴某，男，6岁。初诊日期：1964年1月24日。

患儿本患龋齿，近来齿痛不已，牙龈焮肿红赤，痛则啼哭不休，纳食不甘，晚间形寒发热，苔薄色白，脉浮数。外感风邪，内蕴积热，化火冲激，随经上炎，势防成痈，治当清散。

生石膏30g（先煎），细辛1.5g。

水煎服，2剂痛止。

（五）细辛配荆芥、防风、白芷、藁本疏表清里，治疗鼻塞

病案举例

杨某，男，2月。初诊日期：1963年1月17日。

婴甫二月，生后由于室温较低，一直鼻塞，气不通畅，日来更觉增重，张口呼吸，吮乳憋呛烦啼，眼生黄眵，舌苔白。刘老认为，时寒束肺，鼻为肺窍，肺失清肃，则苗窍闭塞，鼻塞气不畅通；且邪气郁遏，失于表散，日久必然蕴热，上蒸清窍，故眼眵黄黏。治宜疏表清里，以解郁热。

黑荆芥5g，防风3g，白芷2.5g，藁本5g，细辛1g，桔梗3g，黑山栀3g，连翘5g，

黄芩2.5g，葱白3个，淡豆豉6g。

2剂，水煎频服。

二诊：药后鼻腔堵塞好转，呼吸气已通畅，吮乳已不烦啼，苔如上，调整方剂如下。

黑荆芥5g，防风3g，焦三仙各10g，藁本5g，细辛1g，桔梗3g，黑山栀3g，黄芩2.5g，葱白3个，淡豆豉6g，川芎2.5g，茯苓6g。

3剂，水煎频服。药后鼻塞止。

附　子

附子，味辛、甘，性热，有毒，能上助心阳，中温脾阳，下补肾阳，为“回阳救逆第一品药”。《神农本草经·草（下品）》云：“主风寒咳逆邪气，温中，金创，破癥坚积聚血瘕，寒湿痿躄，拘挛膝痛，不能行步。”刘老在临床上常用来治疗亡阳证及虚寒性脘腹冷痛、泄泻、水肿。

（一）附子配肉桂、人参温阳益气，固脱救逆

病案举例

杨某，女，2岁，湖南常德人。

证经半年，开始双眼睑下垂，不能睁开。两个月后出现四肢无力，不能站立和行走，歪脖，抬头无力，哭声变小，精神不振，脸面假胖，晨轻暮重，手足不温，憎寒怕冷，时有遗尿。经湖南某医院检查，用新斯的明试验，15分钟后眼睑睁大，能行走，诊为全身型重症肌无力。用溴吡斯的明只能维持短暂时间，不能控制。现病情又在发展，痰多黏稠，泄泻，汗多，吞咽、发音、呼吸困难，有时突然窒息，迭经抢救而幸存。证属脾肾阳衰，精气欲绝，治宜温阳益气，固脱救逆。

肉桂10g，附子10g（先煎），人参10g，茯苓10g，炙甘草3g，桔梗3g，五味子10g，白术10g，白芍10g，川牛膝10g，车前子10g（包），五加皮10g。

5剂，每日1剂，水煎频服。

二诊：药后病情好转，危象已解，眼睑能睁大1/3，手足有力，唯神志略有呆滞，胸部两肋弓明显突出，舌苔脉象如常。治拟健脾益气，佐以通络。

党参10g，黄芪10g，茯苓10g，白术10g，白芍10g，当归10g，柴胡10g，升麻5g，葛根5g，杜仲10g，制马钱子0.2g（冲），生姜2片，大枣5枚。

连进60剂，基本告愈。

（二）附子配人参、龙骨、牡蛎回阳救逆

刘老认为，病邪深陷，正气不支，心阳不振，则面色苍白，心悸不安。鼓动无力，脉沉细而弱。阳气不达于四末，不充于肌表，则四肢冷而形寒。阳气外越故汗出。治疗的关键在于挽救元气，阳回则生，阳亡则死，宜用参附龙牡救逆汤加减。

（三）附子配党参、炒白术、炮姜温中止泻

病案举例

郑某，男，9月。初诊日期：1964年11月5日。

证经一月，泄泻不已，水谷不分，小溲不利，曾在儿童医院治疗未瘥，就诊时一日大便六七次，泻下清水，腹痛肠鸣，肢足时挛，溲清不渴，舌苔淡白。辨为寒滞内凝，脾阳被困，升降功能失常，湿浊下注大肠。治当温中止泻，宗附子理中汤加味。

附子3g（先煎），党参5g，炒白术5g，炮姜炭2g，炙甘草2g，官桂2g，猪茯苓各6g，泽泻5g，焦三仙各12g，炙粟壳5g，5剂，水煎频服。

二诊：药后泄泻已止，诸症均愈，但食纳未复，苔白。证为久泻伤阳，脾运未复之象，治再温中调脾。

党参5g，炒白术6g，炮姜炭2g，炙甘草3g，炒谷麦芽各10g，怀山药10g，扁豆10g，炒薏仁10g，陈皮3g，炒半夏5g，砂仁2g。

再服7剂。

炮　姜

炮姜辛温，炒炭后入血分，温经止血，散寒止痛。刘老常用其治疗寒凝痛经或血虚寒凝崩漏证。

病案举例

吴某，女，18岁。

痛经已二三年之久，每于经期则腰酸腹痛不已，颜色紫黑，夹以血块，伴有口干心烦，夜卧多梦，溲黄苔白，脉濡无力。刘老认为，血得气则行，得温则化，久病血虚，气机不利，气既不能运血而畅行，血不能随气而流通，以致冲任经脉不利，经血滞于胞中，形成痛经之证。治宜调养气血，活瘀止痛。

黄芪10g，当归6g，生地黄10g，炮姜炭2g，川楝子10g，乌药10g，赤白芍各10g，艾叶6g，清阿胶10g（烊化），川连5g，红花5g。

3剂，水煎分服，每日2次。

二诊：药后正值经期，腹痛稍减，色紫夹块量少，此为气行血活之象，以上方加减。

黄芪10g，当归6g，生地黄10g，炮姜炭2g，川楝子10g，乌药10g，赤白芍各10g，艾叶6g，清阿胶10g（烊化），泽兰10g，生蒲黄6g，五灵脂6g，益母草10g。

2剂，水煎分服，每日2次。

按：该例痛经，为血虚夹瘀，虚则当补，瘀则当通。在通的过程中，加炮姜、艾叶等温性药物，以助通行血气之力，则疗效更佳。本例仅服5剂，数年之患基本告愈。

第七章 理 气 药

陈 皮

陈皮，味辛、苦，性温，归肺、脾、胃经。《本草备要·果部》云："陈皮辛能散，苦能燥、能泻，温能补、能和，同补药则补，泻药则泻，升药则升，降药则降，为脾肺气分之药，调中快膈，导滞消痰，利水破癥，宣通五脏。"刘老在临床上常选用陈皮治疗小儿厌食、呕吐、喘咳肺闭等证。

（一）陈皮配半夏、苏子，用于喘咳病

刘老认为，小儿脾常不足，卫外不固，易生痰湿，外感风邪。外风引动伏痰，导致肺气不利而发生咳嗽、喘憋等证，临床常配合半夏、茯苓、苏子、莱菔子、旋覆花、前胡等同用，以宣肺降气，燥湿化痰，止咳平喘。

病案举例

王某，男，1岁8个月。

喘憋1天伴发热，咳嗽，气喘，痰鸣辘辘，时而烦躁，二便尚调。查体：体温38.1℃，咽红，充血，面色青灰，唇绀，目闭，双肺满布哮鸣音，舌淡苔白腻，指纹紫滞。证属外感风邪，痰浊闭肺，治宜宣降肺气，化痰平喘，慎防内陷之变。

苏叶6g，苏子3g，葶苈子5g，淡豆豉5g，前胡3g，杏仁5g，半夏5g，陈皮6g，茯苓9g，旋覆花6g（包），葱白3个。

3剂，水煎服。

服上方3剂后，汗出，身热气喘渐平，咳声较低，唇口、指纹色紫转红，苔白转为淡黄，继以清肃肺气、化痰平喘收功。

（二）陈皮配枳壳，用于外感夹滞

刘老认为，小儿脾常不足，饮食不知自节，以致乳食停滞不消，每因外感而发病，出现发热，头痛，鼻塞流涕，咳嗽，腹胀，纳差，呕吐酸腐，口气秽浊，大便酸臭，或腹痛腹泻，或便秘，舌苔厚腻，治疗以解表、消食导滞为主，可在解表药中选加陈皮、枳壳、神曲、鸡内金、莱菔子等行气消滞之品。

（三）陈皮配麦芽、谷芽，用于厌食症

刘老认为，小儿厌食症的治疗主要在于运脾，升发脾气，运则脾健，用药可选用

炒白术、茯苓、炒谷麦芽、陈皮、枳壳，使之健中有消，燥中寓濡，具有运脾醒脾之功，欲使脾健，不在补而贵在运。

枳　壳

枳壳味苦酸，性微寒，归肺、脾经，功效与枳实相近似。枳壳力缓，偏于理气消胀，开胸宽肠之力强，常用于胃肠积滞而大便秘结不通。

（一）配薄荷、银花，用于外感夹滞

刘老认为，小儿感冒夹滞是儿科比较多见的疾患，由于一面有了食滞，一面又感受了风寒所致，诚如《医宗金鉴·幼科心法要诀》所云："小儿平日饮食无节，内伤停滞，外复为风寒所袭，故成是证也。"其发病机制往往是停食者容易外感，外感者容易停食，因此造成了本病多发。枳壳有理气消滞宽肠之功，与解表药相配伍，治疗小儿感冒夹滞有良效。

病案举例

陆某，男，3岁。初诊日期：1995年4月20日。

患儿1个月来纳谷不香，口渴多饮，大便每日2次，夹有不消化物，腹胀，近日来午后发热，无汗，心烦，咳嗽，鼻塞流涕，舌淡，苔薄白，脉浮数。证系积滞内停，外感风寒，治当疏表导滞，佐以益胃。

薄荷3g（后下），连翘6g，银花6g，川黄连1.5g，青陈皮各3g，枳壳5g，白术5g，莱菔子3g。

3剂，水煎服。

二诊：服上方3剂后得汗，身热已减，腹软，仍咳嗽流涕，便稀夹有酸秽。此表证未尽，里滞未撤，再以原方加减治之。

（二）配黄连、竹茹，用于湿热蕴蓄阳明之呕吐

《素问·至真要大论》云："诸逆冲上，皆属于火。"刘老认为，过食炸烤油腻之品，积滞中脘，损伤脾胃，酿生湿热，热积胃中，或感受夏秋湿热，蕴于中焦，皆可导致脾胃升降失职，胃气上逆而发生呕吐。枳壳理气开胸，与黄连、竹茹配伍，可奏清胃降逆、宽胸止呕之功。

病案举例

张某，女，12岁。初诊日期：1994年10月16日。

呕吐3次伴发热。呕吐3次，食入即吐，量多味酸，口干引饮，午后发热，胸腹膨满，夜卧不安，大便干，面赤气粗，苔白脉数。证系湿热蕴蓄阳明、胃失和降所致，治当清热和胃，降逆止呕，以黄连竹茹汤加味。

川黄连2g，姜竹茹6g，生石膏20g（先煎），枳壳5g，陈皮5g，法夏6g，川郁金5g，灶心土15g（煎汤代水）。

3剂，水煎服。

服上药3剂后，呕吐未作，身热亦解，唯胃纳不振，大便秘，苔白脉数，此为呕吐伤中，气液未复，治以开胃和中，佐以导滞而收功。

木 香

木香，味辛、苦，性温，归肝、脾、胃、大肠经，是常用行气药，能行肠胃滞气，疏肝开郁，和胃健脾。刘老在小儿呕吐、泄泻、胃脘痛以及一些补益药中少佐一些木香，防止滋腻、呆滞的弊病而增强治疗效果。并强调入行气药时宜用生木香，入治泻实大肠药时宜用煨木香。

（一）木香配黄连，用于肠胃湿热积滞所致的痢疾

木香配黄连，名香连丸，为治痢疾的常用方。以木香行肠胃滞气而除里急后重，兼能芳香化湿，黄连燥湿清热，凉血解毒而止大肠脓血，故对湿热积滞肠胃所致的痢疾效果很好。临床常以香连丸方随证加减，用于治疗各种痢疾。如湿偏重者可加茯苓、薏苡仁、苍术、车前子；热重者可加黄芩、白头翁、马齿苋；食滞者可加焦三仙、炒鸡内金；腹痛重者或大便脓血多者，可加白芍、当归等。

（二）木香配香附、良姜，常用于肠胃气滞所致的胃脘痛

木香偏于行肠胃间的滞气，常用于肠胃气滞而引起的胃脘痛，胃脘胀闷，脘膈间胀闷，嗳气腹胀等症。可配合香附、良姜、槟榔、砂仁、豆蔻等同用，治疗小儿胃肠痉挛症，发挥木香行气止痛功效。

（三）木香配茯苓、砂仁，用于脾虚湿停所致的呕吐、泄泻

木香有芳香化湿的作用，对于脾不健运，化物无权，湿滞中阻，清阳不振之脾虚泻者，治当健脾助运，芳香渗湿，方用香砂六君子汤合参苓白术散加减，可收到满意疗效。

沉 香

沉香，味辛、苦，性微温，归脾、肾经，具有温中散气、温肾平喘功效。刘老认为，沉香主要用为降气药，降脾肾逆气。但沉香降气，无致泻作用，不内伤正气。沉香“行气不伤气，温中不助火”，主要用于小儿吐泻、呕逆及气喘等症的治疗，效果较好。

（一）沉香配良姜、半夏、丁香，用于小儿呕吐、泄泻、呃逆等症

刘老认为，沉香具有温中降气的功效，小儿若由于中气失去和降，气逆为害，导致脘闷腹痛、呕吐泄泻、呃逆等症，可用本品降气温胃而调中。腹部中寒之腹痛，可

配伍丁香、木香、肉桂等温中祛寒；胃寒呃逆，可配伍紫苏、豆蔻、丁香、柿蒂温胃止呃；脾失健运，胃失和降所致的呕吐泄泻，可配伍半夏、藿香、茯苓、白术、木香等以健脾化湿，温胃止呕。

（二）沉香配苏子、半夏，用于小儿肺气不降、痰浊壅阻之实喘

小儿喘证如属于痰浊伏肺，气逆阻遏，因而痰气相搏，导致呼吸急迫，喉中有哮喘声者，治当化痰顺气平喘，利用本品降气之力而消痰平喘，常配合苏子、半夏、前胡、厚朴、陈皮等，如《局方》苏子降气汤等。

病案举例

王某，男，3岁半。初诊日期：1996年3月9日。

咳喘2天伴发热。现症：咳嗽，气喘，喉间痰鸣辘辘，发热无汗，流涕。查体：体温37.8℃，咽充血，唇绀，鼻扇，呼吸困难，心率100次/分，双肺满布哮鸣音，舌淡，苔白腻，脉浮数。证属肺闭痰阻，气机上逆，治以宣肺降气，化痰平喘，予香苏散合苏子降气汤加减。

苏叶6g，苏子3g，香附5g，沉香2g（分冲），橘红6g，半夏3g，杏仁5g，前胡3g，葱白1个。

3剂，水煎服。

服上方3剂后，汗出，身热气喘渐平，咳声较爽，唇转红，苔白转淡黄，治以清肃肺气、化痰平喘收功。

按：刘老认为本品性温而降，能引气归肾，温补肾阳，还可用于肾虚寒所致的气喘，多见吸气较呼气困难，吸气不能深纳，腿软乏力，脉缓而弱等。常配合补骨脂、附子、肉豆蔻、木香、肉桂等，如《局方》黑锡丹。

川楝子

川楝子又名金铃子，味苦，性寒，入肝、胃经，具有理气止痛、杀虫疗癣功效。刘老认为，川楝子偏于疏肝理气治疝，为“疝气要药”，但其性寒凉，须配伍应用，常在小儿胃脘痛、疝气等证中取得满意疗效。

（一）川楝子配伍元胡，用于胃脘痛

小儿“脾常不足”，易为饮食所伤，同时喜爱辛辣炙煿之品，导致食滞化热，胃热亢盛，气机不畅，常表现为食欲旺盛，能食善饥，胃脘胀痛，嗳腐吞酸或呕吐不消化食物，苔厚腻，脉滑实。治疗宜以清胃化滞、理气止痛为主。川楝子苦寒，理气止痛的作用强，配合清胃导滞之品治疗胃热气滞型胃脘痛较为理想。

病案举例

孙某，女，5岁。初诊日期：1996年2月5日。

胃痛半天。胃部胀痛，一阵缓一阵急，胸脘痞满，嗳气，口干欲饮，大便干，舌

红，苔黄腻，脉滑数。平素食欲好，喜辛辣油炸之品。证属胃热食滞型胃脘痛，治以清胃泄热，理气止痛。

川黄连5g，藿香10g，元胡6g，川楝子9g，山栀3g，制附片1g，炒谷麦芽各10g，焦槟榔10g。

3剂，水煎服。

服上方3剂后，胃痛未再发作，嘱注意饮食调理。

（二）川楝子配以小茴香、荔枝核，用于小儿疝气证

刘老认为小儿疝气是由于先天禀赋不足，膀胱气化失常所致。川楝子入肝经，为治疗疝气要药，但其性寒凉，须配合小茴香、吴茱萸、肉桂、乌药等温阳散寒之品。

乌　药

乌药别名台乌药，味辛，性温，入肝、肾经，具有顺气止痛、散寒温肾功效。刘老认为本品顺膀胱、肾之逆气，疏达腹部逆气，温散肝肾冷气，为温肾治疝的要药，兼能温肾缩小便，临床常用于小儿腹痛、疝气、遗尿等病证。

（一）乌药配香附、良姜，治疗寒凝腹痛

小儿为少阳之体，喜食生冷，易伤脾阳。寒邪侵犯脾胃，中焦寒凝，气机失展，不通则痛，表现为脘腹胀痛，绵绵不休，甚则呕吐，胃部喜暖，纳食不佳，稍进凉食则上症加重。治宜温脾散寒，行气宽中，降逆止痛。乌药辛温，具有散寒、行气止痛功效，配合具有温中散寒、行气消胀的良姜、香附，对于寒凝之腹痛确有良效。

病案举例

高某，男，5岁。初诊日期：1995年7月24日。

腹痛反复发作2年余。现症：脐周腹痛，痛作绵绵，按之痛甚，喜热饮，不思纳食，大便2日未行，面色黄滞，舌淡，苔薄白，脉沉滑。腹部查体未见异常。证属中焦寒凝，气机失展之腹痛，治当温散寒邪，理气止痛。

台乌药6g，制香附10g，木香3g，吴茱萸2.5g，延胡索6g，官桂3g，川朴3g，青陈皮各3g。

3剂，水煎服。

服上方3剂后，大便已行，腹痛止，继以温胃调中，以善其后。

（二）乌药配荔枝核，治疗小儿疝气

刘老认为，乌药长于治下焦寒性气痛，为临床上最常见的温肾治疝要药。对于小儿疝气疼痛、睾丸冷痛坠胀等症，常用本品配合荔枝核、橘核、吴茱萸、木香、小茴香、肉桂等同用。常用的方药如天台乌药散，就是治疗疝气名方之一。

（三）乌药配桑螵蛸、肉桂等，用于小儿遗尿症

小儿肾常虚，肾经虚冷，膀胱气化失司，固摄失常，导致小便自遗。治疗当以温肾固摄为主。乌药具有温肾散寒功效，经典名方八味地黄丸加乌药、桑螵蛸，对小儿遗尿确有良效。

橘核、荔枝核

橘核，味苦性温，入肺经，具有理气散结、止痛的治疗功能。荔枝核味辛性温，入肝经，有行气散寒、止疝气痛的功效。两药具有相同的功效，唯荔枝核行气散寒力量强，刘老常用此两味药治疗疝气及鞘膜积液，取得较好疗效。

（一）橘核配荔枝核，用于小儿鞘膜积液

刘老认为，小儿鞘膜积液，是由于先天禀赋不足，脾肾两虚，下焦气化失常，水湿停聚，下流阴囊，故出现阴囊胀大，状如晶球。治当行气逐水散结，荔枝核、橘核行气散结力强，配合温阳利水的肉桂、茯苓、白术、泽泻，对小儿鞘膜积液能取得理想疗效。

病案举例

王某，男，5岁。初诊日期：1994年5月20日。

阴囊胀大10日。现症：阴囊胀大，状如晶球，光亮滑润，微有疼痛，舌淡苔白，脉濡。曾在儿童医院诊断为鞘膜积液。证属下焦气化失常，水湿停聚阴囊，治以行气逐水散结为主。

肉桂3g，猪茯苓各9g，泽泻6g，炒白术6g，橘核6g（打），荔枝核6g（打），炒川朴3g，延胡索6g。

14剂，水煎服。

上方连用14剂后，阴囊肿大消除，继服上方7剂收功。

（二）橘核配荔枝核，用于小儿疝气证

荔枝核人足厥阴肝之脉，缩阴器而络睾丸，与橘核等配伍，最常用于治疗疝气疼痛，睾丸坠胀疼痛等症。

小儿疝气肿胀乃是先天不足，肝失疏泄，脾失健运，湿热下注，膀胱气化失司，因而形成疝气、睾丸坠胀等证。治当疏肝健脾、散结止痛。

病案举例

陈某，男，11岁。初诊日期：1994年10月20日。

右睾丸肿胀8年余。现症：右睾丸肿胀，劳累后下坠为甚，面黄消瘦，纳差，苔白，脉缓滑。证属肝脾失和，湿热下注，膀胱气化失司，治当清肝健脾，散结消肿。

党参6g，白术9g，黄芪6g，炒苡仁12g，扁豆10g，橘核3g（打），荔枝核6g

（打），炒吴茱萸2g，黄柏10g，萆薢6g。

10剂，水煎服。

服上方10剂，纳食好转，右睾丸肿胀明显消退，余症同前。效不更方，继服十余剂，偏坠已瘥，拟成方巩固。

香　附

香附，味辛、微苦，性温，入肺、肝、胆经，是最常用的理气开郁药，其性宣畅，能通行十二经、八脉的气分，前人称它能“主一切气”，解六郁。香附生用偏于上行胸膈，外达皮肤，用于通行经络时宜酒浸炒，用于消积聚时宜醋浸炒，用于消化痰饮宜姜汁浸炒。

（一）香附配紫苏，发表消痰兼备

刘老认为，香附味苦，紫苏味辛，皆属温性，苦能燥，辛能散，有燥湿消痰、疏风解表作用。香附、紫苏二药合用，首见于《和剂局方》香苏散。其中香附宣通肺气，疏肝理气，紫苏开发腠理，祛散表寒，二药合用，有理气解表之效。二药均走气分，不仅能解表，且能行气宽中。清·吴仪洛谓香附“行里气消内壅”，“盖气行则寒散，而食亦消矣”。小儿外感表证，夹痰夹食者多，二药同用，表里兼顾，内外分消，且药性平和，无耗气伤阴之弊，小儿应用较为合适。

（二）香附配良姜，用于气滞胃痛

香附行气通滞，通则不痛，最常用于气滞胃痛，常配合高良姜、木香、川楝子、元胡、苏梗、白豆蔻等同用。常用方药如良附丸。如遇有气滞寒郁的胃脘痛，须辨清气滞寒郁的轻重。若表现为胃脘喜暖，喜热饮，遇寒痛甚，可辨为寒郁重于气滞；若表现为生气则痛甚，或仅及胁肋，性急易怒，脉弦者，可辨为气滞重于寒郁。小儿肝常有余，所欲未遂，加之寒暖不知自调，可导致气滞寒郁的胃脘痛，即现代医学的胃肠痉挛症。

病案举例

高某，男，5岁。初诊日期：1995年9月12日。

腹痛1天。现症：脐上腹痛，痛作绵绵，按之痛甚，纳食少，大便未行，面色黄滞，苔薄白，脉沉滑。证属中焦寒凝，气机失展，不通则痛，治当温散寒邪，理气止痛。

良姜6g，香附9g，木香3g，台乌药5g，川厚朴3g，元胡6g，吴茱萸2g。

2剂，水煎服。

服上方2剂后大便已行，腹痛未作，中焦寒凝，得温已化，再拟温胃调中，以善其后。

（三）香附配枳实、厚朴，用于食积腹胀

香附芳香辛散，有调气、疏肝的作用，若小儿积滞内停，郁而化热，阻于募原，气机失畅，以致脾失健运，胃失通降，出现食积腹胀。治当化积消胀，去其有形之积，则无形湿热亦易解散。方药选用枳实、香附、川朴、川大黄、焦三仙等。

病案举例

张某，女，12 岁。初诊日期：1996 年 6 月 16 日。

腹胀 1 月余。现症：脐腹作胀，以食后、入暮为甚，纳食不香，口干作渴，午后潮热，小便不利，大便结，苔白腻，脉弦数。治以化积消胀。

枳实 6g，川厚朴 3g，制大黄 10g，香附 10g，青陈皮各 10g，藿佩梗各 10g，焦三仙各 10g，六一散 10g。

3 剂，水煎服。

服上方 3 剂后，大便泻利 3 次，所下甚畅，腹胀大减，潮热未作，纳食转甘，此湿热积滞已化，继之调脾助运，以巩其效。

大腹皮

大腹皮味辛，性微温，归脾、胃、大小肠经，具有行气宽中、利水消肿功效。《局方》云："治脾气停滞，风湿客搏，脾经受湿，气不流行，致头面虚浮，四肢肿满，心腹膨胀，上气喘急，腹胁如鼓……五皮散。"刘老认为，本药善治脘腹痞胀、水肿，但利水效果一般。

（一）大腹皮配苍术、厚朴，常用于小儿腹胀

刘老认为，小儿腹胀多由过食厚味，或暴饮暴食，食积伤胃，停滞中脘，阻塞不痛而致。临床表现为形体壮实，腹部胀硬拒按，身有潮热，口渴心烦，大便不利，嗳腐吞酸等症。正如《素问·阴阳应象大论》所云："浊气在上，则生䐜胀。"腹胀有虚实之分，此型多以实胀为主，治宜健脾消积。大腹皮具有行气宽中功效，配合健脾消积的苍术、厚朴、莱菔子，对轻症腹胀可起到消导化积、和中去胀作用。

病案举例

陈某，女，3 岁。初诊日期：1996 年 1 月 10 日。

腹胀 2 天伴纳差。现症：肚腹胀大，食少便多，性情急躁，睡卧不安，面色苍白不华，舌淡苔白厚，脉滑实。证属脾胃虚弱，积滞不运，治当健脾消积，方用加味平胃散加减。

炒苍术 6g，炒厚朴 3g，大腹皮 6g，陈皮 5g，黄连 2g，莱菔子 6g，山楂 9g，炒麦芽 9g，炒神曲 9g。

3 剂，水煎服。

服上方 3 剂后，腹胀消失，夜卧稍安，继以调理脾胃善后。

（二）大腹皮配茯苓，常用于小儿阴水证（阳虚水肿）

阴水的形成与脾阳不运、肾阳虚衰有关，属寒属虚，主要由于脾虚不能制水，肾虚不能化水，以致水积停留，外泛作肿，内停作胀。主要表现为遍身浮肿，大便溏泻，小便少，腹胀，无口渴心烦，舌淡体胖苔白，脉沉迟，治疗应以温补脾肾为主。若服温补之药无效验，则属虚中有痰，应攻补兼施。大腹皮辛温，利水消肿，但利水效果一般，需配合温脾健运的干姜、附子、草果，以及利湿行水的茯苓、木瓜，才能取得较好利水消肿效果。

病案举例

徐某，女，9岁。初诊日期：1995年4月12日。

浮肿1年余。现症：浮肿不消，时轻时重，面色苍白，小便频数色清，大便溏薄不实，神疲乏力，舌淡苔薄白，舌胖有齿痕，脉沉细。证属脾虚不固，气化失常，治当健脾益肾，利水消肿，实脾饮加减。

草果5g，大腹皮10g，木瓜12g，茯苓10g，炒厚朴5g，干姜3g，制附子6g，炒白术10g，党参10g，益智仁3g，炙甘草10g。

5剂，水煎服。

服上方5剂后，水肿基本消除，便溏亦解，继以健脾益肾善后。

第八章 止 血 药

白 茅 根

白茅根，味甘性寒，归肺、胃、心、膀胱经，能凉血止血、清热生津、利尿通淋。白茅根寒而不凉，甘而不腻，通过清肺、胃、膀胱及上逆之火而达到止血目的，并有凉血止血而不留瘀的特点。《本草纲目·草部二》谓："白茅根，甘能除伏热，利小便，故能止诸血、哕逆、喘急、消渴，治黄疸水肿，乃良物也。"《本草正义·草部·山草类下》云："白茅根，寒凉而味甚甘，能清血分之热，而不伤于燥，又不黏腻，故凉血而不虑其积瘀，以主吐衄呕血。"张锡纯认为，白茅根味甘性凉，其性凉故能去实火，最善透发肝脏郁热，托痘疹之毒外出。刘老在临床上取白茅根清热利尿、清热凉血而止血及清热生津的功效，临证时根据病证进行不同的配伍。

（一）白茅根配伍芦根清热生津

白茅根甘寒，入肺经，故其可清肺泄热。而芦根性味颇近茅根，刘老常相须为用，以清肺热，生津止渴。《神农本草经疏·草部下品之下》述："芦根，味甘气寒而无毒。……甘能益胃和中，寒能除热降火。热解胃和，则津液流通而渴止矣。"外感热病，表现为发热、口渴、小便黄者，刘老在清热基础上常加用白茅根、芦根。二药本有甘寒清热的功效，又均可利小便，使热从下走，且味甘性寒，质轻，无苦寒冰伏热邪之弊。

（二）白茅根配伍鱼腥草、益母草等清热利尿止血

肾炎、肾病在小儿比较多见，临床上常见的症状为水肿、血尿。刘老认为，小儿水肿多是先天禀赋不足，后天调养失宜，感受外邪所致。感邪后常传变迅速，致肺、脾、肾三脏功能失调，出现水肿；邪气又以湿热邪气为主，湿热之邪下流膀胱，损及血络，出现尿血。治疗应以清热利湿为主，刘老结合自己多年的临床经验创立了鱼腥草汤，作为治疗肾炎、肾病的基础方。

白茅根30g，鱼腥草15g，益母草15g，车前草15g，倒扣草30g，半枝莲15g，灯心草1g。

按：白茅根性甘寒，取其清热利尿凉血作用，全方具有清热利水、活血解毒作用。在此基础上，刘老根据临床辨证情况不同，予以灵活加减。

（三）白茅根配伍侧柏叶治疗鼻自衄

《临证指南医案·衄》云："衄之为患，总由乎火。"刘老认为，衄血不外乎热，且总关乎肺。不论外感六淫还是七情内伤，如郁而化火，火热上灼鼻络，使阳络伤则血外溢，均可出现鼻衄。而白茅根甘寒，归肺经，善清肺热，故为治疗咯血、鼻衄的必用药物。常与侧柏叶相须为用，以加强凉血止血作用。

病案举例

高某，男，3岁。

3天来鼻衄，血色鲜红，伴有咳嗽，咽干痒而红，大便燥结，小便微黄，苔白。证属素体阴虚，感受外邪，郁而化热，血为热迫，逼而上行，故血从鼻出。治宜滋阴解表，凉血止血。

玉竹6g，白薇5g，连翘10g，桑叶6g，山栀3g，侧柏叶10g，鲜茅根30g，淡豆豉10g，胖大海5g，葱头3个。

3剂，水煎服，每日1剂。

药后鼻衄已止，咳嗽较畅，咽干口渴亦已。此郁热趋解，血已正常循行。

按：鼻衄为小儿常见疾病，由于小儿肺为娇脏，鼻为肺窍，任何因素致肺热或肺阴不足均可引起鼻衄，尤以热邪、燥邪多见。另外风胜亦易化火，表现为鼻衄。故刘老根据鼻衄原因，分别疏风、清热、润肺等不同治法，但均加白茅根凉血止血；衄血重则加阿胶、侧柏叶。

血液是维持人体生命的宝贵物质之一，周流不息地循环于人体，如果一旦火热伤络、迫血妄行，或脾气虚损、不能摄血，或者瘀血阻络、血不归经，均可引起失血。血从上溢发为咯血、吐血、衄血，从下溢则为便血、尿血。刘老常常用三黄配伍止血药清热止血，吐血选择黄芩、黄连配伍三七、白及，尿血用黄柏、小蓟、白茅根、鱼腥草，便血选择黄柏配伍地榆、灶心土。

侧柏叶

侧柏叶苦、涩，性微寒，归肺、肝、大肠经，具有凉血止血、止咳祛痰、祛风湿、散肿毒作用，临床较多用于治疗咯血、吐血、衄血等出血证。《本草汇言·木部》云："侧柏叶，止流血，祛风湿之药也（李时珍）。凡吐血、衄血、崩血、淋血，血热流溢于外络者，捣汁服之立止。"《药品化义·血药》云："侧柏叶，味苦滋阴，带涩敛血，专清上部逆血。又得阴气最厚，如遗精、白浊、尿管涩痛属阴虚者，同牛膝治之甚效。"近年发现侧柏叶的有效成分能舒张气管平滑肌，并有部分阻断乙酰胆碱受体的作用，故临床用于治疗咳喘咳痰。刘老还用之配伍白茅根治疗脱发。

脱发与诸多因素有关，刘老认为，现代人由于过食辛热、肥甘厚味，导致血热，血热生风，风热随气上窜于颠顶，头发出现脱落或早白等。如《儒门事亲·目疾头风出血最急说》云："至如年少，发早白落，或白屑者，此血热而太过也。世俗只知发者血之余也，血衰故耳，岂知血热而发反不茂！肝者，木也，火多水少，木反不荣；火至于顶，炎上之甚也。大热病汗后，劳病之后，皆发多脱落，岂有寒耶?”故治疗应清热凉血，常以侧柏叶配伍白茅根。侧柏叶性微寒，“善清血凉血”；白茅根“寒凉而味甚甘，能清血分之热，而不伤于燥，又不黏腻”，二药相须，清热凉血效果佳。

病案举例

王某，女，15岁。

近1个月脱发明显，平素嗜吃辛辣，舌红，苔黄，脉滑数。证属血热脱发，治当清热凉血。

黄连3g，黄芩10g，川芎10g，当归10g，生地15g，赤芍15g，白茅根30g，侧柏叶10g，山栀5g，淡竹叶10g，鸡血藤15g，女贞子10g，何首乌15g。

7剂，水煎服。

三　七

三七又名田七、参三七，为五加科多年生草本植物三七的根。始载于《本草纲目·草部》，谓其具有“止血、散血、定痛”之功。其味甘、微苦，微温，入肝、胃经。主治跌仆瘀肿，胸痹绞痛，癥瘕，血瘀经闭，痛经，产后瘀阻腹痛，疮痈肿痛及各种出血证，对出血而兼有瘀滞者尤佳。《本草新编·角集》谓：“三七根，止血神药也。无论上、中、下之血，凡有外越者，一味独用亦效，加入于补血补气药之中则更神。盖止药得补而无沸腾之患，补药得止而有安静之休也。”《医学衷中参西录·药物》言其“善化瘀血，又善止血妄行，为吐衄要药”。

（一）三七配阿胶珠治尿血

尿血是肾炎、肾病常见的临床症状，叶天士谓：“久病频发之恙，必伤及络，络乃聚血之所，久病必瘀闭。”故刘老认为，瘀血阻络，使血行受阻，不循常道而发生尿血。血瘀贯穿疾病始终，治疗尿血止血时应注意活血。在应用鱼腥草汤的基础上，常配伍三七、阿胶止血。三七具有止血而不留瘀、化瘀不伤血之妙；阿胶不仅可以止血，而且可以养血，单味应用因其质滋腻，恐有留瘀之弊，故与三七合用，具有养血而不留瘀、活血不伤正的特点。

病案举例

王某，男，8岁。

诊断为紫癜性肾炎，病程1年余，尿常规提示潜血阳性，红细胞2~5/HP。平素血压偏高，性情急躁，眼睑微肿，咽红，舌淡苔薄，脉弦细。证属湿热瘀阻，治宜清热利湿，化瘀止血，佐以宣肺通窍。

辛夷10g，苍耳10g，玄参10g，板蓝根10g，山豆根5g，鱼腥草15g，倒扣草30g，半枝莲15g，益母草15g，车前草15g，三七粉2g（冲），阿胶珠10g，黄芪15g，干藕节30g，茜草15g。

15剂，水煎服，每日1剂。

（二）三七配白及治疗胃出血

三七味甘、微苦，性温，为止血化瘀之佳品，具有止血不留瘀的特点。在化瘀止血药中，张锡纯十分推崇三七，云："吐衄之证，忌重用凉药及药炭强止其血。因吐衄之时，血不归经，遽止以凉药及药炭，则经络瘀塞，血止之后，转成血痹、虚劳之证。"而三七性微温，故善治吐衄证。现代药理研究证实三七能扩张血管，改善微循环，降低毛细血管通透性，增加毛细血管的张力。而白及味苦、甘、涩，性寒，归肺、胃、肝经，质黏而涩，有收敛止血、消肿生肌之功，尤擅长治疗肺胃出血证。《本草纲目·草部一》云："白及，性涩而收，得秋金之令，故能入肺止血，生肌治疮也。"刘老选择两药治疗胃溃疡出血，既可加强止血作用，又能防止血留瘀，有去腐生肌之效。

（三）三七配川芎活血定痛

三七善止血化瘀，消肿定痛。《本草求真·下血》云："三七，世人仅知功能止血住痛，殊不知痛因血瘀则痛作，血因敷散则血止。三七气味苦温，能于血分化其血瘀。"川芎辛温走窜，能升能散，可上行颠顶，下达血海，外彻皮毛，旁达四肢，为血中气药，能行血中之气。两药合用，行气活血、化瘀止痛功效卓著，治疗瘀血肿痛尤宜。刘老常用二药治疗跌打损伤疼痛。

病案举例

翟某，女，18岁。

12天来右侧腰部苦于疼痛，曾经多方治疗未效，面有瘀斑，苔白，脉涩而弦。病因打球摔跤，血瘀不运，经络不通，不通则痛，治当活血化瘀止痛。

当归10g，红花10g，桃仁泥10g，赤芍10g，牛膝10g，生地黄10g，杜仲10g，广三七末1.5g（冲），制乳没各10g，川芎5g。

7剂，水煎服，每日1剂。

另：跌打丸2粒，早晚各1粒。

按：此案为外伤性腰痛，证颇典型，病程不长，故收效甚速，可见临床治疗，贵在审因论治。

灶 心 土

《本草便读·土类》："伏龙肝即灶心土，须对釜脐下经火久炼而成形者，具土之质，得火之性，化柔为刚，味兼辛苦。其功专入脾胃，有扶阳退阴、散结除邪之意。凡诸血病，由脾胃阳虚而不能统摄者，皆可用之。"其味辛微温，入脾、胃经，能温中止血，止呕止泻，用于吐血、便血、呕吐、腹痛泄泻、妊娠恶阻、崩漏带下等病证。《本草汇言·石部》云："伏龙肝，温脾渗湿，性燥而平，气温而和，味甘而敛，以藏为用者也。故善主血失所藏，如《金匮》方之疗先便血；《别录》方之止妇人血崩，漏带赤白；《蜀本草》之治便血血痢，污秽久延；《杂病方》之定心胃卒痛，温汤调服七剂即定。他如脏寒下泄，脾胃因寒湿而致动血络，成一切失血诸疾，无用不宜尔。"

（一）灶心土温中暖胃，止吐止泻

刘老根据灶心土功专入脾胃、性辛温的特点，对于脾胃阳气虚或者寒客脾胃者，常用灶心土温中暖胃，治疗寒吐寒泻；或者配伍诸多苦寒药物，佐制其寒凉之性，以免引起反胃呕吐甚至泄泻。此外，由于小儿脾胃不足，患外感疾病常常影响脾胃功能，出现呕吐或腹泻，刘老用灶心土煎汤代水煎服其他药物，一则暖脾胃、止吐泻，二则外感表证汗之可解，灶心土可以提振中气，以作汗源，治疗外感疾病。用法为15g，单味打碎先煎，弃渣，取汤代水煎余药。

病案举例

邓某，男，3岁。

喝冷饮后出现呕吐，腹痛，大便稀溏，舌苔腻，脉濡。诊为中焦湿热，治疗宜清热利湿，和中止呕。

藿香10g，黄连1.5g，竹茹5g，半夏3g，黄芩10g，干姜1g，川厚朴3g，青陈皮各3g，枳壳5g，郁金5g，焦三仙各10g，灶心土15g（煎汤代水）。

7剂，水煎服，每日1剂。

（二）灶心土温脾摄血，治疗出血

灶心土温脾摄血之功强，其作为君药的黄土汤可谓温中止血的典范，唐容川："血者，脾之统也。先便后血，乃脾气不摄，故便行气下泄，而血随之以下。方用灶土、草、术健补脾土，以摄血之本。气陷则阳陷，故用附子以振其阳。血伤则阴虚火动，故用黄芩以清火。而阿胶、熟地又滋其既虚之血。合计此方，乃滋补气血，而兼用温清之品以和之，为下血崩中之总方。"吴瑭也盛赞此方为"甘苦合用，刚柔互济法"。刘老常用黄土汤治疗脾虚便血或久治不愈的紫癜。

病案举例

（1）脾虚便血案

徐某，男，6岁。

半年来大便带血，大多便后夹以紫色块物，无里急后重。平时面黄纳少，唇淡苔白，手足不温，脉象濡数。审属脾虚运化失常，不能统摄血液，以致血溢肠间，故从魄门而出。治当温脾摄血，佐以益气和中，宗黄土汤加减。

灶心土30g（包），白芍12g，炙黄芪10g，焦三仙各12g，贯众炭6g，清阿胶10g（烊化），附子6g，生地黄6g，当归炭6g。

7剂，水煎服，每日1剂。

二诊：药后纳谷已馨，手足转温，面色趋华，唯大便有时尚见紫块，但量已极微，苔白脉濡。前方既合病机，再从原意调之。

灶心土30g（包），白芍12g，炙黄芪10g，广皮5g，茯苓10g，炒白术10g，清阿胶10g（烊化），附子6g，熟地黄6g，当归6g，红枣3枚，煨姜3片。

7剂，水煎服，每日1剂。

按：治疗便血，不外寒者温之，热者清之，肝虚者柔润之，脾虚者温运之；一方擅刚柔温情之长，以金匮黄土汤最为合拍。

(2) 气虚紫癜案

俞某，女，5岁。

皮肤紫癜反复3年不愈，每隔20~30天，肌肤必出一批瘀点，色紫泛青，推之不退，经中西药治疗不效。现血小板计数为$22\times10^9/L$，患儿形瘦色苍，精神委靡，头晕纳呆，唇舌俱淡，苔薄色白，脉濡无力。刘老认为紫癜病久，气血两亏，气不摄血，以致紫斑频出不已。治当益气摄血，宗黄土汤加减。

灶心土15g（包），茯苓6g，炒白术10g，炙甘草5g，生地黄10g，清阿胶10g（烊化），炮川附10g，黄芩5g，炮姜炭2g，炙黄芪10g，小红枣3枚。

15剂，水煎服，每日1剂。

二诊：上方共进15剂后，紫斑发出已减，精神趋振，纳呆转佳，血小板升至$59\times10^9/L$，苔白脉濡，仍为气不摄血之象。再拟原意治之。

灶心土15g（包），炒白术10g，炒白芍10g，炙黄芪10g，当归10g，煨姜2片，清阿胶10g（烊化），炮川附10g，炙甘草5g，生地黄10g，小红枣3枚。

14剂，水煎服，每日1剂。

按：紫斑一证，需辨证准确，方才有效。如邪热入营，逼血妄行，溢于皮肤，发为斑证者，投以清热解毒，收效甚速；如果病久，脾不统血，出现紫斑头晕，又宜调养心脾，疗效亦佳。此案紫斑已经3年，经用清热凉血，止血补虚，均未获愈。最后诊为气血两亏，气不摄血，阳虚阴伤，投用黄土汤加减，共达50余剂，血小板由$22\times10^9/L$升至$198\times10^9/L$而愈。

第九章 活血化瘀药

川芎

川芎，性味辛、温，归肝、胆、心包经。功具活血祛瘀，行气开郁，祛风止痛，治疗月经不调，经闭痛经，产后瘀滞腹痛，癥瘕肿块，胸胁疼痛，头痛眩晕，风寒湿痹，跌打损伤，痈疽疮疡等症，临床应用广泛。《用药珍珠囊·珍珠囊药味口诀》论川芎："其用有四，手少阳引经药一也，治诸经头痛二也，助清阳之气三也，去湿气之在头四也。"《本草正义·草部·芳草类》言其"虽似坚结，其实空松，气雄味薄，功用专在气分，善于疏通上升头顶，旁达肌肤，一往直前，走而不守"。《本草纲目》云："燥湿，止泻痢，行气开郁。芎䓖，血中气药也，肝苦急以辛补之，故血虚者宜之；辛以散之，故气郁者宜之。"可见川芎不仅治疗血分疾病广泛用到，治疗气分病也功专力宏，尤其治疗头痛的功效更为历代医家推崇，被誉为治头痛之圣药，并有"头痛不离川芎"之说。如《本草纲目·芳草类》曰：川芎"能散肝经之风，治少阳、厥阴经头痛及血虚头痛之圣药也（张元素）"。《景岳全书·本草正·芳草部》曰："川芎其性善散，又走肝经，气中之血药也，芎之散动尤甚于归。故能散风寒，治头痛。"《医学启源·药类法象·风升生》言："补血，治血虚头痛。"李杲《用药珍珠囊·王治法象随证治病》谓："头痛须用川芎，如不愈，加各引经药。太阳羌活，阳明香白芷，少阳柴胡，太阴苍术，少阴细辛，厥阴吴茱萸。"由于川芎辛温，能行血中之气，祛血中之风，上行颠顶而通络，"以颠顶之上，唯风药可到也"，刘老不仅将川芎作为治疗头痛的要药，而且常将其作为头面疾病如面瘫、鼻渊等的引经药。

（一）治疗外感头痛

刘老认为，外感六淫之邪上扰清窍，可作头晕头痛，风为阳邪，百病之长，故治疗外感头痛，疏风为先，根据具体感邪的不同，灵活配伍应用。《本草衍义》曰："头面风不可缺也"。均以川芎作君药，其疏风止痛作用最强。如风热为主，多表现为胀痛，配伍菊花、薄荷、生石膏、桑叶、蔓荆子等药疏风清热；热甚明显，可用黄芩、山栀、黄连等；风寒偏重，则痛时有紧束感，配伍细辛、白芷、羌活、藁本、荆芥、防风等疏散风寒；风湿外感者，清空为邪阻遏，头重如裹，配伍羌活、独活、防风、藁本、苍术等祛风胜湿，而川芎"去湿气在头"。

病案举例

杨某，女，11岁。

近半年经常头痛，遇热明显，以前额为主，伴鼻塞，食欲不振。查体：鼻咽微红，舌红，舌苔黄，脉偏数。证属风热头痛，治当疏风清热。

辛夷 10g，苍耳 10g，玄参 10g，板蓝根 10g，山豆根 5g，桑叶 10g，菊花 10g，川芎 10g，川牛膝 10g，赤芍 10g，蔓荆子 10g，鸡内金 10g，焦三仙各 10g，香稻芽 10g。

7 剂，水煎服，每日 1 剂。

（二）治疗瘀血头痛

瘀血头痛头晕，多因久病入络，血瘀停着，或外伤跌仆，瘀血闭窍，表现为头痛头晕，定着不移，入夜更剧，舌质紫暗，或有瘀斑，脉象弦涩。故应逐瘀通络，则瘀血去，新血生，经络通畅，头痛头晕自止。刘老常宗四物汤之意，选择川芎配伍当归、桃仁、红花、赤芍等治疗。《本草纲目·芳草类》言："川芎上行头目，下行血海，故清神及四物汤皆用之。"

（三）治疗肝阳上亢头痛

小儿肝常有余，情志因素常易致肝失疏泄，木郁化火，肝阳鼓动，循经上扰清窍出现头痛，有烦躁易怒、口干口苦、大便干结等肝热症状。由于肝阳上亢，气血郁于上，常有面红目赤。其治疗在平肝潜阳的基础上，加用川芎，引诸药上行头目，直达病所，并行血中之气，疏血中之风，配伍龙胆草、牛膝、白芍、菊花、夏枯草、石决明、珍珠母、龟板等平肝降火药。其中牛膝还可以引血下行。如为素体肝肾阴虚导致的肝阳上亢，则注意滋养肝肾，配伍生地、旱莲草、枸杞等药。

病案举例

权某，男，17 岁。

头痛 1 年余，胀痛为主，性情急躁易怒，面红，舌红苔黄，脉弦，血压 170/120mmHg。诊为肝阳上亢头痛，治以平肝清热。

灵磁石 15g（先煎），生石决明 15g（先煎），夏枯草 10g，菊花 10g，女贞子 10g，旱莲草 10g，生牡蛎 15g（先煎），苦丁茶 10g，牛膝 10g，车前子 10g（包），川芎 10g，赤芍 10g。

7 剂，水煎服，每日 1 剂。

按：木郁化火，肝阳上亢，上扰清窍头痛，治疗应清热降火，兼以滋水平肝抑木。忌多用风药，因为风能助火，风药一多，则火势必然升腾，头痛有增剧之虞。

（四）治疗血虚及其他疾病

川芎药用广泛，其治疗头痛仅仅是其一方面，刘老还用其配伍补血药治疗血虚证，因补血药如熟地、阿胶、首乌之属均较滋腻，配伍川芎活血行气，可使补血而不留滞。朱震亨云："川芎味辛，但能升上而不能下守，血贵宁静而不贵躁动，四物汤用之以畅血中之元气，使血自生，非谓其能养血也。"《本草汇言·草部·芳草类》言其"虽入血分，又能祛一切风、调一切气。同芪、术，可以温中气而通行肝脾，同归、芍，可以生血脉而贯通营阴"。目前随着对川芎的深入研究，川芎正越来越多地被用在心脑血管、血液系统、肿瘤等疾病的治疗上。

元　胡

元胡，辛、苦、温，无毒，归肝、胃、心、肺、脾经，具有活血、散瘀、理气、止痛作用。《本草纲目》曰：“延胡索，能行血中气滞，气中血滞，故专治一身上下诸痛，用之中的，妙不可言。”《本草求真·温散》云：“延胡索，不论是血是气，积而不散者，服此力能通达，以其性温，则于气血能行能畅，味辛则于气血能润能散，所以理一身上下诸痛，往往独行功多。然此既无益气之情，复少养营之义，徒仗辛温攻凝逐滞，虚人当兼补药同用，否则徒损无益。”刘老善用元胡治疗疼痛，尤用于治疗儿科腹痛病证，常效如桴鼓。

（一）元胡治疗胃痛

小儿脾常不足，又常寒温不知自调，贪凉饮冷，恣食肥甘厚味之品，常致胃失和降，气机阻滞，不通则痛，出现胃痛。如《景岳全书·心腹痛》云：“胃脘痛证，多因食、因寒、因气不顺者，然因食因寒，亦无不皆关于气，盖食停则气滞，寒留则气凝。”胃以通为用，以降为顺，治疗胃痛，以理气和胃为原则。而元胡具有理气活血止痛作用，故刘老常以之作为治疗胃痛的要药。

病案举例

安某，女，13 岁。

胃痛月余，呕吐 1 次，平素喜食冷饮，痛时遇寒则重，得热稍减，舌苔黄腻，脉滑。证属内蕴湿热，寒邪客胃，治当温胃散寒，行气止痛，佐以清湿热。

藿佩梗各 10g，苏梗 10g，香附 10g，台乌药 10g，高良姜 6g，黄连 2g，吴茱萸 3g，川楝子 10g，元胡 10g，香橼 10g，佛手 10g。

7 剂，水煎服，每日 1 剂。

（二）元胡治疗腹痛

腹痛是儿科临床常见病证，常为阵发性发作，可自行缓解，有的在发热时发作明显，热甚痛甚，热退腹痛也随之缓解。刘老认为，此为肠系膜淋巴结炎所致腹痛，由于热毒蕴结，致气血不通，不通则痛，治当清热解毒，软坚散结，常以板蓝根、蒲公英、紫花地丁、蚤休等药清热解毒，穿山甲、山慈菇、海藻、昆布等药软坚散结，并加用元胡、川楝子行气活血止痛。《本草经疏·草部中品之下》云：“延胡索，温则能和畅，和畅则气行，辛则能润而走散，走散则血活。”

病案举例

张某，男，4 岁。

反复发作腹痛，平素易外感，纳差，面色黄，颈部淋巴结肿大，舌红，苔薄白。刘老认为此为肠系膜淋巴结炎所致腹痛，证属热毒蕴结，脾胃失和，治宜清热解毒，软坚散结，佐以和胃。

辛夷10g，苍耳子5g，玄参10g，板蓝根10g，山豆根5g，生牡蛎15g（先煎），蒲公英10g，紫花地丁10g，穿山甲5g，山慈菇5g，川楝子10g，延胡10g，焦三仙各10g，生姜2片，大枣5枚。

7剂，水煎服，每日1剂。

郁 金

郁金为姜科姜黄属植物温郁金、姜黄、广西莪术或蓬莪术的干燥块根，药用历史悠久。本药性寒，味辛、苦，归心、肝、胆经，具有活血行气止痛、清心解郁、利胆退黄、凉血止血的功效，常用于胸腹胁肋诸痛、妇女痛经、经闭、癥瘕结块、热病神昏、癫狂、惊痫、吐血、衄血、血淋、沙淋、黄疸等证。《神农本草经疏·草部中品之下》谓："此药能降气，气降即是火降，而其性又入血分，故能降下火气，则血不妄行。"《本草汇言·草部·芳草类》云："郁金，清气化痰，散瘀血之药也（《唐本草》）。其性轻扬，能散郁滞，顺逆气，上达高颠，善行下焦，心肺肝胃气血火痰郁遏不行者最验。故治胸胃膈痛，两胁胀满，肚腹攻疼，饮食不思等证。又治经脉逆行，吐血衄血，唾血血腥。此药能降气，气降则火降，而痰与血，亦各循其所安之处而归原矣。"刘老在临床上善用郁金，并通过不同的配伍，治疗多种疾病，均获良效。

（一）郁金配伍枳壳畅达气机

刘老认为，小儿机体功能均较脆弱，对疾病抵抗力较差，加之寒暖不知自调，饮食不能自节，外易为六淫所侵，内易为饮食所伤，往往可以蕴生痰热湿热，阻塞气机，升降失司，清浊失调，致疾病滋生。如痰热上壅，肺气失宣，则咳嗽或喘促不安，或中焦气机不畅，表现为脘闷不舒、不思饮食，或者呕呃、便秘等。刘老主张辛开苦降，"郁非辛不开，火非苦不降"，常用黄连、黄芩苦降，半夏、干姜辛开，郁金、枳壳相伍调畅气机。郁金味辛、苦，其行气解郁功效最著。《神农本草经读·本草附录》："郁金，气味苦寒，无毒，主血积，下气，生肌止血，破恶血。"《本草从新·芳草类》云其"能开肺金之郁"。枳壳入脾、胃、肺经，善理气机。《雷公药性赋·主治指掌》载："其用有四：消心下痞塞之痰，泄腹中滞塞之气，推胃中隔宿之食，削腹内连年之积。"故二药合用，可以疏其邪，除其痰，泄其热，降其气，则气机畅通，升降自如。刘老用于治疗厌食、呕吐、便秘、咳喘、咳痰等病证。

病案举例

任某，女，4岁。

食欲不振近1年，形体消瘦，面色不华，舌淡，脉细。证属脾胃气虚，治宜健脾益气。

太子参10g，茯苓10g，炒白术芍各10g，炙甘草3g，陈皮5g，半夏5g，枳壳10g，郁金10g，焦三仙各10g，鸡内金10g，香稻芽10g，连翘10g，生姜2片，大枣5枚。

7剂，水煎服，每日1剂。

按：小儿脏腑娇嫩，脾常不足，无论是外感因素或者是内伤因素，常易伤及患儿脾胃，导致食欲不振、恶心、呕吐甚至厌食。刘老认为，本病为脾胃气虚，健运失司，宗吴鞠通“中焦如沤，疏而逐之”、“中焦如衡，非平不安”之意，在用六君子汤补脾胃基础上注意宽中顺气，复其健运功能，亦即体现了脾健不在补贵在运。

（二）郁金配伍柴胡疏肝胆

湿热内蕴，常令肝胆失于疏泄，气机不畅，且湿热郁久容易生痰。刘老往往选择苦寒芬芳之青蒿清透少阳郁热，苦寒的黄芩清泻胆腑邪热，并用郁金配伍柴胡疏肝利胆，调畅气机，宽胸畅膈。

病例举例

柳某，男，8岁。

因发热10天就诊。10天前患儿出现高热（39℃），伴头晕，恶心，纳呆。翌日全身出现淡红色皮疹，高出皮面，旋即皮疹消退，高热未解，近1周体温波动在37.5℃～38.8℃之间，胸胁胀痛，口苦泛酸。查体：体温37.8℃，颈部两侧各触及1枚肿大淋巴结，眼结膜轻度充血，口唇潮红皲裂，心肺（－），肝右肋下1cm，舌边尖红，苔白腻，脉弦滑。血常规：白细胞19.8×10^9/L，中性粒细胞0.82，淋巴细胞0.13，血小板180×10^9/L。超声心动图及心电图均正常。西医诊断：川崎病。中医辨证为疹毒内郁，湿热氤氲。治以清热化痰，宣中利湿，方选蒿芩清胆汤加减。

青蒿10g，黄芩10g，柴胡10g，枳壳10g，陈皮5g，六一散10g（包），赤茯苓10g，郁金10g，半夏10g，生石膏25g（先煎）。

服3剂后体温回复正常，自觉症状消失，眼结膜充血消失，口唇微红，颈部淋巴结较前缩小，肝肋下未及，继服3剂善其后。

按：本例患儿疾病初起，邪在上焦，故高热恶心；身发皮疹，因疹未透发，致湿热内蕴，肝胆失于疏泄，气机不畅，郁而生痰。故刘老选择蒿芩清胆汤清泄胆热，透邪外出。加郁金、柴胡，一助蒿、芩清解胆热，一助枳壳、陈皮宣畅气机。

（三）郁金配伍菖蒲、远志醒神开窍益智

小儿昏迷多由邪阻清窍，神明被蒙所致，特别是与热、痰、湿之邪闭阻心包有关。热邪内陷则机窍闭堵，痰火鼓动则上扰神明，湿浊内蒙则清窍闭塞，均能出现昏迷。如热闭昏迷，选择清营汤加至宝丹清热解毒；痰闭昏迷宜清火豁痰，通闭开窍，用温胆汤合清宫汤。但无论是何种闭证，刘老均会用到菖蒲、郁金、丹参、远志，共奏开窍醒神功能。对于一些患儿由于先天因素或后天调养失当，出现五脏气血不足，表现为发育方面的障碍如智力不聪、言语迟缓等症状，或者热病后由于痰浊阻滞，表现为神志呆滞、失语等症状，刘老选择郁金、丹参、菖蒲、远志。菖蒲开通心窍、宣气除痰以醒脑；郁金辛散苦降，行气解郁，清心热而开心窍，治瘀血而化痰浊。二药合用，可芳香化浊，开窍醒脑。远志开窍化痰、醒神益智，丹参养血、通心络，共助它药起到豁痰开窍、解郁醒神益智之功。如果是不足之证，常配伍补肾健脾养血等药物；如为痰蒙清窍，则加强化痰药物应用，重用菖蒲、竹茹、陈皮、胆南星等。

病案举例

赵某，女，7岁。

自幼患癫痫，智力差，现在仍时有抽搐发作。刘老据《医学纲目·癫痫论》“癫痫者，痰邪逆上也”，认为本病为痰作祟，拟清热化痰、宁心益智，以柴芩温胆汤合郁金、菖蒲、远志、丹参治疗。

柴胡10g，黄芩10g，陈皮5g，半夏5g，茯苓10g，甘草3g，枳壳10g，竹茹5g，钩藤10g，丹参15g，菖蒲10g，郁金10g，远志10g，滑石10g，焦三仙各10g。

7剂，水煎服，每日1剂。

（四）郁金配伍菖蒲豁痰开窍

刘老认为，小儿抽动症为“风痰作祟”，风的特征为流动迅速，容易激荡，变化很快，即“风胜则动”，故临床上可出现一系列抽动症状，或上或下，反复出现；而喉中的一些异常发声，或秽语咒骂等异常行为，则责之于痰。风痰窜动，可发搐搦瘛疭；痰蒙迷窍，致詈骂狂言不休。具体在发病过程中，往往风、痰、火、气四者互为因果。所谓风动则痰生，火盛则风动，风火相扇则熏灼津液为痰，横窜经络，抽动益甚，蒙蔽清窍，则出言无序。刘老常选择菖蒲郁金汤合礞石滚痰汤加减，豁痰通窍，佐以柔肝息风之品。同时，还用之治疗注意力不集中、多动症。

病例举例

史某，男，6岁。

患儿近半年经常挤眉弄眼，动肩摇头，并且喉中发出怪声，言语不清，诊为多发性抽动症，口服氟哌啶醇症状未见好转。现症：挤眉弄眼，口角抽动，流涎不已，喉中痰鸣，语言不清，心烦气急，坐立不安，手足心热，睡中多汗，易惊，纳呆，二便正常，舌花剥质红，脉弦细微数。证属素体气阴两虚，痰热内扰，肝经风动之象，当豁痰通窍，佐以柔肝息风治之，宗菖蒲郁金汤合礞石滚痰汤加减，以希痰化风平。

菖蒲10g，郁金10g，丹参15g，礞石15g（先煎），黄芩10g，半夏5g，制大黄10g，石斛10g，钩藤10g，全蝎3g，焦三仙各10g。

14剂，水煎服，每日1剂。

服药2周后诸症均有减轻，心烦性急好转，尤以喉中痰鸣怪叫之声消失为著，出言吐语较前清晰，睡眠较安。纳食尚差，挤眉弄眼仍作，时有动颈，舌苔花剥，脉细数无力。考虑肝胃气阴不足，虚风内动之象显著，渐以柔肝息风、清养胃阴等药治疗，患儿诸症均平。

按：本案刘老认为主要是风火相扇，气滞痰结，此时非速用镇潜降火、豁痰开窍、宣壅理气等法去其标实，难以平息内风痰动之证，故用菖蒲、郁金、丹参豁痰开窍，礞石、半夏蠲逐顽痰，黄芩、制大黄苦寒，降火泄热，石斛、钩藤、全蝎养阴息风，以平亢逆。

（五）郁金配伍丹参、合欢花养心安神

《景岳全书·不寐》曰：“无邪而不寐者，必营气之不足也，营主血，血虚则无以

养心，心失所养则神不守舍。”故治疗失眠，多养血安神，常用郁金配合丹参、夜交藤、远志、合欢花等。盖郁金能“上行入心及包络，兼入肺经，凉心热，散肝郁”。

姜黄

姜黄味苦、辛，性温，归脾、肝经，具有破血行气、通经止痛功效，治疗血瘀气滞诸证，如脘腹胁痛、妇女痛经、闭经、产后瘀滞腹痛、风湿痹痛、跌打损伤、痈肿等。由于其与郁金、莪术属于同科属植物，故《本草纲目》谓：“姜黄、郁金、蒁药三物，形状功用皆相近，但郁金入心治血，而姜黄兼入脾，兼治气，蒁药则入肝，兼治气中之血，为不同尔。”《本草求真·下血》：“姜黄，功用颇类郁金、三棱、莪术、延胡索。但郁金入心，专泻心包之血；莪术入肝，治气中之血；三棱入肝，治血中之气；延胡索则于心肝血分行气，气分行血；此则入脾，既治气中之血，复兼血中之气耳。”《本草纲目·草部》谓：“其能治癥瘕血块，通月经，治仆损瘀血（《日华子本草》）。”《神农本草经疏·草部中品之下》云：“姜黄……苦能泄热，辛能散结，故主心腹结积之属血分者。兼能治气，故又云下气。总其辛苦之力，破血癥，除风热，消痈肿，其能事也。”由于姜黄既治气，又治血，故对于气滞血瘀疾病，均可选择。刘老常以之治疗心腹胁肋疼痛、风湿痹痛、月经病以及脑积水等疾患。

（一）治疗心腹胁肋疼痛

姜黄辛散温通，入血分，能活血化瘀，并行血中之气，可使瘀滞通而痛止。临床应用治疗多种痛证，如治疗气滞血瘀的心、胸、胁、腹诸痛，常与当归、川芎、丹参、元胡、郁金等配伍应用。

病案举例

梁某，女，14岁。

经常出现胃脘痛，痛时掣及胁肋，口苦，恶心，舌苔黄腻，脉弦。诊为肝胃不和，治宜疏肝和胃止痛。

辛夷10g，苍耳子10g，玄参10g，板蓝根10g，山豆根5g，青陈皮各5g，半夏5g，藿佩梗各10g，川楝子10g，吴茱萸3g，黄连2g，元胡10g，姜黄10g，焦三仙各10g。

按：此为木失疏泄，郁而化火，肝火犯胃，胃失和降，出现胃痛，故用川楝子、黄连清肝胃之火，青陈皮、吴茱萸疏肝和胃，半夏、藿佩梗和胃降逆，姜黄、元胡活血行气止痛，辛夷、苍耳子等药宣肺通鼻窍，以防外邪入侵。

（二）治疗风湿痹痛

姜黄味辛性温，辛能散风寒湿邪，温能通经活络，其有破血行气之功，故擅长治疗风湿痹痛，尤长于治疗肢臂之痛，常与桂枝相须为用。桂枝入血，祛风和营，温通经脉。气血虚弱加黄芪、当归、鸡血藤；湿重加苍术、威灵仙、羌活、海风藤、络石藤、木瓜等；化热者加银花藤、赤芍、牡丹皮；血瘀者加地鳖虫、地龙、乳香、没药、红花、川芎；疼痛明显者加乌梢蛇、蜈蚣；肝肾不足者加牛膝、杜仲、桑寄生、续断、狗脊等。

（三）治疗月经病

姜黄辛温，入肝经，活血通经，善走血分，可入血分活血化瘀，也可入气分行散气滞，故其可以治疗一切瘀血所致痛经、经闭、月经量少等病证，随证配伍，常以之配伍鸡血藤、当归、白芍、川芎等养血活血药物，相须为用，共奏养血活血通经之功。

（四）治疗脑积水

脑积水中医称作解颅，刘老认为其由于先天不足，真阳不能温润脾土，脾湿不化而生痰；肾主水，肾虚则水泛，脾肾不能制水，水久积亦可成痰；肾为气之根，肾虚则气无所根，以致清气不升，浊气不降而上泛；肾主骨，骨生髓，肾虚则髓海空虚，因之湿痰浊气，往往乘虚而入，形成解颅。临床上根据证情，从气和痰方面施治，用升降散加杏仁、藁本、瓜蒌仁等降气化痰、祛风逐瘀之品。

升降散一方出自清·杨栗山《伤寒瘟疫条辨》一书，主治温病表里三焦大热，其症不可名状者。该方以僵蚕为君，蝉蜕为臣，姜黄为佐，大黄为使，米酒为引，蜂蜜为导。药仅六味，配伍精当，君、臣、佐、使、引、导六法俱备。“阴平阳秘，精神乃治。”升降散乃为升清阳、降浊阴之意，可调整阴阳。

病案举例

常某，男，5月。

诊为脑积水，辨为湿浊郁阻髓海，治以升清降浊，活血通络。

羚羊角0.15g（冲服），钩藤10g，姜黄5g，僵蚕5g，蝉衣3g，制大黄5g，牛膝10g，车前子10g（包），当归10g，丹参10g，菖蒲10g，焦三仙各10g。

按：《伤寒瘟疫条辨》谓僵蚕味辛苦气薄，喜燥恶湿，轻浮而升阳中之阳，故能胜风除湿，清热解郁；蝉蜕气寒无毒，味咸且甘，为清虚之品，能祛风而胜湿，涤热而解毒；姜黄气味辛苦，大寒无毒，祛邪伐恶，行气散郁，能入心脾二经，建功辟疫；大黄味苦，大寒无毒，上下通行，亢盛之阳，非此莫抑。盖取僵蚕、蝉蜕升阳中之清阳，姜黄、大黄降阴中之浊阴，一升一降，内外通和，而杂气之流毒顿消矣。而方中羚羊角、钩藤清热平肝息风，丹参、牛膝、当归活血通络，牛膝引血下行，有助于减少积水，菖蒲、车前子利湿化痰。实验研究证实，升降散既能降血压，亦能增加脑的血流量，有利于缺血性脑水肿的消退，促进缺血区脑组织的物质代谢，还能保证脑细胞所需的能量。

丹　参

丹参为唇形科植物，味苦，性微寒，归心、心包、肝经，具有活血祛瘀、调经止痛、养血安神、凉血消痈的作用。《本草纲目·草部》云：“四物汤治妇人病……唯一味丹参散，主治与之相同（《妇人明理论》）。”丹参不仅活血通络，为“调理血分之首药”，且“补心定志，安神宁心，治健忘怔忡，惊悸不寐”。《妇人明理论》谓其还

“补血生血，功过归、地，调血敛血，力堪芍药，逐瘀生新，性倍芎䓖，妇人诸病，不论胎前产后，皆可常用”。但凡涉及血分病变的，无非血热、血寒、血瘀、血虚等改变，丹参由于配伍的不同，均可调理治之。但因其性寒，《重庆堂随笔·论药性》有言：“丹参，降而行血，血热而滞者宜之，故为调经产后要药。”刘老在临床上善用丹参，根据其归经的不同，不仅广泛用于心经、肝经疾患，还用来治疗肾炎、肾病以及各种疼痛疾患。

（一）丹参配伍三七活血止痛

丹参功擅活血化瘀，又能凉血消痈止痛，有化瘀而不伤气血之特点；三七有止血、化瘀、消肿、止痛之功，尤为活血止血常用要药，且有止血而不留瘀之特点，适用于各种出血，不论内服外用均有良效。二药合用，活血化瘀，通络止痛之力更强，可治疗血瘀所致的痛经、产后瘀滞腹痛、心腹疼痛、跌打损伤等。丹参伍三七用来治疗冠心病、心绞痛，有良好的化瘀止痛作用。

病案举例

易某，男，10 岁。

努力负重，损伤胃络，两日来吐血，每日 3 ~4 次，量多色紫，自感胸胁胀痛，吐后反觉轻快。大便未行，小便微黄，口渴喜凉饮，苔白脉涩。证属瘀血阻络，治宜活血祛瘀，通络止痛。

丹参 10g，当归 6g，赤芍 10g，茜草 5g，桃仁 5g，干藕节 30g，侧柏叶 10g，三七末 1g（冲），红花 5g，丝瓜络 10g。

3 剂，水煎服。

药后吐血已止，胸胁胀痛大减，腑气已行，胃纳尚佳，苔仍薄白，脉趋缓和。瘀血已化，证势苟定，再拟和血通络之剂，以防逆而上壅。

按：本例表现为吐血，却不用止血药物，用丹参、当归、红花、桃仁等活血祛瘀，竟收排除瘀血、制止胀痛之效。此因瘀血留滞经络，徒用止血，反见胀痛加重，吐血不止。“见血休止血”，本例体现了通因通用法。如唐容川所言：“平人之血，畅行脉络，充达肌肤，流通无滞。”今既不能流注荣身，致生妄动之患，不能正常循行，必然留滞经络，出现胀痛之候。

（二）丹参配伍丹皮、赤芍凉血清营

刘老认为，小儿形气未充，脏腑娇嫩，易于感邪，感受温热病邪后容易发生传变，即“发病容易，传变迅速”，很快出现营血分的病证变化，或逆传心包。由于心主一身之血，故感受温热邪气后，往往心神被扰，出现谵语、夜寐不安等症状。叶天士《温热论》云：“入营犹可透热转气，入血就恐耗血动血，直须凉血散血。”刘老对于热性病出现神昏谵语等营血分病证，常选择丹参清热凉血。由于丹参入心经，性凉，可起到清心开窍作用，配伍丹皮、赤芍或者生地等药物加强清营凉血作用，其中丹皮清热凉血、透邪泄热作用强。

（三）丹参配伍白茅根、益母草清热凉血利尿

肾病是由于肺、脾、肾三脏功能失调，水液代谢失常，水湿内停，阻滞气机，气滞血瘀所致，为本虚标实之证，其本为肺、脾、肾气亏虚，其标为瘀血、水湿等病理产物，故临床上以补肾益气，活血化瘀，作为本病的基本治法。丹参配白茅根、益母草，丹参凉血、活血化瘀止血利尿，白茅根凉血止血，清热利尿，益母草可活血利水，清热解毒。三药合用，凉血止血，止血不留瘀，化瘀以助利尿，相辅相成，共奏凉血止血、止血利尿之功。

（四）丹参配枳壳、郁金活血行气止痛

丹参活血化瘀，枳壳下行降浊、理气调中，郁金行气解郁、活血止痛，三药合用，不仅行气活血，还可和胃止痛，增强胃肠功能，用于治疗脘腹疼痛。而且丹参、枳壳、郁金伍用，其活血化瘀作用佳，开胸顺气功效亦卓，故刘老也用此三药治疗胸痹胸痛，并加用其他活血、行气、化痰药物，如桃仁、红花、当归、川芎、生山楂、瓜蒌等。

（五）丹参配伍菖蒲、远志安神定志

丹参入心经，具有养血安神功效，菖蒲、郁金理气解郁，宽中和胃，远志除烦安神，三药配伍，具有解郁畅气血、宁心定神的功效，用来治疗怔忡惊悸不安的病证。《素问·举痛论》云：“惊则心无所倚，神无所归，故气乱矣。”惊悸常与心虚胆怯、心血不足等有关，可因突然受惊，惊则气乱，使心神不能自主，则心悸不已。

病案举例

王某，女，17 岁。

因突然受惊，出现惊悸怔忡，心神不安，恍惚不宁，语言不利，手足不用，饥饿不知，苔色白，脉濡缓。患者平素心虚胆怯，突受外惊，惊则气乱，心神不能自主，神不守舍，清窍为之蒙蔽。治宜清心涤痰，醒神开窍。

丹参 10g，远志 10g，朱茯神 10g，菖蒲 10g，郁金 10g，半夏 10g，丝瓜络 10g，琥珀末 1.5g（冲），橘皮 6g。

5 剂，水煎服，每日 1 剂。

另：苏合香丸 1 粒，开水化服。

按：肝藏魂，心藏神，受惊以后，心虚则神无所主，肝虚则魂不安宁，以致神不守舍；舍空则痰热内踞，蒙蔽清窍，出现精神恍惚。故用苏合香丸芳香开窍，丹参、远志、菖蒲、郁金、半夏豁痰养心安神，陈皮利气，琥珀定惊安神，药后精神很快转佳。

（六）丹参配伍苦参调整心律

刘老认为，病毒性心肌炎多为风热邪毒侵犯人体，邪滞不解，着而不去，继则侵犯心脏，影响血液运行，或扰动心神而出现惊悸怔忡；热邪由表入里，热灼津液，炼液成痰，痰热互结，上扰心神。正如《证治汇补》所言：“人之所主者心也，心之所养

者血也，心血一虚，神气失守，神去则舍空，舍空则郁而停痰，痰居心位，此惊悸之所以肇端也。”刘老治疗心肌炎除分型论治外，常选择丹参、苦参相伍，因丹参可以通利血脉、养血安神，而苦参具有调整心律的作用。惊悸症状明显还可加用蚤休、万年青，二药不仅可以清热解毒，也可以调整心律。

病案举例

潘某，男，13岁。

主因心悸乏力多汗就诊。患儿1年前患病毒性心肌炎，住院治疗2周后症状好转出院，此后时有室性期前收缩，患儿自觉乏力，喜长出气，多汗，面色不华，舌淡，脉结代。证属气阴两虚，治宜气阴两补。

辛夷10g，苍耳10g，玄参10g，板蓝根10g，山豆根5g，黄芪15g，麦冬10g，五味子10g，当归10g，郁金10g，丹苦参各15g，蚤休15g，阿胶珠10g，焦三仙各10g，生牡蛎15g（先煎），浮小麦15g。

14剂，水煎服，每日1剂。

服药后患儿乏力症状好转，多汗症状较前减轻。继宗原意治疗，服药治疗4个月，患儿症状基本告愈。

按：患儿由于病久，心悸汗多，耗损阴血，不能上荣于面，则面色不华；汗多不仅耗伤津液，也能耗散心气，致气阴两虚。故用黄芪、麦冬、五味子、阿胶气阴双补，当归、郁金、丹参活血通络，另丹参配伍苦参、蚤休调整心律，辛夷、苍耳、玄参、板蓝根、山豆根肃肺祛邪，以防邪侵加重病情，体现了刘老从肺论治的学术思想。

桃　仁

桃仁，苦、甘，平，无毒，归心、肝、大肠、肺、脾经，具有破血行瘀、润燥滑肠的功效，治疗经闭、癥瘕、热病蓄血、风痹、疟疾、跌打损伤、瘀血肿痛、血燥便秘等多种病证。《用药心法·果部》：“桃仁，苦以泄滞血，甘以生新血，故瘀血须用。又去血中之热。”《本经逢原·果部》：“桃仁，为血瘀血闭之专药。”刘老常用桃仁治疗各种瘀血病证及肠燥便秘。

（一）桃仁配伍薏仁、冬瓜仁清肺化痰逐瘀

刘老认为，外邪侵袭肺卫，常使肺气闭而不宣，郁而化热，热灼津液，炼液成痰，痰阻气道。肺为痰阻，宣降无权，故发生喘咳。气机不通，致血行不畅。故唐容川《血证论·喘息》云：“内有瘀血，气道阻塞，不得升降而喘。”刘老治疗痰热壅肺的咳嗽、痰多宗苇茎汤之意，惯用桃仁配伍薏仁、冬瓜仁以清肺化痰逐瘀。桃仁可泻血分热结，薏仁清肺热止咳，冬瓜仁清热化痰作用强，诸药合用，加强清热止咳功效。刘老常用之治疗支气管炎、肺炎。

病案举例

李某，男，16岁。

患肺部感染月余，经用抗生素治疗热退，但仍咳嗽痰多，痰中带血，纳差，睡眠差，双下肢微肿，舌红，苔腻，脉滑。治宜清肺逐瘀化痰。

辛夷10g，苍耳10g，玄参10g，板蓝根10g，山豆根5g，芦根30g，桃薏仁各10g，冬瓜仁15g，枇杷叶10g，藕节10g，白茅根30g，车前子15g（包），茵陈15g，黄柏10g，山栀5g，神曲10g。

7剂，水煎服，每日1剂。

（二）桃仁配伍红花活血化瘀

桃仁苦甘而平，入心、肝、大肠经，破血祛瘀，润燥滑肠。《本草思辨录·卷三》谓："桃仁，主攻瘀血而为肝药，兼疏肤腠之瘀。"红花辛温，主入心、肝经，活血通经，祛瘀止痛。《本草汇言·草部·湿草类》称其为"破血、行血、和血、调血之药也"。二药皆有活血化瘀之力，且擅入心、肝二经。然红花质轻上浮，走外达上，通经达络，长于祛在经在上之瘀血；而桃仁质重而降，偏入里，善走下焦，长于破脏腑瘀血。相须为用后祛瘀力增强，药理研究证实二药配伍应用后，较之单味药更能降低全血黏度。故适用于全身各部瘀血，并有消肿止痛、祛瘀生新之功。《本草衍义补遗·红兰花》："红花，破留血，养血。多用则破血，少用则养血。"《药品化义·血药》："红花，善通利经脉，为血中气药，能泻而又能补。"王清任《医林改错·膈下逐瘀所治症目·积块》云："血受寒则凝结成块，血受热则煎熬成块。"可知无论血寒、血热均可导致瘀血。而桃仁、红花药性平和，无论血寒、血热所致瘀血都可以使用。对于气虚所致瘀血，常需与黄芪、党参、白术等补气药合用，如此才能血活气行，气旺血畅，即《医林改错·瘟毒吐泻转筋说》所谓"虽有桃红气无伤"，否则"专用补气者，气愈补而血愈瘀"。《重订本草征要·理血药·破血逐瘀》谓桃仁"破诸经之血瘀，润大肠之血燥"，对于血瘀兼有大便干燥者选择桃仁较为适宜。如若伴有泄泻，则禁用桃仁。

病案举例

陈某，男，9岁。

1年前曾患急性传染性肝炎，治疗有所好转，继则苦于服药，病情有所反复，消瘦，胸痛，性情急躁，经常鼻衄，肝区时痛，活动时心跳加快，因而住院检查。心率110次/分，偶有停跳，肝脏肋下2cm，脾未触及。白细胞计数10×10^9/L，血沉30mm/h，肝功能异常。心电图示：窦性心律不齐，T波倒置。诊为迁延性肝炎并发病毒性心肌炎。经用普萘洛尔、保肝药和中药治疗，心悸减轻，唯胸胁疼痛不已，心电图示窦性心律不齐，T波低平。刘老会诊所见：心悸胸痛，胁痛纳差，面色暗，神情呆滞，舌有瘀斑，脉涩不利，偶有结代，心率70次/分，节律不整。证属血瘀气滞，心络挛急，治宜活血化瘀，佐以调中，宗血府逐瘀汤加减。

当归10g，赤芍10g，桃仁10g，红花10g，炙甘草3g，柴胡10g，川芎6g，枳壳5g，川楝子10g，桔梗5g，生山楂15g。

5剂，水煎服，每日1剂。

二诊：药后胸胁痛减，心悸仍作，舌边仍有瘀斑，脉涩不利，再拟原方加减。

当归10g，赤芍10g，桃仁10g，红花10g，炙甘草3g，柴胡10g，川芎6g，枳壳10g，川楝子10g，蒲黄10g，五灵脂10g，炙鳖甲15g（先煎），生山楂15g。

10剂，水煎服，每日1剂。

三诊：胸胁痛已，心悸未作，舌质紫暗瘀大减，食欲转振，面转红润，肝肋下1cm，心电图复查为窦性心律。再拟活血理气和中，以善其后。

按：此例由于肝炎失治，影响疏泄功能，以致气血不能条畅。气之与血，如影随形，气行则血行，气滞则血滞。气不行血，则血流不畅，故胸胁疼痛；性急气逆，血随气涌，经常鼻衄；病久气滞，血流瘀结。故投以血府逐瘀汤、失笑散以活血化瘀，使心络畅通，而心悸痛自止。

（三）桃仁配伍当归、郁李仁、火麻仁等活血润肠通便

桃仁与当归配伍活血化瘀，润肠通便。当归长于补血养血，又能行血和血，当归配伍桃仁活血之力加强。桃仁富含油脂，可润肠通便，合当归润肠通便之功尤佳。二药配伍，祛瘀而不伤血，养血而不留瘀，治疗血瘀血虚之多种病证，并可治疗阴血不足之便秘。刘老还常以其配伍郁李仁、火麻仁润肠通便，尤其对于脾胃虚弱的便秘，不宜于苦寒泻下。

（四）桃仁配伍杏仁止咳通便

《本草别录》谓桃仁“止咳嗽上气，消心下坚”。杏仁具有降逆止咳平喘作用，刘老常用之治疗肺气上逆的咳喘，但病久，由于肺气被郁，常致气血不通，出现瘀滞症状，刘老常加用桃仁，既可治疗咳逆上气，又具活血化瘀的作用。正所谓“脉浮者用杏仁，脉沉者用桃仁；新病初起者用杏仁，久病不愈者用桃仁”。

益母草

益母草，味辛、苦，性微寒，归肝、肾、心包经，具有活血化瘀、利尿消肿功效。《景岳全书·本草正·湿草部》云：“益母草，性滑而利，善调女人胎产诸证，故有益母之号。”临床常用于治疗妇女月经不调、痛经、难产、产后瘀血腹痛以及水肿等证。《本草汇言·草部·湿草类上》：“益母草，行血养血，行血而不伤新血，养血而不滞瘀血，诚为血家之圣药也（李时珍）。”刘老常用益母草利水消肿，为治疗尿血、尿蛋白的要药。

（一）益母草利水消肿

水湿内停，气机受阻，致血行涩滞而成瘀，而湿热之邪黏滞重着，蕴于体内则易伤津液，使血液黏稠，运行缓慢，致使气机不畅也可形成瘀血，瘀血阻于三焦，水液运行受阻，引起或加重水肿。《血证论·阴阳水火气血论》：“瘀血化水，亦发水肿，是血病而兼水也。”而益母草早在《本草拾遗》中就有记载：“捣苗绞汁服，主浮肿下水，兼恶毒肿。”《本草求真·下血》载其能“消水行血，去瘀生新”。故刘老以之治

疗肾炎、肾病的水肿，并有消除尿血、尿蛋白作用，常配伍白茅根等。白茅根性寒，味苦，具凉血止血、清热利尿之功。《本草正义·草部·山草类下》云：“白茅根，寒凉而味甚甘，能清血分之热，而不伤于燥，又不黏腻，故凉血而不虑其积瘀……又通利小水，泄热结之水肿，导瘀热之黄疸，皆甘寒通泄之实效。”故用于肾炎有热又伴有血尿者，效果颇佳。现代研究表明，益母草的利水消肿作用，表现为能改善和增加肾脏血流量，使肾小球或肾小管的病变得到修复和再生，使肾脏纤维化逆转，以消除炎性病变和尿中蛋白。

病案举例

李某，男，3岁。

肾病综合征病史2月，刻下症：双眼睑浮肿，舌尖红，苔白腻，指纹滞。尿常规示：尿蛋白3g/L。证属湿热蕴结，治宜清热利湿解毒。

辛夷10g，苍耳子5g，玄参10g，板蓝根10g，山豆根5g，鱼腥草15g，倒扣草30g，半枝莲15g，车前草15g，益母草15g，白茅根30g，生黄芪15g，灯心草1g。

7剂，水煎服，每日1剂。

（二）益母草活血调经

益母草性微寒，味苦而辛，入心、肝二经血分，是妇科经产诸证常用之品。《本草求真·下血》：“益母草，消水行血，去瘀生新，调经解毒，为胎前胎后要剂。”现代药理研究发现，益母草对妇女子宫有明显的兴奋作用。刘老常以之配伍川芎调经，治疗痛经、月经不调等病证，为调经之良药。

病案举例

刘某，女，16岁。

月经期间腹痛，量少，血块多，颜色紫暗，经期易感，舌质淡暗，脉沉细。辨证为血瘀证，治宜活血调经，佐以宣肺通窍，以防再感。

辛夷10g，苍耳子10g，玄参10g，板蓝根10g，山豆根5g，阿胶珠10g，艾叶10g，川芎10g，当归10g，台乌药10g，姜黄10g，蒲黄10g，五灵脂10g，红花10g，益母草15g，牛膝10g。

7剂，水煎服，每日1剂。

牛　膝

牛膝在《神农本草经》被列为上品，因根茎形似牛膝而得名。其味甘、苦、酸，性平，归肝、肾经，有活血祛瘀、补肝肾、强筋骨、利尿通淋、引血下行的功效。《本草衍义补遗·牛膝》：“能引诸药下行。”《神农本草经疏·草部上品之上》：“牛膝，走而能补，性善下行，故入肝肾，主寒湿痿痹，四肢拘挛，膝痛不可屈伸者，肝脾肾虚，则寒湿之邪客之而成痹，及病四肢拘挛，膝痛不可屈伸。其性走而下行，其能逐寒湿而除痹也必矣。盖补肝则筋舒，下行则理膝，行血则痛止。逐血气，犹云能通气滞血凝也。”

（一）牛膝配杜仲、川断补肝肾、强筋骨

牛膝、杜仲、续断均有补肝肾、强筋骨之功，牛膝作用于血分，能引血下行，活血通脉；杜仲长于补益肾气，作用于气分；续断除补肝肾、强筋骨外，又能行血脉，其作用在于筋节气血之间，有补而不滞之优点。三药相须，气血共治，使补肝肾、强筋骨之功倍增。刘老善治进行性肌萎缩、重症肌无力等病证，如患者具有全身无力症状，必用此三药补肝肾、强筋骨；一些中枢神经系统疾病常会遗留肢体痿弱不用的后遗症，刘老常用之活血通脉。如《医学衷中参西录·药物》：“牛膝，原为补益之品，而善引气血下注，是以用药欲其下行者，恒以之为引经。故善治肾虚腰痛腿痛，或膝疼不能屈伸，或腿痿不能任地。”《续名医类案》曰：“杜仲乃腰膝之专药。”由于牛膝引血下行，杜仲补肝肾，二药配伍还可用于治疗肝肾不足、肝阳上亢的头痛眩晕、肝风等证。

病案举例

王某，男，9岁。

患进行性肌萎缩2年余，现不能行走，面色不华，舌淡苔薄，脉细弱。证属脾气虚弱，波及肝肾，治当健脾益气，佐以补肝肾。

党参15g，黄芪15g，茯苓10g，炒白术芍各10g，当归10g，熟地10g，山茱萸10g，山药10g，川续断10g，牛膝10g，杜仲10g，蕲蛇肉10g，蜈蚣1条，制马钱子0.6g（冲），焦三仙各10g，生姜2片，大枣5枚。

5剂，水煎服，每日1剂。

（二）牛膝配钩藤平肝息风

牛膝苦降，性善下行，有活血化瘀、补肝肾、引血下行之功效；钩藤甘寒，功专清热平肝，息风止痉。二药相须，钩藤善清热平肝，牛膝以活血、引血下行见长，故可肝肾同治，清上引下，共奏平肝息风之功。刘老认为，多发性抽动症病位在肝，证属肝风，常用二药平肝息风。

病案举例

赵某，男，6岁。

患多发性抽动症半年余，服用西药治疗效果不佳。刻下症：频频点头眨眼，耸肩张口，四肢抽动有力，烦躁不安，性情固执，便干溲黄，舌红苔厚，脉弦数。证属肝亢化火，厥阴风动，治当清肝泻火，息风镇静。

龙胆草5g，当归10g，山栀5g，制大黄10g，羌活5g，防风5g，川芎5g，钩藤10g，白芍10g，全蝎3g，牛膝10g，蜈蚣1条。

15剂，水煎服，每日1剂。

按：本例患儿性情固执，木失条达，郁结不展，化火生风，形成肝风内动之证，故频频摇头耸肩，肢体抽动有力，长期不已。故用羌活、防风引火上行，散之于外；

当归、川芎、白芍养血润燥，疏之于内；钩藤、牛膝、蜈蚣、全蝎平肝息风；龙胆草直泻肝火，山栀、大黄通利二便，导热从下而出。用药2周后，抽动即明显减轻。

（三）牛膝配益母草化瘀利水

《本草通玄》："五淋诸证，极难见效，唯牛膝一两，入乳香少许煎服，连进数剂即安，性主下行，且能滑窍。"牛膝有活血通经、利尿通淋作用，益母草性味苦辛微寒，亦能活血调经，利水消肿，合而用之，有化瘀利水之功。刘老用之治疗瘀血阻滞之水肿、小便不利、尿血。

（四）牛膝配石膏清热降火

牛膝性降，善导热引血下行；石膏辛甘大寒，归肺、胃经，清热泻火，尤善清胃中有余之火。二药合用，石膏可清阳明之热，牛膝能清上炎之火，使清热作用增强，临床应用于头痛、牙痛、口疮等属胃中热盛，循经上攻者。

（五）牛膝配伍川芎活血通络止痛

牛膝有川牛膝与怀牛膝之分，两者均能活血祛瘀，引火（血）下行，补肝肾，强筋骨，利尿通淋。川牛膝偏于活血祛瘀，通利关节；怀牛膝偏于补肝肾，强筋骨。川芎能行能散，行血中之气，二药相须，活血化瘀作用强，善治瘀血性疼痛。如为感受风寒湿邪，则加祛风散寒、祛湿通经药物，如桑寄生、独活、海风藤、秦艽、防己；如患儿为营阴不足，感受风邪，则注意和营祛风，重在和血药物的应用，如当归、白芍；痛甚可加重活血止痛药物的应用，加红花、延胡索、姜黄；如风湿久郁，闭阻经络，形成瘀血，则以活血为主，用当归、赤芍、桃仁、红花、没药。

病案举例

韩某，女，16岁。

两膝关节疼痛近半年，每遇寒加重，遇热则痛减，局部无红肿，无触痛，活动无明显受限，自觉头晕，乏力，舌质暗，苔薄白腻，脉沉缓。刘老认为，此患者为气虚，腠理不密，致寒湿之邪入侵，痹阻经络，是以两膝关节疼痛。治当活血通络，散寒止痛。

桑寄生10g，大独活6g，当归6g，黄芪10g，羌活10g，党参10g，海风藤10g，川牛膝10g，姜黄10g，汉防己6g，川芎10g。

7剂，水煎服，每日1剂。

鸡血藤

鸡血藤为豆科攀缘灌木密花豆等的藤茎，味苦、甘，性温，归肝、肾经，具有活血补血、舒筋活络、调经等作用。《本草纲目拾遗·藤部》谓："其藤最活血，暖腰膝，已风瘓"；"统治百病，能生血，和血，补血，破血，又能通七孔，走五脏，宣筋络"；"壮筋骨，已酸痛，和酒服，于老人最宜。治老人气血虚弱，手足麻木，瘫痪等症"；

“妇女经水不调，赤白带下，妇女干血劳及子宫虚冷不受胎”。《饮片新参》云：“去瘀血，生新血，流行经脉，治暑痧，风血痹证。”鸡血藤长于养血，常用来治疗月经不调、月经期延后、量少、闭经等妇科病，堪称妇科病良药。另据报道称，本品还具有镇静、抗炎、降压等作用。刘老用鸡血藤治疗手足麻木、肢体瘫痪、风湿痹痛、妇女月经不调、痛经、闭经、放疗引起的白细胞减少等症。

（一）鸡血藤活血化瘀，舒筋活络，治疗痹证

《诸病源候论·风痹候》云：“痹者，风寒湿三气杂至，合而成痹。”张介宾在《类经·痹症》中说：“风寒湿之气杂至则寒闭经络，血气不行而病为痹。”痹证主要由于风寒湿邪留注经络、关节、肌肉等部位，痹阻经络，气血凝滞不通，不通而痛。风湿久郁，可化痰生热，痰瘀互结，加重痹证。治当祛风胜湿，通经活络。刘老多选择海风藤、桂枝、桑枝、秦艽、忍冬藤、络石藤祛风除湿，散寒止痛，另加当归、川芎、白芍、红花、鸡血藤等活血化瘀通络药物。鸡血藤入血分，走经络，补血活血，守走兼备，并能舒筋活络，无论血瘀、血虚或血虚兼瘀的关节酸痛、手足麻木、肢体瘫痪、风湿痹痛者均可用之，为治疗痹证的要药。如肝肾不足，筋骨痿弱者，常配伍桑寄生、续断、杜仲、木瓜之类补肝肾、舒筋络的药物，对于重症或难愈之症遣以虫类药如乌梢蛇、全蝎以透骨搜风。

病案举例

石某，男，12岁。

胸闷乏力2年，时有关节疼痛，关节疼痛部位不固定，心电图检查示一度房室传导阻滞，ASO（+），类风湿因子（-），外院诊为病毒性心肌炎。食欲不佳，活动后汗出明显，舌淡苔白，脉细。此患儿病证日久，致气阴不足，风邪乘虚入络，客于经筋，故致关节疼痛，治当益气滋阴，祛风通络。

辛夷10g，苍耳子5g，玄参10g，板蓝根10g，山豆根5g，黄芪15g，麦冬10g，五味子10g，丹苦参各15g，生龙牡各15g（先煎），阿胶珠10g，焦三仙各10g，鸡血藤15g，穿山龙10g，寻骨风10g，当归6g。

7剂，水煎服，每日1剂。

（二）鸡血藤补血活血强筋，治疗重症肌无力

重症肌无力是一种神经肌肉间传递功能障碍的自身免疫性疾病，属于中医“痿证”范畴。对于肢体痿废不用、瘫痪或者肢体痉挛的病证，刘老多加鸡血藤、红花，活血通络舒筋；如气血虚，重用党参、黄芪、当归；如瘀血明显，加强川芎、桃仁、赤芍等活血药物的应用；痰阻明显，重用化痰药物；风邪阻络，重用虫类等搜风通络药物，如全蝎、蜈蚣、地龙、僵蚕、桂枝、桑枝、络石藤等。而鸡血藤养血活血，祛风通络作用强，具有补血不留邪、祛瘀不伤正的特点。

病案举例

段某，男，15岁。

患重症肌无力近10年，曾口服激素及新斯的明治疗，症状时轻时重。近10天症状明显较前加重，右眼睑下垂，抬睑无力，复视不明显，自觉乏力，舌淡，苔黄腻，脉沉细。证属气血不足，升提无力，治宜补气升提，活血通络。

党参30g，黄芪30g，茯苓10g，炒白术10g，柴胡10g，升麻5g，葛根10g，当归10g，鸡血藤15g，六一散（包）10g，黄芩10g，炒川朴10g，藿佩梗各10g，制马钱子0.6g（分冲），焦三仙各10g。

20剂，水煎服。

患者服药后无力症状较前减轻，继宗原意加减治疗。

（三）鸡血藤活血舒筋，治疗面瘫

面瘫多因正气不足，络脉空虚感受风邪而致，治疗以养血祛风为主，即“治风先治血，血行风自灭”。如血虚为主，刘老常以四物汤为主方加鸡血藤、钩藤、丹参等舒筋活络之品；如初期常以牵正散为主方，佐以养血舒筋通络之品；病久加重虫类药物的应用，以入络搜风。由于鸡血藤除活血通络外，兼有温养作用，常为必用药物。正如张山雷所言：“此物温通之力甚猛，活血是其专长。”故临床上，对气血不通之麻、木、挛、痛或风湿痹痛以及中风后遗症等病伴有的肢体痿弱不用等均可使用本品。鸡血藤刘老用量为15～30g。

病案举例

王某，女，14岁。

汗出当风出现面瘫，查体：形体消瘦，面色不华，舌淡，苔白微腻，脉细。证属气血不足，络脉空虚，外感风邪，治宜祛风解痉，活血通络。

当归10g，生黄芪10g，防风10g，白附子10g，钩藤10g，全蝎5g，僵蚕10g，木瓜10g，鸡血藤15g，秦艽10g，茯苓10g，半夏10g，川牛膝10g。

14剂，水煎服。

（四）鸡血藤养血柔肝、舒筋活络，治疗多发性抽动症

“诸风掉眩，皆属于肝。”刘老据此认为小儿多发性抽动症属于肝风，病位在肝脏。而肝为刚脏，容易化火刑金出现金鸣异常，故出现一些异常发声；而肺为娇脏，卫外不固，感受风邪引动内风而加重病情。肝与肺，一刚一柔，治疗应刚柔相济，阴阳协调，内外之风平息，筋脉通润，则诸症缓解。故刘老治疗本病既注意宣肺疏散外风，又不忘柔肝平息内风。而鸡血藤入肝肾，既能补血柔肝，又能活血通络，常与当归、白芍、钩藤、木瓜、伸筋草相伍以柔肝息风，舒筋通络。

病案举例

祝某，男，9岁。

诊断为多发性抽动症，口服中西药治疗1年余，症状无明显好转。现症：肩部及肢体偶有抖动，眨眼明显，舌淡苔白，脉细。诊为肝风证，治当宣肺清热，柔肝息风。

辛夷10g，苍耳子5g，玄参10g，板蓝根10g，山豆根5g，黄连2g，菊花10g，白

附子5g，木瓜10g，半夏5g，伸筋草15g，钩藤10g，全蝎3g，当归10g，鸡血藤15g。

15剂，水煎服，每日1剂。

（五）鸡血藤养血活血，治疗血友病

鸡血藤味苦、甘，性温，归肝、肾经，“统治百病，能生血，和血，补血，破血”。其补血效果好，现代研究也表明本品可以改善造血系统功能，可以提高白细胞、红细胞及血小板数目；可以纠正贫血，增强机体细胞免疫功能，有促进肿瘤患者白细胞升高的作用。刘老常选择鸡血藤治疗血液系统疾患，认为本品去瘀生新，通经络，对于血友病及血小板减少导致的出血性疾病伴有关节肿痛的尤为适合。如刘老治疗血友病患儿，在出血阶段由于出血量多，有气随血脱之势，此时唯以止血为第一要法，用参附汤补其阳气，黄土汤摄血。血止之后，离经未出之血若不及时去除，必将壅而为患，结而为痛，历时既久会变证百出。此时在益气摄血基础上，加入活血化瘀之品如当归、鸡血藤、红花、茜草等，以达到去瘀生新的目的。

第十章 补 血 药

当 归

当归始记于《神农本草经》，谓“当归味甘温，主呃逆上气”，被列为中品。归肝、心、脾经，味甘、辛、苦，性温，有补血和血、调经止血、润肠滑肠之功效，为历代医家常用，素有“十方九与”之称。《日华子本草》载：“当归治一切风，一切血，补一切劳，破恶血，养新血及主癥癖。”明·张介宾谓其“味甘辛性温，气轻味重，可升可降，阴中有阳”。当归入药部位不一样，其功效也有所区别。如李杲《珍珠囊补遗药性赋·主治指掌》认为：“当归头止血而上行，身养血而中守，梢破血而下流，全活血而不走。”《本草正义·草部·芳草类》谓：“归身主守，补固有功，归尾主通，逐瘀自验，而归头秉上行之性，便血溺血、崩中淋带等阴随阳陷者，升之固宜。”由于当归主血分之病，且“当归，其味甘而重，故专能补血；其气轻而辛，故又能行血；补中有动，行中有补，诚血中之气药，亦血中之圣药也”，故临床上但凡血分疾病或者气分疾病涉及血分，刘老无不用到当归。

（一）当归配伍白芍、丹参可补肝柔肝

肝为藏血之脏，并主疏泄，其体阴而用阳，如果肝血不足，常易致肝气不舒，气血运行不畅。而当归入肝经，可补血活血，能行能守，为血中之气药。故刘老治疗肝脏疾患时，常用当归配伍丹参、白芍补益肝血。由于木郁可以侮土，往往导致中焦气化不能通调，经脉阻滞，所以肝脏疾患常伴随脾胃证候，重则可致脾胃不能输送精微，敷布五脏六腑，通行四末，以泽皮毛荣筋骨，患者出现日渐消瘦、乏力，甚至皮肤枯槁、甲错。此时刘老除重用当归等养血活血柔肝以外，还加柴胡、枳壳疏肝解郁，并用四君子汤以实脾，健运脾土。如出现胁下坚硬作痛，肝区不舒者，则加强活血化瘀软坚药物的应用，如桃仁、红花、鳖甲、三棱、莪术等。

（二）当归配伍赤芍活血消肿

当归为治疗血分的要药，能行能散，活血作用强；赤芍性寒凉，有清热凉血、行瘀止痛的功效。二药配伍，可以入血分清血中之热，散血中之瘀，刘老用之治疗血热疾患，疗效颇佳。

1. 治疗流行性腮腺炎

流行性腮腺炎是小儿常见的传染病，刘老认为是由于湿热蕴于少阳阳明经，郁结不

散，上攻腮颊，故见腮颊部位肿胀疼痛，色淡不鲜，伴口渴溲黄，大便秘结。治宜清利湿热，药用黄连、黄芩、山栀、连翘、大黄、板蓝根等，并用当归、赤芍活血消肿。

病案举例

王某，男，3岁。

高热伴左侧腮肿焮热3天，咀嚼食物不利，脘满泛恶，口干唇红，便秘腹胀，烦躁难寐，苔腻质红，脉滑数。血象：白细胞$9.9\times10^{9}/L$，中性粒细胞0.38，淋巴细胞0.60，单核细胞0.02。证属湿热蕴遏少阳阳明两经，少阳经气不舒故腮肿，阳明燥火上蒸则呕恶，腹胀便秘，夜卧不安，为胃家不和明证。治当清利，宗柴葛解肌汤合四顺清凉饮化裁。

柴胡3g，葛根5g，川黄连2g，制大黄5g，生石膏25g（先煎），连翘6g，山栀3g，枳壳3g，当归3g，赤芍6g，竹茹3g。

另：紫金锭醋调敷患处。

二诊：药后腮肿已愈，身热解而复作，体温37.3℃，食入即吐，唇红欠润，脘满嗳饱，大便干，小溲黄，苔腻，脉滑。证属阳明湿热未清，致胃降失和，上逆作吐，证势反复，治当清降止呕。

川连2g，姜竹茹3g，橘皮3g，郁金3g，黄芩5g，半夏5g，焦三仙各12g，枳壳5g，莱菔子3g。

2. 治疗出疹及发斑疾病

小儿常见一些出疹、发斑等温热疾病，按卫气营血进行辨证，如热已入营血阶段，此时需要凉血透疹，当归、赤芍入血分，具有凉血和营作用。小儿肺常不足，腠理不密，易感外邪，邪以风邪为先导，夹湿夹热，如邪郁肌腠，可表现为皮肤瘙痒、丘疹等症状。考虑风盛则痒，除祛风外，常用当归、赤芍凉血活血，乃“治风先治血，血行风自灭”之意。

病案举例

王某，男，13岁。

反复发作皮疹3年，屡治不愈，每次发作，疹点遍布上下，可融合成片，高出于皮肤，瘙痒异常，局部灼热。舌苔中根微腻，脉微数。证属湿热内蕴，风邪外搏，内扰则入营入血，外达则搏击肌腠，故皮疹屡发不已，久延不愈。治当祛风凉血，兼渗湿邪。

苦参10g，防风5g，当归5g，赤芍10g，生地黄10g，丹皮6g，蛇蜕5g，僵蚕10g，蝉衣2g，车前子10g（包），猪茯苓各10g。

水煎服，每日1剂。

3. 治疗口疮

口疮多为邪热循足阳明胃经上攻所致，胃为多气多血之腑，胃热每易致血分有热。治当清胃热、散伏火，佐以当归、赤芍凉血活血。

病案举例

杨某，男，2岁。

流口水，口臭，大便干，口疮，舌红，苔黄厚，指纹滞。证属胃肠积热，治宜清胃凉血。

黄连 1.5g，藿香 10g，薄荷 3g（后下），知母 10g，生石膏 25g（先煎），山栀 1.5g，黄芩 10g，通草 1.5g，当归 10g，赤芍 10g，制大黄 10g，焦三仙各 10g。

水煎服，每日 1 剂。

（三）当归配伍丹参、阿胶珠补心血

刘老善治小儿病毒性心肌炎，他认为病毒性心肌炎的发病有内因、外因之分，外因责之于风热或湿热邪毒，内因责之于正气不足。由于心主血脉，为血液运行的动力所在，一旦有病，既能引起血脉空虚出现气阴两伤，也能使心络壅滞不通出现瘀血内阻。故刘老治疗本病，初期以清热解毒为主，使邪去正安，慢性期则注意益气养血，并将活血行气贯穿病程始终。《注解伤寒论·辨厥阴病脉证并治》："脉者血之府也，诸血者皆属心，通脉者，必先补心益血，苦先入于心，当归之苦以助心血。"《汤液本草·草部》："当归，入手少阴，以其心主血也。"而丹参养心安神作用强，阿胶补血，具滋阴养血功效，三药合用，共奏养血通脉作用。

病案举例

潘某，男，13 岁。

两年来晕厥5 次，心电图示一度房室传导阻滞，脑电图无异常，心率66 次/分，心音无力。现症：乏力，头晕，舌苔黄腻，脉缓。西医诊断为病毒性心肌炎，中医辨证为心血不足，治宜宣肺通窍，养血活血。

辛夷 10g，苍耳子 5g，玄参 10g，板蓝根 10g，山豆根 5g，当归 10g，生地 10g，赤白芍各 10g，丹参 10g，菖蒲 10g，郁金 10g，阿胶珠 10g，黄连 3g，黄芩 10g，淡竹叶 10g，焦三仙各 10g。

7 剂，水煎服，每日 1 剂。

（四）当归配伍白芍补血，华其面色

疳证为脾胃病，常见的有疳气、疳积。在病程上疳气多属初期，疳积多在中期。无论是疳气还是疳积，均为脾胃运化功能失调。脾为中土，后天生化之源，疳证患儿由于脾胃虚弱，化物无权，故往往纳食不畅，面黄形瘦。刘老治疗疳气着重调和脾胃，健运脾气，疳积重在消积运脾，消运以后，再予补脾。在治疗过程中，刘老根据患儿的面色情况，不忘补血活血，血为有形之质，补气健运之后，适当补血，才能华其面色，丰其形体。

病案举例

李某，女，5 岁。

患儿从小即喂食困难，大便干结如球，面色萎黄，头发枯黄结穗，腹部膨隆，睡中汗出，手足心热，舌淡，苔白厚。患儿自幼饮食失调，脾胃损伤，失于运化，气血津液无以资生，以致毛发枯黄，形体消瘦，渐成疳积之证。治当消积运脾。

枳壳10g，青陈皮各3g，炒白术10g，半夏3g，大腹皮5g，制大黄6g，神曲10g，炒谷麦芽各10g，茯苓10g，郁金10g。

水煎服，每日1剂。

二诊：服药14剂后食欲好转，大便仍干，每周2次，腹胀较前好转，仍手足心热，治当清热健脾。

党参10g，茯苓10g，炒白术芍各10g，炙甘草3g，陈皮3g，半夏3g，制大黄10g，当归10g，焦三仙各10g，鸡内金10g，香稻芽10g，连翘10g。

水煎服，每日1剂。

（三）当归配伍熟地活血通便

《景岳全书·本草正·芳草部》："当归，其味甘而重，故专能补血，其气轻而辛，故又能行血，补中有动，行中有补，诚血中之气药，亦血中之圣药也。大约佐之以补则补，故能养营养血，补气生精，安五脏，强形体，益神志，凡有形虚损之病，无所不宜。佐之以攻则通，故能祛痛通便，利筋骨，治拘挛、瘫痪、燥涩等证。"刘老以之配伍熟地养阴血，润肠通便，治疗血虚、阴虚便秘。

病案举例

吴某，男，2岁。

平素易感，纳差，睡中汗多，哭闹，尿少色黄，大便干，苔花剥。证属肺胃阴虚，治当滋阴润燥通便。

南沙参10g，麦冬10g，生熟地各10g，石斛10g，玉竹10g，五味子10g，山药10g，扁豆10g，生谷麦芽各10g，香稻芽10g，车前子10g（包），当归10g，黄柏10g。

水煎服，每日1剂。

熟　地

熟地，味甘，性温，归肝、肾经，具有滋阴补血、益精填髓的功效。因其补阴血作用优良，而被称为"壮水之主，补血之君"，临床上广泛用于治疗肝肾阴血亏虚证。《景岳全书·本草正·湿草部》谓："熟地黄能补五脏之真阴。"《本草纲目·湿草类》云：地黄"熟补肾，血衰者须用之。又脐下痛，属肾经，非熟地黄不能除，乃通肾之药也（张元素）"，"阴虚而神散者，非熟地之守不足于聚之；阴虚而火升者，非熟地之重不足以降之；阴虚而躁动者，非熟地之静不足以镇之；阴虚而刚急者，非熟地之甘不足以缓之"。由于熟地入肝肾经，并且能补能守，并有潜镇及甘缓作用，所以刘老用之治疗肝肾疾病，尤其阴血不足、肾精亏损的病证。

（一）熟地配伍黄柏、知母滋阴清虚火，治疗口疮

小儿素体阴虚，或患其他疾患等造成阴亏液耗，水不制火，虚火上炎，加之邪毒乘虚侵入口腔，损伤颊内，可以形成口疮。《景岳全书·杂证谟·口舌》言："凡口疮六脉虚弱，或久用寒凉不效者，必系无根虚火。"此时宜选择熟地黄、山茱萸滋阴，用

知母、黄柏清虚火，治疗虚火引起的口疮与鹅口疮。

（二）熟地配伍山萸肉、山药等滋肾填精，治疗智力障碍

《素问·灵兰秘典论》言："肾者，作强之官，伎巧出焉。"肾主藏精生髓，髓充肌而又上通于脑，脑为髓之海，故肾精足则令人智慧聪明，骨髓充则筋骨坚强。万密斋指出："肾属水，乃天一真精之所生，元气聚会之处"，"人之有肾，犹树木之有根"。刘老认为，小儿先天不足，脑发育不良等病证多为肾虚髓空，治宜滋补肾精，填充髓海，即"欲荣之上，必灌之根"。用熟地配枸杞、山药、山茱萸、杜仲等滋补肾精，如肾精空虚较甚者，加鹿角胶、龟板胶、紫河车等血肉有情之品。

病案举例

刘某，男，2.5岁。

诊为脑发育不良，患儿表现为智力障碍，并有语迟、行迟、五软的表现。证属先天不足，肾精空虚，治当补益气血，填补肾精。

党参30g，黄芪30g，茯苓30g，炒白术芍各30g，熟地30g，山萸肉30g，山药30g，丹皮30g，泽泻30g，川续断30g，杜仲30g，牛膝30g，丹参30g，菖蒲30g，远志30g，郁金30g，野兔脑30个，焦三仙各30g，香稻芽30g，麻仁30g。

共研细末，早晚各3g，加糖少许，开水冲服。

按：张景岳认为，熟地黄乃"精血形质中第一纯厚之药"，具有大补血衰、培补肾水、填骨髓、益真阴的功效。《药品化义·肝药》言其"滋补真阴，封填骨髓，为圣药也"。《本草备要》指出："人之记性皆在脑中，小儿善忘者，脑未满也；老人健忘者，脑渐空也。"《医学心悟·健忘》云："肾虚则智不足，故喜忘其前言。"故以熟地配伍山药、山茱萸、杜仲、牛膝等补益肾精，配合党参、黄芪、白术、茯苓培补后天之本，以充养先天，并加用菖蒲、远志、丹参、郁金以醒神益智，全方以散剂缓图，以益智强筋骨。

（三）熟地配伍党参、黄芪健脾补肝肾，治疗痿证

重症肌无力属于中医"痿证"范畴。刘老认为本病具有"病在肌肉，症在无力"的特点，本病的病机主要责之于脾虚。由于脾主肌肉，脾气虚弱，中气不足，水谷不化精微，气血无以上荣，则可导致经脉失调，肌肉宽纵不收，痿废不用。而脾为中脏，虚久不复，常可波及四旁，尤其肝肾。肝藏血主筋，为罢极之本；肾藏精主骨，为作强之官。精血充盛则筋骨坚强，活动正常，如病久精血亏损，精亏不能灌溉，血虚不能营养，往往阴虚内热，灼液伤津，筋脉失去濡养，加重病情。故刘老治疗重症肌无力，不仅注重补益脾气，也不忘补益肝肾。眼肌型是重症肌无力的常见类型，刘老从五轮学说来考虑，出现复视斜视，认为与肝肾关系密切，同样应强调补益肝肾。熟地气甘温而味厚，质腻柔润，不仅滋阴养血，且能生精补髓壮骨，为补益肝肾之要药，常配伍山茱萸、菟丝子、杜仲、川断、牛膝等补肝肾药物。

病案举例

钱某，女，16岁。

患重症肌无力（眼肌型）1年余，睡前眼睑下垂明显，晨起缓解，视物有重影，睡眠欠安，月经量少，舌红，脉细。证属脾气下陷，肝肾亏虚，治宜健脾升提，补益肝肾。

党参15g，黄芪15g，当归10g，生熟地各10g，白芍10g，川芎10g，柴胡10g，升麻5g，葛根10g，益母草10g，制马钱子0.6g（分冲），覆盆子10g，菟丝子10g，龙眼肉10g，酸枣仁10g。

30剂，水煎服，每日1剂。

（四）熟地配伍阿胶、白芍滋肾柔肝、育阴潜阳，治疗肝风

朱丹溪指出，小儿“阳易亢，阴易乏”，阳旺化火，伤津耗液，导致津血不能濡养筋脉，肝脏失于滋涵，可见肝风内动，筋脉失养，出现手足震颤、惊惕肉瞤等抽搐症状。治宜滋阴降火，育阴潜阳，药用熟地配伍阿胶、白芍等。熟地、阿胶均为味厚滋补之品，可滋肾柔肝，育阴潜阳，平息内动之风，宗治肾即治肝、治肝即息风之意。

（五）熟地配伍山茱萸益肾养阴，治疗肾阴虚失音

刘老认为病后失音，多为“金破”所致。热病可致阴伤，肾水枯竭，不能上承于肺，肺主声，故声嘶而不扬。万密斋云：“病后失音者肾怯，咳嗽失音者肺痿。”故刘老主张如果生病后出现失音，应该益肾养阴，以希阴充肾复。

病案举例

王某，女，6岁。

热病后出现音哑不扬，曾诊断为喉炎，经用大量抗生素，声音有所恢复，但仍未彻底。口干，咽红，苔薄白，脉沉数。治宜益肾养阴，选用六味地黄丸加减。

人参须6g，熟地10g，山茱萸5g，茯苓6g，怀山药10g，桔梗3g，泽泻6g，丹皮5g，麦冬6g，蝉衣3g，凤凰衣10g，天花粉6g。

5剂，水煎服，每日1剂。

（六）熟地配伍山茱萸、紫石英补肾纳气，治疗哮喘

哮喘的发病近年呈上升趋势，刘老认为本病属于顽难痼疾，往往经年累月不愈，甚至成为终身疾患。《幼科发挥·喘嗽》云：“或有喘证，遇寒冷而发，发则连绵不已，发作如常，有时复发，此为痼疾不可除也。”其发病与肺、脾、肾三脏相关。喘咳日久，患儿肾虚均较为明显，卫外无权，藩篱失固，容易外感；肾主纳气，如肾失固摄，气化失常，纳气无权，虚痰上涌，喘而不已。叶天士《临证指南医案·喘》指出：“喘病之因，在肺为实，在肾为虚……外感之喘治肺，内伤之喘治肾。”

病案举例

赵某，男，5岁。

发作哮喘2年，无明显季节性，感寒辄发，最近1个月每晚发作不已，喘息不能平卧，喘而声吼。此为喘久精伤，肾不纳气，治宜补肾纳气，方以七味都气丸加味，

久服取效。

熟地10g，山茱萸5g，茯苓10g，山药10g，丹皮5g，泽泻6g，五味子6g，紫石英10g（先煎），沉香片1.5g，生龙牡各10g（先煎）。

7剂，水煎服，每日1剂。

另：河车大造丸10粒，早晚各1粒。

（七）熟地配伍山茱萸、山药滋阴壮水，治疗下消

刘老认为，小儿消渴多与先天禀赋不足有关，肾为先天之本，小儿肾本不足，如一些饮食或者劳倦因素常可损伤肾元。肾主藏精而寓元阴元阳，肾阴亏损则虚火内生，若上灼心肺则烦渴多饮，中灼脾胃则消谷善饥。阴虚阳盛，开合失司，水谷精微直趋下泄则尿多味甘。《清代名医医案精华·王旭高医案》云："一水不能胜五火，火气燔灼，而成三消……稚龄犯此，先天不足故也。"刘老治疗消渴注意补肾，多选择六味地黄丸加减。

病案举例

李某，男，5岁。

口渴、多饮、多尿伴消瘦近1年，曾住院治疗50天症状减轻出院。就诊时症见：饮食尚可，大便干燥，小溲黄多而浊，口渴引饮，面色黄润，苔白尖红，脉细数。证属精气亏虚，肾阴被耗，下焦虚惫，肾之摄纳不固，约束无权。《金匮要略·消渴小便不利淋病脉证并治》云："男子消渴，小便反多，以饮一斗，小便亦一斗，肾气丸主之。"宗仲师治法，拟滋阴壮水，佐以引火归原。

生熟地黄各10g，山萸肉10g，怀山药15g，茯苓6g，丹皮5g，淡苁蓉6g，龟板胶10g（烊化），生龙牡各10g（先煎），党参6g。

7剂，水煎服，每日1剂。

另：金匮肾气丸早晚各半粒。

二诊：药后小溲色黄已减，口渴较已，纳谷正常，苔白脉濡。再宗原方增损治之。

生熟地黄各10g，山萸肉10g，怀山药15g，茯苓6g，炙黄芪10g，肥玉竹6g，龟板胶10g（烊化），生龙牡各10g（先煎），党参10g，麦冬6g，何首乌6g。

7剂，水煎服。

另：金匮肾气丸早晚各半粒。

按：方中山药、山萸肉必须重用。山药摄脾阴而摄精微，山萸肉能收敛肝气，不使水谷精微下流，则诸症逐渐减轻。

（八）熟地配伍黄芪补肾健脾，治疗遗尿

刘老根据中医理论"饮入于胃，游溢精气，上输于脾，脾气散精，上归于肺，通调水道，下输膀胱"，认为水液的排泄与肺、脾、肾三脏功能密切相关，如果肺、脾、肾三脏功能不足，均可导致小儿遗尿，其中与肾的关系最为密切。小儿脾常不足，脾虚不能正常运化、转运精微，同样易于遗尿。故刘老治疗遗尿重在补肾，兼顾补脾，补肾首选熟地、山茱萸、破故纸、桑螵蛸、乌药固摄下元，脾气虚，加用黄芪、太子

参、白术、山药、当归补益脾气，并用鸡肠子焙干做药引。

（九）熟地配伍黄柏、知母清热坚阴利尿，治疗淋证

刘老认为，膀胱积热导致小便不通，多是由于水热互结，津液不布，可选择清热利湿通淋药物。但是如果久治不愈，刘老认为湿热久积下焦，肾阴必受影响，治疗选择知母、黄柏清下焦湿热，茯苓、泽泻、丹皮利尿泄湿热，同时要用熟地配伍山茱萸、山药滋补肾阴。因为小便淋闭，如果单纯清热而不坚阴，则津液之源不能恢复，虽通利小便，仍难畅行。如此标本同治，方获良效。

白　芍

白芍为毛茛科植物芍药的干燥根。夏、秋二季采挖，气微，味苦、酸，微寒，归肝、脾经，长于养血敛阴，柔肝平肝，止痛解痉，是治疗诸痛挛急的良药。初载《神农本草经》，从陶弘景开始，分为白芍药、赤芍药两种。张锡纯《医学衷中参西录·药物》言白芍“为其味酸，故能入肝以生肝血；为其味苦，故能入肝而益胆汁；为其味酸而善苦，且又性凉，又善泻肝胆之热，以除痢疾后重，疗目疾肿疼”。刘老根据小儿的生理病理特点，在治疗儿科疾病时，善用白芍，并多有拓展。

（一）柴胡配白芍

1. 治疗阳郁发热

小儿感冒后常表现为高热不退，手足厥冷，刘老认为此为热厥（阳厥）之证，此种厥冷一般不过肘膝，常伴身热面赤，口渴引饮，烦躁不寐，气粗，苔黄糙，大便秘结，此为内热郁结，阳气郁而不伸，不能外达四末所致。《伤寒论·辨厥阴病脉证并治》云：“伤寒一二日至四五日，厥者，必发热，前热者，后必厥，厥深者热亦深，厥微者热亦微，厥应下之。”热厥治疗的方法可散可攻，可清可开，重在凉通。轻证用四逆散加味宣通郁阳。故治疗外感高热，常选银翘散类方剂疏散外邪，佐四逆散，畅利气机，以利邪出。此外，配合清热透疹药物还可治疗疹出不畅，阳热内郁之证，取柴胡解郁升清，调燮寒热，芍药和血敛阴，枳实利气消滞、泄热降浊。

2. 调脾胃

小儿脾常不足，运化功能尚未健全，而生长发育所需谷气常较成人迫切，故常易为饮食所伤，出现积滞、呕吐、泄泻甚至厌食等脾胃疾患，治疗应本着“中焦如沤，舒而逐之”、“中焦如衡，非平不安”的原则，重在调其功能，畅其气机。所以刘老在用六君子汤健脾益气的基础上，常配合四逆散，用柴胡、白芍疏展气机，枳实行气降浊，以更好地恢复脾胃的升清降浊功能。

3. 柔肝疏肝

肝体阴而用阳，肝“体阴”是指肝藏血的功能，肝的“用阳”是指肝主疏泄，喜条达，主升、主动的特性，“体阴”是“用阳”的物质基础，“用阳”是“体阴”的功能外现。叶天士对此二者的关系做了恰当描述：“肝为风木之脏，体阴而用阳，其性

刚，主升主动，主赖肾水以涵之，血液以濡之，则刚劲之质得为柔和之体，遂其条达畅舒之性。”白芍苦酸微寒，具有养血敛阴功能，即柔肝。《医学启源·药类法象·燥降收》曰：“白补赤散，泻肝补脾胃。”《景岳全书·本草正·芳草部》曰：“（白芍）补血热之虚，泻肝火之实，止血虚之腹痛，敛血虚之发热。”白芍既养肝血，又清肝热，肝血充足，则“用阳”有根，肝热得解，则“用阳”节制有序。柴胡味辛，具有升浮之性，能解郁，能疏散，与肝木之性相符。二药配伍，一充肝体，二助肝用，从而达到调肝目的。故刘老治疗肝气不舒、脾失健运等疾患，拟有疏肝实脾法，常选方逍遥散加减，或用柴胡六君子汤化裁，柴胡、白芍是方中的要药。

（二）白芍配伍木瓜

刘老善用白芍缓急止痛，选择不同的配伍，灵活治疗多种疼痛之证。白芍配伍木瓜，酸甘化阴，既柔润筋脉，又活血通经，可使拘急之筋脉得以舒缓，尤治经脉挛急疼痛。

（三）白芍配伍当归

1. 活血止痛

《本草备要·草部》谓白芍能“补血，泻肝，涩，敛阴”，当归不仅养肝血，而且活血化瘀，能行血中之气，二药相伍，善治因肝阴不足、肝气不舒、肝脾不和所致的胸胁、脘腹疼痛病证。

2. 养肝血

白芍、当归均归肝经，二药相须，补养肝血，治疗血虚之证，如肝病、血小板减少性紫癜、血友病、斜视、重症肌无力、进行性肌萎缩、脑发育不良等病证。

刘老治疗肝病，宗叶天士滋水柔木之法，在一贯煎基础上加用白芍，配伍当归以加强滋肝柔肝作用，如肝区疼痛明显，佐加姜黄活血止痛。在具体应用中，刘老根据病证灵活变通，如营血分有热，白芍换成赤芍以清热凉营，或赤白芍同用，共奏活血养血功效。

刘老认为，斜视是因为正气不足，络脉空虚，风痰乘虚上扰，或阳亢风动夹痰阻滞经络，气血运行不利，眼带失养而弛缓不用，舒缩功能失常，导致眼珠偏向健侧。根据“肝受血而能视”的理论，治疗以祛除风痰、活血通络为主，并注意养肝血。

刘老认为，重症肌无力，“病在肌肉，症在无力”，其病机主要则之于脾，但脾为中脏，虚久不复，常波及四旁。而肝藏血，主筋，为罢极之本，肾藏精，主骨，为作强之官。故本病日久，常可累及肝肾，致精血不足，此时除用升陷汤加减益气升提、运脾通络外，补益肝肾也非常重要，此时当归、白芍、山茱萸常作为补肝的要药。

病案举例

蔡某，女，9岁。初诊日期：1989年9月21日。

患儿于两年前高热不解，热退后逐渐发现患儿两眼内斜，开始时入暮则斜视显著，曾于某医院检查诊为共同性斜视、弱视，并配镜矫正。迄今年余，症状未见好转，斜视日趋严重，视力下降，右眼0.1，左眼0.2，视物困难，学习成绩直线下降，性情急躁，舌红，苔薄白，脉弦滑。证属风痰阻络，目失所养，治以祛风豁痰，活血通络。

白附子10g，钩藤10g，茯苓10g，全蝎3g，僵蚕10g，当归10g，防风5g，木瓜10g，白芍15g，半夏5g。

迭经治疗3个月，双眼斜视已正，视力检查右1.0，左1.2，视物正常而愈。

（四）白芍配伍甘草

刘老善用白芍配伍甘草以和血敛阴、缓急止痛，治疗如腹痛、胃痛、耳痛、腿痛、三叉神经疼痛等病证，常用方剂如芍药汤、黄芩汤及黄芩芍药汤等，方中均重用白芍。如治疗小儿耳内流脓、发热肿痛，选择白芍、甘草配伍，酸甘缓急止痛；同时白芍性寒，有泻火作用。加上黄芩、黄连泻火解毒，山栀、生石膏清热泻火。如《神农本草经读·中品》曰："芍药，气平下降，味苦下泄而走血，为攻下之品，非补养之物也。气滞之病，其主之者，以苦平而泄其气也；血滞之病，其主之者，以苦平而行其血也。"成无己《注解伤寒论》云："芍药之酸，收敛津液而益荣"，"芍药之酸，以收阴气"，"芍药之酸……利腹中痛"。可见白芍不仅有"补"、"敛"的功效，又有"泻"、"泄"的功效，可谓集动静于一体。所以刘老临床上用白芍既治"不通"之痛，也治"失养"之痛。如因中阳不振而里虚腹痛者，用小建中汤，重用芍药，兼配桂枝、生姜、大枣、甘草、饴糖以温里缓中。腹痛泄泻属肝脾不和、肝旺侮脾者，宜与防风、白术、陈皮等泻肝和脾药配伍。除此之外，白芍与甘草酸甘合化养阴，可治疗多发性抽动症的腹部挛急。现代药理研究表明，白芍与甘草同用，能治中枢性或末梢性肌痉挛，以及因痉挛引起的疼痛如腹痛及腓肠肌疼痛。

（五）白芍配伍桂枝

吴谦谓："桂枝辛温，辛能散邪，温从阳而扶卫。芍药酸寒，酸能敛汗，寒走阴而益阴。桂枝君芍药，是于发散中寓敛汗之意；芍药臣桂枝，是于固表中有微汗之道焉。"桂、芍相合，一治卫强，一治营弱，合则调和营卫。

病例举例

张某，男，9岁。

平素体虚易感，近3天出现恶寒，发热，体温在37.5℃左右，热势不高，时有汗出而热不解，食欲不振，二便如常，苔白脉浮。此为营卫不和，故汗出而热不解，治当调和营卫。

桂枝5g，白芍10g，炙甘草3g，荆芥10g，枳壳5g，郁金10g，陈皮5g，焦三仙各10g，生姜2片，大枣5枚。

3剂，水煎服。

药后热平，恶寒止，汗出已，食欲转佳。

（六）白芍配伍五味子

1. 敛阴作用

由于大吐、大泻、高热、大汗或大出血之后，常致津液大伤，真阴虚竭于下，无根之火飞腾外越。治疗宜滋阴养液，益气固托，此时在生脉散基础上加用白芍、牡蛎、石斛等敛阴养阴之品，加强养阴增液功效。如出现阴阳两脱之象，治宜回阳护阴，用参附汤合生脉散，加白芍并配以甘草不仅可敛阴，同时还起酸甘化阴的作用。

2. 止汗

病毒性心肌炎患儿往往病程较长，此时患儿肺气虚弱，皮毛不固，出现自汗、盗汗、心悸不宁等症状，如果迁延不愈，常进一步损伤气阴。刘老遂拟护卫止汗法，旨在敛汗防脱，用生脉散两补气阴，加用白芍合五味子以固表止汗。

3. 收敛肺气

肺为娇脏，易伤不易愈，患儿久病咳喘，必致肺气虚，肺气耗散，表现为咳喘乏力，气虚。刘老主张在补肺同时，酌加敛肺之品，如白芍、白果、五味子。具体应用时，注意避免敛邪。

病案举例

刘某，男，3岁。初诊日期：1963年12月4日。

患儿素本体虚，患有痰喘，近因气候异常，活动过量，以致痰喘复作，喘时呼吸短促，痰声低微，面色苍白，额上有汗，神气疲乏不振，动则喘甚，苔白脉弱。此为肺气不足，肃降无权，治当补肺调脾，缓图奏效。

人参6g，五味子3g，炙黄芪10g，茯苓6g，炒白术6g，炒白芍6g，炙甘草3g，莱菔子3g，煨姜2片，红枣3枚。

二诊：喘证已平，时有微咳，胃纳尚差，面白自汗，苔白脉弱。拟以膏剂一料，以作长久缓图之计。

人参120g，黄芪120g，茯苓120g，炒白术120g，当归60g，炒白芍120g，怀山药180g，扁豆120g，炒薏苡仁120g，五味子60g，莱菔子60g，炒半夏120g，炙杷叶120g，肉桂30g，炙甘草120g，橘皮120g。

以上浓煎去渣存汁，以白糖1500g，文火收膏，瓷器贮之，每日早晚各1匙，开水化服。

（七）白芍配干姜、附子

刘老曾治愈一例发热经年不愈的全身型类风湿关节炎患儿，根据患儿症状诊为湿热之邪内蕴，阳气郁遏不宣。湿为阴邪，寒凉凝滞，遏阻中阳，阴阳不相顺接，出现高热肢厥，脉象沉细之象，实属寒厥。诚如《证治准绳·幼科》云："热而脉数，按之不鼓，此寒盛格阳，虽形证似热，实非热也。"刘老认为，寒凝滞涩非辛温不能祛寒开凝通闭，用四逆汤加桂枝、草蔻辛温散寒，通阳开郁，使湿归太阴。唯宣化方可使热邪随湿而去，故用苍术、木香、陈皮、茯苓、白术理气化湿，渗利和中，以冀中焦调和，阴阳上下顺接。用附子、干姜来收敛阳气，但其辛温燥热，此时配伍性寒的白芍，相互制约，一寒一热，药后肢厥得解，身热趋降。

（八）白芍配伍茯苓、猪苓

临床上一些水湿潴留病证，刘老也会用到白芍，五苓散利水通淋，白芍利小便以行水气。对于阴虚小便不利者，白芍更可起到滋阴养液作用。张锡纯也认为“芍药为阴虚有热，小便不利者之要药”。

阿　胶

阿胶即驴皮胶，本品始载于《神农本草经》，列为上品。性平味甘，入肺、肝、肾经，具有滋阴养血、补肺润燥、止血安胎的功效。

（一）阿胶配伍杏仁、牛蒡子补肺止咳

万密斋谓：“天地之寒热伤人也，感则肺先受之。”由于肺为清虚之体，既易于感邪，又不耐寒热，且其他脏腑病气，常波及于肺，肺为娇脏，往往难调而易伤，此即“娇脏遭伤不易愈”。故临床上有些咳喘患儿，往往病程较长，最终表现为肺阴不足，肺燥不润，失其清肃，刘老主张用补肺阿胶散加减治疗，以滋阴润燥。

病案举例

彭某，男，4岁。

患支原体感染后出现咳嗽，历经两月不愈，时轻时重，食欲不振，形体日渐消瘦，睡卧时汗出不已，大便干结，二三日一行。证属肺阴不足，营卫失调，治当补肺止咳，调和营卫，方选桂枝加龙牡汤合补肺阿胶散加减。

桂枝3g，白芍10g，生龙牡各10g（先煎），牛蒡子5g，炙杷叶6g，炙甘草3g，杏仁10g，阿胶6g（烊化），橘红3g，马兜铃5g，生姜2片，大枣5枚。

7剂，水煎服，每日1剂。

按：补肺阿胶散出自《小儿药证直诀》，是钱乙在补泻五脏方中常用的补肺方剂。刘老认为本患儿久咳不愈，肺阴虚弱，营卫失调，故易感外邪，使肺失清肃致咳，久咳肺虚，卫外无权，故卧则汗出如洗。盖为虚损咳嗽，重在滋补肺阴。原方考虑脾土生肺金，用到粳米、甘草补益脾气，现刘老多用生姜、大枣、炙甘草调和脾胃。《古今名医方论》云：“今用阿胶为君者，清窍瘀也；用杏仁、牛蒡子者，宣窍道也；用马兜铃者，清窍热也。”马兜铃因可引起肾衰，目前临床已经很少用。

（二）阿胶配伍白茅根等止血

阴虚火旺可导致出血性疾病如鼻衄、咯血、尿血、崩漏等，血属于阴，如出血反复发作或迁延不愈者，进一步耗损阴液，加重阴伤症状。此时既要止血，也要注意滋阴。阿胶滋阴润燥，养血止血，能潜血归经，功效独特，为治疗阴虚出血证的要药。如治疗鼻衄、咯血，常配伍白茅根、侧柏叶；咳痰明显，刘老常选用蛤粉炒制的阿胶珠，加强化痰作用。如尿血，与白茅根、益母草合用；胃出血，配伍三七、白及、蒲黄等；崩漏，与旱莲草、女贞子相须为用。

病案举例

张某，女，3岁。

经常鼻衄，鼻腔干燥，唇红且干，咽红，舌尖红，苔黄。证属肺有郁热，肺窍失润，治当清肺润燥止血。

桑白皮10g，地骨皮10g，黄芩10g，白茅根10g，山栀3g，淡竹叶10g，黄连1.5g，黛蛤散10g（包），当归10g，赤芍10g，生地10g，阿胶珠10g。

7剂，水煎服，每日1剂。

（三）阿胶配伍鸡子黄滋阴潜阳、降虚火

《本草备要》云：“鸡子黄入心经，镇心安神，益气补血，散热定惊。”“阿胶甘平色黑入肾，养肝滋阴，活血补阴，清肺润燥。”阿胶、鸡子黄均为血肉有情之品，具有滋阴填精作用，二药相须，如使用得当，常能收到滋阴息风功效。小儿为稚阴稚阳之体，热邪或情志因素常易损耗阴血，致阴虚阳亢，出现一些动风的变化，此时宜育阴潜阳。刘老常选择阿胶配伍鸡子黄补阴血，生地、白芍补血柔肝，加牡蛎、鳖甲、龟板、石决明、钩藤等潜阳息风，通经舒络。

病案举例

胡某，女，7岁。

主因身体颤动1年就诊。患儿无明显诱因出现全身颤动，形如舞蹈，忽而在肢体，忽而在头面，发无规律，症状时轻时重，经检查无器质性疾病，治之无效。现下肢颤动弹跳如故，无一时之安宁，卧后方止，饮食如常，大便干燥，面色泛青，脉象弦细，苔薄色白。此为肝风之证，治当滋水柔肝，方用阿胶鸡子黄汤加减。

阿胶10g（烊化），钩藤10g，白芍10g，络石藤10g，灵磁石25g（先煎），珍珠母15g（先煎），生龙牡各12g（先煎），白附子5g，鸡子黄1枚（冲）。

15剂，水煎服。

二诊：服15剂后，不自主颤动及舞蹈症状已经消失，面青转红，便亦趋润，苔白脉缓。肝风之状已罢，再拟原方接服，以巩其效。

阿胶10g（烊化），钩藤10g，白芍10g，络石藤10g，生牡蛎12g（先煎），生地黄10g，菊花10g，生石决明15g（先煎），茯神木12g，鸡子黄1枚（冲），炙甘草3g。

7剂，水煎服，每日1剂。

按：肝主筋，肝性动，开窍于目，其色青，本患儿肝肾阴虚，水不涵木，致肝强筋急，呈面青、脉弦、颤动之象，肝风之证既明，唯以滋水柔肝之法，方可息风制动。《古今名医方论》云：“血虚生风者，非真风也，实因血不养筋，筋脉拘挛，伸缩不能自如，故手足瘛疭，类似风动，故名曰内虚暗风，通称肝风。方以阿胶、鸡子黄为君，取其血肉有情，液多质重，以滋血液而息肝风。臣以芍、草、茯神木，一则酸甘化阴以柔肝，一则以木制木而息风。然心血虚者，肝阳必亢，故佐以决明、牡蛎介类潜阳。筋挛者络亦不舒，故使以钩藤、络石藤通络舒筋也。为养血滋阴、柔肝息风之良方。”

（四）阿胶配伍黄连清心滋阴

生理状态下，心火需要下温肾水，而肾水需要上济心火，使心火不亢，如果肾阴不足，肾水不能上济心火，可使心火独亢，表现为心肾不交，水火失济。刘老认为，

阿胶性平味甘，入肾经，可以滋补肾阴，黄连味苦性寒，入心经，善清心火，二药相须，可以交通心肾。

病案举例

刘某，女，18岁。

寒热交作，头晕头痛5日，经服解表剂不解。刻下仍寒热往来，头晕，身热，体温38.5℃，全身骨节烦痛，心跳心慌不已，心率120次/分，面色苍白，心烦口干，呕吐苦水，小便色黄灼痛，大便三日未行，精神委顿，饮食不思，舌红无苔，脉细结。证属寒邪陷入少阴，热化阴伤，津液耗灼，不能上济于心，心火亢盛，故心中烦热，里虚血少，心阳不振，故脉结心悸。治当养血清心，通阳复脉，宗仲景炙甘草汤合黄连阿胶汤化裁。

炙甘草15g，桂枝5g，生黄芪10g，生地黄15g，麦冬10g，黄连5g，阿胶珠10g，当归10g，白芍15g，陈皮6g，柴胡3g。

7剂，水煎服，每日1剂。

二诊：药后热退身凉，心烦亦止，体温36.8℃，心率85次/分，精神转振，大便已解，唯感气弱无力，饮食不佳。心火亢盛已平，气血亏损未复，治当原方增减，宗效不更方之旨。

炙甘草15g，炙黄芪10g，生地黄10g，麦冬6g，黄连3g，阿胶珠10g，当归10g，白芍15g，陈皮6g。

7剂，水煎服，每日1剂。

何首乌

何首乌，味苦、甘、涩而性温，主入肝、肾、心经，具有补肝肾、益精血、乌须发的作用，常用于治疗阴血不足，须发早白，筋骨不健等症。《本草纲目·草部七》曰：“何首乌，白者入气分，赤者入血分。肾主闭藏，肝主疏泄，此物气温味苦涩，苦补肾，温补肝，涩能收敛精气，所以能养血益肝，固精益肾，健筋骨，乌髭发，为滋补良药，不寒不燥，功在地黄、天门冬诸药之上。气血太和，则风虚、痈肿、瘰疬诸疾可除矣。”《本草求真·温肾》云：“首乌苦涩微温，阴不甚滞，阳不甚燥，得天地中和之气。熟地、首乌，虽俱补阴，然地黄禀仲冬之气以生，蒸虽至黑，则专入肾而滋天一之真水矣，其兼补肝者，因滋肾而旁及也。首乌禀春气以生，而为风木之化，入通于肝，为阴中之阳药，故专入肝经以为益血祛风之用，其兼补肾者，亦因补肝而兼及也。一为峻补先天真阴之药，故其功可立救孤阳亢烈之危；一系调补后天营血之需，以为常服，长养精神，却病调元之饵。”从上述文献可以看出，何首乌补肝血、益肾精之功卓，并可乌须发，祛病延年。

刘老常以之补肝血、乌须发，并配伍当归、熟地。《本草正义·草部·蔓草类》云：“首乌，专入肝肾，补养真阴，且味固甚厚，稍兼苦涩，性则温和，皆与下焦封藏之理符合，故能填益精气，并有阴阳平秘作用，非如地黄之偏于阴凝可比。”何首乌、熟地均入肝肾，具有补益精血作用，治疗血虚证常相须为用，加强彼此补血作用。但二药味厚滋腻，常配伍当归。当归不仅补血，且具有活血作用，能行能散。三药合用，可使补而不滞，温而不燥。刘老用之治疗血虚证以及肝肾亏损证，也用以治疗早衰，须发早白、脱发等症。

病案举例

(1) 血小板减少性紫癜案

张某，女，12岁。

患血小板减少性紫癜半年，血小板计数 $90\times10^9/L$，血色素105g/L，患儿偶有头晕，近日脱发明显，余无明显不适。面色微黄，舌淡红，苔黄腻，脉细数。证属血虚夹有湿热，治宜补血清湿热。

黄连2g，黄芩10g，当归10g，赤白芍各10g，川芎10g，熟地10g，阿胶珠10g，女贞子10g，旱莲草10g，生黄芪10g，藕节10g，白茅根30g，黄柏10g，丹参10g，何首乌10g。

7剂，水煎服。

按：特发性血小板减少性紫癜虽为免疫性疾病，但常与感染有关，临床上治疗如一味以补血为主，往往容易敛邪，病情不仅不易愈，反致缠绵。故刘老根据病情，除用四物汤合何首乌、阿胶珠补血外，常用黄连、黄芩、黄柏清热解毒，并用白茅根、赤芍、藕节凉血止血，丹参凉血活血，诸药合用，清血中之热。患儿脱发，考虑为血热，故以女贞子、旱莲草合何首乌配伍赤芍、白茅根等滋阴凉血而治。

(2) 脱发案

苏某，女，17岁。

初仅为掉头发较平日明显，渐至头顶出现一片圆形脱发，局部发红，饮食、二便正常，舌淡红，苔白厚，脉细数，平素经血较多。平素经血过多，累及阴血亏虚，腠理不密，易于为风邪所袭，即血虚受风，而致脱发，拟以养血祛风为治。

生熟地各10g，何首乌10g，丹参10g，白芍10g，桑叶10g，丹皮10g，川芎5g，荆芥5g，防风10g，旱莲草10g，女贞子10g。

7剂，水煎服。

按：刘老认为，不仅血热可致脱发，血虚受风同样可致脱发。因为发为血之余，头为诸阳之会，风可以上行头面，如营血不足，风邪常可以乘虚而入，风动血燥，可致脱发。此时应养血祛风，以何首乌合熟地、白芍养血，并酌用疏风之品如桑叶、防风、荆芥等，风药多偏燥，故应辅以寒凉濡润之品如生地、丹皮、白茅根。

第十一章　温化寒痰药

胆南星

胆南星，味苦、微辛，性凉，归肺、肝、脾经，功能清化热痰，祛风镇惊解痉。本品为生天南星研末，浸入牛、羊或猪胆汁内，以淹没为度，日晒夜露，干则继加胆汁，至变为褐色为度，再装牛胆囊中，悬挂阴干备用。天南星苦温辛烈，开泄走窜燥湿作用很强。胆南星则与之不同，经胆汁制后，其性已由苦温变为苦凉，其燥烈之性大减，既能消除燥热伤阴之弊，又能增强豁痰之功，亦有定惊之力，善治痰热蒙蔽清窍，致小儿高热惊厥、惊痫、癫狂等。

（一）癫痫

癫痫为小儿较为常见的一种发作性神志异常的病证，临床以突然仆倒、昏不知人、口吐涎沫、两目上视、四肢抽搐、发过即苏、复如常人为特征。现代医学认为，癫痫是由于大脑兴奋性过高的某些神经元突然过度重复放电引起的阵发性脑功能障碍，临床特点为病程长，表现为慢性反复发作的意识障碍和肌肉抽搐，也可表现为感觉、情感、行为或自主神经功能的异常。根据脑内异常放电部位和范围的不同，发作形式分为部分性发作和全身性发作。癫痫的诊断主要依据临床表现，脑电图对癫痫的诊断有较大的特异性。癫痫经常发作，对小儿生长发育，尤其对小儿智力发育影响较大。

中医认为，癫痫的病因有先天之阴不足、胎中受惊、痰阻窍道、血滞心窍及惊后成痫等，外感发热、情绪紧张、过度疲劳、声光刺激等也可诱发本病。其病机多为内外诸因导致风痰上涌、邪阻心窍、内乱神明、外闭经络而致。其病位在心、肝、脾、肾四脏。

刘老指出，治痫之法，首先治痰。胆南星性味苦凉，可清热化痰、息风定惊，化痰而不温，息风而不燥，为治痫之要药。

病案举例

李某，男，11岁。初诊日期：1998年9月10日。

患儿于1998年6月在发热后十余天出现全身阵发性不自主的抽动，每日十余次不等，在某医院曾做脑电图等检查诊断为“癫痫”，曾多次服中西药效果欠佳。家长要求中医治疗。就诊时患儿面色萎黄，喉间痰多，舌淡，脉细滑。此为正虚外感，邪与痰郁于络脉，治以补虚、祛风、化痰、镇痉。

天麻6g，全蝎4g，当归15g，炙甘草6g，郁金5g，胆南星6g，炒僵蚕9g，法半夏

6g，党参12g，菟丝子12g。

3剂，水煎服。

进服3剂后，随症加青礞石6g，川贝母5g，茯苓15g等共进汤剂六十余剂，抽搐完全消失，抽动症状无复发。随后断续服药巩固1年，至今未复发。

（二）抽动－秽语综合征

抽动－秽语综合征属中医“抽搐”、“慢惊风”等范畴。

病案举例

李某，男，9岁。初诊日期：2004年3月12日。

家长诉患儿近2个月来出现不由自主挤眉、眼球转动，头颈向一侧扭转，喉中发出痰鸣音，口中时有嘟囔秽语，近半月发作较频繁，每天次数不等，白天发作，入睡后症状消失。在某省级医院查脑电图、颅脑CT未见异常，其余神经系统查体均无阳性体征，诊为抽动－秽语综合征，给予苯海索、氟哌啶醇，症状未见好转，遂求中医治疗。就诊时患儿除上症外还见流涎，心烦，纳差，腹胀，大便干，每日1次。查体：面色红，舌红苔黄腻，脉弦滑。刘老认为，此患儿证属脾虚失健，痰浊内生，肝风内动，风痰上扰清窍。治以化痰通络，息风镇肝，方用温胆汤加减。

陈皮6g，半夏6g，茯苓6g，竹茹6g，枳实6g，胆南星6g，佛手6g，菊花6g，钩藤6g（后下），生龙骨6g（先煎），生牡蛎6g（先煎），甘草6g。

7剂，水煎服。

二诊：服上药7剂后，挤眉、眼球转动、口中嘟囔秽语明显减轻，继宗上方服用7剂，诸症减。后改用六味地黄丸及一贯煎加减，以调补肝脾肾，随访半年未复发。

（三）儿童多动症

病案举例

王某，男，8岁。初诊日期：2001年2月17日。

其母诉患儿神思涣散，尤其上课学习注意力分散，活动过多，难以制约，烦躁易怒，多语不避亲疏。其母因担心服哌甲酯等西药有副作用，来我科诊治。刻下见：患儿多动多语，神志不守，口秽，喉中有痰，脘胀不适，小便色黄，舌质红起刺，舌苔白腻，脉滑。诊断为儿童多动症。刘老认为，本例儿童多动症，究其病机，病在心火，小儿生长旺盛，阳常有余，心火易亢，若心火有余，则见心神不宁，神思涣散，多动不安；病在肝阳，肝为刚脏而性动，体阴而用阳，小儿肝常有余，若肝体之阴不足，肝用之阳上亢，则见性情暴躁，多语多叫喊；病在脾湿，小儿脾常不足，脾失运化，痰热内生，多见喉中多痰，口秽，舌苔黄腻，脘胀。参其舌脉，诊为肝脾郁热，痰热相搏，上扰心神，故以黄连温胆汤清化痰热，生山栀平肝泄热。

黄连5g，竹茹10g，菖蒲10g，生山栀10g，琥珀2g（冲），陈皮6g，半夏10g，胆南星4g，远志6g，枳实8g，郁金10g，钩藤10g（后下），生甘草4g。

7剂，水煎服。

服药后患儿上课注意力分散有所好转，情绪平稳，多语叫喊减少，舌苔薄腻。效不更方，嘱连服原方30剂。患儿病情大为好转，学习成绩有所提高。

（四）高热惊厥

小儿高热惊厥属于急惊风范畴。中医认为其病因主要为外感时邪入里化热、化火，内犯心包，引动肝风而发病，因此治疗以清热豁痰、息风镇惊为基本法则。刘老认为，高热惊厥是因小儿体弱神怯，又宿有风痰蕴伏，经脉不耐邪热而拘急，生风生惊。小儿高热惊厥首次发病后有30%～50%可能再发作，部分患儿可在高热惊厥后发生脑损伤，引发癫痫、智力低下及行为异常等神经系统后遗症。为了减少其复发及反复发作所致的脑损伤，刘老使用具有息风豁痰、通窍镇惊之药预防小儿单纯性高热惊厥，药用天麻、全蝎、代赭石、胆南星、僵蚕、白附子、麝香、乳香、冰片、钩藤、龙齿等。

白附子

白附子，味辛性温，有毒，归肝、胃经。为天南星科植物独角莲的块茎，别名禹白附、牛奶白附、红南星。《神农本草经疏·草部下品之下》言其“感阳气而生，故其味应辛微甘，气大温，有小毒，性燥而升，风药中之阳草也。东垣谓其纯阳，引药势上行……风性升腾，辛温善散，故能主面上百病而行药势也。丹溪用以治风痰，皆祛风燥湿散结之功也。”白附子辛温燥烈，既能祛风痰又能燥湿痰，而且有明显的升浮之性，善于上行头面，祛除面部风痰实邪以止痉止痛。故为治口眼㖞斜的首选药，如中风、面瘫。亦可治疗小儿惊风痰搐，偏头痛。外用可解毒散结，治疗瘰疬痰核、毒蛇咬伤。

小儿多发性抽动症为身体不同部位的抽动伴有喉间怪鸣的病证，刘老认为是“风痰”作祟所致。《素问·阴阳应象大论》云：“风胜则动。”故小儿一切抽动、抽搐动摇、震颤、挛急皆属于风，是风气偏盛所致。该病是风从内生而起，属内风范畴；但内风病证甚广，如心火暴盛、肝亢冲逆、脾虚木亢、肾水不足等均可导致阴陷于下，阳亢于上，风动化火，痰壅蔽窍，血随气逆，横窜经络，形成阴阳不相维系的病理变化。故小儿多发性抽动症与心、肝、脾、肾四经阴阳失调有密切关系。

刘老认为，痰属病理产物，是小儿多发性抽动症致病因素之一，诸多疑难杂症每责之于痰，故有“怪病责之于痰”、“百病皆由痰作祟”之说。风与痰在病理方面关系甚为密切，往往风动则火生，火盛则风动，风火相扇，则熏灼津液为痰而上壅；痰壅则气逆而窍闭，既可因风而生痰，亦可因痰而生风。风痰窜动可致搐搦瘛疭，痰阻气道则喉间痰鸣怪叫，形成上盛下虚、阴阳不相维系的病机变化。

病案举例

(1) 肝郁痰阻抽动案

刘某，男，8岁。初诊日期：1998年8月3日。

不自主眨眼、耸鼻、面部肌肉抽动2年余，近半年多来出现频繁点头，有时咽部发出“吭吭”声音，曾在当地医院做脑电图、CT等检查均正常，先后服用硫必利、氟哌啶醇和苯海索等西药治疗，效果不明显。患儿性情急躁，好动易怒，体型较胖，喜食肥甘厚味，二便正常，舌质红，苔白，脉弦。证属肝气不舒，痰浊阻络，治宜疏肝理气，化痰开窍。

陈皮10g，制半夏6g，胆南星10g，瓜蒌10g，竹茹10g，石菖蒲10g，郁金10g，枳实10g，茯苓10g，白附子6g。

12剂，水煎服。

二诊：服药2周后，患儿点头症状减轻，其他症状时轻时重，上方继服2周。

三诊：服药后前述症状均明显减轻，脾气也较前好转，效不更方，原方再服3周，诸症悉消，巩固疗效2个月，未见病情反复。

（2）肝风脾虚抽动案

黄某，男，9岁。初诊日期：1999年3月15日初诊。

眨眼、挤眉、皱额、口角抽动、喉间发出“吭吭”声1年余，曾诊为沙眼、倒睫、小儿多动症，服西药氟哌啶醇1年多，效果不佳，转诊中医。刻下症见眨眼、挤眉、皱额，口角抽动时轻时重，喉间时有“吭吭”声，性情烦躁，自汗神倦，面色苍白，大便干，小便黄，舌淡苔薄，脉弦细。诊断为多发性抽动症。证属脾胃气虚，风痰上扰，治宜健脾化痰，平肝息风。

太子参10g，黄芪10g，栀子10g，僵蚕10g，茯神10g，白芍10g，天竺黄10g，白附子10g，白术6g，法半夏6g，陈皮6g，升麻6g，柴胡6g，蝉蜕6g，钩藤6g（后下），白蒺藜6g，炙甘草3g。

15剂，每日1剂，水煎2次分服。并嘱忌食煎炸燥热之品。

二诊：药后诸症均减，眨眼、挤眉时有出现，舌脉同前，效不更方，再服10剂。

三诊：服药后患儿前述症状明显好转，守方去栀子、天竺黄、钩藤，再进服10剂，各症痊愈。方已奏效，为防复发，嘱守方再进数剂，并以四君子汤合沙参麦冬汤加减，调理善后。随访半年未见复发。

旋覆花

旋覆花，性微温，味苦、辛、咸，归肺、大肠经。为菊科植物旋覆花的干燥头状花序。其苦降辛散，咸以软坚消痰，温以宣通壅滞，既善于下气散结，宣肺平喘，行水消痰，又长于降逆止呕、止噫。刘老根据旋覆花的性味归经及“诸花皆升，旋覆独降”的特点，认为其主要功效为降泄肺气和降逆止呕。

（一）旋覆花配海浮石，用于痰热咳嗽

《神农本草经疏·草部下品之上》曰：“旋覆花，其味首系之以咸，润下作咸，咸能软坚。”刘老认为旋覆花性微温，且具苦辛之味，下气开结行水之功见长，对于痰饮蓄积所致的咳喘之证，或痰湿上逆所致的呕吐噫气病无不应手获效。如果为热痰黏结，不易咳出，或肺热伤络，痰中带血之证，配合寒凉之海浮石最是正法。刘老认为海浮石、旋覆花伍用，是为痰热咳嗽而设，对于痰多胶黏成块，不易咳出之证，共同起到

软坚消痰之作用，而为增强其清热化痰的作用，常常参合黛蛤粉。

（二）旋覆花配半夏，治疗痰湿咳嗽、呕吐

《素问·口问》曰："寒气客于胃，厥逆从下而上，复出于胃，故为噫。"《医学心悟·咳嗽》谓："咳嗽之母，属风寒者十居其九。"对痰湿犯胃所致的呕吐噫气证或痰湿犯肺之咳嗽证，刘老常将旋覆花和半夏配伍应用，旋覆花性温而能下气消痰涎，降逆以除噫。半夏燥湿化痰，为止呕之要药。两药配伍使痰涎得消，逆气得平，和胃降逆，祛稀痰、止咳嗽甚妙。

病案举例

张某，女，4岁。初诊日期：2006年1月16日。

咳嗽2月。2月前患儿感冒后开始咳嗽，以夜间和早晨咳嗽为主，连声而作，甚至影响睡眠，少痰，伴胃纳差。肺部无阳性体征，胸片检查无明显异常，予正规抗生素和抗过敏治疗均无效。舌淡红，苔白腻，脉滑。辨证为脾胃不调，肺失清肃，治宜调理脾胃，肃肺止咳。

半夏10g，干姜5g，黄芩10g，杏仁10g，紫菀10g，百部10g，党参15g，甘草5g，旋覆花5g（包），细辛2g，五味子5g，木蝴蝶2g。

3剂，水煎服。

服药3剂后，咳嗽减轻，守方再服3剂。

（三）旋覆花配代赭石，功善肃肺降逆

喉通于肺，咽通于胃，因此，治喉炎不可过用山豆根、黄连、栀子、锦灯笼等苦寒之品，可配伍枇杷叶、旋覆花、代赭石之类的肃降之品，助其肃肺降逆。

小儿咳嗽多责之于肺气不宣，但五脏六腑皆令人咳。肝主升发，肺主肃降，以达生理平衡。倘若肝升发太过，肺降不及，则会出现肝肺升降失调的呛咳、痉咳。刘老在临床上治疗痉咳多以疏肝、降逆平冲、降气化痰之品，药选旋覆花、代赭石泄肺化痰，平肝降逆，使气机调畅，肺气得宣，咳嗽自止。

病案举例

（1）肺热咳嗽案

李某，女，5岁。初诊日期：1996年12月9日。

咳嗽4天。患儿4天前无明显诱因夜间突然发热，体温38.6℃，刺激性咳嗽，声紧如犬吠，痰黏不易咳出，声音嘶哑，曾用青霉素和地塞米松静滴3天，后体温降至正常，但仍咳嗽，尤以夜间为重。治以清热利咽，肃肺降逆，化痰止咳。

金银花15g，板蓝根15g，连翘9g，川贝9g，桔梗9g，炒牛蒡子9g，炙杷叶9g，旋覆花9g（包），代赭石9g（先下），蝉衣9g，僵蚕9g，赤芍9g，丹皮9g。

6剂，水煎服。

患儿服上方6剂后，咳嗽减轻，原方随证加减，继用3剂，获愈。

（2）肝气犯肺咳嗽案

孙某，男，6岁。初诊日期：1997年1月5日。

咳嗽8天。患儿8天前受凉后出现咳嗽，逐渐加重，3天前曾在某西医院诊为“气管炎”，给予阿莫西林、小儿急支糖浆等治疗，咳嗽无明显减轻而来我院就诊。患儿呈阵发性、痉挛性咳嗽，咳甚则出现鸡鸣样回音，呕吐痰涎及食物，纳食减少，饮水如常，二便自调，舌质红，苔薄白，脉弦。查体：咽充血，双肺呼吸音粗糙，心脏听诊正常。证属肝气犯肺，肺失清肃，治以抑肝肃肺，方以旋覆代赭汤合麻杏石甘汤加减。

炙麻黄4g，炒杏仁9g，旋覆花9g（包），代赭石9g（先煎），半夏9g，枳壳9g，白芍9g，夏枯草9g，炙百部9g，炙杷叶9g，生石膏15g（先煎），甘草6g。

3剂，水煎服。

服药3剂后，咳嗽减轻，上方去炙杷叶加沙参9g，继用3剂后愈。

白 前

白前，味辛、苦，性微温，归肺经，长于降气消痰而止咳，为治咳嗽之要药。刘老认为其性平和，微温不燥，故无论外感内伤、属寒属热之咳嗽均可运用。若外感风寒咳嗽，配荆芥、桔梗等宣肺解表之品，如止嗽散。若内伤肺热咳喘，配桑白皮等，如《圣济总录·肺脏门·肺痿》白前汤。

宣发、肃降是肺脏两种最主要的生理功能，必须保持动态平衡才能使肺脏气机调和。刘老认为，肺宣发失常，气机不畅，常导致肺气不降，而肺失清肃又常引起肺气失宣，故宣降两法临床常并用不悖，而依其病机偏重增损用之。如在运用宣肺法时，常配合使用苏子、葶苈子、杏仁、旋覆花、白前等以降肺气；使用泻肺方时，常加麻黄、苏叶、桔梗、前胡、生姜等药，以助肺气宣发。

刘老熟谙药性，治疗小儿咳嗽针对寒热虚实之不同而辨证用药。如白前、前胡两味药，白前性辛，与紫菀、半夏类性温者配伍可温肺化痰，与桑白皮、地骨皮类性寒者配伍可清润化痰；前胡性辛、微寒，用于润肺祛痰。药物配伍不同，药性会有变化，但总的治则要掌握。刘老认为，小儿咳嗽初起多以风邪袭肺为主，其间可夹寒、夹热、夹痰湿，用药多取疏风解表类，佐以温宣、清宣、化痰之品。风寒束肺，多用荆芥、防风、白前、陈皮、杏仁、苏子、苏叶、紫菀、款冬花等；风热犯肺，多用金银花、连翘、桑叶、桑白皮、牛蒡子、贝母、前胡、百部、枇杷叶等；风痰伏肺、脾失健运者，除祛风外，加用健脾燥湿、消食化痰之品，如茯苓、白术、法半夏、桑白皮、瓜蒌皮、大腹皮、莱菔子、豆卷、神曲等；反复咳嗽未愈，新近外感，表现为喉痒、舌质红者，当先祛风，拟用疏宣之品。

（一）外感咳嗽

小儿脏腑娇嫩，形气未充，易感外邪，致肺失宣降，肺气上逆，发为外感咳嗽。止嗽散出自《医学心悟·咳嗽》，为清代名医程钟龄所创，方由桔梗、荆芥、紫菀、百部、白前、甘草、陈皮七味药物组成。刘老指出，方中紫菀、白前、百部止咳化痰；

桔梗、陈皮宣降肺气，止咳消痰；荆芥祛风解表；甘草调和诸药，与桔梗配合，更能清利咽喉。诸药相合，共奏疏风宣肺、化痰止咳之功。该药温润和平，不寒不热，既无攻击过分之虞，大有启门逐贼之势，是以客邪易散，肺气安宁，故在临床上随证加减用于治疗小儿外感咳嗽。

病案举例

陈某，女，8岁。初诊日期：2005年12月25日。

反复发热、咳嗽2周，曾在发病第1周静脉滴注西药3天，未见效，遂来诊。刻下症见咳嗽频剧，痰黏黄稠，气粗，喉燥咽痛，纳差，大便秘结。查体：咽部充血明显，扁桃体肿大，舌尖红，苔薄微黄，脉浮数。证属风热咳嗽，治以疏风清热，宣肺止咳。

牛蒡子8g，银花8g，桔梗8g，白前10g，知母8g，竹叶10g，炙百部10g，杏仁10g，浙贝母10g，紫菀10g，炒山楂10g，甘草8g。

3剂，水煎服。

服药3剂后，症状减轻，守原方再服5剂，诸症除。

（二）肺热咳喘

小儿体属纯阳，发病容易，传变迅速，无论外感风寒、风热之邪都易化热入里，致肺失宣降，形成咳喘。临床证候多见咳嗽不畅，声粗喘急，痰黄而稠，发热有汗，口渴咽痛，便秘溲赤，舌红，苔薄黄。刘老常用白前、桑白皮、黛蛤散泻肺清热化痰。

病案举例

王某，男，5岁。初诊日期：2003年5月6日。

咳嗽3天。表现为阵阵呛咳，咽痒而咳，夜间咳重，影响睡眠，饮水觉舒，纳食少，大便干结。查体：咽部充血，咽后壁淋巴滤泡增生，心肺听诊未见异常，舌质红，苔黄厚，脉弦数。证属肺胃积热，气逆作咳，治宜清肺降逆止咳。

桑白皮9g，黄芩9g，知母6g，白前8g，牛蒡子6g，蝉蜕6g，射干6g，枇杷叶6g，葶苈子9g，连翘9g，枳壳9g，生甘草3g。

5剂，水煎服。服药后愈。

（三）痰湿咳嗽

小儿痰湿阻肺型咳嗽，以咳嗽轻，痰多色白，双肺可闻及湿啰音为主要临床表现。幼儿及肥胖儿多见。该病病程长，肺部啰音难以消除。刘老认为，痰为阴邪，可伤及小儿阳气，得寒则凝，得温则化，治疗当以温化为原则。在临床上以温化痰湿、宣通肺气之法治疗小儿痰湿咳嗽，并随症加减。如用半夏、桔梗、陈皮温化痰湿，治白痰清稀；苏子温中除寒，降逆消痰；白前祛深在之痰。

病案举例

（1）痰湿咳嗽案

闫某，男，4岁。初诊日期：2000年4月6日。

患儿发热、咳嗽，静脉滴注抗生素治疗及口服止咳平喘药1周，现患儿热退，仍咳嗽，痰多，喉中痰鸣，不喘。查体：左肺下部闻及散在细小湿啰音，舌淡红，苔白厚。胸片检查示支气管肺炎。治以温化痰湿止咳。

陈皮10g，半夏6g，胆南星6g，苏子6g，紫菀10g，款冬花6g，白前10g，全瓜蒌10g，地龙10g，连翘10g，甘草6g。

3剂，水煎服。

二诊：服药后患儿偶咳，左下肺细小湿啰音明显减少，守方加减治疗。

陈皮10g，半夏6g，苏子6g，连翘10g，全瓜蒌6g，桔梗6g，枳壳6g，白前10g。3剂，水煎服。

服药后，患儿不咳，双肺啰音消失。

（2）痰湿咳嗽案

刘某，男，9岁。初诊日期：2004年4月12日。

咳嗽1月余，痰多色白而稀，纳呆，困倦，舌苔白腻，脉濡。证属痰湿咳嗽，治以健脾燥湿，化痰止咳，用止嗽散加减。

百部10g，沙参10g，白前10g，紫菀10g，桔梗10g，陈皮10g，半夏5g，茯苓10g，款冬花5g，枳壳10g，薏苡仁10g，甘草3g。

4剂，水煎服。服后咳止而愈。

第十二章 清化热痰药

贝 母

贝母临床上应用有浙贝母与川贝母之分，简称浙贝与川贝。浙贝以产于浙江象山为优，故又称象贝；川贝以产于四川为佳，又分松贝、青贝、炉贝，以松贝为最优，其次是青贝与炉贝，在临床上统称川贝。

贝母是一味十分古老的中药，早在《诗经》中就有记载，《神农本草经·草中品》谓："主伤寒烦热，淋沥……疝瘕，喉痹，乳难，金创风痉。"贝母古时是不分浙贝与川贝的，统以贝母称之，在《本草纲目》以前的历代文献，并未明确分为浙贝与川贝。至明代《本草汇言·草部·山草类》始有浙、川之分，其中说："贝母，开郁、下气、化痰之药也（《日华子》）。润肺消痰，止下喘，则虚劳火结之证，贝母专司首剂。故配知母，可以清气滋阴；配芩、连可以清痰降火；配参、芪可以行补不聚；配归、芍可以调气和营；又配连翘，可以解郁毒，治项下瘿核；配二陈……可以补肺消痰、和中降火者也。以上修用必以川者为妙。若解痈毒，破癥结，消实痰，敷恶疮，又以土者为佳。然川者味淡性优，土者味苦性劣，二者宜分别用。"由此说明贝母有川贝与土贝之分，以川贝为妙，土贝质劣。这里的土贝母即指浙贝，亦即象贝。但真正的土贝母又称假贝母，为葫芦科植物假贝母的块茎，功能与贝母有别。

川贝母性微寒，味苦、甘，入心、肺经。苦寒清热，甘寒润燥，川贝母能清能润而偏于润。浙贝母性寒，味苦，入心、肺经。浙贝母苦寒较重，清热力强，开泄力大，另兼具辛散之性。

川贝与浙贝功效相近，均有止咳化痰、清热散结之功，但川贝母以润肺化痰、开郁止咳的功破较突出，清火散结之力则不及浙贝母，常用来治疗虚性、燥性的久咳，如喉咙干痒，干咳，痰少，或是感觉有痰却咳不出来，还常用于心胸郁结、肺痿、肺痈所致的胸闷咳嗽。因其药性和缓，小儿与年老体弱病人久服亦不伤胃。浙贝有清热化痰止咳、散结解毒之效，长于清火散结，临床多用于治疗炎性、热性的咳嗽和黏稠难以咳出的黄痰。另外，浙贝还可软坚散结，治疗淋巴结结核、甲状腺结节或瘀血不散形成的瘀块。总之，用于止咳化痰，川贝虚证实证皆可用，但最适用于虚证。浙贝多用于表邪之实证。

（一）咳嗽

咳嗽是小儿肺部疾患中的常见症状，清代医家陈飞霞《幼幼集成·咳嗽证治》指出："凡有声无痰谓之咳，肺气伤也；有痰无声谓之嗽，脾湿动也；有声有痰谓之咳嗽，初伤于肺，继动脾湿也。"但二者临床多并见，故通称咳嗽。由于小儿脏腑娇嫩，形气未充，卫外不固，肺属娇脏，为五脏六腑之华盖，外邪侵袭，首先犯肺。而起居失常，或其他脏腑病变，亦可影响肺的宣发肃降导致咳嗽。

刘老认为，小儿阳常有余，阴常不足，素体阴液不足而感受温邪，温邪化燥伤阴；或因发热期间过用退热药，汗出过多，伤津耗液，肺阴被伤，致咽失濡养，发为咽痒、痰少难咳之咳嗽。此症临床十分常见，这时治疗上重在清肺利咽，不在止咳。桑叶贝母汤源于叶天士《临证指南医案·咳嗽》，其中述："某，咳嗽痰黄，咽喉不利，此温邪上侵，肺气不清故耳。"方中桑叶轻清而疏风清热，贝母、杏仁、枇杷叶清肺止咳，沙参养阴润肺，全方有润肺利咽、止咳化痰之功。

病案举例

（1）气阴两虚咳嗽案

张某，男，5岁，初诊日期：2001年5月2日。

发热后咳嗽3周。3周前曾因发热、咽痛、鼻塞、流涕，诊断为急性扁桃体炎，经用中西药后，上述症状基本消失，但出现咳嗽，服川贝枇杷膏及阿莫西林等无效。刻诊：患儿面色潮红，咳嗽频繁，不咳则已，一咳则连续不断，无痰，下午偶有低热，夜眠不安，汗多，小便短少，大便三日一行，质硬。舌嫩红，苔薄黄干，脉细弱。检查：血常规及胸片无异常。证属气阴两虚，治以滋阴润肺止咳。

桑叶10g，枇杷叶10g，蝉蜕10g，川贝母8g，杏仁8g，沙参12g，西洋参5g（另煎），大黄5g（后下），灯心草1g（扎）。

2剂，水煎服，分3次服。

服药后咳嗽大减，大便畅通，夜睡安静。效不更方，守上方去大黄再进2剂而愈。

（2）风热犯肺咳嗽案

王某，男，5岁。

咳嗽、气急、发热2天，痰黄不易咳出，鼻流浊涕，食欲不振，大便偏干，舌质红，舌苔微黄腻，脉浮数。查体：体温38℃，咽充血，双肺呼吸音粗糙，可闻及少量干啰音，心、腹部无异常。证属风热犯肺，肺失宣肃，治以疏风清热，化痰止咳。

芦根15g，生苡仁15g，金银花15g，生甘草3g，桔梗3g，陈皮3g，浙贝10g，瓜蒌皮10g，麦冬10g，连翘10g，紫苏10g，桑白皮10g，谷麦芽各10g，杏仁5g。

2剂，水煎服。

二诊：服药后前述诸症明显减轻，体温恢复正常，为防风热余邪死灰复燃，再守原方2剂。

三诊：除纳食欠佳外，余症均不明显，舌淡红，苔薄，脉细。再拟用健脾益胃之参苓白术散5剂，以善其后。

（二）慢性扁桃体肿大

消瘰丸出自清·程钟龄《医学心悟·瘰疬》，由玄参、贝母、牡蛎三味药物组成，为治疗瘰疬痰核之效方。刘老在临床上用其治疗小儿慢性扁桃体肿大，每收佳效。

病案举例

王某，男，7岁。初诊日期：2004年4月12日。

近2年反复发作扁桃体炎，3天前受寒后出现发热（体温39℃），咽喉疼痛，吞咽困难，咳嗽，便秘，曾静脉点滴头孢类抗生素、利巴韦林治疗，热稍退，但咽痛、吞咽困难不减。查体：咽充血，咽后壁可见淋巴滤泡散布，扁桃体Ⅱ°肿大，舌红苔黄，脉浮滑数。证属风热袭肺，肺经蕴热，痰热结聚咽喉，治以辛凉清解，上下分消。

银花10g，连翘10g，桔梗3g，牛蒡子5g，大黄2g（后下），大青叶12g，杏仁6g，桃仁6g，僵蚕6g，蝉衣6g，甘草3g。

3剂，水煎服。

二诊：服药后咽痛消失，仅觉咽中有物不适，自觉咽痒，时有阵咳，纳饮、二便正畅，舌边尖红，苔薄白腻，咽暗红，扁桃体Ⅱ°肿大。此乃余热未清，痰热结聚，以消瘰丸消痰散结为主。

上方去牛蒡子、大黄、大青叶，加玄参、牡蛎各10g，贝母6g，3剂，水煎服。

三诊：咽痒、咳嗽消失，咽暗红，扁桃体仍为Ⅱ°肿大。考虑小儿热清痰减，故辅以六君子汤健脾益肺，以祛痰浊之根源。

玄参10g，牡蛎10g，丹参10g，麦冬10g，黄芪10g，白术10g，浙贝10g，半夏10g，陈皮3g，防风3g，甘草3g，桔梗3g。

水煎服，每日1剂。

间断服药22剂，诸症消失，扁桃体回缩接近正常，随访无复发。

（三）乳疬

乳房发育异常症是单纯性乳房早发育病证，属部分性（不完全性）性早熟，主要表现为乳房肿块、疼痛或乳房增大，乳晕增大或色素沉着，不伴其他性征发育，也不出现生长加速。刘老认为，该病属中医乳疬范畴，主要因肝、脾、肾失调，痰瘀凝结所致。治疗上采用化痰祛瘀，结合临床表现配以疏肝、健脾、补肾或清热泻火等法，另注意合理饮食，避免过于滋补，控制营养摄入，增强体育活动，保证正常睡眠及健康的娱乐生活，有利于该病的治疗和预防。

病案举例

张某，女，7岁。初诊日期：2001年8月3日。

因乳房肿块伴疼痛1月，外院诊断为乳房发育异常症。为求中医治疗，经人介绍求诊于刘老。刻下症：两侧乳房肿块，伴纳呆、乏力。查体：左乳晕后方可触及一个1cm×1cm扁圆形肿块，质韧硬，边界清楚，与皮肤及深部组织不粘连，压痛（+）。右侧乳晕后方可触及一1.5cm×1.5cm扁圆形肿块，质韧硬，边界清楚，与皮肤及深部组织不粘连，压痛（+）。舌质淡红，苔薄黄，脉弦细。中医诊断为乳疬，以化痰祛瘀为治。

浙贝6g，生山楂6g，全瓜蒌8g，海藻8g，昆布8g，延胡索8g，穿山甲8g，王不留行8g，炒麦芽8g，鸡内金8g，三棱5g，莪术5g，怀山药12g。

5剂，水煎服。

二诊：服药后乳房肿块缩小，质软，疼痛减轻，纳食稍增，继服5剂。

三诊：乳房肿块缩小，质软，神佳纳增，再进5剂，后乳房肿块消失，诸症消退，告愈。

瓜　蒌

瓜蒌，甘寒润降，故能降气治咳嗽，润肺利咽，润大肠以通便，且能理气宽胸，散结消肿，是临床常用之药。秋季采摘成熟果实，阴干入药，名全瓜蒌；单用其种子为瓜蒌仁；单用其果皮为瓜蒌皮。瓜蒌仁善治气逆咳嗽，又有滑肠通便作用。瓜蒌皮清化热痰，适用于喉痒痰黄之症。全瓜蒌兼有皮、仁两者的功效。

（一）瓜蒌配贝母，治外感咳嗽痰多

小儿咳嗽临床以外感所致最为多见，并于冬春之际好发。究其病因，是由于小儿脏腑娇嫩，卫外机能未固，外邪每易由表而入，侵袭肺系，使肺失宣降，其气上逆而发为咳嗽；咽喉为肺之系，呼吸气出入的门户，外邪犯肺，循经上炎，必多伴咽喉病变；又小儿乃纯阳之体，感邪之后，易从热化，故见咽部充血，舌红脉数。《幼幼集成》认为，大抵咳嗽属脾肺者居多，以肺为主，最易受邪，脾为生痰之源，肺为贮痰之器，因此治当宣肺通气，祛痰止咳，清热利咽。刘老认为，瓜蒌配贝母，清润互济。瓜蒌甘润，清热祛痰润燥；而川贝母苦甘而寒，入肺经，功擅润肺化痰止咳，并开痰气之郁结。二药配对，相辅为用，贝母重在润肺化痰，开郁泄热，瓜蒌侧于清热化痰，宽胸散结。二药一润一清，且皆具开散之性，故清热化痰散结之力倍增。

病案举例

俞某，男，2岁5个月。初诊日期：1999年6月12日。

咳嗽、咳痰并咳甚而呕5天。5天前患儿感受外邪而致发热、流涕、咳嗽、咽痛，经注射头孢氨苄，并服感冒药、止咳药，3天后发热、流涕消失，但咳嗽未减，且咳甚时伴呕吐，继用抗炎、镇咳类药治疗2天，上述症状减轻不著，遂前来诊治。查体：咽充血，扁桃体Ⅱ°肿大，双肺呼吸音较粗，喉中痰鸣，舌红，苔薄白，指纹浮露，色略紫。证属肺热咳嗽，治以宣肺清热化痰。

瓜蒌6g，枇杷叶6g，射干5g，玄参5g，桔梗5g，杏仁5g，陈皮5g，川贝3g，半夏3g，牛蒡子3g，山豆根3g，甘草3g。

3剂，水煎服。

服药后病情明显好转，仅有咳痰未净，上方去玄参，加橘红，再进2剂告愈。

（二）瓜蒌配莱菔子，治疗小儿食积咳嗽

《素问·咳论》曰：“五脏六腑，皆令人咳，非独肺也。”刘老认为，咳嗽虽是肺经的病，但并不只限于肺脏。咳嗽虽为肺失宣降的一个主要表现，但小儿脾胃较弱，容易引起食积纳差，积食化热，痰热内扰，气机不畅，肺胃失和，亦致咳嗽，治疗则

以消食和胃为主，肺胃同治，方可收效。

病案举例

刘某，男，7岁。初诊日期：2004年7月15日（小暑）。

患儿平素易感冒，食欲欠佳，嗜好零食及饮料，食量较少，近2周来偶有咳嗽，未经治疗，咳嗽时断时续。刻诊：咳嗽时作，痰声不著，食欲较差，脘腹胀满，手足心热，大便干结。查体：形瘦面黄，舌质红，苔厚腻，脉滑数。

患儿饮食不节，损伤脾胃，脾运不及，痰浊内生，胃纳不佳，食积停滞，痰食互结，郁而化热，痰热蕴肺，肺失宣降，可见咳嗽；痰食阻滞，气机不畅，则有食欲欠佳，脘腹胀满；手足心热，大便干结，舌质红，苔厚腻，脉滑数，均为痰食化热之象。其病位在肺胃，证属痰食积滞，热蕴肺胃。诊断为食积咳嗽。治以消食导滞，和胃清肺。

茯苓10g，陈皮10g，连翘10g，莱菔子10g，竹茹5g，枳壳5g，郁金5g，石菖蒲5g，紫菀5g，桔梗5g，藿香5g，焦三仙各10g，桑白皮5g，全瓜蒌15g，车前草15g。

7剂，水煎服。

二诊：服药后咳嗽消失，大便干燥解除，腹胀减轻，食纳有所增加，苔白厚腻变为薄腻，脉仍滑数，手足心仍热。肺气已宣，脾胃运化尚未恢复，上方去桑白皮、紫菀、桔梗，加生鸡内金30g，木香5g，加强健脾和胃之力，7剂，水煎服。

三诊：腹胀消失，食欲恢复，手足心热已除，面色萎黄渐见红润，舌苔由薄腻转为薄白，脉滑数变为弦细。肺气已降，胃纳已和，嘱其常食山楂片以健胃消食，脾胃健运，卫外自固，防咳复发。

（三）瓜蒌清热化痰，护心调脉

刘老认为，病毒性心肌炎类似于中医"心悸"、"怔忡"之证候，其发病多由体虚外感，邪毒入侵鼻咽、肺卫使然。《素问·痹论》说："脉痹不已，复感外邪，内舍于心。"叶桂亦云："温邪上受，首先犯肺，逆传心包。"肺开窍于鼻，为五脏之华盖，主司呼吸而朝百脉，肺主一身之气，肺的生理功能正常与否直接影响心脾，因心主血脉，脾为气血之化源，故肺的功能失常不仅易患本病，而且病程中最易传变而碍及其他脏腑。刘老明确指出，幼儿娇肺易遭伤，故在病理上形成了肺为娇脏，难调易伤的特点。脾为后天之本，气血化生之源，脾主升而统血，脾不断产生血液而上注于心。又脾为心之子，子病及母，而影响心的功能，因此调理脾胃是提高本病疗效的又一途径。小儿久病中虚，脾气薄弱，使运化失健，阴血化源不足，极易导致心血虚弱，心失所养而出现心悸。纵观其病机，总属禀赋不足，正虚御病无力，外邪痰浊乘虚入侵，阻鼻袭肺，伤脾侵心，使心血阴阳受损，而心悸、怔忡由生。

刘老认为，病毒性心肌炎急性期治疗旨在祛邪外出，因势利导，谨防病邪入侵传变。病邪初感或慢性阶段的复感期，病情多轻浅，故初期治疗首当肃肺祛邪，护心调脉。刘老特别强调指出：治愈此病后要经得起患儿次感冒的考验，若不复发才算治愈。

病案举例

文某，女，12岁。初诊日期：1999年5月16日。

患儿鼻塞、流浊涕、发热、咳嗽、咳吐黄痰 10 天。校医室给予头孢类抗生素及退热药治疗后，热略降而余症如初，并出现胸闷心悸，气短无力，不思饮食而来院就诊。查体：体温 37.5℃，咽充血，两肺无啰音，胸透未见异常，心率 124 次/分，心律不齐，频发期前收缩，每分钟十余次，未闻及明显杂音。舌苔黄腻，脉滑数时兼促。检查：心电图示频发室性期间收缩，心肌酶异常。诊断为病毒性心肌炎，证属痰热内阻，心神不宁，治宜清热化痰，利气宽胸，佐以护心调脉。

瓜蒌仁 12g，杏仁 10g，黄芩 10g，茯苓 12g，枳壳 10g，陈皮 10g，胆南星 9g，制半夏 9g，葶苈子 6g，蝉衣 9g，苦参 15g，焦三仙各 10g。

7 剂，水煎服。

二诊：服药后热解，体温 36.2℃，咳吐黄痰减少，心率 110 次/分，舌苔转薄黄。效则守方，继服 7 剂。

三诊：心悸、胸闷较前减轻，心率 100 次/分，偶有期前收缩，心电图示偶发室性期前收缩。刘老指出，此痰热已清，鼻窍肺气宣通，现期前收缩仍存，治当扶正以祛邪，宁心调脉定悸。

玄参 10g，板蓝根 10g，山豆根 5g，黄芪 15g，清阿胶 10g，焦三仙各 10g，山栀 3g，生姜 2 片，大枣 5 枚。

每日水煎 1 剂，连进七十余剂，诸恙若失，心电图及心肌酶复查正常，继服刘老研制的调肺养心冲剂巩固疗效，随访一年半，屡罹感冒而未复发。

（四）瓜蒌润肠通便，调治便秘

刘老认为，小儿便秘，绝大多数为单纯性便秘，多数与喂养不当有关。由于偏食或生活不规律，日久脾胃受损，肺与大肠相表里，肺气失降，大肠传导失司为主要病机。故刘老从调理脾肺着手，常用三子三仁汤为主治疗。瓜蒌仁、杏仁、郁李仁、苏子、牛蒡子、莱菔子、黄芩清降肺气，润肠通便，茯苓、花粉健脾益气，养胃生津。脾肺气虚加生黄芪、太子参，心血虚加当归、首乌，肾阴虚加生地，肾阳虚加肉苁蓉。

病案举例

潘某，男，5 岁。初诊日期：2005 年 11 月 8 日。

长期便秘，腹胀，大便干结，状如羊屎，2～3 天一行，经常使用“开塞露”通便，平素易感冒，纳可，能进蔬菜，舌红，苔薄黄。四诊合参，证属肺虚失肃，肠腑燥热，治宜清肠润燥，兼顾肺卫。

黄芪 15g，白术 10g，防风 6g，煅龙骨 15g，煅牡蛎 15g，杏仁 10g，火麻仁 10g，郁李仁 10g，全瓜蒌 10g，生薏仁 10g，槟榔 10g，枳实 6g，生大黄 4g（后下），生甘草 3g。

2 剂，水煎服。

服药后大便解，先干后软，量多，上方去大黄后继续服用半月，大便通畅，每日一行。

（五）瓜蒌泄浊导滞，治疗小儿乳蛾

盖小儿乃“纯阳之体”，外邪袭表，易从阳化热入里，又“脾常不足”，易致食滞中焦，肺胃积热，循经上行，与外邪互结，热毒壅盛，搏结于咽喉，而致喉核红肿溃烂，发为乳蛾。因此，刘老指出，治疗时在宣肺清解的同时，须泄浊导滞，通腑泄热，表里兼顾，釜底抽薪，临证多加大黄、玄明粉、瓜蒌仁、莱菔子、牛蒡子、玄参、板蓝根、野菊花等通腑泄浊解毒之品，可起到宣肺利咽、通腑泄热的作用。

病案举例

李某，女，7岁。初诊日期：2005年12月10日。

发热3天，伴咽痛2天。偶有咳嗽，纳少，大便两日未解。查体：体温39.4℃，咽充血，双侧扁桃体Ⅱ°肿大，可见白色脓腐点，舌红苔黄，脉浮数。四诊合参，证属风热犯肺，毒结咽喉，化腐成脓，治宜宣肺利咽，通腑泄热。

金银花10g，连翘10g，桔梗5g，全瓜蒌10g，玄参10g，板蓝根15g，蒲公英15g，牡丹皮10g，蝉蜕5g，生大黄4g（后下），甘草3g。

2剂，水煎服。

服药1剂后热势缓，咽痛明显减轻，2剂后便通、热退，后继以前法加减，治疗5天后痊愈。

竹茹

竹茹味甘，性微寒，归肺、胃、胆经，功效清热化痰，除烦止呕，主治肺热咳嗽痰多，胃热呕吐。薛雪言：“肺胃不和，最易致呕，盖胃热移肺，肺不受邪，还归于胃。”竹茹甘、微寒，以清热养阴止呕，并泄肺经所受之热邪，而呕吐自止。也可治疗胆火夹痰犯肺扰心，而致心烦、失眠等症。竹茹见于刘老临证常用的温胆汤中，该方见于唐代孙思邈《备急千金要方·胆虚实第二》，主治胆胃不和，痰热内扰，虚烦不眠，或呕吐呃逆，以及惊悸不宁，癫痫等症。

（一）儿童多动症

刘老认为，小儿生长旺盛，阳常有余，心火易亢，若心火有余，则见心神不宁，神思涣散，多动不安。肝为刚脏而性动，体阴而用阳，小儿肝常有余，若肝体之阴不足，肝用之阳上亢，则见性情暴躁，多语，多叫喊。小儿脾常不足，脾失运化，痰热内生，多见喉中多痰，口秽，脘胀，舌苔黄腻。

病案举例

李某，男，10岁。初诊日期：1994年5月4日。

患儿上课学习注意力分散，活动过多，脾气急躁易怒，话多。经人介绍来我科诊治。症见：多动多语，神志不守，喉中有痰，小便色黄，大便偏干，舌质红，苔白厚腻，脉滑。诊断为儿童多动症，证属肝脾郁热，痰火扰心，神躁智变，治以清热化痰，

宁神定志。

黄连5g，竹茹10g，菖蒲10g，郁金10g，琥珀2g（冲），远志10g，半夏10g，陈皮5g，枳实10g，生山栀10g，生甘草5g，钩藤10g（后下），胆南星5g。

7剂，水煎服。

另用朱砂20g，黄连60g，胆南星30g碾末，用醋调和，外敷两足涌泉穴。

服药后患儿脾气急躁减轻，上课注意力分散有所好转，苔腻转薄，效不更方，继守原方再服30剂，患儿症状减轻，学习成绩有所提高。

（二）夜啼

《张氏医通》曰："夜啼者，曰脾寒，曰心热。若见灯愈啼者，心热也。心属火，见灯则烦热内生，两阳相搏，故仰身而啼。"若脾胃积热，滋痰生火，痰火相搏，上扰心神，可发此病。刘老认为此时可以黄连温胆汤治之。方中黄连苦寒，清心除火；竹茹清热化痰除烦；胆南星、半夏化痰宣窍；朱茯苓、灯心草、夜交藤、酸枣仁宁心安神。诸药同用共奏清热除痰、安神宁心之功。

病案举例

王某，男，1岁2个月。初诊日期：2000年1月6日。

其母代诉，患儿夜间啼哭2月余。每夜定时啼器，见灯亮则啼哭愈甚，家长训斥或哄睡无效。症见形瘦，面色萎黄，烦躁，唇红，口秽，乳食不佳，喜食甜食，小便黄赤泔浊，大便2日一行，舌尖红起刺，舌苔黄腻，指纹青紫。证属痰热内结，心神被扰。

黄连1.5g，朱茯苓10g，竹茹8g，胆南星3g，半夏8g，灯心草1束，夜交藤12g，酸枣仁8g，生甘草5g。

3剂，水煎服。

二诊：家长告知，服药后患儿夜卧安静许多，啼哭好转，唯饮食不振。原方不变，加神曲、鸡内金各10g，再进3剂。

2个月后随访，患儿面色红润，体重增加，神情活泼。

（三）癫痫

癫痫是发作性神志异常的疾病，任何年龄均可发生，如治疗不当常可遗患终身。本病发生的直接因素多以风痰为患。病久不愈可致心、肝、脾、肾多脏受损，脏腑愈虚，痰浊愈结而成顽痰，痰浊不除则癫痫复作。刘老治疗本病多用健脾化痰、息风定痫之法。

病案举例

吴某，男，17岁。初诊日期：1992年4月3日。

有癫痫病史11年。6岁时癫痫大发作1次，症见眼球上翻，四肢抽搐，口吐白沫，脑电图提示阵发性痫样放电，脑电地形图示异常脑电地形图（右枕区局灶性改变），诊为癫痫。此后反复发作，间隔时间不等，曾服苯妥英钠，发作减轻，后又因情志因素大发作1次，双目凝视，全身抽搐，喉间有痰鸣音，发作时间2~3分钟，醒后自觉头昏。刻下：神清，纳差，睡眠欠佳，舌体胖，苔薄黄微腻，脉细滑。证属脾虚痰阻，肝风内动，治宜健脾化痰，息风定痫。

菖蒲15g，郁金10g，法半夏6g，茯苓10g，陈皮10g，甘草3g，竹茹10g，炒枳实6g，草河车30g，钩藤15g，炙远志10g，川贝母6g（另研冲服），明天麻6g。

15剂，水煎服。

二诊：上方服15剂后，症状明显好转，守上方继服15剂。

三诊：癫痫未发，偶有晚间右肩抽搐，舌红，苔根部黄腻，脉弦细。

上方加黄连3g，15剂，水煎服。

四诊：抽搐消失，但感心烦，好动，纳可，舌质红，苔薄，脉弦细。

上方加生地10g，黄连3g，栀子6g，继服7剂。

为进一步巩固疗效，继服原方1个月，后随访1年，癫痫未再复发。

天竺黄

天竺黄，味甘，性寒。《本草纲目·木部》言其“治小儿惊风天吊，去诸风热，镇心明目，疗金疮，滋养五脏（《开宝本草》）。”具有清心定惊、利窍豁痰之功，其功效与竹沥相似，有竹沥化痰热之效而无竹沥寒滑之偏，且凉心定惊作用胜于竹沥，为治痰热惊痫的要药。刘老在临床上常选天竺黄用于温病热极生风、中风痰壅昏迷及小儿惊痫等症。

（一）天竺黄配白僵蚕、菖蒲，治疗小儿癫痫

刘老认为，小儿癫痫究其原因与惊、风、痰、热互结相关，痰阻、气逆、瘀血为其主要病机，其病位主要在心肝。风邪犯肝，肝风内动则惊厥；痰扰心神，蒙蔽清窍则昏迷。治疗应重在豁痰醒脑，息风定痫。本病轻重常与痰浊的深浅、正气的盛衰有关，一般初起正气未衰，痰浊不重，故发作持续时间短、间歇期长；如反复发作，正气渐衰，痰浊不化，愈发愈频，使正气更衰，痰浊加重，其病亦渐重。所以治宜分标本虚实，频繁发作时以治标为主，重在豁痰顺气，息风开窍定痫；平时以治本为重，宜健脾化痰，益肾填精，养心安神。尤其当癫痫发作缓解后，应坚持服药6个月。

刘老认为，天竺黄与白僵蚕都能祛风痰，而天竺黄清热定惊，白僵蚕息风止痉，两药相配则清热化痰、息风止痉的功效较好，可用治风热痰喘、惊痫抽搐。天竺黄清热化痰，菖蒲开窍醒神，两药相伍有化痰开窍作用，若加郁金还可凉血安神。

病案举例

唐某，男，8岁。初诊日期：1996年3月5日。

反复发作性神昏、抽搐近1年。患儿无外伤及家族史，有两次高热惊厥史。初始神昏喜寐，后突然惊恐昏仆，抽搐痰鸣，口角流涎，持续约45分钟后汗出神清，抽搐停止，伴见夜寐多梦，神疲喜卧，纳可便干，舌淡红，苔白稍腻，脉弦滑。脑电图示中度异常（有慢波和棘波），颅脑CT未见异常。诊为癫痫，证属心神亏虚，风痰闭阻，

治宜养心安神，清热涤痰，息风止痫。

百合10g，龙齿10g（先煎），炒莱菔子10g，琥珀末4.5g（冲），淮小麦15g，炙甘草6g，天竺黄6g，白僵蚕6g，胆南星6g，天麻6g，全瓜蒌12g，红枣5枚。

7剂，水煎服。

二诊：服药7剂后，癫痫未发，大便已畅，夜寐不安。守上方去瓜蒌、莱菔子，加石菖蒲、远志、钩藤，7剂，水煎服。

三诊：抽搐仅发作1次，症状较轻，原方加全蝎续服15剂。

四诊：服药期间有2次手足轻微抖动，未昏倒，夜寐转安，苔薄。前方去石菖蒲、全蝎，加郁金、地龙再服15剂，间日服。另以天王补心丸3g，每日2次，口服。

2个月后停药，随访未复发。

（二）天竺黄配半夏曲，治疗小儿痰热咳嗽

刘老认为，咳嗽，气促，伴大热，腹泻，舌质红，苔黄腻，多为心火炽盛，火灼肺金，痰热蕴肺，给予一般清热方剂，往往不能清肺热，反而移热大肠，加重腹泻。予以辛开苦降法泻心火，分离痰热，则热降痰消。方用半夏泻心汤去党参、大枣，加紫菀、杏仁、天竺黄、莱菔子、苏子以清热、止泻、化痰。刘老认为，天竺黄清热豁痰，凉心定惊，偏重于清；半夏曲燥湿化痰，健脾和胃，偏重于燥。两药伍用，一清一燥，清热除湿、化痰止咳的力量增强，最宜用于小儿痰热交织，消化不良，或风痰将作，目睛呆滞之症。

病案举例

肖某，男，10个月。初诊日期：2000年11月17日。

咳嗽2周，发热5天，大便溏，曾用头孢唑林纳、鱼腥草及病毒唑治疗3天，未见好转。查体：体温38.9℃，双肺可闻痰鸣及中、小水泡音，舌质红，舌苔黄腻。胸片示两肺有较多斑点状阴影。证属心火灼肺金，痰热蕴肺。

紫菀5g，杏仁3g，半夏5g，干姜2g，黄芩10g，黄连1g，炙甘草6g，莱菔子3g，天竺黄3g，苏子3g。

2剂，水煎服。

服药后体温正常，咳嗽气促好转，守方再服3剂，咳嗽缓解，双肺水泡音消失，可闻及少许痰鸣，后予二陈汤加味善后。

（三）天竺黄配沙参、山药，治疗小儿迁延性肺炎

小儿体属稚阴稚阳，脾肺常有不足，肌肤娇嫩而卫外不固，故易外感六淫，内伤饮食。肺胃积热，木火刑金，皆令肺气壅遏，痰浊内生，肺气上逆而为喘嗽。且水饮易聚而难化，特别是佝偻病、疳证等体质虚弱的小儿患肺炎后，常病情较重，且可多次发病或迁延日久，形成迁延性肺炎。日久不愈，正气已虚，余邪未尽，久咳则气耗，久吐痰则液伤，故后期呈现气阴两虚，正虚邪恋之状。

刘老指出，天竺黄清化热痰，除内热，且其味甘寒，无寒滑之害，为小儿化痰之上品；北沙参清润甘凉，养阴益肺；山药味甘性温，益气健脾，固护中州，此即“中

央健，四旁和”之意。三药相和，补气养阴，清热化痰，扶正邪祛，攻补兼施。

病案举例

刘某，男，1岁。初诊日期：1994年4月16日。

患儿10个月时患支气管肺炎，经住院治愈。11个月时又患肺炎，再次住院，联用抗生素与激素综合治疗12天，症状逐渐控制而出院，出院后一直在门诊间断治疗。现症：咳嗽无力，喉中痰鸣，神疲纳呆，午后微热。查体：体温37.3℃，双肺可闻及少量湿啰音，舌质淡红，少苔，指纹淡青。胸片示两肺点片雾状阴影。诊断为迁延性肺炎，证属气阴两虚，痰热内阻之咳嗽，治宜益阴清肺，健脾化痰。

天竺黄3g，沙参10g，山药12g。

服药第3天病情开始好转，10天后咳嗽、痰鸣症状及肺部啰音消失，精神转佳，胸片复查正常。续进5剂，巩固疗效。

前　胡

前胡，味苦、辛，性微寒，辛能宣肺散风，苦能降气祛痰，性寒能清热，具有散风清热、降气化痰之功。《本草纲目·草部二》曰：“前胡，乃手足太阴、阳明之药，与柴胡纯阳上升，入少阳、厥阴者不同也。其功长于下气，故能治痰热喘嗽、痞膈呕逆诸疾。气下则火降，痰亦降矣，所以有推陈致新之绩，为痰气要药。”刘老在临床上常选前胡用于治疗外感风热及痰火郁肺所致的咳嗽、气喘、吐痰黏稠等症。

（一）前胡与桑白皮相配，用于痰浊壅盛

刘老在临床用药时取前胡降气化痰，桑白皮泻肺止咳，两药相配，有泻肺化痰、止咳定喘的功效，并常加贝母清热化痰，杏仁降气止咳，治气逆痰盛、咳嗽气短等症。

病案举例

黄某，女，13岁。初诊日期：2002年4月19日。

咳嗽10日，夜晚尤甚，连声咳嗽，经他医治疗未见好转。症见：咳嗽连声，频频发作，喉间时有痰鸣，大便干，小便黄，舌淡红，舌苔略黄。证属风热未解，直入于里，痰热交结，治以清热化痰。

麻黄6g，石膏30g（先煎），杏仁10g，瓜蒌10g，黄芩10g，前胡10g，桑白皮10g，川贝5g，射干10g，炙杷叶15g，海浮石30g，葶苈子10g，胆南星6g，滑石15g。4剂，水煎服。

服药4剂后，咳嗽明显减轻，上方麻黄减为5g，去葶苈子，再服3剂，咳止痰消，病愈。

（二）前胡与白前相配，用于肺气不宣

肺主气，外合皮毛，肺气宜宣宜降。若外感风寒、风热或痰浊蕴肺，均可引起肺的清肃功能失调，以致胸闷气逆，咳嗽多痰。刘老认为，白前走里，清肺降气，祛痰

止咳，重在降气；前胡走表，宣散风热，降气消痰，偏于宣肺。两药伍用，一宣一降，肺之清肃功能恢复正常，故痰可去，嗽可宁。

病案举例

费某，男，10岁。初诊日期：2004年4月22日。

咳嗽5天，连声不止，以早晚及活动后明显，咳白色泡沫痰，量多，舌尖红，舌苔黄白腻。证属痰热壅肺，肺气失宣，治宜祛痰清热，泻肺降逆。

化橘红10g，半夏12g，茯苓12g，杏仁12g，海浮石30g，葶苈子10g，黄芩12g，瓜蒌壳15g，前胡15g，白前10g，射干12g，炙杷叶15g，麻黄10g。

4剂，水煎服。

（三）前胡与桔梗相配，用于风热犯肺

刘老认为两药都能宣肺止咳，前胡可疏散风热，桔梗可排痰利咽，两药相配止咳祛痰利咽的功效较好，可用于风热犯肺之咳嗽、痰多、咽痒等症。

病案举例

沙某，女，8岁。初诊日期：2002年6月24日。

患儿反复感冒，动则咽痛、咳嗽，曾经在外院治疗，效果不显，经别人介绍来找刘老治疗。刻下：患儿咽痛、咽痒，痒甚则咳嗽，有痰，纳尚可，大便稍干，每日一行。查体：咽充血，咽后壁有条索状淋巴滤泡增生，舌尖红，苔薄黄。证属风热犯肺阻咽，治宜疏风清热利咽。

银花10g，连翘10g，马勃6g，牛蒡子10g，射干10g，炙杷叶15g，黄芩10g，瓜蒌壳10g，前胡10g，桔梗6g，板蓝根10g。

4剂，水煎服。

服药4剂后，咽痒、咳嗽均减轻，继守方4剂而愈。

桔　梗

桔梗，味苦、辛，性平。《用药珍珠囊·药象气味主治法度》言其“疗咽喉痛，利肺气，治鼻塞。”《用药珍珠囊·珍珠囊药味口诀》言其“利胸膈，咽喉气壅及痛，一也；破滞气及积块，二也；除肺部风热，三也；清利头目，四也；利窍，五也。”桔梗辛宣苦降，为开提肺气之药，可为诸药舟楫，载药上浮，使苦泄峻下之剂至于至高之分；并能宽胸祛痰，且药性平和，凡咳嗽痰多，无论外感内伤，属寒属热，皆可应用。若风寒咳嗽，可与苏叶、杏仁等同用，如杏苏散；风热咳嗽，可与桑叶、菊花等同用，如桑菊饮；痰热壅肺，咳嗽胸闷者，每与半夏、栀子等同用，如桔梗二陈汤。桔梗治咳，一则开宣肺气，祛痰止咳；二则载药上浮，凡胸膈以上之病变，每以之为引经药。

（一）桔梗配牛蒡子、甘草，用于咽喉肿痛

《诸病源候论》曰：“喉痛者，风热毒，客于其间也。”小儿脏腑娇嫩，稚阴未长，

感邪之后易从阳化热，故小儿咳嗽常以热证居多。咽喉为肺胃之门户，无论是风热犯肺，还是肺胃蕴热，或是虚火上炎，皆可邪遏咽喉，临证除见小儿咳嗽外，常伴见咽红疼痛、咽干咽痒或喉核红肿等症。刘老指出，临证治疗时在去除病因基础上，勿忘清热利咽止痒，药物选用桔梗、牛蒡子、薄荷、蝉衣、板蓝根、玄参、射干等。运用时根据风热毒邪之异而选用不同的药物。如咳嗽伴见咽红、咽痒、流浊涕，为风热犯肺，选用牛蒡子、薄荷、蝉衣等疏风清热利咽，若见咽红赤、咽痛或喉核红肿等肺胃热盛之症，选用连翘、板蓝根、玄参、赤芍清热利咽，散结消肿；若痰多蕴结咽喉者，选用浙贝、射干、桔梗祛痰散结利咽。

病案举例

姜某，女，12岁。初诊日期：2004年1月23日。

反复咳嗽二十余天，服用抗生素类药物4天，曾有一度好转，但两天后复发，续服前药不效。曾常规服用止咳化痰之中药，诸如桑白皮、黄芩、川贝母、款冬花、紫菀、前胡、白前、百部等十余天，疗效不显。现症：咳嗽，呈阵发性刺激性干咳，无痰，早晚较重，咽喉肿痛，纳食可，睡眠尚可，大便略干，小便黄，舌红，苔薄黄，脉略数有力。查体：咽部充血，双肺呼吸音清，余未见异常。胸片示心肺膈未见异常。诊断为喉痹（肺胃蕴热），治宜清解肺胃，清咽利喉。

射干10g，牛蒡子15g，桔梗12g，重楼15g，桑白皮15g，地骨皮15g，生石膏30g（先煎），炒莱菔子15g，僵蚕10g，薄荷10g（后下），甘草5g。

4剂，水煎服。嘱患儿禁食甜咸酸辣凉等刺激之品。

服药4天后，前症大减，偶咳，前方减石膏，继服4剂，后病愈。

（二）桔梗配紫苏，用于风寒咳嗽

刘老认为，桔梗和紫苏两药都能止咳，且桔梗宣肺祛痰，紫苏发表散寒，两药相配可用于风寒咳嗽痰稀者，并常与白前、杏仁等降气止咳药同用。

病案举例

李某，女，15岁。初诊日期：1995年5月23日。

4天前患儿受寒后出现鼻塞，打喷嚏，今见咳嗽，以晨起咳甚，有痰，色白而清稀，食欲尚可，二便正常，舌苔薄白而润，脉浮略缓。证属外感风寒咳嗽，治宜疏风散寒，宣肺止咳。

紫苏10g，防风10g，荆芥10g，白前10g，杏仁10g，百部10g，紫菀10g，前胡10g，枇杷叶10g，茯苓12g，桔梗12g，陈皮6g，甘草6g。

3剂，水煎服。

（三）桔梗配半夏，用于痰湿咳嗽

刘老认为，桔梗开肺，止咳化痰，半夏降逆，燥湿化痰，两药相配有宣肺降气、化痰止咳的功效。

病案举例

张某，男，13岁。初诊日期：2003年4月23日。

咳嗽二十余天，平素易感冒，咳嗽痰多，质稀而易咳出，伴见全身困重，欲睡，食欲欠佳，二便正常，舌质淡，苔薄白，脉浮缓。此乃痰湿内阻，治宜健脾燥湿，宣肺化痰，方选二陈止嗽散加减。

半夏10g，桔梗10g，杏仁10g，川贝母10g，百部10g，紫菀10g，白术10g，茯苓15g，黄芪15g，陈皮6g，甘草6g。

6剂，水煎服。

（四）桔梗配贝母，用于淋巴结肿大

川崎病的淋巴结肿大，小儿传染性单核细胞增多症颈、腋、腹股沟淋巴结肿大，均属温热病范畴，究其病因病机，为毒热灼津炼液为痰，流注经络，则瘰疬丛生（淋巴结肿大），治疗重在清热解毒，化痰消肿，行瘀散结。

刘老认为，桔梗、贝母两药除都能祛痰止咳外，桔梗又能开郁排脓，贝母又善清热散结，两药相配，有消痰气郁结的功效，常与普济消毒饮、消瘰丸等共同治疗淋巴结肿大。

胖大海

胖大海味甘淡性凉，归肺、大肠经，为梧桐科植物胖大海的干燥成熟种子。《本草纲目拾遗·果部上》言其“治六经之火”，其开肺气、清肺热，善疗咽喉干燥疼痛，于肺热声哑更具显功。刘老常用其治疗肺热声哑，干咳无痰，咽喉干痛，热结便闭。

（一）清肺利咽治喉痹

慢性喉痹患者常自觉咽中不利、咽痒，咽部充血而色暗红，咽后壁淋巴滤泡增生，最易伴发感染而致咳嗽，发则常缠绵难愈。中医辨证多为阴虚及壅热闭喉或夹瘀血，故用清肺热和宣肺之药无效，刘老临证时选用胖大海、木蝴蝶等利咽之品治之。

小儿喉源性咳嗽亦常见，主要临床表现是喉间作痒则咳，不痒不咳，无痰或少痰，咳声从喉间发出。多因风、火、燥等异气侵袭咽喉所致。咽喉为肺胃之门户，外邪初受，咽喉必累，肺胃蕴热，痰湿上渍，或气阴两虚，虚火上炎，皆能咽痒致咳，故治咳勿忘利咽止痒。选方用药宜清轻宣利之品，不宜厚味重浊之物。如《临证指南医案》论治咳嗽，主张“一切药品，总皆主乎轻浮，不用重浊气味，是所谓微辛以开之，微苦以降之，适有合乎轻清娇脏之治也”。刘老选药偏爱木蝴蝶、胖大海、蝉蜕、薄荷、牛蒡子、板蓝根等。

病案举例

（1）阴虚喉痹案

齐某，男性，16岁。初诊日期：1999年5月8日。

咳嗽已有2月余，服用多种中西药品无效。刻诊：患儿咳嗽不甚，时有声音嘶哑，自觉咽中不利，不咳时常发出吭吭之声，咽干而痒。查体：咽部充血而色暗红，咽后壁淋巴滤泡增生。诊断为慢性喉痹，证属阴虚，邪热闭喉，治宜养阴清热利咽。

玄参10g，麦冬10g，桔梗8g，牛蒡子8g，薄荷8g（后下），射干8g，蝉衣6g，胖大海9g，木蝴蝶10g，甘草3g。

3剂，水煎服。

服药后咳减，继服6剂而愈。

（2）阴虚喉痹案

王某，女，18岁。初诊日期：2004年4月25日。

咳嗽十余天，痰多色白，胸闷，咽痒，大便干，尿不黄，舌苔薄，舌中心质黯紫，脉弦滑。证属肺热津伤，血热痰凝。治宜清热凉血，化痰利咽。

生地15g，玄参10g，浙贝10g，丹皮10g，桑白皮10g，炙杷叶10g，桔梗10g，杏仁10g，全瓜蒌15g，白芥子6g，蝉蜕6g，射干10g，胖大海10g，黄芩10g，炒山栀10g，霜桑叶6g，玄明粉3g（冲），炒莱菔子15g。

7剂，水煎服。

（3）阴虚喉痹案

肖某，女，9岁。初诊日期：1995年2月7日。

咳嗽反复2年余，现咽部不适即咳。查体：咽充血，咽后壁淋巴滤泡增生，色红，舌质正红，舌苔薄白腻。证属肺阴不足，燥火上冲咽喉，治宜润肺利咽，清金化痰。

北沙参10g，麦冬6g，桑白皮10g，炒黄芩6g，百部10g，浙贝10g，薄荷6g（后下），胖大海9g，蝉蜕5g，板蓝根10g，生甘草5g，炙款冬花10g，牛蒡子10g。

5剂，水煎服。

（二）润肠通便治肠燥便秘

胖大海具有清热泻火及轻泻作用，再加一些润肠通便药，如柏子仁、郁李仁、火麻仁等，可治疗小儿肠燥便秘。

病案举例

艾某，女，16岁。初诊日期：1999年5月5日。

大便干燥1月余，现5日未大便，用开塞露仍然未排，腹胀，口苦口臭，纳差，寐差，黄腻苔，脉弦滑。证属热秘，治宜清热泻火，润肠通便。

栀子5g，黄芩5g，胖大海2枚，枳实5g，厚朴5g，柏子仁15g，郁李仁10g，杏仁10g，柴胡15g，甘草3g，酸枣仁20g，神曲15g，谷麦芽各15g。

3剂，水煎服。

经上述治疗患者大便通畅，腹胀略减，继续用原方加莱菔子10g，予3剂，腹胀消失，纳佳。

海藻、昆布

海藻，味苦、咸，性寒。本品苦寒泄热散结，咸寒软坚消痰。《本草纲目·草部》曰：“海藻，咸能润下，寒能泄热引水，故能消瘿瘤、结核之坚聚，而除浮肿、脚气、留饮、痰气之湿热。”

昆布味咸，性寒，咸能软坚，寒能泻热，功用同海藻，而效力较强，为治瘿瘤、瘰疬、痰火结核的常用药。《神农本草经疏·草部中品之下》曰：“昆布，咸能软坚、其性润下，寒能除热散结，故主十二种水肿、瘿瘤聚结气、瘘疮。”刘老在临床上常选海藻、昆布相须为用，治疗瘿瘤、瘰疬、痰火结核等症。

（一）治疗瘰疬

海藻玉壶汤为《医宗金鉴》之名方，有化痰软坚、消散瘿瘤之功效。瘰疬成因亦为肝气郁结，脾失健运，而致痰热内生，痰火凝结，结聚成核为病。刘老认为可选用海藻玉壶汤清热化痰，软坚散结治之，并配夏枯草、牡蛎散郁结，土茯苓清热，药证相符，用之合拍。

病案举例

陈某，男，7岁。初诊日期：2000年5月12日。

颈部多发淋巴结肿大2年余，1月前在某医院就诊，诊断为肺门淋巴结结核，今来我院要求中药治疗。病史：颈部两侧多发肿块2年余，伴盗汗严重，食欲不佳，平时易感冒及咳嗽。查体：体温37.2℃，形体消瘦，面色萎黄，颈部两侧多发性淋巴结肿大，质软，无压痛，心肺听诊无异常。舌淡苔薄，脉浮细。诊为瘰疬，治以化痰软坚散结，处以海藻玉壶汤加减。

海藻6g，昆布6g，夏枯草6g，法半夏5g，陈皮5g，连翘5g，浙贝5g，独活5g，生牡蛎10g（先煎），浮小麦10g，土茯苓10g，川芎3g。

10剂，水煎服。

药后患儿颈部淋巴结肿缩小，盗汗明显减轻，食欲增加。再以上方更进20剂，患儿颈部肿块基本消失，随访2年，未见复发，体质健壮，复查胸片示肺门淋巴结结核已全部钙化。

（二）治疗痄腮

流行性腮腺炎是由腮腺炎病毒引起的急性呼吸道传染病，西医治疗以抗病毒和对症为主。本病中医称为痄腮，因感受风热疫毒，邪热壅阻少阳，与阳明胃热上攻所致。治宜清热解毒，软坚散结，药用银花、连翘、板蓝根、夏枯草等清热解毒，桃仁、赤芍、海藻、昆布等化瘀软坚散结。

病案举例

刘某，男，9岁。初诊日期：2000年5月12日。

高热、耳下肿胀2天，体温38.5℃～39.5℃，双侧耳垂以下弥漫性肿胀2天，张口疼痛，头痛，纳呆，大便秘结，尿黄，睡眠差，无呕吐，不咳。病前有腮腺炎患者接触史。查体：体温39℃，双侧腮腺肿大，按之痛甚，咽充血，腮腺管口红肿，心肺检查无异常，舌质红，苔黄，脉弦实有力。血常规检查：白细胞$4\times10^9/L$，淋巴细胞0.72，中性粒细胞0.28。西医诊断：流行性腮腺炎；中医诊断：痄腮（热毒蕴结型）。治宜清热解毒散结，普济消毒饮加减。

黄芩10g，柴胡10g，连翘10g，牛蒡子10g，黄连6g，薄荷5g（后下），大黄6g（后下），昆布8g，板蓝根15g，马勃3g，僵蚕6g，海藻12g。

2剂，水煎服。

服药后热退，上方去黄连、大黄，加桃仁10g，赤芍6g，继服3剂，后上述症状体征消失。

（三）治疗乳疬

小儿乳房异常发育症是儿童性早熟表现之一，性早熟是指女孩在8岁前出现第二性征的病变。小儿乳房异常发育症属中医学乳疬范畴，是因肝脾不调，气血瘀阻所致。刘老自拟疏肝理脾汤治疗小儿乳房异常发育症，方中八月札、木香、佛手、荔枝核调理肝脾，通畅气机；柴胡、炒枳壳、夏枯草、生牡蛎、海藻疏肝经之气滞，软坚散结；丹参、赤芍、白芍疏通肝经之血络以止痛；瓜蒌皮、瓜蒌仁利气宽胸润燥，是治疗乳疾之要药。诸药相合，共奏疏肝理脾，活血散结之功。

病案举例

吴某，女，6岁。初诊日期：2001年8月12日。

乳房肿块伴疼痛15天，精神烦躁，时感乏力，食欲欠佳，大便干燥。查体：右侧乳晕处可触及一枚2cm×2cm肿块，压痛（+）。舌质淡红，苔薄黄，脉弦。胸片、血象均正常。中医诊断为乳疬，治宜疏肝理脾，活血散结。

木香5g，荔枝核7g，佛手6g，柴胡5g，夏枯草10g，炒枳壳5g，海藻10g，昆布10g，生牡蛎10g（先煎），丹参6g，赤芍9g，白芍9g，瓜蒌皮7g，瓜蒌仁7g。

5剂，水煎服。

二诊：服药5剂后，乳房肿块缩小，疼痛减轻，大便通畅，精神好转，但胃纳仍不佳，继服5剂。

药后乳房肿块消失，余症均好转，为巩固疗效，续服5剂，后随访已愈。

（四）治疗传染性单核细胞增多症

传染性单核细胞增多症是由EB病毒引起的单核－吞噬细胞系统增生性疾病，小儿时期多见。中医学认为其病因为温疫时邪，热、毒、痰、瘀是主要病机。温疫邪毒为阳邪，极易化火生热。热毒壅盛，蒸腾于里，郁结于咽部，则临床上出现发热持续不退，咽峡炎等；邪热炼液为痰，痰火热毒上攻，瘀滞经络，发为全身淋巴结肿大；痰火热毒内郁，血热互结，气血瘀滞肝脾而致肝脾肿大。故热毒是引发本病的主要病因。而小儿为稚阴稚阳之体，发病容易，传变迅速，感染热毒后，病势极易向纵深发展而出现痰核征象。故刘老在发病早期即清热解毒，同时加入化痰散结、活血理气之品，以截断病邪，扭转病势，并将此法贯穿于治疗的始终，使热退的同时，淋巴结和肝脾肿大也得到了有效控制，使其尽快消退，从而缩短病程。常用药物有金银花、黄芩、玄参、柴胡、夏枯草、浙贝、丹参、赤芍、蒲公英、僵蚕。热重加生石膏、知母；咳重痰多加炙麻黄、杏仁、瓜蒌；全身淋巴结肿大、肝脾肿大明显加海藻、昆布、生牡蛎。

海浮石

海浮石，味咸，性寒，归肺经。别称浮石、石花、海石、水泡石、浮水石、羊肝石。功效清肺化痰，软坚散结，主治痰热咳嗽，瘿瘤，疮肿。朱震亨云："海石，治老痰积块，咸能软坚也。"《本草纲目》曰："浮石，气味咸寒，润下之用也。故入肺除上焦痰热，止咳嗽而软坚，清其上源，故又治诸淋。"刘老对于顽痰老痰常用海浮石；治热痰，常配瓜蒌、贝母；肺热久咳，痰中带血，配青黛、山栀、瓜蒌；软坚散结，清化痰火，常配牡蛎、贝母、海藻。

（一）海浮石清热化痰，治热咳痰喘

小儿卫外功能未固，外邪每易由表而入，迅速传变，而肺主气，司呼吸，外合皮毛，故病邪易侵袭肺系。在外邪中，风为六淫之首，因此外邪常以风为先导侵袭机体，迅速从表入里，化热炼痰。另外，临床上常见小儿热病后咳嗽不止，此为外感热病后余热未尽，肺热化火，炼液成痰，从而导致痰浊内阻，气道壅遏，气逆于上，出现咳嗽。临证可见咳嗽频频，咳痰稠黄而黏，或伴发热，口臭口干，舌质红，苔黄，脉滑数，证属痰热壅肺，治宜清热化痰。

病案举例

（1）痰热壅肺咳嗽案

刘某，男，4岁。初诊日期：2003年4月9日。

患儿患热病后出现咳嗽，咳痰稠黏而黄，口干，咽红，舌质红，苔黄，脉滑。证痰热壅肺咳嗽，治宜清肺化痰。

荆芥6g，紫苏9g，川黄连1.5g，黄芩9g，桔梗9g，旋覆花15g，橘络15g，炙款冬花12g，炙白前12g，炙百部12g，海浮石10g，陈皮3g，姜竹茹3g，炒谷麦芽各10g。

2剂，水煎少量频服。嘱忌食鸡、鱼、蛋类。

（2）痰热哮喘案

黄某，男，5岁。初诊日期：2001年3月4日。

患儿自3岁起患哮喘，每年均发病数次。两天前哮喘再发，症见喉中哮鸣有声，胸高喘促，痰黄稠，发热面赤，腹胀便秘，舌红，苔黄厚。查体：肋间隙增宽，双肺呼吸音增粗，满布哮鸣音。胸片示肺气肿征。诊断为支气管哮喘，证属热哮之痰热证，治以清热化痰。

黄芩10g，杏仁10g，栀子10g，桑白皮10g，瓜蒌仁10g，贝母6g，海浮石10g，冬花10g，化橘红10g，茯苓10g，桔梗6g，甘草6g。

5剂，水煎服。

服药3天后，哮喘明显减轻，已能平卧。继续加减服之，1周后哮喘即停。

（二）海浮石清火化痰，治肺热久咳

小儿所思不遂，肝经郁热，日久化火，或因情志刺激，肝火冲逆，均可犯肺诱发咳嗽，证属木火刑金。临证可见咳嗽、痰中带血，最宜用青黛、山栀、瓜蒌、海浮石清火化痰以止血。

病案举例

王某，女，18岁。初诊日期：2000年5月4日。

咳嗽十余天。患者十余天前因生气突发咳嗽阵作，咳时面赤，痰少质黏，痰中带血，血色鲜红，常感痰滞咽喉，咳之难出，并伴胸胁胀满，口苦咽干，大便秘结，小便短赤，舌质红，苔薄黄少津，脉弦数。某医院诊断为慢性咽炎急性发作，经服阿莫西林、吗啉胍、复方甘草片等药治疗无好转，遂寻中医治疗。脉症合参，证属肝火犯肺，肺热津伤，肺失清肃，气机上逆，方用泻白散、咳血方、四逆散合方加减。

桑白皮10g，地骨皮10g，青黛10g，栀子10g，海浮石10g，柴胡10g，白芍10g，枳实10g，川贝10g，瓜蒌10g，玄参15g，麦冬10g，知母10g，诃子6g，甘草6g，桔梗5g。

5剂，水煎服。

（三）海浮石软坚散结，治痰热瘰疬

刘老在治疗痰热阻络型瘰疬时，常用黛蛤散合消瘰丸配海浮石加减，常用药物：青黛、海蛤粉、玄参、浙贝、牡蛎、海浮石、连翘、赤芍、夏枯草、当归、桃仁、红花、甘草等。

第十三章　止咳平喘药

苦杏仁

苦杏仁味苦、微温，入肺、大肠二经。《神农本草经·木》认为杏仁主"咳逆上气"；《名医别录·下品》称杏仁能"解肌"；《本草纲目·果部》称"杏仁能散能降，故解肌散风、降气润燥、消积治伤损药中用之"。表明杏仁能"宣"能"降"，杏仁之辛温能祛肌表之邪，杏仁之味苦能令上逆之气肃降，既宣且降，还肺宣发肃降之职，故能止咳平喘。《珍珠囊补遗药性赋·主治指掌》谓杏仁能"除肺热，治上焦风燥，利胸中气逆而喘促，润大肠气闭而难通"。《本草纲目·果部》载"杏仁散结润燥，除肺中风热咳嗽……昼则便难，行阳气也；夜则便难，行阴血也。故虚人便闭，不可过泄。脉浮者属气，用杏仁、陈皮；脉沉者属血，用桃仁、陈皮（李杲）。"由于大肠主传导，以通为顺，与肺相表里，故肺气的正常肃降有助于大肠的传导，杏仁能润肠，又可肃降肺气，故具通便之功。因此杏仁具有止咳平喘、润肠通便之功效，用于咳嗽气喘、肠燥便秘等症。刘老在临床上对杏仁的运用非常广泛，常用其治疗小儿寒热痰盛喘咳、厥逆上气痰喘和大便秘结等症。

（一）杏仁配桔梗，宣肺降气，止咳平喘

杏仁味苦能降，不管是《小儿药证直诀·卷下》中"治小儿肺虚，气粗喘促"的阿胶散，还是《幼幼集成·咳嗽证治》中"治乳食冲脾，伤风咳嗽，面赤身热，痰多喘嗽"的葶苈丸、"治诸痿喘呕"的清燥救肺汤，抑或是《幼幼集成·哮喘证治》中"治风寒闭肺而作哮喘"的苏陈九宝汤，皆使用了杏仁来降肺止咳。而桔梗性辛平，归肺经，具开宣肺气、祛痰、排脓之功效，与杏仁配伍，一宣一降，使肺之气机调畅，共奏止咳平喘之功。刘老在临床上治疗邪郁肺经之咳嗽，症见咳嗽有痰伴鼻塞、咽干等肺窍不利之症，常化裁杏苏散来宣肺散邪，止咳化痰以调肺，方中就使用了杏仁、桔梗以宣降肺气。

病案举例

患儿，男，9岁。

咳嗽1周，下午咳甚，有痰，咽干咽痛，鼻塞，无发热，纳减。查体：咽红，双肺呼吸音粗糙，舌红苔黄。此为邪郁化热入肺，肺失宣降，肺气上逆而咳。通调水道失司，水聚为痰，故而有痰。治以宣肺散邪，止咳化痰，方用杏苏散加减。

杏仁10g，苏子5g，芦根30g，竹叶10g，牛蒡子10g，炙杷叶10g，紫菀10g，百

部10g，炙菰笋10g，贯众10g，前胡10g，桔梗3g，莱菔子5g，钩藤10g（后下），生姜2片，大枣5枚。

7剂，水煎服。

（二）杏仁配麻黄，辛温开肺，止咳平喘

风寒咳嗽是小儿肺系疾患中一种常见证候，治以疏风散寒，开肺止咳，方用三拗汤。方中麻黄辛温、微苦，归肺经，可表散风寒，使邪从外解，肺气宣通。《本草纲目·草部四》谓其“乃肺经专药，故治肺病多用之”。一般解表生用，平喘炙用。杏仁降气止咳，甘草和中。杏仁、麻黄相配，取其散邪降气、开肺止咳之功。正如《幼科发挥·肺所生病》所言：“咳嗽有二，风寒外感者，痰饮者，如因感冒得之者，必洒洒恶寒，鼻流清涕，或鼻塞，宜发散，加减五拗汤主之。”五拗汤即三拗汤加紫苏叶、苦梗，也是用来治疗风寒咳嗽，麻、杏相伍，以立散寒宣肺降气止咳之功。此外《幼幼集成·哮喘证治》中治寒邪入肺而作哮喘的五虎汤，其中也用了麻黄、杏仁辛温开肺。书中指出：“盖哮喘为顽痰闭塞，非麻黄不足以开其肺窍。”刘老在临床上多用华盖散（三拗汤加苏子、橘红、桑白皮、赤苓）加减治疗小儿风寒咳嗽，其中取炙麻黄宣发肺气，此即刘老治咳八法中的宣法。由于小儿为稚阴纯阳及少阳之体，感邪后易从热化，故所患热病居多，虽为风寒咳嗽，很快亦会热化，所以在主方中少加清热之品，先证而治。若出现高热，加生石膏、栀子；痰多，加半夏、陈皮、紫菀；表寒重者，加防风。

病案举例

刘某，男，6岁。

咳嗽2周余，近日受凉后加重，有痰咳之不出，伴鼻流清涕，时有喷嚏，不发热，面黄瘦少，呼吸略粗，苔白脉缓。正如《幼幼集成·咳嗽证治》中所言：“肺寒者嗽多痰清，而白而喘，恶风多涕。”故辨属咳嗽之风寒证，法当散邪开肺，取方华盖散加减。

水炙麻黄2g，杏仁10g，炙甘草3g，苏子3g，橘皮3g，橘络1.5g，前胡3g，桔梗3g，莱菔子3g，象贝母5g，旋覆花5g（包），葱头3个。

3剂，水煎服。

二诊：药后咳减，痰黏不易咳出，涕转稠浊，口干欲饮，纳差，苔白厚腻，脉微数。系肺为邪郁，外而化热，致肺失清肃，当予清肺宣上，以化郁邪，以上方加生石膏25g（先煎）治之，获愈。

（三）杏仁配石膏，清热止咳平喘

小儿体属纯阳，化热最速，不论外邪犯肺，还是痰湿阻肺，日久或失治误治，均可使邪从热化而闭肺，发生热证之咳喘。杏仁入肺经，味苦能降，且兼疏通之性，降中有宣，故能止咳平喘，但其性温，故尚需与辛寒入肺经之石膏相配，共奏清热止咳平喘之功。《幼幼集成·哮喘证治》云：“夫喘者，恶候也，肺金清肃之令不能下行，故上逆而为喘……故吼以声响言，喘以气息名。凡喉以水鸡声者为实，喉如鼾声者为

虚。虽由于痰火内郁，风寒外束，而治之者不可不分虚实也。有因外感而得者，必恶寒发热，面赤唇红，鼻息不利，清便自调。邪在表也，宜发散之，五虎汤。”即哮喘是因痰气交阻于气道，致肺失清肃，肺气上逆，引动伏痰而发。治疗当辨寒热虚实，五虎汤治疗外寒内热之实喘证，其中杏仁降气平喘，石膏性寒清肺热，杏、膏相配，肺之热清气降，以助咳止喘停。此外，书中治疗“肺热之极，阳火熏蒸”而致的咳嗽所采用的清燥救肺汤中，也使用了清热、降气止咳的杏仁和石膏。在《幼幼集成·哮喘证治》及《幼科发挥·肺所生病》中均提到五虎汤治肺喘，其中杏仁除配麻黄宣肺散邪之外，还与石膏相伍清热降气。刘老在临床上治疗痰热内羁之喘咳病，症见咳嗽、喘息、痰鸣，或伴见发热、面赤、唇红、口渴、大便干、小便黄、舌红苔黄或腻，常取方麻杏石甘汤加味，增强其清热化痰之功。如热盛，初期可加黄芩、黄连、栀子，后期可加泻白散清热；痰黄稠、量多，可加竹茹、天竺黄、瓜蒌、浙贝清化热痰。此即刘老治咳八法中的清法。

病案举例

患儿，女，1.5岁。

咳嗽3天，发热2天。服罗红霉素、止咳糖浆后效不显。症见：阵发性串咳，伴痰响，微喘，纳眠欠佳，轻微鼻扇，便秘溲赤。查体：体温38.8℃，面赤唇红，舌红，苔微黄而腻，纹紫现于气关。辨属痰热闭肺证，取方麻杏石甘汤加味。

炙麻黄3g，杏仁10g，生石膏25g（先煎），生甘草3g，苏子3g，连翘10g，莱菔子3g，炙杷叶5g，象贝母5g，桔梗3g，黄芩5g，焦三仙各12g。

服药后热渐退，不喘，咳嗽、痰响减轻，舌红苔黄，效不更方，继上方加减治之。

（四）杏仁配麻子仁，润肠通便

肠燥津枯，传导失司，可致大便秘结。《伤寒明理论·脾约圆方》曰：“麻仁、杏仁，润物也，润可去枯，脾胃干燥，必以甘润之物为之主，是以麻仁为君，杏仁为臣。”此用杏仁是取其润导之功，配多脂之麻子仁更增加其润肠通便之功效。另外《幼幼集成·大便证治》中对小儿便秘进行了详细论述，如：“夫饮食之物，有入必有出也。苟大便不通，出入之机，几乎息矣，急宜通之，使旧谷去而新谷得入，然有实闭有虚闭，最宜详审。如形实气实脉实又能食者，有可下之证则下之，如八正散、承气汤、木香槟榔丸之类，择而用之，中病即止，不可过也。而形虚气虚脉虚而兼食少者，虽有可下之证，宜缓不宜急，但用保和丸加枳实微利之。如平素便难者，血不足也，宜润肠丸、蜜导法……润肠丸治老人虚人小儿产妇大便闭结。”该润肠丸方中除使用了火麻仁、桃仁、金井胶之外，还用了杏仁，就是取其润肠通便之意。由于小儿为稚阴之体，热病、大病或吐泻之后，或平素恣食香燥之品，常致大肠津液不足，肠道传导失司而便秘，此多为虚秘。所以在治疗此类便秘时，不可妄用大黄、芒硝等攻伐之品，贪图一时之快，而致小儿日后便秘日盛而成顽秘，宜以润导为主，以治其本，从而顾护小儿稚阴之体。刘老临证治疗小儿热证咳喘兼见大便干结时，在辨证论治的基础上加入杏仁降气润肠，以奏止咳通便之功。

苏　子

苏子，味辛，性温，无毒，归肺、大肠经。《名医别录·中品》言其“主下气，除寒中”。《本草纲目·草部三》记载：“苏子与叶同功，发散风气宜用叶，清利上下则宜用子也”，并可“治风顺气，利肠宽中，解鱼蟹毒”。《本经逢原·芳草部》云：“诸香皆燥，唯苏子独润……性能下气，故胸膈不利者宜之，与橘红同为除喘定嗽、消痰顺气之良剂。”故苏子具有降气平喘、润肠通便之功效，用于治疗痰壅气逆、咳嗽气喘、肠燥便秘等证候。

《小儿药证直诀·五脏所主》指出：“肺主喘。”《小儿药证直诀·咳嗽》言：“夫嗽者，肺感微寒。”《小儿药证直诀·五脏病》曰：“肺病，闷乱……气短喘急。”《幼科发挥·肺所生病》也云：“诸气上逆喘逆，皆属于肺。”也就是说，肺系疾病主要见症为咳喘，为肺气上逆所致。故不论痰饮水湿，还是寒热邪气，壅塞于肺，抑或是肺之气阴不足，失于濡润，所致肺失宣降，肺气上逆者，皆可出现咳喘，故降肺气之逆成为治疗咳喘的主要方法，同时也成为刘老治咳八法（宣、肃、疏、通、温、清、补、敛）中的一法，即肃降肺气之肃法。苏子归肺经，功擅清利下气，故常用来治疗咳喘证。例如《幼科发挥·肺所生病》在治疗咳嗽“有痰甚气弱不可下”时，选用“润下丸主之”，在化痰理肺之时加入苏子、莱菔子降气止咳。在治疗“肿胀之病，常有喘者”时，“宜苏子降气汤主之”。苏子降气汤首载于《太平惠民和剂局方·治一切气》中，乃治疗上实下虚之喘咳证，其中苏子降气止咳平喘为君药，配以半夏、前胡祛痰，肉桂温肾纳气，佐以生姜、苏叶散寒宣肺。又如《幼科发挥·肺所生病》中论述喘嗽时曰：“肺主喘嗽，喘有顺逆，嗽有新旧，须辨明之……嗽新者，因风寒中于皮毛。皮毛者，肺之合也，肺受风寒之邪，则发为咳嗽。其证或鼻流清涕，或鼻塞者是也。宜发散，华盖散作丸服之，即三拗汤加减法也……治肺感风寒，痰壅咳嗽。”也就是说用华盖散来治疗风寒犯肺夹痰之咳嗽，即取三拗汤疏风散寒的同时还加入苏子降气，陈皮、茯苓等化痰。此外，该书中还记载用“加减三奇汤”来“治伤乳嗽，痰涌吐乳”，其中选用苏子，也是取其降气止咳之意。而刘老认为对于咳嗽痰壅伴见大便秘结者，宜用苏子攻下痰食，降气而止咳，临证时以三子养亲汤加减治疗小儿痰多咳喘证。三子养亲汤原载于《韩氏医通》，用来治疗痰壅气滞之咳嗽，方中苏子降气行痰，止咳平喘。

病案举例

（1）湿痰蕴肺痰鸣案

张某，女，1岁。

喉间痰鸣半月，曾在某医院用抗生素治疗效果不理想，痰壅气逆，无发热，面黄不华，纳差，腹胀，大便酸秽，舌红苔白厚，纹滞。证属脾虚生痰，痰湿蕴肺，治宜健脾化湿，降气化痰，三子养亲汤合二陈汤加减。

苏子2g，莱菔子2g，白芥子3g，法半夏5g，橘红3g，茯苓6g，炒白术5g，陈胆星5g，砂仁末2g，炒川厚朴1.5g，姜皮1g，炙甘草3g。

3剂，水煎服。

二诊：服药后痰鸣减，腹胀松，纳食增，大便可，唯面黄，精神尚不振，舌红苔白。继健脾助运，以绝生痰之源，守原方加减。

炒半夏5g，橘红3g，茯苓6g，炒白术6g，党参6g，砂仁末1.5g，苏子3g，莱菔子3g，焦三仙各12g，炙甘草3g，煨姜2片，小红枣3枚。

（2）风热咳嗽案

王某，女，6岁。

流涕、咳嗽4天，少痰，鼻塞，流浊涕，口干，唇红，纳差，二便尚可，舌尖红，苔薄白微腻，脉浮。查体：咽充血，双侧扁桃体无肿大，双肺呼吸音稍粗，未闻及干湿啰音。证属风热咳嗽，治当疏风清热，宣肺降逆。

辛夷10g，苍耳子5g，玄参10g，板蓝根10g，山豆根5g，前胡5g，杏仁10g，苏子5g，枇杷叶10g，半夏10g，桔梗3g，鲜芦根30g，淡竹叶10g，焦三仙各10g。

7剂，水煎服。

百部

百部，味甘，性微温，归肺经，《名医别录·中品》言其“止咳嗽上气”；《本草纲目·草部七》曰：“杀蛔虫、寸白、蛲虫（《日华子本草》）”，且“百部亦天门冬之类，故皆治肺病杀虫。但百部气温而不寒，寒嗽宜之。”故百部具有润肺下气、止咳、杀虫功效，用于新久咳嗽、肺痨咳嗽、百日咳等，其甘润苦降，微温不燥，无论外感还是内伤咳嗽、暴咳、久咳、百日咳，皆可用之。外用治疗头虱、体虱、蛲虫病。

（一）润肺止咳

百部味甘，归肺经，可润肺止咳，性微温，故多用治寒咳。如《小儿药证直诀·卷下》“治肺寒壅嗽，微喘”时，即选用“百部丸”，方中麻黄、杏仁疏散外邪，宣肃肺气，而百部温润，用来止咳。又如《医学心悟》止嗽散治疗风邪犯肺之咳嗽，该方温润平和，不寒不热，其中百部配紫菀、白前润肺化痰止咳。该书中还记载用“月华丸”治疗肺肾阴虚之久咳、痰中带血或久嗽，其中天冬、麦冬、生地、熟地、沙参、阿胶滋阴补血，百部润肺。刘老在临床上将百部与桔梗、白前、荆芥等相配，治疗外感咳嗽；与贝母、紫菀等相配，治疗“顿咳”。

病案举例

患儿段某，女，3岁。

咳嗽十余日。自入秋以来，患儿阵阵频咳，咳时面红气粗，甚则鼻腔出血，口干欲饮，舌红苔薄黄，纹紫。证属邪犯肺卫之顿咳，治宜宣肺降逆止咳。

水炙麻黄3g，百部6g，炙紫菀5g，旋覆花5g（包），前胡5g，苏子5g，杏仁10g，黄芩5g，橘红3g，象贝母5g。

3剂，水煎服。

二诊：服药后咳嗽次数减少，仍阵咳，咳后尚鼻衄，口干欲饮，舌红苔黄纹紫。

此为邪郁化热，有迫血之虞，治宜清肺止咳。

黄芩 5g，炙紫菀 5g，百部 6g，杏仁 10g，桔梗 3g，冬瓜仁 10g，粉丹皮 5g，鲜茅根 30g，血余炭 5g，象贝母 5g，侧柏炭 10g。

3 剂，水煎服。

（二）杀虫

百部有杀虫作用，擅治蛲虫。《圣济总录·蛲虫》云："蛲虫甚微细，若不足虑者。然其生化众多，攻心刺痛，时吐清水，在胃中侵蚀不已，日加羸瘦……咬人下部痒。"蛲虫虽细小如线，但其雌虫夜间在小儿肛周排卵，致肛门奇痒，影响小儿睡眠。同时，损伤小儿脾胃，致气血生化无源，影响小儿生长发育。因此临证时要积极治疗蛲虫病，一般多采用外治法，常选用百部杀虫。有文献报道一简便方治疗蛲虫病，即百部 20g，蛇床子 15g，煎汤外洗肛门，每日 1 次，连用 2～3 次，有止痒杀虫作用。刘老在临床上也用百部加减其他驱虫药组成复方来治疗蛲虫病。

病案举例

李某，女，3 岁。

肛门瘙痒 1 月余。患儿每于夜晚则述肛门痒，常以手搔之，日久肛周皮肤出现发红，破溃流水，夜间烦躁，睡眠不安，其家长述夜间曾见有细小白虫在患儿肛门周围活动，纳食可，二便尚调，舌红苔薄白。

本病诊断属蛲虫病，辨证为湿热郁蒸，治以清热利湿杀虫，并结合灌肠法外治。同时嘱其家长煮烫或暴晒患儿衣服、被褥，蔬菜瓜果要洗净，嘱患儿饭前便后要洗手，勤剪指甲讲卫生。

百部 6g，胡黄连 5g，使君子肉 10g，贯众 10g，槟榔 5g，苦楝根皮 10g，川椒 3g，芦荟 3g。

水煎服。

另：百部 15g，蛇床子 15g，黄柏 6g，每晚煎水 200ml，候温，于晚九时灌肠，连续三晚。

紫　菀

紫菀，性味苦、甘、微温，归肺经。《神农本草经·草（中品）》载其"主咳逆上气，胸中寒热结气"。《本草纲目·草部五》言其"调中，消痰止渴，润肌肤，填骨髓（大明）。益肺气，主息贲（好古）"。《名医别录·中品》谓其"主治咳唾脓血，止喘悸，五劳体虚，补不足，小儿惊痫"。紫菀能温润肺气，开泄肺郁，具有下气化痰之功，为止咳要药，用于痰多咳喘及肺虚久咳。

咳嗽有外感、内伤两类，《幼科发挥·肺所生病》指出小儿咳嗽的原因不外乎痰饮与风寒外感两种，并云："凡咳嗽有痰有气，痰出于脾，气出于肺……故治痰咳，先化其痰，欲化其痰者，先理其气……理肺中之气……理脾中之痰，此治咳之大略也。"强调了治疗痰咳，要注意化痰理气。紫菀功善祛痰止咳，温而不燥，润而不腻，故可与其他药物配伍，用治新久、寒热、虚实咳嗽。例如《医学心悟》止嗽散治疗风邪犯肺之咳嗽，其中紫菀与荆芥、百部、白前相伍，祛风化痰止咳；《金匮要略》射干麻黄汤治疗痰饮郁结之咳喘，其中紫菀配款冬花、半夏、细辛、干姜以温化寒痰下气。《幼幼集成·万氏痘麻·见形证治歌》在论述小儿痘疹时云："凡痘初出，若口中之气腥臭冲人，此肺中邪火熬煎炎燥，故令腥臭出于口，急与清金泻火汤解之"，以"谨防肺痈"，方中选用紫菀茸与黄芩、石膏、知母、黑栀仁配伍来清肺化痰。该书中还记录一简便方，即用紫菀微炒与杏仁共捣如泥，炼蜜为丸，治疗"小儿咳嗽声不出"。刘老临证时在辨证的基础上将紫菀与其他药物相伍应用，以化痰降气止咳，如与杏仁、苏叶相伍，宣肺散寒止咳，与知母、川贝相配，滋阴清热止咳。

病案举例

（1）肺寒咳嗽案

张某，男，5岁。

咳嗽半月。阵咳不已，痰多清稀，形寒畏风，鼻流清涕，纳欠佳，形体消瘦，小便清，大便未行，舌红苔薄白，脉缓。证属肺寒咳嗽，以温肺散寒法治之。

苏叶3g，苏子2g，炙紫菀5g，杏仁10g，砂仁末2g，橘皮3g，法半夏3g，淡干姜1g，莱菔子3g，桔梗3g，葱头3个。

3剂，水煎服。

二诊：服药后患儿咳嗽大减，痰质略厚，纳食较前好转，二便如常，舌红苔白，脉无数象。肺寒尚无尽散，中气待复，继温肺散寒，兼和中。

苏子3g，苏梗3g，炙紫菀5g，杏仁10g，砂仁末1.5g，茯苓6g，橘红3g，法半夏3g，炒白术6g，莱菔子3g，桔梗3g，焦三仙各12g，煨姜2片，小红枣3枚。

3剂，水煎服。

（2）阴虚咳嗽案

刘某，女，7岁。

咳嗽5天。鼻衄后咳嗽，少痰，咽干，喜饮冷，颧赤，形体干瘦，舌红苔白，脉细数。证属阴虚火旺之咳嗽，治宜滋阴清肺止咳。

知母5g，炒黄柏6g，生地10g，麦冬6g，当归6g，白芍10g，炙紫菀5g，桑白皮6g，炙杷叶6g，川贝母5g，杏仁10g。

3剂，水煎服。

服药后咳嗽大减，脉尚细数，效不更方，守方加减。

（3）肺虚咳嗽案

患儿李某，男，5岁半。

咳嗽1周余，伴少痰，喘息，多汗，面白泛青，无发热，纳尚可，二便调，舌淡，苔白。证属肺虚咳嗽，治当敛肺止咳平喘。

乌梅10g，五味子10g，苏子10g，葶苈子3g，紫菀10g，辛夷10g，苍耳子5g，玄参10g，板蓝根10g，山豆根5g，地龙10g，钩藤10g，秦皮10g，紫石英10g。

3剂，水煎服。

马兜铃

马兜铃，味苦、微辛，性寒，归肺、大肠经。《本草纲目·草部》言其“治肺热咳嗽，痰结喘促，血痔瘘疮（《开宝本草》）。”《本草纲目·草部七》曰：“马兜铃体轻而虚，熟则悬而四开，有肺之象，故能入肺。气寒味苦微辛，寒能清肺热，苦辛能降肺气。”具有清肺、止咳、平喘、清肠、清痔之功效，用于肺热喘咳，痰中带血，痔疮肿痛等症。

《小儿药证直诀·五脏所主》云：“肺主喘。实则闷乱喘促，有饮水者，有不饮水者；虚则哽气，长出气。”《小儿药证直诀·肺脏怯》曰：“唇白色，当补肺阿胶散主之。……脾肺病久，则虚而唇白。脾者，肺之母也，母子皆虚，不能相营，故名曰怯。”《小儿药证直诀·卷下》又云：“肺主唇白……阿胶散治小儿肺虚，气粗喘促。”另外，《幼科发挥·肺脏主病》用“阿胶散治久嗽肺无津液”，即阿胶散可治疗肺阴虚燥热之咳喘证，其中阿胶养血滋阴补肺，甘草、糯米补脾和中，杏仁降气平喘，牛蒡子利咽，此外还选用了马兜铃清肺热而止咳喘。故《本草纲目·草部七》曰：“钱乙补肺阿胶散用之，非取其补肺，乃取其清热降气也，邪去则肺安矣。”故苦寒之马兜铃可以清热降气止咳。

小儿久咳不愈，耗伤肺之气阴，卫外不固，易为外邪侵袭，致肺失宣降而咳。对于此阴虚热盛之咳喘，刘老在临床上常化裁补肺阿胶散以养阴补肺止咳，其中即取马兜铃清肺止咳。不过因有马兜铃致肾衰的报道，故目前临床已经很少应用。

枇杷叶

枇杷叶源于《名医别录·下品》，性味苦平，入肺、胃经。《新修本草·果部》言其“主呕逆，不下食”。《本草纲目·果部二》曰：“枇杷叶气薄味厚，阳中之阴。治肺胃之病，大都取其下气之功耳。气下则火降痰顺，而逆者不逆，呕者不呕，渴者不渴，咳者不咳矣。”“治胃病以姜汁涂炙，治肺病以蜜水涂炙，乃良。”枇杷叶具有和胃降逆、降气止咳之功效，是治疗肺逆咳喘的良药。且其炮制时需刷去毛，如《本草纲目·果部二》云：“恭曰凡用须火炙，以布拭去毛。不尔射人肺，令咳不已。或以粟秆作刷刷之，尤易洁净。”

（一）降气止咳

《小儿药证直诀·五脏病》曰：“肺病，闷乱，哽气，长出气，气短喘急。”《幼幼集成·咳嗽证治》曰：“夫肺为华盖，口鼻相通，息之出入，气之升降，必由之路，故专主气……使气上而不下，逆而不收，充塞咽嗌，故令咳嗽也。”咳嗽乃肺系疾病的主症，肺失宣降，肺气上逆为咳嗽的基本病机，因此宣降肺气是治疗咳嗽的原则。枇杷叶苦平，能降利肺气，故而止咳。如《幼幼集成·咳嗽证治》采用清燥救肺汤治疗“肺热之极，阳火熏蒸”所致咳嗽，即取枇杷叶肃降肺气之意。临证治疗咳嗽时，将其与其他宣降肺气的药物配伍使用，使得肺气宣降相宜，则咳嗽自止。刘老认为，凡咳嗽，皆可随证加减与之配伍应用。如肺热咳嗽，桑菊饮加炙杷叶、竹茹、象贝母；痰热咳嗽，麻杏石甘汤加黄芩、海浮石、炙杷叶；凉燥咳嗽，杏苏散加天花粉、炙杷叶；食积咳嗽，可宗曲麦二陈汤加连翘、炙杷叶；脾虚咳嗽，宗六君子汤加象贝母、炙杷叶。此即《小儿药证直诀·咳嗽》所曰："治嗽大法：盛即下之，久即补之，更量虚实，以意增损。"也正如《幼幼集成·咳嗽证治》所述："故治者各因其虚实寒热而调之，斯无误矣。"

病案举例

患儿彭某，男，4岁。

咳嗽2天。干咳，鼻塞，喷嚏，流清涕，纳差，时晨起干呕涎沫，精神、二便如常。查体：唇红面赤，舌红苔薄白，脉浮数。此属肺热咳嗽之轻证，治宜疏风宣肺止咳，桑菊饮加减。

霜桑叶6g，菊花5g，杏仁10g，连翘6g，鲜芦根30g，薄荷2g（后下），牛蒡子5g，炙杷叶5g，象贝母5g，姜竹茹2g，橘皮3g。

3剂，水煎服。

（二）和胃降逆

《幼幼集成·呕吐证治》曰："夫呕吐者，阳明胃气下行则顺，今逆而上行，故作呕吐。盖小儿呕吐，有寒有热有伤食……其病总属于胃。"故小儿呕吐，无论外感寒热，内伤饮食，还是情志失宜，素体虚弱，终属胃失和降，胃气上逆所致。因此，和胃降逆成为治疗小儿呕吐的大法。枇杷叶味苦能降，归胃经，故具有和胃降逆止吐之功，临证时若见有小儿呕吐，或以呕吐为主症，或呕吐伴见于其他疾病的过程中，可在辨证的基础上随证加用枇杷叶止呕。且如前所述要刷去毛，炙用才好。如《幼幼集成·呕吐证治》中治疗"小儿胃热呕吐，外证面赤烦躁，身热作渴，手足心热者"，除用黄连、石膏外，另有一方即"用枇杷叶火上炙之，刷净毛，每用叶三片，煎汤热服"。刘老在临床上治疗小儿呕吐，往往在辨证的基础上加用可降逆止呕的炙杷叶。

病案举例

患儿杨某，男，6岁。

呕吐半天。半天前患儿进食较多食物后出现呕吐，非喷射性，为胃内容物，无胆汁，已吐2次，伴轻微咳嗽，有痰，夜卧不安，二便尚可，无头痛。查体：体温37℃，面萎黄，颈软，舌淡红，苔薄白，脉细滑。证属脾胃不和之呕吐，治宜理脾和胃。

黄连2g，竹茹5g，干姜1g，半夏3g，藿香10g，黄芩10g，炙杷叶10g，杏仁10g，紫菀10g，百部10g，焦三仙各10g，灶心土15g（包）。

3剂，水煎服。

另予小儿香橘丹口服。

桑白皮

桑白皮，味甘，性寒，归肺经。本品始载于《神农本草经》。《本草纲目·木部》载："治肺气喘满，虚劳客热头痛（《药性论》）。"《名医别录·中品》言其"去肺中水气，止唾血热渴，水肿，腹满，胪胀，利水道，去寸白，可以缝金创"；《本草纲目·木部》曰："桑白皮长于利小水，乃实则泻其子也，故肺中有水气及肺火有余者宜之。"还言其可"泻肺，利大小肠，降气散血"。故桑白皮具有泻肺平喘、利尿消肿之功，用于肺热喘咳，水肿胀满尿少，面目肌肤浮肿等病证。

（一）泻肺平咳喘

《幼幼集成·咳嗽证治》曰："经曰，热伤肺。由儿衣太厚，爱养过温，伤于热也……故令咳嗽也。"因为肺为娇脏，不耐寒热，而且小儿体属稚阴纯阳，少阳相火易旺，所以将养过温易致肺热，从而使肺气失于清肃，上逆而咳。此即为热咳，而热可以是风热、痰热、湿热、火热，抑或是虚热，虚实之热均可令儿咳，故临证时可通过清热（疏风散热、化痰清热、燥湿清热、清解热毒、养阴清热等）使得肺气正常宣降而止咳。桑白皮性寒，能清泻肺之实热，故可止咳喘。《幼幼集成·咳嗽证治》又言："咳而喉中介介有声，面赤发热心烦，或咽喉痛声哑者，此肺病兼见心证，宜清宁散。"并指出："清宁散治心肺有热而令咳嗽，宜从小便利出。"清宁散中用桑白皮是取其泻肺热止咳之意，一方面因性寒而清肺热，另一方面其可利小便而使心肺之热从小便而解。该书述及"治气逆而咳，面白有痰"的"清肺饮"及"治气逆咳血，痰中见血"的"人参冬花膏"中均使用了桑白皮，亦是取其泻肺平喘咳之意。另外，《小儿药证直诀·咳嗽》指出："有肺盛者，咳而后喘，面肿，欲饮水，有不饮水者，其身即热，以泻白散泻之。"《小儿药证直诀·肺虚热》又言："治之散肺虚热，少服泻白散。"在这里，泻白散用来治疗肺热咳嗽，其中桑白皮清肺止咳。刘老在临床上宗泻白散加减治疗此类肺热咳喘，方中桑白皮亦取泻肺止咳平喘之意。

病案举例

刘某，女，5岁。

咳嗽4周。频频顿咳，咳则弯腰曲背，连声不已，咳甚呕吐痰食，混以血块，目赤颧赤，甚至二便自遗，舌红无苔，脉数。证属邪郁化热，伤及肺络之咳嗽，治当清肺降火，佐镇咳止血之品，方用泻白散加减。

桑白皮6g，地骨皮6g，黄芩5g，知母5g，贝母5g，黑山栀炭3g，侧柏炭3g，茜草5g，蛤粉炒阿胶10g，干藕节30g，车前子15g（包）。

（二）利尿消肿

《幼幼集成·肿满证治》云："凡肿自上而起者，皆因于风，其治在肺，宜发散之……肿自下而起者，因于肾虚水泛，或因于脾气受湿，宜渗利之。"由于肺主通调水道，下输膀胱，脾主运化水湿，肾主水，所以肺、脾、肾三脏对全身水液代谢起着重要的调节作用，如果肺失通调，或脾失运化，或肾失主水，则致水液停滞，泛溢肌肤，发为水肿。故水肿证多为本虚标实，调肺、健脾、温肾为治其本，利水渗湿消肿为治其标。桑白皮归肺经，以通调水道利尿而消肿。如《幼幼集成·肿满证治》一书中，用参苏饮合五皮汤治疗“自上而起”的水肿，其中就使用了桑白皮来利尿消肿。刘老在临床上将桑白皮与茯苓、猪苓等利尿消肿药配伍，宗五皮饮之意，在辨证的基础上随证加减治疗小儿水肿证。

病案举例

王某，女，3岁5个月。

眼睑浮肿3天。晨起眼胞浮肿，发热无汗，鼻流清涕，咳嗽不爽，小便不利，大便如常，舌红苔白，脉数。证属水肿之风水证，治宜宣肺发汗，分利小便，宗越婢汤合五皮饮加减。

水炙麻黄3g，生石膏25g（先煎），茯苓皮10g，桑白皮6g，生姜皮1.5g，大腹皮10g，橘皮5g，泽泻6g，防风5g，防己6g，炒川椒目2g，干浮萍2g。

5剂，水煎服。

二诊：服药后目肿大消，身热已解，咳嗽轻微，小便趋利，苔白脉缓。此风水渐消，效不更方，继用上方加减。

水炙麻黄3g，杏仁10g，桑白皮5g，茯苓皮10g，大腹皮6g，生姜皮1.5g，橘皮5g，泽泻6g，猪苓6g，旋覆花5g（包）。

3剂，水煎服。

葶苈子

葶苈子，性寒，味辛、苦，入肺、膀胱经。《神农本草经·草（下品）》载其“主癥瘕积聚……破坚”。《本草纲目·草部三》曰：“疗肺壅上气咳嗽，止喘促，除胸中痰饮（《药性论》）。”且述其“大抵甜者下泄之性缓，虽泄肺而不伤胃；苦者下泄之性急，即泄肺而易伤胃，故以大枣辅之。然肺中水气……满急者，非此不能除。但水去则止，不可过剂尔”。故葶苈子苦降辛散，性寒清热，专泻肺中水饮及痰火而平喘咳，泄肺气之壅闭而通调水道、利水消肿，故常用于治疗痰饮证。

（一）葶苈子配大枣，以补助泻

葶苈子入肺经，有泻肺平喘、利水消肿之功；大枣甘缓补中，能培补脾胃，顾护中气，与葶苈子合用，既能缓和葶苈子峻猛之性，使泻肺而不伤正，又可培土利水，佐葶苈子利水消肿。二药相合，共奏泻痰行水、下气平喘之功。《小儿药证直诀·咳嗽》云：“八九月间，肺气大旺，病嗽者，其病必实，非久病也。其证面赤痰盛身热，法当以葶苈丸下之……若伤风咳嗽五七日，无热证而但嗽者，亦葶苈丸下之，后用化痰药。”并指出：“治嗽大法……更量虚实。”所以治疗咳嗽当辨虚实寒热，葶苈丸所治咳嗽为痰热实证，且痰饮盛于热，方中选用甜葶苈即取其泻痰平喘之意。另外《幼幼集成·哮喘证治》在治疗“口燥咽干，大小便不利”的肺热哮喘证及《幼幼集成·咳嗽证治》治疗“乳食冲脾”的“痰多喘嗽”时，也都采用了葶苈丸，大抵取甜葶苈来泻肺化痰利水，从而痰饮化而喘咳平。不过《幼科发挥·调理脾胃》中云：“人以脾胃为本，所当调理。小儿脾常不足，尤不可不调理也。调理之法，不专在医，唯调乳母，节饮食，慎医药，使脾胃无伤，则根本常固矣……故用药者，偏寒则伤脾，偏热则伤胃也。”《景岳全书·小儿则·药饵之误》亦有类似论述：“小儿气血未充，一生盛衰之基，全在幼时。此饮食之宜调，而药饵尤当慎也。”也就是说小儿用药要注意时时处处顾护脾胃，所以葶苈丸中选用了泻下性缓的甜葶苈，并且在配制的过程中也“与蒸陈枣肉和捣为丸”，再缓其峻烈之性，并取枣肉和中以助其利水化痰，制成丸剂，则图峻药缓功。正因于此，《幼幼集成·咳嗽证治》中指出葶苈丸乃“乳食伤脾痰甚者及壮实小儿可用之”，如果虚弱小儿痰盛咳喘是否可用呢？《幼科发挥·肺所生病》中指出：“久嗽不已，胸高起如龟壳，此名龟胸，难治。宜家传葶苈丸主之。”即仍保留葶苈子化痰泻肺，但去峻烈之防己、牵牛，加炒苏子、陈皮缓治，仍以枣肉为丸。总之，在使用葶苈子时，要注意顾护小儿脾胃。刘老治疗小儿咳喘，症见胸满，喉中痰声辘辘，甚则咳逆上气不得卧，面目浮肿，小便不利等，在辨证的基础上加葶苈子以泻肺化痰止咳，虽未加大枣，但中病即止，不过剂。

病案举例

患儿，男，4岁。

咳嗽半月，症见痰多，色白，微喘，纳差，面白泛青，二便调，舌淡苔白。查体：双肺呼吸音粗，可闻及痰鸣音。证属痰湿蕴肺咳嗽，治当燥湿化痰。

苏子5g，莱菔子5g，葶苈子3g，辛夷10g，苍耳子5g，玄参10g，板蓝根10g，山豆根5g，紫菀10g，炙枇杷叶10g，百部10g，半夏5g，黄芩10g，干姜1g，钩藤10g，地龙10g，焦三仙各10g。

7剂，水煎服。

按：患儿咳嗽日久，耗伤肺气，子盗母气，致脾气虚弱，失于运化，水湿内停，聚而生痰，上贮于肺，使肺失清肃，肺气上逆，故见咳嗽、微喘、咳痰；脾胃纳运相济，脾失运化，则胃失受纳，故见纳差；金虚木侮，故见面白泛青。故辨属咳嗽之痰湿蕴肺证，实乃本虚标实，以肺脾气虚为本，痰湿壅盛为标。先治其标，故法以燥湿化痰，方用三子养亲汤合辛苍五味汤加减。化裁三子养亲汤，去白芥子，加泻肺化痰之葶苈子。刘老临证时注重调肺，故这里加用辛苍五味汤通鼻窍、利咽喉，使得肺窍得以宣通，来助止咳；半夏、干姜温化痰浊，黄芩苦燥化痰湿，同时干姜与黄芩，一辛一苦，辛开苦降，使得气机调畅；炙杷叶、紫菀、百部降气化痰止咳；焦三仙运脾健胃；地龙既可平喘，又可与钩藤一起平肝息风以泻肝。《小儿药证直诀·五脏所主》云：“假如肺病又见肝证，咬牙，多呵欠者，易治，肝虚不能胜肺故也。若目直，大叫哭，项急顿闷者，难治，盖肺久病则虚冷，肝强实而反胜肺也。视病之新久虚实，虚则补母，实则泻子。”虽然本病案中尚未出现目直、项急等肝强证，但已有面白泛青之肝证迹象，故用地龙、钩藤先证而治以泻肝，体现出刘老注重治未病思想。

（二）通利水道

葶苈子入膀胱经，具有通利水道之功。《伤寒论·辨太阳病脉证并治下》治疗水热互结之结胸证的大陷胸丸中用了葶苈子以利水。另外在《幼幼集成·肿满证治》中有一简便方“治头面手足俱肿”，就是用苦葶苈和蒸大枣肉和而为丸，服后“则小便多，肿自消也”，此方中也取葶苈子利水消肿之意。且《幼幼集成·伤湿证治》在“治中湿发黄作热，大小便涩”时，选用茵陈饮，其中用了甜葶苈利水，伍以茯苓，使湿从小便而解，以利水祛湿退黄。《小儿药证直诀》论述疮疹时说：“小儿在胎十月，食五脏血秽，生下则其毒当出，故疮疹之状，皆五脏之液……其疮出有五名：肝为水疱，以泪出如水，其色青小”，治疗时当“辨视轻重……有大热者当利小便，有小热者宜解毒”。也就是说，治疗疮疹时，以清热解毒为主，必要时可佐以利湿。因此《幼幼集成·水痘露丹证治》中论：“水痘似正痘……明净如水泡，形小如豆，皮薄，痂结中心，圆晕更少，易出易靥……自始至终，唯小麦汤为准。”而小麦汤方中除用了知母清热之外，还用了滑石、葶苈子等利水渗湿。

白　果

白果，性平，味甘、苦、涩，有小毒，归肺经。始载于《绍兴本草》；《本草纲目·果部二》载：“其气薄味厚，性涩而收，色白属金。故能入肺经，益肺气，定喘嗽，缩小便”，“生食降痰，消毒杀虫”。其具有敛肺定喘、收涩止带、缩尿功效，并兼能化痰，为治疗咳喘痰多之要药。

（一）敛肺定喘

小儿咳喘日久，邪气已去，肺气虚弱，为防肺气耗散，可加收敛之品。例如《幼幼集成·咳嗽证治》云：“咳而久不止，并无他证，乃肺虚也，只宜补脾为主，人参五味子汤。”因为虚者补其母，所以肺虚补脾，在此基础上加入五味子敛肺。同样刘老在论治咳嗽时提出治咳八法，其中之一法即为敛法，是为小儿咳喘病后期邪去正虚咳喘而设，常选用白果、乌梅、五味子、诃子等敛肺。其中白果性涩而收，归肺经，具有敛肺定喘之功，此即《幼幼集成·咳嗽证治》所谓“收其耗散之金，得返清肃之令”。

病案举例

王某，女，10岁。

反复咳喘6天。患儿6天前受凉后出现咳嗽、喘息，有痰，夜间咳喘较甚，伴鼻塞，流清涕，唇红，口干，纳尚可，夜眠差，大小便尚可，舌红，苔白根腻，脉数微滑。风寒外束，引动伏痰，痰郁化热，而发哮喘，治当宣肺降气，祛痰清热平喘，方宗定喘汤。

白果6g，五味子3g，水炙麻黄3g，款冬花5g，法半夏5g，桑白皮6g，黄芩5g，杏仁10g，炙杷叶6g，莱菔子5g，葱头3个，生姜2片。

3剂，水煎服。

二诊：服药后喘定涕止咳减，脉缓，夜眠可，但仍有痰，纳欠佳，舌红苔白。证属外邪已解，痰浊未净，以六君子汤加减健脾化痰治本善后。

党参6g，土炒白术10g，茯苓10g，炙甘草3g，炒半夏5g，橘红5g，神曲10g，炒麦芽10g，煨姜2片，小红枣3枚。

7剂，水煎服。

按：本病辨为哮喘，《幼科发挥·肺所生病》云："或有喘病，遇寒冷而发，发则连绵不已，发过如常，有时复发，此为宿疾。"故哮喘是一种反复发作的疾病。由于小儿肺脾常不足，肾常虚，若肺、脾、肾三脏功能失调，水液聚为痰饮，留伏体内，则成为哮喘反复发作的夙根。在遇到外邪、发物或情志不遂、劳倦等诱因时，常促其发作。本例患儿即是如此，故辨属风寒外感，引动宿痰，痰郁化热之哮喘证。治以宣肺降气，祛痰清热平喘，宗定喘汤加减。定喘汤首载于《摄生众妙方》，为风寒外束、痰热内蕴之咳喘证所设。方中麻黄辛而宣散，白果涩而收敛，两药一收一散，开肺散邪而不耗伤肺气，敛肺平喘而无留邪之弊。同时配伍黄芩、桑白皮、半夏、款冬花、杏仁清热化痰降气平喘。在本病例中刘老随证加入莱菔子、炙杷叶以助消痰降气，葱头以通鼻窍，少佐五味子酸敛而防肺气耗散。诸药相合，使邪散、痰化、热清、气降，从而喘咳自平。此病案实为本虚标实之证，且以标实为急，故急者治其标，以散邪清化痰热为主；同时灵活运用了敛法，敛散相配，而无闭门留寇之嫌。不过敛法的应用要审慎，当有邪气留伏时，不可一味收敛而使邪无出路，加重患儿病情。

《幼幼集成·咳嗽证治》曰："有痰无声谓之嗽，脾湿动也。"《幼科发挥·肺所生病》亦述："皆饮食之所化，脾总司之也……虚则不能运化精悍之气以成荣卫，其糟粕之清者为饮，浊者为痰，留于胸中，滞于咽嗌，其气相搏，浮涩作痒，介介作声，而发为咳嗽也。故治痰咳，先化其痰，欲化其痰者，先理其气。陈皮、枳壳以理肺中之气，半夏、茯苓以理脾中之痰。"也就是说，因痰而咳者，当健脾化痰以求其本。本患儿服前药后，外邪以解，病势渐缓，缓则治本，故健中焦以化痰湿，以六君子汤为主方健脾化痰，并加入神曲、炒麦芽健胃和中以助受纳。

（二）收涩止遗

肺主通调水道，下输膀胱。《幼幼集成·小便不利证治》云："经曰：膀胱者，州都之官，津液藏焉，气化则能出矣。又曰：膀胱不利为癃，不约为遗溺。"《杂病源流犀烛·尿色》又言："肺虚则不能为气化之主，故溺不禁也。"也就是说肺气虚可导致小儿发生遗尿。而白果性涩主收，归肺经，故敛肺之外亦可止遗缩尿。有文献报道单独使用白果可治遗尿，依年龄、症状、病程长短，每岁1枚，最多不超过20枚，煨熟后去心去皮，每晚服1次，10日为一疗程，疗效很好。然而小儿遗尿的原因很多，除肺气虚之外还有其他因素。如《幼幼集成·小便不利证治》所述的"小便自出而不禁者，谓之遗尿。睡中自出者，谓之尿床。此皆肾与膀胱虚寒也。"即肾阳虚也可致遗尿。小儿肝经湿热亦可致遗尿发生。另外《景岳全书·杂证谟》中强调："凡治小便不禁者，古方多用固涩，此固宜然；然固涩之剂，不过固其门户，此亦治标之意，而非塞源之道也。……故治水者必须治气，治肾者必须治肺……然后相机加以固涩之剂之佐，庶得治本之道，而源流如度，否则徒障狂澜，终无益也。"所以在治疗小儿遗尿时，不可只用白果等收敛之剂见尿止遗，只顾其标，不顾其本，临证当审因度势，辨证论治，从而收到不专止遗而遗尿自止之效。

第十四章 安 神 药

磁 石

磁石习称“活磁石”、“灵磁石”，为矿石中吸铁能力强者。味咸，性寒，归肝、心、肾经，可镇惊安神，平肝潜阳，聪耳明目，纳气定喘。《神农本草经·玉石（中品）》称其“主周痹风湿，肢节中痛……除大热烦满及耳聋”。《本草纲目·石部》言其“治肾家诸病，而通耳明目”。《本草从新·金石部·石类》指出其可“治恐怯怔忡”。《本草便读·金石类》言其可“引金气以下行，气纳喘平”。

磁石质重沉降而有镇惊安神之功，味咸入肾又有益肾之效，可护真阴，镇浮阳，安心神。故刘老常配伍珍珠母用于治疗肾虚肝旺，肝火上炎，扰动心神，或惊恐气乱，神不守舍所致之心神不宁、惊悸、失眠甚至癫痫等证。多发性抽动症为肝风内动所致，肝气郁结，化火生风，肝阳上亢，鼓动阳明痰热，上扰神明，故患儿常有脾气暴躁，容易激怒，冲动任性，缺乏自我控制能力，甚至举手打人或自伤等焦虑症状。治疗时以磁石及珍珠母配伍，每收良效。

病案举例

程某，男，16岁。初诊日期：1997年4月6日。

患儿两年前无明显诱因出现眨眼、喉中吭吭、点头，于当地医院就诊，诊断为“抽动－秽语综合征”。予口服硫必利控制，但症状时有加重反复，今来求诊。刻下症见：频频眨眼，喉中吭吭，鼓肚，上课注意力不集中，小动作多，脾气暴躁，冲动任性，喜食冷饮，纳可，大便两日一行，不干，舌尖红，苔黄，脉数。证属肝阳上亢。

辛夷10g，苍耳子6g，玄参10g，板蓝根10g，山豆根5g，黄连3g，菊花10g，白附子5g，蝉衣3g，僵蚕10g，青果10g，枳壳10g，郁金10g，磁石15g（先煎），珍珠母15g（先煎），钩藤10g，全蝎3g，山栀5g，淡竹叶10g。

20剂，水煎服，每日1剂。

二诊：眨眼、喉中吭吭等抽动症状明显好转，上课注意力较前好转，脾气仍急躁。效不更方，上方加减继服20剂。

三诊：眨眼、喉中吭吭基本消失，可控制自己不发脾气，原方加减继服以巩固疗效。

龙　骨

龙骨，味甘、涩，性平，归心、肝、肾经，具有镇惊安神、平肝潜阳之功。煅龙骨收敛固涩，外用还可吸湿敛疮，生肌止血。《神农本草经·兽（上品）》称其可治疗“咳逆，痢脓血，女子漏下，癥瘕坚结，小儿热气惊痫”。《名医别录·上品》曰：“汗出，夜卧自惊，恚怒……止汗，小便利，溺血，养精神，定魂魄，安五脏。”《药性论》云：“逐邪气，安心神，止冷痢及下脓血，女子崩中带下，止梦泄精，梦交，治尿血，虚而多梦纷纭加而用之。”刘老常言龙骨取收敛固涩作用时宜煅用，余皆生用，且用量15～30g为宜，入煎剂需先煎。

（一）龙骨配朱砂、酸枣仁，治疗心神不宁

刘老认为龙骨质重，有很好的镇惊安神之效，为重镇安神之要药，可用于治疗各种神志失常之患。将龙骨与朱砂、酸枣仁、柏子仁等安神之品配伍同用，共奏安神之效。

病案举例

王某，男，12岁。初诊日期：1996年5月8日。

患儿半个月前看恐怖片后出现心慌意乱，胸部满闷如塞，倦怠乏力，眠欠安，多梦，故来诊。查体：面色苍白，舌红苔薄，脉虚，时有结脉。心电图检查正常。证属心神涣散，治宜镇定安神。

龙骨15g（先煎），珍珠母15g（先煎），远志10g，菖蒲10g，茯神10g，生地10g，当归10g，酸枣仁10g，柏子仁10g，五味子10g。

3剂，水煎服，每日1剂。

二诊：心慌胸闷减轻，夜卧可，结脉偶及。原方减五味子、生地，加麦门冬10g，丹参6g。5剂，水煎服。

三诊：诸症得安，心悸已定，结脉消失。继服3剂，巩固疗效。

（二）龙骨配桑螵蛸、牡蛎等，用于滑脱诸证

龙骨味涩，煅用有收敛固涩之功，刘老言凡遗精、滑精、遗尿、尿频、崩漏、带下、自汗、盗汗等多种正虚滑脱之证，皆可用之，随症加减。

病案举例

王某，男，8岁，山东菏泽人。初诊日期：1995年10月6日。

患儿主因遗尿4年就诊。4年前曾因惊吓后出现遗尿，夜间经常尿床，伴多梦，易惊，曾多次到几家医院检查均未发现器质性病变，经多方治疗效果不明显，故来诊。查体：面色青暗，舌质淡红，苔薄白，脉细而无力。证属肾虚不固，治宜温补肾气，镇摄止遗。

补骨脂10g，桑螵蛸10g，台乌药10g，益智仁10g，石菖蒲10g，熟地10g，山药

10g，山茱萸10g，茯苓10g，泽泻10g，丹皮10g，煅龙牡各15g（先煎）。

15剂，水煎服。

二诊：患儿面色略转红润，遗尿次数较前明显减少，唯纳食较前略差，仍多梦，易惊，舌脉同前。上方加炒枣仁10g，焦三仙各10g。15剂，水煎服。

三诊：患儿面色红润，纳食可，夜间多梦、易惊等明显好转，仅偶尔出现遗尿现象。上方加减配成丸药，服用2个月以巩固疗效。

半年后，家长来函告知患儿已痊愈。

琥　珀

琥珀为古代松科植物的树脂埋藏地下经年久转化而成的化石样物质。其味甘，性平，归心、肝、膀胱经，可镇惊安神，活血散瘀，利尿通淋，外用还可作为生肌敛疮药物。《名医别录·上品》称其“安五脏，定魂魄……消瘀血，通五淋”。《本草拾遗·解纷（一)》言其“止血，生肌，合金疮”。《本草衍义补遗·琥珀》曰：“今方用为利小便，以燥脾土有功，脾能运化，肺气下降，故小便可通。若血少不利者，反致其燥急之苦。”刘老在临床使用中强调琥珀用法，言其不入煎剂，研末冲服。

（一）琥珀配胆南星、天竺黄、全蝎，镇惊息风

琥珀质重，有镇心定惊安神之功，可安五脏，定神魄。小儿心常有余、肝常有余的生理特点决定了临床易见心惊、肝风的病证。刘老认为，小儿心神怯弱，肝气未盛，感受外邪后易从火化，从而导致火热伤心生惊、伤肝动风的证候，而脾常不足的特点又易使小儿出现脾运不足，生湿生痰，故临床常用琥珀配胆南星、天竺黄、全蝎治疗感冒夹惊、暴受惊吓、惊恐夜啼、热病之后等病，共奏镇惊安神、豁痰开窍、平肝息风之功。

病案举例

杨某，男，2岁。

患儿3天前受到惊吓后出现双目直视，心烦急躁，白天目触异物、耳闻异声后出现神志不安，甚至惊抖，入夜则啼哭，睡中作惊，易醒，紧偎母怀，见到明亮灯光后可缓解。面色时青时白，指纹紫滞。此为惊恐扰神，治疗以镇惊安神为主，配以豁痰开窍，平肝息风。

琥珀粉1.5g（冲服），远志10g，石菖蒲10g，胆南星10g，天竺黄10g，全蝎10g，钩藤10g，石决明10g。

3剂，水煎服。

药后患儿精神明显转佳，神志转清，继服3剂巩固疗效。

（二）琥珀利尿通淋，治疗淋证、癃闭

琥珀具有利尿通淋之功，可用于淋证尿频、尿急及癃闭小便不利等证。刘老言琥珀可散瘀止血，更适宜于血淋，且单用一味即可收效，若治疗热淋、石淋可配伍金钱

草、海金沙、木通等利尿通淋之品。

病案举例

刘某，男，12岁。

患儿平素体壮，突于就诊前2日出现不明原因尿血，伴尿频、尿急、尿痛，尤其尿后少腹疼痛。晨起眼睑稍紧，无发热，无腰痛。刻下症见面色白，口唇干，舌红少津，苔薄白，脉数。尿常规检查：蛋白（+），红细胞满视野。血常规未见明显异常。证属毒热伤血，治疗以凉血通淋为原则。

车前子10g（包），金钱草15g，瞿麦10g，黄柏10g，白花蛇舌草15g，小蓟15g，冬葵子10g，琥珀粉3g（分冲）。

4剂，水煎服。

药后尿色变淡，继服4剂，血尿消失，复进4剂以巩固疗效，后连续三次查尿常规均为阴性。

炒枣仁

炒枣仁为酸枣仁炒后之品，味甘、酸，性平，入心、肝、胆经，可养心益肝，安神敛汗。《神农本草经·木（上品）》称其“主心腹寒热，邪结气聚，四肢酸疼湿痹”。《名医别录·上品》称其可治疗“烦心不得眠……虚汗，烦渴，补中，益肝气，坚筋骨，助阴气”。《本草纲目·木部三》言：“（酸枣仁）其仁甘而润，故熟用疗胆虚不得眠，烦渴虚汗之证。”刘老认为，炒枣仁养心阴、益心肝之血而有安神之效，故多将其用于心悸、怔忡、失眠、健忘等由心肝血虚，心失所养而致者。若由肝虚有热、心脾气虚或心肾不足引起，可随证配伍加减。

病案举例

李某，女，12岁。

患儿因考试压力大，1周前开始出现心烦不安，夜间入睡困难，心中烦热，口干，纳差，精神稍倦怠，舌红，苔薄黄，脉弦细。证属心肝阴虚，治宜滋养心肝之阴。

酸枣仁10g，百合10g，知母10g，茯苓10g，甘草3g，北沙参10g，麦门冬10g，丹参10g，生谷芽10g。

6剂，水煎服。

二诊：服药后已能入眠，夜间烦热消失，仅大便略干燥，舌脉同前。上方加柏子仁10g，再服4剂巩固疗效。

柏子仁

柏子仁味甘，性平，归心、肾、大肠经，其功用与炒枣仁相似，但药力稍逊，即养心安神，润肠通便。《神农本草经·木（上品）》称其“主惊悸，安五脏，益气，除湿痹”；《本草纲目·木部一》言“养心气，润肾燥，安魂定魄，益智宁神”，“柏子仁性平而不干不燥，味甘而补，辛而能润，其气清香，能透心肾，益脾胃”。

柏子仁甘润，有养心安神之效，与酸枣仁同样亦多用于阴血不足、心神失养之心悸怔忡、虚烦不眠。但柏子仁不入肝经，故主要适宜于心阴虚及心肾不交之心悸失眠。刘老效《本事方》，将本品与五味子、人参配伍，治疗心阴不足所致的虚烦不眠、惊悸、盗汗甚效。

病案举例

李某，男，8岁。

患儿因1年前惊吓后经常汗出，夜间尤甚，甚则湿透枕巾、床单，经多家医院诊治均未见效。刻下症：消瘦，手足心热，舌红少苔，脉细数。证属心阴不足，治宜滋阴清火，养心止汗。

柏子仁10g，酸枣仁10g，麦冬10g，天冬10g，生地15g，当归10g，丹参15g，玄参10g，党参10g，五味子10g，浮小麦10g，麻黄根6g。

3剂，水煎服。

3剂后汗出大减，上方再服6剂，诸症皆除。

灵　芝

灵芝属多孔菌科，是一种药用真菌，常用其子实体。中医药学长期以来将其视为滋补强壮、固本扶正的代表药物，素有“仙草”、“瑞草”之称。《神农本草经》中将灵芝列为上品，记载灵芝有紫、赤、青、黄、白、黑六种，认为，“久食，轻身不老，延年神仙”。《本草纲目·菜部五》记载：“青芝，补肝气……赤芝味苦、平，无毒，益心气，补中，增智慧……黄芝，益脾气，安神……紫芝，利关节，保神，益精气，坚筋骨，好颜色。”刘老认为，前人的这些认识，符合临床实践。灵芝味甘性平，归肺、心、脾、肾经，具有益气养心、健脾补肾的功效。刘老在临床上多用灵芝滋补之功以疗虚，与补肾益肺的冬虫夏草合用，治疗病毒性心肌炎、重症肌无力、肾病综合征等疾病，均取得良好疗效。

（一）治疗病毒性心肌炎

病毒性心肌炎临床常表现为心悸、乏力、胸闷或胸痛、多汗以及心电图异常。急性期常辨为热毒侵袭、痰热内蕴和湿热上扰型，迁延期及慢性期常辨为气阴两虚、瘀血内阻、脾肾两亏型，并且慢性期以气阴两虚最为多见，以生脉散加灵芝、冬虫夏草益气养心。

病案举例

梁某，男，11岁，山东曲阜人。初诊日期：2007年2月13日。

1年前患感冒后自觉心悸、汗多、气短、乏力，在当地医院住院，确诊为“病毒性心肌炎”，经营养心肌治疗后，症状缓解，出院后一直有心悸、胸闷不适症状，多次复查心电图示窦性心律不齐，T波低平，心肌酶检查CK－MB高于正常值。就诊时心悸，自汗多，夜寐不安，纳少，面色少华，神疲乏力，舌尖红，苔薄白，脉细。证属病久气虚，汗多阴伤，气阴两虚，血少虚羸。汗多不仅耗伤津液，而且也会耗散心气，导致气阴两伤。治当气阴两补，方用生脉散加灵芝、冬虫夏草以益气养阴，宁心安神。

党参10g，黄芪10g，麦冬10g，五味子10g，灵芝15g，冬虫夏草1根，炙甘草6g，桂枝10g，赤白芍各10g，阿胶珠10g，夜交藤15g，焦三仙各10g。

15剂，水煎服。

药后患儿精神转佳，心悸、胸闷好转，汗出减少。继守原方加减治之，先后共进六十余剂，临床症状消失，心肌酶正常，心电图大致正常，基本告愈。

（二）治疗重症肌无力

刘老根据重症肌无力“病在肌肉，症在无力”的特点，认为本病病机主要责之于脾虚。脾主肌肉、四肢，为后天之本，气血生化之源，脾旺则诸脏得养，功能自强，肌肉受益，从而健壮有力。常用升陷汤加减以益气升提，健脾通络。对于重症肌无力全身型、延髓型及肌无力危象，刘老善于运用马钱子，以通络生肌。马钱子有大毒，一般人不敢轻易内服用药。刘老观察马钱子除具有通络止痛生肌的作用外，还有祛邪清热之功。刘老认为马钱子副作用大，小儿难以耐受，必须炮制后方可入药，且小儿剂量不能超过0.6g。应用马钱子时应与大剂量的补益之品配伍，可以补偏救弊，相得益彰。如与党参、黄芪、灵芝、冬虫夏草等配伍，补脾益气，通络生肌，是治疗重症肌无力的有效方法。

病案举例

张某，女，5岁，河北衡水人。初诊日期：2005年12月8日。

眼睑下垂1年，加重伴行走困难6月余。患儿1年前出现双眼睑下垂，时轻时重，曾在河北沧州地区治疗，未见疗效。近半年来出现全身疲乏无力，尤以双下肢为重，行走困难。在北京儿童医院、北京协和医院等医院住院，确诊为全身型重症肌无力，经用溴吡斯的明、激素等治疗，无明显疗效，特来门诊求诊。现症：眼睑下垂，全身疲乏无力，行走困难，不能下蹲。舌质淡红，苔薄白，脉细。治以补脾益肾，升陷通络，方用升陷汤加味。

黄芪15g，党参15g，柴胡10g，升麻5g，桔梗5g，灵芝15g，冬虫夏草1根，熟地10g，山萸肉10g，茯苓10g，杜仲10g，马钱子0.6g（冲），当归10g，鸡血藤15g。

30剂，水煎服。

二诊：服药1月后，病情稳定，眼睑能够上提，纳食增加，但仍双下肢无力，行走较困难。继守上方加蜈蚣1条、蕲蛇肉10g，以增强疏通经络作用。

2007年6月8日复诊：患儿坚持每日服用中药1年半，现眼睑无下垂，行走可，可下蹲，但下蹲后站立稍困难。治以健脾补肾，活血通络，方用六味地黄丸加减。

党参15g，黄芪15g，熟地10g，山茱萸10g，山药10g，茯苓10g，灵芝15g，冬虫夏草1根，马钱子0.6g（分冲），杜仲10g，牛膝10g，当归10g，鸡血藤15g，蜈蚣1条，蕲蛇肉10g。

30剂，水煎服。

（三）肾炎、肾病综合征

对于肾病综合征后期、慢性肾炎，刘老常选用自拟五草汤（鱼腥草、倒扣草、益母草、车前草、灯心草）加灵芝、冬虫夏草、半枝莲等治疗。证属脾肾两虚者，加党参、黄芪、附子、茯苓等；气阴两虚者，加黄精、女贞子、白茅根；水肿兼有表证者，加麻黄、桂枝、杏仁、陈皮、茯苓皮、生姜皮，意即取上窍而利下窍，病在下而取之上。

病案举例

刘某，女，4岁。初诊日期：2007年4月13日。

患儿2个月前感冒后出现面部眼睑浮肿，于当地医院就诊，诊断为“肾病综合征”，住院治疗，浮肿消退，尿蛋白（++++）转为微量后出院。出院后门诊多次复查尿常规，尿蛋白（±）~（+），故就诊于刘老。刻下症见：面色白，精神差，乏力，尿少尿热，纳差，夜寐不安，盗汗，舌红少津，苔薄白，脉细。证属脾肾两虚，兼有湿热，治疗以健脾补肾、清热利水为法。

党参10g，生黄芪15g，鱼腥草15g，倒扣草30g，益母草15g，车前草15g，灯心草1g，白茅根30g，半枝莲15g，冬虫夏草1根，灵芝15g，焦三仙各10g，女贞子10g，旱莲草15g，生姜2片，大枣5枚。

5剂，水煎服，每日1剂。

二诊：尿热减轻，夜眠转佳，查尿蛋白（±），继服上方5剂。

后患儿以上方为基础，前后服药1月余，诸症消失，多次查尿蛋白转阴，痊愈。

夜交藤

夜交藤，又名首乌藤，为蓼科植物何首乌的藤茎或带叶藤茎，味甘，性平，入心、肝经，具有养心安神、祛风通络的功效，单用煎汤外洗可用治皮肤痒疹，收祛风止痒之效。《本草从新》言其可“补中气，行经络，通血脉，治劳伤”。刘老临床中非常注重一般情况如食欲、二便、睡眠等的调理，若有失眠多梦，心神不宁，且属阴血虚所致者，往往加夜交藤以养心安神，《本草正义·草部·蔓草类》称其可“治夜少安寐”。刘老亦将其作为佐使药用于其他各种原因所致的失眠症，每获佳效。

（一）用于失眠

夜交藤味甘，有养心安神作用，刘老认为其尤善于治疗阴虚血少，虚烦不眠，常与合欢皮、酸枣仁、柏子仁等配合应用。

病案举例

岳某，女，15岁。初诊日期：2007年3月18日。

失眠半年余。患儿平素体弱多病，近半年来由于学习压力大，导致夜间入睡难，做梦多，白天精神不振，纳少，手足心热，大便干结，舌尖红，苔少，脉细数。此为思虑劳倦，内伤心脾，脾虚血少，血不荣心，血属阴类，故可见一派阴虚之象。治宜健脾养心，补血益阴，方用归脾汤加减。

党参10g，黄芪10g，白术10g，茯神10g，当归10g，夜交藤15g，酸枣仁10g，合欢皮10g，柏子仁10g，远志6g，生地10g，玄参10g，知母10g，火麻仁10g。

7剂，水煎服。

二诊：药后患儿睡眠有所好转，食欲稍增，大便正常。效不更方，继守上方，去火麻仁，加炒谷芽10g，7剂，水煎服。

三诊：患儿睡眠基本正常，胃纳可，二便调。继守上方7剂巩固疗效。

（二）用于荨麻疹

夜交藤除具有养心安神，治疗失眠的功效外，还有养血活血、祛风止痒之功。《本草纲目·草部七》记载夜交藤主治“风疮疥癣作痒，煎汤洗浴，甚效”。刘老在临床上以夜交藤100g、艾叶50g煎汤外洗，治疗荨麻疹、过敏性皮炎等，并可配合中药内服，常用荆芥穗、防风、钩藤、夜交藤、白鲜皮、地肤子等。

病案举例

秦某，男，8岁。初诊日期：2006年10月15日。

皮肤反复痒疹1年，加重2天。近1年来患儿反复出现皮疹，瘙痒明显，夜间尤甚，服用抗组胺药可缓解。近2天全身出现红色风团疹，形状大小不一，瘙痒甚，小便短黄，舌质淡，苔薄白，脉细数。证属血虚生风，风邪犯络，气血怫郁，蕴于肌表，发为瘾疹。宗“治风先治血，血行风自灭”之旨，治当养血祛风，方用四物汤加味。

生地10g，当归10g，赤芍10g，川芎5g，荆芥穗10g，防风6g，夜交藤15g，钩藤10g，蝉蜕3g，羌活5g，独活5g，白鲜皮10g，地肤子10g。

7剂，水煎服。

二诊：药后患儿皮疹消失，二便正常。上方去羌活、独活，加灯心草1g，焦三仙各10g，7剂，水煎服。

（三）用于小儿夜啼

刘老也常将夜交藤用于小儿夜啼，认为小儿夜啼系心火内炽，肝热熏蒸三焦，上扰清窍所致。故治疗应清心平肝，安神定惊，常配伍茯神、枣仁等安神之品。

病案举例

戚某，男，6个月。

患儿入夜啼哭1周余。家长诉患儿入睡难，睡中易惊醒，醒后又啼哭不止，烦躁不安，纳差。

黄连1g，淡竹叶3g，山栀子3g，灯心草1.5g，钩藤10g，石决明10g（先煎），茯神10g，夜交藤10g，炒枣仁10g。

3剂，水煎服，每日1剂。

服药后病情明显好转，守原方再服3剂痊愈。

茯 神

茯神为茯苓菌核生长中天然抱有松根者，味甘、淡，性平，归心、脾经，有养心安神、利水消肿、补虚治劳的功效，与茯苓不同之处在于其专用于心神不安、惊悸、健忘等。临床中刘老主要将其用于心系症状，所治疗疾病的范围则甚广，如感受外邪或调养失当导致心血虚弱、心失所养而出现的小儿病毒性心肌炎。

小儿心肌炎属于中医“心悸”、“怔忡”范畴，发病多由外感风热邪毒入侵鼻咽、肺卫所致。刘老常云小儿脾气薄弱，邪毒内侵则使其运化失职，气血化源不足，极易患病。初期治疗当肃肺祛邪，护心调脉。

病案举例

范某，男，7 岁。

患儿 1 个月前患肺炎，住院治疗后痊愈。出院后患儿出现胸闷心悸，喜长出气，乏力，活动后出汗、乏力明显，纳眠尚可，故来诊。查体：面色黄，鼻腔略红肿，咽红，两肺无啰音，舌红苔白，脉数，时兼促脉。心电图示：T 波倒置。西医诊断：心肌受损。中医诊断：心悸。证属气血不足，治宜补气养血，活血化瘀。

生黄芪 15g，麦冬 10g，五味子 10g，枳壳 5g，郁金 5g，茯神 10g，当归 10g，鸡血藤 15g，丹苦参各 15g，蚤休 15g，阿胶珠 10g，生姜 2 片，大枣 5 枚。

7 剂，水煎服。

前后服药 1 月余，诸恙消失，继服巩固疗效，屡罹感冒而未复发。

远 志

远志，味苦、辛，性微温，归心、肾、肺经，有安神益智、祛痰开窍、消散痈肿之功。《神农本草经·草（上品）》称其“主咳逆伤中，补不足，除邪气，利九窍，益智慧，耳目聪明，不忘，强志，倍力”。《名医别录·上品》称其“定心气，止惊悸，益精，去心下隔气、皮肤中热、面目黄”。《药品化义·心药》云：“远志，味辛重大雄，入心开窍，宣散之药。凡痰涎伏心，壅塞心窍，致心气实热，为昏愦神呆，语言謇涩，为睡卧不宁，为恍惚惊怖，为健忘，为小儿客忤，暂以豁痰利窍，使心气开通，则神魂自宁也。”刘老在临床中比较偏用远志主入心肾的特点，助心气而宁心安神，通肾气而强志不忘，言其实为交通心肾、安宁神志之佳品，故多将其与丹参、菖蒲、郁金等配伍，用于心神不宁、惊悸不安、注意力不集中、失眠等症，共奏开窍宁神之功。

病案举例

任某，男，12 岁。初诊日期：2007 年 3 月 30 日。

患儿 2 年前开始出现眨眼、扭头，看电视、打游戏后加重，于当地医院就诊，诊断为“抽动 - 秽语综合征”。未服西药，一直服用中药汤剂，但症状未见好转，今来就诊于刘老。刻下症见：眨眼，扭头，喉中发声，喜重复语言，重复动作，家长诉上课注意力不集中，小动作多，平素易感冒，纳眠可。舌红，苔薄黄，咽红，双扁桃体未见肿大。证属肝亢风动，治疗宜采用调肺平肝、息风化痰之法。

辛夷10g，苍耳子10g，玄参10g，板蓝根10g，山豆根5g，黄连3g，菊花10g，白附子5g，蝉衣3g，僵蚕10g，青果10g，丹参15g，菖蒲10g，远志10g，郁金10g，金箔1张，钩藤10g，全蝎3g。

7剂，水煎服，每日1剂。

嘱每天看电视、打游戏时间少于半小时，尽量不看少打，注意预防感冒。

二诊：患儿眨眼、扭头等抽动症状明显好转，仍有喉中发声，诉晨起咽痒咽痛。上方减金箔，加灵磁石15g，珍珠母15g，锦灯笼10g，继服15剂。

三诊：诸症基本消失，调理善后。

第十五章　平肝息风药

石决明

石决明又名鲍鱼皮、千里光，味咸，性寒，归肝、肾经，具有平肝潜阳、清肝明目的功效。《名医别录·上品》称“主治目障翳痛，青盲”。《医学衷中参西录·药物》云：“石决明味微咸，性微凉，为凉肝、镇肝之要药。肝开窍于目，是以其性善明目。研细水飞作敷药，能除目外障；作丸、散内服，能消目内障。为其能凉肝，兼能镇肝，故善治脑中充血作痛、作眩晕，因此证多系肝气、肝火夹血上冲也。”刘老言石决明为凉肝、镇肝之要药，更适宜于肝阳上亢并肝火亢盛的头晕头痛、烦躁易怒等症，常配伍磁石降逆，再加以菊花、钩藤等清热平肝药物，临床收效甚显。

病案举例

何某，男，11岁。初诊日期：1998年2月19日。

患儿头痛近1年，几乎每日发作，有时甚至一日数次，以前额及两侧疼痛为主。CT检查未见异常，排除占位病变。平素性格急躁易怒，纳眠可。舌红，苔薄白，脉沉弦。西医诊断：神经性头痛。中医诊断：头痛。证属肝阳上亢，以清热平肝息风为治则。

磁石15g（先煎），石决明10g（先煎），菊花10g，钩藤10g（后下），地龙10g，僵蚕10g，蜈蚣1条。

3剂，水煎服，每日1剂。

二诊：服药后头痛减轻，三天内仅有一次发作，脉象基本同前，前方继服5剂。

三诊：头痛未有发作，一般情况好，继续以上方为基础，调理巩固。

珍珠母

珍珠母为贝类动物贝壳的珍珠层，味咸，性寒，归肝、心经，可平肝潜阳，清肝明目，镇心安神，研末外用可燥湿敛疮。《中国医学大辞典·蚌》称其“滋肝阴，清肝火。治癫狂惊痫，头眩，耳鸣，心跳，胸腹䐜胀，妇女血热，血崩，小儿惊搐发痉”。《饮片新参》言其“平肝潜阳，安神魂，定惊痫，消热痞、眼翳”。

（一）珍珠母配磁石，平肝潜阳、镇惊安神

珍珠母，味咸，性寒，入肝、心经，可平肝潜阳，镇心安神；磁石质重沉降，具

有镇惊安神之功，味咸入肾，又有益肾之效。刘老常将两者配伍治疗肾虚肝旺、肝火上炎、扰动心神或惊恐气乱、神不守舍所致之心神不宁、惊悸、失眠甚至癫痫等症，以及近年来发病率呈上升趋势的多发性抽动症。刘老认为小儿多发性抽动症属于肝风证，由肝风内动所致。小儿所欲不遂，肝气郁结，化火生风，肝阳上亢，鼓动阳明痰热，上扰神明，故患儿脾气暴躁，容易激怒，冲动任性，甚至举手打人或自伤。治疗以磁石及珍珠母配伍，共奏平肝潜阳，镇惊安神之功。

病案举例

李某，男，15 岁。初诊日期：2006 年 3 月 23 日。

患儿两个月前眨眼，耸肩，后出现无明显原因的紧张，焦虑，坐立不安，脾气暴躁，容易激怒，打人毁物。纳可，眠差，多梦易醒。当地医院诊断为“抽动－秽语综合征”，予苯海索口服治疗未见好转，今慕名就诊于刻下诸症未除，舌红苔黄，脉弦数。证属肝气郁结，肝阳上亢，治疗以平肝息风为法。

辛夷 10g，苍耳子 5g，玄参 10g，板蓝根 10g，山豆根 5g，黄连 5g，菊花 10g，白附子 3g，木瓜 10g，半夏 5g，伸筋草 15g，丹参 15g，菖蒲 10g，远志 10g，郁金 10g，灵磁石 15g（先煎），珍珠母 10g（先煎），钩藤 10g（后下），全蝎 3g。

5 剂，水煎服。

二诊：患儿眨眼、耸肩明显好转，余症未消。刘老言其肝气郁结较甚，非几剂可达疗效，守前方，继予平肝息风之药治疗。

上方加减治疗 1 年余愈如常人。

（二）珍珠母配生地、首乌，治疗慢性荨麻疹

珍珠母平肝潜阳，质重，入心经，还有镇心安神的作用；生地清热凉血生津；何首乌入通于肝，为阴中之阳药，可益血祛风。刘老三药合用治疗阴液亏虚，心肝火旺，化风内动而导致的风团、瘙痒等症，共奏滋阴平肝、镇心安神之效。

病案举例

唐某，女，17 岁。

患者全身反复出现红色风团 3 年。3 年前患者食大量海鲜后开始出现全身散在红色风团，自服抗过敏药物如扑尔敏即可消失。但病情逐渐加重，后稍食鱼肉及辛辣后均可导致病情复发。刻下症：全身散在红色风团，有的融合成片，瘙痒，夜间为甚，心烦，口干口苦，时有头晕心悸，舌质红，苔薄黄，脉弦细。西医诊断：慢性荨麻疹。中医诊断：瘾疹。证属阴液亏耗，肝阳亢盛，治宜滋阴平肝，镇心安神。

生地 10g，何首乌 10g，生龙骨 15g（先煎），珍珠母 15g（先煎），赤芍 10g，白芍 10g，柏子仁 10g，牡丹皮 10g，茯苓 10g，合欢皮 10g，蝉蜕 6g，紫苏 10g，鸡内金 10g。

7 剂，水煎服，每日 1 剂。

药后风团明显减少，瘙痒大减，夜间能安睡。前后服药一月余，风团全部消失。

牡　蛎

牡蛎，味咸、涩，性微寒，归肝、肾经，具有平肝潜阳、软坚散结、收敛固涩、重镇安神之功。《神农本草经·虫鱼（上品）》称：“主惊恚怒气，除拘缓，鼠瘘，女子带下赤白。”《名医别录·上品》云：“主除留热在关节荣卫，虚热去来不定，烦满，止汗，心痛气结，止渴，除老血，涩大小肠，止大小便，治精、喉痹、咳嗽、心胁下痞热。”《本草备要·鳞介鱼虫部》：“咸以软坚化痰，消瘰疬结核，老血瘕疝。涩以收脱，治遗精崩带，止嗽敛汗，固大小肠。”

（一）牡蛎配龟板、鳖甲、生地黄等，益阴潜阳

牡蛎咸寒质重，有平肝潜阳之功。刘老临床习将其与龟板、鳖甲、生地黄等同用治疗小儿热病之后灼烁真阴、虚风内动、四肢抽搐之证，疗效甚佳。

病案举例

康某，女，6岁。初诊日期：1987年8月15日。

患儿1周前因高热、昏迷、抽搐、呕吐，经当地儿童医院脑脊液化验，确诊为“乙脑”，抢救后脱离危险期，但留有失语，意识不清，烦躁，下肢难屈伸，右手足阵发性痉挛，低热，夜寐不安，舌质红绛，少苔，脉浮无力。证属痰热留恋，堵塞窍道，热灼真阴，虚风内动，治宜清化热痰，滋阴息风。

生牡蛎15g（先煎），龟板15g（先煎），鳖甲15g（先煎），白芍10g，生地10g，麦冬10g，麻仁10g，茯神10g，天竺黄10g，甘草3g。

7剂，水煎服，每日1剂。

药后右侧拘挛及意识明显好转，继服7剂，能说简单字词，并能安睡。继续以此方为底，连续调理两月余，言语能力、思维能力基本恢复正常。

（二）生牡蛎配海藻、昆布豁痰软坚，用于川崎病

刘老认为川崎病属于“疫疹”范畴，其病因多由于感受温毒疫疠之邪，从口鼻而入，治疗总则为清热解毒，但应根据病程的久暂、邪毒的深浅、病情的轻重灵活辨治。若毒热内盛、痰涎壅塞、阻遏肺气而见气粗胸闷、壮热不解、颈部淋巴结肿大，此时宜清化，清其疫毒郁火，化其黏痰气滞，药用生牡蛎配海藻、昆布豁痰软坚以收效。

病案举例

程某，男，6岁。

主因发热、颈部肿胀10天，于1989年11月12日就诊。患儿10天前开始发热，伴颈部肿胀、疼痛，第二天出现皮疹，抗生素治疗无效。查体：体温37.5℃，呼吸24次/分，心率108次/分，右颈淋巴结2.5cm×2cm，质硬，有压痛，活动度差，眼结膜轻度充血，口唇红，舌质红苔黄，指趾端呈膜状脱皮，脉滑数，心肺（－），腹（－）。白细胞16.7×10^9/L，中性粒细胞0.8，淋巴细胞0.16，单核细胞0.03，血小板

$210\times10^{9}/L$。心电图正常。西医诊断：川崎病；中医辨证：疹毒郁结，痰凝阻络。治疗以清热豁痰、软坚散结为法。

玄参10g，生牡蛎15g（先煎），生石膏25g（先煎），海藻10g，昆布10g，薄荷3g（后下），天花粉10g，穿山甲10g，山慈菇3g，黄连1g，灯心草1g。

3剂，水煎服，每日1剂。

药后体温正常，淋巴结明显缩小，继服上方3剂，症状体征均消失。

（三）用于滑脱诸证

牡蛎味涩，煅用有收敛固涩作用，故刘老常将其用于遗尿、尿频、自汗、盗汗等多种正虚不固滑脱之证，随证配伍补虚及收涩药物。

病案举例

余某，女，4岁。

患儿自幼易感冒，自汗，常于活动后加重，形体消瘦，精神稍差，纳眠尚可。查体：面色萎黄，爪甲色泽淡白，舌淡红，苔薄白。证属气血两虚，卫外不固，治宜益气健脾，固表敛汗。

煅牡蛎15g，麻黄根10g，黄芪10g，白术10g，防风10g，丹参15g，当归10g，陈皮10g，甘草3g，浮小麦10g。

5剂，水煎服，每日1剂。

二诊：服药后，诸症减轻，舌脉基本同前，上方继服5剂。

三诊：精神转佳，继服3剂巩固疗效。

代赭石

代赭石，味苦，性寒，归肝、心经，具有平肝潜阳、重镇降逆、凉血止血之功，《神农本草经·玉石（下品）》称其可治疗“腹中毒邪气，女子赤沃漏下”；《名医别录·下品》言其“主带下百病，产难，胞衣不出，堕胎，养血气，除五脏血脉中热”；《医学衷中参西录·药物》云：“能生血兼能凉血，而其质重坠，又善镇逆气，降痰涎，止呕吐，通燥结”，又“治吐衄之证，当以降胃为主，而降胃之药，实以赭石为最效。”

（一）代赭石配白术、白芍扶土抑木，用于小儿厌食症

刘老认为小儿厌食症与心、肝、脾、胃、肺等脏腑均有密切的关系，临证之时当明审其因，分施以不同的方法。小儿脾常不足，肝常有余，若所欲不遂，肝失疏泄条达，则横逆乘脾犯胃，导致厌食。代赭石质重沉降，镇潜肝阳又清降肝火，配伍白术、白芍等药扶土抑木，每每收效显著。

病案举例

李某，女，4岁。初诊日期：1989年11月6日。

患儿近3个月来厌食拒食，若强与之则呕吐。平素性情执拗，急躁易怒，夜眠不

安，嗜饮酸奶、可乐等，时有腹痛阵作，痛则大便溏泄。曾在某医院做木糖醇试验及尿淀粉酶、发锌、小肠吸收功能测定等，均低于正常儿童，诊断为小儿厌食症。经多方治疗，效果不佳。患儿现面色萎黄，舌质淡红，苔薄白，脉弦细。证属脾虚肝亢，治宜扶土抑木，平肝调胃。

代赭石 10g（先煎），白芍 10g，焦山楂 10g，炒白术 10g，枳壳 6g，防风 5g，白芷 5g，青陈皮各 3g。

5 剂，水煎服，每日 1 剂。

二诊：服上药后，食欲增加，未再呕吐，夜眠安和，但仍有烦躁。上方去白芍，加钩藤 10g，香稻芽 10g，调理 2 周痊愈。

（二）代赭石配旋覆花，降诸上逆之气

代赭石入肝经血分，重镇潜阳降逆，旋覆花有“诸花皆升，此花独降”之功，刘老临床两药配伍用以降诸上逆之气，凡肝阳上亢、胃气上逆、肺气上逆等皆可分别配伍平肝、降胃气、降肺气之药共同起效。

病案举例

冯某，女，15 岁。

患儿自诉咽中有物梗塞 1 月余。1 个月来自觉咽部不适，如有物梗塞，但饮食无碍。刻下症：口苦，胃脘痞满，时有泛酸。查面色潮红，善太息，胃脘及腹部未触及包块，舌淡红，苔薄黄，脉沉细。胃镜结果：胆汁反流性食管炎、胆汁反流性胃炎、幽门螺杆菌阴性。中医诊断为梅核气，此为痰凝气滞、痰气交阻、互结于咽喉而致，治疗以降气化痰、制酸和胃为法。

旋覆花 10g（包），代赭石 15g（先煎），陈皮 10g，半夏 10g，茯苓 10g，柿蒂 6g，乌贼骨 15g，瓦楞子 15g，木香 10g，砂仁 3g，郁金 10g，佛手 10g，荔枝核 10g，浙贝 10g，厚朴 10g。

7 剂，水煎服，每日 1 剂。嘱禁油腻、生气。

二诊：服药后，患儿诉咽部不适感减轻，纳食好转，无口苦、泛酸，舌脉基本同前，上方加莱菔子 10g、佩兰 10g 以祛湿化痰，降气和胃。

口服 7 剂后诸症皆消。

白蒺藜

白蒺藜又名刺蒺藜，味苦、辛，性平，归肝经，因其苦降，入肝经，故有平肝疏肝之功，味辛又能疏散肝经之风热而明目退翳，还可祛风止痒。《神农本草经·草（上品）》言其“主恶血，破癥结积聚，喉痹，乳难。久服，长肌肉，明目轻身”。《名医别录·上品》称“治身体风痒，头痛”。《本草求真·祛风》云其“宣散肝经风邪，凡因风盛而见目赤肿翳，并遍身白癜瘙痒难当者，服此治无不效。”刘老常言白蒺藜虽入肝经，可平肝疏肝，但其本身并无止痉之功，故临床上应随症辨证加减使用。

（一）白蒺藜配防风、荆芥，祛风止痒

白蒺藜辛散，有祛风止痒之功，与防风、荆芥同用可治疗瘙痒性、出疹性疾病，如风疹、湿疹、荨麻疹等。刘老言此类疾病均是由风热邪毒从口鼻而入，郁于肺卫，蕴于肌腠，与气血相搏，发于肌肤而成，治宜疏风清热，解表透疹。

病案举例

王某，男，8 岁。

发热 2 天，皮疹 1 天。有风疹病接触史。2 天前患儿出现发热，体温最高达 38.8℃，自服"美林"后体温可降至正常，但反复。1 天前出现皮疹，故来诊。刻下症见：低热，周身淡红色细小皮疹，伴瘙痒，耳后及枕部臖核肿大，唇红，咽红，纳可，二便可。舌红苔薄黄，脉浮数。病属风痧之风热证，治以疏风清热透疹，取方荆翘散加减。

芥穗 5g，连翘 10g，白蒺藜 10g，防风 10g，蝉衣 5g，牛蒡子 10g，竹叶 10g，芦根 15g，甘草 3g。

3 剂，水煎服。

并嘱患儿多饮水，清淡饮食，在家休息。

（二）白蒺藜配桑叶、菊花、木贼草、谷精草，疏风清热，清肝明目

白蒺藜味辛，可疏散肝经之风热而明目退翳，配伍桑叶、菊花、木贼草、谷精草等药共达疏风清热、清肝明目之功，刘老常将此用于风热上攻所致的咽－结合膜热。

病案举例

高某，男，6 岁。初诊日期：1995 年 8 月 24 日。

患儿自昨日起发热，体温最高达 39.2℃，伴鼻塞流黄涕，家长予"小儿感冒冲剂"等药口服效果不明显，患儿出现两眼疼痛，流泪，遂来院就诊。刻下症见：发热，鼻塞，流黄涕，两目红赤疼痛，舌质红，苔薄黄，脉浮数。证属风热上攻，治宜疏风清热，散火明目。

桑叶 10g，菊花 10g，羌活 10g，防风 10g，黄连 1.5g，蝉衣 5g，白蒺藜 10g，木贼草 10g，谷精草 10g，车前草 10g，赤芍 10g，木通 3g，灯心草 1g。

7 剂，水煎服，每日 1 剂。

服上药后，热退，眼结膜充血已愈，诸症消失，病告痊愈。

羚羊角

羚羊角为牛科动物赛加羚羊的角，现多用山羊角代替，其味咸，性寒，归肝、心经，具有平肝潜阳、息风止痉、清肝明目、清肝散血、清热解毒之效。《神农本草经·兽（中品）》称："主明目，益气起阴，去恶血注下……安心气。"《本草纲目·兽部二》云："入厥阴肝经甚捷……肝主木，开窍于目，其发病也，目暗障翳，而羚角能平

之。肝主风，在合为筋，其发病也，小儿惊痫，妇人子痫，大人中风搐搦，及筋脉挛急，历节掣痛，而羚羊角能舒之。”刘老言羚羊角性寒，清热力强，善入肝，有良好的清肝热、息肝风作用，所以最宜用于热极生风，是治疗肝风内动、惊痫抽搐之要药。刘老在临床中强调要注意羚羊角的用量，若入煎剂，可用1~3g，单煎2小时以上，取汁服，若磨汁或研粉服，每次0.3~0.6g。

在临床中，刘老常将羚羊角与天麻、钩藤相配，以起到平肝息风通络的作用，用于脑积水、缺血缺氧性脑病等脑部疾病。刘老认为水性重浊，多趋下，而头在人体之中，其位最高，水邪不能独犯于上，必由风夹而方可达到，即所谓“至高之颠，唯风可到”。因此他认为脑积水、缺血缺氧性脑病均为风邪夹水湿、痰湿之邪上犯于头，使水积于上或风痰阻络、升降失常而发病，故治疗时应息风通络，利水消肿。

病案举例

唐某，男，10个月，辽宁人。初诊日期：1989年5月6日。

患儿头颅明显过大，颅缝日渐增大两月余。曾先后就诊于辽河油田总医院和北京儿童医院，均诊断为脑积水，建议其手术治疗，但家长不同意，故来求保守治疗。刻下症见：头颅增大，颅缝增宽，烦躁易哭，纳食尚可，二便调。查体：头皮光急，青筋显露，头围52cm，前囟3cm×3cm，矢状缝及冠状缝均已开裂，落日眼，舌质红，苔薄白，脉滑。证属风水上犯，治宜息风通络，利水消肿。

羚羊角粉0.3g（分冲），天麻10g，钩藤10g，僵蚕10g，升麻5g，牛膝10g，制大黄10g，车前子10g（包）。

20剂，水煎服，每日1剂。

二诊：服上方后，烦躁消失，头颅略缩小，颅缝变窄，纳食可，二便调，舌脉同前。上方加猪苓10g、茯苓10g以增利水消积之效。

7剂，水煎服。

三诊：头颅缩小，头围为50.5cm，前囟2cm×2cm，矢状缝及冠状缝已闭合，落日现象亦有所改善，小便量较多，恐利尿太多伤阴，上方去猪苓、车前子，继服。

四诊：连服上方1个月，症状明显好转，头围缩至50cm，前囟缩至1.5cm×1.5cm，落日眼征明显好转，无明显不适。门诊随诊。

钩　藤

钩藤又名双钩，味甘，性微寒，归肝、心包经，具有息风止痉、清热平肝的功效，《名医别录·下品》云：“主治小儿寒热，十二惊痫。”《本草纲目·草部七》云：“主小儿惊啼，瘛疭热壅（《药性论》）”，“大人头旋目眩，平肝风，除心热，小儿风钓腹痛，发斑疹”。是治疗肝风内动、惊痫抽搐的常用药物。小儿脾常不足、肝常有余的生理特点决定了临床上较多见肝风内动所导致的各种疾病。煎煮时需注意其有效成分加热后易破坏，故不宜久煎，一般不超过20分钟。

（一）钩藤配天麻、全蝎，平肝息风止痉

刘老言钩藤息风止痉作用和缓，可广泛应用于小儿各类肝风内动证，如急惊风、癫痫，近常将其与天麻、全蝎配伍用于治疗小儿多发性抽动症。刘老认为小儿多发性抽动症属“肝风证”，本源在肝，病发于肺，系风痰鼓动，横窜经隧，阳亢有余，阴静不足，平衡失制所致，故治疗宜采用调肺平肝、息风化痰之法。调肺可祛邪安内宅，防止外风引动内风，使肺保持正常的功能状态，更重要的是佐金平木，且可防肝木有余乘脾土，脾土不虚，痰湿难生；再配以钩藤等平肝息风化痰之品，清滋而不腻胃，寒凉而不伤正，相得益彰。

病案举例

李某，男，9岁。

患儿1年前外伤后出现咧嘴、眨眼，后相继出现耸肩、鼓肚子、喉中吭吭，当地医院诊断为“抽动-秽语综合征”，予苯海索、氟哌啶醇等口服，疗效欠佳，故来诊。刻下见眨眼，喉中吭吭，耸肩，注意力不集中，脾气急躁，盗汗，纳眠可，二便调，舌红苔黄腻，脉弦滑数。诊为肝风证，治宜调肺平肝，息风化痰。

辛夷10g，苍耳子5g，玄参10g，板蓝根10g，山豆根5g，黄连3g，菊花10g，白附子3g，蝉衣5g，僵蚕10g，青果10g，木瓜10g，半夏5g，伸筋草15g，菖蒲10g，郁金10g，灵磁石15g（先煎），钩藤10g，天麻10g，全蝎3g。

15剂，水煎服。

诸症明显好转，脾气仍急躁，继守原方加减治疗，半年后愈。

（二）钩藤配地龙，通络平喘，用于哮喘

刘老认为，哮喘形成因素很多，往往寒热错杂，虚实并见，临床必须知常达变，才能切中病机，收以卓效。钩藤性味甘寒，有镇静止咳作用，既可祛外风，又可祛内风。地龙，甘寒，清解肺热，平喘通络，现代药理实验表明其有显著的舒张支气管的作用。两药相伍，搜风通络，可用于治疗哮喘久未治愈，久病入络者。

病案举例

胡某，男，5岁半。

咳喘3天，既往有支气管哮喘病史。3天前患儿受凉后出现咳嗽、喘憋，故来诊。刻下症见：阵发性咳嗽，伴痰响，喘息，鼻塞，流黄涕，汗多，纳欠佳，无发热，二便尚调，舌红苔黄，脉浮滑。查体：咽充血，扁桃体Ⅱ°肿大，双肺呼吸音粗糙，可闻及哮鸣音及少许痰鸣音。西医诊断：支气管哮喘（发作期）；中医诊断：哮喘（发作期）。证属热哮，为风热夹痰，治宜宣肺散邪，化痰平喘止咳，取方杏苏散合过敏煎加减。

炙菰笋10g，贯众10g，前胡10g，桔梗5g，杏仁10g，苏子5g，银花10g，乌梅10g，紫菀10g，五味子10g，钩藤10g，地龙10g，紫石英10g，秦皮10g，茯苓10g，焦三仙各10g。

7剂，水煎服。

（三）钩藤配伍蝉蜕、薄荷，治疗小儿夜啼

刘老言小儿夜啼多有诱因，如病后、饮食不当、受惊后、缺钙等，而这些诱因的出现均与小儿“肝常有余、脾常不足”的生理特点有关，夜啼病机多为小儿胃肠积滞、心肝火内盛。钩藤甘寒，配伍蝉蜕、薄荷清热平肝，再佐以调理肠胃之品，五脏安宁，夜啼自止。

病案举例

张某，男，9个月。

患儿近半个月来入夜啼哭，烦躁不安，日间精神尚好，纳差，大便干。舌红苔白，指纹浮紫。证属肝胃有热，胃肠失和。

钩藤10g，蝉蜕3g，薄荷3g，木香3g，乌药3g，槟榔3g。

3剂，水煎服，每日1剂。

二诊：母诉夜啼止，但仍时有烦躁，夜卧欠安，大便干。继服上方3剂，诸症痊愈。

天　麻

天麻又名定风草、赤箭，冬季茎枯时采挖者名“冬麻”，春季发芽时采挖者名“春麻”，其味甘，性平，归肝经，具有息风止痉、平抑肝阳、祛风通络之功，《本草纲目·草部》称：“主诸风湿痹，四肢拘挛，小儿风痫、惊气，利腰膝，强筋力（《开宝本草》）。”《本草汇言·草部·山草类》曰：“主头风，头痛，头晕虚旋，癫痫强痉，四肢拘挛，语言不顺，一切中风，风痰。”为治风之圣药。

（一）天麻配僵蚕、胆南星、半夏等，涤痰息风，用于肝风内动，惊痫抽搐

天麻入肝，息风止痉，且甘润不烈，作用平和，刘老认为凡肝风内动之证，不论寒热虚实皆可应用，为平肝息风止痉要药。临床常将其与僵蚕、胆南星、半夏等药配伍，涤痰息风，用于治疗痰热所致的癫痫，并言内生之痰，阻滞心窍，元神被伤，治疗时间应足够长，方得奏效。

病案举例

张某，男，15岁。

间断突然昏倒，不省人事，口吐白沫，四肢抽动两年余。两年来间断发作，多在夜间，发作时间3~5分钟，苏醒之后，困倦入睡，发无定时，自觉胸闷、乏力，舌淡苔白腻，脉弦滑。脑电图示：癫痫波形。西医诊断：癫痫；中医诊断：痫病（风痰闭阻）。治疗宜涤痰息风。

天麻10g，僵蚕10g，胆南星10g，半夏10g，石菖蒲10g，远志10g，丹参15g，茯苓10g，桂枝10g，白术10g，朱砂1.5g（冲）。

7剂，水煎服，每日1剂。

药后患儿困乏胸闷改善，舌淡红，苔薄，继服前方2周后病情稳定，未发作。上方作散剂，每次10g，每日3次口服，继服3个月，未再发作。

（二）天麻配钩藤、石决明、牛膝等，用于眩晕、头痛

天麻既息肝风，又平肝阳，为止眩晕之良药。刘老常配伍钩藤、石决明、牛膝平肝息风，用于治疗肝阳上亢所致的眩晕、头痛。

病案举例

李某，男，16岁。

患儿昨日晚餐后突然感到头晕，闭目也不能缓解，恶心欲吐，口干口苦，舌红苔黄腻，脉弦滑。中医诊断为眩晕，证属肝阳上亢，夹有痰火，治以平肝潜阳，清化痰热。

天麻10g，钩藤10g，栀子10g，黄芩10g，杜仲10g，牛膝10g，半夏6g，橘红10g，天竺黄10g，石决明10g，磁石15g（先煎），代赭石15g（先煎）。

3剂，水煎服，每日1剂。

二诊：服药后眩晕大减，目可张，但仍有口干口苦，舌红苔黄腻，上方加柴胡10g，继服3剂，眩晕止。

全　蝎

全蝎又称全虫，味辛，性平，有毒，归肝经，可息风止痉，攻毒散结，通络止痛。《本草纲目·虫部》称："疗诸风瘾疹及中风半身不遂，口眼㖞斜，语涩，手足抽掣（《开宝本草》）。"《本草从新·虫鱼鳞介部·卵生类》云："治诸风眩掉，惊痫搐掣，口眼㖞斜……厥阴风木之病。"因其有毒，故在临床应用中，刘老常强调全蝎的用量不宜过大。若煎服入汤剂，可用2～5g，若研末吞服，每次0.6～1g。孕妇慎用。

（一）全蝎配羚羊角、钩藤等，清热息风止痉

全蝎主入肝经，既平息肝风，又搜风通络，兼具息风止痉及搜风止痉之效，有良好的止痉抽作用，故可用治各种原因之痉挛抽搐。配伍羚羊角、钩藤等药，清热息风止痉。

病案举例

潘某，男，2岁。初诊日期：1989年2月18日。

患儿发热伴间断抽搐已有4天，发病次日曾于某医院就诊，服羚羊角粉、生地、玄参等清热镇惊药物，仍有发热，体温一直持续在38℃以上。查体：体温38.3℃，抽搐，二目斜视，手足厥冷，爪甲青紫，舌苔黄厚，指纹紫。中医诊断为惊风，证属感受温热之邪，治宜清热息风止痉。

桑叶10g，薄荷3g（后下），菖蒲10g，天竺黄10g，全蝎3g，钩藤10g，莲子心10g，苏梗10g，淡豆豉10g，板蓝根10g，竹叶10g。

3剂，水煎服，每日1剂。

家长述一剂药后发热即解，后继服，抽搐未作，精神食欲已佳。

（二）全蝎配钩藤镇痉止咳，用于百日咳

刘老认为，百日咳多因感受风寒或温疫之气，侵犯肺卫，深蕴气道未得透达而成，加以伏痰内蕴，再与外邪搏结，势必郁而化热，煎熬津液，酿为痰浊，阻遏气道，以致肺气上逆，故咳声连连。临床治疗予肃肺涤痰，降逆镇痉。

病案举例

王某，男，2岁。

咳嗽二十余日，始咳嗽不爽，鼻流清涕，继则咳嗽暮重，连续不断，咳时面红握拳，涕泪交作，曾经注射青霉素，口服止咳糖浆、蛇胆川贝散等药，而咳嗽越来越剧烈。刻下症见：呛咳频作，夜晚尤甚，咳时面红耳赤，咳痰黄稠而黏，入暮低热，口干欲饮，时有鼻衄，眼胞浮肿，小便黄赤，大便秘结，舌质红苔薄，脉象滑数。查体：咽红，扁桃体Ⅰ°肿大，心率120次/分，两肺闻及湿啰音。血象：白细胞18×10^9/L，中性粒细胞0.5，淋巴细胞0.5。证属外邪郁而生痰，痰热交蒸上扰，治宜清热泻肺，豁痰降逆。

鲜芦根30g，桃仁10g，生苡仁10g，冬瓜仁10g，苏子10g，葶苈子3g，车前子15g（包），钩藤10g，全蝎2g，炙杷叶10g，鲜白茅根30g，制大黄10g。

3剂，水煎服，每日1剂。

另服鹭鸶咳丸，早晚各1丸。

二诊：服药后呛咳大减，痰出较爽，鼻衄未作，大便亦通，唯入暮尚有低热，眼胞微肿。证属痰热逗留，尚未尽解，原方加减。

鲜芦根30g，桃杏仁各10g，生苡仁10g，冬瓜仁10g，车前子15g（包），知母10g，川贝母5g，黄芩10g，炙杷叶10g，钩藤10g，全蝎2g。

3剂，水煎服，每日1剂。

另服鹭鸶咳丸，早晚各1丸。

药后顿咳基本已解，转投润肺养阴以善其后。

（三）攻毒散结，用于麦粒肿

刘老认为，麦粒肿患儿主要是由于过食辛辣燥热之品，脾胃积热，湿热内蕴，运化失常，而发于外所致，故治疗应用疏风清热、解毒消肿配合消食导滞等方法，选择全蝎攻毒散结，通络止痛，每获良效。对于复发性麦粒肿，除治疗外，更重要的是让患儿养成良好的卫生习惯，纠正偏食的不良行为。

地　龙

地龙，味咸，性寒，归肝、脾、膀胱经，有清热息风、通络、平喘、利尿之功。《名医别录·下品》称其“主治伤寒伏热，狂谬，大腹，黄疸”；《本草拾遗》言其

“疗温病大热，狂言，主天行诸热，小儿热病癫痫”；《本草纲目·虫部四》云：“性寒而下行，性寒故能解诸热疾，下行故能利小便，治足疾而通经络也。”“主伤寒疟疾，大热狂烦，及大人小儿小便不通，急慢惊风，历节风痛。”刘老常将地龙用于肺系疾病，起到平喘的效果。刘老认为，地龙有清肺热平喘的功效，故最宜治疗邪热壅肺，肺失宣降之喘息不止，喉中哮鸣有声者，单用研末内服即可有效，亦可配伍麻黄、石膏、杏仁等，疗效甚佳。

病案举例

姚某，女，10岁。初诊日期：1998年5月28日。

患儿咳喘3日，加重1日入院。现患儿咳喘痰多，不能平卧，夜间为甚，精神不振，口唇略绀，双肺满布湿啰音，心脏听诊未见异常，舌质红，苔黄腻，脉数。西医诊断：支气管哮喘；中医诊断：喘证。证属痰热内蕴，治宜清热化痰定喘。

麻黄3g，生石膏25g（先煎），杏仁10g，地龙10g，甘草3g，半夏5g，浙贝母10g，葶苈子5g，炒枳壳10g，旋覆花3g（包），蛤粉2g，大枣5枚。

3剂，水煎服，每日1剂。

二诊：喘止，痰较前减少，口唇润，舌质红，苔黄，脉数。改予清热化痰之剂继服。

蜈　蚣

蜈蚣，味辛，性温，有毒，归肝经。与其他虫类药相似，具有息风止痉、攻毒散结及通络止痛之功。《名医别录·下品》称其“主治心腹寒热结聚，堕胎，去恶血。”《本草纲目·虫部四》曰：“治小儿惊痫风搐，脐风口噤，丹毒，秃疮，瘰疬，便毒，痔漏，蛇瘕蛇瘴，蛇伤。”刘老认为，蜈蚣性温，且毒性大于全蝎，临床使用时应当谨慎，用量不宜过大，疗程不宜过长，掌握“邪去不伤正，效捷不猛悍”的原则。

蜈蚣辛温，性善走窜，通达内外，息风通络止痉作用更强于全蝎。刘老临床常相须为用，治疗多种原因引起的痉挛抽搐，如脑瘫行走不利等，随证适当配伍，亦可用于急慢惊风、破伤风等证。

病案举例

张某，女，7岁。

患儿自幼站立不稳，扶桌扶墙后尚可站立，行走不利，家长扶持后行走呈鸭步，不能上楼，但智力正常，脑CT检查小脑无萎缩。当地医院诊断为“脑瘫”，经多家医院诊治未见好转，故求诊于刘老。患儿面色白，精神不佳，纳差，眠可，证属肾虚。

党参15g，生黄芪15g，茯苓15g，熟地15g，山茱萸10g，山药15g，丹皮10g，泽泻10g，川续断15g，牛膝15g，杜仲15g，蜈蚣1条，蕲蛇肉6g，制马钱子粉0.4g（冲），焦三仙各10g。

15剂，水煎服，每日1剂。嘱加强功能锻炼。

二诊：服药后可独自站立，但行走仍有不便，改用散剂继续补肾通络。

党参50g，黄芪50g，熟地50g，茯苓50g，山茱萸50g，山药50g，丹皮50g，泽泻30g，川续断50g，牛膝50g，杜仲50g，蜈蚣10条，蕲蛇肉30g，制马钱子8g，焦三仙各30g，野兔脑30个，麝香2g，鸡内金30g，香稻芽30g，鸡血藤50g，生姜10片，大枣30枚。

共研细末，每服5g，每日2次，温开水冲服。

僵　蚕

僵蚕又名天虫，无毒，味咸、辛，性平，微寒，归肝、肺经，具有息风止痉、祛风止痛、化痰散结的功效。《神农本草经·虫鱼（中品）》称其“主小儿惊痫，夜啼，去三虫，灭黑皯，令人面色好，男子阴疡病。”《本草纲目·虫部一》言其“散风痰结核，瘰疬，头风，风虫齿痛，皮肤风疹，丹毒作痒……一切金疮，疔肿风痔”。刘老认为，僵蚕既能祛外风又可治内风，还兼化痰，是临床息风的常用药物。

（一）僵蚕配白附子、钩藤、全蝎，平肝息风，通络化痰

僵蚕息风兼可化痰，对肝风内动夹痰者尤为适宜，配伍白附子、钩藤、全蝎等药，共收祛风化痰之效。刘老谨守病机，将此应用于风痰所致的疾病，如小儿斜视。刘老认为，小儿斜视最常见的病机为土虚木亢，即“土虚则木必摇”，故治疗以扶土抑木、息风化痰为法，选择僵蚕配白附子、钩藤、全蝎，再加四君子健脾，取得较好的疗效。

病案举例

张某，男，6岁。初诊日期：1995年12月24日。

患儿主因斜视、视力下降3年余，经配镜矫正及服用中药等治疗效果不明显，今就诊。刻下症见：面色萎黄，目下暗斑，脾气急躁，纳食差，两眼斜视（外斜），视力下降［左眼4.6，右眼4.5（对数视力表）］，时有头晕，大便溏薄，舌质淡红，苔白，脉弦细。证属脾虚肝亢，治宜健脾平肝。

白附子10g，钩藤10g，僵蚕10g，全蝎3g，木瓜10g，制半夏5g，秦艽10g，茯苓10g，白术10g，白芍10g，太子参10g，炙甘草3g。

14剂，水煎服，每日1剂。

二诊：服药后感头晕消失，大便正常，仍纳食较差，舌脉基本同前，以上方加焦三仙各10g、炒谷麦芽各10g，14剂，继服。

三诊：服药后纳食大增，面色已转红润，脾气急躁明显减轻，视物较前亦感清晰，舌质淡红，苔白，脉弦细。上方去秦艽，加望月砂15g、夜明砂15g以加强明目作用。

后以此方出入，治疗3个月，患儿斜视基本痊愈，两眼视力恢复至5.0。

（二）僵蚕配蝉衣、青果，清热利咽

僵蚕辛散，可祛外风，散风热，止痛，止痒，刘老常配伍蝉衣、青果清热利咽，用于治疗风热上攻引起的咽痛、咽痒、慢性咽炎、小儿多发性抽动症喉中吭吭等病证，若咽部症状严重，加牛蒡子、锦灯笼增强利咽功效。

病案举例

张某，男，11岁。

患儿2周前外感发热后出现咳嗽、咽痛，经用消炎祛痰及中药治疗效果不显，每咽痒引发阵咳，痰少稀白，饮热开水可缓解，咽微红痛，苔薄黄，脉滑。证属风热邪客咽喉，治宜疏散风热，利咽宣肺。

银花10g，连翘10g，桑叶10g，桔梗10g，杏仁10g，前胡10g，牛蒡子10g，荆芥10g，薄荷3g（后下），僵蚕10g，蝉蜕3g，青果10g，射干10g，板蓝根10g，甘草6g。

4剂，水煎服。

服4剂后痊愈。

第十六章　补　气　药

党　参

党参，味甘，性平，微温，归脾、肺经，有补中益气、生津补血之功。《本草从新草部·山草类》称党参“甘平补中益气，和脾胃，除烦渴。中气微虚，用以调补，甚为平妥。”《本草正义·草部·山草类》称其“力能补脾养胃，润肺生津，健运中气，本与人参不甚相远。其尤可贵者，则健脾运而不燥，滋胃阴而不滞，润肺而不犯寒凉，养血而不偏滋腻，鼓舞清阳，振动中气，而无刚燥之弊。”为临床补气生血的要药。刘老指出，该药除了大补元气的作用外，其他作用都能代替人参，随证用量10～30g，临证使用时切记。

党参、黄芪均有补中益气之功，配伍升麻、柴胡补气升阳，培中举陷，可用于脾阳不升，中气下陷所致的久泻脱肛、内脏下垂等。刘老常用此治疗重症肌无力及进行性肌营养不良等证，并取得卓效。中医古籍中无重症肌无力、进行性肌营养不良之病名，但有“睑废”、“睑垂覆目不得视”的记载，根据其临床特征，还可将该病归于“痿证”范畴。《灵枢·大惑论》曰：“五脏六腑之精气，皆上注于目而为精。”并指出：“精之窠为眼，骨之精为瞳子，筋之精为黑眼，血之精为络，其窠气之精为白眼，肌肉之精为约束。”后世医家据此发展为“五轮”学说，指出目与脏腑有内在联系，其中“肉轮”——眼睑属脾，脾主肌肉，肌肉之精为约束。刘老认为，小儿脾常不足，脾虚气陷，脾阳不足，清气不升，故五脏六腑、四肢百骸以及皮毛、筋肉皆失于濡养，出现一派气虚、肌肉痿弱无力之象，治疗宜以补中益气、健脾升提为主，常以党参配黄芪、升麻、柴胡等收效甚佳。

病案举例

邱某，男，6岁。

发现右眼睑下垂20天。20天前患儿出现右眼睑下垂，当地儿童医院诊断为重症肌无力（眼肌型），今慕名来诊。刻下症见：右眼睑下垂，朝轻暮重，无复视，伴神疲乏力，面白少华，多汗，纳欠佳，大便偏稀，小便清长，舌淡苔白，脉细弱。病属睑废之脾胃虚弱证，治以补益脾胃，升阳举陷，取方补中益气汤加减。

党参15g，黄芪10g，白术10g，茯苓10g，升麻5g，柴胡5g，当归10g，白芍10g，葛根10g，制马钱子0.2g（分冲）。

30剂，水煎服。

太子参

太子参又称童参，味甘、微苦，性平，偏凉，归脾、肺经，为清补之品，具有补气健脾、生津润肺的功效。《本草再新》称其“治气虚肺燥，补脾土，消水肿，化痰，止渴”。《饮片新参》曰：“补脾肺元气，止汗，生津，定虚惊。”刘老言古代的太子参为人参之小者，现在的太子参则为孩儿参的块根，其补益脾气之力不及党参，益阴生津之力弱于西洋参，属清补之品，可用于脾肺气阴两虚，用量、禁忌均同人参、党参。

（一）太子参配苏叶，用于气虚感冒、肺炎

素体气虚，卫外不固，腠理不密，易受外邪侵袭，导致外感，属表里同病。刘老认为，治疗气虚感冒、气虚肺炎应以扶正达邪、宣肺解表为主，表里双解，才能切合病机，故在解表、清肺的同时加太子参以益气扶正。

病案举例

孔某，女，5岁。初诊日期：1986年3月10日。

患儿素体虚弱，平时汗多，经常感冒咳嗽。近5天来，身热恶寒，流清涕，咳嗽有痰，头痛剧烈，倦怠无力，胸脘痞闷呕恶，腹痛作胀，大便一日三行，稀溏不爽，睡中时时惊惕。在某医院诊为胃肠型感冒，口服复方新诺明、阿司匹林及小儿香橘丹后，诸症未能尽，遂来诊。刻下症：身热，体温37.6℃，头痛，咳嗽，大便稀，一日3次，面黄，胸闷气短，倦怠乏力，苔白根腻，脉象缓细。证属体虚外感，表里同病，治宜益气宣肺，导滞和中，方用参苏饮加减。

太子参10g，苏叶10g，苏子10g，桑叶10g，前胡10g，桔梗3g，橘皮3g，半夏3g，煨木香3g，葛根10g，茯苓10g，神曲10g。

3剂，水煎服，每日1剂。

二诊：服药后，汗出甚畅，身热已解，头痛已瘥，大便每日一两次，但仍觉倦怠无力，咳嗽有痰，苔脉同上。余邪未尽，体气尚未恢复，再以前方加减治之。

太子参10g，苏子10g，茯苓10g，炒白术10g，炙甘草3g，桔梗3g，前胡10g，陈皮3g，半夏3g，生姜2片，大枣5枚。

5剂，水煎服，每日1剂。

服药后诸症消失，身爽脉安，痊愈。

（二）太子参配白术、茯苓等健脾助运，用于小儿泄泻脾胃虚弱证

对于小儿泄泻的辨证，除遵循八纲、脏腑等辨证方法外，刘老非常注重局部与整体结合的辨证方法，重视肛门、大便的诊察，以决寒、热、虚、实。小儿脾常不足，调护失当则运化失常，出现泄泻；泄泻不愈，损伤气津，加重脾胃虚弱，严重者可出现伤阴、伤阳，甚至转成疳证，从而影响预后。太子参配伍白术、茯苓等健脾助运，临床应用，每收奇功。

病案举例

李某，女，5岁。初诊日期：1996年7月18日。

患儿腹泻半月余，曾服用妈咪爱、思密达等药治疗，效果不显，后又服用数剂清热利湿之苓、连之剂，大便次数反而明显增加，日行五六次，故来诊。刻下症见：大便为稀水样便，无臭秽，不思饮食。查体：面色萎黄，肛门无红肿，舌质淡红，苔白，脉沉细。中医诊断为泄泻，证属脾胃虚弱，治宜健脾止泻。

太子参10g，白术10g，白芍10g，炙甘草3g，木香3g，藿香10g，葛根10g，茯苓10g，焦三仙各10g。

7剂，水煎服，每日1剂。

二诊：服药后，大便次数明显减少，日行三四次，纳食增，舌质淡红，苔白，脉细。上方加鸡内金10g，7剂。药后诸症痊愈。

红参

红参是人参的加工品之一，将鲜人参蒸制2~3小时，经烘烤干燥后，变得内外色泽深红，于是得名红参。红参经过高温处理后，药性偏温，味甘而微苦，其气浓香，具有大补元气、益气摄血、回阳固脱的功用。《得配本草·草部·山草类》称其治“阳气暴脱，能回之于无何有之乡，阴血崩溃，能障之于已决裂之后”，可见红参解危救急，功专力宏。《本草正义·草部·山草类上》曰：“气味浓厚，色亦重浊，具有温养生发之性，今用之于脾肾虚寒、真阳衰弱及中气不振、阴寒用事诸证，功效甚捷。”红参火大、劲足的特点也决定了其为阴盛阳虚者的首选补品。刘老言红参经蒸制后性温，非常适宜极度气虚、脉搏微弱及出现心力衰竭、心源性休克的病人。这类病人冬天、夏天都可以服用，不过夏天用量应适当减少，因为红参的温性会破坏正常人的阴阳平衡，阳热上炎，产生“上火”症状，如口干舌燥、嘴唇起泡、鼻子出血等。夏天气候炎热，这种情况更明显。但只要及时停服，以上症状就能消失。体质虚弱的人需长时间服用红参，为防止副作用的产生，要采取服药7天、停服2天的间歇用法。而且用量要足，煎煮时最好用文火，时间宜长，煎汁要浓，才能发挥应有的作用，达到预期的效果。

病毒性心肌炎属于中医“心悸”、“怔忡”、“胸痹”等范畴，由于其具有温病的特点，刘老认为本病亦应属“温病”。病毒性心肌炎急性期以邪毒侵心为主要特征。邪毒侵犯人体，可由鼻咽或皮毛而入，袭肺损心，或从口而入，损伤脾胃，蕴湿郁热，上犯于心，或因外邪袭表，导致营卫不和，侵及血脉，先伤心体，继损心用。若病情危重，邪盛正虚，正气不支，心阳暴脱，甚至阴阳离决，出现猝死。治疗应急以温振心阳、救逆固脱为法，方选参附龙牡救逆汤加减。刘老强调药物不宜太多，煎煮时间宜长，必要时可采用鼻饲的方法给药。像独参汤、参附汤等方剂，一般都应用红参，且用量一定要足。

病案举例

李某，男，5岁。初诊日期：1978年3月11日。

患儿患病已8日，初则发热，形寒肢冷，呼吸气粗，心烦泛恶，胸闷憋气，精神困惫，面色欠华，小便微黄，大便溏，活动后则心悸气短，经多方治疗未见好转，遂来就诊。刻下症见：面色苍白，咳嗽痰多，气逆作喘，汗出唇绀，肢端发凉，舌质淡，苔白腻，脉结代。心率160次/分，心律不规整，双肺可闻及湿啰音，肝肋下3cm，胸透示心界扩大，诊断为病毒性心肌炎合并心力衰竭，曾用毒毛花苷K每次0.008mg/kg，后改为中药治疗。中医辨证为邪毒正衰，心阳欲脱，治宜温振心阳，益气固脱，方用参附龙牡救逆汤加减。

炮附子10g，五加皮10g，五味子10g，白芍10g，生龙牡各15g（先煎），炙甘草6g，红参15g（文火浓煎对服）。

二诊：服1剂后汗出，手足转温，面色略华，唯咳逆痰多，心悸胸闷，苔白，脉细无力。

生龙牡各15g（先煎），炙甘草6g，五味子10g，桂枝10g，炮附子10g，茯苓10g陈皮10g，五加皮10g，万年青10g。

6剂，水煎服，每日1剂。

服药后，患儿心衰即纠正，后予调肺养心冲剂治疗3个月，诸症消失，心电图已正常。

黄芪

黄芪，味甘，微温，归脾、肺经，具有补气升阳、益卫固表之功。因其能补气利尿、补气托毒，故还可起到利水消肿、托疮生肌的作用，为补气升阳的要药。如《珍珠囊补遗药性赋·主治指掌》曰："黄芪甘温……无毒，升也，阳也。其用有四：温分肉而实腠理，益元气而补三焦，内托阴证之疮疡，外固表虚之盗汗。"《神农本草经·草（上品）》称黄芪"主痈疽久败创，排脓止痛，大风癞疾，五痔鼠瘘，补虚，小儿百病"。"黄芪"原写作"黄耆"，所谓耆者，长也，黄耆意为补药之长。刘老通过反复临床实践认为黄芪用量应大，用于补气升阳可用至120g，用于补益气血可用至30g，小儿用量宜减，但应时时留意证候变化，切不可墨守成规。

（一）黄芪配党参、升麻、柴胡等补中益气，用于重症肌无力

刘老常用此配伍治疗脾胃虚损所致的重症肌无力，言重症肌无力的诊断虽依靠现代医学手段进行新斯的明试验及肌电图检测确诊，但在治疗方面按照中医理法方药辨证施治，效果显著。且方中黄芪一定要重用，以达到补气升阳、升发脾阳的目的。

（二）黄芪配白术、防风，用于表虚自汗、反复呼吸道感染

刘老认为，小儿肺常不足的生理特点决定了小儿易受外邪侵袭，常常前邪未去又添新邪，故临床常用黄芪与白术、防风配伍治疗表虚卫阳不固的自汗且易患外感者，每获良效。其中黄芪能补肺气，益卫气，固表止汗，配伍白术健脾以资气血之源，佐以防风走表而祛风邪，三药合用，托里固表，既可固表以止自汗，又能实卫而御外邪，使玄府闭合有度。柯韵伯在《古今名医方论》中指出："邪之所凑，其气必虚。故治风

者，不患无以祛之，而患无以御之，不畏风之不去，而畏风之复来，何则？发散太过，玄府不闭故也。昧者不知托里固表之法，遍试风药以祛之。去者自去，来者自来，邪气流连，终无解期矣。防风遍行周身，称治风之仙药，上清头面七窍，内除骨节疼痹，外解四肢挛急，为风药中之润剂，治风独取此味，任重功专矣。然卫气者，所以温分肉而充皮肤，肥腠理而司开阖，唯黄芪能补三焦而实卫，为玄府御风之关键，且有汗能止，无汗能发，功同桂枝，故又能除头目风热、大风癞疾、肠风下血、妇人子脏风，是补剂中之风药也。所以防风得黄芪，其功愈大耳。白术健脾胃，温分肉，培土即以宁风也。夫以防风之善祛风，得黄芪以固表，则外有所卫，得白术以固里，则内有所据，风邪去而不复来，此欲散风邪者，当倚如屏、珍如玉也。”

病案举例

刘某，男，4岁。

患儿自幼体瘦，自汗，上幼儿园以来易感冒，缠绵不休，常常愈后几天又复感风寒，或已至尾声再继发外感，常服解表药无效。现又受风寒，刻下症见：咳嗽，痰稀，便溏，日三四次，中夹不消化食物，舌淡苔白，脉浮细。此系肺气虚弱，卫外不固，外邪极易乘虚而入，常服疏风解表药宣发已虚之肺气，更致腠理疏松。患儿除肺虚之外还有脾虚症状，脾为肺之母，补肺同时补脾也不可或缺。

黄芪15g，炒白术10g，防风15g，甘草3g，红枣5枚，生姜2片。

3剂，水煎服，每日1剂。

二诊：患儿感冒已愈，自汗减少，原方再进5剂。

三诊：自汗已止，大便正常，再予补气调理之剂。

月余后，患儿感冒次数明显减少。

（三）黄芪配茯苓益气利水，治疗小儿肾病综合征

刘老认为，小儿先天禀赋不足，脾肾素虚，或后天调养失宜，疾病损伤，致使肺、脾、肾三脏虚损，是小儿肾病综合征发病的主要内在因素。刘老在临床中发现小儿肾病综合征多为“阳水”，属于“阴水”者甚少，故治疗多以清利为主，慎用温补。但应灵活辨治，若症见高度浮肿，面白无华，畏寒肢冷，小便短少不利，大量蛋白尿持续不消，属脾肾阳虚者，仍应以温补脾肾为法，重点应用黄芪，配伍利水之品。

病案举例

田某，男，6岁。初诊日期：2007年3月23日。

患儿近1个月来面部、眼睑浮肿，近7天加重。查体面白无华，神疲乏力，双扁桃体Ⅱ°肿大，双下肢凹陷性水肿，自汗，大便稀。舌质淡胖，边有齿痕，苔薄白。查尿蛋白（+++）。西医诊断：肾病综合征。中医诊断：水肿。证属脾肾阳虚，治宜补益脾肾，温阳利水。

辛夷10g，苍耳子5g，玄参10g，山豆根5g，板蓝根10g，生黄芪15g，茯苓10g，猪苓10g，泽泻10g，巴戟天10g，淫羊藿10g，干姜3g。

10剂，水煎服，每日1剂。忌受凉感冒。

二诊：患儿水肿明显减轻，尿蛋白（+），继服上方10剂。

三诊：水肿完全消退，尿蛋白（-）或（±），继服20剂巩固疗效。

（四）黄芪配当归、红花、地龙等补气行滞，用于气虚血滞证

黄芪补气以治虚，当归、红花、地龙行滞以治瘀，可用于气虚血滞不行的痹痛、麻木、半身不遂及各种瘀血。刘老临床辨证论治，不循常道，恰当应用，每获良效。

病案举例

胡某，女，15岁。初诊日期：1996年8月12日。

患儿双下肢紫癜反复发作3月余，在当地医院住院治疗，效果欠佳，故今来诊。刻下症见：双下肢紫癜，对称分布，稍高出皮面，色暗红，压之不褪色，面色萎黄，体瘦，自汗，双膝关节时有疼痛，活动尚不受限，小便可见肉眼血尿，无腹痛，纳差，便溏，舌淡，舌边可见瘀点，脉细涩。实验室检查：血小板计数及出血时间、凝血时间均正常。西医诊断：过敏性紫癜（皮肤型、关节型、肾型）。中医诊断：血证。证属气虚血瘀，治宜益气活血，化瘀通络。

黄芪15g，当归10g，赤芍10g，地龙10g，丹参10g，桃仁10g，川芎10g，川牛膝10g，红参10g，三七粉1.5g（分冲）。

3剂，水煎服，每日1剂。

二诊：紫癜较前减少，自汗好转，面色仍萎黄，纳差，上方加焦三仙各10g，香稻芽10g，继服7剂。

三诊：紫癜消退，嘱继服归脾丸以善其后。

（五）托疮生肌，用于治疗疮疡烂肉

刘老言治疗疮疡烂肉，黄芪也是一味重要药物，方中重用以达内托之功。小儿疖疮，逢夏则发，此起彼伏，黄芪用之，可见奇效。

病案举例

郝某，男，5岁。

患儿自2岁开始，夏季疖疮发作，反反复复，静脉滴注抗生素后稍有好转，但随后又发，至交秋乃愈，故来诊。刻下症见：满头疖疮，体形中等，面黄不华，唇淡，舌胖嫩，苔白，脉细。证属正虚邪存，治宜扶正祛邪。

黄芪10g，皂角刺10g，野菊花10g，浙贝母10g，银花10g，蒲公英10g，陈皮5g，白术5g，甘草6g，茯苓10g。

5剂，水煎服，每日1剂。

药后患儿疖疮未再起。嘱家长带其多加锻炼，明年春季可服中药扶正预防。

白　术

白术，味苦、甘，性温，归脾、胃经，有补气健脾、燥湿利水、止汗、安胎的功效。《神农本草经·草（上品）》称："主风寒湿痹死肌、痉、疸，止汗，除热，消

食。”《本草汇言·草部·山草类》云：“白术，乃扶植脾胃，散湿除痹，消食去痞之要药也（张元素）。脾虚不健，术能补之；胃虚不纳，术能助之。”刘老言燥湿利水宜生用，补气健脾宜炒用，健脾止泻宜炒焦用。与人参、茯苓等同用益气补脾，可用于脾胃气虚，运化无力，食少便溏、肢软神疲等证。

病案举例

王某，男，6岁5个月，北京市东城区人。初诊日期：1996年7月15日。

患儿反复腹泻近1月，大便稀溏，日行两三次，为稀水样便，色淡，无脓血，中夹不消化食物，纳食差，腹胀腹痛，面色黄，前囟及眼窝轻度凹陷，体瘦，心肺（-），腹部平软无包块，无明显压痛，肝脾肋下未及，皮肤弹性可，舌淡，苔白，脉濡缓。实验室检查：粪常规、粪培养均未见异常。西医诊断：小儿消化不良；中医诊断：泄泻。证属脾气不足，运化失职，治宜健脾益气，和胃渗湿。

太子参15g，白术10g，茯苓10g，山药10g，莲子肉10g，薏苡仁10g，荷叶10g，扁豆6g，砂仁3g，桔梗10g，炙甘草3g。

7剂，水煎服，每日1剂。

二诊：患儿腹泻好转，日行一两次，大便无不消化食物。原方再进7剂。

药后泄泻止。

山 药

山药味甘，性平兼涩，归脾、肺、肾经，能平补脾肺肾，益气养阴，有补脾养胃、生津益肺、补肾涩精之功。《本草纲目·菜部二》称其“益肾气，健脾胃，止泄利，化痰涎，润皮毛”。《景岳全书·本草正·菜部》云：“山药能健脾补虚，滋精固肾，治诸虚百损，疗五劳七伤。第其气轻性缓，非堪专任，故补脾肺必主参、术，补肾水必君茱、地，涩带浊须破故同研，固遗泄仗菟丝相济。”刘老认为，山药既补气又补阴，可称之为“平补”，属药食同源，平日多食可起到平补脾、肺、肾三脏的作用。山药入煎剂用10～30g，需大量使用时可增至60～250g，若研末吞服，每次6～10g。补阴生津宜生用，健脾止泻宜炒用。

（一）山药配熟地、山茱萸等滋补肝肾

山药平补气阴，配伍熟地、山茱萸等可共奏滋补肝肾之功，可用治肾精不足的脑瘫等病证。

病案举例

马某，女，8岁。

脑瘫患儿，慕名来诊。刻下症见：智力低下，说话不清，摇头，行走尚可，纳眠可，二便调，舌淡红，苔薄白，脉沉细。证属肝肾不足，取方六君子汤合菖蒲郁金汤以健脾益气，化痰开窍，健后天之本以养先天不足。同时配合六味地黄丸、菖蒲郁金汤合四逆散，治成散剂以补益肝肾，化痰开窍治其本，以缓图功。

汤方：党参15g，生黄芪15g，茯苓10g，炒白术芍各10g，炙甘草3g，陈皮5g，半夏5g，焦三仙各10g，鸡内金10g，香稻芽10g，丹参15g，菖蒲10g，远志10g，郁金10g。

20剂，水煎服。

散剂：熟地30g，山药30g，山茱萸30g，茯苓30g，丹皮30g，泽泻30g，丹参30g，菖蒲30g，郁金30g，远志30g，青陈皮各30g，半夏30g，柴胡30g，枳壳30g，白芍30g，炙甘草30g，党参30g，生黄芪30g，野兔脑30个（焙干），麝香1g，天麻30g，钩藤30g，桑螵蛸30g，补骨脂30g，益智仁30g，黄精30g。

1剂，共研细末，早晚各5g，加糖少许，开水冲服。

嘱其加强语言训练。

（二）山药配生地、玉竹、天花粉等益气养阴，生津止渴

山药性平兼涩，既补脾肺之气，又益肺肾之阴，与生地、玉竹、天花粉等同用可治疗阴虚内热、口渴多饮、小便频数等症及以此诸症为主要表现的消渴证。

病案举例

胡某，男，3岁。初诊日期：1989年10月26日。

患儿素嗜食肥甘，一月来忽小便频数，日十数行，且伴有纳呆、口渴欲饮、便秘、夜寐不安、盗汗等症，特来求诊。查体：舌质红，苔少，脉细数。证属胃阴不足。《素问·水热穴论》云："肾者，胃之关也。"小便频数与肾之气化功能密切相关。此患儿素喜肥甘，喜润湿热，热扰肾关，则开阖失常。热郁日久，必伤阴津，且多尿、盗汗复又重伤其阴，而胃为阳腑，喜润恶燥，阴津伤则胃之纳化失常，故见纳呆、夜寐不安诸症，治宜清养胃阴。

沙参10g，麦冬10g，生地10g，怀山药15g，石斛10g，玉竹10g，五味子6g，川楝子6g，生山楂10g，生谷麦芽各10g。

3剂，水煎服，每日1剂。

一月后，患儿因感冒再次来诊，询问其前方效果，家长述药后诸症消失，纳食大进。

扁　豆

扁豆，味甘，性微温，归脾、胃经，有健脾、和中、化湿、消暑之功。《本草纲目·谷部三》称其"止泄利，消暑，暖脾胃，除湿热，止消渴"。前人亦单用鲜品研水绞汁治疗食物中毒呕吐，如《药性本草》云："解一切草木毒，生嚼及煮汁服，取效。"《本草图经·米部》曰："主行风气，女子带下，兼杀一切草木及酒毒，亦解河豚毒。"刘老常将之与香薷、厚朴等配伍，解在表之暑邪，共达健脾化湿、消暑和中之效。

病案举例

张某，男，16岁。初诊日期：1998年7月18日。

患儿头痛、身热、汗出2日。2日前出去游玩，回家后出现发热，头痛，头重，周身酸痛，恶风，自服阿司匹林后汗出，热稍减，口干，胸闷，恶心，小便黄，大便黏。体温38.3℃，舌红苔黄腻，脉浮数。诊为感冒，证属暑湿，治宜清暑祛湿解表。

金银花10g，连翘10g，香薷5g，厚朴6g，扁豆10g，芦根30g，黄连3g，藿香10g，佩兰10g，苍术10g，滑石10g，甘草6g。

3剂，水煎服，每日1剂。

药后诸症消失，服药第二天体温即降至37℃。

甘　草

甘草，味甘，性平，可入十二经，主入六经，更主入脾、肺二经。甘草益气补中，清热解毒，祛痰止咳，缓急止痛，调和药性，为临床常用药物。《景岳全书·本草正·山草部》曰："得中和之性，有调补之功，故毒药得之解其毒，刚药得之和其性，表药得之助其升，下药得之缓其速……随气药入气，随血药入血，无往不可，故称国老。唯中满者勿加，恐其作胀，速下者勿入，恐其缓功，不可不知也。"刘老常言甘草常用并不意味着甘草容易用，湿盛胀满、浮肿者不可用，且久服较大剂量的甘草容易引起浮肿。用量不宜过大，治疗心气虚炙甘草汤中可用至10g，其余1.5~9g即可。清热解毒宜生用，补中缓急宜炙用。

（一）炙甘草配人参、阿胶、桂枝，用于病毒性心肌炎气阴两虚

刘老认为，病毒性心肌炎为热毒犯心，先伤心体，继损心用，提出了从心论治、从脾论治、从肺论治的辨证观点，其中从心论治为基本，直达病所。病毒性心肌炎前期治疗以清热解毒护心为主，日久耗气伤阴，导致气阴两虚，以炙甘草为主配伍人参、阿胶、桂枝等温通之品，补益心气。

病案举例

戴某，女，11岁。初诊日期：1993年5月18日。

患儿两个多月前患病毒性心肌炎，在当地住院治疗，现仍有心悸，活动后尤甚，神疲乏力，少气懒言，心烦，夜卧不安，盗汗，舌红少苔，脉细数。证属气阴两虚，治宜益气养阴，养心复脉。

炙甘草10g，太子参10g，麦冬10g，五味子10g，生地10g，阿胶10g（烊化），桂枝10g，白芍10g，炒枣仁10g，丹参15g。

5剂，水煎服，每日1剂。

二诊：心悸减轻，但活动后仍有加重，继服前方5剂，心悸明显好转。

（二）甘草配桂枝、白芍、饴糖温经和营，缓急止痛

甘草具有缓急止痛之效，临床配伍桂枝、白芍、饴糖等治疗脾胃虚寒、营血不能温养所致的脘腹及四肢挛急作痛。

病案举例

叶某，女，11 岁。初诊日期：2001 年 10 月 7 日。

患儿腹痛近 1 周，时作时止，痛时喜按，纳差，食则腹胀，大便稀溏，面白少华，精神倦怠，舌淡红，苔薄白，脉沉。证属脾胃虚寒，治宜温中理脾，缓急止痛。

桂枝 10g，白芍 20g，甘草 6g，饴糖 30g，生姜 2 片，大枣 5 枚，党参 10g，白术 10g，干姜 1g。

3 剂，水煎服，每日 1 剂。

二诊：服药后腹痛减轻，仍纳差，继服上方 3 剂，病瘥。

（三）甘草配伍小麦、大枣，补养心脾

甘草配伍小麦、大枣最早被用来治疗妇人脏躁，刘老临床中还将其用于心脾不足所致的失眠、小儿夜啼及一些病情特殊不宜用一般辨证理论加以解释而有心脾虚象者。其中甘草甘缓和中，小麦养心气，大枣健脾补中，三药共用，补养心脾。《素问·脏气法时论》云："肝苦急，急食甘以缓之。"甘草可缓肝急，故此配伍除补养心脾之外还兼治肝功效。

甘草随证配伍应用广泛，如配麻黄、杏仁治疗风寒咳嗽；配石膏、麻黄、杏仁治疗肺热咳喘；配干姜、细辛治疗寒痰咳喘；配半夏、茯苓治疗湿痰咳嗽；配大黄、芒硝可缓和硝、黄烈性，避免泻下太猛及刺激大肠而产生腹痛；配半夏、干姜、黄芩、黄连，又能协调寒热，平调升降。

病案举例

钱某，男，16 岁。

患者 3 个月前因受精神刺激，持续五昼夜不能入睡，遂见头晕，头痛，以后经常失眠，故来诊。血压 145/100mmHg，舌质如常，苔白润，脉弦滑。此证由肝郁不舒而致肝阳上亢，但起病之由是精神受到刺激，主要症状是失眠，故治疗以补养心脾为主。

浮小麦 15g，甘草 3g，炒枣仁 10g，茯苓 10g，法半夏 5g，橘红 5g，竹茹 10g，代赭石 30g（先煎）。

7 剂，水煎服，每日 1 剂。

二诊：服药后血压降至 125/95mmHg，晚上睡眠明显好转，继服上方 5 剂以巩固疗效。

大　枣

大枣，味甘，性温，归脾、胃经，有补中益气、养血安神、缓和药性之效。《神农本草经·果（上品）》称其可"安中养脾，助十二经……补少气少津液，身中不足，大惊，四肢重，和百药"。《用药法象》云："调荣卫，生津液。"刘老临床中喜用药食同源之品，但同时也强调"中满者勿食甘"。《本草纲目·果部一》曰："按王好古云，中满者勿食甘，甘令人满。故张仲景建中汤心下痞者，减姜、枣，与甘草同例。此得

用枣之方矣。”

（一）大枣配党参、白术，补中益气

大枣补中益气，配伍党参、白术可增强其健脾益气之疗效。刘老常言，中医治病重在辨证，不论何病，证属脾胃虚弱者皆可用之。

病案举例

金某，男，3 岁。初诊日期：1998 年 3 月 9 日。

患儿 1 个月前感冒后至今纳差，大便干，经用消食导滞等中药治疗，均未奏效，今来就诊。查体：面色偏黄，无华，双眼下黯淡，舌质淡红，苔薄白，脉细。证属脾胃虚弱，治宜健脾助运。

党参 10g，茯苓 10g，白术 10g，白芍 10g，枳壳 10g，木香 3g，砂仁 1g，青陈皮各 5g，半夏 5g，焦三仙各 10g，香稻芽 10g，制大黄 10g。

7 剂，水煎服，每日 1 剂。

二诊：服药后纳食基本正常，面色较前红润，二便正常，嘱其饮食调理。

（二）大枣配甘草、浮小麦，养心宁神

大枣配甘草、浮小麦即甘麦大枣汤，原方用于治疗脏躁，刘老在临床上多用其治疗焦虑不安、紧张失眠等症，甚效。

病案举例

汪某，女，17 岁。

患儿因高考学校压力大，近 1 个月开始失眠，入睡困难，睡后易醒，醒后心悸不宁，烦躁，时有头晕头痛，上课注意力不易集中，表情淡漠，怕冷，纳差，大便稀，月经基本正常。舌淡苔薄，脉细弱。西医诊断：神经性失眠；中医诊断：不寐。证属心脾两虚，治宜补养心脾。

炙甘草 15g，浮小麦 10g，大枣 5 枚，党参 10g，白术 10g，茯神 10g，远志 10g，木香 3g，炒枣仁 10g。

7 剂，水煎服，每日 1 剂。

二诊：大便转稠，纳食稍有好转，但食后腹胀，前方加大腹皮 10g，陈皮 10g，再进 7 剂。

三诊：睡眠时间延长，大便正常，饮食增加，但仍有怕冷。去远志、郁金，继服 5 剂。

（三）大枣配生姜，调补脾胃

刘老言，大枣与生姜均可谓药食同源之品，大枣健脾，生姜和胃，临床两者同用更广泛、灵活，若需调补脾胃，但用无虑。

第十七章　补　阴药

沙　参

沙参，味甘、微苦，性微寒，归肺、胃经，具有养阴清肺、益胃生津的作用，用于肺热燥咳，劳嗽痰血，热病津伤口渴。沙参有南沙参、北沙参之分。南沙参系桔梗科多年生草本植物轮叶沙参、杏叶沙参及阔叶沙参的根，主产安徽、江苏、浙江、贵州等地。北沙参系伞形科多年生草本植物珊瑚菜的根，主产于山东、河北、辽宁、江苏等地。

（一）清肺养阴

用于肺热阴虚引起的燥咳或劳嗽咳血。《本草纲目·草部一》言其可“清肺火，治久咳肺痿”。本品能清肺热，且补肺阴，治疗燥热伤津所致的干咳少痰、口鼻干燥，常与桑叶、麦冬、梨皮等配伍；对于热邪伤肺后期肺阴不足及病久出现的阴虚劳热、咳嗽咯血常与麦冬、生地、石斛等同用。南北沙参都具有养阴清肺的功效，然南沙参又称大沙参、空沙参，其形粗大，质较疏松，专长于入肺，兼有祛痰之功，北沙参滋阴作用较好，临证可酌情选用。

病案举例

（1）温燥伤肺案

刘某，女，1岁5个月，初诊日期：2007年10月13日。

近2日身发高热，体温最高39℃，咳嗽痰多，气逆而喘，咽干红，唇红干裂，大便时干时溏，面颧红赤，舌尖红，苔白而干，指纹紫滞，已至气关。

时值秋季燥邪当令，又因秋阳以曝，久晴无雨，感之者属于温燥之邪。燥热之邪，最易伤肺，肺主气司呼吸，肺气肃降失司，转输不利，则有头痛身热，咳嗽痰黏；燥邪最易伤津，故有鼻干唇燥，口渴心烦，舌边尖红苔干。治当清润，宗喻氏清燥救肺汤加减。

南沙参5g，桑叶5g，杏仁10g，清阿胶6g（烊化），川贝母5g，火麻仁5g，蛤壳10g，甘草3g，炙杷叶5g，生梨皮10g，生石膏25g（先煎）。

3剂，水煎服。

二诊：服药后患儿身热退而不净，仍咳逆作喘，昼夜不能眠，心烦作渴，大便一日五六次，夹以泡沫，苔干腻，指纹色紫。此属津液亏伤，肺胃之阴销铄，且因肺气闭固，肺中燥热，无处可宣，故下移于大肠，而频作泄泻。小儿为稚阴之体，最易伤阴，加之大便溏泄，颇有亡阴之忧，治宜清燥增津，以保阴液，以五汁饮加减。

南沙参5g，桑白皮5g，地骨皮5g，生梨汁1杯，荸荠汁1杯，鲜生地15g，甘蔗汁1杯，水煎频频饮之。

三诊：药后身热未作，咳嗽已减，苔腻已去，且转润泽，无心烦口渴，夜间睡眠平稳，再拟原方出入，以善其后。

生梨汁1杯，荸荠汁1杯，生藕汁1杯，萝卜汁1杯，甘蔗汁1杯，水煎频频饮之。

按：此病案一诊、二诊方中均用南沙参，因燥邪伤及肺阴，而南沙参能滋养肺胃之阴，兼具化痰的作用，故用南沙参最切合病机而奏效。

（2）肺炎阴伤案

周某，男，3岁。初诊日期：2007年1月25日。

发热、咳嗽2天，加重1天。气急作喘，喉中痰鸣，烦躁纳差，腹胀而满，大便干。查体：咽红，两肺可闻及细湿啰音。诊为肺炎，给予麻杏石甘汤合调胃承气汤加减治疗3天后，身热已解，呼吸平稳，轻咳有痰，口渴喜饮，倦怠嗜卧，舌红苔薄。此为余邪未尽，伤及阴分，治宜养阴泄热，以善其后。

南沙参10g，麦冬10g，生地10g，石斛10g，玉竹10g，地骨皮10g，黄芩10g，炙杷叶10g，浙贝母6g。

7剂，水煎服。

服药后诸症消失，复查胸片阴影已明显吸收。

（二）益胃生津

用于热病伤津或吐泻亡津引起的舌干口渴、食欲不振。本品能生津益胃，常与麦冬、生地、玉竹、石斛等配伍治疗上述病证。

病案举例

丁某，男，5岁。初诊日期：2007年10月。

4天来饥饿而不欲食，口渴思饮，饮食入胃即吐，神疲乏力，脉象缓滑，苔白少津。

患儿感受秽浊之气，影响脾胃升降功能，胃降失司，浊邪中阻，气逆于上，则呕吐频作，食后即吐。吐物气秽，是为热吐。治疗先以开降止呕、和中清热之法。

藿香5g，苏叶5g，薄荷3g（后下），姜半夏5g，竹茹6g，川黄连2g，黑山栀5g，白蔻仁3g，枳壳5g，鲜芦根30g，代赭石15g（先煎）。

3剂，水煎服。

二诊：服药3剂后患儿呕吐已止，胃中攻冲上逆之势亦除，精神可，思纳食，口干欲饮，溲少肤干，舌苔白，脉和缓有神。此为吐久耗伤胃阴，津液未复之故，目前胃气已有来复之兆，治宜养胃生津和中之法。

太子参10g，茯苓10g，炒白术10g，南沙参10g，麦冬6g，陈皮6g，竹茹6g，生地黄10g，生稻麦芽各10g。

7剂，水煎服。

百　合

百合，味甘、微寒，归肺、心经。百合清痰火，补虚损，具有养阴润肺止咳功效，用于肺阴虚的燥热咳嗽，痰中带血，劳嗽咯血。《本草纲目·菜部》言其“安心，定胆，益志，养五脏”，具有养阴润肺、清心安神的功效，治疗肺热劳嗽、虚烦失眠。

（一）润肺止咳

刘老认为，小儿虚喘的发生，多由元气不足，肺气虚弱，或因病后体衰，或久嗽不愈，以致肺气不足，不能清肃下降所致。如肺虚夹痰，以百合固金汤养阴润肺、化痰，方中百合养阴润肺止咳。

病案举例

叶某，女，3岁。

咳嗽1月余。1个月前发热、咳嗽，经中西药治疗后热退，咳嗽未间断，时轻时重，夜间咳剧，咽干无痰，夜汗多，面色不华，便干，舌红苔少，脉细数。

病程较久，热损及阴，肺阴津亏，阴虚火旺，火性炎上，肺气上逆而肃降无权，故致咳嗽，治当滋阴清肺，以复升降之常，宗泻白散合百合固金汤加减。

桑皮10g，地骨皮10g，南沙参6g，麦冬6g，玄参10g，生地10g，桔梗6g，百合10g，莱菔子10g，火麻仁6g，全瓜蒌10g，焦楂榔各10g，炙百部10g，浙贝母6g，生龙牡各10g（先煎）。

5剂，水煎服。

服药后，咳嗽大减，便质转润，继宗原法续服4剂而愈。

（二）清心安神

百合具有清心安神功效，用于热病余热未清，或情志不遂所致的虚烦惊悸，失眠多梦，精神恍惚等。用时煎服10~30g。清心宜生用，润肺蜜炙用。

病例举例

李某，女，13岁。

近两个月默默不欲言，入睡困难，心烦易哭，胸脘胀闷，食少纳呆，形体消瘦，月经涩少不畅，色暗有块，舌尖红苔白，脉弦涩。

患儿所愿不遂，思虑太过，肝郁化火，伤阴耗液，损及五脏。脾失健运，故见胸满胀闷，食少纳呆。水谷精微无以化生，不能长肌肉、生气血，则月经量少。心失所养，神不守舍，则精神恍惚，睡眠不安。肺损则善悲欲哭。肝不敷和，精血暗耗，气血瘀滞，冲任不调，则月经涩滞不畅，色暗有块。治宜疏肝健脾，清心安神，方用甘麦大枣汤合逍遥丸、百合地黄汤。

甘草9g，浮小麦30g，大枣10枚，柴胡10g，茯苓10g，白术10g，百合20g，生地15g，当归10g，赤芍10g，薄荷3g，陈皮5g，郁金10g。

服5剂后诸症缓解，随证加减续服20剂而愈。

麦　冬

麦冬，味甘、微苦，性微寒，归肺、胃、心经。《本草汇言·草部·湿草类下》曰："麦门冬，清心润肺之药也（李东垣），主心气不足，惊悸怔忡，健忘恍惚，精神失守。"《本草正义·草部·湿草类上》载："其味大甘，专补胃阴，滋津液，本是甘药补益之上品。"具有润肺养阴、益胃生津、清心除烦等功效。

（一）养阴润肺

小儿的生理特点为"肺常不足"，加之寒暖不能自调，故易患外感、咳嗽，又因"阴不足"，患儿常因热伤肺阴或阴虚肺燥，出现干咳少痰、咽喉干燥等症，麦冬具有清肺凉胃、养阴生津之良好效用，刘老认为肺热咳嗽后期或燥伤肺胃之后，阴分受损，治疗应注意养阴润肺。

病案举例

曾某，女，1岁。

症见发热，体温38.8℃，肤干无汗，咳频不爽，痰多胶黏，咽干唇燥，口渴心烦，舌边尖俱赤，舌质薄白而燥，脉象浮数。证属外感秋燥之邪，内蕴痰热，火热刑金，伤及肺阴，阴伤则燥，是以出现咳热烦渴等津气干燥之象。治当辛凉甘润，重在清热保津，宗吴氏桑杏汤加味。

二诊：服药后体温渐降至37.2℃，咳嗽减轻而痰多，气息仍粗且腹膨，大便量少而不畅，小溲短浑且涩，舌边尖光红，舌苔中心黄腻。此燥伤肺胃阴分之象，治当甘寒养阴，宗沙参麦冬汤合五汁饮化裁。

南沙参5g，麦冬5g，杏仁10g，薏苡仁10g，川贝母5g，鲜生地15g，石斛10g。5剂，水煎服。

另：生梨汁1杯，生藕汁1杯，甘蔗汁1杯，荸荠汁1杯，上四汁临服时对入。

（二）益胃生津

麦冬寒润，补阴解渴，临床上凡胃火偏盛致阴液渐枯，及热病伤阴，病后虚羸，津液未复者，或炎暑燥津，短气倦怠，秋燥逼人，肺胃液耗等证，麦冬皆为必用之药。故可用其来治疗胃阴不足之舌干口渴、纳呆不饥等证，及阴虚肠燥，大便秘结者。热病之后，阴分受伤，或吐泻之后，阴液耗竭，就会出现肠胃阴津不足之象。

病案举例

洪某，女，7岁，初诊日期：1965年1月18日。

病后一直大便干结成粒，形如羊粪，入暮口干胸热，小溲发浑，食纳欠佳，舌质红，苔薄，脉濡数。

患儿病后体气未复，胃阴不足，津液不能输布，以致便秘而燥，纳呆口干，宗叶氏调胃养阴法。

南沙参6g，金钗石斛10g，麦冬6g，生地黄10g，天花粉5g，川黄连1.5g，瓜蒌10g，火麻仁5g，郁李仁6g，生谷芽10g。

3剂，水煎服。

二诊：服药后大便转润，胸仍烦热，食纳尚欠振畅，胃阴仍感未充，继用原方增减。

玄参6g，金钗石斛10g，麦冬6g，生地黄10g，糖瓜蒌10g，生谷麦芽各10g，天花粉5g，川黄连1.5g，当归6g，赤芍10g。

7剂，水煎服。

（三）清心除烦

小儿诸热，即小儿疾病中的各种发热，治疗时应审证求因，灵活施治，不可概用下法。小儿发热大致可分为五脏热、壮热、温热、潮热、烦热、骨蒸热、癖热。烦热表现为烦躁，四肢不安，小便赤涩。治宜清热除烦，可用导赤散加麦冬、山栀仁治之。如小儿手足多热，心烦躁哭，口唇深红，饮水不止者，治宜清热生津，用竹叶石膏汤合甘露散加减。

（四）擅治心悸

刘老认为，患儿心悸多为气阴不足，心失所养，在临床中常用麦冬与他药配伍，益气养阴，活血通脉，常取得满意的临床效果。

病案举例

（1）阴虚心悸案

荣某，女，11岁，初诊日期：2008年5月6日。

1年来心慌、胸闷、憋气，有时胸口痛。查体：咽红，心电图示心律不齐，心率最低40～50次/分，舌尖红苔少，脉细。治宜清热益气养阴，理气活血通络，方用生脉散加减。

贯众10g，生黄芪15g，麦冬10g，五味子10g，丹参15g，菖蒲10g，郁金10g，元参10g，枳壳15g，蚤休15g。

20剂，水煎服。

二诊：服药后患儿无胸闷憋气，胸痛减轻，心率上升到60次/分。继守前方加减。

贯众10g，生黄芪15g，麦冬10g，五味子10g，丹参15g，苦参15g，蚤休10g，枳壳10g，郁金10g，当归10g，鸡血藤10g，阿胶珠10g，焦三仙各10g，生姜2片，大枣5枚。

20剂，水煎服。

（2）先心病阴虚案

龚某，男，10岁，初诊日期：1963年11月13日。

患儿自幼患先天性心脏病，家长不愿做手术治疗，冀求中药治疗。现症精神活泼，夜寐亦安，唯活动后心悸，气短，自汗，面色苍白，舌白少苔，脉濡细。患儿先天禀质薄弱，气血皆虚，血不养心，故心悸、气短、自汗。治当养血宁心，炙甘草汤加减。

炙甘草10g，人参6g，麦冬6g，阿胶10g（烊化），熟地10g，当归6g，大白芍10g，桂枝3g，酸枣仁10g，远志肉6g，朱茯神10g，煨姜2片，小红枣3枚。

5剂，水煎服。

二诊：服药后心悸、气短、自汗诸症显减，面仍苍白，苔脉如上，前方有效，仍宗原意加减治之。

石　斛

石斛，甘，微寒，归胃、肾经。具有生津益胃、滋阴清热的功效，还能明目强腰。徐究仁曰："石斛功能清胃生津，胃肾虚热者最宜。"

（一）益胃生津

刘老认为热病之后、吐泻之后，胃之阴津受伤，此时可用甘寒清润之品益胃生津，如沙参、石斛、麦冬等，不能用厚重滋腻之品，以免留邪、碍胃。清热保津时常用鲜药，用鲜石斛配伍鲜生地、麦冬、天花粉等；养胃阴时多与沙参、麦冬、玉竹等同用。

病案举例

（1）气阴两虚泄泻案

高某，女，1岁。

儿体素虚，因饮食不慎，便泻频作，稀水带有泡沫，肢凉不温，小溲尚利，口渴引饮，面色黄滞，身无大热，舌苔光滑，脉沉细。土虚脾阳不振，便泻胃阴受劫，阴伤则口渴欲饮。治当健脾调中，佐以益胃生津，宗钱氏七味白术散加味。

党参6g，茯苓6g，炒白术12g，炙甘草3g，藿香5g，葛根5g，煨木香3g，金钗石斛10g，生谷麦芽各10g。

7剂，水煎服。

二诊：服药后泄泻已愈，纳食正常，口不渴，继调脾和中善其后。

（2）伏暑案

吴某，男，6岁。初诊日期：2007年9月13日。

发热1天，刻下体温39℃，恶寒，伴有咳嗽，口渴思饮，两目红丝显露，大便两日未行，唇红欠润，苔色白腻，舌质红赤，脉数。暑湿内伏，外感时邪，邪留卫分，表郁不宣，以致憎寒而壮热不撤。但内有伏热，势防传变，暂从辛凉泄热治之，以观动静，宗吴氏新加香薷饮化裁。

香薷3g，银花6g，连翘6g，扁豆10g，川朴花2g，薄荷3g（后下），六一散10g（包），枳实5g，炙枇叶5g，川黄连2g。

水煎服。

二诊：药后患儿入暮身热已减，今日上午热清神爽，但至下午复又热蒸，两目隐涩难睁，大便1次，不稀，小便色黄，脉象洪数，重按细弱，苔腻已化，舌前光红，两侧咽关红赤，自感喉痛，咳嗽较前增频，有痰咳之不出。身热六日，势如波浪起伏，反复无常，热壮神呆，邪热炽盛，燔灼肺胃，势防入营生变，拟以清气泄热为治。

黑玄参6g，生石膏25g（先煎），川贝母5g，杏薏仁各10g，川黄连2g，黄芩5g，板蓝根10g，益元散10g（包），桔梗3g，焦山栀3g。

水煎服。

另：芒硝60g，用纱布包敷腹部。

三诊：热势渐平，证势趋于稳定，唯口渴喜凉饮，大便干，入夜心烦不寐，脉细数，舌苔光红，舌尖有刺。此系伏热太深，阴津被灼，肺胃之阴劫伤，津液不能敷布，治拟滋阴生津，醒胃和中。

北沙参6g，金钗石斛6g，天花粉6g，麦冬5g，黑玄参6g，生地黄10g，火麻仁5g，生甘草3g，大白芍10g，生稻芽10g，乌梅3g。

水煎服。

按：此为伏暑为病，至秋而发者，正如叶氏《临证指南医案》所云："霜未降者轻，霜已降者重，冬至尤重。"由于秋暑过酷，伏热炽盛，新邪外束，引动伏气，其证绵延，调治尤难，非参、芪所能托，非芩、连所能清。唯借轻清灵通之品，缓拨气机，疏透血络，始可十全七八，稍一呆钝或孟浪从事，若非火闭气脱，即是阴伤液涸。此案由于伏热甚炽，故表证一解，即呈阴伤之象，投滋阴生津之剂而愈。若早期即用固护气液之法，则表寒未解，必有助浊增病之变，临床宜权衡轻重，辨证施治为要。

(3) 阴虚胃痛案

李某，男，16岁。

胃脘疼痛2年余，食后胀满尤甚，饥饿时亦有痛感，心烦口干，小溲发黄，大便尚可，舌尖红光无苔，脉象细数。素有胃溃疡病史。患者久患溃疡，胃阴不足，不能濡养胃络，故胃痛口干；阴不足者阳必亢，虚火上炎，故心烦不安；舌红苔光，脉细数，亦为阴虚之征。治当益胃养阴。

生地黄10g，北沙参10g，麦冬10g，玉竹10g，炒白术10g，天花粉10g，川黄连3g，石斛10g，枳壳6g。

水煎服。

二诊：药后胃脘仍痛，口干，溲黄，苔薄黄，舌质红，脉缓滑无力。此为胃阴不足，病久入络，瘀热不行，故不时作痛，食后尤甚。治当清养胃阴，佐以活瘀通络法。

南沙参10g，麦冬10g，川黄连6g，天花粉10g，生地黄10g，五灵脂6g，当归6g，赤芍6g，红花6g，川楝子10g，枳壳6g。

水煎服。

按：药后痛止，刘老分析，久痛之病，多有入络成瘀之象，盖痛证多属不通，临证时除辨证施治外，应适当加用疏通之品，本案为阴虚，治疗时养阴以疏通，可提高疗效。

（二）滋阴清热

本品能滋肾养胃清虚热，用于阴虚津亏，虚火上炎。可配伍白薇、麦冬等。

病案举例

赵某，女，3岁。

平时舌糜如地图，口颊糜破，日来满口腐烂，口流涎水，不能饮食，舌红作痛，脉细数。患儿气阴不足，虚火上炎，以致口舌糜破，形如地图。治当清心养胃，滋阴清热。

玄参6g，生地黄10g，金钗石斛10g，麦冬5g，川黄连2g，天花粉5g，甘草2g，桔梗3g，茯苓6g，怀山药10g，赤芍5g。

5剂，水煎服。

另：冰硼散1瓶，吹口舌破处。

（三）滋肾明目

肝开窍于目，“肝受血而能视”，“五脏六腑之精气皆上注于目而为之精”，肝肾不足，精血亏虚，不能上注于目，则视物不清。石斛夜光丸是眼科常用方，具有平肝息风、滋阴明目的作用，方中以石斛配二冬、二地生精养血，再配以滋阴补肾、健脾益肺之品，而起到滋阴明目的作用。

玉 竹

玉竹又名葳蕤，味甘性平，归肺、胃经。具有滋阴润肺、养胃生津的作用，用于肺胃阴伤，燥热咳嗽，口干舌燥等症。《本草便读·山草类》曰：“葳蕤，质润之品，培养脾、肺之阴……风温风热之证，最易伤阴，而养阴之药，又易碍邪，唯玉竹甘平滋润，虽补而不碍邪，故古人立方有取乎此也。”

（一）滋阴润肺

小儿肺炎是现代儿科四大病之一，严重危害小儿的健康，急性期表现为发热，呼吸困难，气急痰壅，咳嗽，鼻扇，甚则张口抬肩，摇身撷肚。疾病后期或体质虚弱的患儿可表现肺阴耗伤，余热不尽，症见面唇红，干咳无痰，潮热盗汗，舌苔光剥。刘老认为此时治疗当用沙参麦冬饮，其中玉竹甘平柔润，能养肺胃之阴而除燥热，养阴而不滋腻敛邪，与沙参、麦冬等相伍，共奏养阴清肺之功。

（二）滋阴解表

小儿感冒为儿科临床常见病，刘老将其分为轻型与重型，重型容易热化燥化。热化主要表现为小儿感冒投表剂后汗出而热不退，苔色由白转黄，舌质转赤，唇红而干，烦渴气粗，夜卧不安等。这是由于素体阴虚，病中出汗伤阴，汗为阴津，以致热反不退，而有化热现象。治疗时切忌再投表散，须用滋阴存津，兼佐解表法，以保持其阴液之充沛，宗加减葳蕤汤以滋阴解表。

病案举例

（1）阴虚外感案

刘某，女，7岁。

鼻衄时作1月，面黄，头晕，纳差，日来又增低热，流涕咳嗽，面色娇红，口唇干赤，二便秘结，舌赤苔薄，脉濡而数。患儿鼻衄时间较长，血分已虚，复又外感风邪，郁而化热。血为阴类，故目前证属阴虚外感之证，治宜滋阴解表，忌用辛燥动血伤阴之剂，宗加减葳蕤汤化裁。

肥玉竹6g，嫩白薇5g，桑叶6g，侧柏叶10g，薄荷3g（后下），连翘10g，黑山栀3g，黄芩3g，桔梗3g，生甘草3g，鲜芦根15g，鲜茅根30g，淡豆豉10g，葱头3个。

3剂，水煎服。

二诊：服药后身热已解，无鼻衄，无头晕，仍咽红口干，唇红，小溲黄浑，舌红苔白，脉数。此为卫表症状已消失，表邪向解，阴虚未复，再拟原方加减治之。

肥玉竹6g，嫩白薇5g，生地黄10g，大白芍6g，生甘草3g，黑山栀3g，生谷芽10g，鲜茅根15g。

5剂，水煎服。

（2）阴虚外感案

孟某，男，16岁。

平素腰酸肢倦，头晕耳鸣，心悸气短，自汗盗汗，咽干舌燥。近2日来身热恶寒，头痛鼻塞，喷嚏流涕，干咳无痰，溲黄便干。舌尖边微红，苔薄白，左脉沉细，右脉浮数。素体阴虚火旺，肾水不足，腰为肾之府，故腰酸体怠，咽干舌燥；脑为髓之海，髓海不充，故头晕耳鸣；阴血不足，心失所养，故心悸气短；近复感受客邪，肺失肃降，故寒热咳嗽，苔白脉数。脉证合参，为阴虚内热、外受表邪之象，治当养阴解表，宗葳蕤汤加减。

肥玉竹10g，嫩白薇10g，薄荷5g（后下），淡豆豉10g，麦冬10g，防风6g，桔梗5g，杏仁10g，炙甘草5g，生地黄10g，大枣5枚，葱头3个。

2剂，水煎服。后告愈。

（三）养胃生津

热病之后，肺胃阴伤，剧烈吐泻或久吐久泻后，胃阴受损，表现为口干舌燥，食欲不振，舌红，脉细数。刘老认为治当益胃养阴，方用沙参麦冬汤或益胃汤加减。

黄精

黄精，味甘性平，归脾、肺、肾经。《名医别录·上品》云：“黄精……主补中益气……安五脏。”《本草纲目·草部一》载其“益脾胃，润心肺（《日华子本草》）”，且言其“填精髓”。具有养阴润肺、补脾益气、滋肾填精的功效，治疗阴虚劳嗽及肺燥咳嗽、脾胃虚弱及肾虚精亏。

（一）润肺滋阴

黄精多与沙参、知母、贝母等养阴清肺药同用，治疗阴虚肺燥，干咳少痰，及肺肾阴虚的劳嗽久咳等。

（二）补益脾胃

《本草便读·山草类》："黄精……此药味甘如饴，性平质润，为补养脾阴之正品。"故黄精既补脾气，又补脾阴，为健脾胃常用药。如脾胃气虚而见纳差、倦怠乏力，可配伍党参、茯苓、白术；如见食少、口干、大便干燥、舌红无苔，则属脾胃阴虚，可配伍沙参、麦冬等。另外，刘老认为小儿重症肌无力大多属于脾气虚弱之证。因脾主肌肉，主运化水谷精微，肌肉赖水谷精微所化之气血的滋养，才能丰满强健有力，运动自如。若脾气虚弱，中气不足，水谷不化精微，气血无以上荣，则可导致眼胞无力，宽纵不收，严重时常可出现全身无力，甚至复视、斜视、眼球转动不灵活。证属脾气虚弱，中气下陷，络脉失和，治疗用升陷汤加黄精。

对肾病综合征、慢性肾炎后期，体质虚弱，脾肾两虚者，用金匮肾气丸合四君子汤加黄精以脾肾双补。

病案举例

周某，男，4岁5个月。

1年前开始出现眼睑下垂，继而眼球内斜，曾在当地治疗，仍呈进行性加重。后出现全身疲乏无力，尤以下肢为重，懒于行走。于北京儿童医院做新斯的明试验呈阳性，诊断为全身型重症肌无力，经用新斯的明及吡啶斯的明、激素、维生素B族等药物治疗，未见好转，故来求治中医。现症：眼睑下垂，伴以斜视，全身倦怠，下午为重，苔白脉细。证属脾虚气弱，波及肝肾，治疗补脾益气，佐以壮肾。

生晒参10g，黄芪15g，茯苓10g，黄精15g，柴胡10g，升麻5g，葛根10g，杜仲10g，川断10g，制马钱子0.4g（冲服），生姜2片，大枣5枚。

20剂，水煎服。

服药后病情稳定，眼睑能够上提，斜视症状消失，全身渐趋有力，纳食增加，后又进40剂治愈。

（三）补肾益精

五迟、五软属小儿生长发育障碍，包括西医学之小儿生长发育迟缓、大脑发育不全、佝偻病、脑瘫等，刘老认为，本病病因为先天禀赋不足，后天调养失宜，致脾肾不足，累及五脏所致。其病机可概括为正虚和邪实，正虚是五脏不足，气血虚弱，精髓不充，邪实为痰瘀阻滞心经脑络，心脑神明失主。治疗应健脾补肾，化痰开窍，调和气血。方用六味地黄丸合菖蒲郁金汤合四逆散，加用黄精，研为散剂，以图缓效，正如《本经逢原·山草部》所述："黄精，宽中益气，使五脏调和，肌肉充盛，骨髓坚强。"

病案举例

郭某，女，4岁，初诊日期：2007年11月。

家长代诉：说话不清，摇头，智力低下，足软不能行走，腰软不能坐，纳可，二便调。舌淡苔少，脉沉细无力。先天不足，后天失调，以致生气受戕，发育不常，肾虚髓空，脾失健运。亟当双补脾肾，化痰开窍，调理气血。

党参15g，生黄芪15g，茯苓10g，炒白术10g，炒白芍10g，黄精10g，炙甘草3g，陈皮5g，半夏5g，丹参15g，菖蒲10g，远志10g，郁金10g，鸡内金10g，香稻芽10g。

14剂，水煎服。

另：六味地黄丸合菖蒲郁金汤合四逆散加减，加用黄精30g，共研细末，早晚各5g，加糖少许，开水冲服。

枸杞子

枸杞子，味甘性平，归肝、肾、肺经。《神农本草经疏·木部上品》曰："枸杞子，润而滋补，兼能退热，而专于补肾、润肺、生津、益气，为肝肾真阴不足、劳乏内热补益之要药。"具有滋补肝肾、明目、润肺的功效，主治肝肾亏虚引起的头晕目眩，目视不清，腰膝酸软，虚劳咳嗽等。

（一）擅治夜盲、近视、斜视

五脏精气皆上注于目，肝开窍于目，所以眼与五脏关系均很紧密，与肝的关系更为密切。肝肾精气不足，则易患夜盲、近视、复视、斜视。枸杞子补肝益肾，故可治疗肝肾亏虚引起的眼疾有效。

病案举例

（1）脾肾两虚近视案

廖某，男，11岁，初诊时间：2007年5月。

双目近视1年，近3个月发展甚快，测有400余度，伴腰酸体乏，纳食不甘，消瘦面黄，小便短数，苔薄白，脉缓弱。患儿平素脾虚，水谷精微化生不足，又因热病伤阴，肾精虚乏，水火不能既济，精气不能上注于目，以致近视发展快。治宜补肾益脾，佐以明目。

桑螵蛸12g，熟地黄12g，山茱萸6g，枸杞10g，菊花10g，破故纸10g，菟丝子10g，覆盆子10g，潼蒺藜10g，茯苓10g，怀山药10g。

水煎服。

另服石斛夜光丸，每次1粒，每日2次。

共进50余剂，近视大见好转，证情稳定。

（2）脾肾两虚夜盲案

李某，男，3岁，初诊时间：2007年11月。

视物不清1个月。平素体质较弱，3个月前腹泻，治疗好转后至今仍时时反复，泻出物均为未消化之物，为减少腹泻次数，家长又只用米糊喂养。近1月来，发现天黑视物不清，两眼干燥，口渴心烦。舌尖红，脉细数。患儿先天不足，又因饮食失调，致脾失健运，水谷不能化生精微，水反为湿，谷反为滞，不能分清别浊，合污而下，而成泄泻。小儿稚阴未长，加之泄泻日久，则脾肾阴亏，阴虚木旺，肝胆之火上冲，火灼阴伤，目为肝之窍，木失水养，于是双目干涩，夜盲不能视物。治宜滋水涵木，佐以调脾和中。

熟地黄10g，山茱萸5g，枸杞子6g，菊花6g，怀山药10g，茯苓10g，丹皮5g，泽泻5g，麦冬5g，五味子2g，大白芍10g。

水煎服。

另：补中益气丸10粒，一日2次，每次1粒。

二诊：服药后视物较前清楚，两眼干涩减轻，唯仍腹泻腹胀，大便完谷不化，小溲黄赤，舌苔光滑，脉象濡细。证属阴液既亏，阳火亦衰，再宗原法加减。

熟地10g，山萸肉5g，枸杞子6g，菊花6g，怀山药10g，茯苓10g，泽泻5g，破故纸10g，鸡内金5g，车前子10g（包）。

水煎服。

另：理中丸3粒，早晚各半粒，开水化服。

（二）滋阴补肾

肾主精生髓，为先天之本，脾肾不足，精血不充，则人体软弱无力。肝主筋，为"罢极之本"，肝阴血虚，则不能润宗筋，筋骨痿软。枸杞子能滋补肝肾，故可治疗重症肌无力、进行性肌营养不良、五迟五软等，常与熟地、山萸肉等配伍。对于肾病综合征用泼尼松及环磷酰胺治疗者，在治疗初期大剂量应用时，常常出现阴虚火旺的表现，为了减轻激素的不良反应，提高疗效，可配合中药滋阴降火，选用旱莲草、女贞子、枸杞子、龟板等。

病案举例

张某，男，7岁，初诊时间：2007年3月。

患儿有肾病综合征病史3年，遇外感后易复发，目前用泼尼松及环磷酰胺治疗。现尿蛋白（+），轻度浮肿，头痛头晕，心烦躁扰，口干咽燥，手足心热，舌红苔少，脉细数。患儿目前为大剂量用激素及环磷酰胺治疗阶段，此类药物为阳刚之品，服用时间又长，故出现了一派阴虚火旺之象。虚火上扰清空，则头晕头痛，扰及心神，故心烦不宁；阴津不足，失其濡润，则口干咽燥。治宜滋阴补肾，平肝潜阳，方用知柏地黄丸加减。

熟地黄10g，山药10g，山茱萸10g，丹皮10g，茯苓10g，泽泻10g，知母10g，黄柏10g，女贞子15g，旱莲草10g，枸杞子10g。

水煎服。

加减治疗1个月，患儿上述症状基本消失，无浮肿，尿蛋白转阴。

旱 莲 草

旱莲草，味甘、酸，性寒，归肝、肾经。《本草纲目》言其"乌须发，益肾阴"。《本草述》认为可"疗溺血及肾虚变为劳淋"。其具有补益肝肾、凉血止血的功效，主治肝肾不足所致的头晕目眩、须发早白，及各种出血证，如吐血、咯血、衄血、便血、血痢、崩漏、外伤出血等。

（一）补益肝肾

肾主骨生髓，其华在发，肝肾精血同源，若肾气不充，肾精不盈，肝血亏损，毛发失其生机之源，故而脱落。风盛血燥型斑秃、全秃或脂溢性脱发，为干性，病程可长可短，常有头屑，伴有不同程度的痒感，舌质或红或淡，苔薄，脉细或数。治宜养血润燥，祛风止痒，常用药：当归、白芍、熟地、首乌藤、黑芝麻、川芎、红花、丹皮、女贞子、旱莲草、蛇床子、防风、白鲜皮。方中旱莲草取其益肾乌发之用。

（二）凉血止血

刘老认为以血尿为主的肾炎和肾病综合征，其病机为湿热蓄结膀胱，气化不利，热伤血络，治疗时大多采用清解湿热、凉血止血之法。临床多采用鱼腥草汤合猪苓汤，加女贞子、旱莲草、大蓟、小蓟、血余炭。

病案举例

官某，女，5岁，初诊时间：2007年3月27日。

两个月前感冒后出现血尿，眼睑浮肿，在当地儿童医院诊断为“急性肾小球肾炎”，经抗感染及对症治疗后仍有血尿，其他症状消失，现尿常规示：红细胞5~7个/HP。舌红苔白，脉数。患儿病之初起，为感受风邪，风搏于卫分，水气不得外越，蓄遏肌肤而成水肿，邪郁化热，热迫膀胱，膀胱血络受伤，而有血尿。治宜清利下焦湿热。

鱼腥草10g，倒扣草30g，半枝莲15g，益母草10g，车前草15g，白茅根30g，旱莲草15g，灯心草1g。

水煎服。

女贞子

女贞子，味甘、苦，性微凉，归肝、肾经。《神农本草经疏·木部上品》曰：“女贞子，气味俱阴，正入肾除热补精之要品。”具有补益肝肾、清虚热、明目的作用，主治头昏目眩，腰膝酸软，须发早白，骨蒸潮热，目暗不明。

（一）补益肝肾，清虚热

女贞子为清补之剂，常与旱莲草相配而用，补而不恋邪。其在临床上常用于治疗肝肾阴虚所致的头昏目眩、腰膝酸软、须发早白。在儿科，刘老常用于治疗一些慢性病恢复期证属肝肾阴虚者，譬如急性肾炎、紫癜性肾炎恢复期，尿中红细胞较多，同时有舌红、苔黄、脉细尺弱，可用六味地黄丸加女贞子、旱莲草、茅根、连翘、棕榈炭以滋阴补肾清热。若是各型肾炎恢复期，蛋白尿顽固不消者，为脾肾两虚，可用补中益气汤加女贞子、旱莲草、金樱子、芡实健脾补肾固涩，有较好疗效。

病案举例

王某，女，5岁。

患儿有肾病综合征病史，2周前咳嗽、流涕，现小便泡沫多，尿常规示尿蛋白（+），舌淡红，苔薄白，脉细。患儿病程较长，正气已虚，余邪未尽，又加之新近有外感，治疗应清解余邪，滋补肝肾。

炙菰笋10g，贯众10g，鱼腥草15g，倒扣草15g，半枝莲15g，益母草10g，车前草15g，白茅根30g，生黄芪15g，女贞子10g，旱莲草15g，焦三仙各10g，灯心草1g。

水煎服。

以上方加减治疗2周而愈。

（二）治疗目疾

肝开窍于目，肾之精上注于目，故肝肾阴精不足时会出现视力减退，目暗不明，本品补益肝肾而有明目之效，常与覆盆子、菟丝子、枸杞子等同用，仿五子补肾汤之意。譬如小儿重症肌无力，刘老总结多年治疗该病的临床经验，认为多属脾气虚弱、中气下陷之证，治疗当健脾升提。若有复视凝视者，则为肝肾阴精不足，筋脉不得濡润，故与女贞子、覆盆子、菟丝子等同用补益肝肾之阴。

病案举例

张某，男，5岁。

双侧眼睑下垂4个月，晨轻暮重，眼肌不耐疲劳，视物稍久症状明显加重，辗转求治未效。1周来出现复视、凝视，眼球转动不灵活，伴面色萎黄，形瘦神疲，腰脊酸软，舌淡苔白，脉细。治当益气升提，补益肝肾，活血通络。

党参10g，黄芪10g，茯苓10g，炒白术10g，当归10g，葛根10g，柴胡10g，升麻5g，女贞子10g，枸杞子10g，菟丝子10g，制马钱子0.4g（分冲）。

水煎服。

按：本病中医称为“睑废”，根据中医的五轮学说，眼之有轮，各应于脏，脏有所病，每现于轮。肉轮部位在眼胞眼睑，内属于脾，眼睑无力，主要则之于脾，然脾为中脏，虚久不复，常可波及四旁。肝藏血主筋，为罢极之本，肾藏精主骨，为作强之官，病久波及肝肾，精血亏虚不能灌溉，血虚不能营养，往往阴虚内热，灼液伤津，筋脉因而失去濡养，则可出现斜视复视。治疗时在益气升提、活血通络的同时，加以补益肝肾。

桑　椹

桑椹，味甘、酸，性寒，归心、肝、肾经，主治肝肾不足和血虚精亏所致的头晕目眩，腰酸耳鸣，须发早白，失眠多梦，津伤口渴，消渴，肠燥便秘等。

（一）滋阴养血

桑椹色黑入肾，能补肝肾之阴，又能补血，是治疗肝肾阴精亏虚及血虚的要药。用于治疗阴亏血虚之眩晕、耳鸣、须发早白、脱发等，常与女贞子、旱莲草、黑芝麻、何首乌等配伍。

病案举例

何某，女，15 岁，初诊日期：2007 年 3 月。

发现右枕部二分钱币大小脱发两个月，伴有心悸失眠，眩晕健忘，面色不华，神倦乏力，食欲欠佳，腹胀便溏，月经量少色淡，舌淡苔白，脉细弱。患者平素体质较弱，最近学习紧张。“发为血之余”，毛发的润泽与茂密与气血的充足密切相关，而脾为气血生化之源，脾虚则水谷不能化生精微，气血虚亏。患者学习紧张，思虑太过，易伤及心脾；心脾两虚，气血亏损，毛发失养，则出现脱发以及心悸失眠、腹胀纳差等症。治宜养心健脾，益气补血而生发，宗归脾汤加减。

党参 15g，生芪 15g，生白术 10g，茯苓 15g，黄精 15g，龙眼肉 10g，桑椹 10g，何首乌 15g，酸枣仁 15g，全当归 15g，川芎 10g，合欢皮 10g。

水煎服。

（二）润肠通便

桑椹能滋阴养血，善于治疗热病伤阴及失血后阴亏血虚造成的肠燥便秘。常配伍黑芝麻、生首乌、火麻仁等。

病案举例

廖某，男，12 岁，初诊日期：2007 年 3 月。

两年前一次手术后开始出现大便秘结，近 1 月来，每周至多排便 2 次，艰难异常。全身皮肤甲错，枯燥不润，舌红苔白，脉数。患儿手术耗伤阴血，术后调养失当，血枯津燥，肌肤得不到气血充养，则出现皮肤甲错，枯燥不润，大肠失于濡润，传导失司，故便秘不行。治当养血滋阴润燥。

当归 6g，生地 10g，川芎 3g，赤芍 10g，麦冬 6g，玄参 10g，桑椹 10g，桃仁 10g，郁李仁 10g。

水煎服。

另：麻仁滋脾丸 4 粒，早晚各 1 粒。

二诊：服药后大便秘结已解，皮肤甲错消除，胃纳可，舌红苔白，脉濡。燥象虽解，阴血正在恢复中，继治以活血养血，生津润肠。

汤方：肉苁蓉 10g，当归 6g，生地黄 10g，桃仁 10g，火麻仁 5g，郁李仁 5g，桑椹 10g，之参 10g，黑芝麻 10g。

水煎服。

丸方：当归 30g，生地黄 60g，赤芍 60g，麦冬 60g，肉苁蓉 30g，红花 10g，元参 30g，郁李仁 30g，柏子仁 30g，桑椹 60g。

上药共研细末，炼蜜为丸，每丸重 10g，每日 2 次，每次 1 丸，以图缓效。

黑芝麻

黑芝麻，味甘，性平，归肝、肾经。《本草备要·谷菜部》言其“益肝肾，润五脏……但滑肠”，“明耳目，乌髭发，利大小肠，逐风湿气”。具有补益肝肾、养血益精、润肠通便的功效，可以治疗精血不足所致的头晕耳鸣、腰脚痿软、须发早白及肌肤干燥、肠燥便秘等。

（一）养血益精

“发为血之余”，故脱发、白发多责之于血病。精血不足可引起须发早白，头晕耳鸣，黑芝麻能补益精血，可以单用，蒸熟或炒香研末服，或与蜂蜜为丸服。本品常与桑椹、女贞子、旱莲草、桑叶等配伍治疗须发早白，也可治疗脱发。

病案举例

严某，男，10岁。

3年前春季理发后发现头枕部有五分钱币状圆形脱发，脱发处光亮，至秋冬时头发渐生，此后每逢春夏则现脱发，秋冬自生，多方治疗，效果不显。伴性急，纳眠可，二便如常，舌尖红，苔白厚，脉细数。头为诸阳之首，高颠之处，唯风可到，而发为血之余，营血不足，风邪乘虚而客，风动血燥，致使头发春脱秋长，治当养血祛风，缓缓奏功。

生熟地各10g，何首乌6g，紫丹参10g，天麻2.5g，杭白芍10g，桑叶10g，黑芝麻10g，丹皮5g，川芎5g，黑荆芥5g。

水煎服。

（二）润肠通便

黑芝麻多脂，含油质润，能养血润燥，滑肠通便，擅治血虚津亏引起的肠燥便秘。多与火麻仁、郁李仁、肉苁蓉、柏子仁等养血润肠药同用。

病案举例

张某，女，3岁。

发热、咳嗽2天，体温最高38.8℃，肤干无汗，咳频不爽，痰少胶黏，不易咳出，甚则气逆而喘，咽部干红，鼻干唇燥，口渴心烦，舌尖赤，舌苔薄白而干，脉虚大而数。秋阳暴晒，外感温燥，炼液成痰，痰热内蕴，火热刑金，热伤气，燥伤阴，故出现痰黏难咳、口鼻干燥、心烦口渴、舌干等燥象。治宜清燥润肺，宗清燥救肺汤加减。

桑叶10g，生石膏25g（先煎），杏仁10g，甘草3g，麦冬10g，阿胶10g（烊化），黑芝麻10g，枇杷叶10g，人参5g。

水煎服。

第十八章　敛肺涩肠药

五味子

五味子，味酸收敛，甘温而润，其皮味甘，其核辛苦，五味俱全。能上敛肺气，下滋肾阴；收养心气而安神，收敛肺气而止汗，补肾涩精而止遗，酸涩收敛而止泻；且能滋肝肾之阴，生脾胃之津，补益心肾，宁心安神。刘老在儿科临床常用五味子，或主或辅，治疗小儿多种疾病，如病毒性心肌炎、反复呼吸道感染、自汗、盗汗、遗尿等。

（一）五味子宁心神，治疗小儿病毒性心肌炎

病毒性心肌炎是由各种病毒引起的心肌急性或慢性炎症。本病发生的外因是感受风热或湿热邪毒，内因则为正气不足，尤以心肺气阴两虚为主。刘老认为，小儿病毒性心肌炎在病邪深入，正气内溃，出现面色苍白、汗出肢厥、脉象沉细等一派虚寒败象之时，治疗的重心不在邪之多少，关键在于挽救欲脱之元阳，方能收到温振心阳、益气定悸之效。病毒性心肌炎患儿常因患病日久，心肺气阴不足，皮毛不固，出现自汗盗汗，心悸不宁，尤其是活动后心慌、汗出较甚等症状。如果迁延不愈，又易进一步损伤气阴。刘老治疗小儿病毒性心肌炎，从中医的整体观念出发，提出了“治心而不止于心，调理它脏以治心”的独特观点。认为汗为心液，血汗同源，汗多则卫虚，不仅易感外邪，而且耗损营阴，甚则引起心阳不振，形成气随之而脱的危重局面。因此治疗当益气养阴，宁心安神，同时要注意敛汗防脱，常用五味子等药护卫止汗，免伤心液。

病案举例

林某，男，5 岁。

1 周前发热形寒，咳嗽有痰，继之心烦泛恶，睡眠不安，心慌汗出，胸闷憋气，精神困惫，面色欠华，手足不温，大便溏薄。证属邪盛正衰，心阳欲脱，治当温振心阳，益气定悸，宗参附龙牡救逆汤加减。

党参 10g，附子 2g，煅龙骨 30g，煅牡蛎 20g，丹参 10g，炙甘草 5g。

3 剂，水煎服。

二诊：药后手足转温，面色略华，精神转佳，心悸、胸闷等症势略平，继进安神定悸之品。

党参 10g，麦冬 10g，五味子 10g，酸枣仁 10g，珍珠母 15g（先煎），生龙骨 20g

（先煎），生牡蛎 20g（先煎），甘草 5g。

7 剂，水煎服。

药后临床症状基本消失，证情稳定，继以生脉饮加味调之，以善其后。

（二）五味子敛肺气，治疗小儿自汗、盗汗

五味子五味俱全，以酸为主，养心滋肾，益气固表，敛肺止汗。因其性味酸收，故能固护卫表，有止汗作用。汗为心液，血汗同源，汗多则卫虚，耗损心阳，甚至心阳不振，抵抗力降低，肺气虚弱，皮毛不固。自汗、盗汗如果迁延不愈，又易进一步损伤气阴，因此对长期体虚多汗的患儿治当敛汗防脱，以免发生意外之虞。对阳虚自汗，常配合浮小麦、生黄芪、麻黄根、酸枣仁等同用。对阴虚盗汗，常配合生地、玄参、山茱萸、牡蛎、乌梅等同用。

病案举例

王某，男，3 岁。

平素体弱，经常感冒。1 个月前患支气管肺炎，发热、咳嗽 5 天，病后每天汗出不止，睡着后汗出尤甚，常常湿透衣被，平时烦躁不安，时常哭闹，手足心热，舌红少苔，脉细数。

五味子 10g，浮小麦 10g，麻黄根 5g，黄芪 10g，生牡蛎 20g，生地 10g，甘草 5g。

5 剂，水煎服。

服药后夜间汗出减少，烦躁症状减轻，继服上方 5 剂，汗出明显减少。

（三）五味子止遗溺，治疗小儿遗尿

肾主闭藏，司职二便，与膀胱为表里，膀胱储藏津液，通过肾阳的温养气化作用，使小便正常排泄。小儿肾气不足，下元虚寒，膀胱失于温养，制约无权，气化功能失调，闭藏失职，不能约制水道。夜主阴，卧则阳气内收，阴盛阳虚时，夜卧之时虚寒尤甚，而见睡中小便自遗。治疗小儿遗尿属下元虚寒者，应以温肾固涩为主。五味子甘温而涩，入肾，能补肾固涩，益肾化气以缩小便，达到止遗溺之功效。

病案举例

王某，男，6 岁。

自幼即睡时遗尿，轻时数日一次，重时每日必遗，或一夜数次遗尿，常睡眠较深，呼之不醒，唤醒后亦神志朦胧，不知排尿于何处。平时体力较弱，肢凉怕冷，神疲无力，尿清长而无味，量多次频，面白唇淡，舌淡红苔白，脉沉细无力。

桑螵蛸 15g，五味子 10g，补骨脂 10g，菟丝子 10g，覆盆子 10g，益智仁 10g，

7 剂，水煎服。

服药 7 剂后遗尿次数减少，怕冷症状减轻，效不更方，继续服用上方 7 剂，遗尿基本停止。

乌　梅

乌梅，味酸而涩，其性收敛，为清凉收涩之品，既能敛肺涩肠、和胃生津，又能止咳、止泻、止血、止渴。本品极酸，蛔得酸则静，故亦为安蛔止痛之良药，适用于蛔虫所致的腹痛、呕吐、四肢厥冷之蛔厥证。此外，乌梅虽至酸但性平，善能生津液，止烦渴，治虚热消渴。并且本品入肺经，能敛肺气，止咳嗽，用于肺虚久咳少痰或干咳无痰之证。《本草纲目·果部一》指出，乌梅“敛肺涩肠，止久嗽泻痢，反胃噎膈，蛔厥吐利”。《本草求真·收涩》亦云：“乌梅酸涩而温，入肺则收，入肠则涩，入筋与骨则软，入虫则伏……蛔虫上攻眩仆可治，口渴可止，宁不为酸涩收敛之一验乎?”刘老在临床上常选乌梅之酸性，治疗蛔厥、干咳久咳、慢性咽炎等病证，常收到较好的效果。

（一）乌梅配川椒，安蛔止痛治蛔厥

蛔虫病是儿科比较常见的疾病，蛔虫寄生在肠内，扰乱气机，致使气机阻滞，可导致经常腹痛等症状。蛔虫有钻孔和蠕动习性，上窜入胃钻胆，会使胃气上逆，胆气不行，发为蛔厥。蛔厥多由脏寒内盛，扰动上膈，蛔虫攻胃所致。临床主要表现为突然心腹剧痛，痛不可忍，手足厥逆，汗出肢冷，呕吐蛔虫或呕吐涎沫。在发生这种情况时，若用猛烈驱虫之药，反而造成虫体骚动，使使病情转危。此时必先温脏安蛔止痛，以缓化制伏，俟其疼痛缓解以后，再行攻逐。蛔虫有喜温而恶寒、闻酸则止、得辛则伏、见苦则下的特点，故治疗蛔虫的原则，常酸辛苦温的药味并伍，使蛔虫安定而达到止痛的目的。刘老治疗小儿蛔厥常取乌梅之酸性，以其为主药，因虫得酸则静，以缓化而收制伏止痛之效，同时配伍川椒、黄连、附子等，常收立竿见影之效。

病案举例

李某，男，5岁。

以腹痛4小时来诊。症见上腹剧痛，时痛时止，时轻时重，痛剧时大汗出，四肢冷，痛不可忍，频繁呕吐且吐出蛔虫。经检查诊断为胆道蛔虫症。

乌梅10g，川椒5g，黄连3g，附子2g，干姜5g，川厚朴5g，枳实5g。

1剂，水煎，分2次服。

服药1剂后腹痛渐止，继服2剂巩固疗效。

（二）乌梅配五味子，滋阴敛肺治咳喘

乌梅味酸而涩，善能生津液，止烦渴，清凉生津，其性收敛，入肺经，能敛肺气，止咳喘。五味子五味俱备，以酸为主，能益气生津，补肾养心，敛肺气归肾。乌梅与五味子相配合，上能收敛肺气而止咳喘，下能滋肾水以固下焦，共收敛肺滋肾之功。刘弼臣教授积数十年临床经验，博采众方，独辟蹊径，采用乌梅、五味子相伍，配合宣肺清热止咳之品，既疏散肺中邪热，又使邪散而不损肺气，宣敛并行，治疗小儿哮喘，取得令人满意的疗效。

病案举例

张某，男，4岁半。

因咳喘反复发作3年，加重4天来诊。患儿自1岁起每逢感冒均咳嗽喘促，每次发作必须服用定喘药物，经儿童医院诊断为支气管哮喘。本次发病因感冒所致，症见咳嗽喘促，咳声重浊，喉中痰鸣，鼻翼扇动，三凹征，双肺满布哮鸣音，无发热，面色苍白，舌质淡体胖，苔薄黄，脉滑数。

乌梅10g，五味子10g，金银花10g，紫石英10g，紫菀10g，钩藤10g，地龙10g，苏子10g。

7剂，水煎服。

二诊：药后患儿咳喘、痰多诸症减轻，病情好转，上方继用7剂。

三诊：病情稳定，以补肾敛肺为法，以治其本。

乌梅10g，五味子10g，金银花10g，紫菀10g，茯苓10g，钩藤10g，太子参10g。

7剂，水煎服。

经以上中药治疗，患儿体质好转，脸色转红润，感冒次数减少，喘息未发作，继续服药6月，终获痊愈。

五倍子

五倍子，酸涩收敛，性寒清降，入于肺经，既能敛肺而止汗，又能清肺降火而止咳。本品酸涩，入大肠经，有涩肠止泻之功。《本草纲目》云："其味酸咸，能敛肺止血，化痰止渴收汗。"五倍子上能敛肺降火，治疗肺热咳嗽；下能涩肠止泻，治疗久泻久痢；内能敛肺止汗，治疗自汗盗汗；外能收湿敛疮，治疗湿疹疮疡。刘老在临床治疗小儿咳嗽、盗汗、泄泻等疾病时，常将五倍子与五味子相伍为用。刘老认为，二药味酸收敛，均具有敛肺止咳、敛汗止汗、涩肠止泻的作用，均可用于肺虚久咳、自汗盗汗、久泻不止等病证。

（一）五倍子配麻黄根，治疗小儿盗汗

刘老认为，小儿时期由于代谢旺盛，皮肤蒸发出来的水分也较多，加之小儿活泼多动，常比成人汗多。且小儿体禀少阳，阳气偏盛，腠理疏薄，入睡以后阴回气交，营卫和谐，清阳发越而略有微汗，是为正常现象。若为热病久病，致使阴阳平衡失调，气阴两虚，阴虚火旺，津液受迫，外泄为汗，导致入睡后汗出过多，醒则汗止，是为盗汗。中医学认为，汗乃心之液，白天身体稍动则汗出为自汗，盗汗是指睡而汗出，睡熟便出汗，睡醒汗即止。治疗小儿盗汗应分清是气虚不能敛阴而迫津外泄所致，还是虚火内生，津液受迫而外泄为汗。气阴两虚之盗汗，治疗应益气养阴为主。阴虚火旺之盗汗，治疗应侧重滋阴降火。但遣方用药中，皆应在辨证论治的基础上加用五倍子、五味子、麻黄根、浮小麦等敛汗之品，方能取得满意疗效。

病案举例

郑某，女，7个月。

患儿于2个月前患传染性单核细胞增多症，高热持续十余日，发热退后每于午后低热，夜里入睡汗多不止，睡眠不实，平素心烦啼哭，手足心灼热，口渴多饮，食欲不振，尿黄，大便干燥。舌红而干，无苔，脉细数。证属热病伤阴，阴虚火旺，迫津外泄所致，治宜采用滋阴降火、敛肺止汗之法。

五倍子10g，五味子10g，麻黄根5g，浮小麦15g，生牡蛎20g，麦冬10g，沙参10g。

5剂，水煎服。

服药后汗出减少，仍有时哭闹烦躁，午后低热，大便干燥，在上方基础上加丹皮10g，生地10g，玄参10g，继续服药5剂，热减汗消。

（二）五倍子配五味子，治疗小儿久泻

刘老认为，小儿久泻主要是因为脾肾阳虚，脾土失于温煦，火不暖土，故使饮食不能化为精微，水谷不化，并走大肠，故致大便清稀，完谷不化，久泻不止。治疗应以温补脾肾之法以治其本，同时尚需佐以涩肠止泻之品，如五倍子、五味子、诃子、赤石脂之类，以增强涩肠之力。

病案举例

高某，女，1岁。

3个月前患秋季腹泻，当时便如稀水，洞泻如注，经口服思密达、妈咪爱等药物多日腹泻减轻。时隔两日，又出现稀水样便，如此反复，时泻时止，时轻时重，经久不愈。来诊时患儿面色苍白，形体消瘦，精神委靡，四肢不温，舌淡苔白，指纹色淡。此系久泻伤于脾肾，导致脾肾阳虚，水谷不化所致。

党参10g，白术5g，炮姜5g，茯苓10g，山药10g，五倍子6g，五味子6g，诃子5g，赤石脂10g，甘草5g。

7剂，水煎服。

二诊：服药后腹泻次数明显减少，大便性状好转，继续服药5剂以巩固疗效。

麻黄根

麻黄根为麻黄或中麻黄的根及根茎，多生用。其味甘，性平，归肺经，有敛肺固表止汗之功。《别录》言麻黄根“止汗，夏日杂粉扑之。”刘老认为，麻黄根敛汗力强，为止汗专品，可用于治疗一切虚汗，如肺脾气虚，卫阳不固，腠理不密，津液外泄的自汗证，及肺肾阴虚，阴虚内热，热迫津外泄的盗汗证。临床治疗气虚自汗当配补气固表药同用，治阴虚盗汗当配滋阴除蒸药同用，以治病求本。用量一般为3～9g，有表邪者忌用。

病案举例

杨某，男，7岁。

患儿自幼喜汗出，以头背部明显，活动后加重，汗后易受风感冒，服中药汤剂多

剂后效果不佳，现慕名就诊于刘老。刻下见神疲乏力，面色少华，纳差，大便稀溏。舌质淡，苔薄白，脉细弱。肺气虚弱，卫表不固，腠理开阖失职，则汗液外泄，汗出不止。治应益气固表，宗玉屏风散加减。

生黄芪15g，白术10g，防风10g，牡蛎15g（先煎），浮小麦10g，麻黄根5g，山药10g，砂仁1.5g（打）。

5剂，水煎服。

二诊时家长述汗出明显好转，纳增。效不更方，原方加焦三仙各10g，香稻芽10g，继服，后愈。

浮 小 麦

浮小麦，味甘性凉，归心经。甘凉入心，能益心气，敛心液，轻浮走表，能实腠理，固皮毛，为养心敛液、固表止汗之佳品。《本草逢原》曰："浮小麦，能敛盗汗，取其散皮腠之热也。"刘老常用浮小麦治疗小儿各种原因导致的汗证。汗证是指小儿在安静状态下全身或身体某些部位出汗较多，或大汗淋漓不止为主的一种证候。汗证多发生于2～6岁体质虚弱的儿童，常因阴阳失调，营卫不和，腠理开泄太过而引起。"汗为心之液"，浮小麦入心经，甘凉止汗，配生黄芪、麻黄根、牡蛎等治阳虚自汗，配五味子、白芍、麦冬、生地等治阴虚盗汗。刘老强调，汗证属虚者，可在辨证论治的基础上加用收敛固涩止汗的药物，若属实证者则切忌之，否则见汗即止汗，必出异端。同时，取浮小麦甘凉并济，益气阴，除虚热，实腠理之功效，治疗卫外不固之反复呼吸道感染，经常感冒、咳嗽等疾病，常常也收到很好的效果。

（一）浮小麦配黄芪、牡蛎，治疗小儿诸虚自汗

朱丹溪云："盖汗乃心之液，而自汗之证，未有不由心肾两虚而致之者。"小儿脏腑娇嫩，形气未充，若先天不足或后天失调，卫外阳气不足，则腠理失固，以致营卫不和，营为阴，卫为阳，阳虚阴必凑之，故卫弱营强者，则卫外阳气不足，腠理不密，心液外越则自汗频频。刘老常用浮小麦配黄芪、牡蛎，治疗小儿各种原因导致的自汗。刘老认为，浮小麦能实腠理，固皮毛，固表止汗，且药性平和，黄芪益气固表，牡蛎敛阴止汗，三药相合，治诸虚自汗相得益彰。

病案举例

李某，男，2岁。

近半年反复感冒，自汗频作，汗出以头颈、肩背明显，动则益甚，汗后乏力，畏寒恶风，面色萎黄，手足不温，倦怠懒动，不喜玩耍，舌质淡，苔薄白，脉象细弱，指纹色淡。

浮小麦15g，黄芪6g，煅牡蛎20g，党参10g，炒白术6g，麻黄根5g。

7剂，水煎服。

二诊：自汗症状明显改善，继续服用上方7剂。

半年后随访患儿家长，患儿体力逐渐增强，自汗未复发。

（二）浮小麦配五味子、麦冬，治疗小儿阴虚盗汗

盗汗在儿科是一个比较常见的症状，患儿每在睡中汗出，醒来汗止。中医认为，睡则卫气行于里，乘肌表卫阳虚，津液外泄，故而盗汗，醒则卫气行于表而汗止。小儿盗汗多为阴虚所致。素体阴虚，或温热病后伤阴，阴液亏损，或暴泻久泻，耗伤气阴，或病后失调，气阴俱伤，阴液不足，虚火内生，心液内扰，津液受迫，外泄为汗。刘老认为，小儿盗汗多为阴虚有热，肾阴不足，治疗应该滋补肾阴，同时在辨证论治的基础上加用收敛固涩止汗的药物。五味子、麦冬均为滋阴之品，能养阴除虚热而止盗汗。浮小麦养心敛液，固表止汗，可用于各种汗证，尤其是久病、大病之后，因津液精血消耗太多而致的阴虚盗汗证。

病案举例

赵某，男，9岁。

1个月前患传染性单核细胞增多症，持续发热十余日，病愈后盗汗频作，入睡即汗出不止，晨起乏力，倦怠懒动，食欲不振，大便干，舌质淡红，少苔，脉象细数。

浮小麦15g，五味子10g，麦冬10g，玄参6g，生龙骨30g，生牡蛎30g，麻黄根5g。

7剂，水煎服。

二诊：盗汗明显减少，其他症状均有减轻，继续服用上方5剂。

随访一个月未复发。

（三）浮小麦配玉屏风散，治疗小儿反复呼吸道感染

反复呼吸道感染是近年来小儿很常见的疾病。临床主要表现为经常发热、咳嗽、鼻塞流涕、自汗不已等。刘老认为，小儿反复呼吸道感染多与肺气不足、卫气不固有密切关系。《景岳全书·汗证》云："自汗者属阳虚，腠理不固，卫气之所司也，人以卫气固其表，卫气不固，则表虚自汗，而津液为之发泄也。"小儿腠理不密，卫外功能不固，加之肺气娇嫩，往往表气虚弱，肺失所卫而易感外邪。治疗小儿反复呼吸道感染应该扶助正气，固其腠理，常用玉屏风散加浮小麦等固表止汗之品。玉屏风散是治表虚自汗的主方，方中重用黄芪益气固表，配白术健脾益气，少佐防风走表，以助黄芪御风，是补中寓散之剂，浮小麦养心敛汗，诸药相合则加强益气固表之力。

病案举例

李某，女，3岁。

患儿系早产出生，自幼体质一直较弱，经常感冒，咳嗽，自汗频作，食欲不振，大便溏薄，曾用过多种免疫增强剂及多种中成药，均未见明显效果。查体：形体消瘦，面色无华，舌苔薄白，脉象沉细，指纹隐约。

黄芪10g，炒白术5g，防风6g，浮小麦10g，茯苓10g，炒薏米6g，山药10g，甘草5g。

7剂，水煎服。

服药后自汗减轻，大便溏明显改善，继服上方7剂，诸症状均明显好转，随访3个月未见复发。

第十九章　固精缩尿止带药

山茱萸

山茱萸味酸，性平、微温，酸涩以收滑，故具有止小便、秘精气之效。《神农本草经·木（中品）》言其可治“心下邪气寒热，温中，逐寒湿痹，去三虫。久服轻身”。《名医别录·中品》曰：“主治肠胃风邪，寒热疝瘕，头脑风，风气去来，鼻塞目黄，耳聋面疱，下气出汗，强阴益精，安五脏，通九窍，止小便利。久服，明目强力长年。”刘老言仲景八味丸用之为君，其功用可见一斑，常将其用于治疗阴虚火旺所致的口疮及小儿脑瘫等病证。

（一）山茱萸配伍生地、知母、黄柏等滋阴降火，治疗小儿阴虚火旺口疮

病案举例

张某，男，10岁，北京市朝阳区人，初诊日期：1995年12月25日。

患儿于半年前曾因发热、咳嗽3天，诊为肺炎，住院治疗10天痊愈出院。出院后患儿纳食差，挑食比较明显，不愿吃蔬菜、水果，平素大便偏干。近3个月来口舌生疮反复发作，虽经多方治疗，效果不甚明显，今慕名来院诊治。刻下症见：口舌生疮，反复发作，口腔溃疡稀散，周围淡红，稍有疼痛，饮食疼痛，不思饮食，心烦，大便干，舌质红少苔，脉细数。证属虚火上浮，治宜滋阴降火，方选知柏地黄丸加减。

生地10g，山药10g，山萸肉10g，丹皮10g，泽泻10g，茯苓10g，知母10g，黄柏10g，肉桂1g，麦冬10g，石斛10g，玉竹10g。

7剂，水煎服，每日1剂。

二诊：服药后，口舌生疮减轻，疼痛基本消失，胃口渐开，纳食明显好转，心烦已除，大便调。唯口腔溃疡尚未完全愈合，舌质偏红少苔，脉细数。效不更方，上方去肉桂。

服完7剂后，口腔溃疡痊愈，随访未再复发。

按：小儿口腔溃疡有实火和虚火之别，本例患儿因患热病伤阴，复因调护失宜，致使阴液亏耗，水不制火，虚火上炎，邪毒乘虚侵袭，损伤口膜，则口舌生疮。治疗以滋阴降火为法，用知柏地黄丸以滋阴降火，麦冬、玉竹、石斛滋养胃阴，稍稍予肉桂以引火归原，且具反佐之意。临证之时注意要辨证准确，同时要注意守方，这是提高疗效的关键。

（二）山茱萸配伍熟地、丹参、石菖蒲、兔脑等滋补肝肾、健脑益智，治疗小儿脑性瘫痪

病案举例

王某，男，3岁，河北省石家庄人，初诊日期：1990年4月29日。

患儿主因智力低下，口不知言，行走呈剪刀步，反应迟钝，经多家医院诊为“脑性瘫痪”。曾多方治疗，效果不显，慕名前来求治。刻下症见：发育迟缓，面色苍白，舌质淡红，苔薄白，脉沉细。证属肝肾不足，治宜滋补肝肾，健脑益智。

熟地10g，山药10g，山萸肉10g，茯苓10g，丹皮10g，泽泻10g，丹参10g，菖蒲10g，郁金10g，当归10g，白术芍各10g。

30剂，水煎服，每日1剂。

嘱其配合功能锻炼，加强语言训练，并让其准备兔脑30个，焙干备用。

二诊：患儿反应迟钝较前稍有好转，能发简单的单字音，配服健脑散，每次3g，开水冲服，每日2次，缓以图功。

按：小儿脑性瘫痪多系邪热久羁，损及肝肾所致。肝藏血，主筋，肝血不足，筋脉失养则肢体痿软，筋脉拘挛；肾藏精，主骨生髓，通于脑，肾精不足，脑髓空虚则骨骼软弱无力，智力低下，反应迟钝，口不知言。刘弼臣教授认为，治疗本病的根本在于补肾填精，健脑益智，养血柔肝以舒筋。据此原则，研制了健脑散。经过大量临床验证，具有疗效好、使用简便、经济实用的特点。

桑螵蛸

桑螵蛸为螳螂科昆虫大刀螂、小刀螂或巨斧螳螂的卵鞘，分别习称团螵蛸、长螵蛸及黑螵蛸。其味甘、咸，性平，归肝、肾经，具有固精缩尿、补肾助阳之效。《神农本草经·虫鱼（上品）》曰：“主伤中、疝瘕、阴痿，益精生子，女子血闭腰痛，通五淋，利小便水道。”《名医别录·中品》言：“主治男子虚损，五脏气微，梦寐失精，遗溺。”刘老多将其用于治疗小儿遗尿，效果卓著，并常言桑螵蛸助阳固涩，临床上应辨证使用，阴虚多火、膀胱有热而小便频数者忌用。

病案举例

郭某，男，5岁。

患儿早产2个月，自幼遗尿，甚则白天亦遗，尿频量少，时点滴而下。夜间难唤醒，每日均遗，尿清。当地医院检查未发现隐性脊柱裂。刻下症见：面白少华，唇淡，精神不佳，乏力，喜靠物而站，平素易感冒，纳差，大便稀，每日1～2次。舌淡苔白，脉沉。患儿先天禀赋不足，肾虚不固，下焦虚寒，气化功能失调，开阖失司，不能约束水道而遗尿，正如《素问·宣明五气篇》所说：“膀胱……不约为遗尿。”治疗以温补肾阳、固涩小便为法。

汤方：党参15g，炙黄芪15g，桑螵蛸15g，补骨脂15g，台乌药10g，益智仁10g，

山药 15g，石菖蒲 10g，五味子 10g，菟丝子 15g，鸡内金 10g，银杏 10g，焦三仙各 10g，香稻芽 10g，生姜 2 片，大枣 5 枚。

10 剂，水煎服。

散剂：党参 30g，炙黄芪 30g，桑螵蛸 30g，补骨脂 30g，益智仁 30g，台乌药 30g，山药 30g，菟丝子 30g，菖蒲 30g，五味子 30g，鸡肠 30 具，白果 30g，焦三仙各 30g，鸡内金 30g，香稻芽 30g。

共研细末，早晚各 5g，开水冲服。

并嘱家长既要严格要求，又不能打骂体罚患儿而造成紧张心理，勿使其白天玩耍过度，睡前少饮水，夜间按时唤醒排尿，希逐渐养成自控的排尿习惯。

二诊：家长代述，白天尿次减少，但夜间较难唤醒，问之常不知其夜间排尿，纳食较前好转。继用上方加减治疗。

桑螵蛸 15g，补骨脂 15g，党参 10g，炙黄芪 10g，台乌药 10g，山药 10g，益智仁 10g，五味子 10g，石菖蒲 10g，郁金 10g，菟丝子 10g，鸡内金 10g，白果 10g。

10 剂，水煎服。

患儿前后治疗半年余，面色逐渐转红，夜间可自醒排尿，告愈。

金樱子

金樱子为蔷薇科常绿灌木植物金樱子成熟的干燥果实。性平，味酸、涩，归肾、膀胱、大肠经，具有固精、缩尿、涩肠止泻的功效。《别录》谓其“止遗泄”。《蜀本草》：“主治脾泄下痢，止小便利，涩精气。”临床主要用于治疗小儿遗尿症等。金樱子配伍桑螵蛸、补骨脂、覆盆子、益智仁、太子参等健脾益肾，止遗缩尿，治疗小儿遗尿。

病案举例

孙某，男，10 岁，初诊日期：1996 年 12 月 19 日。

患儿自幼遗尿，几乎每夜均有遗尿，甚至一夜数次，经多方治疗均未奏效。患儿平素体质较差，形体消瘦，面色苍白，食欲不振，时有阵发性腹痛，喜温喜按，每于清晨起床时即欲大便，大便溏泄，舌质淡苔白，脉细弱无力。证属脾肾两虚，下元虚寒，治当温补脾肾，止遗缩尿。

桑螵蛸 10g，补骨脂 10g，山药 10g，金樱子 10g，太子参 10g，茯苓 10g，白术 10g，台乌药 5g，芡实 10g，益智仁 10g，山茱萸 10g，焦三仙各 10g。

14 剂，水煎服。

二诊：服药后遗尿次数减少，偶尔有一天不尿床，夜间有时自己能醒，食欲较前好转，大便基本成形。效不更方，再以前方加覆盆子 10g，鸡内金 10g。

服上方 1 个月后，家长非常高兴地电告遗尿已痊愈。

覆盆子

覆盆子为蔷薇科落叶灌木植物掌叶覆盆子的未成熟果实。性微温，味甘、酸，归肝、肾经，具有益肾、固精、缩尿的功效。《本草衍义》谓覆盆子“益肾脏，缩小便”;《本草图经》谓其“强肾无燥热之偏，固精无凝涩之害”。刘老临床主要用于肾虚不固之遗尿和脾肾两虚之重症肌无力等。

（一）覆盆子配伍桑螵蛸、补骨脂、台乌药、益智仁等温肾止遗，治疗小儿遗尿

病案举例

刘某，男，9岁，河北保定人，初诊日期2002年11月2日。

患儿2岁半起小便即可自理，但3岁起上幼儿园后，因精神紧张而常尿湿裤子，家长未予重视，以后小便频急，曾多次到医院检查未发现器质性疾病。上学后尿频加重，白天经常尿裤子，晚上经常尿床，每晚1~2次，伴有多梦易惊，曾用中药、针灸等方法治疗无效，遂来京求治。查体：患儿面色青黄，舌尖边红，苔薄白，脉弦有力。证属肾虚不固，惊恐外侵，不能约束水道则小便自遗，治宜温肾宁神，镇摄止遗。

桑螵蛸10g，覆盆子10g，补骨脂10g，菖蒲10g，益智仁10g，台乌药10g，山药10g，生龙牡各15g（先煎），陈皮5g，半夏5g，茯苓10g，炙甘草5g，竹茹10g，枳壳3g。

15剂，水煎服，每日1剂。

二诊：患儿面色略转红润，遗尿次数较前明显减少，唯纳食较前差，仍多梦，易惊，舌脉同前，上方加焦三仙各10g，15剂，水煎服。

三诊：服上药后基本不尿床，但白天时有尿频，夜间多梦易惊，舌质淡红，苔薄白，脉滑。肾气已复而胆气未强，继予巩固治疗。

陈皮5g，半夏5g，茯苓10g，炙甘草3g，枳壳5g，竹茹10g，柴胡10g，黄芩10g，生龙牡各15g（先煎），菖蒲10g，郁金10g，远志10g。

15剂，水煎服。

半年后，家长来函告之患儿已痊愈，未再复发。

按：小儿遗尿多为功能性疾病，由于小儿脏腑娇嫩，形气未充，脾肾不足，肝常有余，肺常虚，或先天禀赋不足，肾气虚，摄纳不固，下元虚冷，不能温养膀胱，膀胱气化功能失调，闭藏失职，不能制约水道，发为遗尿。因此治宜温肾宁神，镇摄止遗。方中用桑螵蛸、覆盆子、补骨脂、台乌药、益智仁、山药以补肾止遗；菖蒲开提肺气，开窍醒神，因为“肺为水之上源”、“恐则气下”；用生龙牡镇摄止遗；陈皮、半夏、茯苓、炙甘草、枳壳、竹茹温胆宁神。另外，刘老主张治疗小儿遗尿，应注意消除患儿心理负担，不能简单粗暴地羞辱、斥责及惩罚，以免增加患儿精神负担，致其性情抑郁，甚至影响身心健康。

（二）覆盆子、山茱萸等补肾药配伍补中益气汤，治疗小儿重症肌无力

重症肌无力是由神经－肌肉间传递功能障碍引起的一种自身免疫性疾病，临床特点为受累的骨骼肌很容易疲劳，病情呈现朝轻暮重且缠绵难愈。眼肌型重症肌无力似属《目经大成》所载“睑废”证，刘老在总结继承前人经验的基础上，根据本病“病在肌肉，症在无力”的特点，运用“五轮学说”，对其发病机制进行了详尽的阐述，他认为：眼之有轮，各应于脏，脏有所病，每现于轮。脾主肌肉，肉轮（其部位在睑胞）属脾，故眼睑下垂，开合失常，与脾虚中气下陷密切相关，故用补中益气汤补益中气，升阳举陷，加用葛根升提脾阳，覆盆子、山茱萸益肾填精，制马钱子强筋起痿之良药。

病案举例

详见“马钱子”。

补骨脂

补骨脂又名破故纸，味苦、辛，性大温，归肾、脾经。本品功能补火壮阳，兼有收涩作用，为治疗脾肾阳虚证之常用药。刘老常用其治疗下元不固之尿频、遗尿、脾肾阳虚之泄泻，亦常用于虚寒咳喘。

（一）补骨脂配桑螵蛸、益智仁，治疗小儿遗尿

遗尿为小儿常见疾病，多由于肾阳不足，下元不固而发。刘老循此病机，采用温肾阳、助气化、固膀胱之法治疗本病，获得较好临床疗效。

病案举例

张某，女，6岁，初诊日期：1987年9月28日。

患儿自幼纳少形瘦，小便淋沥但不痛，夜间常有遗尿，急躁易怒，面色黄，形体瘦弱，体重17kg，舌淡，苔白，脉弦滑。证属脾肾素亏，纳化失畅，无以为长，水道失制，小便自遗。治宜健脾益肾，方用桑螵蛸散合补中益气汤加减。

桑螵蛸10g，补骨脂10g，生黄芪10g，怀山药12g，五味子10g，益智仁10g，台乌药10g，白果10g，菖蒲10g，炙鸡内金10g，神曲10g。

14剂，水煎服。

二诊：药后纳食显增，急躁显减，遗尿次数减少，舌淡红，苔薄白，脉滑。效不更方，继用上方14剂。

三诊：服药期间遗尿未发，体重增加1kg，面色显红润。嘱再服上方14剂巩固疗效。

（二）补骨脂配附子、钩藤，治疗慢惊风

刘老认为，慢惊风多由于吐泻日久导致脾胃虚弱，脾阳不振，津液亏损，肝血不足，筋失濡养，而致虚风内动，甚至损及肾阳，元阳虚衰，寒败之象毕露，造成纯阴

元阳的危候；或由于各种热性病或急惊风迁延日久，导致耗气伤津，气阴两伤，中气虚惫，筋失濡养，虚风内动，筋脉拘急所致。治疗慢惊风必须速培元气，温补脾肾，补土即所以敌木，治本即所以治标。

病案举例

李某，男，1岁。

吐泻已历1月，日夜二十余次，在某医院住院治疗，诊为消化不良，连用新霉素1周而不效，突然病情加重，昏睡不醒，闭目摇头，手足微有抽搐，肌肉消瘦，四肢厥逆，吐泻之物为不消化之乳白色块状物，饮后即吐，心烦躁动。苔干质赤，脉沉微弱。证属吐泻既久，津伤阴涸，脾气大伤，木亢风生，治当健胃回阳，佐以益肾护阴。

补骨脂6g，山萸肉3g，人参6g，黄芪6g，附子3g（先煎），酸枣仁6g，生龙牡各10g（先煎），大白芍10g，乌梅3g，钩藤5g，五味子3g。

2剂，水煎服。

二诊：药后神志清醒，闭目摇头抽搐均止，吐泻亦大显减少。前方既效，再拟原方增损治之，以希接效为佳。

补骨脂6g，山萸肉3g，人参6g，黄芪6g，附子3g（先煎），酸枣仁6g，大白芍5g，乌梅3g，五味子3g，炒白术6g。

5剂，水煎服。

（三）补骨脂配附子、炮姜，治疗飧泻

飧泻又称水谷泻，以泻下物完谷不化为特征，伴有四肢厥冷，面色苍白，脉象沉细等症。刘老认为，这是脾的运化功能极其虚弱，清气下陷，内火不足，不能蒸腐消化水谷的表现。治当补养脾土，升提中气。若泄泻日久，形成滑脱不禁者，当温肾扶阳，补火生土。

病案举例

吕某，男，4岁。

大便溏泄，每日4~5次，完谷不化，腹胀胃膨不舒，纳谷不佳，背沉体怠，脉沉细无力。证属脾胃虚弱，肾阳衰微，命火不足，火不生土，治当温中助运。

附片5g，党参10g，炒白术10g，炮姜炭3g，炙甘草6g，破故纸10g，炒吴茱萸3g，肉豆蔻5g，五味子5g，木香10g，大枣5枚。

7剂，水煎服。

另附子理中丸早晚各半丸。

二诊：服药7剂后，大便次数明显减少，仍不成形，纳食转佳，胃脘仍感胀满，后背酸沉，周身无力，苔薄白，脉沉细。证属脾肾阳衰，水湿不运，留滞背络，气血不畅。治宗原法，佐加健脾利湿行气之品。

附子10g，党参10g，炒白术10g，炮姜炭3g，炙甘草3g，茯苓10g，枳壳10g，生姜3片，大枣5枚，炒薏仁米15g，煨木香5g。

5剂，水煎服。

第二十章 经验用药

粳 米

粳米又名大米，为禾本科植物稻的种仁。粳米水生或陆生，全国各地均有栽培。稻的种类很多，按米粒的黏性不同，可分为糯稻、籼稻、粳稻等种。粳米性味甘平无毒，入脾、胃二经，补中益气，健脾和胃，除烦渴，止泻痢。《本草纲目》云：“粳米粥，利小便，止烦渴，养肠胃”，“炒米汤，益胃除湿”。刘老临床上主要用于治疗高热口渴，调脾胃，治厌食症及气血不足之贫血等。

（一）粳米配伍新加香薷饮，治疗高热口渴

夏季暑湿感冒是小儿常见疾病之一，体质虚弱是发病的内因，气候炎热是致病的外因。若禀赋不足，体质虚弱，或贪凉受寒，或病后失调，气阴不足之患儿，适应外界气候变化能力差，当入夏时节，暑热亢盛，暑气乘虚而入而发病。

病案举例

温某，女，3岁，初诊日期：2006年6月16日。

发热37.9℃，不咳，鼻塞流涕，无汗，时有烦躁，口干渴饮，尿多，便干，纳差，舌苔薄白，脉浮数。证属暑热感冒，治当清热解暑，养阴生津，新加香薷饮加减。

香薷3g，银花10g，连翘10g，厚朴6g，扁豆10g，生石膏25g（先煎），黄连2g，六一散10g（包），粳米10g，麦冬10g，石斛10g，制大黄10g，神曲10g。

5剂，水煎服。

药后热退，症状缓解，再调方服5剂而愈。

（二）粳米配伍益胃散，治疗厌食症

小儿厌食症是常见病之一，各年龄段小儿均可发病，以1～6岁发病率为高，一年四季均可发病。本病临床上以食欲下降、食量减少为特征，一般预后良好，但是如果病程较久而又治疗不及时，可转化成疳证而影响生长发育。

刘老认为，小儿厌食的原因很多，主要病因是由于乳儿断乳后，或加辅食不及时或不当，或饮食不规律，饥饱不均，或受到惊吓，或由于其他慢性疾病后调摄失宜，损伤了肺、脾、心、肝、胃等脏腑，使之失和，皆可引起食欲下降而引发厌食症。

病案举例

潘某，女，4岁，初诊日期：2006年2月21日。

食量下降，喜喝饮料，喜吃副食，不爱吃主食，皮肤干燥，大便秘结，眠差，舌红少津，苔光剥脱，脉细而数。证属胃阴不足之厌食，治宜养胃生津，健脾助运。

沙参15g，麦冬10g，生地10g，玉竹10g，粳米15g，藿香10g，扁豆10g，炒白术10g，石斛10g，焦三仙各10g，砂仁3g，夜交藤15g。

14剂，水煎服。

此方前后调治二月余，患儿食欲增长，生长发育均好。

按：胃阴不足之厌食，重点在于养护胃阴，因为胃阴不足，食物难以腐熟，津液无以化生，则食欲减退。除此之外，还会出现皮肤干燥、大便干结、花剥舌等一派阴伤之象。故而刘老善用益胃汤补益阴液，加用粳米，补中益气，健脾和胃，益胃生津。在顾护胃阴的同时，注重醒脾，“脾健贵在运而不在补”，过于滋补会使中焦壅塞，反而加重脾胃负担，对厌食治疗无益，所以加入醒脾助运的藿香、扁豆等，起到运脾开胃的作用。

（三）粳米配伍黄芪、大枣，治疗气血不足之贫血

气血两虚的主要症状为面色萎黄，神疲乏力，心悸头晕。刘老自拟简便易行的食疗方治疗气血两虚之证。大枣味甘，补气血，健脾胃，补元气；黄芪补气升阳，益卫固表，利水消肿，能增强免疫功能；粳米补中益气，健脾和胃，对营养不良所致气血两虚证的贫血，久服有显著的疗效。

大枣15枚，粳米100g，黄芪15g，共煮粥，每日早晚食用。

自然铜

自然铜，味辛、苦，性平，入肝、肾二经。功用主治为散瘀止痛，接骨续筋，治疗跌打损伤、筋断骨折、血瘀疼痛、积聚、疮疡、烫伤等。《神农本草经疏·玉石部下品》云：“自然铜乃入血行血，续筋接骨之神药也。凡折伤则血瘀而作痛，辛能散瘀滞之血，破积聚之气，则痛止而伤自和也。”刘老在临床上除治疗跌打损伤、骨折之外，还用它来治疗白癜风和厌食症之微量元素缺乏者。

（一）自然铜配续断活血疗伤，止痛接骨

刘老认为骨折为血瘀，经脉不通，故而疼痛不止。肾主骨，故治疗要结合补肾，强筋壮骨，达到活血散瘀、止痛、舒筋消肿、强壮筋骨的目的。在活血化瘀、通络止痛的药物中加入自然铜可以起到强筋壮骨之功，配用续断，更可加速骨折愈合。

病案举例

张某，男，6岁，初诊日期：2005年8月15日。

上肢手臂骨折1周，已打石膏固定治疗，现症微肿，疼痛可忍，余正常。治宜活血化瘀，补肾壮骨，方用桃红四物汤加减。

桃仁10g，补骨脂10g，当归10g，川芎6g，赤芍10g，三七粉3g（分冲），生熟地各15g，自然铜15g（先煎），续断15g，骨碎补15g，䗪虫10g，乳香10g，没药10g，

牛膝10g。

7剂，水煎服。

按：方中桃红四物活血化瘀，止痛消肿；乳没止痛；自然铜、续断、牛膝等，壮骨补肾，促进愈合；三七活血止血。诸药配伍，活血不伤好血，止血不留瘀血。患者前后调治两月，基本痊愈。

（二）自然铜配代赭石，治疗小儿厌食症

厌食症一般是由于饮食不规律，饥饱不均，或暴受惊恐，或由于其他慢性疾病后调摄失宜，损伤肺、脾、心、肝、胃等脏腑，使之失和，食欲降低而形成。

刘老在临床中发现不少患有厌食症的小儿面部有深浅不一、大小不等的白斑，过去大多认为是虫斑，现在认为是患儿体内缺乏铜引起，并通过临床证实此种说法。

病案举例

赵某，女，8岁，北京市人，初诊日期：2006年12月5日。

饮食不慎后出现大便溏泻，面色萎黄，面部有深浅不一的白斑，有大有小，舌质淡，苔白，脉细弱无力。证属脾胃虚弱，治宜健脾助运，方选七味白术散加减。

太子参10g，白术10g，白芍10g，茯苓10g，炙甘草3g，木香5g，藿香10g，葛根10g，自然铜15g（先煎），生代赭石15g（先煎），焦三仙各10g，鸡内金10g，香稻芽10g。

7剂，水煎服，每日1剂。

二诊：服药后面部白斑明显减少，大便基本成形，食欲见增，舌脉同前。效不更方，上方7剂继服。

后以小儿启脾丸调治以巩固疗效。

按：此例患儿由脾虚日久，运化失司，不思饮食，时有泄泻，面色萎黄，有白斑，故以参、苓、术、草以健脾，木香、藿香、葛根行气醒脾运脾，自然铜、生代赭石以补充微量元素，焦三仙、鸡内金、香稻芽以消食健脾。后以成药启脾丸巩固疗效，收效显著。

（三）自然铜配黑芝麻、何首乌，治疗白癜风

白癜风是一种原发性后天局部色素脱失症，所形成的白斑可逐渐扩大，数目增多，呈乳白色，周围色素较深，无自觉症状，发展多缓慢。多由于风湿郁于皮毛，气血失和所致。本病是临床常见的色素障碍性皮肤病，易诊而难治。通常认为它的发病与下列因素有关：季节和饮食结构的改变、社会环境和家庭的影响、自然环境的污染、遗传因素、外伤局部刺激、自身免疫力下降等。刘老认为，白癜风致病因素固然与以上这几种原因有关，但体内微量元素铜的缺乏造成自身免疫功能下降也能形成白癜风。

病案举例

徐某，男，15岁，徐州人，初诊日期：2006年4月22日。

患者前额、颈项有点片状白斑，逐渐扩大，性情急，睡眠差，服用西药无效后来

就诊。

当归10g，川芎10g，生地10g，赤芍10g，黄芩10g，黄连5g，桃仁10g，红花10g，蝉衣5g，芦荟5g，刺猬皮10g，蚤休15g，灯心草1g，自然铜15g（先煎），黑芝麻10g，何首乌15g，补骨脂15g。

15剂，水煎分服。

服药半月，皮肤已见淡褐色色素，白斑已缩小，有的已明显消退。患者照此方加减服用3月有余，来电告之，大部分白斑已消失。

按：治疗白癜风，主要是祛风活血、除湿清热、补益肝肾。方中归、芎、生地、芍、桃、红主要是活血补血，芩、连清热除湿，蝉衣、刺猬皮祛风，蚤休、灯心草、芦荟解毒泻火通便，自然铜、黑芝麻补充微量元素，何首乌、补骨脂补肝肾，益阴血。

马钱子

马钱子又名番木鳖，味苦，性寒，有大毒，归肝、脾经，有通络止痛、散结解毒之功。主治风湿痹痛，肢体麻木，跌打损伤，痈疽疮毒，喉痹，牙痛，疠风，顽癣，恶性肿瘤。《医学衷中参西录·医方·治肢体痿废方》云："其开通经络，透达关节之力，实远胜于他药也。"《本草纲目·草部七》云："治伤寒热病，咽喉痹痛，消痞块。"《外科全生集·诸药法制及药性》："能搜筋骨入骱之风湿，祛皮里膜外凝结之痰毒。"刘老主要用于治疗睑废。

睑废一名，载于《目经大成》，即眼胞下垂，晨起稍轻，午后加重，不耐疲劳，伴仰视或抬起眼皮而视，或伴斜视、复视、眼球固定而不灵活等。病机主要责之于脾虚，脾虚气弱，中气不足，水谷不化精微，气血无以上荣，则可导致眼胞无力，宽纵不收。临床上本病常因感冒诱发，致使病情反复或加重，甚至出现危象。刘老认为，马钱子除有通络止痛生肌功能以外，尚有疏邪清热之功，可以起到避免全身肌无力发生危象的作用。唯本品有大毒，必须炮制后才可以入药，并要注意用量，小儿一般以0.2～0.6g为宜。本品与大剂量的补益之品同用，可收益气养血通络之功。

病案举例

张某，女，5岁，辽宁省鞍山市人，初诊时间：1988年5月16日。

患儿主因左眼睑下垂1个月来院就诊。刻下症见：左眼睑下垂，朝轻暮重，无吞咽困难，无复视，眼裂右10mm，左4mm，面色少华，纳食差，大便溏薄，舌淡苔白，脉细弱无力。曾在北京儿童医院做新斯的明试验诊为眼肌型重症肌无力。中医诊断：睑废，证属脾胃虚弱，中气下陷。治宜补中益气，升阳举陷，方选补中益气汤加减。

黄芪10g，党参10g，白术10g，茯苓10g，当归10g，升麻5g，柴胡10g，覆盆子10g，葛根10g，制马钱子0.4g（分冲）。

30剂，水煎服，每日1剂。

并配用复力冲剂，每日1袋，每日3次。

药后食欲增加，面色较前红润，左眼裂增至8mm，效不更方，上方30剂继服。60剂药服完后来诊，左眼裂已增至10mm，面色红润，二便调。嘱其继服复力冲剂，每次

1袋，每日2次，连服3个月，以巩固疗效。半年后随诊，未再复发。

雄　黄

雄黄，味辛、苦，性温，有毒，入心、肝、胃经。辛可发散，解肌热，苦可清里热，解毒燥湿。功用主治为燥湿、祛风、杀虫、解毒。治疥癣、秃疮、痈疽、走马牙疳、缠腰火丹、破伤风、蛇虫咬伤、腋臭、喉痹、惊痫等证。

刘老认为，虽然在各个版本的古籍书中讲雄黄有毒，有的讲"大毒"、"甘，大温，有毒"等等，但只要应用合理，且大多以外用为主，故而用之不必担心毒性问题。雄黄配冰片加鸡蛋清配伍治疗小儿海绵状血管瘤，疗效可靠。

病案举例

徐某，男，3岁，山西太原人。

右侧臂局部见有血管瘤，体胖，余无不适。血管瘤高出皮肤，红色不暗，无痛感。治以凉血清热、消散肿块为主。

白花蛇舌草15g，半枝莲15g，露蜂房10g，蚤休15g，穿山甲10g，山慈菇5g，当归10g，赤芍10g，蜈蚣1条，钩藤10g，蝉衣3g，焦三仙各10g。

20剂，水煎分服。

犀黄丸2盒，早晚各半丸。

外用方：雄黄6g，冰片6g，鸡蛋1枚，醋1斤。用醋将鸡蛋1枚浸泡，七天后取出蛋黄不用，将冰片、雄黄研细末后放入醋中搅拌调匀后外涂，每日擦3次。

按：雄黄虽然有毒，但它可以清热凉血、解毒燥湿，刘老将其与冰片配伍，再加以鸡蛋清收敛，起到了很好的治疗效果。冰片通诸窍，散郁火，消肿止痛，味辛、苦，性凉，辛可发散，苦可清里热，凉可凉血止血，共奏消肿解毒、活血凉血之效。此方加减前后调治半年余，收到满意疗效。

茶　叶

茶叶又称苦茶、茶、茗、芽茶、细茶等，为山茶科植物茶的芽叶。味苦、甘，性凉，入心、肺、胃经。功效主治为清头目，除烦渴，化痰，消食，利尿，解毒。治疗头痛、目昏、多睡善寐、心烦口渴、食积痰滞、疟、痢。刘老临床上常选用茶叶用于小儿头痛、鼻炎、暴喘（马脾风）、泄泻等症。

（一）茶叶配川芎，善治风寒头痛

小儿气血未充，卫表不固，脏腑柔嫩，极易遭受外邪侵袭。头为诸阳之会，五脏气血之华盖，六腑上升之清气，皆上注于头。若外感六淫，外邪留滞经络，壅塞气血，循经上扰，可导致头痛。风为百病之长，善行而数变，具有向上、向外的特性，故风邪袭人，先伤人体的肌表、头面。茶叶可以清头目，除烦，疗目昏，与川芎配伍行气活血止痛，通则不痛。茶叶还可清上而降下，以牵制风药过于温燥升散，共奏疏风散寒止痛之功效。

病案举例

刘某，男，9岁，北京人，初诊日期：2000年4月10日。

近日外感头痛，恶风畏寒，不发热，头痛连及项痛，舌苔薄白，脉浮。

桑叶10g，菊花10g，荆芥10g，防风10g，川芎6g，羌活10g，白芷10g，细辛2g，薄荷3g（后下），炙甘草3g，茶叶1撮。

7剂，水煎服，分3次服用。

服用上药后，外感头痛缓解，效不更方，再服5剂后治愈。

（二）茶叶配葱根，治疗小儿鼻炎

小儿鼻炎主要表现为平日时有头痛头晕，鼻塞鼻痒，记忆力下降，流涕，打喷嚏，甚则晚间睡觉时打鼾等。葱根宣通阳气，以利上窍，茶叶苦可降火，配葱根辛散芳香以通窍，具有很好的治疗作用。

病案举例

陈某，女，7岁，北京人，初诊日期：1998年3月23日。

患儿近1个月鼻塞流涕，咽部不适，时感头痛，纳食较差，家长予“鼻渊舒”等药，症状没有明显改善，遂来就诊。查体：咽充血，双扁桃体不大，心肺听诊未见异常，舌质红，苔白，脉数。证属肺气失宣，治以宣肺通窍、解毒利咽为法。

辛夷10g，苍耳子10g，玄参10g，板蓝根15g，山豆根5g，细辛1g，川木通3g，升麻5g，黄芩10g，黄连3g，葱根1个，绿茶1撮，炒谷麦芽各10g，川芎6g。

7剂，水煎服，每日1剂。

二诊：服药后，头痛基本已除，鼻塞和咽部不适症状明显改善，纳食较佳，舌脉基本同前，效不更方，上方加鹅不食草15g，连服15剂，诸症消失。

（三）五虎汤中配茶叶，治疗马脾风证

小儿突然暴喘，俗称马脾风证，是痰喘证中最为危险的一种。致病原因，主要是由于寒邪客于肺俞，寒化为热，闭于肺经，使肺气不通，逆而上壅所致，初起时宜急用五虎汤以开肺闭，清邪热。痰涎壅盛者，则宜利下痰热治之，可加用一捻金，往往效如桴鼓。五虎汤中麻黄、杏仁、甘草发散风寒，止咳定喘；生石膏清泄里热，解除烦躁；细茶叶性味苦寒，清火降浊。风寒得散，痰火一除，则暴喘自定。

病案举例

刘某，男，4岁。

患儿素无哮喘史，突于昨晚发生暴喘，鼻扇神闷，壮热痰壅，两胁扇动，陷下成坑，胸部上抬，呼吸气促，苔色中部淡黄，两脉浮滑而数。证为风邪外束，肺气闭郁，气逆上奔则为暴喘，形成马脾风证，治当宣肺开郁，清化痰热，宗五虎汤加味。

水炙麻黄2g，杏仁10g，生石膏18g（先煎），莱菔子3g，苏子3g，细茶叶1撮，法半夏3g，浙贝母5g，炙杷叶5g，生甘草3g。

3剂，水煎分服。

另至圣宝元丹2粒，早晚各1粒。礞石滚痰丸，早晚各服3g。

二诊：药后喘急大平，身热亦降，鼻扇动也不明显。唯咳嗽尚作，喉间痰鸣，大便已行，小便微黄，苔薄脉数。暴喘已定，痰热未清，当再清热化痰治之。

水炙麻黄2g，杏仁10g，生石膏18g（先煎），莱菔子3g，葶苈子3g，炒姜皮3g，浙贝母5g，炙杷叶5g，焦三仙各10g，陈皮3g，绿茶1撮。

7剂，水煎分服。

另服太极丸4丸，早晚各1丸。

（四）茶叶配香连，治疗小儿泄泻

泄泻以大便稀溏、大便次数增多为主要临床表现。小儿泄泻，主要表现在大便的变化上，观察大便的性状、气味、色泽等，是辨证的主要依据之一。此外还要重视肛门的红肿寒热情况。

病案举例

王某，男，2岁5个月，北京人，初诊日期：1995年8月7日。

患儿近两日来腹泻，泻势急迫，日行七八次，为稀水样便，色黄而臭，无脓血，纳食差，腹胀腹痛，小便短少。查体：面色黄，唇红而干，心肺听诊未见异常，腹部平软，无包块，无明显压痛，肝脾肋下未及，皮肤弹性可，肛门红赤，舌质红，苔白腻，指纹紫滞至风关。证属湿热下注，治宜辛开苦降，清利湿热，方选香连化滞丸加减。

黄芩10g，黄连1.5g，木香3g，厚朴3g，陈皮5g，茯苓10g，泽泻10g，生姜皮1g，白芍10g，神曲10g，鸡内金10g，细茶叶1撮。

5剂，水煎服，每日1剂。

二诊（1995年8月12日）：服上方5剂后，腹泻明显减少，大便溏，日行二三次，腹胀症状已除，唯纳食仍较差，舌质红，苔白略腻。湿热余邪未净，脾运未健，上方去厚朴，加焦三仙各10g，5剂。

服药后诸症悉除，病告痊愈。

鸡肠子

鸡肠子为雉科动物家鸡的肠，主治遗尿、遗精、白浊、痔漏。《神农本草经·禽（上品）》言其“主遗溺”；《名医别录·上品》云：“鸡肠平，主治小便数不禁。”刘老临床常用鸡肠子配桑螵蛸散与缩泉丸加减治疗遗尿、尿频之证，疗效显著。

遗尿是指3岁以上的小儿经常睡眠中小便自遗，醒后方觉的一种病证。《诸病源候论·小便病诸候》开始将睡中不觉尿出的病证称为“尿床”，并指出其成因为阴盛阳虚，肾与膀胱俱冷，不能制水。历代方书收载小儿遗尿的治法很多，唐代以后，用药大多偏重于补肾固涩之法。

病案举例

李某，男，6岁，初诊日期：2008年2月17日。

患儿主因遗尿2年多来院就诊。夜间经常尿床，伴多梦易惊，曾多次去医院检查，无器质性病变，也无先天性脊柱裂，经多方治疗效果不佳，慕名来找刘老诊治。现症见：疲乏无力，面色欠华，舌质淡红，苔薄白，脉沉细无力。证属肾虚不固，治宜温补肾气，镇摄止遗，方选桑螵蛸散、缩泉丸加减。

汤方：桑螵蛸15g，补骨脂15g，生黄芪15g，山药10g，台乌药10g，菟丝子15g，五味子10g，益智仁10g，白果10g，鸡内金10g，当归10g，菖蒲10g，焦三仙各10g，生姜2片，大枣5枚。

15剂，水煎服。

散剂：桑螵蛸50g，补骨脂50g，生黄芪50g，黄精30g，山药30g，益智仁30g，台乌药30g，五味子30g，菟丝子50g，菖蒲30g，鸡内金30g，白果30g，陈皮30g，半夏30g，杜仲50g，焦三仙各30g，鸡肠子30具，山茱萸30g，茯苓50g，丹皮30g，泽泻30g。

上药共研细末，早晚各5g，加糖少许，温开水送服。

二诊：患儿面色转红润，遗尿次数较前明显减少，疲乏无力明显好转，效不更方，继续加减治之。

桑螵蛸15g，补骨脂15g，益智仁10g，山药10g，乌药10g，菖蒲10g，五味子10g，菟丝子15g，金樱子10g，白果10g，鸡内金10g，生黄芪15g，党参10g，焦三仙各10g，黄精15g，杜仲炭15g。

15剂，水煎服。

经过服用汤剂月余及同时服用散剂，治疗近3个月，家长来函告之患儿已痊愈，未再复发。

按：刘老认为，小儿遗尿多为功能性疾患，由于小儿肾常不足或先天禀赋不足，复因惊恐所致。恐伤肾，肾气不足，则摄纳不固，出现遗尿。早期汤剂与散剂并用，特别是选用鸡肠子，有其独到之处。后期则以散剂或丸药，取“丸者缓之”之意，缓而图功，达而痊愈。

附　鸡肠子的炮制方法

将鸡肠子30具洗净，冲洗去除异味后晒干，如果不太干脆，可以用瓦片焙干或微波炉烘干备用，与其他饮片一起粉碎制成药粉服用。

鸡蛋清

鸡蛋清又称为鸡子白、鸡卵白，为雉科动物家鸡的蛋白。鸡蛋清味甘性凉，功用润肺利咽，清热解毒，主治咽痛，目赤，咳逆，下痢，疟疾，烧伤，热毒肿痛。刘老主要以鸡蛋清外用，配冰片、雄黄，治疗小儿海绵状血管瘤。海绵状血管瘤不仅在皮肤、皮下组织、肌肉，有时在肝、肾、骨髓、膀胱等处也可发生。形状多不规则，色紫红，扪之柔软，具有弹性，挤压时缩小，然后又恢复原来体积。损伤或血管栓塞后，可出现溃疡感染和退化。

病案举例

刘某，男，1岁，初诊日期：1997年5月24日。

面部长有海绵状血管瘤，高出皮肤，暗红色，家长担心随着孩子的生长，血管瘤面积会加大，故来就治。患儿无不适，大小便、饮食均正常。查体：左面颊部可见2cm×3cm大小的血管瘤。治宜清热凉血，解毒消肿。

当归10g，生地10g，赤芍10g，露蜂房10g，川芎5g，蚤休15g，半枝莲10g，白花蛇舌草15g，灯心草1g，生山楂15g。

15剂，水煎服。

外用涂搽剂：鸡蛋1枚，食醋500g，雄黄3g，冰片3g。将鸡蛋泡入食醋中，七天后待鸡蛋壳软化，取出蛋黄不用，将鸡蛋壳、雄黄与冰片研成细末，用鸡蛋清调拌均匀后，外涂患处，每日3次。

经过3个月的中药汤剂内服加中药外涂后，血管瘤明显缩小，颜色变浅，收到了比较满意的疗效。

按：刘老认为鸡蛋清有明显的收敛作用，可收缩皮肤，缩小血管瘤的面积，控制面积扩大，可收到较好的疗效。需要指出的是中药外涂一定要配合中药汤剂内服，才可起到显著疗效。

此外，鸡蛋清局部外涂有止痛、消炎、防止化脓的作用，还用于治疗烧烫伤。方法是将整个鸡蛋用75%的酒精消毒后打孔取出鸡蛋清，用消毒棉球蘸蛋清外涂患处，让烧伤创面形成淡黄色的痂膜。一般采用开放暴露疗法，大多在10天左右即可治愈。烧伤面积大，深度烧伤并发感染的，治疗时间需延长。

干蟾皮

蟾皮又称之为蛤蟆皮、癞蟆皮，为蟾蜍科动物中华大蟾蜍或黑眶蟾蜍等的皮。味辛性凉，有微毒，功效清热解毒，利水消肿，用治痈疽、肿毒、瘰疬、肿瘤、疳积腹胀、慢性气管炎。《本草纲目拾遗·虫部》云："贴大毒，能拔毒、收毒。"《中药大辞典·蟾皮》云其治"小儿五疳惊风，又能利小便，消腹胀（《浙江中草药手册》）。"刘老在临床上常选用干蟾皮治疗肝硬化腹水、EB病毒感染形成的肝脾肿大等症。

（一）干蟾皮配伍槟榔、茵陈、水红花子，治疗肝硬化腹水

肝硬化是由于肝脏的慢性病变引起纤维组织增生，以致质地变硬而形成。主要病因有肝炎、血吸虫病、慢性肠道感染、长期饮酒、营养缺乏等。由于正常肝细胞破坏后，肝细胞新生和纤维组织增生，以致肝脏质地变硬，表面不规则、有大小不等的结节。早期症状不明显，可有腹痛、胃口不佳等，后期可有脾大、呕血、水肿、腹水、肝性昏迷等。

刘老认为肝硬化腹水形成的原因比较复杂，主要病因可能与酒食不节、情志所伤、血吸虫感染以及其他疾病转化等有关。由于肝、脾、肾三脏受病，气、血、水瘀积腹

内，后期会出现肝脾大、腹水等症，用干蟾皮可以起到很好的清热解毒、利水消肿的作用。

病案举例

刘某，男，16岁，初诊日期：2007年12月22日。

患者腹胀有水，近3个月来病情加重，纳食减少，消化功能差，便干，全身乏力，消瘦，手足心热，尿少色黄，脉沉缓无力。证属肝郁气滞，脾胃虚损，治宜理气化瘀，利水消肿。

炒苍术10g，厚朴10g，猪茯苓各10g，泽泻10g，六一散15g（包），青陈皮各10g，大腹皮10g，干蟾皮5g，鸡内金10g，茵陈20g，生牡蛎30g，水红花子6g，制大黄10g，风化硝3g，焦三仙各10g。

15剂，水煎服。

二诊：诸症缓解，精神较佳，纳食见效，便干缓解，以茵陈五苓散加减治之。

猪茯苓各10g，泽泻10g，炒白术10g，桂枝10g，茵陈20g，黄柏10g，白花蛇舌草15g，半枝莲15g，露蜂房10g，蚤休15g，水红花子6g，焦三仙各10g。

15剂，水煎服。

此方加减前后治疗3月余，腹水消失，精神好转，已能做一些家务劳动，嘱其注意不要劳累，加强营养，养肝护肝。

（二）干蟾皮配伍鳖甲、泽兰，治疗EB病毒感染之肝脾肿大

刘老认为，用干蟾皮治疗肝脾大，用量不可过大，一般3～5g即可。

病案举例

张某，男，4个月，初诊日期：2006年12月26日。

新生儿黄疸至今未愈，感染EB病毒后肝脾大。现症见面目皮肤发黄，颜色较深，腹部胀满，精神可，食纳一般。证属湿热内蕴，瘀积日久，治宜化瘀消积，利胆退黄。

山栀3g，茵陈15g，黄柏10g，柴胡10g，白芍10g，枳壳5g，丹参10g，炙鳖甲15g，干蟾皮3g，生龙牡各15g（先煎），鸡内金10g，泽兰15g，生山楂15g。

14剂，水煎服。

此方加减运用3月之久，黄疸消退，肝脾大已消，精神、饮食俱佳。

（三）干蟾皮配伍六君子汤，治疗肝糖原累积病

肝糖原累积病是先天性代谢异常性疾病。刘老认为本病为脾胃虚弱，痰湿积聚所致，属于中医“积聚”的范畴，提出从脾胃论治，运脾化积，常可明显改善症状，控制病情发展。

病案举例

马某，男，6岁，河北固安县人，1989年1月10日入院。

患儿自1岁起，反复出现频发性呕吐，发作之时，伴有头晕、汗出、肢凉等症，饮糖水可缓解症状。先就诊于固安县医院，诊断为“低血糖”，治疗未效，后就诊于华

北石油管理局总医院，诊断为“肝糖原累积病”，予对症处理，症状略有好转。患儿近4年来每隔数日至十几日即发作一次，曾多次晕倒。近日呕吐频频，呕吐物为胃内容物及咖啡样物，伴头晕汗出，四肢欠温。来院求治，收入院治疗。查体：神清，双瞳孔等大等圆，对光反射灵敏，巩膜无黄染，面色青暗无华，心肺听诊未见异常，腹平软，肝肋下2.5cm、剑突下4cm，表面光滑，无触痛，脾未及，四肢活动自如，肘、膝以下肤温较低。唇舌色淡，苔腻，脉沉无力。实验室检查：腹部B超示：肝上界6肋间，肝剑下4.4cm，肋下3.1cm，肝内回声较粗。糖耐量试验及肾上腺素试验均支持肝糖原累积病的诊断。肝功能正常。诊断：肝糖原累积病Ⅱ型。证属脾胃虚弱，运化失司，水湿内生，聚而不散，阻滞气机，胃失和降，治宜健脾助运，化湿消积，佐以和胃降逆，方选六君子汤加减。

党参10g，茯苓10g，炒白术10g，炒白芍10g，炙甘草3g，青陈皮各3g，姜半夏3g，竹茹10g，干蟾皮5g，莪术10g，鸡内金10g，焦三仙各10g。

12剂，水煎服。

二诊（1989年1月24日）：药后呕吐止，四肢转温，头不晕，肝脏回缩，肋下2cm，剑突下3cm，舌红苔薄，脉滑。守方加减。

太子参10g，茯苓10g，炒白术10g，炙甘草3g，丹参15g，干蟾皮5g，青陈皮各3g，姜半夏3g，郁金10g，莪术10g，鸡内金10g，焦三仙各10g。

7剂，水煎服。

三诊（1989年1月30日）：药后病情平稳，未再复发，纳佳，二便调，肝脏明显回缩，舌质淡红，苔薄白，脉滑。上方继续服用，以巩固疗效。

按：刘老在初诊时，根据脾胃虚弱，水湿内生，聚而不散的病机，应用四君子汤健脾益气，陈皮、半夏、竹茹化痰消积，青皮、莪术、干蟾皮理气破血消积，鸡内金、焦三仙消食导滞。二诊在原方的基础上，加用丹参、郁金以增强理气活血祛瘀之力，故而收到满意的疗效。

孩 儿 茶

孩儿茶又名乌爹泥、乌垒泥、乌丁泥，为豆科落叶乔木植物儿茶的去皮枝干的煎膏。主产于云南，原产地为印度、斯里兰卡、印尼、马来西亚等地。冬季采收枝、干，除去外皮，砍成大块，加水煎煮，浓缩干燥，打碎生用。味苦涩性凉，归心、肺经。功用清热化痰，止血消食，生肌定痛。主治痰热咳嗽，消渴，吐血，衄血，尿血，血痢，血崩，小儿消化不良，牙疳，口疮，喉痹，湿疹。《本草纲目·土部》云：“清膈上热，化痰生津，涂金疮，一切诸疮，生肌定痛，止血，收湿。”《饮膳正要》也讲到：“去痰热止渴，利小便，消食下气。”刘老在临床上主要治疗化脓性扁桃体炎、咽炎、咽痛、咳嗽等症。

（一）孩儿茶配伍玄参、升麻，治疗化脓性扁桃体炎

扁桃体炎中医称之为“乳蛾”，为儿科常见疾病，儿童时期症状往往较重，临床多

伴有高热、咽喉肿痛，大都为由外感引发而致的风热乳蛾和肺胃蕴热之烂乳蛾，也有因多次发病，转为阴虚乳蛾。前者相当于西医的急性扁桃体炎和化脓性扁桃体炎，后者相当于慢性扁桃体炎。

刘老认为，孩儿茶味苦性凉，清热凉血，解毒排脓，配伍升麻具有升散清泄之性，既能清肺胃之热，又能上利咽喉，透表泄热，再配伍玄参清热凉血，滋阴解毒，诸药合用，可治疗化脓性扁桃体炎。

病案举例

黄某，女，5岁，初诊日期：1987年4月16日。

高热3天，咽喉肿痛，口鼻生疮，鼻塞声重，偶有咳嗽，纳呆乏呕，大便干结。查：体温39℃，咽喉充血，双侧扁桃体Ⅱ°肿大，有脓点。心肺听诊无异常，舌质红，苔黄腻。诊断：烂乳蛾（急性化脓性扁桃体炎）。证属肺胃热盛，上攻咽喉，治宜解毒利咽，通腑泄热。

玄参10g，升麻3g，孩儿茶5g，生石膏25g（先煎），牛蒡子10g，黄芩10g，板蓝根10g，锦灯笼10g，青果10g，制大黄10g，生甘草3g。

3剂，水煎服。

二诊：药后高热已退，体温正常，大便通畅，呕吐已止，咽部轻微痛。查：咽部充血减轻，双侧扁桃体Ⅰ°肿大，无脓点，舌质红，苔薄白，上方去石膏、制大黄。继服3剂而愈。

（二）孩儿茶配伍细辛、黄连，治疗咽喉诸疾

刘老根据自己多年的临床经验，将孩儿茶配伍细辛、黄连、黄芩、山豆根等药物治疗一切小儿急性咽喉疾患，颇有效验。刘老认为，孩儿茶治疗咽喉肿痛效好的原因主要在于它味苦能清热利咽，性涩能敛，延长药效，直达病所，又有解毒去腐之功，能够收湿泻热，生肌止血，故对咽喉腐烂疗效很好。还可治疗咽炎、咽痛、咳嗽少痰、音哑失音等。

病案举例

邱某，男，3岁。初诊日期：2007年6月30日。

鼻塞流涕，咳嗽有痰，舌苔薄黄，脉滑数。证属肺气不宣，咽喉不利，治宜宣通鼻窍，清热解毒，利咽止咳。

辛夷10g，苍耳子10g，玄参10g，板蓝根10g，山豆根3g，孩儿茶5g，细辛2g，木通3g，升麻3g，薄荷3g（后下），白芷10g，黄芩10g，黄连3g，陈皮3g，半夏3g，杏仁10g焦三仙各10g。

7剂，水煎服。

药后咳嗽、鼻塞减轻，咽部疼痛缓解，效不更方，此方加减前后运用2月余，鼻咽炎基本告愈。

菰 笋

菰笋又称为茭白、茭笋、茭瓜等，为禾本科植物菰的茎被菰黑粉菌刺激而形成的纺锤形肥大的菌瘤。它生长于湖沼水内，分布于我国南北各地。性寒味甘无毒，入肝、脾二经。功效解热毒，除烦渴，利二便。主治烦热，消渴，黄疸，痢疾，目赤，风疮。《本草拾遗·解纷（一）》云："去烦热，止渴，除目黄，利大小便，止热痢，解酒毒。"刘老在临床上常用它治疗咽痛、咳嗽、抽动－秽语综合征、小儿烦躁不安、便秘等证。

（一）炙菰笋配伍桔梗、芦根，用于治疗咽痛、咳嗽

刘老认为临床最常见的小儿疾患之一就是咳喘之证，且大多小儿有慢性鼻咽炎等上呼吸道感染的痼疾，炙菰笋药性寒味甘，入肝、脾二经，清热利咽，且无毒不苦，小儿用之疗效颇佳。

病案举例

赵某，男，3岁，初诊日期：2006年4月2日。

咽痛、咳嗽、咳痰已1月，自服感冒清热颗粒等治疗，效果不显。现患儿精神尚可，咽部红肿充血，分泌物增多，扁桃体Ⅱ°肿大，未见脓性分泌物。心肺听诊无异常，腹平软，肝脾未扪及。舌质红，苔薄黄，脉滑。此为外感风热，肺气失宣所致，治宜疏风清热，化痰止咳。

辛夷10g，苍耳子10g，玄参10g，板蓝根10g，山豆根3g，炙菰笋10g，贯众10g，前胡10g，桔梗10g，杏仁10g，苏子10g，芦根30g，竹叶10g，牛蒡子10g，枇杷叶10g，紫菀10g，百部10g，川贝3g，焦三仙各10g。

7剂，水煎服。

服药后患儿症状减轻，食欲可，眠安，继用清解余热、调理脾胃之法，以善其后。

（二）炙菰笋配伍菖蒲、钩藤、全蝎，治疗肝风证

因有"怪病责之于痰"、"百病多由痰作祟"之说，刘老认为诸多疑难病证可以从痰来论证。风与痰在病理上关系甚为密切，往往风动则火生，火盛则风动，风火相煽，则熏灼津液为痰而上壅，痰壅则气逆而窍闭。而炙菰笋配伍他药正可清热化痰，祛风镇惊通络。

病案举例

韩某，女，9岁，初诊日期：2006年3月14日。

眨眼，注意力不集中，小动作多，已3年。患儿时有腹痛、尿床等。咽红鼻塞，舌质红，苔薄黄，脉滑。诊为抽动－秽语综合征，证属肝风证。频频眨眼应责之于肝风内动。痰浊阻肺，风痰窜动，故成本症。肝肺病久，必伤及肾，致肾虚不固，时有尿床。治以祛风除痰，兼以补肾固涩。

炙菰笋10g，远志10g，柴胡10g，枳实10g，全蝎3g，白芍15g，炙甘草3g，桑螵蛸10g，补骨脂10g，丹参15g，石菖蒲10g，郁金10g，钩藤10g，生龙牡各15g（先煎）。

14剂，水煎服。

服上药后，症状明显减轻，效不更方，继续守原方加减治之。

（三）炙菰笋配伍石膏、知母，治疗小儿便秘

小儿便秘，主要有正虚与邪伤两方面因素。正虚多因先天不足，肺气虚，大肠弱，致传导无力。邪伤的因素较多，如毒热结于大肠，肺热移肠，气血不足，津液脱失，以及乳食失节，食物成分不匀，情志变化，药物固涩太过等。眠差、烦躁不安一方面与便秘有关，“胃不和则卧不安”，另一方面也与饮食、情志等诸多因素有关。

病案举例

马某，女，6岁半，初诊日期：2008年1月22日。

患儿平素喜吃油炸、油腻食品，现口舌生疮，便干，两三日一行，性急，烦躁，易汗出，夜间睡卧不安，舌质红，苔黄腻，脉滑数。证属脾胃湿热证，治以清热泻火，通便安神。

炙菰笋10g，藿香10g，薄荷3g（后下），黄连3g，生石膏25g（先煎），知母10g，制军10g，当归10g，生地15g，赤芍10g，生山楂15g，生谷麦芽各10g，香稻芽10g，钩藤10g。

7剂，水煎服。

药后症状大减，便秘、眠差得以缓解，继续调方治之，以善其后。

野兔脑

野兔脑为兔科动物蒙古兔、东北兔、高原兔、华南兔等的脑，主要产在蒙古、河北张家口、甘肃、宁夏、新疆等地。性温，主治胎产不利，冻疮，火伤，皮肤皲裂。刘老在临床上主要用于治疗脑性瘫痪、脑发育不全、弱智等。

（一）治疗脑性瘫痪

脑性瘫痪是指发生在产前或围产期，由多种原因引起的非进行性的中枢性的运动障碍，为小儿常见致残疾病之一。严重病例常伴有癫痫、智能迟缓或感觉、语言、性格、行为异常。本病属中医“五迟”、“五软”的范畴，刘老经过多年的临床研究，采用健脑散治疗小儿脑瘫，效果显著。

病案举例

王某，男，3岁，河北省石家庄人，初诊日期：1990年4月29日。

患儿主因智力低下，口不知言，行走呈剪刀步，反应迟钝，经多家医院诊为“脑性瘫痪”，曾多方治疗，效果不显，慕名前来求治。刻下症见：发育迟缓，面色苍白，

舌质淡红，苔薄白，脉沉细。证属肝肾不足，治以滋补肝肾，健脑益智开窍。

熟地 10g，山茱萸 10g，山药 10g，茯苓 10g，丹皮 10g，泽泻 10g，丹参 10g，菖蒲 10g，郁金 10g，远志 10g，当归 10g，白术 30g，白芍 10g。

30 剂，水煎服，每日 1 剂。

嘱其配合功能锻炼，加强语言训练。并让其准备兔脑 30 个，焙干备用。

二诊：患儿反应迟钝较前稍有好转，能发简单的单字音，配服健脑散及汤剂 30 剂，继续治疗。

健脑散组成：党参 30g，黄芪 50g，茯苓 50g，白术芍各 30g，陈皮 30g，半夏 30g，丹参 30g，菖蒲 30g，郁金 30g，远志 30g，熟地 50g，山萸肉 30g，泽泻 30g，丹皮 30g，山药 30g，野兔脑 30 个，焦三仙各 30g。

上药共研细末，早晚各 3g，加糖少许，温开水送服，缓以图功。

（二）治疗脑发育不全

脑发育不全、弱智属于中医“五软”、“五迟”范畴，其主要临床特征为动作发育延迟，语言发育延迟，学习困难，适应社会环境能力低下，心理障碍，自我服务及待人接物能力差，生活不能自理等。主要病因有先天因素，如父母自身有遗传疾病，年少生子，酒后受胎，孕母调摄失宜，饮食用药不慎，体弱患病，均可损伤胎儿元气。后天因素如分娩难产，窒息缺氧，颅脑损伤出血，或患疾损及心脑等。

病案举例

杨某，男，8 岁，吉林长春人。初诊日期：2000 年 1 月 24 日。

患脑发育不全至今，生活不能自理，不能言语，认知能力很差，治以醒脑益智开窍，补益肝肾，活血通络。

丹参 50g，菖蒲 50g，远志 50g，郁金 50g，生黄芪 50g，川芎 30g，生熟地各 50g，赤芍 50g，桂枝 30g，姜黄 30g，地龙 30g，鸡血藤 50g，党参 50g，益智仁 50g，黄精 50g，山萸肉 50g，茯苓 50g，山药 50g，丹皮 30g，泽泻 30g，野兔脑 30 个，焦三仙各 30g。

上药共研细末，早晚各 5g，加糖少许，温水送服。

按：刘老认为，治疗脑瘫、弱智、脑发育不全等病的根本在于补肾填精，健脑益智，养血柔肝，舒筋活络。据此原则，研制了健脑散。方中兔脑以野兔脑为佳，野兔有“狡兔”之称，天性聪颖好动，兔脑乃血肉有情之品，可补肾填精，健脾益智为主药；配以六味地黄丸以滋补肝肾，菖蒲、郁金开窍醒脑，丹参活血化瘀，当归、黄芪益气养血，党参、鸡血藤、地龙、川芎、赤芍等益气活血通络。诸药合用，共奏其功。经过大量的临床验证，此药具有疗效好、使用简便、经济实用的特点。

需要特别指出的是，脑瘫、弱智、脑发育不全等病要早发现，早治疗，在服药的同时，必须长期不懈地坚持语言和功能训练，这是治疗各种脑病的关键。

附　野兔脑的炮制方法

猎得野兔后，必须在 24 小时内取出脑组织焙干存用，用瓦片或微波炉均可，焙成浅黄色为佳。一般一个兔脑也就指甲盖大小，厚度半厘米左右，需要备存 30 个，放入冰箱贮存准备做药粉，再加上其他中药一起研成药面服用，此为一料药，大约能服用3个月左右。

刺猬皮

刺猬皮为刺猬科动物刺猬的皮，别名仙人衣。性平，味苦，归胃、大肠、肾经。具有疏风散瘀、行血止痛、收敛止血、固精缩尿的功效。刘老认为其疏风散瘀的作用较强，临床主要用于顽固性皮肤病或出疹性疾病，效果显著。

（一）刺猬皮配伍连翘、半枝莲、荆芥穗、防风、苦参等解毒祛风燥湿之品，治疗婴幼儿湿疹

病案举例

赵某，男，8个月，北京市朝阳区人，初诊日期：1993年8月18日。

患儿为人工喂养，自生后2个月起即出现耳后细小红丘疹，散在分布，继而形成水疱、渗液、糜烂，最后结成淡黄色薄痂，皮肤瘙痒难忍，患儿烦躁，夜眠不安，大便干燥。经多方治疗，效果不明显，今慕名前来求治。查体：舌质红，苔黄腻，指纹紫滞至风关。证属湿热内蕴，复感风热邪毒，发于肌肤。治宜清热利湿，活血解毒，祛风止痒，方选自拟荆翘散加减。

荆芥穗5g，连翘10g，露蜂房10g，刺猬皮10g，白蒺藜10g，防风10g，苦参10g，半枝莲15g，蝉衣5g，当归10g，泽泻10g，制大黄10g。

7剂，水煎服，每日1剂。

二诊：患儿皮肤瘙痒减轻，夜眠较前明显好转，大便已调。耳后皮损呈黄白色鳞屑，仍有痒感，局部有抓痕，舌质仍偏红，苔白，脉细数。湿热已清，病久血虚生风，治宜养血祛风，佐以清泻余热，方选三黄四物汤加减。

黄连1.5g，黄芩10g，黄柏5g，当归10g，生地10g，赤白芍各10g，川芎5g，荆芥穗5g，连翘10g，防风10g，蝉衣5g，白蒺藜10g。

7剂，水煎服，每日1剂。

服上药后，耳后皮损已愈，皮肤瘙痒已除，纳食可，二便调，睡眠好，家长电告痊愈。

按：婴儿湿疹是一种好发于婴儿头面部的瘙痒性皮疹，多于生后1~2个月起病，初起多自面颊部出现细沙样小红丘疹，散在或密集分布，随后融合成片，逐渐波及到整个头部，甚至延及胸背部乃至全身，有的皮疹表面附着白色鳞屑，有的形成水疱、渗液、糜烂，最后结成淡黄色薄痂，皮肤瘙痒难忍，患儿哭闹，烦躁不宁，常常反复发作，缠绵难愈。本病多发于1岁以内的哺乳儿，故中医称之为“奶癣”。刘老认为，本病的病因病机系素禀胎热胎毒，复被风邪所侵，风热相引，发于皮肤所致。

（二）刺猬皮配伍生地、赤芍、芥穗、防风等养血祛风之品治疗小儿荨麻疹

病案举例

梁某，女，8岁，北京市人，初诊日期：1990年4月28日。

患儿皮肤反复出现红色斑丘疹3个月，瘙痒难耐，曾多方求治，效果不明显，今请刘老诊治。查体：全身散在红色斑片状丘疹，或呈风团样，或有抓痕，舌质红，苔薄黄，脉浮数。西医诊断为荨麻疹。证属风热怫郁，外发肌表。治以疏风清热、凉血止痒为法，方选自拟荆翘散加减。

荆芥穗5g，连翘10g，刺猬皮10g，露蜂房10g，蝉衣10g，生地10g，赤白芍各10g，半枝莲10g，白蒺藜10g，竹叶10g。

7剂，水煎服，每日1剂。

二诊：服上药后，皮疹基本消失，唯仍感皮肤夜间瘙痒，纳食稍差，舌质红，苔薄白，脉细数。

上方加当归10g，生山楂10g，继服5剂。

1周后，家人欣然电告患儿痊愈。

按：荨麻疹系风热邪毒外袭，发于肌表所致，根据皮疹的形态，治疗初宜以疏风清热、凉血止痒为法。“治风先治血，血行风自灭。”故用赤芍、生地等凉血止痒，并加解毒活血之品，如刺猬皮、露蜂房、半枝莲等。后期乃血虚生风，故加当归配合生地、白芍以养血活血祛风；加生山楂以活血，消食健胃。值得称道的是，一定要用生山楂，不要用炒山楂，因后者偏燥，且可一药两用。

密 陀 僧

密陀僧别名淡多僧、银池、金陀僧、淡银等，为粗制氧化铅，主产地为广东、湖北、福建等地，一般研为细末外用，味咸、辛，性平，有毒，功效消肿杀虫，收敛防腐，坠痰镇惊。主治溃疡肿毒，湿疹，狐臭，久痢，惊痫等。《唐本草·玉石等部中品》云：“主久痢，五痔，金创。面上瘢皯，面膏药用之。”

刘老在临床上常选用此药来治疗白癜风，一般以生姜片蘸药面外涂治之。白癜风是因为皮肤色素消失而发生的大小不等的白色斑片，白斑部皮肤正常，好发于面部及四肢，中医称之为“白驳风”。刘老认为，此病由于风湿袭表，或血虚生风，以致气血失调，血不荣肤所致，可发生于身体的任何部位，与正常皮肤的颜色分界明显，中央部位色白，周围较深，部分白斑中央有褐色斑疹或淡红色丘疹，一般无痛痒感。病程较长，进展缓慢，也是治疗比较棘手的疾病。

病案举例

马某，男，11岁，初诊日期：2007年2月2日。

面颊部有几块大小不等的白斑3年余，平素饮食、硬壳食物吃得少，挑食，偏食，

余无不适。证属风湿袭表，气血失调，血不荣肌所致，治以疏风散寒，活血调血。

汤方：辛夷10g，苍耳子10g，玄参10g，板蓝根10g，山豆根10g，蝉衣3g，白蒺藜10g，自然铜15g，黄连3g，生地15g，露蜂房10g，蚤休15g，蛇莓10g，当归10g，赤芍10g。

15剂，水煎服。

外用方：密陀僧10g，将密陀僧研成细面，用生姜片蘸药面外擦患处。

二诊：药后白斑处明显见深，色素岛出现，白斑面积缩小，效不更方。

应用上方3个月后，白斑明显缩小，取得了比较满意的疗效。

按：刘老认为，汤剂与外用药并进效果更好。汤剂主要是祛风宣肺，调和气血，解毒补铜。“治风先治血，血行风自灭”，当归、赤芍活血行血祛风。再加上用姜片蘸密陀僧外擦刺激局部皮肤，使之色素改变。只要坚持使用，内外夹攻，就能取得满意之疗效。

望月砂

望月砂又名兔屎、兔粪、玩月砂等，为兔科动物蒙古兔等野兔的干燥粪便。因它色黑如沙砾而得名，味辛、性寒，入肝经。本品为肝经血分药，能清肝热，散瘀血，消障翳，明目，用于治疗肝热目赤、白睛溢血、雀目、内外障翳、小儿麻疹后角膜软化、小儿疳积以虫积腹胀为主者，另外也可治瘰疬、疟疾。《本草求真·温血》云：“兔屎能明目，以除目中浮翳，且痨瘵、五疳、痔漏、虫食、痘疮等证，服之皆治，亦由热结毒积而成，得此寒以解热，辛以散结，圆以像目，故能服之有功。”《本草纲目》也讲到：“治目中浮翳，痨疰五疳，疳疮痔瘘，杀虫解毒。”刘老在临床中常用于治疗目干涩、视力差、视神经炎、弱视、近视、视神经萎缩。

（一）望月砂配四物，治疗目干涩

刘老认为，目干涩与肝血不能上荣于目有关，虚实夹杂，治疗上要既清肝火抑制肝阳上亢，又要养血活血，补肾滋阴。

病案举例

战某，女，14岁，黑龙江人，初诊日期：2007年6月16日。

目干涩已近3年，总有不适感，视力也较差，自觉乏力，易疲劳，余无不适。治以清肝明目，滋阴补肾。

桑叶10g，菊花10g，当归10g，川芎10g，赤芍10g，生地15g，蝉衣5g，黄连5g，覆盆子15g，菟丝子15g，望月砂10g，夜明砂10g，木贼草10g，谷精草10g，车前子15g（包），石斛10g，玉竹10g。

30剂，水煎服。

1个月后复诊，症状明显好转，目干涩已缓解，视力也有所提高，乏力、气短、疲劳症状也在缓解，嘱注意饮食，不吃辛辣油炸油腻之品，用望月砂、夜明砂配伍杞菊地黄丸以调善后。

（二）望月砂配伍穿山甲，治疗视神经炎

视神经炎病因有维生素 B 缺乏，甲醇、奎宁等药物中毒，鼻窦、牙齿、扁桃体等局部感染，结核性胸膜炎，化脓性脑膜炎，流感、麻疹、腮腺炎、带状疱疹、水痘等亦可引起。以上原因可在不同程度上破坏神经正常传导作用，主要表现为瞳孔扩大或对光反应迟钝以及不同程度的视力减退。

中医认为本病外眼观之无异常，而视力减退，以致视物模糊不清，故《证治准绳·七窍门》称之为“视瞻昏渺”。

病案举例

张某，女，17 岁，兰州人，初诊日期：2007 年 8 月 17 日。

因患视神经炎数年，求治无效，现右眼视力 1.2，左眼近于失明，同仁医院建议中药治之，患者慕名前来求治。

羌活 10g，防风 10g，桑叶 10g，菊花 10g，黄芩 10g，黄连 5g，木贼草 10g，谷精草 10g，望月砂 10g，夜明砂 10g，穿山甲 10g，山慈菇 5g，赤芍 10g，车前子 15g，木通 5g。

14 剂，水煎服。

此方前后加减调治 3 个月，患者左眼视力已提高到 0.5 左右。

（三）望月砂配伍夜明砂、六味地黄丸，治疗视神经萎缩

视神经萎缩是由于视神经纤维因受炎症、外伤或某些眼部及颅脑疾病等因素的影响而发生的萎缩状态，常有视功能损害。用检眼镜检查可见视神经乳头呈苍白色。中医学上属“青盲”范畴。本病可由视瞻昏渺、青风内障等瞳神疾病演变而来，也可由其他全身性疾病或头眼部外伤引起。

病案举例

邓某，女，12 岁，北京人，就诊日期：2007 年 11 月 11 日。

患视神经萎缩多年，眼无外症，视力渐降，左眼 0.8，右眼 0.03，几近失明，需人搀扶方可就诊。眼底检查可见视神经萎缩之改变。全身症状见头晕耳鸣，腰膝酸软，脉细。证属肝肾不足，目失滋荣，治以补益肝肾，开窍明目。

当归 10g，赤白芍各 10g，熟地 15g，山萸肉 10g，茯苓 15g，山药 15g，牡丹皮 10g，泽泻 10g，女贞子 15g，旱莲草 10g，望月砂 10g，夜明砂 10g，黄连 5g，车前子 15g（包），蝉衣 5g。

14 剂，水煎服。

此方加减前后调治半年余，右眼视力提高至 0.3。

（四）望月砂配伍夜明砂，治疗弱视、近视、散光

弱视是视力用眼镜矫正不能达到 0.8 以上，而经多种有关检查又未发现异常的眼病。近视是以近视清楚，远视模糊为特征的眼病。古称“能近怯远症”，至《目经大

成》始称近视。散光亦称“乱视”，为一种不均匀的屈光状态，主要由于角膜或晶状体各个经线的弧度不同所致，故视物模糊不清。

这些眼疾的病因常由于青少年学习、工作中不善于使用目力，劳瞻竭视，或禀赋不足，先天遗传所致。病机主要是由于心阳衰竭，神光不得发越于远处，或为肝肾两虚，精血不足，不能上荣于目，以致视物模糊不清，还可造成神光衰微，光华不能远及等。

病案举例

张某，女，5岁，初诊日期：2007年11月4日。

弱视，左右眼视力0.3、0.4，近视，一般近视力还可以，视远处目标模糊不清，全身无不适，饮食、二便均可，舌淡脉弱，面色欠华。证属心阳虚弱，气血不足，治以扶正明目。

覆盆子15g，菟丝子15g，女贞子10g，车前子15g（包），五味子10g，当归10g，生黄芪15g，望月砂10g，夜明砂10g，焦三仙各10g，鸡内金10g，香稻芽10g，生姜2片，大枣5枚。

14剂，水煎服。

服药后，视力有一定的提高，继续巩固治疗，前后加减运用3月余，视力已提高到了0.6、0.8。

夜明砂

夜明砂又名天鼠屎、黑砂星、檐老鼠屎，为蝙蝠科动物蝙蝠的干燥粪便。味辛，性寒，入肝经，无毒，功效清热明目，散血消积。治疗青盲雀目，内外障翳，瘰疬，疳积，疟疾。《本草经疏·禽部》云：“夜明砂，今人主明目，治目盲障翳。其味辛寒，乃入足厥阴经药，《本经》所主诸证，总属是经所发，取其辛能散内外结滞，寒能除血热气壅故也。然主疗虽多，性有专属，明目之外，余皆可略。”刘老在临床上常用夜明砂与望月砂配伍同用，治疗视神经炎、弱视、近视等症。

夜明砂乃蝙蝠浊阴之气所凝，降多升少，入走肝经血分，善破积滞，消瘀血。清肝而令夜视明亮，又都为味辛性寒，味辛直通上窍，具有升清化浊、祛风除湿之功，性寒有清热泻火之功，故二药参合，再配伍补益肝肾、活血益气之品，清肝热、清血热、散血结，升清气降浊气，明目除障之力益彰。

病案举例

见“望月砂”。

土贝母

土贝母异名土贝、大贝母、地苦胆、草贝等，为葫芦科植物假贝母的块茎。主产于河北、山西、陕西、河南等地。它味苦性凉，功效散结毒，消痈肿，治乳痈、瘰核、疮疡肿毒及蛇虫毒。《本草镜》云："能散痈毒，化脓行滞，解广疮结毒，除风湿，利痰，敷恶疮敛疮口。"《陕西中草药》云："清热解毒消肿，治淋巴结核、急性乳腺炎初起、痈肿。"刘老在临床中常用此药治疗痰核瘰疬、川崎病、传染性单核细胞增多症。

（一）贝母配猫爪草，治疗颈淋巴结肿大

刘老从长期的临床观察中发现，许多年幼儿经常感冒发烧，均有慢性上呼吸道感染的症状，如鼻塞流涕、咽红咽痛乃至有颈部淋巴结肿大等症，这些与饮食结构、环境污染、自身抵抗力不足等均有关联，所以积极治疗上呼吸道病变，防止向下传变具有非常重要的意义。

病案举例

刘某，男，2岁8月，初诊日期：2007年1月12日。

上呼吸道感染1周，咳嗽，鼻塞流涕，咽红痛，无发热，口干，遇冷或食物偏凉后，咳嗽会加重，颈部淋巴结肿大，不痛，舌苔薄黄，脉浮数。证属外感热毒蕴结，治以清热解毒，散结消肿。

银花10g，连翘10g，玄参10g，生牡蛎15g，蒲公英10g，地丁10g，穿山甲10g，山慈菇5g，海藻15g，昆布10g，土贝母10g，猫爪草10g，黛蛤散15g（包），土茯苓10g，杏仁10g。

7剂，水煎服。

服药7剂后，诸症减轻，淋巴结肿大消失。

（二）土贝母配伍白虎汤加味，治疗川崎病

川崎病是一种病因不明的急性发热出疹性小儿疾病，其主要特点是持续发热，皮肤多形性斑丘疹，眼结膜充血，口腔及咽部黏膜充血，口唇潮红皲裂，手足硬肿，颈淋巴结肿大，故又称之为皮肤黏膜淋巴结综合征。5岁以内婴幼儿发病为主，男孩多见，一年四季均可发病。刘老认为，本病属于"疫疹"的范畴。其病因多由于感受温毒疫疠之邪，从口鼻而入。邪束于外，毒郁于内，蕴于肌腠与气血相搏，蒸腾肺胃两经，则高热神烦；发于肌肤黏膜，则见痧疹潮红肿胀，毒入血分，则痧疹可融合成片状紫瘀斑；毒热灼津成痰，痰阻经络，可结成颈部痰核；温毒之邪多从火化，最易伤阴，故舌生芒刺，状如杨梅，唇红皲裂，指趾端呈膜状脱皮或潮红脱屑；如毒热伤及心气，则可出现心悸变证；流注经络关节，则可引起骨节肿痛；严重者毒热火盛，可内陷心肝，出现昏痉。刘老认为，治疗川崎病，清热解毒为总则，结合临床实际，抓住主要矛盾，运用温毒时邪发疹理论，进行辨证施治，可收到较好的疗效。

病案举例

席某，男，10个月，1988年7月2日由急诊转入院。

患儿发热4天，皮疹1天，体温波动在38.5℃～42℃，曾服用红霉素等抗生素，效果不显著。入院当天发现左颌下肿胀，皮肤出现皮疹。入院查体：体温39℃，呼吸

32次/分，心率164次/分。急性热病面容，烦躁不安，前囟稍凸，张力较高，全身皮肤散在充血性皮疹，形态大小不一，以背部为多，部分融合成片，双足背及外侧颜面有红斑，手掌面皮肤潮红，手背有不规则红斑及轻度硬肿，肛门周围及阴茎、阴囊皮肤潮红。眼结膜充血，口唇皲裂，杨梅舌，口腔黏膜及咽部充血，舌苔黄腻，扁桃体Ⅱ°，无渗出。左颌下淋巴结约2.5cm×2cm，触痛。心律齐，心音有力，双肺听诊未见异常，肝右肋下1.5cm。指纹浮紫达风关。检查：血红蛋白59g/L，白细胞18×10^9/L，中性粒细胞0.80，淋巴细胞0.19，单核细胞0.01，血小板458×10^9/L，血沉56mm/h，抗链“O”1:200，乳酸脱氢酶200U/L。心电图：窦性心动过速。超声心动图：四腔心，左室大于右室，主动脉内径比值大于左房。西医诊断：川崎病。中医辨证：温毒发疹，气营两燔。治疗以清热生津，解毒透疹为法，方选白虎地黄汤加味。

生石膏25g（先煎），知母10g，生地10g，生甘草3g，土贝母10g，天竺黄3g，玄参10g，蝉衣3g，赤芍10g，黄连1g，山栀2g。

3剂，水煎服。

服药后，体温降至37.2℃，第二、三诊均以上方调整加减运用，共服药十余剂后，体温恢复正常，皮疹及掌部肿胀消退，指趾开始呈膜样脱皮，眼结膜充血消退，各项检查指标均恢复正常，继以养阴清热之益气养营汤加减以善其后。

（三）土贝母配伍凉营清气汤，治疗传染性单核细胞增多症

传染性单核细胞增多症是小儿时期常见的由EB病毒引起的一种急性传染病。本病临床以发热、咽峡炎、淋巴结及肝脾肿大以及周围血液中出现大量的异常淋巴细胞为其特征。中医古代文献无本病之病名，根据本病的流行季节和发病特点，当属温病中的“温毒”、“痰毒”等范畴。刘老根据本病的特点，认为治疗要以清热解毒为基本原则，并结合临床实际，灵活应用方药。

病案举例

王某，男，10岁，初诊日期：2008年5月10日。

患儿发热二十余日，在西医院诊断为传染性单核细胞增多症，输液治疗半月余无效，出院后来找刘老诊治。现症：发热38.5℃，面色苍白，纳食不佳，颈淋巴结肿大，咽喉肿痛，口渴，胁下痞块硬肿胀实，舌质红绛，苔黄腻，脉洪数。证属热毒火蕴，气营两燔，治以清气泄热，凉营解毒散结。

生石膏25g（先煎），山栀5g，蒲黄3g，连翘10g，黄连5g，土贝母10g，玄参10g，芦根30g，丹皮10g，赤芍10g，夏枯草15g，浙贝母10g，银花10g。

5剂，水煎服。

另犀黄丸2盒，同时服用。

二诊：服药后热已退，精神佳，面转红润，纳食香，唯颈部淋巴结仍未退尽，原方加减。

银花10g，连翘10g，生石膏25g（先煎），黄芩10g，黄连5g，生龙牡各15g（先煎），穿山甲10g，土贝母10g，山慈菇5g，蒲公英10g，地丁10g，夏枯草15g。

7剂，水煎服。

药后诸症均愈，低热消退，颈淋巴结肿已消，胁下痞块已触摸不到，用益气养阴、生津润燥之沙参麦冬汤调之，以尽全功。

露蜂房

露蜂房又称之为大黄蜂巢、马蜂窝、野蜂房、草蜂子窝等，为胡蜂科昆虫大黄蜂或同属近缘昆虫的巢。此药全年可采，但以冬季为多。采得后晒干，或略蒸后除去死蜂死蛹后再晒干。味甘性平有毒，入肝、肺二经，祛风攻毒之效最佳，本品善于祛风，既能祛风止痛，又可祛风止痒，临床上用于各种皮肤病的治疗，如婴儿湿疹、荨麻疹、过敏性皮炎、牛皮癣。

（一）露蜂房配伍苦参、刺猬皮，治疗婴儿湿疹

婴儿湿疹是一种好发于婴儿头面部的瘙痒性皮疹，多在出生后1～2个月起病。由于本病多发于1岁以内的哺乳儿，故中医称之为“奶癣”。刘老认为，本病的病因病机，为素禀胎热胎毒，复被风邪所侵，风热相引，发于皮肤而致。

病案举例

见“刺猬皮”。

（二）露蜂房配伍蝉衣、连翘，治疗荨麻疹

病案举例

见“刺猬皮”。

（三）露蜂房配伍知母、生地治疗过敏性皮炎

过敏性皮炎大多由于接触某些刺激性的物质或外用某种药物，皮肤因过敏而发生的皮肤急性炎症反应，其临床表现多与药疹类似，为毒热盛旺之现象，但有时往往不如过敏性药疹面积大，治疗以清热凉血、解毒利湿为主要法则。

病案举例

孟某，男，4岁，初诊日期：2000年4月9日。

家长代诉：两周前接触花粉过敏，第二天全身开始有瘙痒感，面部红肿，不发烧，大便干结，两三天一解，口干尿黄，饮食可，躯干及四肢均见红色斑丘疹，成片，表面有少许细碎鳞屑，舌苔薄黄根腻，舌质红，脉浮数。证属湿热蕴毒，毒邪伤阴，治宜清热凉血，解毒除湿。

荆芥10g，连翘10g，生地15g，知母10g，薏苡仁15g，黄连3g，白蒺藜15g，赤芍10g，露蜂房10g，蚤休15g，刺猬皮10g，生山楂15g，当归10g，制军10g，白鲜皮10g。7剂，水煎服。

服上药后，面部肿消，痒感减轻，皮肤颜色已转。上方去生地、刺猬皮，加车前子、泽泻以加强清热利湿的作用，再服7剂，全身红色丘斑疹基本退尽，善后调理又

服5剂，临床治愈。

（四）露蜂房配伍生槐花、大青叶，治疗牛皮癣

牛皮癣又称银屑病，是一种慢性具有复发倾向的红斑鳞屑性皮肤病，相当于中医学所说的“白疕”。《外科大成》中说：“白疕，肤如疹疥，色白而痒，搔起白屑，俗称蛇虱，由风邪客于皮肤，血燥不能荣养所致。”

刘老认为本病的发生，血热是内在因素，是发病的主要根据。血热可能是因为七情内伤，或饮食失节，过食腥荤动风食物等引起。外因主要是外感风邪或掺杂燥热之邪客于皮肤。

病案举例

秦某，女，12岁，山东东营人，初诊日期：2008年1月6日。

牛皮癣5年，身痒，皮疹呈硬币状，大片融合，有明显浸润，表面有少许鳞屑，很少有新鲜皮疹出现，全身症状不明显，舌苔薄白，舌质淡，便干。证属血燥生风，治以凉血润燥，活血散风。

黄芩10g，黄连5g，露蜂房10g，生槐花15g，大青叶15g，白茅根30g，当归10g，生地15g，赤芍10g，蝉衣3g，白蒺藜10g，蚤休15g，蛇蜕10g，芦荟5g，刺猬皮10g，焦三仙各10g。

20剂，水煎服。

服药后，病情稳定，未见新疹出现，原有皮疹鳞屑减少，部分较大片皮损已有消退趋势，继续调方加减治之，前后调药三次，服药近百剂而临床治愈。

按：此例病案牛皮癣日久，日久必有阴虚血燥之象，刘老认为一些较长时间的病例，大多为湿邪所致，所以治疗中要注意，不但重用清热凉血润燥之品，还要重用健脾祛湿之品，如在二诊时加用苍术、黄柏、薏苡仁，去黄芩、黄连、茅根、芦荟等，收到了较为满意的疗效。

猫爪草

猫爪草主产于河南、浙江、江苏、广西一带，为毛茛科植物小毛茛的块根。味甘、辛，性微温，无毒，入肝、肺二经，有解毒消肿、化痰散结之效。临床可以治疗瘰疬、肺结核、疟疾、湿疹、皮炎等疾病。刘老在临床上主要用来治疗痰核瘰疬等症。

现代医学的淋巴结炎相当于中医所说的瘰疬、痰核流注等。扁桃体炎反复发作可引起颈前淋巴结的慢性增大，咽后壁炎或耳和后头部皮肤感染可致颈后淋巴结慢性增大。中医所指的瘰疬主要指颈部淋巴结肿大，痰核主要是指皮下肿起如核的结块，多由湿痰流聚而成。刘老认为猫爪草辛可散结，能化痰湿、消郁结，凡因痰所致之病证，皆可用之。

病案举例

杨某，男，7岁，山东人，初诊日期：1995年3月25日。

患儿1周前感冒后发热，鼻塞流涕，咽痛，在某医院诊为上呼吸道感染，用抗生

素及中药治疗3天，体温已正常。但家长发现患儿左侧颈部有一肿块，遂来找刘老诊治。现症：鼻塞流涕，略咳，咽红，左侧颈部肿块疼痛，时腹痛。查体：左侧颈部可触及两个大小不等的淋巴结，压痛明显，舌质红，苔薄黄，脉滑数。证属热毒蕴结，治宜清热解毒，软坚散结。

辛夷10g，苍耳子10g，玄参10g，板蓝根10g，山豆根5g，生牡蛎15g，蒲公英15g，地丁15g，穿山甲10g，山慈菇5g，猫爪草15g，海藻15g，昆布15g，川楝子10g，元胡10g，牛蒡子10g。

7剂，水煎服。

二诊：药后鼻塞流涕减轻，腹痛亦消，颈部淋巴结疼痛减轻，肿大的淋巴结未消。此为余热未尽，痰结未散，继续加减治之。

柴胡10g，茯苓10g，陈皮5g，半夏5g，茯苓15g，枳壳10g，竹茹10g，山慈菇5g，蒲公英10g，生牡蛎30g，猫爪草15g，穿山甲10g，牛蒡子10g。

7剂，水煎服。

药后症状见消，肿大之颈部淋巴结已基本消退，病愈。

按：刘老认为小儿脏腑娇嫩，形气未充，易感外邪。外感风热之邪，初在肺卫，故鼻塞流涕；正邪相争，故发热；表邪未解，入里化热，热灼津液为痰，与热毒一起蕴结于颈部不散，则形成肿块；气机不通则肿块疼痛，腹部阵痛。一诊清热解毒，软坚散结，二诊余热未净，痰结未散，故治宜清泻余热，化痰散结，由于切中病机，用方适当准确，故而效好而愈。

用方心得

息风静宁汤

（自拟方）

组成：辛夷10g，苍耳子5g，玄参10g，板蓝根10g，山豆根5g，半夏5g，石菖蒲10g，天麻10g，钩藤10g，白芍10g，木瓜10g，伸筋草15g，甘草3g。

用法：每日1剂，水煎约200ml，分2次服，3个月为一疗程，一般需要治疗两个疗程。

方中辛夷又称木笔花、望春花，《神农本草经》列为上品。李时珍谓："夷者荑也，其苞出生如荑而味辛，故名。"辛夷性辛温，入肺、胃经，具有散风通鼻窍的功效。苍耳子甘苦温，归肺经，《神农本草经》列为中品，配伍辛夷更能加强通鼻窍的作用，尤其对于治疗耸鼻症状，效果显著。玄参别名元参，《神农本草经》列为中品，味苦、咸，性微寒，归肺、肾经，具有滋阴降火、润燥生津、消肿解毒的功效。板蓝根味苦性寒，入心、胃经，具有清热解毒、凉血利咽的功效。山豆根味苦性寒，入肺、大肠经，具有清热解毒、利咽消肿的功效。刘老认为，外感是小儿多发性抽动症加重或复发的重要因素之一，所以用玄参、板蓝根、山豆根以清热解毒利咽喉，祛邪护肺安内宅，防止外风引动内风。天麻味甘，性微寒，归肝、心包经，具有息风止痉、平肝潜阳的功效。钩藤具有息风止痉、清热平肝的功效。刘老临证常以天麻、钩藤平肝息风，治疗摇头、扭颈。白芍味苦、酸，性微寒，归肝、脾经，具有养血敛阴、柔肝止痛、平抑肝阳的功效。白芍配伍甘草酸甘化阴，缓急，治腹部挛急抽动。伸筋草归肝、脾、肾三经，有祛风散寒、舒筋活血之功。《雷公炮制药性解》言木瓜"入肺、脾、肝三经"。《本草纲目·果部二》云："木瓜治转筋，非益筋也，理脾而伏肝也，土病则金衰而木盛，用酸温以收脾胃之耗散，而借其走筋以平肝邪，乃土中泻木以助金也，木平则土得令而金受荫矣。"《海药本草》言其有"敛肺和胃，理脾伐肝，化食止渴"之效。木瓜配伍伸筋草舒筋活络，治四肢抽动。半夏、石菖蒲豁痰开窍，以疗秽语。诸药合用，共奏调肺平肝、化痰息风止痉的功效。组方特点，妙在肝肺同治。

随证加减：皱眉眨眼明显者，加菊花以清热明目；喉中异常发声者，加牛蒡子、蝉衣、僵蚕疏风清热利咽；心神不宁，注意力不集中者，加酸枣仁、龙齿、琥珀以宁心安神；抽动比较严重者，加全蝎5g，更顽固者可加蜈蚣1条；心肝火旺者，加黄连3g；大便秘结者，可加制大黄5g。

病案举例

李某，男，7岁，初诊日期：1996年12月7日。

患儿频繁眨眼、点头、耸肩、四肢抽动、清嗓子、喉中怪声连连已经1年余，曾在北京市儿童医院诊断为抽动–秽语综合征，予硫必利每次半片，每日3次，治疗3个月，虽症状有所减轻，但家长比较惧怕其副作用，已经停用西药2个月。1周前患儿因感冒抽动症状明显加重，故慕名求刘老诊治。刻下症见：频繁眨眼、点头、耸肩及四肢抽动，喉中怪声连连，不断发出"嗯嗯"声，声响有力，烦躁不安，性情急躁，咽红，心肺（–），舌质红苔白，脉弦滑数。西医诊断：抽动–秽语综合征。中医诊断：肝风证，证属风痰鼓动，外风引动内风。治当调肺平肝，息风止痉，方用自拟息风静宁汤加减。

辛夷10g，苍耳子10g，玄参10g，板蓝根10g，山豆根5g，制半夏5g，天麻10g，钩藤10g，白芍15g，木瓜10g，伸筋草10g，黄连3g，甘草3g。

14剂，每日1剂，水煎分2次服。

二诊：点头、耸肩和四肢抽动症状明显减轻，唯喉中发声仍比较频繁，舌质红，苔白，脉弦数。

上方去半夏，加蝉衣、牛蒡子、藏青果各10g，14剂，水煎服。

三诊：喉中发声症状较前减轻，眨眼仍比较频繁，纳食欠佳。证属肝脾不和，故宗缓肝理脾法，以下方加减治疗。

天麻10g，钩藤10g，菊花10g，茯苓10g，白术10g，白芍15g，木瓜10g，伸筋草10g，全蝎5g，黄连3g，甘草3g。

按：小儿抽动–秽语综合征的临床特征为慢性、波动性、多发性运动肌不自主的抽动，伴有不自主的发声性抽动。刘老根据"诸风掉眩，皆属于肝"的理论，结合本病的证候特点，认为本病属于肝风证。刘老根据本病为身体不同部位的抽动伴有喉间怪鸣的临床特点进行综合分析，认为是"风痰"所致。《素问·阴阳应象大论》云："风胜则动。"故小儿一切抽动、抽搐动摇、震颤、挛急皆属于风，是风气偏盛所致。该病是风从内生而起，属内风范畴。刘老认为痰属病理产物，是抽动–秽语综合征致病因素之一，诸多疑难杂症每责之于痰，故有"怪病责之于痰"、"百病皆由痰作祟"之说。风与痰在病理方面关系甚为密切，往往风动则火生，火盛则风动，风火相扇，则熏灼津液为痰而上壅，痰壅则气逆而窍闭，既可因风而生痰，亦可因痰而生风，风痰窜动可致搐搦瘛疭，痰阻气道则喉间痰鸣怪叫。刘老根据多年临床观察发现，抽动–秽语综合征患儿多伴有鼻腔不利、鼻黏膜发红、鼻塞痛痒、鼻流浊涕以及咽喉不利、咽部干痛或红肿等鼻咽部症状，而且感受外邪后症状加重，认为本病的发生发展与感受外邪有密切关系，为风痰鼓动外风引动内风，所以提倡肝肺同治，采用调肺平肝法治疗。本例患儿即是外风引动内风，风痰鼓动的典型案例，采用息风静宁汤加减治疗，效果显著。

菖蒲郁金汤

（自拟方）

组成：丹参10g，菖蒲10g，郁金10g，远志10g。

（一）治疗注意力缺陷多动症

注意力缺陷多动症简称多动症，刘老治疗多动症多从痰论治，《杂病源流犀烛》云："痰为诸病之源，怪病多痰。"小儿多动症常表现为注意力不集中，自我控制能力差，活动过多，情绪不稳，冲动任性，以致影响学习和生活。多动症临床表现多种多样，正如《医学准绳大要》中所说："痰饮变生诸症，形似种种杂病，不当为诸杂病牵制作名，以治痰为先，痰饮消，则诸症愈。"小儿肺脏娇嫩，脾常不足，肾常虚，肺虚不能输布津液，脾虚不能运化水湿，肾虚不能温化津液，水液不能正常运化，聚而为湿，灼而为痰，郁而化火，加之小儿嗜食辛辣香燥厚味之品，易碍脾伤胃，聚热生痰，痰热生则心神扰，肝风动而诱发此病。痰热内盛，阻滞气机，蒙蔽清窍，故患儿多表现为情绪不稳，冲动任性，坐立不安，注意力不集中，舌质红而苔黄厚腻，脉弦滑等，一派痰热内壅征象。治疗当清热豁痰，开窍宁心，以自拟菖蒲郁金汤加味治疗。

丹参10g，菖蒲10g，郁金10g，远志10g，青礞石15g，柴胡10g，枳壳10g，白芍10g，炙甘草5g，天竺黄10g。

病案举例

华某，男，7岁，初诊日期：2007年4月27日。

多动不安，注意力不集中1年余。患儿近1年来上课注意力不集中，好动多语，上课爱骚扰别人，冲动任性，烦躁不宁，学习成绩下降，纳可，便干，尿黄，舌尖红，苔薄黄，脉滑。诊断为多动症，痰热内扰证，治宜清心豁痰开窍，方用菖蒲郁金汤加味。

丹参10g，菖蒲10g，郁金10g，远志10g，柴胡10g，枳壳10g，白芍10g，炙甘草5g，天竺黄10g，黄连1.5g，菊花10g，青礞石15g（先煎），珍珠母10g（先煎）。

15剂，水煎服。

二诊：家长诉患儿性情烦躁、好动稍有好转，二便正常，但注意力仍不集中，不听话，舌质淡红，苔薄白，脉滑。

上方加酸枣仁10g，柏子仁10g，知母10g，继服15剂。

三诊：家长诉患儿注意力较集中，躁动减少，且老师反映上课骚扰同学的现象明显减少，学习成绩有所进步。

丹参10g，菖蒲10g，郁金10g，远志10g，柴胡10g，枳壳10g，白芍10g，炙甘草

5g，珍珠母10g（先煎），酸枣仁10g，柏子仁10g，知母10g，茯神10g。

水煎服，15剂。

（二）治疗多发性抽动症

刘老认为，多发性抽动症属于“肝风”，主要是由风痰作祟，阻遏筋脉，横窜经髓，使阴阳动静平衡失调所致。肝为刚脏，肺为娇脏，一刚一柔，一阴一阳，贵在坚守，刚柔相济，阴阳协调，待其内外之风平息，火清痰化，肺气肃清，筋脉通润，心静神宁，则病自缓解。故在治疗方面，宜早期截断，主张截病于初，采用“迎而击之”之法，强调从肺论治。一方面可以控制病邪蔓延深入，防止外风引动内风；另一方面可以避免正气过度损耗。常用方剂为息风静宁汤合菖蒲郁金汤加减，以豁痰通窍，柔肝息风。

辛夷10g，苍耳子10g，玄参10g，板蓝根10g，山豆根5g，丹参10g，菖蒲10g，郁金10g，远志10g，钩藤10g，全蝎3g，半夏10g，木瓜10g，伸筋草10g。

病案举例

柳某，男，9岁，山东潍坊人，初诊日期：2007年3月23日。

耸肩、吸鼻2年。病初患儿耸肩、吸鼻，家长未予重视，以后动作频繁，伴张嘴、清嗓子，注意力不集中，脾气急，纳可，寐差，大便干结，舌红，苔黄腻，脉弦滑。证属痰热内扰，肝风内动，治宜豁痰开窍，柔肝息风，方用息风静宁汤合菖蒲郁金汤加减。

辛夷10g，苍耳子10g，玄参10g，板蓝根10g，山豆根5g，丹参10g，菖蒲10g，郁金10g，远志10g，木瓜10g，伸筋草10g，钩藤10g，全蝎3g，半夏10g，黄连3g，制大黄10g。

20剂，水煎服。

二诊：服药后患儿诸症明显减轻，饮食、二便正常，偶有耸肩、吸鼻、清嗓子，注意力不集中，舌红，苔黄腻，脉弦滑。豁痰通窍见功，阳亢风动未平，再守原方加减，以希增效。

辛夷10g，苍耳子10g，玄参10g，板蓝根10g，山豆根5g，丹参10g，菖蒲10g，郁金10g，远志10g，木瓜10g，伸筋草10g，天麻10g，钩藤10g，全蝎3g，黄连3g，菊花10g。

20剂，水煎服。

三诊：患儿症状基本消失，偶有清嗓子，注意力不集中明显减轻，舌淡红，苔薄白，脉滑。治以豁痰开窍，行气活血，方用菖蒲郁金汤合四逆散加减。

丹参10g，菖蒲10g，郁金10g，远志10g，柴胡10g，枳壳10g，白芍10g，炙甘草3g，黄连3g，菊花10g，锦灯笼10g，僵蚕10g，青果10g。

20剂，水煎服。

麻杏石甘汤

（《伤寒论》）

组成：麻黄10g，杏仁10g，生石膏25g，炙甘草5g。

用法：用水先煮生石膏约20分钟，再纳诸药，汤成去渣取汁，分3次，温服。

（一）治疗肺热咳喘证

肺热咳喘常因感受温热之邪，或秋令燥气，肺卫受邪而成；或因护养不当，衣着过暖，肺受热迫所致。刘老认为，小儿肺热咳喘总因火热熏扰肺金而成。其症状表现为咳嗽频繁，咳吐稠黏黄痰，面红口干，咽红苔黄，脉数或指纹色紫。治疗常用本方加黄芩、桑白皮、川贝母、炙杷叶、黛蛤粉等。方中麻黄为君药，宣肺而泄热，属“火郁发之”。生石膏为臣药，质重沉降，性寒以清热泻火，辛能发散，入肺、胃二经，因此，能清泄肺胃之火。大剂量生石膏与辛温的麻黄相配，宣肺清热，相制而用。

病案举例

成某，女，1岁半，初诊日期：2006年12月8日。

发热、咳嗽3天，外院化验血常规：白细胞$13.4\times10^9/L$，中性粒细胞0.23。胸部X线摄片示：双肺纹理增粗，可见斑点状阴影。诊断为支气管肺炎。脉滴注头孢克肟、炎琥宁治疗3天，仍高热，咳嗽频繁，痰多。诊见：壮热不退，咳嗽咳痰，气急鼻扇，面颊红赤，心烦不安，流黄涕。查体：体温39.3℃，咽部色红，双肺呼吸音粗，可闻及细小湿啰音，舌尖红，苔白厚，指纹色紫，现于气关之上。外邪闭肺，痰热内恋，气机阻塞，宣展失司，肺郁而咳，上逆而喘。治宜清热化痰，宣肺开闭，宗麻杏石甘汤加味。

炙麻黄3g，杏仁10g，生石膏25g（先煎），甘草5g，黄芩5g，桑白皮5g，炙杷叶5g，葶苈子3g，莱菔子6g，瓜蒌仁6g，川贝母3g，黛蛤散15g（包）。

3剂，水煎服。

二诊：药后热退，喘促已平，唯咳痰减而不净，纳少，苔黄。此为肺气已经开闭，痰热尚未尽化，再拟原方加减治之。

炙麻黄3g，杏薏仁各10g，生石膏25g（先煎），甘草5g，黄芩5g，海浮石10g，黛蛤散15g（包），白前6g，炙杷叶5g，胆南星6g，焦三仙各10g。

3剂，水煎服。

（二）治疗痰热哮喘证

哮喘均为痰饮留伏，常因外邪引动伏痰而诱发。若外感风热，或风寒化热，而致痰热内伏，气机升降不利，喉间痰鸣哮吼。刘老治疗痰热哮喘证多选用麻杏石甘汤合三子养亲汤加减。

病案举例

刘某，男，6岁，初诊日期：2007年2月23日。

患儿既往有哮喘史，3天前因受凉而致喷嚏，鼻塞，流清涕，咳嗽，昨夜咳嗽加重，喉间痰鸣，气促，尚能平卧，无发热，大便干，2～3日一行。查体：咽红，双肺可闻及哮鸣音，舌质红，苔薄白，脉滑数。治以清热宣肺，止咳定喘，方用麻杏石甘汤加减。

麻黄6g，杏仁10g，生石膏25g（先煎），苏子10g，莱菔子10g，白芥子6g，射干10g，炙杷叶15g，桑白皮10g，黛蛤散30g（包），胆南星6g，苍耳子10g，制大黄10g。

7剂，水煎服。

二诊：服上方5剂后即咳止喘平，喉间无痰鸣。患儿平素汗多，易感冒，胃纳欠佳。舌正红，苔薄白。方用玉屏风散合二陈汤加减。

黄芪10g，白术10g，防风5g，半夏5g，橘红10g，茯苓10g，炙紫菀10g，炙冬花10g，炙杷叶15g，焦三仙各10g。

7剂，水煎服。

（三）治疗尿频

刘老对于小便频数兼有肺气不宣咳喘的患儿，常选用麻杏石甘汤加减，疗效显著。刘老言肺主通调水道，为水之上源，麻黄具有宣肺和利水的两大功能，此治法属下病治上。

病案举例

张某，女，4岁，初诊日期：2007年7月13日。

近1周患儿白天尿频短赤，尿臊味大，无尿急尿痛感，咳嗽，痰少，声音嘶哑。舌质偏红，苔薄白，脉数。

麻黄6g，杏仁10g，生石膏25g（先煎），黄芩10g，桑白皮10g，白前10g，炙杷叶15g，知母12g，黄柏12g，萆薢10g，瞿麦10g，萹蓄10g。

7剂，水煎服。

竹叶石膏汤

（《伤寒论》）

组成：竹叶10g，生石膏30g，半夏6g，麦冬10g，沙参10g，粳米10g，甘草5g。

竹叶石膏汤是白虎汤去知母，加竹叶、半夏、人参、麦冬而成，刘老根据小儿“易虚易实”的生理特点，常以沙参易人参，以防滋腻壅塞碍脾。

（一）治疗病毒性心肌炎

刘老治疗病毒性心肌炎多按急性期和慢性期进行分型论治。慢性期按“心悸”、“胸痹”、“虚劳”等病进行辨证论治，急性期属“温病”范畴，多从“温热”或“湿热”着眼，采用卫气营血辨证。《温热论》云：“温邪上受，首先犯肺，逆传心包。”病毒性心肌炎患者急性期虽有发热、咳嗽、咽痛、胸闷、气短、心痛、心悸等邪毒侵犯心肺的症状，大多又有倦怠乏力、口干喜饮、大便干结、手足心热等气阴两伤之候，因此病毒性心肌炎急性期的病机为本虚标实，且以标实为主。竹叶石膏汤出自《伤寒论·辨阴阳易差后劳复病脉证并治》，用于治疗伤寒、温病、暑病余热未清、气津两伤证。该方与病毒性心肌炎急性期甚为合拍，故刘老常用竹叶石膏汤治疗，清热解毒，兼以益气养阴，多获佳效。

病案举例

陈某，女，10岁，初诊日期：2006年10月6日。

1周前高热，咳嗽，流涕，按感冒治疗后高热虽降，但低热不退，持续在37.2℃～38℃之间，体倦乏力，心悸不宁，自汗出，食欲不振，偶有咳嗽，咳痰不爽，口干喜饮，尿赤便干。查体：咽红，双侧扁桃体Ⅰ°肿大，心率110次/分，心律不齐，各瓣膜听诊区未闻及病理性杂音，舌光红少苔，脉细数。实验室检查：肌酸激酶同工酶（CK－MB）100U/L。心电图：窦性心律，T波低平，QT间期延长。诊断为病毒性心肌炎，证属温热侵犯心肺，气阴两虚，治以清热解毒，益气养阴，方用竹叶石膏汤加减。

竹叶10g，生石膏30g（先煎），半夏6g，麦冬10g，沙参10g，银花10g，连翘10g，板蓝根10g，丹参10g，牛蒡子10g，炙紫菀10g，炙枇杷叶10g。

7剂，水煎服。

二诊：低热退，心悸心烦减轻，偶有咳嗽，咳痰不爽，大便调，小便尚黄，舌红脉缓。温热邪毒渐除，气阴两虚向平，以沙参麦冬汤加减养阴清热，以善其后。

沙参10g，麦冬10g，玉竹10g，天花粉20g，扁豆10g，桑白皮10g，郁金10g，莱菔子10g，炙紫菀10g，炙枇杷叶10g。

5剂，水煎服。

（二）用于麻疹后期

刘老认为麻疹一证，主要由于感染麻毒时邪所致，麻毒为阳邪，易伤津耗气，早期治疗宜宣透，临床上多采用辛凉透达之剂，如葛根解肌汤，无不奏效。后期疹没，余热未尽，治宜清解，补益气阴，可用竹叶石膏汤化裁治之。

病案举例

闫某，女，8岁，初诊日期：2007年4月6日。

发热1周，皮疹4天。病初高热，体温39.9℃，咳嗽痰多。现症见低热，干咳，红疹满布全身，精神、食欲欠佳，口干唇燥，尿黄，便干。查体：体温37.8℃，全身皮肤满布暗红色斑丘疹，手足心可见稀少红疹，咽部充血，双肺呼吸音粗糙，心腹无异常，舌红少津，苔黄，脉数。证属麻疹后期，余热未尽，气阴两伤，治以清热生津，润肺止咳，宗竹叶石膏汤化裁。

淡竹叶10g，生石膏25g（先煎），生地黄10g，玄参10g，麦冬10g，粳米10g，鲜石斛15g，炙枇杷叶10g，杏仁10g，赤芍10g，薏苡仁10g。

服用2剂后，体温正常，颜面、躯干疹点消退，唯手心脚可见疹点，精神、食欲好转，二便正常，上方去石膏再进2剂而愈。

按：竹叶石膏汤出自《伤寒论·辨阴阳易差后劳复病脉证并治》："伤寒解后，虚羸少气，气逆欲吐，竹叶石膏汤主之。"主治温热病后期气阴两伤，虚热内扰，肺胃气逆而致咳逆、欲呕等证。刘老根据多年临床经验认为，无论是否温热病后期，只要有内热兼气阴不足之证，皆可用竹叶石膏汤加减治疗。

四物汤

（《太平惠民和剂局方》）

组成：当归10g，川芎8g，白芍12g，地黄12g。

（一）治疗血虚发热

刘老认为，血虚发热多由于小儿平素气血虚弱，或发生出血病证，以致血虚心神失养，心火炽盛而致，临床多见面色不华，稍劳则热，自觉火升，头昏体怠，心悸怔忡，指甲干黄，舌苔薄白质淡，脉细数无力。此时应以补血益气为主，以四物汤合补中益气汤加减。如为大量失血后的血虚发热，则以四物汤加炮姜治疗，以补血潜阳，引阳归阴。

（二）治疗湿疹

湿疹是小儿时期常见的疾病，多发于婴幼儿。刘老认为本病发生的原因，多由胎毒及外感风湿引起。风湿之邪侵袭腠理，气血壅滞，与湿相搏，湿热浸淫肌肤，致成湿疹。或病久血虚生燥生风，肌肤失养形成，此为燥热湿疹，表现为皮肤干燥甲错，肉色鲜红，神情烦躁，大便干秘，治宜养血疏风，清热利湿，刘老选择四物汤加减。用四物汤养血活血，酌加露蜂房、防风、蝉蜕、刺猬皮等利湿祛风药物，如瘙痒明显，加地肤子、白蒺藜、钩藤等祛毒止痒。此即“治风先治血，血行风自灭。”四物汤可治疗多种痒疹性皮肤病，其机理在于养血活血，疏通经络，和血灭风，以血润肤。

（三）治疗血尿

血尿是肾炎、肾病临床常见的症状，刘老认为血尿急性期多是由于湿热邪毒蕴结膀胱，灼伤血络而致，宜以清热解毒利湿、凉血止血为主。但血尿消失后常易反复，久之出现血虚的变化，久病湿热之邪黏滞重着，入于血络，还会发生瘀血改变。瘀血既是病理产物又是致病因素，肾病可导致瘀血形成，瘀血又可加重肾病，使其缠绵难愈。此时瘀血内停，阻滞气机，津液不畅行，溢于肌肤而为水肿，如《血证论·阴阳水火气血论》云：“瘀血化水，亦发水肿。”慢性肾病过程中，瘀血、水肿相互影响，水湿内停可以阻滞血液运行而致血瘀，瘀血内停可影响津液运行表现水肿，为虚实夹杂证候。而瘀阻肾络，精气不能畅流，壅而外溢，表现为蛋白尿，血不循常道外溢，表现为尿血。此时一味止血，会加重瘀血，单纯补血，宜出现血滞，刘老宗《医宗金鉴》之意，用四物汤合牛膝治疗血尿，即为牛膝四物汤。

（四）治疗手指拘挛

刘老还以四物汤加减治疗手指拘挛患者，效果明显。

病案举例

管某，女，17 岁。

右手中指痉挛近 1 年，手指略肿，无麻木，皮温正常，饮食、二便正常。舌淡暗，苔黄，脉弦细。患者平素脾气急。此为肝风内动，治宜调血疏风。

当归 10g，生地 10g，川芎 10g，赤白芍各 10g，黄连 3g，黄芩 10g，姜黄 10g，桂枝 10g，木瓜 10g，伸筋草 10g，钩藤 10g，全蝎 3g，白附子 10g。

7 剂，水煎服。

按：刘老认为患者平素性急，久之易伤及肝血，致血不濡筋，肝风内动，出现手指拘挛之变，故以四物汤补血养血，以濡润经筋，加用姜黄、木瓜、伸筋草、桂枝舒筋活络，钩藤、白附子、全蝎平肝息风。

（五）治疗面神经瘫痪

面瘫多由正气不足，络脉空虚，风寒风热之邪乘虚侵袭面部筋脉，致面部气血痹阻，肌肉弛缓不收而形成。周围性面瘫属中医学“口僻”范畴。如失治误治不愈者，多为风邪夹痰流窜经络，以致脉络痹阻，气血瘀滞，筋脉失养所致。刘老治疗本病多养血和营，兼以祛风通络。

病案举例

卢某，男，12岁。

患面瘫1月，经静点3周阿昔洛韦不愈，现舌质淡暗，脉沉细。患儿平素体虚，因络脉空虚受风所致，治宜养血和血，祛风活络。

川芎10g，牛膝10g，赤芍10g，当归10g，生地10g，丹参10g，枳壳10g，郁金10g，白附子10g，钩藤10g，鸡血藤15g，秦艽10g，神曲10g。

14剂，水煎服。

药后嘴角歪斜及麻木减轻，继以养血祛风舒筋活络调治。

（六）治疗过敏性紫癜

过敏性紫癜的成因，多由于感受外邪，热毒内蕴，损伤血络；或气虚失统，血不归经；或瘀血阻络，血液不循常道而溢出脉外。本病中，血瘀是发病的关键。如瘀血不除，血不循经，又可导致多部位反复出血；而瘀血阻络，血运受阻，不通则痛，致关节肿胀疼痛；闭阻肾络，致使肾封藏失职，开合失司，精微漏泄，出现血尿、蛋白尿。故刘老认为治疗本病当以活血化瘀为原则，使瘀血去，新血生。

病案举例

郝某，女，8岁。

身发紫癜月余，诊为过敏性紫癜，曾于某医院住院治疗，出院后紫癜未完全消退，现双下肢仍可见紫褐色斑点，高出于皮面，面色微黄，时有潮红，自觉口渴，头痛，心中作热，舌苔薄白，脉微数。患儿素蕴痰热，内灼营血，血得热妄行，外发肌腠，而成紫斑之证，治当清热凉血。

鲜生地10g，赤芍10g，当归6g，丹皮6g，菊花10g，川芎3g，侧柏炭10g，仙鹤草6g，黑山栀5g，玄参10g。

水煎服。

另：十灰散每次1.5g，每日2次，开水调服。

二诊：药后下肢紫褐色成片斑点消退，头痛亦解，纳食增加，大便如常，小溲微黄，口渴饮凉，苔白脉数。血分郁热未清，仍宜清热凉血。

鲜生地10g，赤芍10g，当归3g，丹皮6g，川芎2g，黄芩5g，川连2g，黑山栀3g，侧柏叶10g，玄参10g。

水煎服。

（七）治疗惊后肢挛

小儿为稚阴稚阳之体，往往不耐受邪气侵袭，如邪毒炽盛，常会耗损气血，出现一些筋惕肉瞤的变化，刘老认为此时邪已去大半，治疗可以补气养血为主。如为病后肌肉萎缩，刘老认为也属气血耗损，并考虑脾主肌肉，治当大补气血，健脾和中，除用四物汤补血外，另加强补脾药物的应用，如党参、黄芪、茯苓、白术，并注意活血通络药物的应用，如红花、姜黄、鸡血藤等。

病案举例

许某，男，2岁。

因脑炎出现惊风昏迷1周，经抢救患儿生命无虞，但后遗肢体强而痉挛，不能伸直，身体倾斜不能自主，二便自遗，经针药施治1年，意识清楚，二便亦能控制，饮食正常，唯两手弯曲，未见改善，苔白脉濡。刘老认为此属惊风危证，高热劫津，耗伤气血，血不荣筋，气主煦之，血主濡之，经脉无以濡润，必见燥急之象，所谓“风淫末疾”是也，治当养血祛风为主，久服可望奏功。

炙黄芪12g，当归6g，炒白芍15g，熟地黄10g，川芎3g，桂枝1g，炙僵蚕10g，红花1.5g，干地龙6g，海风藤10g。

水煎服。

二诊：前方接服30剂后，上肢强屈好转，能够活动，局部且有热感，证已见效，再拟原意治之。

炙黄芪12g，当归6g，炒白芍15g，熟地黄10g，川芎2g，桂枝1g，广陈皮3g，茯苓10g，干地龙6g，炒白术10g，人参5g。

水煎服。

（八）治疗血虚便秘

便秘是小儿常见的一种胃肠疾患，便秘日久，会致腑气不通，浊阴不降，渐至腹胀，腹痛，头晕，食欲减退，睡眠不安等。引起便秘的原因很多，常见的有饮食因素、情志因素、燥热内结及正虚因素。刘老认为小儿脏腑娇嫩，气血未充，如果禀赋不足，或久患疾病，耗损阴血，常可导致血枯津燥，肠道失去濡润，出现便秘。此时应以养血为主，兼以润肠，才能获效，方以四物汤加减。《幼科铁镜·大便不通》：“血虚燥滞不通者，治用四物汤加柏子仁、松子仁、胡桃仁，等分服之。”

病案举例

周某，男，14岁。

大便秘结数年，一周之内最多排便两次，排便时艰难异常，全身皮肤甲错，苔白脉数。证属血枯津燥，便秘不行，治当活血润燥。

当归6g，生地黄10g，川芎3g，赤芍10g，麦冬6g，元参10g，红花3g，桃仁10g，郁李仁10g。

水煎服。

另：麻仁滋脾丸，早晚各1粒，口服。

二诊：药后大便秘结已解，皮肤甲错消除，唯服麻仁滋脾丸后，自感腹痛甚剧，胃纳尚佳，苔白脉濡。燥象虽解，阴血尚待恢复，再拟活血润下治之。

肉苁蓉10g，怀牛膝10g，当归6g，生地黄10g，桃仁10g，红花3g，火麻仁5g，郁李仁10g，橘皮5g。

水煎服。

（九）四物汤治疗外伤头痛

病案举例

常某，男，12岁，初诊日期：1963年3月26日。

4天前因跑步碰撞而跌倒，回家后先觉头晕，继则后头部疼痛，颈部略有强直，活动欠灵，饮食尚可，未作呕吐，睡眠梦多，大便正常，舌质红，脉弦而细。跌仆以后，血瘀阻络，流行不利，故头部疼痛，治当活血化瘀，佐以止痛，以希应效，而免痉搐生变。

当归5g，赤白芍各10g，川芎5g，紫丹参5g，红花1.5g，三七末2g（冲），钩藤10g，生石决明12g（先煎），生龙牡各10g（先煎），菊花6g。

二诊：药后头痛已瘥，颈强亦解，纳食亦甘，二便如常，唯精神欠佳，身倦无力，苔白脉缓。血脉循行已趋流利，当再和血，佐以益气。

当归6g，白芍10g，川芎3g，熟地黄10g，炙黄芪10g，茯苓10g，炒白术10g，党参10g，炙甘草3g，红花2g，三七末2g（冲）。

按：四物汤由于组合得体，补血而不滞血，行血而不破血，补中有散，散中有收，所以是治血要剂，正如《成方便读·补养之剂》所言："补血者，当求之肝肾。地黄入肾，壮水补阴，白芍入肝，敛阴益血，二味为补血之正药，然血虚多滞，经脉隧道，不能滑利通畅，又恐地、芍纯阴之性，无温养流动之机，故必加以当归、川芎辛香温润，能养血而行血中之气者以流动之。"故无论血虚、血瘀、血寒、血热、血溢等血证，均可用四物汤。

炙甘草汤

（《伤寒论》）

组成：炙甘草6g，党参10g，生地黄10g，桂枝10g，阿胶珠10g，麦冬10g，麻仁10g，生姜2片，大枣5枚。

用法：水煎服，分2次温服。

（一）治疗心肌炎

刘老认为，小儿病毒性心肌炎的发病有内外因之分，内因责之于正气不足，尤以心肺气阴两虚为主，外因由于感受风热或湿热邪毒。本病病程长短不一，如病程日久，常耗气伤阴，气虚多汗，血脉空虚，心失所养，出现心悸、脉结代等症状，气虚腠理不密，易反复感冒，致病情愈重。故刘老治疗病毒性心肌炎，发病初起以祛邪为主，后期以扶正为主，多从补养气阴立法，选择炙甘草汤合生脉散加减，并注意从肺论治，选择辛夷、苍耳子、玄参、板蓝根、山豆根宣肺通窍，清热解毒，以防外邪再袭肺侵心。

病案举例

王某，女，15岁。

病毒性心肌炎病史1年，发病初住院治疗2周，病情平稳出院，一直口服营养心肌药物治疗，患儿时有心悸胸闷，近1周较前明显，频发早搏，偶有二联律，乏力，劳辄汗出，畏寒，面色苍白，舌淡，苔白，脉结代。证属气阴不足，气虚为主，宜补气通阳，滋阴复脉，佐以活血。

炙甘草6g，桂枝10g，赤白芍各10g，党参15g，黄芪15g，麦冬10g，生地10g，阿胶珠10g，丹苦参各10g，生龙牡各15g（先煎），炮附子8g（先煎30分钟），生姜2片，大枣5枚。

二诊：连进7剂后，仍心悸，畏寒、乏力缓解，睡眠差。服药后未觉药热，提示体内有寒，继以益气通阳复脉。

辛夷10g，苍耳子10g，玄参10g，板蓝根10g，山豆根5g，炙甘草6g，桂枝10g，赤白芍各10g，生龙牡各15g（先煎），黄芪10g，麦冬10g，五味子10g，丹苦参各10g，生姜2片，大枣5枚。

三诊：服14剂后，睡眠较前好转，早搏仍频发，行经前腹痛，口唇暗，舌淡暗，苔白。不通则痛，考虑内有瘀血，加强活血化瘀药物应用。

丹参10g，红花6g，炙甘草6g，桂枝10g，赤白芍各10g，黄芪15g，郁金10g，阿胶珠10g，当归10g，鸡血藤10g，生姜2片，大枣5枚。

四诊：7剂后精神明显较前好转，面色转润，早搏次数减少，舌苔厚。继宗原意治之。

炙甘草6g，桂枝10g，白芍10g，党参15g，黄芪15g，麦冬10g，生地10g，五味子10g，阿胶10g，丹苦参各10g，蚤休15g，生龙牡各15g（先煎），焦三仙各10g，生姜2片，大枣5枚。

按：《伤寒论·辨太阳病脉证并治》谓："脉结代、心动悸，炙甘草汤主之。"刘老认为小儿病毒性心肌炎后期多表现为气阴不足，而炙甘草汤善于益气通阳，滋阴补血，故有宁心安神、养血复脉功效。本患儿表现为气阴不足，故以炙甘草汤益气滋阴为主。心肌炎后期，由于久病，心血也不足，故予白芍、赤芍、丹参养血活血，心虚心神失养，患儿眠差，加五味子合丹参、阿胶等养心安神，并可敛气阴。心肌炎病程长，疗程亦长，故在治疗中根据证情变化，常需灵活化裁。

（二）治疗心悸自汗

刘老认为小儿"心常有余"，谓感邪后，邪易扰心，出现惊悸、谵妄等病理变化。临床上心虚证亦不少，尤其一些先天禀赋薄弱的小儿，形气未充，气血俱虚，心神怯弱，不仅易感，而且常易出现疲劳、心悸、自汗、眠差等症状，刘老常以炙甘草汤加减治之。

病案举例

单某，女，11 岁。

自幼体弱，自汗明显，近半年常自觉心悸，喜长出气，夜寐欠安，活动后心悸、自汗明显，面色不华，舌淡，苔白，脉濡细。证属心气血不足，当养心安神，方以炙甘草汤加减。

炙甘草 5g，党参 10g，麦冬 10g，阿胶珠 10g，熟地 10g，当归 10g，白芍 10g，桂枝 3g，酸枣仁 10g，远志 10g，茯苓 10g，生姜 2 片，大枣 5 枚。

二诊：服药 14 剂后，心悸、自汗症状渐减，睡眠好转，体力转佳，仍面色欠佳，仍宗原意治之。

炙甘草 5g，党参 10g，炙黄芪 10g，阿胶珠 10g，熟地 10g，当归 10g，白芍 10g，桂枝 5g，茯苓 10g，生龙牡各 10g（先煎），生姜 2 片，大枣 5 枚。

按：本例患儿属气血不足，汗为心液，心气虚则自汗明显，心血虚，心神失养则心悸、眠差、面色不华。炙甘草汤益气滋阴为主，养血安神不足，故加用养血安神药物，改生地为熟地，合当归、白芍补心血，酸枣仁、远志、茯苓宁心安神。刘老用黄芪一则补气，二则助当归、熟地生血。二诊加生龙牡，既有敛汗之意，又有宁心之用。如此益气养血安神协同起效，诸症皆平。

归 脾 汤

（《济生方》）

组成：白术 30g，茯神 30g，黄芪 30g，龙眼肉 30g，酸枣仁 30g，人参 15g，木香 15g，炙甘草 8g，当归 3g，远志 3g。

用法：加生姜 2 片，大枣 5 枚，水煎服，分 2 次温服。

（一）治疗血小板减少性紫癜

特发性血小板减少性紫癜是自身免疫性疾病，使用激素有明显效果，但激素副作用大，不宜长期服用，停服后容易复发。刘老认为，小儿脏腑娇嫩，形气未充，肺脾之气本虚，加之外感，更易虚弱，导致气血生化无源，气血亏虚，气的固摄功能减弱，进而出血，治疗上多以补气摄血为法。归脾汤有补益脾气，扶脾阳，养肝血作用，刘老常将之作为治疗脾虚出血性疾病的主方。方中人参、黄芪、白术、茯苓、甘草益气健脾；当归辛甘，温养肝而生心血；龙眼肉、枣仁甘平，养心安神；远志交通心肾而定志安心；木香理气健脾，防益气补血药滋腻滞气，有碍脾胃运化功能。全方益气补血并进，健脾养心同步。具体应用时，人参多用党参代替，可酌加生地、熟地、白芍、阿胶、何首乌补血养心，出血明显，可适当增加止血药的应用，如藕节、茜草根、三七等。

病案举例

李某，女，16岁。

患特发性血小板减少性紫癜2年余，曾用激素治疗1年，因副作用明显，停服。就诊时血小板计数$80 \times 10^9/L$，鼻衄，皮肤时有瘀点瘀斑，自觉乏力，偶有头晕，舌淡，苔薄黄，脉沉。诊为脾不统血，治宜健脾益气，补血养心。

党参10g，黄芪10g，茯苓10g，炒白术芍各10g，当归10g，枣仁10g，龙眼肉10g，柏子仁10g，阿胶珠10g，干藕节10g，何首乌10g，黄精10g，生姜2片，大枣2枚。

宗归脾汤之意加减治疗1年，患儿血小板逐渐增至$110 \times 10^9/L$，精神好，鼻衄及皮肤紫斑未作。

按：用归脾汤治疗期间，如果患儿有唇干、舌红苔黄等热象，治疗就不能一味进补，否则反致功败，要注意配伍清热解毒药物，刘老常加黄芩、黄连、板蓝根、连翘、牛蒡子等药物。

（二）治疗痢后便血

痢疾多发生于夏秋季节，为儿科常见的肠道传染病，部分痢疾迁延不愈，可转为久痢，或时作时止的休息痢，患儿便中经常带有脓血或时便鲜血。刘老认为此为久痢伤脾，致脾气不足，脾不统血，血无所统，故便中带血。治疗应调脾养血。

病案举例

郑某，男，3岁。

半月前曾患痢疾，经用抗生素及清热利湿中药以后，脓冻已解，但大便始终不能成形，每日便下四五次，便中偶带血丝，自觉腹痛，小便黄少。痢疾久服清热利湿之品不效，必为虚证，为余毒侵扰血分，一味用清热解毒之品，下血会有趋重之势，应用健脾调血之剂，归脾汤加减。

党参5g，黄芪6g，茯神6g，炒白术6g，炙甘草3g，当归5g，酸枣仁6g，龙眼肉10g，煨木香3g，远志6g，大白芍10g。

二诊：药后下血已止，腹无痛感，大便每日2次，前方既效，再宗原义，归脾丸早晚各1粒，开水化服。

（三）治疗失眠

失眠一症，古代称为“不得卧”或“不得眠”，是以经常不易入寐为特征的一种证候，刘老认为，此多为思虑过度，内伤心脾，或阳不交阴，心肾不交，或阴虚火旺，肝阳扰动，或心胆气虚，或胃中不和等原因，致心神被扰而出现失眠。如果为心脾两虚，气血不足，血脉不充，不能上荣，导致清窍失养的失眠、头晕，刘老常选归脾汤治疗。

病案举例

张某，女，18岁。

近1年睡眠困难，纳食不振，浑身乏力，自觉头晕，血压90/60mmHg，舌淡，脉濡缓。诊为心脾两虚，予健脾养心治疗，方用归脾汤加减。

党参10g，黄芪10g，茯苓10g，炒白术芍各10g，炙甘草6g，当归10g，枣仁10g，龙眼肉10g，柏子仁10g，阿胶珠10g，焦三仙各10g，生姜2片，大枣5枚。

药后头晕、乏力好转，入睡较前容易，血压100/60mmHg，效不更方，宗归脾汤之意继以健脾养心，半年后患者症状告愈。

按：《方论》云："特名归脾何也？夫心藏神，其用为思；脾藏智，其出为意。是神智思意，火土合德者也。心以经营之久而伤，脾以意虑之郁而伤，则母病必传及诸子，子又令母虚，所以然也。"本例患者，由于临近高考，学习压力加大，久之劳伤心脾，表现为心脾两虚，气血不足证，故用健脾药如党参、黄芪、茯苓、炙甘草壮子以益母，并加强养血安神药物的应用，以宁神定志。

（四）治疗血虚眩晕

小儿患病之后，易虚易实，易寒易热，久病或慢性疾病常损耗气血阴阳，出现虚证。如热病日久，即可损耗阴血，出现血虚证。血虚不能养肝，肝阳躁动，虚风内旋，可见头晕症状，动则加剧，伴见面色苍白，唇甲无华，毛发不泽，心悸少寐。治疗唯以养血为要，养血则气血上荣，眩晕自止，同样选用归脾汤，如因失血引起的，可加侧柏炭、阿胶等止血。

病案举例

常某，女，15岁。

自幼体弱多病，1年前不明原因发热，后经中西医多方诊治，发热历时3月方退，此后患儿时有头晕，时轻时重，伴有心悸气短，精神倦怠，浑身乏力，面色不华，舌苔薄白，脉弱。证属心血虚，治当补心养血，佐以健脾和中，归脾汤加减。

党参10g，生黄芪15g，炙甘草6g，当归10g，远志10g，酸枣仁10g，生熟地各10g，麦冬10g，阿胶珠10g，大白芍10g，陈皮10g，木香6g，砂仁5g（打）。

按：此案之头晕心悸，在于心脾两虚。由于心主血，其华在面，血虚心失所养，故心悸脉弱。肝主藏血，血虚则肝阳亢而无制，上扰清窍故头晕目眩。时轻时剧，病久中虚，故倦怠无力。治当补心养血，益气和中，非滋水潜阳或镇肝化痰之品所能获效。药后心悸气短减轻，头晕症平，饮食增加，精神转振。

（五）治疗贫血

贫血是儿童时期常见病，多见于大病久病之后，或长期慢性失血等病证，刘老认为本病当属于中医虚损病证，"虚则补之"，法应补血，但血为有形之质，不能速生，其来源于水谷，全赖脾气之健运生化。而小儿脾常不足，故治疗应补益脾气为主，佐以生血，常宗归脾汤之意立法治疗。

病案举例

姜某，女，12岁。

便血半年，后经肠镜检查诊断为肠息肉，行内镜切除。便血虽止，但患儿自觉神疲乏力，食欲不振。查：形体消瘦，面色萎黄，口唇色淡，质淡苔白，脉弱。血常规检查：血红蛋白100g/L。证属心脾两虚，治宜健脾益气，补益心血，宗归脾汤加减。

党参10g，黄芪10g，茯苓10g，炒白术芍各10g，当归10g，远志10g，酸枣仁10g，龙眼肉10g，阿胶珠10g，焦三仙各10g。

二诊：药后症状减轻，食欲转佳，血色素升至105g/L，效不更方，宗原意治之。

党参10g，黄芪10g，茯苓10g，炒白术芍各10g，当归10g，远志10g，酸枣仁10g，龙眼肉10g，阿胶珠10g，山药10g，熟地10g。

补中益气汤

（《脾胃论》）

组成：黄芪20g，炙甘草5g，人参10g，当归10g，橘皮6g，升麻3g，柴胡3g，白术10g。

功用：补中益气，升阳举陷。

（一）气虚泄泻伴遗尿

小儿泄泻，责之于脾胃，因胃主受纳腐熟水谷，脾主运化水湿和水谷精微，若脾胃功能失健，则饮食入胃以后，水谷不化，精微不布，清浊不分，合污而下，致成泄泻。急性起病者多由于感受外邪或伤乳伤食，病程较久者则多为脾气虚弱或脾肾两虚。

病案举例

李某，女，4岁，初诊日期：2006年5月。

自幼遗尿，近年又增腹泻，肠鸣腹痛，饮食尚可，伴精神不振，疲乏懒动，面色不华，舌淡苔白，脉缓无力。脾主升，司运化，胃主降，司腐谷，脾胃虚弱，健运失常，清阳不能上升则泄泻，浊阴不得下降故腹胀，久则遗尿不已，仿东垣补中益气法治之。

黄芪10g，炒白术10g，党参10g，茯苓10g，陈皮5g，怀山药15g，升麻3g，柴胡5g，泽泻10g，乌梅10g，炙甘草3g，枳壳10g，炒薏仁15g。

按：《素问·经脉别论》云："饮入于胃，游溢精气，上输于脾，脾气散精，上归于肺，通调水道，下输膀胱，水精四布，五经并行。"患儿脾虚失运，清阳不举，浊阴下陷，故有泄泻；水道失于通调，膀胱失于制约，故遗尿不已。治宗虚者补之，陷者举之，予补中益气汤加减，两剂后诸症均愈。

（二）脱肛

中医学所说的气，包括元气、宗气、营气、卫气和五脏之气，气根本在肾，来源于肺脾，升发疏泄于肝。气具有推动、温煦、防御、固摄和气化作用，气的固摄作用，可表现在对脏器固有位置的固定。脾主升，脾气虚弱，固摄能力减弱，则出现脏器下垂、滑脱不禁等。

病案举例

俞某，女，5岁，初诊日期：2007年1月。

腹泻半月已渐愈，近日大便日行2次，量多溏薄，食青菜以后，泻次增多，大便后总觉肛门坠胀，似有解不尽之感，纳差神疲，活动后气短，舌淡苔薄白，脉缓细。脾胃虚弱，健运无权，饮食入胃，不能化生精微，故形瘦神疲，脾虚者阳必陷，故气短，泻后肛坠。予补土建中法，使中气升举，清阳振奋，则脱肛可愈。

党参10g，炙黄芪10g，炒白术10g，炙甘草3g，当归5g，大枣3枚，升麻2g，柴胡3g，炮姜炭1.5g，陈皮3g，茯苓6g，煨姜2片。

二诊：服补中益气汤后，无肛坠感，气短减轻，入夜睡眠甚安，胃纳、精神好，脉舌无异常，大便仍2次，前方已奏效，守方加减。

党参10g，炙黄芪10g，炒白术10g，炙甘草3g，当归5g，大枣3枚，升麻2g，柴胡3g，炒薏米10g，陈皮3g，茯苓6g，益智仁3g，煨姜2片。

（三）胃下垂

病案举例

栗某，女，10岁，初诊日期：2007年3月。

半年来食后胃脘发胀下坠，时觉肠鸣腹痛，面色发黄，形体日渐消瘦，纳差，西医检查诊断为胃下垂。刻下仍坠胀难食，食多则吐，睡眠梦多，小便略黄，苔白脉细。脾主气主升，患儿素禀脾虚，脾虚则中虚气弱，中气陷下，升举无力，故觉坠下；脾运无权，肝木乘侮，浊气在上，则生胀感。治宜补中益气，升清降浊。

黄芪6g，党参6g，炒白术10g，老木香3g，砂仁3g（打），陈皮5g，炒半夏5g，川连1.5g，吴茱萸1.5g，枳壳5g，焦三仙各12g。

另：补中益气丸，每次6g，每日2次，食后服。

二诊：药后脘部舒适，胀坠大消，食欲略振，苔白微腻，脉细。证情好转，仍属中虚，再拟补中益气治之。

黄芪6g，党参6g，炒白术10g，茯苓6g，砂仁3g（打），陈皮5g，炒半夏5g，升麻1.2g，枳壳5g，焦三仙各12g。

另：补中益气丸，每次6g，每日2次，食后服。

（四）囟陷

病案举例

陶某，男，1岁，初诊日期：1962年8月。

患儿本患泄泻，经治尚未痊愈。日来囟门明显下陷成凹，面色萎黄，形体瘦弱，神少气弱，汗液频泄，腹不胀，食欲可，苔薄白，指纹不明。证属泻久中虚，脾气下陷，气血不能上营，形成囟陷之证。治当培补脾肾，升举中气，宗补中益气汤加减。

人参6g，炙黄芪6g，茯苓10g，炒白术10g，升麻1.5g，桔梗2g，怀山药10g，炒薏米10g，广木香2g，焦楂炭10g，煨姜2片，大枣5枚。

另：加味异功散，每次1g，每日3次。

（五）小便失禁

气的固摄作用也表现在对血液、精液、尿液的控制，气虚或肾虚，固摄无权，则小便失禁。

病案举例

刘某，女，1岁半，初诊日期：1963年10月。

生后脊髓膨出，腰部肿物如球，两月前行两次手术治疗后，即小便失禁，不能控制，伴心烦、自汗、纳差，面色不华，舌淡苔薄白，脉濡细。本属先天不足，后天失调，加之多次手术，更伤元气，脾肾功能更弱。脾虚则水谷精微不能化生气血，气虚失于固摄，肾主封藏，肾虚则封藏失职，气化无权，收摄不能，故小便失禁，治当温补脾肾。

黄芪6g，党参6g，炒白术10g，茯苓6g，熟地10g，山萸肉5g，菟丝子10g，益智仁3g，补骨脂10g，桑螵蛸15g，生龙牡各10g（先煎），煨姜3片，红枣3枚。

另：补中益气丸，早晚各3g，开水化服。

二诊：前方治之6天，小便不禁明显减轻，溲次分清，量亦增多，再拟调理脾肾治之，以巩固疗效。上方继服。

（六）肢体麻木

营气运行于脉中，内注五脏六腑，外营四肢，卫气运行于脉外，固护肌表，营卫之气皆由水谷之气化生。脾胃受伤，则无以化生水谷精微，营卫不足，四肢失荣，故有麻木之感。

病案举例

张某，女，4岁，初诊日期：1963年11月。

经常手足麻木，面色黄而不华，便溏，一日三行，食纳异常不振，舌苔薄白，脉缓无力。《经》云："荣气虚则不仁，卫气虚则不用。"根据证情，属卫气行阴，不能统运于外，达于四末，是以肢麻不用。治当补中益气，营运通阳。

黄芪6g，党参6g，炒白术10g，茯苓10g，当归6g，炙甘草3g，升麻2g，柴胡3g，大白芍10g，嫩桑枝15g，陈皮3g，茯苓10g，桂枝3g，黄酒少许。

二诊：服上药后症状大见减轻，日来已未见麻木，胃纳精神俱佳，治疗有效，再宗原方治之。

（七）心悸自汗

病案举例

张某，女，11岁，初诊日期：2007年4月。

今春以来，身体常自汗出，往往头面汗出如雨，伴心悸气短，四肢疲乏少力，形寒畏冷，纳谷不香，二便尚调，舌苔薄白，脉象虚缓。中气不足，则心悸气短。腠理不固，卫外无权，故常自汗出而憎寒。治当益气实腠，宗补中益气汤合玉屏风散。

黄芪30g，当归10g，防风5g，陈皮10g，党参10g，炒白术芍各15g，柴胡3g，桂枝3g，生姜3片，炙粉草5g，升麻3g，大枣5枚。

二诊：药后自汗大减，诸恙亦轻，唯近二日来自感头晕目眩，苔白稍干，脉仍缓滑。此为中气渐进，体表腠理已固，又有肝气横逆，治仍益气调中，佐以和解少阳。

黄芪10g，当归10g，防风5g，陈皮10g，党参10g，炒白术15g，柴胡3g，黄芩10g，生姜3片，炙粉草5g，升麻3g，大枣5枚，五味子3g。

（八）水肿

水肿与肺、脾、肾三脏功能有关，肺主治节，主通调水道，脾主运化水湿，肾主水，肺、脾、肾功能失健，水液代谢功能失健，水液不循常道，泛溢于肌肤成为水肿。

病案举例

李某，女，8岁，初诊日期：1962年12月。

平素食少口渴，小便混浊，两年前身患浮肿，至今未除，现按之颜面，仍有凹陷，曾在某儿童医院诊为糖尿病，治之未效，现苔薄白，脉象沉细。脾虚不振，中气不足，不能运化水谷之精气，以致水湿上泛则面肿，湿浊下趋则溲浑。《经》云：“中气不足，则溲便为之变。”治当健脾调中，以制水湿。

黄芪10g，党参10g，炒白术10g，炙甘草3g，猪茯苓各10g，扁豆10g，怀山药10g，炒薏米10g，焦三仙各12g，生姜3片，大枣5枚。

另：补中益气丸10粒，早晚各1粒。

二诊：药后小便已清，精神食欲俱佳，无口渴多尿及消谷善饥之象，唯颜面仍微浮，脉舌如常。脾虚水湿不运，再予补土制水治之。

党参10g，黄芪10g，炒白术10g，茯苓10g，炒薏米10g，泽泻6g，陈皮3g，炒半夏5g，麦芽10g，姜皮1g。

另：补中益气丸10粒，早晚各1粒。

按：此案为消渴并发水肿的典型病例，其原因主要因为饮食厚味，损伤脾胃，运化失职，酿成内热，蕴而化燥，消谷耗津，发为消渴。因为证久土虚，不能制水，故消渴未已，又发水肿，其病机为脾不运水，故用补土制水之剂数剂而愈。

（九）睑废

“睑废”相当于现代医学中的重症肌无力眼肌型，在中医中属“痿证”范畴。眼睑属于“五轮”中的“肉轮”，属脾，脾气虚弱，升提无力，故眼睑下垂，不能抬起。

病案举例

张某，女，5岁。

双侧眼睑下垂2个月，晨起稍轻，下午加重，眼肌不耐疲劳，久视则眼睑下垂加重，伴面色萎黄，食欲差，倦怠无力，舌淡苔白，脉弱。平素易患感冒，感冒时病情加重。《素问》云：“治痿独取阳明。”采用补益后天的原则，以益气升提为主进行加减。

党参10g，黄芪10g，茯苓10g，炒白术10g，当归10g，葛根10g，柴胡10g，升麻5g，制马钱子0.3g（分冲）。

药后眼睑睁开较前好转，食欲增加，自感全身力量加强，再拟原方加减，经过一个多月的治疗，基本告愈，改散剂巩固治疗。

六君子汤

（《妇人良方》）

组成：陈皮9g，半夏12g，人参10g，白术9g，茯苓9g，炙甘草6g。

功用：健脾化痰。

（一）脾虚痰喘证

小儿哮喘发生的原因，主要有内因和外因两大类，内因责之于肺、脾、肾三脏功能不足，外因为感受外邪、接触异物异味等。其病位主要在肺，病机关键为痰饮内伏，遇外来因素感触而发。急性期多为外因导致肺失宣肃，肺气不利，引动伏痰，痰气交阻于气道，气机升降不利而成哮喘；恢复期或素来脾虚患者，则可表现为脾虚痰湿内盛，痰饮留伏之证。

病案举例

闫某，男，5岁。

咳嗽3周，伴喘1周，不发热，曾服清肺热中药6剂未效，喘咳仍作，暮发较剧，喉中痰鸣辘辘，纳差面黄，二便尚可，舌淡，苔白腻，脉象缓滑。脾气不振，运化失职，加以寒凉伤中，湿盛生痰，痰湿上泛，作咳作喘，治当调脾涤痰，痰去则喘自定。

党参10g，黄芪10g，茯苓10g，炒白术10g，陈皮5g，半夏3g，炒白芍10g，炙紫菀5g，五味子3g，淡干姜1.5g，莱菔子3g，乌梅5g。

二诊：上药进6剂，痰喘基本平定，咳嗽微作，自汗大减，食纳正常，效不更方，加减治之。

党参10g，黄芪10g，茯苓10g，炒白术10g，陈皮5g，半夏3g，炒白芍10g，炙紫菀5g，五味子3g，桑白皮5g，莱菔子3g，乌梅5g，大贝母5g，生熟薏仁各10g。

按：肺主治节，咳嗽日久则肺虚，痰湿留恋，清肃之令不行，往往咳痰不瘥，喉中痰声辘辘。但肺只为贮痰之器，脾则为生痰之源，故必须健脾燥痰治之，如只投清热化痰之品，非独不能取效，常使病情加重，久缠不已，此乃“久咳不已，必须培土生金”，为“虚则补其母”之意。

（二）脾虚积滞证

小儿“脾常不足”，若调养失宜，饮食不节，最易损伤脾胃，影响脾胃的运化功能，久则形成脾虚积滞。

病案举例

张某，男，5岁。

近1月来患儿纳食不佳，形体渐瘦，面色萎黄不华，精神疲乏，欠活泼，便次多，夹不消化之物，舌淡红，苔白腻，脉细。饮食不节，脾胃损伤，中焦健运失职，水谷不能化生精微以充养肌肤、营养四肢肌肉，故面色不华，精神疲惫；脾失健运，水反为湿，谷反为滞，合污而下，故大便溏薄。治当健运脾胃，脾健则化源充足，诸症自解。

党参10g，黄芪6g，茯苓10g，炒白术10g，陈皮5g，半夏5g，砂仁2g（打），焦三仙各18g，薏仁米10g，藿香5g。

二诊：服前药后，胃纳增加，精神转振，大便基本正常，仍面黄肌瘦，再宗原意治之。

党参10g，黄芪6g，茯苓10g，炒白术10g，陈皮5g，半夏5g，砂仁2g（打），焦三仙各18g，怀山药10g，红枣3枚，煨姜2片。

（三）脾气虚弱证

小儿脏腑娇嫩，形气未充，脾常不足，又乳食不知自节，如家长喂养不当，最易损伤脾胃，或患儿胎禀不足，脾胃薄弱，或其他疾病之后，伤及脾胃，都能造成脾气虚弱，表现为面色发黄，纳差乏力等。

病案举例

陈某，男，1岁半。

患儿自6个月起食纳渐差，经常腹泻，形瘦，发结如穗，夜卧不安，面色不华，舌淡苔白，脉弱。脾主运化，为后天之本，脾虚则健运失职，水谷不能化生精微，无以化生气血，不能充养肌肉、毛发，而有形瘦、发枯。中虚不振，故食欲呆滞。《经》云：“胃不和则卧不安。”故夜寐不安。治当培补脾土，调脾和胃。

党参10g，茯苓10g，炒白术10g，陈皮5g，半夏曲5g，砂仁2g（打），木香3g，焦三仙各18g，神曲10g，炙黄芪10g，炙甘草3g，生龙牡各10g（先煎），炒谷麦芽各10g。

（四）癫痫恢复期

癫痫发作期常见的病因有惊、风、痰、瘀，而病情反复发作或病程迁延者多虚实夹杂，以脾虚痰伏较为常见，痰阻经络，阻滞脏腑气机升降之道，致使阴阳之气不相顺接，清阳被蒙，因而作痫。

病案举例

刘某，男，17岁。

两年前因情怀不畅，以致痫证频发不已，迄今二十余次，发则突然摔倒，昏不知人，四肢抽搐，口吐涎沫，时发时止。刻下：体胖面黄，头晕如坐舟船，闻声惊吓不已，彻夜不寐，胃纳差，大便数日不通，舌苔白，脉象沉滑。情志失调，虑伤心脾，心伤则神无所主，故闻声则惊悸不安，脾伤则健运无权，痰浊内生，故脘满不纳。一时痰涌风乘，厥气上逆，壅闭经络，阻塞清窍，以致突发痫证。治应开窍息风，涤痰定痫，宗涤痰汤加味。

陈皮6g，茯苓15g，法半夏10g，枳实10g，竹茹10g，胆星10g，郁金10g，远志10g，菖蒲12g，天竺黄10g，天麻10g，瓜蒌仁20g，香附12g，生姜5片。

另：礞石滚痰丸10g，日服2次。

二诊：药后痫证未发，大便已通，头晕惊悸好转，仍有胸闷呕恶，胃脘不舒，听之有振水声，仍属脾虚痰饮内结，再以上方加减治疗。

三诊：经治后饮食大增，诸症减轻，仍头晕脘胀，面色发黄，精神不支，自述曾伤肉食。脾虚不能运化，生痰生湿，治当健脾化痰，佐以消导。

陈皮6g，茯苓15g，法半夏10g，党参10g，白术10g，莱菔子10g，川连3g，炙甘草6g，枳实10g，焦三仙各10g。

按：痫证发作，主要责之肝、脾、肾三脏，肾虚则肝失濡养，水不涵木；脾虚则精微不布，痰涎内结；肝亢引动风痰上涌，清窍被蒙。发作时治以豁痰宣窍，息风定痫，缓解期治以健脾化痰。

（五）虫证后期

感染虫卵后，虫居体内，劫取水谷精微，损伤脾胃，在驱虫治疗之后，则主要表现为脾胃虚弱之证。

病案举例

李某，男，5岁。

近半年来腹痛阵作，痛在脐周，痛剧则口吐清涎，曾服驱蛔药后泻出蛔虫数十条，近日仍有腹痛，食纳差，面色黄滞，脸有白斑，白睛有蓝点，苔色水黄，脉象缓滑。脾胃湿热蕴蒸，化生虫积，所以腹痛绕脐阵作，治宜驱蛔安中止痛，再拟理脾化湿以治本。

雷丸6g，鹤虱6g，川楝子10g，使君子肉10g，芜荑6g，槟榔6g，川连1.5g，白芍10g，茯苓10g。

二诊：药后泻虫数条，腹痛已解，面仍黄滞，纳食不甘，治当理脾扶正，唯有调脾渗湿，方杜生虫之源。

党参10g，茯苓10g，炒白术10g，炙甘草3g，黄芪10g，怀山药10g，煨姜2片，扁豆10g，陈皮5g，炒半夏5g，焦三仙各12g，小红枣3枚。

另：肥儿丸，每次1丸半，每日2次。

（六）迁延性肝炎

刘老认为，急性肝炎总属湿热内蕴中焦，太阴健运无权，阳明通降失司，治当清利湿热；而迁延性肝炎则由病程较久，湿热已去，此时气血虚惫，脾胃不健，中焦运化功能失职，积滞欠运，治当调脾助运，以希脾健向复，诸症可已。

病案举例

宋某，女，4岁。

7个月前因腹痛腹泻、右胁部疼痛就诊某儿童医院，诊为肝炎，经治疗唯转氨酶始终不降，食不甘味，面色灰滞，腹软，肝可触及，舌苔薄白，脉缓滑，转氨酶400U。治当调脾健运。

党参10g，黄芪10g，茯苓10g，炒白术10g，炙甘草3g，青广皮各5g，炒半夏5g，怀山药10g，木香3g，砂仁2g，炒稻麦芽各10g。

另：香砂枳术丸，每次3g，每日2次。

二诊、三诊：经上述甘温调脾之品治疗，食欲大振，面色尚感黄而不华，仍为气血虚惫未复，继续调养气血，调脾和胃。

四诊：饮食正常，睡眠亦佳，苔薄色白，脉平而缓，转氨酶80U，唯血红蛋白偏低（89g/L）。脾胃趋和，气血尚虚，治宗八珍汤加减。

党参10g，黄芪10g，茯苓10g，炒白术芍各10g，炙甘草3g，焦山楂10g，炙鸡金5g，当归6g，青广皮各5g，煨木香3g，神曲10g，煨姜2片，小红枣3枚。

并配以丸药以收缓效。

（七）脾虚肝旺之胁痛

病案举例

秦某，女，5岁。

咳嗽愈后右胁作痛，胸部懑闷不舒，食欲不振，二便如常，面色青黄，舌苔白腻，脉弦无力。胁乃肝之分野，为肝经循行之处，肝木失其条达，故胁痛频作；肝木侮脾，中气受困，故纳呆胸闷。治当疏通气机，以泻厥阴，而畅中都。

柴胡3g，杭白芍10g，茯苓10g，炒白术6g，当归5g，枳壳5g，郁金5g，青广皮各5g，半夏曲6g，鸡内金6g。

二诊：药后胁肋疼痛已大瘥，仍食纳差，日来微咳，二便如常，苔白脉缓，治拟调脾和中，盖脾肺为母子之脏，补土可以生金，则咳嗽自已；同时土旺则肝气横逆亦自收敛，实为清本澄源之治。

党参6g，茯苓6g，炒白术6g，炙甘草3g，橘皮3g，炒半夏5g，炙杷叶6g，枳壳3g，桔梗3g，焦三仙各12g。

生脉饮

（《内外伤辨惑论》）

组成：人参10g，麦冬15g，五味子6g。

功用：益气生津，敛阴止汗。

（一）心悸或胸痹

心悸或胸痹在儿科多见于病毒性心肌炎，刘老认为本病治疗急性期以祛邪为原则，治以清热解毒，邪去则正安；慢性期以扶正为主，祛邪为辅，活血理气贯穿始终。心主血脉，位于胸中，为人体血液运行的动力所在，病邪侵袭日久，既能引起血脉空虚，出现气阴两伤，也能使心络壅滞不通，出现瘀血内阻。血不养心则心悸，不能上荣于面则面白少华；心气虚弱，鼓动无力，气血不能正常运行，则气短神倦；气虚阴虚，则会出现自汗，盗汗，咽干口渴，舌红；气虚不运，瘀血阻于络脉，则胸闷、胸痛。治宜益气养阴，以生脉散加减。

病案举例

李某，男，11岁。初诊日期：2007年11月9日。

1年前患感冒后自觉心悸汗多，气短神疲，睡后易惊，惊则汗出心慌，偶有胸闷、胸痛，曾做心电图检查示：窦性心律不齐，ST段压低。诊为病毒性心肌炎，经治疗后好转，停药后心悸又作，来求中医治疗。刻下症：心悸，面色少华，气短乏力，自汗出，口渴咽干，舌黯苔白，脉细，心率100次/分，心电图检查同前。病久心悸汗多，不仅耗伤津液阴伤，而且耗散心气，形成气阴两亏，血少虚羸，治当气阴双补，用生脉散加味。

党参10g，麦冬10g，五味子10g，黄芪15g，炙甘草6g，桂枝10g，白芍10g，阿胶10g（烊化），生姜2片，大枣5枚。

10剂，水煎服。

药后精神转振，心悸气短好转，汗出减少，唯有胸闷，以原方减桂枝加当归10g，鸡血藤10g，丹苦参各10g，先后加减共进七十余剂，临床症状消失，心电图大致正常，基本告愈。

（二）肺虚久咳

咳嗽经久不愈，耗伤正气，肺气亏虚，或正虚邪恋，热伤肺津，阴津受损，造成气阴两虚，肺的主气功能失调，肃降无权，肺气上逆而咳。

病案举例

李某，女，16岁。初诊日期：2007年10月。

患儿有支气管扩张病史2年，1月前胃大出血。现咳嗽1周，伴咽痛、咽痒，痰黄有泡沫，味腥，夜间口干，胸痛，纳差，舌淡苔白，脉细数。患儿有支气管扩张史，肺气虚损，又有大出血，血为阴，失血则阴伤，目前患儿体质为气阴两伤，又感外邪，致痰热蕴肺，治宜清肺消痈，益气养阴，方用《千金》苇茎汤合生脉饮、玉液汤加减。

芦根30g，桃仁10g，薏苡仁10g，冬瓜仁10g，生黄芪10g，麦冬10g，五味子10g，生牡蛎10g，浮小麦15g，旋覆花15g，代赭石15g，天花粉10g，川贝10g，葛根10g，生地10g，炒谷麦芽各10g。

按：患儿刻下咽干、咽痛，咳嗽痰黄味腥，胸痛，为热毒壅肺，肺气上逆；肺络不和，则咳嗽胸痛；痰浊郁蒸成痈，则咳吐黄腥痰；热入血分，耗津伤液，故咽干咽痛。治宜清肺化痰泄热，通瘀散结消痈，故选《千金》苇茎汤。另患儿病史较长，且近期有大失血病史，气阴两虚，故同时应益气养阴，加用生脉饮等，共奏清肺消痈、益气生津的作用。

（三）疰夏

疰夏发生在长夏季节，主要表现为低热、食欲减退、身困乏力，为暑邪耗气伤津所致，刘老治以益气养阴生津，每获良效。

病案举例

张某，女，12岁，初诊日期：2007年8月。

家长诉患儿自入夏以来精神委靡，食欲差，体怠嗜睡，不耐烦劳，近三年夏季均如此，舌尖红，苔薄，脉濡少力。暑为阳邪，最易耗气伤津，体虚之人，常易罹患疰夏之证，正如东垣所云："暑热者，夏之令也，人或劳倦或饥饿，元气匮乏，不足以御天令亢热，于是受伤而为病，不虚者天气虽亢，亦无由而伤之。"患者体质素虚，脾胃虚弱，生化之源不足，每逢夏季暑湿交争之令，耗气伤阴，津液不足，运化失常，故精神不振，不欲饮食，治当益气养阴，宗生脉散加味。

党参10g，麦冬10g，五味子3g，石斛10g，生地10g，扁豆12g，怀山药15g，竹叶6g。

按：生脉散益气生津，又加石斛、生地清养胃阴，扁豆、山药健脾渗湿，竹叶清暑除烦，进4剂，诸症消失而愈。

（四）汗证

汗为人体五液之一，由阳气蒸化津液而成。《素问·阴阳别论》说："阳加于阴，谓之汗。"气属阳，血属阴，小儿血气嫩弱，大病久病之后，多气血亏损，或先天不足，后天失养的体弱小儿，气阴虚亏，气虚不能敛阴，腠理开阖失职，则汗液外泄，或阴亏虚火内炽，迫津外泄而为汗。

病案举例

邱某，女，3岁。

1个月前患儿因发热、咳嗽诊为“肺炎”，经治痊愈后一直汗出较多，夜间入睡后头部汗出如洗，白天亦有汗出，形体消瘦，神萎不振，口唇干红，舌红苔花剥，脉细数。患儿大病、热病之后，气阴受损，卫气为阳，营血为阴，阴阳失衡，则汗液外泄。汗为心之液，汗出过多则心阴受伤，神萎不振。气虚无以化生，水谷精微不能化生气血充养四肢百骸，故形体消瘦。口唇干、苔花剥为阴虚之象。治应益气养阴，方用生脉散加减。

太子参10g，麦冬10g，五味子10g，酸枣仁10g，生黄芪10g，乌梅肉5g，浮小麦15g。

服6剂而愈。

四逆散

（《伤寒论》）

组成：炙甘草6g，枳实6g，柴胡6g，芍药9g。

功用：透邪解郁，疏肝理脾。

（一）阳郁发热

发热是一种儿科常见的症状，治疗时当辨表里虚实，但也不可忽视阴阳辨证，尤其要注意阳郁发热。刘老认为必须掌握阳郁发热的辨证关键，一为证经多日，身虽发热，病机不全在表；二为身热肢厥，其厥逆程度不比热深厥深那般严重；三为身热虽高不比里热那样亢炽。所以，治疗时因阳邪内郁，解表不甚合适，清里不甚相宜，唯有采取和解，较为恰当，故选用四逆散加味，往往效如桴鼓。

病案举例

齐某，男，3岁。

证经四日，身热或高或低，手足时厥时温，热型起伏不定，最高体温39.6℃，汗出热势稍衰为38℃，热盛时肢厥明显，胸腹膨热，微咳不畅，小溲黄少，大便每日一行，口渴欲饮，苔薄色白，脉象弦数。外邪入侵，卫气失达，内夹食滞，壅遏不宣，阴阳共济失调，热闭于内，阳气怫郁，不得外泄，治当泄热和阴，通阳达邪，宗四逆散加味。

柴胡3g，枳实5g，赤芍6g，生甘草3g，薄荷3g（后下），葱头3个，黑山栀3g，黄芩3g，橘皮3g，飞滑石10g（包），焦三仙各12g，生姜2片。

另：至圣保元丹4粒，早晚各1粒。

二诊：药后身热已解，诸状大减，精神活泼，肢足转温，肚腹仍感膨满，便次较多，脉无数象，舌苔白腻。此为肺胃蕴热未清，中焦磨谷无权，拟以健脾和胃，兼清肺热，以作善后。

太子参5g，茯苓6g，炒白术6g，炙甘草3g，陈皮3g，炒半夏5g，广木香3g，砂仁2g（打），黄芩5g，神曲10g，炒谷麦芽各10g。

（二）反复呼吸道感染

小儿反复呼吸道感染多因正气不足，卫外不固，外邪侵袭之后，正气虚弱，邪毒往往不能廓清，留伏于里，一旦受凉或疲劳后，新感易受，留邪内发，或虽无新感，旧病复燃，诸证又起。

病案举例

郝某，女，5岁。

家长诉患儿极易感冒，基本每月一次感冒，严重时发展为支气管炎。炎热夏季时亦不能进食凉品，食则呕吐，平素纳差，面色不华，舌淡苔白，脉弦细。阳虚、脾虚体质，正虚邪伏，遇感则发，目前无新感之时，当缓则治其本，治以温阳健脾，透邪解郁。

柴胡6g，枳壳5g，白芍5g，炙甘草3g，黄芪10g，桂枝5g，吴茱萸3g，党参10g，茯苓10g，白术10g，大枣5枚。

5剂。

（三）癫痫、婴儿痉挛症

癫痫、婴儿痉挛症，属中医学“癫痫”范畴，其病因虽分为痰、惊、风、瘀，但总以痰阻窍道为主要原因，故治疗时在审因辨证施治的同时，还要着重豁痰顺气，息风开窍。本病原始病因为惊、风、痰、瘀，四者皆能导致气血逆乱，阴阳之气不相顺接，清阳被蒙，因而作痫，所以治疗以理气和血、化痰息风为主。

病案举例

（1）风痰癫痫案

马某，男，15岁，初诊时间2007年5月。

癫痫病史2年，坚持服中药治疗2年，未服用西药治疗，至今有8个月未再发作，脑电图复查轻度异常。现无明显不适，查体见体型较胖，咽微红，舌淡红，苔白微腻，脉滑。治宜理气和血，化痰息风。

柴胡10g，枳壳10g，大白芍15g，炙甘草3g，陈皮10g，半夏10g，胆星10g，蝉衣3g，蚤休15g，芦荟5g，钩藤10g，全蝎3g，焦三仙各10g。

14剂，水煎服，每日1剂。

（2）风痰痉挛案

吴某，女，1岁8个月。

8个月时诊断为“婴儿痉挛症”，未服用西药治疗，服刘老中药5个月后至今未再发作，现有时喉中有痰声，舌淡红，苔白微腻。治以理气和血，化痰息风。

柴胡10g，枳壳6g，大白芍10g，炙甘草3g，陈皮3g，半夏3g，鸡内金10g，香稻芽10g，焦三仙各10g，钩藤10g，菊花10g，生姜2片。

按：肝主血，亦主疏泄，体阴而用阳，兼气血双用，所以调理气血当以调肝为主，方中柴胡疏肝理气，枳壳行气，白芍养血柔肝，共奏理气和血之功，再配以陈皮、半夏、胆星化痰，钩藤、全虫息风止痉，故能取得较好的治疗效果。

（四）多发性抽动症

多发性抽动症，主要表现为多组肌肉不自主地抽动，包括运动性抽动及发声性抽动，中医多认为属“肝风”范畴，刘老认为乃外风引动内风，内外邪相合，风痰流窜经络所致，提出“从肺入手，肺肝同治”的治疗思路，临床上多采用清肺宣窍、化痰通络、平肝息风的方法。若患儿出现性格急躁易怒，甚则面红、目赤、眠差，多为肝经郁而生热，治疗尚需平肝解郁清热。

病案举例

姜某，男，17岁，初诊日期：2006年11月。

患儿患“多发性抽动症”已2年，服西药控制症状不明显，现在症见：鼻子、咽部出声，四肢不自主抽动，说话声音大，性格急躁，眠差，喜冷饮，舌红苔微黄，脉弦。治以平肝解热，息风止痉。

柴胡10g，枳壳10g，大白芍10g，炙甘草5g，木瓜10g，半夏5g，伸筋草15g，黄连2g，蝉衣5g，僵蚕5g，青果10g，浮小麦15g，钩藤10g，全蝎3g，焦三仙各10g，香稻芽10g。

14剂，水煎服，每日1剂。

按：本症用四逆散治疗，取其疏肝解热、柔肝止痉之意。方中柴胡，《本草正义》曰：“用其凉散，平肝之热。其性凉，故解……肌表潮热，肝胆火炎……其性散，故主……肝经郁证。”枳壳伍半夏行气化痰，芍药、甘草伍钩藤、全蝎、僵蚕、木瓜、伸筋草等平肝、息风、柔筋并用，达到制动止痉的作用。

（五）小儿腹痛

腹痛病因有感受外邪、胃肠结热、饮食积滞、脾胃虚寒、气滞血瘀等，临床中脾虚肝旺者亦不少见，其总的病机为气机郁阻不通，经脉滞涩不畅。现代社会中，家长对孩子宠爱、溺爱有加，或学习压力大，均会造成肝失疏泄。肝与脾的关系颇为密切，肝木克制脾土，肝郁则克脾太过，或因喂养失当，造成脾虚，“土虚木亢”，总之，肝失疏泄，脾失健运，气机不畅，不通则痛。

病案举例

周某，男，8岁，初诊日期：2007年5月。

近1月来腹痛时作，每次发作数分钟至数十分钟，可自行缓解，伴纳食不香，性情急躁，面色不华，舌淡苔白，脉弦。治以疏肝理脾，缓急止痛。

陈皮5g，半夏5g，柴胡10g，枳壳10g，大白芍10g，甘草3g，川楝子10g，延胡索10g。

7剂，水煎服，每日1剂。

按：此证为脾虚肝旺，用柴胡、枳壳疏肝理气，芍药、甘草缓急止痛，且芍药味酸能刺激胃酸的分泌，亦有助于食物的消化，同时加用川楝、元胡增强了疏肝理气止痛的作用，诸药合用，共奏舒肝理脾、缓急止痛的作用。

荆翘散

（经验方）

组成：荆芥穗5g，连翘10g，露蜂房10g，刺猬皮10g，白蒺藜10g，防风10g，苦参10g，半枝莲15g，蝉衣5g。

用法：诸药同煮20分钟，汤成去渣取汁，再次加水煎煮20分钟，两煎药汁混合，分3次，温服。婴幼儿可分多次服。

方义：荆翘散疏风清热，利湿解毒。方中荆芥穗发表散风，透疹消疮，《本草纲目·草部三》："散风热，清头目，利咽喉，消疮肿"；连翘疏风清热，《神农本草经·草（下品）》："主寒热、鼠瘘、瘰疬、痈肿、恶疮、瘿瘤、结热、蛊毒"；露蜂房攻毒杀虫，祛风止痛；刺猬皮通络，化瘀止痛；白蒺藜祛风止痒，《名医别录·上品》："主治身体风痒，头痛"；防风散风止痒；苦参清热燥湿解毒；半枝莲清热解毒，《本草药性备要》："敷疮消肿毒"；蝉衣疏风清热，透疹止痒。诸药配合，共奏疏风清热、利湿解毒之功。刘老常用来治疗风疹、水痘、小儿湿疹、荨麻疹等出疹性疾病。

（一）风疹

风疹是小儿时期常见的一种由风疹病毒引起的急性出疹性传染病，发病初起见轻度发热，鼻塞流涕，发热1~2天后出现皮疹，一般由面部开始，迅速延及躯干、四肢，约一天内布满全身，手足心较少或无疹，疹点淡红细小，稍稍隆起，稀疏均匀，多有瘙痒感。2~4天疹点消退。出疹时耳后、枕部和颈部淋巴结肿大。多发于冬春季，5岁以下小儿多见。积极治疗预后良好。因其疹点细小如沙，中医学称为"风痧"。刘老认为本病多为外感风热邪毒所致。风热邪毒从口鼻而入，郁于肺卫，蕴于肌腠，与气血相搏，发于肌肤。治宜疏风清热，解表透疹，方选荆翘散加减。

病案举例

张某，女，8岁，初诊日期：1995年3月26日。

患儿所在学校近日风疹流行，其所在班级近日有数名同学患风疹。患儿昨日起发热，无流涕、咳嗽等症状，纳食可，二便调，体温高达39℃，自服布洛芬可降至正常。次日晨起发现皮肤出现红疹，微痒，故来我院就诊。查体：全身散在红色皮疹，耳后、枕部和颈部淋巴结肿大，咽红，双侧扁桃体未见肿大，心肺（-），腹部平软，肝脾肋下未及。舌质红，苔薄黄，脉浮数。西医诊断：风疹。中医诊断：风痧，证属风热邪毒侵犯肺卫。治宜疏风清热，解表透疹，方选荆翘散加减。

荆芥穗5g，连翘10g，赤芍10g，蝉衣10g，牛蒡子10g，白蒺藜10g，芦根15g，竹叶10g，薄荷3g（后下），甘草3g，双花10g。

6剂，水煎服，每日1剂。

二诊（1995年4月1日）：服上药后体温正常，全身皮疹消失，皮肤略有痒感，舌质略红，苔薄白，脉细。病情基本痊愈，予回春丹善其后。

按：刘老认为风疹是风热邪毒从口鼻而入，郁于肺卫，蕴于肌腠，与气血相搏，发于肌肤而成。故用荆芥、连翘、双花疏风清热解毒，蝉衣、牛蒡子解毒透疹，白蒺藜祛风止痒，赤芍清热凉血，芦根、竹叶清热利尿，引热下行，甘草清热解毒，调和药性。诸药配合，共奏疏风清热、解毒透疹之功。

（二）水痘

水痘是小儿时期常见的一种由水痘病毒引起的急性出疹性传染病。初起多有发热、鼻塞、流涕等类似感冒的症状，发热后一天左右可见皮疹，其状细小，数小时内变成椭圆形，大小不一，水疱清亮，一天内渐变成混浊，经过1~3天变干、结痂。痘疹依次分批出现，形成丘疹、水疱、结痂同时可见。皮疹分布以躯干及头面部为多。一年四季均可发病，但冬春季多发。本病的病位在肺脾，内因是湿热蕴伏，外因是感受时行邪毒。外感时行邪毒，从口鼻而入，上犯于肺，邪郁肺卫，蕴于肌肤，夹湿热与气血相搏，发于肌肤而成。本病的治疗宜以疏风清热、解毒利湿为法，方选荆翘散加减。

病案举例

刘某，女，4岁，初诊日期：1996年12月16日。

患儿于2天前发热，体温高达38.5℃，次日患儿家长发现患儿有皮疹及水疱，伴有鼻塞流涕，无咳嗽，遂来院就诊。查体：头面、四肢、胸腹及背部散在红色丘疹，部分呈水疱，晶莹透亮，部分水疱已破溃、结痂，咽红，舌质红，苔薄白，脉浮数。西医诊断：水痘。中医诊断：水痘，证属风热袭肺，上源不利，夹湿外达肌表。治宜疏风清热，解毒透疹，佐以化湿，方选荆翘散加减。

荆芥穗5g，连翘10g，防风10g，蝉衣10g，牛蒡子10g，白蒺藜10g，芦根15g，竹叶10g，薄荷3g（后下），灯心草1g，木通3g。

5剂，水煎服，每日1剂。

二诊：服上方5剂后体温已正常，水痘开始收没，大部分已结痂，有痒感，纳食差，二便尚调。

上方去木通、灯心草，加生谷芽、麦芽各10g，继服3剂。

按：刘老认为，水痘是湿热蕴伏，复感时行邪毒，故当疏风清热利湿，方中应用荆芥、连翘、防风疏风清热解毒，薄荷、蝉衣、牛蒡子利咽解毒透疹，白蒺藜祛风止痒，芦根、竹叶清热利尿，引热下行，灯心草、木通利尿通淋，清心除烦，使湿热分消走泄。

（三）婴儿湿疹

婴儿湿疹是好发于婴幼儿头面部的瘙痒性皮疹，多于生后1~2个月起病。初起多自面颊部出现细沙样小红丘疹，散在或密集分布，随后融合成片，逐渐波及整个头部，甚至延及胸背部乃至全身。有的皮疹表面附有白色鳞屑，有的形成水疱、渗液、糜烂，最后结成淡黄色薄痂。皮肤瘙痒难忍，患儿哭闹不宁。常反复发作，缠绵难愈。由于常发生在1岁以内的哺乳儿，故中医称为“奶癣”。刘老认为，本病的病因病机系素禀胎热胎毒，复感风邪，发于肌肤。

病案举例

张某，男，10个月，初诊日期：1998年8月13日。

患儿为人工喂养，自生后3个月即出现耳后细小红丘疹，散在分布，继而成水疱、渗液、糜烂，最后结成淡黄色薄痂。皮肤瘙痒，患儿烦躁，夜间哭闹，大便干。在外院多方治疗，效果不明显，慕名来我院。查体：舌质红，苔黄腻，指纹紫滞至风关。证属湿热内蕴，复感风热邪毒而发于肌肤。治宜清热利湿，活血解毒，祛风止痒，方选荆翘散加减。

荆芥穗5g，连翘10g，露蜂房10g，刺猬皮10g，白蒺藜10g，防风10g，苦参10g，半枝莲15g，蝉衣5g，当归10g，泽泻10g，制大黄10g。

7剂，水煎服，每日1剂。

二诊：患儿皮肤瘙痒减轻，夜间睡眠较前好转，大便已调。耳后皮损呈黄白色鳞屑，仍有痒感，局部有抓痕，舌质偏红，苔白，脉细数。湿热已清，病久血虚生风，治当养血祛风，佐以清泻余热，方选三黄四物汤加减。

黄连1.5g，黄芩10g，黄柏10g，当归10g，生地10g，赤白芍各10g，川芎5g，芥穗5g，连翘10g，白蒺藜10g，防风10g，蝉衣5g。

7剂，水煎服，每日1剂。

服上药后，耳后皮损已愈，皮肤瘙痒已除，纳食可，二便调，睡眠好。

按：刘老认为，婴儿湿疹系素禀胎热胎毒，复感风热引发，故一诊用荆翘散疏风清热解毒。方中荆芥、连翘疏风清热解毒；白蒺藜祛风止痒；露蜂房攻毒杀虫，祛风止痛；刺猬皮通络，化瘀止痛；防风散风止痒；苦参清热燥湿解毒；半枝莲清热解毒；蝉衣疏风清热，透疹止痒；当归养血和血，遵“治风先治血，血行风自灭”；泽泻利湿清热；大黄清热泻火解毒。诸药配合，共奏疏风清热、利湿解毒之功。二诊用三黄四物汤清热利湿，养血和血祛风，效果显著，患儿痊愈。

（四）荨麻疹

荨麻疹俗称风疹块，是皮肤红斑性及水肿性反应，常伴瘙痒。其基本病变为皮肤黏膜的毛细血管暂时扩张及渗透性突然增加。本病多数是变态反应所引起，病因复杂，多不易明确病因，可能包括容易引发过敏的药物、食物，或与细菌、病毒感染相关。

婴幼儿急性荨麻疹可能由上呼吸道和消化道病毒感染、药物及食物引起。中医学认为，荨麻疹为风热邪毒外袭，发于肌表所致。根据皮疹的形态，治疗宜以疏风清热、凉血止痒为法，方用荆翘散加减。

病案举例

孙某，女，4岁，初诊日期：2003年5月8日。

因反复患“荨麻疹”半年来诊，每于遇冷及气候潮湿时发作。证属风热内郁于血分，治以疏风通络为法。

荆芥5g，连翘10g，蝉衣3g，白蒺藜10g，赤芍10g，白僵蚕10g，研牛蒡子10g，钩藤10g，木通5g，灯心草1g。

14剂，水煎服。

服上药后风团全消，无自觉不适，继守上方14剂，随访一年无发作。

三黄四物汤

（经验方）

组成：黄连1.5g，黄芩10g，黄柏10g，当归10g，生地10g，赤白芍各10g，川芎5g。

用法：诸药同煮20分钟，汤成去渣取汁，再次加水煎煮20分钟，两煎药汁混合，分3次，温服。婴幼儿可分多次服。

方义：《医宗金鉴》治疗小儿衄血内热火盛者，用四物三黄泻心汤，方中四物汤调血理血，黄芩、黄连合用苦寒清热泻火，配以大黄，疏降火逆，以治吐血衄血，每获良效。所以誉为“四物三黄泻心汤，热盛吐衄功最良”。刘老将此方演化为三黄四物汤，将大黄换为黄柏，主治过敏性紫癜湿热迫血妄行证，及其他出血性疾病属湿热迫血妄行证。

（一）过敏性紫癜（皮肤型）

过敏性紫癜是一种以广泛小血管炎为主要病理的系统性血管炎性病变，中医学属“葡萄疫”、“肌衄”、“紫癜”范畴。临床以皮肤紫癜、消化道黏膜出血、关节肿痛和肾炎症状为主要表现。临床类型较多，以皮肤紫癜最常见。对于皮肤紫癜早期，皮肤出现明显鲜红色皮疹，中医辨证属阳斑者，刘老认为其多为温热或湿热所致。热邪犯于血分，迫血妄行，溢于肌肤则发紫癜。血液外溢，必将导致血液亏损。刘老根据祛邪以安正，扶正以祛邪的原则，创立了三黄四物汤。方中重用黄连、黄芩、黄柏以清热祛邪，宁血止血，伍用四物汤养血和血以补其虚，相反相成，相得益彰，奇妙无穷。

病案举例

张某，女，11岁。

患儿于1992年1月25日发热，次日出现皮疹就诊。1月26日以“过敏性紫癜”收入院。刻下症：发热，咽痛，皮肤出血点，纳差，便调。查体：体温37.5℃，面色潮红，咽红，扁桃体Ⅱ°，舌红，苔黄腻，心肺（-），腹平软，无压痛，肝脾肋下未及，臀部以下尤以小腿内侧见有密集的红色出血斑点，脉滑数。证属湿热入血，迫血妄行，治宜清热燥湿以宁血止血，佐以养血和血，三黄四物汤加减。

黄连2g，黄芩10g，黄柏10g，当归10g，生地10g，赤芍10g，川芎5g，牛膝10g，白茅根30g。

二诊（1992年2月10日）：服上方后体温正常，皮肤出血点明显减少，面色红润，舌红苔白腻，皮肤出血点转为暗红色，脉弦滑。湿热未尽，心脾主血统血功能未复，上方加藕节10g，鸡血藤10g，阿胶10g以增止血祛瘀之功。

继服一周，未出新皮疹，其陈旧出血点已消退而痊愈出院。随访一年未复发。

（二）过敏性紫癜（皮肤型+腹型）

病案举例

余某，女，12岁。

因阵发性腹痛伴呕吐5天，双下肢皮疹3天，于1991年2月24日入院。症见：腹痛阵作，双手臂背侧散在红色丘疹，双下肢皮疹较多，色鲜红，束臂试验阳性，出凝血时间正常，血象：白细胞$16.9\times10^9/L$，中性粒细胞0.70，淋巴细胞0.30，血小板计数$133\times10^9/L$。精神倦怠，面黄，咽红，舌红，苔白腻，脉滑。证属脾虚夹有湿热，湿热动血，迫血妄行，治宜先清湿热，而后调理脾胃。

黄连2g，黄芩10g，黄柏10g，当归10g，生地10g，白芍10g，川芎5g，阿胶10g，白茅根30g，枳壳10g，干藕节30g。

二诊：服药7剂，患儿精神好转，腹痛减轻，皮疹减少，面色黄，纳呆，便溏，唇红，舌红嫩，苔薄白腻，皮疹以下肢为重，证属脾虚湿停，脾不统血，治当调脾胃，清热利湿。

太子参10g，茯苓10g，白术10g，当归10g，生地10g，白芍10g，陈皮10g，酸枣仁10g，川楝子10g，延胡索10g，阿胶10g，黄连1.5g，生山楂10g。

此方加减，服25剂，患儿痊愈出院。

按：虽然该患儿素体脾胃虚弱，中气不足，不能化生水谷精微，症见面黄，纳呆，精神倦怠，但脾虚运化失健，水湿内停，为虚中夹实，湿热内蕴，迫血妄行。刘老抓住主要病机，故先用三黄四物汤清热利湿，凉血清热，湿去热消，气机通畅，腹痛自止，而后调理脾胃，脾气强健，诸症自然消失。

（三）过敏性紫癜（皮肤型+肾炎型）

病案举例

陈某，男，10岁。

因间断发热月余，伴双下肢皮疹、血尿半月，于1988年2月22日入院。症见：精神不振，面色黄，下腹部及双膝以下散在出血点，部分融合成片，色红，双膝关节及踝关节肿胀，颈部两侧扪及数个花生米大小淋巴结，肝脾未及。出凝血时间正常。血象：血红蛋白90g/L，红细胞2.99×10^{12}/L，白细胞5.1×10^{9}/L，中性粒细胞0.64，淋巴细胞0.36，血小板计数145×10^{9}/L。尿常规：尿蛋白（++），红细胞30~50/HP，白细胞2~6/HP。舌红，苔黄腻，脉滑数。入院诊断：中医：肌衄，尿血；证属热毒炽盛，迫血妄行。西医诊断：过敏性紫癜，紫癜性肾炎。治宜清热解毒，凉血止血，方用三黄四物汤加减。

黄连2g，黄芩10g，黄柏10g，当归10g，生地10g，白芍10g，白茅根30g，鱼腥草15g，仙鹤草15g，干藕节30g。

服用15剂后，患儿一般情况好转，皮肤无新出紫癜，面色转红润，双膝及踝关节肿胀消退，唯尿蛋白（++），红细胞15~20/HP，白细胞2~3/HP，改用五草汤加减治疗紫癜性肾炎。

按：虽然该患儿除皮疹之外还有尿血，刘老谨守病机，即湿热内蕴，迫血妄行，治以清热利湿，凉血止血，先用三黄四物汤清热凉血利湿，湿热分消，皮疹消失后即用五草汤清热利尿，凉血止血。

综上所述，刘老运用三黄四物汤谨守湿热在血分的病机，辨证与辨病相结合，治疗紫癜效果显著。

五 草 汤

（自拟方）

组成：鱼腥草15g，倒扣草30g，半枝莲15g，益母草15g，车前草15g，白茅根30g，灯心草1g。

用法：每日1剂，水煎服。

刘弼臣教授博采众方，崇尚实践，师古而不泥古，创新而不离经，积累了丰富的临床经验，对于一些疑难杂症有自己独特的治疗方法。对于一些反复发作，难以根治的顽症，往往独辟蹊径，匠心独运，巧妙用药，收到满意疗效。并在长期医疗实践中采用辨证与辨病相结合的方法，独创方剂，灵活运用，收到巧发奇中的疗效。刘老积多年临床经验积累自拟“五草汤”方，在临床应用，只要辨证得法，每收良效。

小儿肾炎、肾病是儿童时期发病率较高、病程较长、容易复发的常见疾病。刘老认为小儿水肿多系先天禀赋不足，后天调养失宜，久病体虚，外邪入里而发病。其病理变化在肺、脾、肾三脏，而重中之重在脾肾。正如张景岳《景岳全书·杂证谟·肿胀·水肿论治》所云：“水为至阴，故其本在肾；水化于气，故其标在肺；水唯畏土，故其制在脾。”而外感风邪、劳倦太过、情志郁结为发病的诱因。小儿肾小球肾炎多属“阳水”，主要病位在肺脾，以肺气不宣为主；小儿肾病综合征多属“阴水”，病位在脾肾。因此在辨证时重在识别阴水与阳水、本证与标证，权衡孰轻孰重，选方用药才会有的放矢，效如桴鼓。

（一）清热解毒，活血渗湿，重在清

小儿脏腑娇弱，易感外邪，感邪之后往往传变迅速，肺气失宣，脾失运化，不能通调水道，下输膀胱，以致风遏水阻，流溢肌肤发为水肿；同时湿聚生痰，痰气交阻，化火上蒙可以引起眩晕，血压升高；湿热之邪下流膀胱，损及血络，可见血尿。一般常规疗法多以清热利湿、宣肺调气治之，这是刘老根据肺气宣发肃降，可以通调水道，下输膀胱；脾气升清降浊，可以使津液上行濡养心肺；肾阳温化蒸动，既可扶助脾阳运化水湿，又可气化膀胱，通利小便，故小儿水肿治疗时应以清解通利为主。然而对各种单方、验方进行总结分析，发现大多方法均属利尿消肿。因此刘老综合多年临床经验，拟定治疗肾炎、肾病的“五草汤”，同时根据病情之不同，运用传统的治疗水肿之利尿、逐水、燥湿、理气、健脾、清热、温化法，灵活配伍，辨证论治。方中鱼腥草、半枝莲性味辛寒，可清热解毒，活血渗湿；倒扣草、灯心草清热解毒，利尿消蛋白；益母草可以活血通络，祛瘀生新；车前草甘寒滑利，可以清热渗湿；白茅根清热凉血。诸药合用，共奏清热利水、活血解毒的作用。

五草汤为治疗肾炎、肾病的基本方，在临床实践中刘老注重根据不同阶段的不同表现，灵活运用并加减化裁。

1. 浮肿为主的治疗

（1）风水泛滥：临床常见的浮肿来势迅猛，面或四肢乃至全身皆肿，恶寒怕风，咳嗽，脉浮。治疗应宣肺利水。如果风重于水者，宜五草汤合麻黄连翘赤小豆汤加减；水重于风者，五草汤加桑白皮、地骨皮、茯苓皮、生姜皮等，若风水并重者，五草汤合越婢加术汤加减，每收良效。

病案举例

刘某，男，5 岁，初诊时间：1995 年 9 月。

患儿近日出现眼睑浮肿，双下肢浮肿，伴有咽痛，洗肉水样尿。查体：血压 120/90mmHg，双眼睑紧张性水肿，咽红，扁桃体Ⅲ°肿大，心肺听诊（－），肾区叩痛（+），双下肢浮肿不明显，舌质红苔白。实验室检查：血常规：白细胞 16.0×10^9/L，中性粒细胞 0.70，淋巴细胞 0.30，血沉 65mm/h。尿常规：蛋白（++），肉眼血尿。西医诊断：急性链球菌感染后肾炎。中医诊断：水肿（风水），证属湿热下注，热邪灼伤血络，肾失气化。治宜清热宣肺，利湿消肿，方选五草汤加减。

鱼腥草 15g，倒扣草 30g，益母草 15g，白茅根 15g，车前草 15g，半枝莲 15g，灯心草 1g，板蓝根 15g，山豆根 5g，玄参 10g，牛蒡子 10g。

14 剂，水煎服，每日 1 剂。

服药后诸症明显减轻，又继服 14 剂，临床症状均消失，实验室检查尿中红细胞消失，继服 2 个月随访无复发。

按：湿热邪毒郁滞于喉核，循经逆传，热灼于膀胱，血络受损，出现血尿；内侵于肾，肾失气化，致水液输布失常，故有水肿。用玄参、板蓝根、山豆根、牛蒡子清利咽喉，使肺的宣化功能恢复，有利于邪毒外解；鱼腥草、倒扣草、灯心草清热凉血解毒。

（2）脾阳不振：临床常见面色萎黄，神倦肢冷，少气懒言，身肿腰以下为甚，按之不易恢复，胸闷腹胀，纳减便溏，小便短少，舌质淡，苔白滑，脉沉缓。治疗以温阳利水为主，多选配实脾饮加减。

病案举例

李某，女，4岁，初诊日期：1983年7月4日。

患儿本患肾炎已愈，近3月来，镜下血尿时轻时重，经用西药不效，1周前由于饮食不慎，又患腹泻，经服药基本告愈，但晨起眼胞光浮，面亦肿胀，小便量少，食欲不佳，苔光而滑，脉来细弱。患儿证属脾虚复感外邪，水湿不运，决渎无权，故面浮眼肿。治当温运扶脾，以化水湿，适度清热除湿则浮肿自消。

党参10g，怀山药10g，茯苓10g，炒苍白术各10g，肉桂3g，熟附块3g，鱼腥草20g，倒扣草20g，大腹皮10g，五加皮5g，炒川椒目2g，姜皮2g。

水煎服。

二诊：浮肿已消，小便亦利，纳食如常，尿蛋白（-），苔白脉缓。脾虚之质，拟以丸方缓图。

白人参30g，炙黄芪30g，茯苓30g，炒白术30g，肉桂10g，大附片15g，怀山药30g，五加皮30g，大腹皮30g，老木香15g，砂仁6g，焦槟榔30g。

上药共为细末，炼蜜为丸，每丸重6g，早晚各1丸，开水化服。

2. 血尿为主的治疗

临床以血尿为主的患儿，血尿消失后每于感冒劳累后又反复发作，缠绵不愈。刘老认为，此乃湿热邪毒蕴结膀胱，灼伤血络，故治宜清热解毒，凉血止血。表现为肉眼血尿者，方选五草汤合小蓟饮子加减；表现为镜下血尿者，则以五草汤合猪苓汤加女贞子、旱莲草、血余炭、三七粉等。血尿日久出现面白乏力、身倦的虚象时，应加强补肾补血药，方选五草汤合牛膝四物汤加减。

病案举例

何某，女，12岁，初诊日期：1983年12月28日。

诊断为慢性肾炎，去年11月曾患下肢浮肿，颜面亦浮，经治浮肿反复发作不愈，今年国庆时因患咽喉肿痛，面部浮肿加重。刻下：面部浮肿较早期为甚，面色白，小溲红赤，舌边尖色红，舌苔中布淡黄，脉象细数。尿常规检查：蛋白（+++），红细胞满视野，白细胞（-）。患儿平素体质柔弱，颜面浮肿为甚，是由体虚上受风邪，风搏卫分，水气不得外越，蓄遏肌肤所致。今肿势虽有去意，而风郁化热，热迫膀胱之腑，遂有尿红如血之症。治当和血清热，宗《医宗金鉴》牛膝四物汤合五草汤意。

怀牛膝10g，当归6g，赤芍10g，川芎3g，生地黄10g，鱼腥草25g，倒扣草30g，川黄柏6g，益母草10g，茯苓10g，藕节10g，泽泻6g。

水煎服。

另：河车大造丸 10 粒，每日 2 次，每次 1 丸，开水送服。并用白茅根 60g 煎水代茶。

二诊：药后小便转利，颜色不红，胃纳尚可，脉数已靖，苔根稍腻。尿常规：蛋白（+），红细胞 5～10/HP，白细胞（-）。体质虚弱，血热未清，前方既合病机，再延原意，巩固疗效。

怀牛膝 10g，当归 6g，赤芍 10g，川芎 3g，生地黄 10g，倒扣草 30g，炙黄芪 10g，茯苓 10g，益母草 15g，灯心草 1g。

水煎服。

另：河车大造丸 10 粒，每日 2 次，每次 1 丸，开水送服。

三诊：上药连进四十余剂，临床症状消失，饮食、睡眠正常，二便亦调。尿常规：蛋白（-），红细胞 1～2/HP。再拟原法治之，以巩其效。

（二）活血化瘀，通络消肿，重在消

小儿肾炎、肾病多见虚实夹杂，本虚标实，肾虚为本，风寒、湿、热、瘀为标，其中血瘀贯穿始终。根据本病病情易反复和难根治的特点以及叶天士“久病频发之恙，必伤及络，络乃聚血之所，久病必瘀闭”之论述，刘老认为，本病主要为络脉瘀阻，由于瘀血的形成，影响了脏腑正常化生精血阴液之功能，水肿与瘀血相互作用，水肿日久，肾阳虚弱，血行受阻，血不利则为水，所以治疗中要以活血化瘀、通络利水立法。多选择益母草、泽兰、丹参、川芎、红花、桃仁、地龙、水蛭、赤芍、三七、当归等药，辨证地运用于肾病的各个阶段。尤其水蛭，具有破血、逐瘀、通络的作用，可以降低血黏稠度，缓解高凝状态，防止肾小球硬化，促进水肿、血尿、蛋白尿的消退。

病案举例

刘某，男，15 岁。

患肾炎年余，时轻时重，于 1 月前头部患疮疖，溃烂化脓，清晨眼睑浮肿如卧蚕状，下午则逐渐消失，昨日起发烧，微恶寒，尿少，膝关节以下轻度凹陷性水肿，皮色光亮，双肾区叩击痛，苔白腻，脉弦。查尿蛋白（++++），白细胞（+++），红细胞（+），管型（+）。血常规：白细胞 $11.2\times10^9/L$，中性粒细胞 0.78，淋巴细胞 0.22。证属风邪湿毒，郁阻肌表，治宜清热解毒，活瘀消肿。

鱼腥草 15g，半枝莲 15g，益母草 15g，丹参 15g，金银花 10g，野菊花 10g，蒲公英 10g，紫花地丁 10g，当归 10g，赤芍 10g，蝉衣 3g，红花 10g，车前草 15g，灯心草 1g。15 剂，水煎服，每日 1 剂。

服药 15 剂后，疮疡已愈，水肿消退，临床症状消失，尿检正常。追踪 3 月，疗效巩固。

按：本例肾炎由于湿毒入于血分所致，病机既明，则据因立法遣方择药，以清热利水、活血解毒治之。根据“湿可利，热应清，毒不可不解，血不可不活”的原则，只有湿热清除方才不遗后患，活血解毒则元气易复，水肿宜活血，血活则气机流畅，

气畅则水流，水流则湿毒易于清除，而病情自愈。

（三）滋阴降火，慎用温补

本病虽以正虚为本，但外邪入侵，湿热流连，无时不在，应该引起重视，治疗过程中尤应注意外感表证是否存在。刘老经常告诫我们："小儿脾常不足，胃多虚弱。滋阴、温阳之剂易伤胃碍脾，因此，应该注意平补阴阳，少用滋腻温燥之品，尤其要慎用温补。"小儿每易感邪化热，可用养阴清热之法，如知柏地黄丸、五味消毒饮等，滋阴降火药有生地黄、盐知母、玄参、女贞子、牡丹皮等。清热利湿的治疗原则应贯穿始终，所以五草汤清热而不伤正，利湿而不损脾胃，可视证而用之，用之得当每收良效。

病案举例

刘某，男，4岁。

反复浮肿半年，诊为肾病综合征，服用激素治疗至今，近日感冒后浮肿加重，咽干口渴，烦躁易怒，食纳减少，小便短赤。查体：面色白，满月脸，咽红，舌红苔少，手足心热，脉浮数。尿常规：尿蛋白（++++）。

熟地黄10g，山药10g，山茱萸5g，丹皮3g，女贞子10g，茯苓10g，旱莲草5g，泽泻10g，知母10g，黄柏2g，车前子10g（包），生地10g。

水煎服。

15剂后水肿消退，尿检蛋白消失，临床症状向好，嘱其继服15剂，后随访病情稳定，激素逐渐减量。

按：本例病人病程较长，大量应用激素，阴虚火旺，所以五心烦热，口干舌燥，治应滋阴降火，清热除烦。刘老一再告诫我们，此类病人万不可见虚补虚，一定要慎用滋补。小儿体禀少阳，多不受补。即使滋补只宜平补，以防滋腻生邪。

五苓散

（《伤寒论》）

组成：茯苓24g，猪苓24g，泽泻48g，白术24g，桂枝15g。

用法：原方为散剂，每次服3～5g，温开水冲服。现在儿科临床应用中，一般多改为汤剂，水煎服。在具体应用上，根据小儿年龄和病情而选择不同的药物剂量。

五苓散出自张仲景之《伤寒论·辨太阳病脉证并治》。原为治太阳表邪未解，内传太阳之腑，以致膀胱气化不利，遂成太阳经腑同病之蓄水证而设。本方由茯苓、泽泻、猪苓、白术、桂枝组成，具有利水渗湿、温阳化气之功效。临床主要用于治疗水湿内停之水肿等证。刘老认为五苓散功在利水渗湿，小儿脾常不足，运化功能稍有不利即容易造成水湿停聚，引起小儿诸多疾患。凡水湿为患均可采用五苓散加减治之。刘老应用本方治疗新生儿黄疸、婴幼儿腹泻、婴儿湿疹、小儿睾丸鞘膜积液等儿科疾患，屡获良效。这些疾病在儿科均常见。其病虽不同，但究其源，则均系水湿内盛所致，皆以湿邪为患。五苓散功擅利湿，临床凡以湿为病者，不论其症状异同，以本方治之多能取效。

（一）新生儿黄疸

新生儿黄疸中医称“胎黄”。导致胎黄的原因很多，但多与湿邪有关。五苓散有健脾利湿之功，可使邪从小便而解。湿邪既去则胆汁疏泄正常，黄疸自退。且本方药味平和，无苦寒攻伐之品，用之无损伤脾胃之弊。

病案举例

李某，男，28 天，初诊日期：1993 年 12 月 2 日。

患儿于生后第 2 天出现黄疸，7 天后逐渐加重，粪便稀溏，呈灰白色，尿色深黄，不欲吮乳。查体：身体瘦弱，腹胀，肝肋下 3.5cm，脾未触及。全身皮肤及巩膜黄染，黄色晦暗。舌质淡红，苔白厚，指纹色淡。查血清总胆红素增高，肝功正常。证属脾虚湿盛之胎黄，治以健脾利湿之法，选用五苓散加味。

茯苓 10g，猪苓 5g，泽泻 5g，白术 3g，桂枝 2g，茵陈 10g，竹叶 3g。

3 剂，水煎服。

服药 3 剂，黄疸减轻，尿量增多。继服 5 剂，黄疸消退，大便颜色正常，腹胀消失，食欲增进，复查血清总胆红素正常。

（二）婴幼儿腹泻

婴幼儿腹泻属中医“泄泻”范畴。泄泻的病因比较复杂，但其病变皆在脾胃，均与湿邪有关，故有“无湿不成泻”之说。五苓散功擅利湿，湿邪去除则脾运自健，泄泻自止，此即“利小便而实大便”之意。

病案举例

陈某，女，1 岁，初诊日期：1994 年 8 月 18 日。

患儿于 3 天前腹泻，每日大便十余次，为稀水样便，夹有不消化食物，无黏液及脓血，伴肠鸣腹痛、尿少、不欲进食。查体：精神稍弱，无发热，无明显脱水征，腹软，肠鸣音活跃，舌质淡，苔白厚，指纹淡紫。证因湿邪困脾所致，治宜利湿止泻，方用五苓散加味。

茯苓 12g，猪苓 6g，白术 5g，泽泻 10g，桂枝 3g，苍术 6g，车前子 10g（包）。

3 剂，水煎服。

服药 2 剂腹泻次数即明显减少，继服 3 剂，大便性状恢复正常。

（三）婴儿湿疹

婴儿湿疹中医称“奶癣”。本病多发于素体湿盛之儿。五苓散擅利水湿，加地肤子、白鲜皮、蝉蜕等祛风止痒之品，内湿既除，外湿自去，湿去则疹自消退。

病案举例

孙某，女，6个月，初诊日期：1994年4月21日。

患儿于2个月前头面部皮肤出现粟粒状红色丘疹，以后逐渐增多，遍及全身，皮疹糜烂面有浆性渗出，剧烈瘙痒，哭闹不安，伴有反复腹泻。查体：全身皮肤红色粟粒状皮疹，头面部为甚，皮疹表面糜烂有渗出。舌质淡红，苔白厚，指纹淡紫。素体湿盛，夹风毒泛溢肌肤，故用健脾利湿之法，方用五苓散加减。

茯苓10g，猪苓6g，泽泻6g，白术5g，地肤子6g，白鲜皮6g，蝉蜕5g。

5剂，水煎服。

服药5剂，皮疹明显减少，渗出消失，继服5剂，湿疹痊愈。

（四）睾丸鞘膜积液

睾丸鞘膜积液中医称“水疝”。其发生主要由于先天不足，肾的气化不利，导致水液下注。五苓散中桂枝能温阳化气，茯苓、猪苓、泽泻利湿消肿，白术健脾燥湿，加用小茴香可加强温化之力，肾气得以温化则水湿自可消利。

病案举例

秦某，男，8个月，初诊日期：1990年5月20日。

患儿于4个月时发现阴囊肿大，且逐渐加重，伴尿频而清，大便溏薄。曾用中药熏洗月余，未见好转。查体：阴囊内有光滑的囊性肿物，扪之不痛，透光试验阳性。舌质淡，苔白，指纹淡红。证属肾气不化，水湿下注，治以温肾化气、利水消肿之法，五苓散加味。

茯苓10g，猪苓10g，泽泻6g，白术5g，桂枝5g，小茴香3g。

7剂，水煎服。

服药7剂，阴囊内水液明显减少，继服7剂积液消失而愈，随访1年未见复发。

当归六黄汤

（《兰室秘藏》）

组成：当归10g，生地黄10g，熟地黄10g，黄芩10g，黄柏10g，黄连1.5~3g，黄芪10g。

（一）治疗汗证

当归六黄汤，出自李东垣的《兰室秘藏》，被誉为“治盗汗之圣药”。刘老认为，小儿汗证既有虚证汗出，如自汗、盗汗，也有实证汗出，如里热蒸腾汗出，伴有口渴引饮，肌肤灼热，或心肝火盛，睡则汗出，醒后则止，身热多烦，舌红尿赤，大便艰难，或湿热内羁，逼汗外出，多见头汗明显，大便不畅，舌苔黄腻。当归六黄汤中当归养血增液，生地、熟地入肝肾而滋养肾阴，三药合用，可滋养阴血；黄芪固表强卫，补气止汗；黄芩、黄连、黄柏性味苦寒，具清热燥湿功效，三药合用可以清上、中、下三焦实热。故全方配伍，不仅可以治疗气虚自汗、阴虚盗汗，还可以治疗内热重而五志之火易动引起的自汗、盗汗。正如钱乙《小儿药证直诀》云："盗汗未必皆是虚证，阳热太旺者亦有之，亦可用当归六黄汤，苦寒泄降，借黄芪走表之功，使苦药达于表而阳潜则汗自止。"如果汗出明显，刘老还加浮小麦、生牡蛎，加强止汗作用。由于小儿脾胃常不足，三黄性味苦寒，易败胃，故刘老根据症情变化酌加养胃和胃之品，如香稻芽、焦三仙等。

病案举例

张某，女，5岁。

易出汗，活动后尤甚，并有纳差，大便干。查：面色不华，舌淡，苔薄黄。此为气血不足，胃肠积热，治当补气养血，清热和胃，方选当归六黄汤加减。

当归10g，生黄芪10g，生地10g，熟地10g，黄连2g，黄柏10g，生牡蛎15g（先煎），浮小麦10g，黄芩10g，焦三仙各10g，鸡内金10g，连翘10g，香稻芽10g。

7剂，水煎服，分2次服。

二诊：患儿服药后汗出稍减，但又增咳痰，仍纳差，大便干，舌苔微腻。

枳壳10g，白术10g，陈皮5g，半夏5g，黄芩10g，厚朴10g，焦三仙各10g，鸡内金10g，香稻芽10g，制大黄10g。

7剂，水煎服。

三诊：药后咳痰消失，汗出减少，食欲较前转佳，偶有呕吐，大便调，两颊现红润，苔薄白，仍以当归六黄汤加减治疗。

当归10g，生黄芪10g，生地10g，熟地10g，黄连1.5g，黄柏10g，干姜1g，黄芩10g，焦三仙各10g，半夏5g，枳壳5g，郁金10g，香稻芽10g，灶心土15g（煎汤代水）。

7剂，水煎服。

患儿未再呕吐，食欲可，无明显汗出症状，病情告愈。

按：《医宗金鉴·幼科心法要诀》云："汗为人之津液，存于阳者为津，存于阴者为液，发泄于外者为汗，无故而出者，乃因阴阳偏盛也。"刘老认为，小儿气血未充，腠理未固，易见汗证，故选当归六黄汤调补气血，固表止汗。本患儿气血不足，脾胃不和，且胃有积热，故加焦三仙、鸡内金、连翘、香稻芽消食和胃清热。用药期间患儿出现咳嗽呕吐，刘老认为此为食重生痰，痰随气动，故除消食外，加用枳壳、半夏、郁金、陈皮、厚朴等行气化痰之品。如此灵活施治后，患儿出汗减少，食欲转佳，面颊透现红色，刘老谓此为心火生脾土，病有痊愈之兆，故继用当归六黄汤巩固治疗，病愈。

（二）治疗反复呼吸道感染

反复呼吸道感染中医称为易感，多为正气不足，卫外不固所致。因小儿肺脏娇嫩，脾常不足，肾常虚，腠理疏松，故更易反复发生呼吸道感染。这些易感小儿多伴有自汗、盗汗，临证时刘老常选择当归六黄汤加减治疗。

病案举例

冯某，男，4岁。

平素易感，多汗，近两个月消瘦，纳食尚可，大便干。查体：面色苍白，眼周发青，唇红，舌尖红，舌中苔厚。实验室检查示细胞免疫及体液免疫功能均低于正常。证属气阴两虚，治宜扶正摄汗，调理脾胃，方以当归六黄汤合生脉散加减。

生黄芪15g，当归6g，生地15g，熟地15g，黄连1.5g，黄芩10g，太子参10g，麦冬10g，五味子10g，黄柏10g，焦三仙各10g，鸡内金10g，辛夷10g，山豆根5g，香稻芽10g。

按：刘老认为易感儿多为气阴两虚，由于肌疏失于固护，故汗多。而“汗为心液”，“汗多亡阳”，是以汗出日久不止，必进一步耗气伤阴，易为邪侵。故方用黄芪、太子参、当归、生熟地、麦冬益气滋阴养血，以扶正气，固护肌腠，减少汗出，抵御外邪。五味子敛汗敛阴。由于方中有黄芩、黄连、黄柏、辛夷、山豆根清热解表，疏散外邪之品，故虽固表敛阴，却无闭门留邪之弊。加焦三仙、鸡内金、香稻芽消食和胃，以健运脾土。经治半年，患儿较少感冒，面色转佳。

（三）治疗肾炎

肾炎在中医属于水肿范畴，多从肺、脾、肾三脏论治。刘老认为小儿肾炎病本在肾，由于肺常不足，腠理疏松，常易感邪而诱发或加重肾炎，故主张从肺论治。且肾炎为水液代谢障碍，水湿泛滥，在其病变过程中，往往有瘀血阻络的病理特点，故治疗应兼活血通络。

病案举例

张某，女，6岁。

因急性肾小球肾炎住院治疗15天，入院时表现为肝脾肿大，腹水，肉眼见血尿。入院后予抗感染、利尿等治疗1周，浮肿消失，尿常规正常，但患儿诉后背痛，夜间汗多，微咳，大便干。查体：咽红，舌红，苔黄，脉缓。后背痛乃肾虚受风，血脉闭阻所致，不通则痛。治当疏风散邪活血，以当归六黄汤加减治疗。

辛夷10g，苍耳子10g，玄参10g，板蓝根10g，山豆根5g，当归10g，生黄芪15g，生地10g，熟地10g，黄连1.5g，黄柏10g，黄芩10g，鱼腥草15g，焦三仙各10g，枳壳5g，生姜皮1g。

按：本例患儿水肿消退，血尿消失后，病情逐渐进入恢复期，此时多正气不足，气阴两虚，故见汗多。由于再次受邪，故症见背痛，微咳。舌红，苔黄乃为热象。故以生熟地、生黄芪益气滋阴，当归养血活血，以辛夷、苍耳子、玄参、山豆根、板蓝根利咽通鼻窍，疏散外邪，黄连、黄芩、黄柏、鱼腥草清热解毒，全方可谓扶正祛邪，标本兼顾。

（四）治疗支气管炎

支气管炎是儿科常见病、多发病，部分小儿在季节交替时常反复发作，病程较长。刘老认为本病多为肺气阴不足，肌表不固，卫外无力，故反复感邪，致支气管炎频繁发作。

病案举例

贾某，男，1岁半。

反复发作支气管炎，平素汗多，便干，现微咳，有痰，舌红，苔黄。证属气阴不足，肺胃郁热，方选当归六黄汤加减。

当归10g，生黄芪10g，生地10g，熟地10g，黄连1.5g，黄柏10g，生牡蛎15g（先煎），浮小麦10g，杏仁10g，黄芩10g，焦三仙各10g，生姜2片，大枣5枚。

按：反复患支气管炎的患儿多肺脾不足，肺气不足，腠理不密，易于感邪，邪客肺卫，肺失宣肃，故出现咳嗽，且日久邪郁化热；脾气不足，易酿生痰浊，故易见咳痰。故刘老选择黄连、黄芩、黄柏清肺胃郁热，黄芪补益肺脾，当归、生地、熟地滋阴养血，浮小麦、生牡蛎加强黄芪固表止汗作用，杏仁降气止咳。全方治疗支气管炎，却少用止咳化痰之品，通过调治脾肺，逐渐减少感邪生痰之变，进而疾病向愈。

（五）治疗哮喘（缓解期）

哮喘分发作期和缓解期，发作期宜止咳平喘为主，而缓解期刘老主张调补肺脾，并祛除伏邪。

病案举例

张某，女，4岁。

患支气管哮喘1年，平素多汗易感，就诊时症见偶咳，面色不华，舌红，苔白腻。肺脾不足，肌表不固，治宜益气滋阴，固表止汗，佐以清热，方以当归六黄汤加减。

银花10g，乌梅5g，紫菀10g，五味子10g，当归10g，生黄芪10g，生地10g，熟地10g，枇杷叶10g，焦三仙各10g，黄连1.5g，黄芩10g，黄柏10g。

按：哮喘为慢性疾患，病情迁延，经年不愈。患儿多为过敏体质，病久多致肺、脾、肾三脏功能不足。本患儿由于反复发作哮喘，并多汗，致肺气阴两伤，脾气不足，故用黄芪益气固表，当归、生熟地养血滋阴，黄芩、黄连、黄柏、紫菀清热化痰以除伏邪，乌梅、五味子敛肺止咳，固表止汗，并与银花配伍，有抗过敏作用，枇杷叶降肺止咳。全方配伍，扶正而不留邪，祛邪而不伤正。

（六）慢性咽炎

小儿脏腑娇嫩，形气未充，易为外邪所感。邪从口鼻而入，直袭咽喉，而小儿为阳热体质，感邪后易从阳化热，伤及阴液，故常致咽干、咽痒、干咳或痰少而黏。临证时刘老选择当归六黄汤滋阴清热，佐以疏风利咽之品。

病案举例

韦某，女，6岁。

患儿咽部不适，干咳1月余，晨起明显，舌红，苔薄黄腻。证属肺阴不足，内有郁热，方用当归六黄汤加减。

辛夷10g，苍耳子5g，玄参10g，板蓝根10g，山豆根5g，当归10g，生黄芪10g，生地10g，熟地10g，黄连1.5g，黄芩10g，黄柏10g，焦三仙各10g，鸡内金10g，香稻芽10g。

（七）过敏性紫癜

刘老认为，过敏性紫癜多为感受风热之邪，邪从火化，与气血相搏结，灼伤血络，迫血妄行，溢于脉外，渗于皮下，发为紫癜。治疗应清热解毒，凉血和血，方用当归六黄汤加减。

病案举例

王某，女，10岁。

患过敏性紫癜5个月，皮疹反复出现，主要在双下肢及臀部，并有轻度瘙痒，舌红，苔黄，脉滑。证属风热伤络，治宜清热解毒，疏风和血凉血，当归六黄汤加减。

黄连1.5g，黄芩10g，黄柏10g，当归10g，生地10g，川芎10g，赤芍10g，蝉衣3g，露蜂房10g，蚤休15g，刺猬皮10g，生山楂10g。

按：根据本患儿有出血性皮疹并有瘙痒的感觉，刘老辨为风热伤络，“风胜则痒”，故选择蝉蜕、露蜂房、刺猬皮祛风止痒，黄连、黄芩、黄柏、蚤休清热解毒，当归、川芎、生山楂活血通络，行离经之血，生地、赤芍凉血止血，当归、生地、赤芍、川芎又有四物之意，凡伤及血络之病，刘老常以之调和血脉。

苦辛汤

（自拟方）

组成：黄连0.5～1.5g或马尾连3～5g，黄芩10g，干姜1g，半夏3～6g。

湿热是儿科临床常见之证，可见于多种疾病的病变演化过程中。刘老认为脾胃是湿热病的病变中心，脾胃湿热的形成是湿热类疾病的主要病机环节，临证常借祛除脾胃湿热治疗小儿多种疾病。他从叶天士苦辛通降法治疗中焦湿热的学术思想“苦降辛通，斯热气痞结可开”受到启发，结合自己多年的临床实践，擅长用辛开苦降法治疗小儿湿热病。刘老认为，叶氏所提辛开通降实质是由张仲景五个泻心汤衍化而来，并循此创立苦辛汤。方由黄连或马尾连、黄芩、干姜、半夏组成，其特点在于顺乎脾胃的生理特性。其一：苦寒之黄芩、黄连清泄邪热，辛温之干姜、半夏温化水湿，如此温清并行、寒热合用，正顺应脾喜温燥、胃喜清凉之特性，且寒热可互相制约，使全方无苦寒伤胃、辛热伤阴之虑。其二：辛热之姜、夏通阳化湿，配芩、连之苦，正是"脾苦湿，急食苦以燥之"。其三：姜、夏之辛热能开能宣，脾气因而升举以行运化之能；芩、连之苦寒能泄能降，降泄则胃气通畅而思受纳，恰合脾气主升、胃气主降之特性。其四：用辛热之品温脾阳而健脾运，用苦寒之品坚胃阴而和腑气。此法使脾阳得复，胃阴得坚，阴阳平秘而脏腑协调，正合"脾之土体阴而用阳，胃之土体阳而用阴"的生理特性。临床应用过程中，刘老根据小儿相火易动，临床多表现为热重湿轻的特点，苦寒药用量略重于辛热之品。

（一）用于治疗脾胃疾病

苦辛汤因其温清并行、寒热合用、升降并施而正顺应脾胃的生理特性，因而临床较多用于治疗小儿脾胃疾病。

病案举例

胡某，男，3岁，初诊日期：1992年7月10日。

患儿自幼即常发呕吐，2岁后呕吐渐渐加重，每隔十余日即发作一次，每次发作3～5天不等，吐尽食物后，则吐胆汁。诊为再发性呕吐。刻下症见：面色萎黄，咽红，心肺（－），腹平软，无明显压痛，肝脾未及，大便干，小便黄，舌质红，苔黄腻，脉滑数。证属湿热蕴于中焦，胃失和降，治宜辛开苦降，清除湿热，佐以消食导滞，方用苦辛汤加味。

黄芩10g，竹茹10g，藿香10g，莱菔子10g，黄连1.5g，半夏3g，干姜1g，焦三仙各10g，灶心土50g（煎汤代水）。

水煎服。

二诊（1992年7月31日）：服上方半月后呕吐基本控制，近日又发，但仅吐数口即止，面色转润，舌红苔腻微黄，脉滑，二便调。此为湿热已去，但未根除，继用上方加佩兰10g。

三诊（1992年8月14日）：服上药后未再呕吐，纳好，二便调，面色红润，舌淡红，苔薄白，脉滑。上方继服1周以固疗效。追访半年未复发。

（二）用于治疗肺系疾病

小儿之疾，肺脾同病者多。脾为生痰之源，肺为贮痰之器。脾失健运，湿浊内停，湿聚又可生痰。湿与热合形成湿热，痰与热结酿成痰热，痰热与湿热形成的病理机制具有共同之处，二者亦常常相兼为病。治疗上，脾胃湿热不除，肺之痰热亦难尽去。因此，可视肺之痰热为标，脾胃湿热为本。刘老每以清化痰热与辛开苦降法同施，用麻杏石甘汤或泻白散与苦辛汤合方化裁。

病案举例

马某，男，1岁4个月，初诊日期：1987年2月27日。

患儿两周前因受凉出现发热、咳嗽、喘息，外院诊为“肺炎”，迭经肌注青霉素5天、口服红霉素1周治疗，效不显。刻下症见：身热入暮尤甚，咳嗽痰盛，喘息胸高，鼻翼微扇，咳甚泛吐，纳差，腹稍胀，溲黄，便调。查体：体温37.6℃，脉搏120次/分，呼吸36次/分，精神不振，面黄颊红，口唇干红，咳声重浊，咽红，双扁桃体Ⅱ°，心（-），双肺散在中湿啰音，右下肺密集细湿啰音，肝脾肋下未及，舌红，苔黄厚腻，指纹紫至气关。血常规：白细胞15.1×10^9/L，中性粒细胞0.64，淋巴细胞0.36。胸透：右下肺片状阴影。西医诊断：支气管肺炎；中医诊断：肺炎喘嗽。证属痰热蕴肺，治以清热化痰，宣肺止咳，兼以辛开苦降。

麻黄3g，杏仁10g，生石膏20g（先煎），生甘草3g，黄芩10g，马尾连2g，半夏3g，干姜1g，黛蛤散10g（包），苏子10g，莱菔子10g，葶苈子5g，焦三仙各10g。

3剂，水煎服。

二诊：药后身热除，喘息平，咳显减，喉中仍有痰音，溲黄便调。查体：右肺背部可闻及少量中细湿啰音，左肺呼吸音粗，舌红苔黄腻。治宜泻肺中伏火，除脾胃湿热。

南沙参10g，桑白皮10g，地骨皮10g，黄芩10g，马尾连3g，半夏3g，干姜1g，炙杷叶10g，莱菔子10g，黛蛤散10g（包）。

3剂，水煎服。

三诊：药后患儿咳痰再减，纳食稍增，但每于食后泛哕或呃逆，腹稍胀，二便调。查体：双肺呼吸音稍粗，未闻干湿啰音，舌红，苔薄黄腻。治以辛开苦降，分消湿热。

半夏6g，黄芩10g，黄连1g，干姜1g，枳壳10g，莱菔子10g，炙杷叶10g，草豆蔻10g，灶心土15g（煎汤代水），茯苓10g。

5剂，水煎服。

药后咳止痰净，呃逆未作，面色红润，纳佳便调，双肺呼吸音清，舌质略红，苔薄黄，复查血常规及胸透均正常，病已告愈。

（三）用于治疗肝胆疾病

黄疸是小儿肝胆疾病的主要证候，尤以湿热蕴阻肝胆，肝胆失于疏泄，胆汁外溢肌肤之阳黄居多。刘老认为，脾胃湿热旁涉肝胆是阳黄的重要病机环节，因脾胃为湿热滋生之地，治疗中注重在清利肝胆湿热的同时配以辛开苦降，分消脾胃湿热以治其本，常用茵陈蒿汤与苦辛汤合方化裁。

病案举例

薛某，女，2个月，初诊日期：1987年6月1日。

患儿自出生后即出现目黄、肤黄，缓慢加重，尿色深黄，大便呈陶土样。外院查乙型肝炎表面抗原（-），谷丙转氨酶87.5U/L，胆红素6.43mg/dl，直接胆红素4.18mg/dl。诊为黄疸原因待查：①胆道梗阻？②乳儿肝炎？刻下症见：身目皆黄，颜色鲜艳，尿如浓茶，便色白若陶土，纳少，时有吐奶，烦躁多啼，形体瘦小。查体：皮肤巩膜重度黄染，心肺正常，肝于右肋下3cm可触及，边缘钝，质中等，脾肋下未触及，舌红，苔白厚腻。中医诊断：胎黄。证属禀受母体湿热邪毒，蕴结脾胃，熏蒸肝胆，治宜清热利湿，解毒退黄。

茵陈10g，栀子10g，黄柏5g，板蓝根10g，蒲公英10g，土茯苓10g，蚤休5g，生地10g，车前子10g（包），泽泻10g。

7剂，水煎服。

二诊：药后大便转为黄色或药色，全身黄染及烦躁减轻，纳稍增，仍时有吐奶，尿色深黄，舌红，苔略化。继用上方7剂。

三诊：药后黄染继续减轻，皮肤出现多量脱屑，尿色变浅，纳可，仍时有吐奶，舌红，苔白厚。再用前方7剂。

四诊：黄染较上诊无明显变化，纳减，吐奶次数增加，腹胀，尿色黄，大便调，舌红，苔白厚腻。治以辛开苦降，化湿和胃，兼疏利肝胆。

茵陈10g，栀子3g，黄柏3g，黄芩5g，黄连1g，半夏3g，干姜1g，陈皮3g，莱菔子3g，车前子10g（包），灶心土15g（煎汤代水）。

7剂，水煎服。

药后全身黄染尽消，面色红润，纳佳便调，肝于右肋下2cm可触及，复查肝功能及血胆红素均已恢复正常。

（四）用于治疗少年类风湿病

少年类风湿病属变态反应性疾病，以长期间歇性持续发热、皮疹、关节痛、白细胞增多、血培养阴性为主要特征。中医认为本病为湿热所致。湿性黏腻重浊，常固定一经而不移，湿热深伏，难于根除，病易复发。湿热入血外发肌表则出皮疹，湿热流注关节则关节肿痛。由于该病常出现胸腹胀满、二便不爽的症状，刘老每施以辛开苦降法，以苦辛汤加减治之。其中黄芩、黄连燥湿清热降火，姜、夏开胸除满止呕。兼恶心呕吐者加藿香、竹茹；皮疹加蝉衣；关节肿痛加秦艽、木瓜。

病案举例

高某，男，8岁，初诊日期：1993年1月19日。

患儿反复发热3年，经多家医院治疗，均诊断为少年类风湿病，经用阿司匹林、激素等，症状有所缓解，但未根治。近日复又发热，体温达40℃，恶心呕吐，胸腹胀满，肌肉酸痛，骨节疼痛。查体：面色潮红，形体肥胖，咽红，扁桃体Ⅱ°红肿，舌质红，苔黄腻，心肺（－），腹部膨隆，无压痛，肝肋下可及，无触痛，四肢活动正常，关节未见异常，皮肤（－）。证属湿热内蕴。湿热侵犯于胃，胃失和降则恶心呕吐；湿热流注关节，浸淫肌肉则关节疼痛，肌肉酸痛；湿热内盛则高热不退。治宜辛开苦降，清热利湿。

黄连1.5g，干姜1.5g，半夏3g，厚朴3g，枳壳5g，藿香10g，黄芩10g，秦艽10g，木瓜10g，寻骨风10g，透骨草10g。

二诊：服上方半月后体温降至正常，未再呕吐，肌肉酸痛、关节疼痛、腹胀等症均除，唯汗出较多。查体：面色潮红，舌红，苔薄，脉滑数。此为湿热虽减未尽，迫液外出，治宜清热利湿以止汗，方用当归六黄汤加味。

当归10g，生地10g，熟地10g，黄芩10g，黄柏10g，鸡内金10g，香稻芽10g，黄连 1.5g，黄芪 15g，焦三仙各 10g，生姜 2 片，大枣 5 枚。

三诊：汗出明显减少，体温正常，无其他不适，舌红，苔薄白，脉滑。继用上方加减治之，以固疗效。

（五）用于治疗小儿头痛

刘老认为小儿头痛伴有腹部胀满、恶心、大便秘结或大便不爽者，属湿热作祟。湿热内蕴，清阳不升，浊阴不降，上蒙清窍则发头痛，用苦辛汤加减治疗。

病案举例

赵某，女，13 岁，初诊日期：1992 年 1 月 28 日。

患儿多年来反复出现颠顶部疼痛，时轻时重，从未间断，痛重时头重如裹，恶心呕吐，多方治疗未效。患儿平时大便干燥，常有腹部胀满。查体：面色萎黄，头颅未见异常，颈软，无抵抗，心肺（－），腹部平软，无压痛，肝脾未及，舌质红，苔白腻，脉弦滑。脑电图正常。诊断：血管神经性头痛。证属湿热内蕴，治宜辛开苦降，利湿清热，方用苦辛汤加减。

黄连 2g，黄芩 10g，半夏 10g，枳壳 10g，制大黄 10g，藿梗 10g，佩兰梗 10g，苏梗 10g，杏仁 10g，厚朴 3g，炒薏苡仁 15g。

3 剂，水煎服。

二诊：服上方后头痛止，亦无恶心，大便正常，舌淡红，苔薄白，脉滑。上药继服 7 剂以固疗效。

追访 1 年未复发。

柴芩温胆汤

组成：柴胡 10g，黄芩 10g，枳壳 10g，竹茹 10g，陈皮 5g，半夏 5g，茯苓 10g，炙甘草 3g。

功效：清热化痰，疏利肝胆。

温胆汤出自宋代《三因极一病证方论·虚烦证治》，是由唐代《备急千金药方》衍化而来，主要治疗痰热病证。后世以温胆汤为主方，化裁加减，又衍生出数则方剂，柴芩温胆汤就是其中的一则，临床应用比较广泛。刘弼臣教授认为，现在的小儿较之以往，痰热病证增多，因生活条件的改善，小儿多进食肥甘厚味之品，而脾本不足，久之必蕴痰生热，而出现变证。小儿又体禀少阳，肝常有余，易化火生风，助生痰热。柴芩温胆汤不仅可清化痰热，还可疏利肝胆，故刘老用之治疗儿科常见病证，疗效显著。

（一）治疗癫痫

刘老认为，小儿癫痫有先后天之分，虚实之别，其发病关键为顽痰内伏，正所谓“无痰不作痫”，病位主要在肝、脾、肾。如为先天，多为脏腑娇嫩，形气未充，脾肾不足，化生精血功能不足，髓海不充，临床上除表现为癫痫外，多伴有智力发育迟缓的特征。此时刘老主张，治疗应重在补肾滋阴，益精填髓，同时不忘平肝化痰，选六味地黄丸补肾填精，四君子汤健脾益气，四逆散平肝，调理阴阳。如为后天因素，多与肝脾有关，脾不足不能运化水湿，积而为痰，内伏于经络，肝有余，化火生风，夹痰横逆走窜，上扰神明，内蒙清窍，发为癫痫。《医学正传》云：“癫痫主乎痰，因火动之所作也。”刘老多选择柴芩温胆汤加减治疗，剂型上，发作期予以汤剂，以图药力迅速，缓解期施以散剂，既便于服用，也利于坚持，且相对于汤剂吸收缓慢，药力持久。

病案举例

魏某，男，5岁。

癫痫病史3年，发作以来，一直口服丙戊酸钠治疗。服药之初，抽搐基本得到控制，近半年每日均有发作，多在傍晚六七点，次数频繁，睡眠不安，舌淡，苔腻。此为风痰作祟，治宜平肝息风化痰，方以柴芩温胆汤加减。

辛夷10g，苍耳10g，玄参10g，板蓝根10g，山豆根5g，柴胡10g，黄芩10g，陈皮5g，半夏5g，茯苓10g，甘草3g，竹茹10g，枳壳10g，钩藤10g，蝉衣5g，生龙牡各15g（先煎），丹参15g。

14剂，水煎服。

二诊：服上方后，患儿睡眠较前平稳，抽搐症状如前，睡中偶有喉中痰鸣，纳差。

柴胡10g，黄芩10g，陈皮5g，半夏5g，茯苓10g，炙甘草3g，枳壳10g，竹茹10g，胆星10g，菖蒲10g，郁金10g，生龙牡各10g（先煎），钩藤10g，全蝎3g，焦三仙各10g。

14剂，水煎服。

三诊：药后，抽搐时间较前稍有缩短，纳食渐增，痰鸣未作，前方加蜈蚣1条，加强息风作用。

如此加减，前后调至1年余，患儿西药逐渐减量，直至停服，随访癫痫未作。

（二）治疗反复呼吸道感染

小儿由于脏腑娇嫩，形气未充，常易发生反复呼吸道感染。刘老认为这些易感儿反复感邪，久之愈使肺脾功能不足，出现生痰之变，进而化热，而成痰热之证。故治疗反复呼吸道感染，补益肺脾固然重要，清化痰热也不可少，否则也难取效。

病案举例

肖某，男，3岁。

自幼易感，感邪后易患支气管炎，纳食不佳，大便调，舌淡，苔黄腻。刘老从痰热辨证，予柴芩温胆汤加减。

辛夷10g，苍耳10g，玄参10g，板蓝根10g，山豆根5g，柴胡10g，黄芩10g，陈皮5g，半夏5g，茯苓10g，甘草3g，枳壳10g，竹茹5g，焦三仙各10g。

7剂，水煎服。

二诊：药后患儿食欲较前增加，苔黄腻较前好转，效不更方，继以前方连进7剂。

三诊：患儿饮食可，舌苔黄腻不显，痰热症状基本消失，改为六君子汤健脾益气。

太子参10g，茯苓10g，炒白术芍各10g，炙甘草3g，陈皮3g，半夏3g，枳壳10g，郁金10g，竹茹10g，焦三仙各10g。

水煎服。

上方加减调治近两个月，患儿呼吸道感染次数明显减少，且感邪后较前易于恢复。

（三）用于肺炎后期

肺炎是呼吸道疾病中的重症，主要为邪热闭阻于肺，表现为热、咳、痰、喘症状，经过治疗热退后，患儿往往咳嗽、咳痰症状短期内不易恢复。刘老认为痰热仍蕴于肺，应重在清化痰热，以柴芩温胆汤加减治疗。如余热未清，患儿表现为低热者，可加山栀、豆豉。如大便不通，可加制军通利大肠，以减轻肺之壅塞，有助化痰。

病案举例

严某，男，2岁。

两周前患肺炎，现体温正常，仍咳嗽有痰，夜间睡眠不安，听诊双肺呼吸音粗，未闻及干湿啰音，苔黄腻。治宜清热化痰止咳。

柴胡10g，黄芩10g，陈皮5g，半夏5g，茯苓10g，炙甘草3g，枳壳10g，竹茹5g，枇杷叶10g，夜交藤10g，焦三仙各10g，黄连1.5g，香稻芽10g。

水煎服，7剂。

（四）治疗多发性抽动症

多发性抽动症属儿科疑难杂症，近年发病有上升趋势，刘老认为多发性抽动症主要为风火相扇，风痰窜动，由于风善行而数变，故致本病症状多端。具体到辨证上，又有肝亢风动、痰火扰神、脾虚肝亢、阴虚风动、气阴两虚、痰热内扰的不同，刘老根据本病的特点结合具体病情，予以灵活施治，效果明显。

病案举例

陈某，男，7岁，长沙人。

摇头耸肩2月，发病初，症状不明显，仅为偶发，近来症状频繁，平素性急，苔黄，脉弦。证属痰热内扰，治宜清热化痰息风。

辛夷10g，苍耳10g，玄参10g，板蓝根10g，山豆根5g，木瓜10g，伸筋草10g，柴胡10g，陈皮5g，半夏5g，茯苓10g，炙甘草3g，竹茹5g，枳壳10g，钩藤10g，全蝎3g，黄芩10g。

水煎服。

（五）治疗热病后余邪未清

病案举例

王某，男，2岁半。

发热2天，体温最高39℃，无明显咳嗽、流涕症状，查：咽充血，双侧扁桃体Ⅰ°肿大，舌红，苔薄黄。证属风热外感，予银翘散加减。

银花10g，连翘10g，豆豉10g，牛蒡子10g，芦根15g，竹叶10g，生石膏20g（先煎），柴胡10g，枳壳10g，白芍10g，生甘草3g。

水煎服，3剂。

二诊：服2剂后，体温渐降，但夜间体温仍波动在37.5℃左右，纳呆，夜间哭闹。此为表解之后，痰热未清，表里不和，故有夜卧不安，惊惕不宁。既为余邪未尽，治当清肃，方选柴芩温胆汤加减。

山栀5g，豆豉10g，柴胡10g，黄芩10g，陈皮3g，半夏3g，茯苓10g，甘草3g，枳壳10g，竹茹10g，焦三仙各10g，鸡内金10g，香稻芽10g。

水煎服。

5剂后体温正常，纳食可，睡眠安。

（六）治疗睡眠不安

睡眠不安多伴见其他症状出现，临床常见于厌食患儿，表现为食欲不振，易于烦躁哭闹。刘老认为，患儿多由于饮食不和，或由于脾气不足，水液运化不及，酿成痰湿，郁久生热，痰热内扰，致心神不安，出现烦躁，眠差。刘老常以柴芩温胆汤治之。

病案举例

李某，男，2岁。

自幼食欲不佳，夜间睡眠不安，常睡中突然哭闹，面色不华，大便干结如球，指纹紫滞。痰热内扰，脾胃不和，予柴芩温胆汤加减。

柴胡10g，黄芩10g，陈皮5g，半夏5g，茯苓10g，炙甘草3g，枳壳10g，竹茹5g，制大黄6g，当归10g，焦三仙各10g，香稻芽10g。

水煎服。